Ulrike Klöppel
XX0XY ungelöst

| GenderCodes |
Herausgegeben von Christina von Braun, Volker Hess und Inge Stephan | Band 12

Ulrike Klöppel (Dr. rer. pol.) arbeitet als wissenschaftliche Mitarbeiterin am Institut für Geschichte der Medizin der Charité in Berlin. Sie forscht im Bereich der Gender und Queer Studies sowie Psychiatrie- und Arzneimittelgeschichte.

Ulrike Klöppel

XX0XY ungelöst

Hermaphroditismus, Sex und Gender in der deutschen Medizin.
Eine historische Studie zur Intersexualität

[transcript]

Bibliografische Information der Deutschen Nationalbibliothek
Die Deutsche Nationalbibliothek verzeichnet diese Publikation in der Deutschen Nationalbibliografie; detaillierte bibliografische Daten sind im Internet über http://dnb.d-nb.de abrufbar.

Umschlagkonzept: Kordula Röckenhaus, Bielefeld
Lektorat: Ulrike Klöppel
Satz: Ulrike Klöppel, Kristin Möller
Druck: Majuskel Medienproduktion GmbH, Wetzlar
ISBN 978-3-8376-1343-8

Gedruckt auf alterungsbeständigem Papier mit chlorfrei gebleichtem Zellstoff.

Besuchen Sie uns im Internet: *http://www.transcript-verlag.de*

Bitte fordern Sie unser Gesamtverzeichnis und andere Broschüren an unter: *info@transcript-verlag.de*

Inhalt

Vorwort

Meine erste Beschäftigung mit der Geschichte des medizinischen Umgangs mit Hermaphroditen geht auf ein Projekttutorium mit Daniel Emmeringer zurück, das wir 1994 an der Technischen Universität Berlin/Sonderpädagogik zur *Genealogie der Geschlechterdifferenz* organisierten. 1996 verfasste ich dazu meine Diplomarbeit mit dem Titel *Sex-Test: Die Diskurse über Hermaphroditismus vom 16. bis zum 19. Jahrhundert. Ein Beitrag zur Historisierung der Geschlechterdifferenz* (Freie Universität Berlin/Psychologie). Mitte der 1990er Jahre setzte dann auch in Deutschland mit der Gründung der *Arbeitsgemeinschaft gegen Gewalt in der Pädiatrie und Gynäkologie* (AGGPG) eine kritische Diskussion der medizinischen Praxis der chirurgisch-hormonellen Normierung intersexueller Kinder ein. Seitdem habe ich mich in verschiedenen Zusammenhängen dafür engagiert, der Kritik intergeschlechtlicher Menschen an der medizinischen Behandlung und an den rechtlichen Rahmenbedingungen Gehör zu verschaffen. Dabei war es mir immer ein Anliegen zu verdeutlichen, wie die Vorstellungen von der Normalität zweier Geschlechter den Ausschluss von Menschen als geschlechtlich »gestört« bedingen.

Vor diesem Hintergrund ist meine Dissertation entstanden. Das vorliegende Buch ist die gekürzte und überarbeitete Fassung der Dissertation mit dem Titel XX0XY ungelöst. Die medizinisch-psychologische Problematisierung uneindeutigen Geschlechts und Trans-/Formierungen der Kategorie Geschlecht von der Zeit der Aufklärung bis in die Gegenwart, die 2008 von der Wirtschafts- und Sozialwissenschaftlichen Fakultät der Universität Potsdam angenommen worden ist. Ich danke meinen beiden Gutachterinnen, Prof. Irene Dölling (Frauenforschung/Soziologie der Geschlechterverhältnisse, Universität Potsdam) und Prof. Bettina Wahrig (Pharmaziegeschichte/Geschichte der Naturwissenschaften, Universität Braunschweig) sehr herzlich für ihre fachliche und persönliche Betreuung der Dissertation. Die ersten Schritte der Doktorarbeit hat zudem Prof. Michael Hagner konstruktiv unterstützt. Ein Stipendium der Heinrich Böll Stiftung in den Jahren 2000 bis 2003 ermöglichte mir eine intensive Arbeit an der

Dissertation. Zum Abschluss gebracht wurde die Studie parallel zu meiner Forschungstätigkeit in dem von der Deutschen Forschungsgemeinschaft geförderten Projekt *Psychochemicals crossing the wall: Die Einführung der Psychopharmaka in der DDR, 1952-1989* am Institut für Geschichte der Medizin der Charité (Universitätsmedizin Berlin). Dafür erhielt ich von Prof. Volker Hess großzügig Freiraum, wofür ich mich aufrichtig bedanke.

Verschiedene Diskussions- und Arbeitszusammenhänge haben den Schreibprozess begleitet und inspiriert. Hervorheben möchte ich die *AG Polymorph*, *AG 1-0-1 intersex* und die *Internationale Vereinigung Intergeschlechtlicher Menschen* (IVIM), außerdem die *Berlin Feminist Science Studies Group* und meine langjährige Philosophie-Lesegruppe sowie schließlich die Kolloquien an den Universitäten Braunschweig und Potsdam. Wichtig war auch der inhaltliche Austausch mit Kolleg_Innen am Berliner Institut für Geschichte der Medizin. Von der Magnus Hirschfeld Gesellschaft, hier insbesondere Dr. Rainer Herrn und Ralf Dose, habe ich wertvolle Hinweise auf Quellen erhalten.

Viele Freund_Innen und Bekannte haben mir in den Jahren der Erstellung der Dissertation zur Seite gestanden. Für bereichernde Diskussionen über konzeptionelle Aspekte und die Ausarbeitung des Textes, für wiederholtes Gegenlesen und schließlich für die liebevolle Unterstützung in schwierigen Phasen danke ich besonders herzlich: Viola Balz, Blaine, Malou Bülow, Eric Engstrom, Thomas Fink, Jannik Franzen, Corinna Genschel, Sabine Hark, Eugen Januschke, Ingrid Jungwirth, Fabian Krämer, Ins A Kromminga, Jeanette Kuplin, Doris Maassen, Kristin Möller, Ines Perea, Tino Plümecke, Karen Scheper de Aguirre, Marlen Schertler, Bettina Schmidt, Aliki Stamatakis, Francesca De Vecchi und Heike Winkel. Meinen Eltern danke ich für die Großzügigkeit und Geduld, mit der sie dieses Projekt begleitet haben. Bei Lektorat, Endkorrektur und Layout standen mir Sabine Selle und insbesondere Kristin Möller zur Seite, für deren Ausdauer ich mich sehr bedanke.

Einleitung

Dieses Buch geht der Entstehung des *gender*-Konzepts im Kontext der medizinischen Normierung intersexueller Menschen nach. Mit der Abgrenzung von *gender* gegen *sex*, das biologische Geschlecht, wurde bereits Mitte des 20. Jahrhunderts darauf hingewiesen, dass Männlichkeit und Weiblichkeit nicht biologisch determiniert, sondern sozial bedingt seien. Die Einführung des Konzepts erfolgte 1955 im Rahmen psychologischer Studien über die psychosexuelle Entwicklung von Intersexuellen, d.h. von Menschen, die mit uneindeutigen Genitalien geboren werden. Die Studien wurden von einer Forschungsgruppe des Baltimorer Johns Hopkins Hospitals (USA) durchgeführt. In der dortigen Klinik für pädiatrischen Endokrinologie wurde seinerzeit ein neuartiges Behandlungsvorgehen für intersexuelle Kinder erprobt. Dieses sah eine geschlechtliche Vereindeutigung mittels chirurgischer Eingriffe und Hormongaben in den ersten beiden Lebensjahren vor. Dabei richtete sich die Geschlechtsfestlegung primär nach dem Erscheinungsbild der Genitalien und den technischen Möglichkeiten zur Vereindeutigung derselben. Das bedeutete, dass im Zweifelsfall die Geschlechtsfestlegung auch gegen das biologische Geschlecht vorgenommen wurde. Die Baltimorer Forschungsgruppe kam in ihren Begleitstudien zu der neuen Behandlung zu dem Ergebnis, dass sich insbesondere die frühzeitig operierten intersexuellen Menschen der zugewiesenen Geschlechtsrolle anpassten und darin stabil identifizierten. Das sollte auch für diejenigen Intersexuellen zutreffen, bei denen das Erziehungsgeschlecht nicht mit dem biologischen Geschlecht übereinstimmte. Aus diesen Ergebnissen leitete die Forschungsgruppe die Theorie ab, dass die Geschlechtsrolle (*gender role*) und Geschlechtsidentität (*gender identity*) nicht durch die biologischen Geschlechtsanlagen, sondern durch die Geschlechtszuweisung, die Erziehung und das Körperbild geprägt würden. Im Alter von zwei Jahren sei die Geschlechtsrollenidentität in ihrem Kern irreversibel fixiert. Mit dem Begriff *gender* wurde dabei auf die soziale Prägung der Psychosexualität – im Unterschied zu der Behauptung einer Determination durch das biologische Geschlecht (*sex*) – hingewiesen.

Das 1955 eingeführte *gender*-Konzept bahnte einem Verständnis von Geschlecht den Weg, das in der zeitgenössischen Psychologie, Soziologie, Ethnologie und Psychoanalyse zunehmend offensiv vertreten wurde. In den 1970er Jahren nutzten Feministinnen die Differenzierung von *sex* und *gender*, um der Behauptung entgegenzutreten, dass die ungleiche soziale Stellung von Frauen und Männern die natürliche Folge des biologischen Geschlechtsunterschieds sei. Sie argumentierten, dass die Rollenverteilung, Verhaltens- und psychische Differenzen von Frauen und Männern Ergebnis von Sozialisationsprozessen seien und dadurch die gesellschaftliche Ungleichheit der Geschlechter aufrechterhalten werde. Belege dafür fanden sie u.a. in den Intersex-Studien des Johns Hopkins Hospitals. Des Öfteren zitierten feministische Veröffentlichungen der 1970er Jahre explizit die Baltimorer *gender*-Theorie der frühkindlichen sozialen Prägung der Geschlechtsrollenidentität. Eine Auseinandersetzung mit den konservativen Geschlechterbildern, an denen sich die medizinische Behandlung Intersexueller ausrichtete, erfolgte dabei nicht. Und das, obwohl doch eigentlich der Feminismus für die Kritik an Geschlechternormen eintrat (und eintritt). Ebenso wenig wurde gefragt, wie sich die im Kindesalter vorgenommenen irreversiblen genitalplastischen Eingriffe für die Betroffenen auswirkten und was diese Praxis für die Theoriebildung bedeutete.

Erst mit Beginn der 1990er Jahre wurde feministische Kritik an den kosmetischen Genitaloperationen im Kleinkindalter und den darauf basierenden psychologischen Forschungen laut. Gleichzeitig formierte sich eine Protestbewegung intersexueller Menschen gegen bevormundende und traumatisierende medizinische Behandlungsmaßnahmen. Zudem wurde in der Konstruktivismusdebatte, die Ende der 1980er Jahre die Frauenforschung erfasste, die analytische Differenzierung zwischen *sex* und *gender* hinterfragt: Ist nicht der biologische Geschlechtsunterschied selbst ein gesellschaftliches Konstrukt, das dazu dient, die sozialen Ungleichheiten von Männern und Frauen zu rechtfertigen? Muss nicht auch die Wahrnehmung natürlicher Geschlechtsunterschiede als gesellschaftlich bedingt bzw. kontingent und damit grundsätzlich als veränderlich angesehen werden? Im Zuge der durch solche Fragen angestoßenen Diskussionen hat der Begriff *gender* inzwischen verschiedene Neudefinitionen erfahren. Pauschal gesagt, bezeichnet *gender* das umfassende soziokulturelle Arrangement, das den biologischen Geschlechtsunterschied als gesellschaftliches Klassifikationsraster überhaupt erst hervorbringt, reproduziert und naturalisiert. Während die Konstruktivismusdebatte zu einer Vielzahl differenzierter theoretischer und empirischer Forschungen geführt hat, die das *gender*-Konzept neu situieren, ist die Herkunft des Konzepts nur unzureichend untersucht worden. Mithin sind die historischen Voraussetzungen und problematischen Konstellationen weitgehend unreflektiert geblieben, auf deren Basis die soziale Kontingenz von Geschlecht nicht nur theoretisch postuliert, sondern auch empirisch demonstriert wurde. An dieser Forschungslücke setzt meine Studie mit der Frage an, unter welchen Voraussetzungen *gender* als psychologisches Konzept entstanden ist und sich in der

Medizin und Psychologie etablieren konnte. Damit verwandelte sich *gender* von einem psychologischen Konzept in eine psychische Entität, der als Grundbestimmung anhaftet, dass sie sozial geprägt wird und daher manipulierbar ist. Wie und unter welchen Bedingungen konnte es dazu kommen?

Der Schwerpunkt meiner Untersuchung liegt auf den medizinischen und psychologischen Fachpublikationen der zweiten Hälfte des 20. Jahrhunderts zum Thema Intersexualität bzw. Hermaphroditismus (diese Begriffe sind in der Medizin weitgehend synonym verwendet worden). Dafür ziehe ich einerseits Veröffentlichungen der Forschungsgruppe des Baltimorer Johns Hopkins Hospitals und andererseits von MedizinerInnen des deutschen Sprachraums heran. Letztere sind von besonderem Interesse, da sie die Baltimorer *gender*-Theorie und das Behandlungsmodell zunächst ignorierten und ablehnten. Die Analyse dieser anfänglichen Akzeptanzschwierigkeiten und Auseinandersetzungen in der Medizin des deutschen Sprachraums sowie der Wege der Annährung ermöglicht genau herauszuarbeiten, weshalb sich das theoretische und klinische Programm des Johns Hopkins Hospitals schließlich doch durchsetzen konnte.

Der medizinisch-psychologische Hermaphroditismus-Diskurs kann aber nicht ohne Blick auf seine historische Einbettung angemessen beschrieben werden. Die Untersuchung muss daher ausgeweitet werden auf die Frage, wie das wissenschaftliche und klinische Spezialfeld des Hermaphroditismus eingebunden war in angrenzende medizinische und psychologische Praktiken und Diskursfelder, in das Feld des Rechts sowie in allgemeinere epistemologische und sozio-politische Entwicklungen. Um den Hermaphroditismus-Diskurs der zweiten Hälfte des 20. Jahrhunderts genau charakterisieren zu können, bedarf es zudem eines weitergespannten Blicks auf die Geschichte: Auf welche älteren Problemstellungen antwortete dieser Diskurs? Und inwiefern führte er fort oder veränderte, was bereits seit längerer Zeit das medizinische Denken über den Hermaphroditismus bestimmte? Zuverlässige Untersuchungen zur Diskursgeschichte des deutschen Sprachraums, auf deren Grundlage diese Fragen beantwortet werden könnten, existieren allerdings nur wenige. Daher dient der erste historische Teil der Studie dazu, eine Übersicht über die Entwicklung des medizinischen Hermaphroditismus-Diskurses seit der Frühen Neuzeit zu erarbeiten.

Die vorliegende historische Untersuchung des medizinisch-psychologischen Hermaphroditismus-Diskurses verbindet Perspektiven der Gender und Queer Studies sowie der Science Studies und der Wissenschaftsgeschichte. Die Science Studies und die Wissenschaftsgeschichte stehen vor allem für die Herausforderung, Wissenschaft als kontextgebundene, heterogene und auch materielle Praxis in den Blick zu nehmen, statt sie als abgeschlossenes und einheitliches Theorie-Arsenal zu adressieren. Aus der Perspektive der Gender und Queer Studies richtet sich die Aufmerksamkeit auf die Praktiken der Konstruktion geschlechtlicher und sexueller Differenzen sowie des Normalen und des Anormalen. Der medizinisch-psychologische Hermaphroditismus-Diskurs zeigt sich so als ein Brennpunkt von Praktiken, die darauf ausgerichtet sind, Grenzen zwischen männlichem/weiblichem und eindeutigem/uneindeutigem Geschlecht sowie normaler/abweichender Sexualität zu ziehen, festzulegen und zu kontrollieren. Normative Vorstellungen von Geschlecht und Sexualität werden einerseits an die Medizin und Psychologie herangetragen, denn schließlich sind sie Teil von Gesellschaften, in denen ein dichotomes Geschlechtermodell, das mit der Heterosexualitätsnorm eng verflochten ist, soziokulturell und institutionell verankert ist. Andererseits tragen Medizin und Psychologie selbst zur wissenschaftlichen Legitimation und praktischen Fortschreibung der Geschlechter- und Sexualnormen bei, was sich besonders an ihrem Umgang mit Intersexualität offenbart. Die Bedeutung des Hermaphroditismus für die Medizin ist dabei keinesfalls gering einzuschätzen, nur weil er als ein eher seltenes Phänomen gilt. In der westlichen Medizin ist Intersexualität kein randständiges Thema, vielmehr wurde und wird darüber rege – unter Beteiligung etlicher namhafter Ärzte – diskutiert und publiziert. Die Bedeutung der medizinischen und psychologischen Beschäftigung mit dem uneindeutigen Geschlecht besteht darin, ein Mittel für weiter gefasste Zwecke zu sein: Spätestens mit Beginn der Frühen Neuzeit entdeckten Ärzte Hermaphroditen als geeignete Objekte, um ihre Kompetenz und Zuständigkeit für geschlechtliche und sexuelle Fragen generell zu behaupten. Anhand des immer wieder von MedizinerInnen neu aufgeworfenen Problems der wissenschaftlich korrekten und praktisch optimalen Geschlechtszuordnung von Hermaphroditen werden seither Geschlechtsdefinitionen und Klassifikationskriterien, wird wissenschaftliches und praktisch anwendbares Wissen über Geschlecht und Sexualität gewonnen, geprüft, für eine zeitlang festgeschrieben und wiederum modifiziert. Die Medizin beharrt allenfalls zeitweilig gegenüber Fällen von Hermaphroditismus auf präskriptiven Geschlechter- und Sexualnormen. Vorzugsweise nimmt sie jedoch begrenzte Modifikationen an wissenschaftlichen Definitionen und Klassifikationskriterien, an Geschlechtszuweisungs- und Behandlungspraktiken vor und transformiert somit nach und nach die Vorstellungen bzw. das Wissen von Geschlecht und Sexualität.

Diese trans-/formative Rolle der Medizin ernst zu nehmen und kritisch zu untersuchen, ist eine wichtige Herausforderung für die Gender und Queer Studies. Um dieser Herausforderung gerecht zu werden, schlüsselt die Studie das Feld der wissenschaftlichen und praktischen Beschäftigung mit Hermaphroditen unter Rückgriff auf Michel Foucaults Konzept der Problematisierung auf. Dieses Konzept fordert zunächst einmal zu einem grundsätzlichen Umdenken auf. Nach Auffassung der meisten MedizinerInnen und PsychologInnen belasten ein ambivalentes Genitale und ein geschlechtlich uneindeutiger Körper die normale Entwicklung der Geschlechtsidentität sowie die gesunde psychische und soziale Entwicklung enorm. Hier gilt es kritisch zu hinterfragen, ob ein Körper, der nicht der männlichen oder weiblichen Norm entspricht, zwangsläufig ein Problem ist. Sind nicht vielmehr die normativen Erwartungen problematisch, im Vergleich zu denen bestimmte Körper – für wen? – als Problem erscheinen? Statt den geschlechtlich uneindeutigen Körper als ein offenkundiges Manko anzusehen, ist der Blick darauf zu richten, wie – mittels welcher Praktiken und unter welchen inner- und außerwissenschaftlichen Bedingungen – er zu einem medizinischen und psychologischen Problem gemacht wird, das Expertenlösungen erfordert.

Aus dieser Perspektive wird das medizinisch-psychologische Feld als ein flexibles Macht-Wissensgefüge dechiffrierbar, welches durchaus verschiedenartige Antworten auf die Probleme uneindeutigen Geschlechts hervorruft bzw. zulässt, diese aber zugleich durch die der jeweiligen Problemstellung inhärenten Vorgaben reguliert. Gegenüber Ansätzen, welche die Stabilisierung und Destabilisierung von Geschlechterordnungen als getrennte, zeitlich aufeinanderfolgende Entwicklungen begreifen, lenkt das Problematisierungskonzept die analytische Aufmerksamkeit auf die Gleichzeitigkeit und das Ineinandergreifen dieser Prozesse und damit auf die Bedingungen der regulierten Trans-/Formation der Kategorie Geschlecht.

Anhand der historischen Quellen lässt sich zeigen, wie sich im Zusammenhang mit der frühneuzeitlichen Medikalisierung des Hermaphroditismus eine epistemologische und eine sozialregulative Problematisierungsweise herausbildeten, die in den Grundzügen bis heute konstitutiv sind: Fälle uneindeutigen Geschlechts werden auf der einen Seite als permanente Herausforderung der wissenschaftlichen Erkenntnisse über Geschlechtlichkeit und auf der anderen Seite als Quelle potentieller sozialer Störungen problematisiert. Während die epistemologische Problematisierung Hermaphroditismus als Studienobjekt der Erkenntnisbildung über Geschlecht erschließt, zielt die sozialregulative auf die praktische Kontrolle des Geschlechtsstatus. Der Hermaphroditismus-Diskurs zeichnet sich aber auch dadurch aus, dass sich die beiden Problematisierungsweisen beständig in einem Spannungsverhältnis zueinander bewegen und dadurch eine besondere Dynamik erzeugen.

Das Buch gliedert sich – im Anschluss an zwei in die aktuellen und theoretischen Bezugspunkte der Thematik einführende Kapitel – in zwei historische Untersuchungsteile: Teil I rekonstruiert, wie sich die epistemologische und sozialregulative Problematisierungsweise vom 16. bis ins 20. Jahrhundert durch verschiedene Themen hindurch entwickelten und den Boden bereiteten, auf dem das *gender*-Konzept entstehen konnte. Nachdem sich die beiden Problematisierungsweisen in der Aufklärungszeit jede für sich entfaltet hatten, kritisierten Mediziner des 19. Jahrhunderts zunehmend, dass die wissenschaftlichen Erkenntnisse über Geschlecht für die Praxis im Umgang mit Hermaphroditen kaum Relevanz besaßen. Die Theorie-Praxis-Diskrepanz wurde jedoch erst in der zweiten Hälfte des 20. Jahrhunderts überwunden: In Teil II zeige ich, wie mit dem im Johns Hopkins Hospital entwickelten Behandlungs- und *gender*-Konzept ein experimentelles Dispositiv geschaffen wurde, das wissenschaftlichen Erkenntnisgewinn und Behandlungsoptimierung integrierte. Das erzeugte eine zugleich wissenschaftliche und klinische Evidenz, angesichts derer die kritischen Einwände der Ärzteschaft des deutschen Sprachraums schließlich verstummten – mit dem zweifelhaften ›Erfolg‹, dass bis heute kosmetische Genitaloperationen im

Kleinkindalter durchgeführt werden. Die theoretische Behauptung der sozialen Formbarkeit von Geschlecht erhielt mit der Etablierung des experimentellen Dispositivs eine hohe empirische Plausibilität. Davon profitierte auch die Geschlechterforschung. Was bedeutet dies für das Verständnis von *gender* in der Geschlechterforschung? Das Schlusskapitel reflektiert diese Frage auf der Basis einer Synopsis der Ergebnisse der historischen Untersuchung und eines Ausblicks auf die neuesten Entwicklungen der medizinisch-psychologischen Diskussion über Intersexualität.

1. XX0XY ungelöst: Intersexualität im Brennpunkt aktueller Auseinandersetzungen

XX0XY ungelöst möchte die Leser_Innen mitnehmen auf eine Spurensuche – allerdings wird es nicht darum gehen, das ›Rätsel der Geschlechter‹ und knifflige Fälle geschlechtlicher Uneindeutigkeit aufzuklären. Stattdessen will dieses Buch erforschen, unter welchen Bedingungen geschlechtliche Uneindeutigkeit überhaupt Aufmerksamkeit auf sich zieht.

XX steht nach der Darstellungskonvention des menschlichen Chromosomensatzes für das weibliche, XY für das männliche Geschlecht und die Null für das Fehlen oder die strukturelle Abweichung eines Geschlechtschromosoms. Die Medizin kennt verschiedenste Karyotypen, so etwa XXY, X0 oder Mosaik-Formen, wie z.B. XY/XXY. Manche, aber bei weitem nicht alle Formen von Hermaphroditismus/Intersexualität werden auf solche besonderen Geschlechtschromosomenkonstellationen zurückgeführt. XX0XY entspricht hingegen – jedenfalls nach dem gegenwärtigen Wissensstand – keiner empirischen Geschlechtschromosomenkombination. Mit dem Zeichenspiel möchte ich vielmehr auf die dem binären Klassifikationssystem inhärenten Verfehlungen hinweisen, die konstitutiv für die medizinische und psychologische Wissensgenerierung über Geschlecht sind. Hermaphroditen sind im Laufe der Geschichte in diese Rolle gebracht worden. Der Titel *XX0XY ungelöst* charakterisiert somit die Dynamik, die den medizinisch-psychologischen Hermaphroditismus-Diskurs zu fortwährenden Modifikationen und Transformationen antreibt. Das soll in diesem Buch genauer untersucht werden.[1]

---

1 *XX0XY ungelöst* spielt mit dem Titel der Reality-TV-Sendung *Aktenzeichen xy ... ungelöst*, die 1967 erstmals ausgestrahlt wurde. In dieser Fernsehserie werden reale, ungelöste Kriminalfälle nachgespielt und die Zuschauer um sachdienliche Hinweise zur Ergreifung der TäterInnen gebeten. Eine interessante Analogie zwischen dem medizinisch-psychologischen Hermaphroditismus-Diskurs und der TV-Sendung besteht m.E. hinsichtlich der mittelbaren Wirkung der Fallgeschichten: So wie die Präsentation ungelöster Kriminalfälle in *Aktenzeichen xy ... ungelöst* die Regeln des sozialen Zusammenlebens adressiert, indem die ZuschauerInnen darin geschult werden, ihre Handlungen, ihre Umgebung und andere Menschen unter Kriterien von Regelkonformität und -abweichung, Sicherheit und Gefahr wahrzunehmen und entsprechende Maßnahmen zu ergreifen, dient auch der nach dem jeweiligen Stand

In diesem Einführungskapitel möchte ich meinen auf die Analyse von Transformationen des Wissens von Geschlecht und Sexualität ausgerichteten Ansatz in Auseinandersetzung mit dem Diskussions- und Forschungsstand zum medizinischen Umgang mit Intersexualität entwickeln. Um die Diskussion verständlich zu machen, muss zunächst einmal dargestellt werden, welches die Kernpunkte des bislang dominierenden medizinischen Behandlungsmodells sind (1). Dieses Modell ist inzwischen in die Kritik geraten – seit Ende der 1990er Jahre auch in der Medizin selbst. Von dieser Seite wird vor allem das Fehlen von Langzeitstudien, und damit die unzureichende empirische Fundierung des Behandlungsvorgehens bemängelt (Diamond/Sigmundson 1997b; Kipnis/Diamond 1998; Wilson/Reiner 1998). Einzelne MedizinerInnen haben aber auch die Praxis, kosmetische Genitaloperationen ohne Einwilligung und ohne ausreichende Aufklärung der Betroffenen durchzuführen, als ärztliche Bevormundung intersexueller Menschen verurteilt (Howe 1998; Schober 1998 & 1999b). Damit schließen sie sich der Kritik an, mit der intersexuelle Menschen seit Beginn der 1990er Jahre an die Öffentlichkeit getreten sind. Was kritisieren intersexuelle Menschen an der medizinischen Behandlungspraxis im Einzelnen? Darauf gehe ich im Anschluss an die Erläuterung der medizinischen Leitlinien ein (während die innermedizinische Debatte um eine mögliche Revision des Behandlungsmodells im Schlusskapitel des Buches beleuchtet wird). Dass sich andererseits Intersex-Aktivist_Innen in ihrem Kampf gegen das Behandlungsvorgehen und um gesellschaftliche Anerkennung durch bestimmte Ansätze und Positionen des transgender-Spektrums, des Feminismus, der Gender Studies oder queerer Theorie/Politik ignoriert fühlen, wird in diesem Kapitelabschnitt ebenfalls dargelegt (2). Daraus ergeben sich Anhaltspunkte, um die in den Gender und Queer Studies geführte Diskussion über das medizinische Behandlungsvorgehen bei Intersexualität weiterzuentwickeln. Welche Thesen in dieser Diskussion bislang erarbeitet worden sind, werde ich unter Beiziehung von Ansätzen der Frauen- und Geschlechterforschung, der Queer Studies und der Wissenschaftsforschung und -geschichte erläutern, die sich nicht im engeren Sinne mit dem Thema Intersexualität befassen, jedoch für das Verständnis desselben wichtige Grundlagen liefern (3). Anschließend stelle ich dann mit den Konzepten von Problematisierung und Ereignis einen eigenen Forschungsansatz zur Analyse des medizinisch-psychologischen Hermaphroditismus-Diskurses vor (4). Zum Abschluss des Kapitels beschreibe ich die Anlage meiner Untersuchung, d.h. die Quellengrundlage, Analyseebenen etc. (5).

der medizinischen Wissenschaft unlösbare Fall des Hermaphroditismus der Sensibilisierung für geschlechtliche Norm und Abweichung sowie der Einübung und Regulierung der Geschlechtsklassifizierung.

Geschlechtssensible Sprache

Bevor ich in die Untersuchung einsteige, möchte ich ein paar Überlegungen zu einer geschlechtssensiblen Sprache, die auch intersexuellen Menschen gerecht wird, sowie zum Umgang mit medizinischen Begrifflichkeiten in diesem Buch voranschicken. Medizinische Krankheitsbegriffe zur Bezeichnung geschlechtlicher Besonderheiten setzen implizit oder explizit normative Scheidemarken zwischen den Menschen an. Sie haben einen negativen, abwertenden Klang zumindest in der Alltagssprache und ungeachtet dessen, ob es den MedizinerInnen selbst gelingt, von diesen Wertungen zu abstrahieren. Das betrifft auch den bisherigen Gebrauch der Begriffe Intersexualität, Hermaphroditismus und Zwitter. Alle drei Termini werden oder wurden im medizinischen Kontext verwendet: Hermaphrodit ist der älteste der in der medizinischen Literatur gebräuchlichen Begriffe, der sich auch bereits in antiken medizinischen Schriften findet und im griechischen Hermaphroditos-Mythos verankert ist.[2] Als zu Beginn der Neuzeit Latein seine beherrschende Stellung als Sprache der Wissenschaft verlor, kam der Ausdruck Zwitter in deutschsprachigen medizinischen Abhandlungen zunehmend als Synonym für Hermaphrodit zum Einsatz (Grimms Deutsches Wörterbuch 1954: »Zwitter«). Er hielt sich bis ins 20. Jahrhundert hinein im medizinischen Diskurs. Ab der zweiten Hälfte des 20. Jahrhunderts verschwand er jedoch weitgehend aus dem medizinischen Vokabular. Der Terminus Intersexualität (im Englischen ist in medizinischen Publikationen auch die Kurzform *intersex* gebräuchlich) wurde hingegen erst zu Beginn des 20. Jahrhunderts geprägt. Er stand zunächst für einen weiteren Kreis an problematisierten Phänomenen geschlechtlicher Uneindeutigkeit als der Begriff Hermaphroditismus und schloss z.B. auch Homosexualität und Transsexualität ein. Zudem implizierte er eine spezielle genetische Theorie der Geschlechtsdetermination und -entwicklung (dazu ausführlich Kap. II.3.4). Um 1960 kam es zu einer Abkehr von diesem speziellen Verständnis der Intersexualität, ohne dass jedoch der Terminus selbst aufgegeben worden wäre. Er wurde seitdem zumeist einfach synonym mit Hermaphroditismus verwendet. In den letzten zwei Jahrzehnten ist hingegen der Begriff Hermaphroditismus weitgehend aufgegeben worden. Stattdessen wird in der medizinischen Literatur neben Intersexualität der Ausdruck »Fehlbildungen« oder »Störungen der Geschlechtsdifferenzierung« (*disorders of sexual differentiation*, DSD) verwendet.[3]

2 Zum Hermaphroditos-Mythos und seinem Niederschlag in der Kunst und Literatur gibt es eine Reihe von interessanten Studien, auf die im Rahmen dieser Arbeit jedoch nicht näher eingegangen werden kann (z.B. Ajootian 1990; Raehs 1990; Silberman 1988; Shapiro 1987).

3 Die jüngsten Bestrebungen in Deutschland gehen dahin, DSD mit »Besonderheiten der Geschlechtsentwicklung« zu übersetzen. Allerdings wird gleichzeitig auch der englische Begriff *disorders* weiterhin verwendet (http://netzwerk-is.de/, Stand 17.11.2009).

Um den negativen Assoziationen der medizinischen Begriffe zu entgehen, bietet es sich an, sich am Sprachgebrauch derjenigen Menschen zu orientieren, die von der Medizin als intersexuell klassifiziert werden. Allerdings herrscht darüber unter Betroffenen selbst keine Einigkeit. Mitglieder der in Deutschland in der Öffentlichkeit aktiven Selbsthilfegruppen und Vereinigungen bezeichnen sich zumeist als intersexuelle oder intergeschlechtliche Menschen und lehnen den Begriff der Störung – und somit auch den neuen Terminus DSD – als negativ belegt ab.[4] Während manche Betroffene den Begriff Hermaphrodit inakzeptabel finden, nehmen ihn andere gerade aufgrund der Irritationen, die er auslöst, selbstbewusst an. Einige greifen auch provokativ den im allgemeinen Sprachgebrauch besonders negativ belegten Ausdruck Zwitter auf, um die allgegenwärtige Repräsentation der Zweigeschlechtlichkeit aufzubrechen (Reiter 2000b).[5] Mit allen genannten Selbstbezeichnungen wenden sich betroffene Menschen demonstrativ gegen das vielfach von ÄrztInnen empfohlene und von Eltern praktizierte Schweigen über die körperliche Besonderheit und opponieren gegen den Druck zur möglichst unauffälligen Anpassung an Geschlechternormen.

Angesichts dieser Begriffsvielfalt habe ich mich entschlossen, variabel, aber mit Sensibilität für den jeweiligen zeitlichen Kontext, die Ausdrücke intersexuelle Menschen, Intersexuelle, Hermaphroditen oder Zwitter zu verwenden, und zwar ohne Anführungszeichen oder andere sprachliche Distanzierungsgesten, da diese als Infragestellung der Realität der Betroffenen verstanden werden können.[6] Allgemein habe ich mich um der Lesbarkeit des Textes Willen schließlich doch dazu durchgerungen, auf Anführungszeichen zur Distanzierung von sozial (de-)klassifizierenden und normativ aufgeladenen Begriffen weitestgehend zu verzichten.[7] Meine Distanz zu solchen Begriffen wird sich aber aus dem gesamten Kontext der Untersuchung erschließen.

Meine Entscheidung, mit der geschlechtssensiblen Schreibweise des Binnen-I variabel umzugehen, möchte ich kurz erläutern. Während im Allgemeinen die Verwendung des Binnen-I feministischen Forderungen nachkommt, Menschen

4 Siehe Intersexuelle Menschen e.V., *Intersexualität, was ist das?* (http://www.intersexuelle-menschen.net/intersex.html, Stand 08.07.2009) sowie IVIM, *Politik und Selbstverständnis* (http://www.intersexualite.de/index.php/forderungen-3, Stand 08.07.2009).

5 Siehe dazu die künstlerische Auseinandersetzung von Kromminga mit dem Begriff Zwitter (Kromminga 2005c). »Schon mal mit 'nem Zwitter gesprochen?« lautete eine Aktion der Gruppe der *XY-Frauen* während der Laufzeit der Ausstellung *1-0-1 intersex. Das Zwei-Geschlechter-System als Menschenrechtsverletzung* in der NGBK im Juni/Juli 2005 (1-0-1 intersex 2005b: 36).

6 Dabei ignoriere ich im Allgemeinen die in der medizinischen Literatur übliche Unterteilung der Intersexualität in umschriebene Syndrome bzw. Varianten. Sie wird nur dann nachvollzogen, wenn es darum geht, die Klassifikationssysteme selbst und ihre Auswirkungen zu analysieren.

7 Anführungszeichen markieren somit in aller Regel Zitate bzw. zitierte Ausdrücke. Hervorhebungen in Zitaten, sofern nicht anders gekennzeichnet, entstammen dem jeweiligen Originaltext.

weiblichen Geschlechts aus der sprachlichen Unsichtbarkeit herauszuholen, sehe ich von einer prinzipiellen Anwendung in in diesem Buch ab, um deutlich zu machen, dass die Naturwissenschaften und die Medizin bis weit in die zweite Hälfte des 20. Jahrhunderts hinein nahezu reine Männerdomänen waren.[8] Andererseits ist aus queer-politischer Perspektive in der jüngsten Zeit das Binnen-I kritisiert worden, da es die binäre Geschlechtsklassifikation fortschreibt. Um auf die vielfältigen Existenzweisen zwischen den männlichen und weiblichen Vergeschlechtlichungen hinzuweisen, wird die Einführung eines Unterstrichs »_« als geschlechtssensible Schreibweise vorgeschlagen.[9] Für eine historische Studie stellt sich jedoch analog zum Binnen-I das Problem, dass bei allgemeiner Verwendung wiederum das reale Geschlechterverhältnis verschleiert werden würde, das vielfältige geschlechtliche Existenzweisen ausschließt bzw. diese nur als pathologisierte Erscheinungen zulässt. Insofern werde ich den Unterstrich nur dort anwenden, wo es konkret um gelebte Existenzweisen zwischen dem bzw. quer zum männlichen und weiblichen Geschlecht geht.

1.1 »Optimal gender policy«: Behandlungsprogramm der geschlechtlichen Normierung

»Sexuelle Differenzierungsstörungen stellen ein schwerwiegendes soziales Problem dar und bedürfen einer schnellen Entscheidung in Hinsicht auf die Geschlechtszuordnung des Neugeborenen«, heißt es in einem Handbuch der Kinderurologie (Ringert 1993: 395). Für gewöhnlich erfolgt die Zuweisung Neugeborener zum männlichen oder weiblichen Geschlecht anhand einer einfachen Inspektion der Genitalien. Bei uneindeutigen Genitalien oder anderen Verdachtsmomenten, die auf das Vorliegen einer Intersexualität hindeuten, gehen MedizinerInnen hingegen von folgendem Entscheidungsprinzip aus: »Ausschlaggebend ist das praktikable Geschlecht, d.h. jene Geschlechtsrolle, in welcher das Kind später voraussichtlich sozial und sexuell am besten eingeordnet ist.« (Schönberg 1990: 162) Das an diesem Prinzip ausgerichtete Behandlungskonzept, das auf die Baltimorer Behandlungsleitlinien aus den 1950er Jahren

8 Noch in der zweiten Hälfte des 20. Jahrhunderts war der Frauenanteil beim wissenschaftlichen medizinischen Personal insgesamt, vor allem in den höheren Positionen, an den Hochschulen, aber auch im Leitungspersonal in Bezirks- und Kreiskrankenhäusern äußerst gering, obwohl – in der DDR deutlicher als in der BRD – die Integration von Frauen in die Ärzteschaft im allgemeinen nach 1945 zunahm; Ernst 1997: 249-252.

9 Häufig findet sich inzwischen eine Schreibweise mit Unterstrich und kleinem »i«. Dies geht auf die Verwendung in einem Artikel der Arranca! von 2003 zurück (s_he 2003). Allerdings wird in dem Beitrag ohnehin alles in Kleinbuchstaben (Minuskeln) geschrieben. Daher kann ich keinen Grund erkennen, warum bei Anwendung des Unterstrichs auf das große Binnen-I verzichtet werden sollte in Texten, die nicht durchgängig in Minuskeln verfasst sind.

zurückgeht, ist von PsychologInnen und ÄrztInnen als *optimal gender policy* bezeichnet worden (Meyer-Bahlburg 1998: 2; Bosinski 2001b: 332). Die Bezeichnung verschleiert allerdings die historische Besonderheit des Behandlungsmodells, die m.E. treffender charakterisiert ist als Strategie der geschlechtlichen Normierung (vgl. dazu Kap. 2). Im Folgenden werde ich die Kernpunkte dieser Behandlungsstrategie erläutern, wie sie sich in deutschen Fachpublikationen der 1990er Jahre bis ungefähr 2003 darstellen. Dabei steht hier die Beschreibung des Behandlungsmodells im Vordergrund, eine Auseinandersetzung mit den normativ-normalisierenden Aspekten desselben erfolgt in Kapitel 2. Zu beachten ist, dass die tatsächliche klinische Praxis häufig genug von den Leitlinien abweicht, so insbesondere bezüglich des optimalen Zeitfensters für Genitaloperationen (Brinkmann et al. 2007: 238f.). Während also das Behandlungsmodell und die konkrete Praxis nicht unbedingt deckungsgleich sind, besteht zumindest theoretisch in der neueren medizinischen Literatur eine große Geschlossenheit. Mit anderen Worten, von deutschen MedizinerInnen und PsychologInnen wurden – von einer Ausnahme abgesehen (Eicher 1995) – bis zur Jahrtausendwende keine entscheidenden Bedenken gegen das Behandlungsmodell der geschlechtlichen Normierung in Veröffentlichungen zum Ausdruck gebracht. Was sind nun die Kernpunkte dieses Modells?

Geschlechtszuweisung

Übereinstimmend heißt es in der medizinischen Literatur, dass die Geschlechtszuweisung möglichst schnell nach der Geburt erfolgen müsse. Die Entscheidung solle, sofern sie sorgfältig vorbereitet wurde, eine endgültige sein. Nur wenn sich die anfängliche Geschlechtszuweisung als völlig inadäquat herausstelle, sei auch eine spätere Änderung des Geschlechtsstatus akzeptabel, jedoch allenfalls bis zum zweiten oder dritten Lebensjahr (z.B. Kruse 1997: 604). Grundlage der Geschlechtszuweisung soll eine umfassende Geschlechts- und Differentialdiagnostik sein. Da dies zeitaufwendig ist, ist u.U. ein Aufschub der standesamtlichen Geschlechtsregistrierung, die normalerweise binnen einer Woche erfolgen muss, zu beantragen (AWMF-Leitlinien 2002, 006/105 & 2003: 043/029[10]).

Mehrheitlich wird der Standpunkt vertreten, dass sich die Wahl des Geschlechts nicht primär nach dem Karyotyp, den Keimdrüsen oder der Hormon-

10 Hierbei handelt es sich um die Leitlinien zur Vorgehensweise bei »Störungen der sexuellen Differenzierung« der *Deutschen Gesellschaft für Urologie* einerseits und der *Deutschen Gesellschaft für Kinderchirurgie* andererseits. Die Leitlinien verstehen sich als Hilfen zur Entscheidungsfindung und sind rechtlich nicht bindend. Die hier referierten Leitlinien von 2002 und 2003 sind allerdings im zweiten Halbjahr 2008 aus dem online-AWMF-Register gelöscht worden. Sie sind aber derzeit noch im Internet auffindbar (http://www.kinderchirurgie.med.uni-muenchen.de/leitlinien/KIC-Leitlinien.pdf; http://www.dggg.de/_download/unprotected/g_01_07_05_stoerungen_sexuellen_differenzierung.pdf, Stand 31.05.2009).

konstellation richten dürfe. Vielmehr sei die Entscheidung danach zu treffen, in welcher Richtung die Vereindeutigung der äußeren Genitalien behandlungstechnisch besser bewerkstelligt werden kann: »Wichtigster Aspekt ist die Korrigierbarkeit des äußeren Genitales, d.h. die Möglichkeit der chirurgischen Konstruktion eines nahezu ›normalen‹ Genitales.« (Krob et al. 1996: 365f.) Dabei müsse auch bedacht werden, welche spontane körperliche Entwicklung zu erwarten sei. Ein Lehrbuch der Pädiatrie (d.h. der Kinderheilkunde) vermittelt den Studierenden als wichtigsten Lerninhalt zur medizinischen Versorgung intersexueller Kinder: »zeitige Geschlechtszuordnung unter Beachtung plastisch-chirurgischer und hormoneller Möglichkeiten für eine gelebte Geschlechtszugehörigkeit.« (Ranke 1999: R-60) In dem Handbuch *Pädiatrische Notfälle* wird zur Frage der Geschlechtszuweisung ausgeführt:

»Ist das Glied so klein, daß vorhersehbar ein gebrauchsfähiger Penis auch mit umfangreichen operativ-rekonstruktiven Maßnahmen nicht hergestellt werden kann, dann muß entschieden werden, daß es sich um ein Mädchen handelt, unabhängig von etwaigen widersprüchlichen Chromosomen- oder Hormonbefunden. Ein Junge sollte in der Schulkinderzeit sein Glied vor Klassenkameraden nicht verbergen müssen und im Stehen im Strahl miktionieren können. Als Erwachsener sollte er einen erektions- und kohabitationsfähigen Penis haben. Die plastischen Operationen zum Aufbau einer Vagina und die hormonelle Steuerung der Entwicklung der sekundären weiblichen Geschlechtsmerkmale lassen sich leichter bewerkstelligen.« (Mühlendahl 1991: 24)

Ausschlaggebend für die Frage der Geschlechtszuweisung sind also die Möglichkeiten, durch medizinische Eingriffe ein normal erscheinendes Genitale herzustellen, das die heterosexuelle, »geordnete Kohabitation« und bei Wahl des männlichen Geschlechts eine »stehende Urinierposition« gestattet (Westenfelder 2001: 408; Dittmann 1989: 125).[11] Zu Beginn der 1990er Jahre waren sich die meisten Fachpublikationen darin einig, dass dies wichtiger sei als die potentielle Fortpflanzungsfähigkeit (Ringert 1993: 395). Seither ist allerdings ein gewisser Wandel zu verzeichnen: Das betrifft vor allem den sogenannten Hermaphroditismus verus, bei dem ovarielle und testikuläre Keimdrüsenanteile vorliegen, und das Adrenogenitale Syndrom (AGS) mit XX-Karyotyp und Ovarien, bei dem es aufgrund von Cortisolmangel pränatal zu einer vermehrten Androgenproduktion mit der Folge einer mehr oder minder ausgeprägten Vermännlichung kommt. Bei diesen Intersex-Formen besteht, so die Erfahrung von SpezialistInnen, in weiblicher Rolle Fruchtbarkeit bzw. kann diese mit Hilfe medizinischer Maßnahmen hergestellt werden (Krob et al. 1994: 5). Aus diesem Grunde, aber auch, weil feminisierende Operationen als einfacher und erfolgreicher gelten,

11 Manche MedizinerInnen weisen darauf hin, dass die Entscheidung über die Zuweisung des Geschlechts auch die Wünsche und den soziokulturellen Hintergrund der Eltern berücksichtigen müsse, »da diese später die Voraussetzungen für die Geschlechtsidentifikation ihres Kindes schaffen müssen« (Krob et al. 1996: 366).

wird von manchen – aber keineswegs von allen – MedizinerInnen bei Diagnose eines AGS selbst dann eine weibliche Geschlechtszuordnung empfohlen, wenn das Genitale sehr stark virilisiert, d.h. vermännlicht, ist.[12]

Medizinische Behandlungsmaßnahmen

In keiner der neueren deutschen medizinischen Publikationen wird positiv erwogen, dass sich das Geschlechtsempfinden des behandelten Kindes womöglich nicht gemäß der Geschlechtszuweisung entwickeln könnte. Diese Möglichkeit wird nur als Desaster in den Blick genommen, dem bereits in den ersten beiden Lebensjahren vorgebeugt werden müsse. Aus diesem Grund wird allgemein empfohlen, eine optische und funktionelle Anpassung der Genitalien bereits in den ersten beiden Lebensjahren durchzuführen und ggf. eine Behandlung mit Sexualhormonen einzuleiten.[13] Bei Zuweisung zum männlichen Geschlecht bedeutet dies, dass »der Phallus im Säuglingsalter durch eine Testosterontherapie vergrößert und anschließend das Genitale operativ vermännlicht werden [sollte]. Im Pubertätsalter sollte eine Testosteron-Substitutionstherapie durchgeführt werden, um eine komplette Vermännlichung zu erreichen und einer Gynäkomastie vorzubeugen.« (Sinnecker 2002: 182) Bei weiblicher Geschlechtszuweisung und uneindeutigen Genitalien sprechen sich die meisten MedizinerInnen dafür aus, in den ersten beiden Lebensjahren eine Klitorisreduktion vorzunehmen (Hiort et al. 2003b: 554).[14] Ob auch eine Vulva- und Scheideneingangsplastik oder sogar eine Vaginalplastik frühzeitig erfolgen sollte, darüber gehen die Ansichten auseinander.[15] Wenn bei als Mädchen aufwachsenden Kindern Hoden oder Hodengewebsanteile vorhandenen sind und nicht eine komplette Androgenresistenz besteht, wird i.d.R. die Entfernung testikulären Gewebes vor der Pubertät befürwortet, um einer möglichen Virilisierung und bei dysgenetischen Hoden einem erhöhten Krebsrisiko vorzubeugen (Ebd.: 554-557; AWMF-Leitlinien 2002, 006/105).[16] Die Entfernung der Keimdrüsen bedeutet, dass lebenslang Sexualhormo-

12 Da die häufigste Form von Intersexualität mit XX-Karyotyp das AGS ist, wird die Empfehlung der grundsätzlich weiblichen Geschlechtszuweisung auch allgemein für den Pseudohermaphroditismus femininus ausgesprochen (Kuhnle et al. 1995: 709; Schweikert 1995: 22). Siehe hingegen AWMF-Leitlinien 2003, 043/029.

13 Vgl. etwa Blunck 1997: 225; Schwarz 1997: 199; Stolecke 1997; AWMF-Leitlinien 2002, 006/105 & 2003, 043/029. Während der kosmetische Zweck der chirurgisch-hormonellen Eingriffe eindeutig im Vordergrund steht, ist auch darauf hinzuweisen, dass diese in manchen Fällen auch gesundheitliche Probleme, wie etwa Verengungen des Urogenitaltraktes, beheben.

14 Zwei der hier betrachteten AutorInnen raten immerhin zu einer zurückhaltenden Indikationsstellung bei Klitorisreduktionen (Sinnecker 1994: 637; Eicher 1995: 43).

15 Vgl. z.B. Sippell 2000: 2 & 2002: 193; Hiort et al. 2003b: 554; AWMF-Leitlinien 2003, 043/029.

16 Neuere Forschungen stellen zumindest für die Fälle, bei denen die Gonaden nicht dysgenetisch und außerdem nicht im Bauchraum lokalisiert sind, ein erhöhtes Krebsrisiko infrage (Hiort et al. 2003a: 305).

ne substituiert werden müssen. Einig sind sich alle MedizinerInnen darin, dass der angeborene Cortisolmangel beim AGS durch eine Hormonbehandlung mit Cortison ausgeglichen werden soll. Dies zielt darauf, die körperliche Virilisierung sowie eine vorzeitige Pubertät und damit auch sogenannte Wachstumsstörungen, die sich insbesondere in geringerer Körpergröße manifestieren, abzuwenden. Zudem ermöglicht eine Hormonbehandlung auch Fruchtbarkeit (Knorr et al. 1994: 222).

Beratung

In vielen Fachpublikationen wird darauf hingewiesen, dass die medizinische Behandlung allein nicht ausreichend ist, sondern durch eine psychologische Beratung, die auch als »psychologische Führung« bezeichnet wird, flankiert werden müsse (Dittmann 1989: 126; AWMF-Leitlinien 2002, 006/105). Allerdings führen nur wenige Publikationen aus, was genau in der psychologischen Beratung geschehen soll. In solchen Ausführungen heißt es, die Beratung der Eltern bzw. Erziehungsberechtigten müsse vor allem sicherstellen, dass diese die Geschlechtszuweisung zweifelsfrei übernehmen, denn nur dann könne eine eindeutige Geschlechtsrollenerziehung stattfinden. Aus diesem Grunde müsse man Eltern davon abhalten, ihrem Kind einen geschlechtlich »zweideutigen« Vornamen zu geben (Mühlendahl 1991: 24). Etwaige an die Diagnose geknüpfte Vorstellungen eines dritten Geschlechts oder sexueller Ambivalenz müssten in der Beratung ausgeräumt werden, indem den Eltern erklärt werde: »[K]örperliche Fehlentwicklung ist nicht zwangsläufig mit psychischer Abnormalität verbunden (von Eltern oft befürchtet: psychosexuelle Fehlentwicklung; homosexuelle Orientierung) […].« (Dittmann 1989: 127)[17] In diesem Sinne wird auch eine besondere Sprachregelung empfohlen: »Die Begriffe Zwitter, Intersex, Hermaphroditismus dürfen nicht benutzt werden, man soll vielmehr von ›noch nicht voll ausgebildeten‹, von ›nicht ganz zu Ende entwickelten‹ Geschlechtsteilen sprechen.« (Mühlendahl 1991: 24)[18] Nicht zuletzt könne mit dem Konzept der ›unvollendeten Entwicklung‹ Eltern verdeutlicht werden, dass die Genitaloperationen und Hormonbehandlungen einfach einer »Angleichung an die Normalentwicklung« dienen würden.

Die Frage der Aufklärung über die Diagnose und die psychologische Betreuung intersexueller Kinder und Jugendlicher wird in der Fachliteratur einem vorrangigen Ziel untergeordnet: »Hierbei steht im Vordergrund, den Patienten dabei zu unterstützen, seine Geschlechtsidentität zu finden, und ihn in seiner Geschlechtsrolle zu bestärken.« (Krob et al. 1996: 366f.) In diesem Sinne sollen »Fragen zu Schulausbildung, Berufswahl, Bundeswehrdienst, erste Onaniererfahrungen, heterosexuelle Kontakte, Information des Partners/Partnerin« besprochen

17 Siehe auch Prader 1990: 422.

18 Siehe auch Sinnecker 1994: 639.

werden (Dittmann 1989: 128). Empfohlen wird zumeist eine »[s]chrittweise Aufklärung über die Kindheit hinweg«, ggf. auch über die Fortpflanzungsunfähigkeit, sowie »Information und Begleitung bei aus äußeren Gründen später durchzuführenden medizinischen Maßnahmen (OPs von Klitoris, Gonaden, Vagina; Medikation) [...].« (Ebd.) Allerdings sprechen sich auch einige MedizinerInnen dagegen aus, bei Intersexualität grundsätzlich offen über die Diagnose und die körperlichen Besonderheiten aufzuklären. Insbesondere bei in der weiblichen Rolle aufgewachsenen Personen mit sogenannter Androgenresistenz sei es nicht ratsam, über die (zumeist im Bauchraum liegenden) Hoden und den XY-Karyotyp Auskunft zu geben.[19] Ein gynäkologisches Lehrbuch rät entsprechend zwar zur Information »über die ausbleibende Regel und die Sterilität; aus psychologischen Gründen vermeidet man [jedoch], die genetisch männliche Situation zu erörtern. Vielmehr sollte die weibliche Identität nachdrücklich betont werden; die anatomischen Befunde sind als ›hormonell bedingte Entwicklungsstörung‹ ausreichend apostrophiert.« (Stolecke 1995: 180) Auch noch in den neuesten medizinischen Lehrbüchern können solche Empfehlungen gefunden werden (Teschner/Zumbusch-Weyerstahl 2007: 42).

1.2 »Ich war als Person tatsächlich nicht existent«: Einsprüche von Intersex-Aktivist_Innen

Politische Initiativen und Organisationen intersexueller Menschen protestieren seit Anfang der 1990er Jahre gegen das beschriebene medizinische Behandlungsvorgehen und seine Grundlagen.[20] Mittlerweile gibt es weltweit mehrere aktive Intersex-Gruppierungen. Die erste behandlungskritische Initiative bildete sich 1993 in den USA unter dem Namen *Intersex Society of North America* (ISNA).[21] Den Anstoß dazu gab ein Artikel mit dem Titel *The five sexes. Why male and female are not enough* der Biologin und feministischen Wissenschaftskritikerin Anne Fausto-Sterling, der 1993 in *The Sciences* und *The New York Times* erschien (Fausto-Sterling 1993). Der Artikel löste eine Diskussion um die gesellschaftliche Wahrnehmung intersexueller Menschen und die medizinische Behandlung aus. In einem Brief an *The Sciences*, der kurz darauf veröffentlicht wurde, berichtete eine intersexuelle Person, Cheryl Chase, von den schlechten

19 Das meinen etwa Eicher 1995: 43; Oppelt 2003; vgl. hingegen Rechenberger 1995: 56. Nicht selten haben ÄrztInnen sogar die chirurgische Entfernung von Hoden als Beseitigung entarteter Ovarien ausgegeben; vgl. dazu Richter-Appelt 2004: 251.

20 Die Erfahrungen und das Selbstverständnis intersexueller Menschen sind sehr unterschiedlich. Dasselbe gilt für ihre Positionen zur Behandlungspraxis, die von völliger Ablehnung über Veränderungsvorschläge bis zu (stillschweigender) Zustimmung reichen. In der folgenden Darstellung beziehe ich mich auf die behandlungskritischen Stimmen.

21 ISNA – bislang zu finden unter www.isna.org, Stand 07.11.2008 – hat sich 2008 aufgelöst.

Erfahrungen, die viele Intersexuelle mit der medizinischen Behandlung gemacht hätten. Chase rief intersexuelle Menschen dazu auf, sich in einer Selbsthilfegruppe zusammenzuschließen (Chase 1993). Die daraufhin gegründete ISNA wuchs in den Folgejahren zur weltweit größten politischen Organisation für die Rechte intersexueller Menschen an (Hegarty/Chase 2000: 123; Fausto-Sterling 2000b).

In vielen Ländern der Welt entstanden in der Folge Selbsthilfegruppen und Organisationen intersexueller Menschen. In Deutschland wurde 1996 die *Arbeitsgemeinschaft gegen Gewalt in der Pädiatrie und Gynäkologie* (AGGPG) gegründet, die sich mit scharfer Kritik gegen normative und bevormundende Behandlungspraktiken sowie eine bipolare Vorstellung von Geschlecht wandte.[22] Auch in der *Deutschen Gesellschaft für Transidentität und Intersexualität* (dgti) organisierten sich zunächst behandlungskritische intersexuelle Menschen.[23] 1998 folgte die Gründung der *XY-Frauen*. Dabei handelte es sich ursprünglich um eine Selbsthilfe- und Kontaktgruppe von Menschen mit Androgenresistenz, die jedoch mittlerweile offen für alle intersexuellen Menschen und deren Angehörige ist (XY-Frauen 2003). 2004 wurde von Angehörigen der *XY-Frauen* der Verein *Intersexuelle Menschen e.V.* ins Leben gerufen, der sich als Dachorganisation und Interessenvertretung für alle intersexuellen Menschen und Selbsthilfegruppen des deutschen Sprachraums versteht.[24] Seit 2008 besteht außerdem mit der *Internationalen Vereinigung Intergeschlechtlicher Menschen* (IVIM) eine deutsche Sektion der *Organisation Intersex International* (OII).[25]

Im Folgenden soll erläutert werden, was Intersex-Aktivist_Innen an der medizinischen Behandlungspraxis kritisieren und was sie andererseits an bestimmten Ansätzen und Positionen des transgender-Spektrums, des Feminismus, der Gender Studies oder queerer Theorie/Politik auszusetzen haben.

Kritik der medizinischen Behandlungspraxis

Die Kritik der meisten Intersex-Organisationen und -Aktivist_Innen gilt an erster Stelle den kosmetischen Genitaloperationen im Kindes- oder Jugendalter. Denn diese werden ohne *informed consent*[26] der Betroffenen durchgeführt. Solche Eingriffe werden als Menschenrechtsverletzung, als Genitalverstümmelung und als

22 Die AGGPG existiert nicht mehr. Reiter, Mitbegründer_In der AGGPG, betreibt die Website *postgender* (http://www.nord-com.net/michel.reiter/postgender/postgender.html, Stand 01.06.2009).

23 Die Website der dgti ist zu finden unter www.dgti.trans-info.de, Stand 01.06.2009.

24 Die *XY-Frauen* betreiben eine Website unter www.xy-frauen.de und der Verein präsentiert sich unter http://intersexuelle-menschen.net, Stand 01.06.2009.

25 IVIM ist zu finden unter http://www.intersexualite.de, Stand 01.06.2009.

26 Ein *informed consent* erfordert, dass eine umfassende Aufklärung über Risiken und Alternativen zur geplanten Behandlung erfolgt und auf dieser Grundlage eine persönliche Einwilligungserklärung gegeben wird. Das impliziert, dass Einwilligungsfähigkeit bestehen muss, die i.d.R. im Jugendalter erreicht wird

geschlechtliche Zwangsnormierung angeprangert.[27] Infolge der Operationen treten Sensibilitätsverlust und funktionelle Schäden, z.B. schmerzhafte Vernarbungen oder Verwachsungen, auf.[28] Als besonders traumatisch beschreiben Betroffene unfreiwillige Bougierungen, d.h. Dehnungsverfahren der Vagina mit Prothesen, die zur Nachbehandlung von plastischen Operationen über Jahre hinweg, häufig unter Schmerzen durchgeführt und oftmals bereits im frühen Kindesalter begonnen wurden.[29] Einige intersexuelle Menschen haben zudem erlebt, dass sie ohne ihr Einverständnis nackt photographiert oder einem größeren medizinischen Publikum vorgeführt wurden.[30] Zur Erfahrung der körperlichen Normierung kommt der Druck zur Konformität mit geschlechtsstereotypen Verhaltensmustern und heterosexuellen Normen hinzu (AGGPG 1997; seMbessakwini 2005).[31] Aufgrund solcher Praktiken und der Umstände der Operationen entstehen schwere psychische Belastungen und Traumatisierungen.[32] Die AGGPG kommentiert die Genitaloperationen:

---

27 Vgl. Holmes 1995; AGGPG 1997; XY-Frauen 2002: 16; Reiter 2005; Kromminga 2005a; Thomas 2005: 24.

28 Bis Ende der 1990er Jahre lagen nur sehr wenige Studien zum Erhalt der sexuellen Sensitivität und funktionellen Resultaten der Genitaloperationen vor. Die wenigen bis dahin durchgeführten Untersuchungen basierten auf sehr kleinen Stichproben und setzten häufig einfach die elektrische Stimulierbarkeit der Genitalien mit erotischem Erleben gleich; vgl. dazu Schober 1998: 550. Demgegenüber machen Interviews mit Betroffenen sowie im Internet veröffentlichte Erfahrungsberichte auf Probleme der genitalplastischen Eingriffe aufmerksam (Fausto-Sterling 2000a: 79-91; Fröhling 2003). Nach einer neueren Studie ist ein nicht unbeträchtlicher Teil der befragten intersexuellen Menschen »unzufrieden« mit den Operationsergebnissen (Richter-Appelt 2004: 252). Zwar sind die Operationsmethoden in den letzten Jahren vom technischen Standpunkt aus verbessert worden, doch sind die Resultate der neuen Techniken ebenfalls noch kaum evaluiert worden (Creighton/Minto 2001). Intersex-Aktivist_Innen problematisieren die Hoffnungen, die von einigen MedizinerInnen in eine verbesserte Operationstechnik gesetzt werden: Dies gehe an der Forderung vorbei, intersexuellen Menschen die eigene Entscheidung über ihren Körper zu lassen; zudem werde die normative Vorstellung beibehalten, dass intersexuelle Genitalien monströs und behandlungsbedürftig seien (Chase 1998).

29 Davon berichten intergeschlechtliche Menschen in *Gender Trouble* (R: Roz Mortimer, GB 2002).

30 Die Photographien dienen i.d.R. der Dokumentation, doch werden sie auch in Lehrbüchern oder Zeitschriftenbeiträgen abgedruckt (in der Vergangenheit z.T. sogar ohne Unkenntlichmachung des Gesichts).

31 Darüber berichtet auch eindringlich Reiter in *Das verordnete Geschlecht* (R: Oliver Tolmein, Bertram Rotermund, BRD 2002).

32 Vgl. AGGPG 1997; Holmes 1995; Koyama 2006; Jürgen 2008. Bereits 1987 hat ausgerechnet John Money auf mögliche Traumatisierungen infolge medizinischer Praktiken wie Genitalphotographien, Untersuchungen im Genitalbereich und mangelhafte Aufklärung hingewiesen – allerdings extrem bagatellisierend (Money/Lamacz 1987). Die Hamburger *Forschungsgruppe Intersexualität* schlussfolgert aus ihrer Befragung intersexueller Menschen zu ihren Behandlungserfahrungen, dass einige aufgrund der medizinischen Vorgehensweise stark traumatisiert seien (AG 1-0-1 intersex & Hamburger Forschungsgruppe Intersexualität 2005: 7f.). Eine

»Die Eingriffe sind langwierig, äußerst schmerzhaft und im medizinischen Sinne nicht notwendig. Sie verursachen irreversible körperliche Schäden und garantieren keinen Erfolg sowohl hinsichtlich Operationsergebnis als auch Geschlechtsidentität. [...] Binnen intersexueller Kreise wird die Prozedur als Folter beschrieben und suizidale Überlegungen sind üblich.« (AGGPG 2001)

Insofern wird die Darstellung der Behandelnden, dass die Genitaloperationen eine normale psychosexuelle und gesunde psychische Entwicklung unterstützen würden, von vielen intersexuellen Menschen zurückgewiesen.[33]

Häufig berichten Betroffene, dass sie als Kinder, Jugendliche oder sogar als Erwachsene, über den eigentlichen Grund der chirurgischen und hormonellen Eingriffe nicht oder nur unzureichend aufgeklärt worden sind und behandelnde ÄrztInnen insgesamt paternalistische und unsensible Umgangsweisen zeigten.[34] Hinzu kommt, dass viele Eltern ihren Kindern die Tatsache der Intersexualität verschwiegen haben (Guhde 2002). Aufgrund der problematischen Haltung der Familie und der schlechten Erlebnisse mit ÄrztInnen wachsen Schamgefühle und ein negatives Körpergefühl. Verheimlichung und Schweigen verhindert auch die Möglichkeit, andere intersexuelle Menschen kennen zu lernen und sich mit ihnen über die besonderen Erfahrungen auszutauschen (XY-Frauen 2000; Thomas 2005: 25). Daher fordern Intersex-Initiativen eine sensible Aufklärung sowie die Vermittlung in und den Ausbau von Selbsthilfegruppen – auch für Eltern und andere Angehörige (XY-Frauen 2002: 14). Entsprechend wehren sich intersexuelle Menschen gegen ihre Pathologisierung und die Abwertung ihrer Existenz als geschlechtliche Anomalie:

»Wer Intersexualität als monströs empfindet, wird dies auch kommunizieren. Es fängt ganz harmlos an bei unachtsam gebrauchten, scheinbar unverfänglichen Begriffen wie ›Störung‹ (was stört eigentlich?) oder ›Missbildung‹ bis hin zu ›Zwitter‹ oder Sätzen wie [...] ›Sie sind ein verhinderter Mann‹. Die Wörter, die wir verwenden, sind nicht eindimensional, auch wenn wir sie für sachlich und wissenschaftlich halten. Sie haben eine Resonanz, wecken vielschichtige Assoziationen und beeinflussen das Selbstbild. [...] ›Pseudo‹ [wie in Pseudohermaphrodit] heißt so viel wie ›nicht richtig‹, ›möchte

Autor_In aus dem Umfeld von ISNA vergleicht die Traumatisierung mit der Erfahrung sexuellen Missbrauchs: Ähnlich der Situation bei sexuellem Missbrauch seien die medizinischen Eingriffe im Genitalbereich wiederholte körperliche Grenzübertretungen, die vom Kind nicht kontrolliert werden können und Schmerzen auslösen. Weitere Analogien seien die Verheimlichung durch die Angehörigen und damit verbundene mangelnde Auseinandersetzungsmöglichkeiten über die mit Angst und Scham besetzten Erlebnisse (Alexander 1997).

33 Siehe die Zitate aus einer Online-Debatte, dokumentiert in Fausto-Sterling 2000a: 71, Fn. 285; vgl. auch Intersexuelle Menschen e.V., *Forderungen* (http://www.intersexuelle-menschen.net/forderungen.html, Stand 01.06.2009).

34 Siehe den biographischen Bericht auf der Website *Genderfreenation*: *A Story (2001)* unter http://www.genderfreenation.de/gfn/astory03.html, Stand 01.06.2009. Vgl. auch XY-Frauen 2002: 13; Richter-Appelt 2004: 251ff.

gerne‹. Wer möchte in irgendeinem Lebensbereich als Pseudo-Irgendetwas gelten?« (Thomas 2005: 21f.)

Auch die *XY-Frauen* lehnen die Krankheitszuschreibung ab: »Die Definition von Intersexualität als Krankheit ist nicht angemessen. Daher ist eine Abkehr vom bisherigen Krankheitsdenken notwendig, um den Menschen an sich wahrzunehmen: mit seiner individuellen Körperlichkeit und jenseits von starren Geschlechtseinordnungen.« (XY-Frauen 2000) Die sprachliche Entwertung verstehen viele intersexuelle Menschen als ein Instrument der Geschlechtsnormierung. Über diesen Zusammenhang schreibt Heike Bödeker, ein Gründungsmitglied der AGGPG:

»Ich war als Person tatsächlich nicht existent, meine Gefühle und Gedanken galten nichts, meinen Körper hatten sie sich angeeignet. Und daß ich keine Chance hatte, ›Gesundheitsnormen‹, die mir gegenüber zudem nie expliziert wurden, zu erfüllen, machte mir alleine klar, daß ständig an mir ›nachgebessert‹ werden sollte und daß ich trotzdem auf herzlich wenig Akzeptanz stieß. Meine Genitalien ebenso wie meine ganze Person wurden zwar ›als‹ etwas deklariert, waren aber dennoch nie ›gültig‹. In meinem Erleben ist Intersexualität in erster Linie ein Vorwand, um gequält, verstümmelt, entstellt, vergewaltigt zu werden.« (Bödeker 1998: 106, Fn. 5)

Gegen die normative und bevormundende Behandlungspraxis richten Intersex-Organisationen die Forderung, dass das Recht intersexueller Menschen auf Selbstbestimmung und körperliche Unversehrtheit respektiert werden muss. Daher sollen keine medizinischen Eingriffe ohne *informed consent* der Betroffenen erfolgen.[35]

Bei weitgehender Einigkeit in der Kritik der medizinischen Praktiken gibt es zwischen Intersex-Organisationen einige Differenzen hinsichtlich ihrer politischen Strategien: Manche setzen primär darauf, Veränderungen zusammen mit MedizinerInnen auf der Grundlage evidenzbasierter Evaluationsstudien herbeizuführen, während andere politische und rechtliche Maßnahmen fordern, die insbesondere auf ein Verbot kosmetischer Genitaloperationen ohne *informed consent* sowie eine Reform oder Abschaffung der standesamtlichen Geschlechtseintragung hinauslaufen.[36] Zur Grundlage der politisch-rechtlichen Forderungen erklärt die *Internationale Vereinigung Intergeschlechtlicher Menschen*: »Intergeschlechtlichkeit ist kein medizinisches Problem, sondern ein gesellschaftlich-politisches Thema. [...] Die grundlegenden Probleme, denen intergeschlechtliche

35 Siehe die Forderungen von IVIM unter http://www.intersexualite.de/index.php/forderungen-3 sowie von *Intersexuelle Menschen e.V.* unter http://www.intersexuelle-menschen.net/forderungen.html, Stand 01.06.2009.

36 Vgl. etwa Reiter 2001 & 2005; Tolmein 2005; Müller 2006; XY-Frauen 2002: 17; 1-0-1 intersex 2005b. Siehe auch die Forderungskataloge auf den Websites von *Intersexuelle Menschen e.V.* und IVIM.

Menschen gegenüberstehen, sind soziokultureller Natur, nicht etwa medizinisch. Sie resultieren aus dogmatischen Fundamentalismen, die der gegenwärtigen Bipolarität der Geschlechterkonstruktion innewohnen.« (IVIM, Website)[37]

Des Weiteren unterscheiden sich die Organisationen dahingehend, ob sie das binäre bzw. zweigeschlechtliche[38] Klassifikationssystem als eine strukturelle Bedingung der Belange intersexueller Menschen betrachten und hinterfragen oder nicht. ISNA war zur Zeit ihres Bestehens eine Organisation, die sich diesbezüglich sehr zurückhaltend äußerte, was schließlich in die Akzeptanz und Verwendung des medizinischen Begriffs *disorders of sexual differentiation* (DSD) mündete.[39] In Deutschland hat insbesondere die AGGPG immer wieder auf die strukturellen Zusammenhänge zwischen dem Zweigeschlechtersystem und dem medizinischen Umgang mit Intersexualität verwiesen: »Gesellschaftliche Spaltung der Menschen in zwei Geschlechter legitimiert alle Vorgänge, obwohl in diesem Bereich seit Jahrzehnten schwerste Menschenrechtsverletzungen von Ärzten an Intersexen ausgeführt werden.« (AGGPG 1997) Demgegenüber müsse das Denken in geschlechtlichen Dichotomien aufgehoben werden, »wenn Individuen nicht mehr geschlechtlichen Normvorstellungen mit allen ihren Konsequenzen bis hin zur Elimination unterworfen werden sollen.« (Reiter 2000b: 3) Und Ins A Kromminga, Sprecher_In der IVIM und engagiert auch bei *TransInterQueer e.V.* (TrIQ),[40] schreibt: »Solange die gesellschaftlichen und kulturellen Strukturen unterstellen, dass Heterosexualität und ein binäres Geschlechtersystem Normalität und Gesundheit bedeuten, solange wird diese Gesellschaft normieren.« (Kromminga 2005b: 115)

Gemeinsamkeiten und Differenzen politischer Strategien

Intersex-Aktivist_Innen grenzen sich aber auch immer wieder stark ab von bestimmten Ansätzen der Frauen-/Geschlechterforschung und Queer Theory sowie von manchen geschlechter- und sexualpolitischen Positionen. Einer der Kritikpunkte betrifft die Aneignung der Bezeichnung intersexuell durch Menschen, die von der Medizin nicht als intersexuell, sondern als transsexuell eingestuft werden, weil ihr Geschlechtsempfinden nicht dem als eindeutig männlich

37 Vgl. IVIM, *Forderungen* und *Unsere Basisprinzipien* unter http://www.intersexualite.de/index.php/forderungen-3 & http://www.intersexualite.de/index.php/fundamentale-prinzipien, Stand 01.06.2009.

38 In den Gender und Queer Studies des deutschen Sprachraums wird der Ausdruck Zweigeschlechtlichkeit i.d.R. zur Bezeichnung des dominierenden Verständnisses von Geschlecht verwendet, das davon ausgeht, dass es biologisch genau zwei Geschlechter gibt. Der Begriff ist daher nicht mit Doppelgeschlechtlichkeit als einer Art Synonym für Hermaphroditismus/Intersexualität zu verwechseln.

39 ISNA ist deshalb von anderen Intersex-Aktivist_Innen deutlich kritisiert worden (Reiter 2000b; Kromminga 2005a: 30f.; Holmes 2009).

40 Die Website von TrIQ ist zu finden unter http://www.transinterqueer.org, Stand 11.06.2009.

resp. weiblich klassifizierten Körper entspricht. Demgegenüber bestehen viele Intersex-Aktivist_Innen darauf, dass nur diejenigen sich als intersexuell bezeichnen dürften, deren Körper von Geburt an und also biologisch bedingt geschlechtlich weder eindeutig männlich noch eindeutig weiblich sei.[41] Während manche fordern, dass dafür eine ärztliche Diagnose der Intersexualität vorliegen müsse, kritisieren andere diese Forderung als Affirmation der medizinischen Definitionsmacht.[42]

Ein weiterer Vorwurf gegenüber Transsexuellen und Transgendern lautet, dass diese eine medizinunkritische Haltung insbesondere hinsichtlich Genitaloperationen und Sexualhormonbehandlungen sowie der ärztlichen Entscheidungsmacht über die Geschlechtszugehörigkeit hätten. Zum Verständnis sei hier nochmals darauf hingewiesen, dass intersexuelle Menschen vielfach unter den irreversiblen Folgen medizinischer geschlechtsangleichender Eingriffe, über die sie keine Verfügung hatten oder über die sie nicht ausreichend aufgeklärt wurden, schwer leiden (vgl. dazu auch Kromminga 2005b). Die pauschale Vorhaltung, transgeschlechtliche Menschen seien unkritisch gegenüber der Medizin, ist aber insofern unangebracht, weil sich in Deutschland einige transgender-Aktivist_Innen zusammen mit Feminist_Innen und queer-politisch Engagierten schon seit Jahren für ein Ende der medizinischen Normierung intersexueller Kinder einsetzen, was sich u.a. in gemeinsam mit intersexuellen Aktivist_Innen organisierten Protestaktionen und Veranstaltungen manifestiert hat.[43] Der politisch organisierten Transgender-Bewegung geht es zudem, ebenso wie den meisten Intersex-Aktivist_Innen, darum, Geschlechtervielfalt zu leben und die Definitions- und Verfügungsmacht der Medizin in Geschlechterfragen aufzubrechen (Genschel 1998; polymorph 2002).[44] Kritik von intersexuellen Aktivist_Innen müssen sich transgender, queere oder feministische Initiativen und Organisationen aber gefallen lassen, sofern sie glauben, stellvertretend für intersexuelle Menschen sprechen zu können, aber ihre Organisationsstrukturen nicht wirklich öffnen bzw. nicht ernsthaft bereit sind, Räume und Ressourcen zu teilen (Koyama/Weasel 2003: 83; Kromminga 2005b: 114).

Gegenstand der Kritik sind schließlich auch bestimmte theoretische Positionen des Feminismus, der Gender und Queer Studies. So kritisiert Michel Reiter, Gründungsmitglied der AGGPG, feministische Standpunkte, die am Zweigeschlechtersystem als einer biologischen Gegebenheit festhalten, weil damit die

41 Diese Kritik kann anhand der einschlägigen Diskussionen in Internetforen nachvollzogen werden, etwa im *Forum intersexueller Menschen* (http://65694.rapidforum.com/topic=100378881963, Stand 11.06.2009).

42 Siehe IVIM, *Politik und Selbstverständnis* (http://www.intersexualite.de/index.php/politik-und-selbstverstandnis, Stand 11.06.2009).

43 Vgl. z.B. AGGPG 1997; Reiter 2005: 140; Fansa/Reiter 2001; 1-0-1 intersex 2005a; 1-0-1 intersex 2005b.

44 Siehe auch TrIQ, *Das I in TriQ* (http://www.transinterqueer.org/index.php/uber-triq/das-i-in-triq.html, Stand 11.06.2009).

strukturellen Bedingungen der medizinischen Normierung intersexueller Menschen affirmiert würden. Auf der anderen Seite wirft er_sie bestimmten Ansätzen der Gender Studies und der Queer Theory, welche die Konstruktion von Geschlecht als binärer Entität auf Sprechakte zurückführen, vor, der konkreten Existenz der nicht ins zweigeschlechtliche Schema passenden Menschen sowie ihrer gewaltsamen Anpassung in das bipolare Schema nicht gerecht zu werden (Reiter 2000a: 23; Reiter/Klauda 2001: 5). Reiter insistiert darauf, dass es biologisch eine Vielzahl von Geschlechtern gibt (Reiter 1997: 48).

ISNA wiederum verwahrt sich gegen solche Positionen, die Intersexualität als Chiffre für transgressive Geschlechtervielfalt bzw. ein subversives ›drittes Geschlecht‹ begreifen und in dieser Bedeutung für Angriffe auf das Zweigeschlechtersystem instrumentalisieren:

»Are intersex people ›third gender‹? Many intersex people identify solidly as a man or as a woman, like many non-intersex people. There are some intersex people who identify as a member of an alternative gender, like some non-intersex people. While we support everyone's right to define her or his own identities, we do not believe that intersex people should be expected to be gender-transgressive just because they are intersexed.« (ISNA, Website)[45]

Alles in allem laufen die angeführten Kritiken intersexueller Aktivist_Innen darauf hinaus, dass bestimmte feministische, geschlechter- und queer-theoretische Ansätze ihre Erfahrungen und Anliegen nicht ernsthaft berücksichtigen oder sogar ignorieren, wenn sie entweder essentialistisch am binären Geschlechterschema festhalten oder aber im Gegenteil dieses als reinen sprachlichen Effekt darstellen und womöglich gleichzeitig Intersexualität als natürliche ›Überschreitung‹ des Zweigeschlechtersystems politisch vereinnahmen. Für die hier zu entwickelnde Diskussion ist es kaum von Belang, inwieweit die Kritik den differenzierten theoretischen Debatten des Feminismus, der Gender und Queer Studies im Allgemeinen gerecht wird. Hingegen ist zu fragen, ob sie auf die Diskussionen um Intersexualität zutrifft, die aus feministischer, *gender*-theoretischer und/oder queerer Perspektive geführt werden. Positiv gewendet bedeutet das, Anhaltspunkte für die Weiterentwicklung dieser Diskussionen zu gewinnen.

---

45 ISNA, *Questions and Answers about Gender Issues and Intersexuality* unter http://www.isna.org/node/101, Stand 13.02.2008. Emi Koyama von der *Intersex Initiative Portland* und Lisa Weasel verweisen ebenfalls auf dieses Problem: »Nehmen Sie zur Kenntnis, dass es nicht in den Verantwortungsbereich der Intersexuellen fällt, das binäre Sex-Gender-System auseinanderzunehmen und dass Intersexuelle keine Meerschweinchen sind, an denen die aktuellsten Gender-Theorien getestet werden. Seien Sie nicht enttäuscht, dass viele Intersexuelle nicht daran interessiert sind, Mitglieder des Dritten Geschlechts zu werden oder die Sexkategorien zu verwerfen, obwohl wir die Leute unterstützen sollten, die an diesen Dingen interessiert sind, ungeachtet dessen, ob sie intersexuell sind oder nicht.« (Koyama/Weasel 2003: 87f.).

1.3 »Gatekeeper of a functionally dichotomous sexual world«: Diskussions- und Forschungsstand in den Gender und Queer Studies

In der Frauen- und Geschlechterforschung und den Queer Studies setzte die kritische Diskussion zur Intersex-Behandlung Anfang der 1990er Jahre und damit etwa zeitgleich mit der Konstruktivismusdebatte ein. Im Zuge dieser Debatte ist die Reflexion der gesellschaftlichen Verfasstheit der Geschlechterdifferenz unter dem Begriff *gender*, von der die feministische Theoriebildung der 1970er Jahre ihren Ausgang genommen hatte, auf die Ebene des biologischen Geschlechts, *sex*, ausgeweitet worden: Anstelle der Annahme, der physische Unterschied, der die Menschheit in zwei Geschlechter teilt und die psychosoziale Differenz der Geschlechter begründet, sei naturgegeben, werden die gesellschaftlichen Praktiken herausgearbeitet, welche die zweigeschlechtliche Klassifizierung hervorbringen und naturalisieren. Dazu sind eine Reihe von Studien entstanden, die zeigen, dass das, was unter dem Begriff Geschlecht verstanden wird, kulturell und historisch, d.h. in Abhängigkeit von spezifischen sozialen Kontexten, variiert. Das bezieht sich auf die an die Geschlechtsklassifikation gekoppelten Bedeutungszuschreibungen, aber auch auf die körperlichen, habituellen und psychischen »Merkmale« bzw. Zeichen, anhand derer geschlechtlich klassifiziert wird, sowie schließlich auf die Anzahl der Geschlechtklassen und die Rigidität oder aber Durchlässigkeit und fließenden Übergänge zwischen den Klassen. Die Kategorie Geschlecht offenbart sich somit auch auf der Ebene von *sex* als kontingent in dem Sinne, dass das Geschlechtsklassifikationssystem gesellschaftlich bedingt und veränderlich ist (Hagemann-White 2001; Gildemeister/Wetterer 1992). Auf dieser Grundlage ist der Begriff *gender* neu definiert worden, maßgeblich inspiriert durch Judith Butlers Buch *Gender Trouble*, das 1990 in den USA erschien: Nach Butler verweist *gender* auch auf die gesellschaftliche Hervorbringung der biologischen Geschlechtsklassifikation, so dass *sex* als Effekt von *gender* verstanden werden muss (Butler 1991: 24).

In Folge dieser neuen Aufmerksamkeit für die gesellschaftliche Hervorbringung und normative Kontrolle des biologischen Geschlechts sind die Biologie und Medizin genauer hinterfragt worden. Denn Biologie und Medizin präsentieren sich und werden gesellschaftlich anerkannt als autoritative Disziplinen, die den Geschlechtskörper wissenschaftlich beschreiben und erklären. Der Medizin wird zusätzlich die Kompetenz und Zuständigkeit für gesundheitliche und gutachterliche Fragen im Zusammenhang mit dem Geschlechtskörper zugesprochen. Somit besitzt die Medizin eine machtvolle Stellung bezüglich der wissenschaftlichen Konstruktion und praktischen Kontrolle der Geschlechtsklassifikation. Vor diesem Hintergrund ist der medizinische Umgang mit Phänomenen uneindeutigen Geschlechts Gegenstand kritischer Untersuchungen zur Herstellung der binären Geschlechtsklassifikation sowie zur Konstruktion und Kontrolle von Geschlechternormen geworden.

Sozialwissenschaftliche und historische Analysen zu Intersexualität und Zweigeschlechtlichkeit

Wie wird in den Gender und Queer Studies der medizinische Umgang mit Intersexualität diskutiert und auf welcher theoretischen Basis findet diese Diskussion statt? Angestoßen wurde die Diskussion durch einen 1990 von Suzanne Kessler veröffentlichten Aufsatz mit dem Titel *The medical construction of gender: Case management of intersexed infants* (Kessler 1990).[46] Diese und nachfolgende sozialwissenschaftliche Studien, die den Gender und Queer Studies zugerechnet werden können, verdeutlichen, in welchem Ausmaß das medizinische und psychologische Problem, das Intersexualität aus Sicht von ÄrztInnen darstellt, ebenso wie die therapeutische ›Lösung‹ des Problems von gesellschaftlichen Normen durchdrungen sind und ihrerseits die Geschlechter- und Sexualnormen aufrecht erhalten (Epstein 1990; Findlay 1995; Hausman 1995). Die Analysen haben dabei auf die wechselseitige Hervorbringung bzw. relationale Differenzierung von Norm und Abweichung aufmerksam gemacht: Erst auf der Basis normativer dichotomer Raster, wie ein männlicher und demgegenüber ein weiblicher Körper aussehen oder wie sich Individuen geschlechtsspezifisch verhalten und fühlen sollen, können Menschen als geschlechtlich uneindeutig wahrgenommen werden. Gleichzeitig werden aber die binären Geschlechter- und Sexualnormen in Abgrenzung gegen geschlechtlich Uneindeutiges re-/produziert und wissenschaftlich profiliert. Die Norm geschlechtlicher Eindeutigkeit erhält also ihre Kohärenz und Bedeutung durch die degradierende Absetzung gegen geschlechtliche Uneindeutigkeit, während umgekehrt jene durch ihren differentiellen Bezug zur Norm begreiflich und auffällig wird (Butler 1997: 30; Hirschauer 1996: 253; Preves 2002: 525). Geschlechtliche Norm und Abweichung sind indes keine neutralen Definitionen, die wertfrei den Durchschnitt und das Seltene bezeichnen würden, sondern sie sind asymmetrische Kategorien, die unterschiedliche Positionen in einer sozialen Hierarchie anweisen und mit machtvollen Praktiken verknüpft sind, die Druck und Zwang zur Konformität mit der Norm ausüben. Solche Normierungszwänge werden besonders offensichtlich in der medizinischen Intersex-Behandlung ausgeübt, worauf sozialwissenschaftliche Autor_Innen kritisch hingewiesen haben: Die chirurgisch-hormonellen Behandlungsmaßnahmen

---

46 Allerdings findet sich bereits in Anne Fausto-Sterlings 1985 erschienenem Buch *Myths of gender: Biological theories about women and men* eine, wenn auch sehr knappe, kritische Stellungnahme zur Intersex-Behandlung: Im Zusammenhang einer Auseinandersetzung mit psychoendokrinologischen Studien an intersexuellen Menschen mit AGS gibt Fausto-Sterling zu Bedenken, dass die Forschungsergebnisse durch die Genitaloperationen, denen die meisten der untersuchten Personen im Kleinkindalter unterzogen worden waren, verzerrt seien: »The subtle effects of genital surgery on behavior, and even the likelihood of mutilation fears, cannot lightly dismissed. Yet nowhere are these possible effects adequately discussed as contributors to the observed differences in the behavior of AGS girls.« (Fausto-Sterling 1992: 138).

zielen darauf, die mittels aufwendiger Diagnostik zunächst akribisch sichtbar gemachten geschlechtlichen Abweichungen zu beseitigen und ein den Normvorstellungen von männlichen resp. weiblichen Körpern entsprechendes Erscheinungsbild herzustellen. Auf diese Weise trägt die Medizin zur Aufrechterhaltung zweigeschlechtlicher Normvorstellungen bei.[47]

Historische Untersuchungen unterstützen diese kritische Perspektive, indem sie aufzeigen, wie sich in der europäischen Geschichte das medizinische Verständnis des Hermaphroditismus im Verhältnis zu Geschlechtermodellen und in Relation zu sich wandelnden wissenschaftlichen bzw. gesellschaftlichen Kontexten formiert und transformiert hat (vgl. Laqueur 1992; Schäffner 1995; Dreger 1998a). Die Unterschiede der medizinischen Auffassungen in der Frühen Neuzeit gegenüber der heutigen sind beträchtlich: Hermaphroditen wurden in der wissenschaftlichen Geschlechtstopologie der Frühen Neuzeit von einem erheblichen Teil der Mediziner und Naturforscher als doppelgeschlechtliche Mischgestalten auf einem Kontinuum zwischen männlich und weiblich situiert (Foucault 1998; Daston/Park 1995).[48] Hingegen erklärte die Medizin Intersexuelle in der zweiten Hälfte des 20. Jahrhunderts zu männlichen *oder* weiblichen »Patienten«[49] mit einer »Geschlechtsdifferenzierungsstörung« und zum »psychosozialen Notfall« (Findlay 1995; Hausman 1995). Damit verwandelte sich die ehemals skandalisierte Monstrosität der Überschreitung der Geschlechtergrenzen in eine der Norm immanente Anomalie im Sinne einer naturgesetzlich erklärbaren Regelabweichung (Epstein 1990: 130).

Während die historischen Untersuchungen vor allem die Kontingenz bzw. Kontextbedingtheit der Geschlechtergrenzen belegen, ist es primär der Verdienst sozialwissenschaftlicher Studien, die Wirkmächtigkeit der Zweigeschlechternorm herauszuarbeiten. Welche theoretischen Ansätze stehen in den Gender und Queer Studies für das Verständnis dieser Aspekte zur Verfügung?

Ansatzpunkte der Gender und Queer Studies

Feministische und queere Ansätze betrachten die binäre Geschlechtsklassifikation als eine machtvolle Teilungslinie des sozialen Zusammenlebens, an der sich soziale, politische und ökonomische Ungleichheiten reproduzieren. Die feministische Perspektive macht deutlich, dass die zweigeschlechtliche Klassifizierung

47 Vgl. z.B. Engel 1997; Reiter 2005; Heldmann 1998; Tolmein 1999; Feld 1999a & b; Hartung 1999; Fausto-Sterling 2000a; Pühl 2000; 1-0-1 intersex 2005a; Dietze 2006.

48 Das Verständnis des Hermaphroditen als geschlechtlicher Mischgestalt wurde von demjenigen Teil der Gelehrten vertreten, der eher der hippokratisch-galenischen als der aristotelischen Lehre folgte (ausführlich dazu Kap. I.1.2).

49 In der medizinischen Literatur zum Hermaphroditismus ist es bis heute üblich, intersexuelle Menschen generell als behandlungsbedürftige Patient_Innen zu sehen. In der Regel wird zudem schlichtweg die maskuline Form »Patient« verwendet.

die stabilisierende Grundlage für solche kulturellen Wahrnehmungs- und Deutungsmustern ist, die Frauen gegenüber Männern abwerten und mit diskriminierenden Praktiken Hand in Hand gehen (Hagemann-White 2001: 27). Diese Hierarchie ist strukturell verankert in gesellschaftlichen Arrangements und Institutionen, wie dies traditionell Ehe und Familie waren und z.T. noch sind, in denen Tätigkeiten, Pflichten und Privilegien binär geschlechtlich zugeteilt und codiert sind. In dem Maße, da die zweigeschlechtliche Klassifizierung routinisiert und institutionalisiert ist, steckt sie den Rahmen für die Entfaltungsmöglichkeiten jedes einzelnen Menschen ab: Das beginnt mit der Zuweisung zum männlichen resp. weiblichen Geschlecht bei Geburt und setzt sich als strukturelle Bedingung der sukzessiven vergeschlechtlichenden Habitualisierung und Subjektivierung fort. Bemäntelt als naturgegeben, legitimiert die zweigeschlechtliche Klassifizierung soziale Hierarchien, ökonomische Asymmetrien und Diskriminierungspraktiken. In diesem auf alle Lebensbereiche ausgreifenden Sinne ist Geschlecht eine Strukturkategorie, die soziale Ungleichheit bewirkt (Becker-Schmidt/Knapp 1995: 11 & 17). Inzwischen ist der Ansatz feministischer Strukturtheorien dahingehend weiterentwickelt worden, dass die Struktur*genese* in den Fokus der Aufmerksamkeit gerückt worden ist. Danach sind geschlechtssegregierende Strukturen als historische Sedimentierungen von beständig wiederholten Handlungen aufzufassen. Die Strukturen erlangen dabei eine institutionelle Selbständigkeit gegenüber den Akteur_Innen, die ihr Handeln wiederum ausrichtet. Da Strukturen aber andererseits auf ihre Reproduktion im Handeln angewiesen und nicht ein für allemal fixiert sind, sind sie prinzipiell auch modifizierbar (Gildemeister/Wetterer 1992: 237ff.; Dölling 1999; Wetterer 2002). Mit dem strukturgenetischen Ansatz lässt sich somit die Kategorie Geschlecht als eine wirkmächtige Institution begreifen, die historisch variabel und sozial kontingent ist (Hirschauer 1996: 254; Opitz 2005).

Wie Geschlecht ist auch Sexualität mit ihrer Basisunterscheidung in Hetero- und Homosexualität eine Kategorie, die bis heute asymmetrische Behandlungen nach sich zieht. Auch solche Ungleichbehandlungen sind institutionell verankert, was besonders deutlich an der rechtlichen Privilegierung der Ehe gegenüber der Lebenspartnerschaft wird. Queer Theory weist darauf hin, dass die Heterosexualitätsnorm in Gesetzen und Verwaltungsvorschriften verankert ist, Arbeitsverhältnisse strukturiert und somit in einem umfassenden Sinne – analog zur und im Verein mit der Geschlechterdifferenz – als Strukturkategorie auf die Lebensarrangements einwirkt (Lorenz/Boudry 1999: 8-16; Genschel 1996: 527-531; Engel 2002: 46). Sexualität ist zudem ein wirkmächtiges, die Subjektivität regulierendes Erfahrungs- und Reflexionsfeld: Mit Michel Foucaults bekannter historischer Studie *Der Wille zum Wissen* (frz. Erstveröff. 1976) lässt sich Sexualität als ein spezifisch westliches Wissensobjekt und Brennpunkt eines Machtarrangements begreifen, das sich in seinen Grundzügen während des 19. Jahrhunderts herausgebildet hat. Sexualität ist nach Foucault als Wissensobjekt, das biologische Funktionen, sexuelle Praktiken und Verhaltensweisen, Empfindungen und

Lüste amalgamiert, am Schnittpunkt unterschiedlicher Diskurse – vor allem der Medizin, der Strafjustiz, der Pädagogik und der Psychoanalyse – hervorgebracht worden. Gleichzeitig haben Machttechniken der Normierung, Normalisierung und Subjektivierung bewirkt, dass aus der Sexualität ein privilegiertes Erfahrungsfeld und ein zentraler, regulierender Maßstab der Identitätsfindung bzw. Subjektkonstitution geworden ist. Zur Bezeichnung dieser historischen Konstellation hat Foucault den Begriff des Sexualitätsdispositivs eingeführt (Foucault 1991a).

Foucaults Thesen zur sozio-kulturellen Hervorbringung und Aufrechterhaltung von Sexualität als Macht-Wissensobjekt und Subjektivierungstechnologie sind schon früh in der feministischen Diskussion aufgegriffen, aber auch kritisiert worden: Seine Analyse blende, so der Vorwurf, die geschlechtsdifferente Konstruktion von Sexualität aus, die dem Sexualitätsdiskurs historisch wie auch aktuell zuinnerst eingeschrieben sei (Lauretis 1987: 14f.). Dem Zusammenhang der Kategorien Geschlecht und Sexualität geht vor allem die Queer Theory nach. Sie weist darauf hin, dass Sexualität mit den sie strukturierenden Gegensatzpaaren hetero-/homosexuell, normal/anormal etc. immer in Wechselbeziehung zu einem dichotomen und als komplementär konstruierten Geschlechtermodell gesellschaftlich formiert und reguliert wird (Engel 2002: 10). Die Norm der Heterosexualität bedarf zuallererst der entwertenden Abgrenzung gegen Homosexualität, um sich zur Geltung zu bringen, doch ist diese Grenzziehung nur auf der Basis der zweigeschlechtlichen Klassifizierung denkbar und artikulierbar. Der normative Charakter der Heterosexualität wird durch die zweigeschlechtliche Klassifizierung naturalisiert, während Heterosexualität ihrerseits, da die gegengeschlechtliche Anziehung als biologisch fundiert begriffen wird, die Behauptung der Naturgegebenheit der binären Geschlechtsunterscheidung stützt: Die Entgegensetzung der hetero- und homosexuellen Orientierung ist also abhängig von der Klassifizierung nach männlich und weiblich; umgekehrt sind für die Artikulation der Geschlechtergrenze dichotome, komplementäre, sexualisierte Affekt- und Verhaltensmuster konstitutiv, die als aktiv/passiv, rational/emotional, aggressiv/harmonisierend etc. gelabelt sind. Sexualität ist daher, so Corinna Genschel, »eine der unmittelbarsten, körper- und gefühlsintensivsten Vergesellschaftungsformen von Geschlecht.« (Genschel 1996: 525) So co-existieren die Kategorien Sexualität und Geschlecht nicht nur, d.h., sie sind nicht einfach als sich überschneidende Beschreibungskategorien zu betrachten, sondern sie bedingen und stabilisieren sich wechselseitig (Ott 1998: 174; Hark 1993 & 2005). Butler hat herausgestellt, wie die Kategorien Geschlecht und Sexualität mit der identitätsförmigen Subjektkonstitution moderner westlicher Gesellschaften über den regulierenden Rahmen der Heteronormativität derart miteinander verknüpft sind, dass sie den Anschein einer Kausalkette und damit einer natürlichen Einheit bieten. Diese heterosexuelle Matrix einer binären und homologen Anordnung von *sex*, *gender* und Begehren werde durch wiederholte, normativ eingeschränkte Bezeichnungsakte und Inszenierungen des Körpers hervorgebracht, die »dann mit der Zeit erstarren und so den Schein der Substanz bzw. eines natürlichen Schicksals« der Geschlechtszugehörigkeit erhalten. Konstitutiv für die Re-/Produktion der heterosexuellen Matrix ist nach Butler das Verbot und der Ausschluss von nicht der Norm entsprechenden Handlungen, Körpern und Subjektpositionen (Butler 1991: 38f., 45f. & 219f., Fn. 6; vgl. dazu Hark 2001: 160).

Die feministische und queere Diskussion macht aber nicht nur auf die Co-Konstruktion von Geschlecht und Sexualität aufmerksam, sondern darüber hinaus auf deren Verzahnung und wechselseitige Artikulation mit anderen sozial hierarchisierenden Kategorien wie »Rasse« und Klasse. Indem sich die verschiedenen Klassifikationssysteme gegenseitig stützen, verstärken sich ihre Machtwirkungen. Da immer mehrere Klassifikationssysteme gleichzeitig auf die Individuen zugreifen, können diejenigen, die sich in derselben Geschlechtskategorie wiederfinden, unterschiedliche soziale Teilhabe, Einschlüsse und Ausschlüsse aufgrund ihrer Positionierung als krank oder gesund, alt oder jung etc. erfahren.[50] Muss man also in Analysen mit herrschaftskritischem Anspruch jederzeit diese vielschichtigen Klassifikationspraktiken aufspüren und dekonstruieren? Ausdrücklich warnt Butler vor einem analytischen Anspruch, der »vorgibt, jeden Machtvektor einzubeziehen«, da er Gefahr laufe,

> »einen gewissen epistemologischen Imperialismus auszuüben: Er besteht in der Unterstellung, jeder beliebige Autor könne für die Komplexität der gegenwärtigen Macht ganz einstehen und sie erklären. [...] Das Erfordernis, die heutige Macht in ihrer Vielschichtigkeit und in ihren wechselseitigen Artikulationen zu denken, bleibt selbst in seiner Unmöglichkeit fraglos wichtig. Und doch wäre es ein Fehler, dieselben Kriterien allen Kulturprodukten aufzuerlegen, denn es kann gerade die Parteilichkeit eines Textes sein, die den radikalen Charakter seiner Einsichten bedingt.« (Butler 1997: 44)

Soziale Kategorien in ihrer wechselseitigen Artikulation in den Blick zu nehmen, ist ein wichtiger kritischer Anspruch, der dafür sensibilisiert, auch in Analysen, die sich auf Geschlecht und Sexualität konzentrieren, vielschichtig verknüpfte soziale Kategorien weitestgehend zu beachten. Er kann m.E. jedoch nicht bedeuten, allen Zusammenhängen gleichermaßen gerecht zu werden.

Zum Verhältnis von wissenschaftlichem Geschlechterwissen und Geschlechterordnung

Für das Thema des medizinischen Umgangs mit Intersexualität ist die Analyse des Zusammenspiels von Macht und wissenschaftlichem Wissen in der Hervorbringung und Aufrechterhaltung der Kategorien Geschlecht und Sexualität besonders relevant. Darüber geben vor allem Ansätze der Gender und Queer Studies Aufschluss, die sich mit der Wissenschaftsforschung und -geschichte

50 Vgl. z.B. Butler 1994: 133f.; Griesebner 1999; Genschel et al. 2001: 176f.; Hark 2005: 299; Knapp 2005; Opitz 2005: 137-142; Walgenbach et al. 2007.

verbinden. Analysen insbesondere zu den Lebenswissenschaften haben auf die grundlegende Wechselwirkungen zwischen der hierarchischen Geschlechterordnung und den als objektiv und neutral geltenden Wissenschaften aufmerksam gemacht. Bereits die feministische Wissenschaftskritik der 1980er Jahre hat die ideale Abgrenzung eines objektiven, neutralen, wissenschaftlichen Wissens gegen ein subjektives, interessengeleitetes Alltagswissen angefochten, indem sie den sozialen, ökonomischen und politischen Einfluss der Kategorie Geschlecht herausgearbeitet hat, der sich in der Verwendung andro- bzw. phallo(go)zentrischer und heteronormativer Deutungsmuster, Metaphern, Symbole etc. in wissenschaftlichen Texten niederschlägt (vgl. Schiebinger 1993; Fox Keller 1998). Soziale Erfahrungen, Denkmuster, Alltagspraktiken, sozioökonomische Arrangements und politische Interessen, die durch das Geschlechterverhältnis strukturiert sind, wirken aber auch auf die Organisation von Wissenschaft und damit auf die Stellung von Frauen in den Wissenschaften ein. Sie beeinflussen zudem die Forschungsfragestellungen und -methoden, die Generierung von Theorien und die praktischen Anwendungen wissenschaftlicher Erkenntnisse. Auf diese Weise werden soziokulturelle Geschlechterstereotype in wissenschaftlich erhärtete Fakten verwandelt. Umgekehrt stützen und legitimieren wissenschaftliches Wissen und wissenschaftliche Praktiken Alltagsannahmen über Geschlecht und Sexualität sowie die sozialen, ökonomischen und politischen Geschlechterarrangements (vgl. Fausto-Sterling 1992; Orland/Rössler 1995; Honegger 1996).

Die Verknüpfung von Wissenschaft und Gesellschaft, und damit von Wissen und Macht, ist im Zuge der Konstruktivismusdebatte und in Auseinandersetzung mit den kritischen Potentialen der neueren Wissenschaftsforschung und Wissenschaftsgeschichte nochmals radikaler gefasst worden. Wie z.T. die früheren feministischen, sind auch die neueren Auseinandersetzungen der Geschlechterforschung mit den Lebenswissenschaften Teil einer Wissenschaftsforschung und -geschichte, die nach dem Charakter der Wissenschaft als sozialer Praxis fragt (vgl. Höhler/Wahrig 2006). Das Untersuchungsinteresse gilt der Wissenschaft, »wie sie in der Praxis betrieben wird, nicht wie sie im Idealfalle betrieben werden soll.« (Schlich 1998: 109) Während frühere Forschungen dazu tendierten, Wissenschaft und Gesellschaft als substantiell getrennte Bereiche vorauszusetzen, indem sie soziale Einflüsse als Verzerrungen einer an sich neutralen Wissenschaft untersuchten, gehen neuere Ansätze der Wissenschaftsforschung und -geschichte davon aus, dass Wissenschaft generell sozial konstituiert ist: Sie baut auf denselben regulativen Zusammenhängen wie andere gesellschaftliche Felder auf und gestaltet diese zugleich mit.[51] Die substantielle Trennung ist auch

51 Die feministische Forschung hat sich daher von der problematischen Unterscheidung der *bad science/good science*-Debatte weitgehend verabschiedet: Nach Sandra Harding greift der Vorwurf schlechter Wissenschaft zu kurz, denn Wissensbildung ist grundsätzlich nicht neutral und wertfrei. Vielmehr gehen bereits in die Auswahl eines Forschungsproblems und die Art der wissenschaftlichen Problemstellung soziale oder politische Vorannahmen, Interessen und Wertungen ein. Auf diese

insofern fraglich, als die diskursive Bestimmung dessen, was die Gesellschaft ausmacht, mit Praktiken der Bereinigung und Entkontextualisierung von Begriffen der Natur einerseits, von Wissenschaft und Technik andererseits arbeitet und auf diese Weise die hybriden Entstehungskontexte des Konstrukts Gesellschaft verschleiert (Latour 1995: 164 & 170; Oudshoorn 2002). Hierzu ist gezeigt worden, dass sich gerade die Medizin des 19. Jahrhunderts aktiv daran beteiligte, moderne Auffassungen von Gesellschaft als einer komplexen und eigenständigen Entität mit spezifischen Gesetzlichkeiten und Störungsbildern, Charakteristiken und Variablen zu prägen (Rose 1994; Veyne/Raulff 1987: 145).[52] Andererseits entsteht auf der Basis eines gemeinsamen Macht-Wissensgefüge der Effekt der relativen Abschließung der Wissenschaft gegenüber sonstigen gesellschaftlichen Praktiken durch bestimmter Formen der Institutionalisierung sowie durch Selektionen, Formalisierungen und Systematisierungen der Wissensrelationen, welche jeweils historisch spezifisch und mit unterschiedlicher Reichweite die Existenzbedingungen verschiedener Diskursfelder prägen (Foucault 1994a: 253-274). Nach Jürgen Link können daher Wissenschaften als Spezialdiskurse charakterisiert werden, die sich durch eine starke, wenn auch keineswegs vollständige Abschließung gegenüber Alltags- wie auch anderen Spezialdiskursen auszeichnen. Zwischen Alltags- und verschiedenen Spezialdiskursen zirkulieren wiederum »interdiskursive Diskurselemente und Diskursparzellen« mit »variabler und flexibler Bedeutung«, die für Verbindungen und Austausch sorgen (Link 1999: 50). Auf der Grundlage solcher Überlegungen zum Verhältnis von Wissenschaft und Gesellschaft ist darauf hingewiesen worden, dass die Lebenswissenschaften nicht einfach nur einem gesellschaftlichen *gender bias* aufsitzen: Indem sie sich mit der wissenschaftlichen Deutung und Autorisierung der Kategorien Geschlecht und Sexualität befassen, wirken sie selbst an deren Konstruktion (als Klassifikationssystem und Deutungsmuster), Naturalisierung, sozialen Durchsetzung und Verallgemeinerung mit (z.B. Findlay 1993; Honegger 1989b).

Weise strukturieren sie den gesamten wissenschaftlichen Prozess, d.h. die Methodik, die empirischen Beobachtungen, die Interpretation und die Theoriebildung. Soziale Einflüsse gehören demnach zum gewöhnlichen Prozedere von Wissenschaft, was Harding durch das Schlagwort *science-as-usual* gekennzeichnet hat (Harding 1990). Deborah Findlay hat argumentiert, dass Ansätze in der Folge der *science-as-usual*-These dazu neigen, die Unterscheidung zwischen dem sozialen Feld und dem technischen und naturwissenschaftlichen Bereich dennoch aufrechtzuerhalten: Wissenschaft unterliege auch in dieser Sichtweise äußeren störenden Einflüssen, nur dass dies nun als notwendig zum Wissenschaftsbetrieb dazugehörig begriffen werde. Findlay macht demgegenüber auf den konstitutiven und rekursiven Austauschprozess zwischen wissenschaftlichem Wissen, Technologien und der Gesellschaft aufmerksam, der eine substantielle Unterscheidung der Bereiche verunmöglicht (Findlay 1993: 118).

52 Diese Auffassung der Gesellschaft ist von der frühliberalen Vorstellung einer bürgerlichen Gesellschaft unterschieden worden, welche Gesellschaft als Assoziation ökonomischer und politischer Einzelsubjekte und -interessen fasste, mithin als Summe der Individuen, nicht als eigenständige Entität (Lemke 1997: 196).

Wichtig für die Gender und Queer Studies ist auch ein Ansatz der neueren Wissenschaftsforschung und -geschichte, mit dem die häufig implizite Vorstellung eines einseitig determinierten Machtverhältnisses, in welchem das weibliche Geschlecht, marginalisierte Sexualität oder geschlechtliche Uneindeutigkeit passive und ohnmächtige Objekte des männlich dominierten Wissenschaftsapparates sind, hinterfragt werden muss. Dieser – vor allem mit dem Namen Bruno Latours verbundene – Ansatz fordert dazu auf, die Eigendynamik und Eigenlogik wissenschaftlicher Praktiken, Techniken und Instrumente[53] sowie die Aktivität nicht-menschlicher Wesen und Dinge in der Generierung von Entdeckungen, Erkenntnissen und Theorien in den Blick zu nehmen und somit den heterogenen, materiellen Bedingungsgeflechten der Wissenschaft gerecht zu werden.[54] Diese Perspektivverschiebung haben sich inzwischen einige Studien aus dem Schnittfeld von Geschlechterforschung und Wissenschaftsforschung/-geschichte zu eigen gemacht (Clarke 1998; Oudshoorn 2002).

Allen voran hat Donna Haraway das Potential von Körpern, Stoffen, Mikroben, Genen etc. hervorgehoben, als nicht-menschliche Agenten an der Konstruktion, aber auch Dekonstruktion von Geschlecht mitzuwirken, statt bloß als passive Natur den Einschreibungen sozialer Praktiken ausgesetzt zu sein (Haraway 1997). Sie weist darauf hin, dass es gerade für feministische Analysen wesentlich sei, den Körper nicht von vorneherein als Rohmaterial der Wissenschaft und Kultur zu begreifen, weil in der europäischen Geschichte insbesondere der Frauenkörper auf diesen Status festgeschrieben worden ist. Vielmehr seien Körper »als Wissensobjekte materiell-semiotische Erzeugungsknoten. Ihre Grenzen materialisieren sich in sozialer Interaktion. Grenzen werden durch Kartierungspraktiken gezogen, ›Objekte‹ sind nicht als solche präexistent. Objekte sind Grenzprojekte. Aber Grenzen verschieben sich von selbst, Grenzen sind äußerst durchtrieben.« (Haraway 1995: 96) Jede Grenzziehung ist daher nach Haraway als eine schöpferische Inter-Aktivität zu betrachten, die in den generierten Wissensobjekten Potentiale bündelt, die ihrerseits in weiteren Interaktionen eine spezifische Wirksamkeit entfalten können. In diesem Sinne lässt sich sagen, dass die Objekte der Wissenschaft Handlungspotential und ein Eigenleben besitzen, das sich sowohl als Hindernis und Reibungspunkt wie auch als Komplizenschaft bemerkbar machen kann.

Mit diesem Durchgang durch verschiedene theoretische Ansatzpunkte der Gender und Queer Studies öffnet sich der Blick für die mehrfache Relationalität

---

53 Techniken und Instrumente sind ihrerseits als stabilisierte und vergegenständlichte Praktiken zu begreifen, doch besteht ihre Besonderheit darin, sich von konkreten Formen lösen, als abstraktes Funktionsschema in anderen Kontexten Anwendung finden und dort kalkulierbare Wirkungen erzielen zu können. Techniken sind also als Schemata von Mittel-Zweck-Beziehungen zu betrachten, die sich in bestimmten Materien vergegenständlichen und diese zugleich formen (Schmidgen 1997: 76-81).

54 Vgl. z.B. Latour 1995 & 1996; Star/Griesemer 1999; Hagner et al. 1994; Rheinberger et al. 1997.

des Feldes des medizinischen Umgangs mit Hermaphroditismus: In diesem verschränken sich die normativ gehandhabten Kategorien Geschlecht und Sexualität – aber auch etwa die Klassifizierung nach »Rasse« – sowohl auf der Ebene des (wissenschaftlichen) Wissens als auch auf derjenigen der Macht; sie regulieren dabei auch die subjektiven Verortungen.[55] Von einem Machtverhältnis lässt sich insofern sprechen, als mit der Klassifizierung als männlich oder weiblich, hetero- oder homosexuell, geschlechtlich eindeutig oder uneindeutig, normal und pathologisch unterschiedliche soziale Positionierungen und Normierungszwänge verbunden sind. Die in den modernen westlichen Gesellschaften breit institutionalisierten zweigeschlechtlichen Teilungspraktiken[56] strukturieren zusammen mit dem vorherrschenden dichotom geordneten Wissen über Geschlecht und Sexualität das medizinische Vorgehen bei uneindeutigem Geschlecht und den wissenschaftlichen Intersex-Diskurs. Das medizinische Spezialgebiet der Intersexualität trägt aber seinerseits zur Aufrechterhaltung und wissenschaftlichen Legitimation des gesellschaftlichen Geschlechter- und Sexualitätsarrangements bei (vgl. etwa Findlay 1995). Intersexualität, so lässt sich resümieren, ist keineswegs ein Spezialproblem weniger Betroffener, wie die Rhetorik der medizinischen Fachliteratur nahe legt. Vielmehr handelt es sich um ein Problem, das in einer Gesellschaft aufgeworfen und genährt wird, deren Sozialbeziehungen und Strukturen auf einer eindeutigen Klassifizierbarkeit in männliches und weibliches Geschlecht gründen.

Analysen der sozialwissenschaftlichen Geschlechterforschung wie auch historische Studien vertreten häufig die Einschätzung, dass in westlichen Kulturen mit Beginn der Frühen Neuzeit eine rigide und uniforme Medikalisierung von Hermaphroditen bzw. Menschen uneindeutigen Geschlechts einsetzte. Wird diese Einschätzung der gesellschaftlichen Rolle der Medizin gerecht? In Annährung an diese Frage ist zunächst ein historischer Blick auf die Entwicklung der gesellschaftlichen Gestaltungsmacht der (westlichen akademischen) Medizin, welche durch Professionalisierung, naturwissenschaftliche Restrukturierung, fachliche Ausdifferenzierung und Spezialisierung gekennzeichnet ist, hilfreich.

Gesellschaftliche Gestaltungsmacht der Medizin

Der Prozess der Professionalisierung der akademischen Medizin nahm seinen Aufschwung in den deutschen Staaten im 18. Jahrhundert ausgehend von einer staatlichen Neuordnung des Medizinalwesens.[57] Diese Neuordnung erfolgte unter

---

55 Vgl. Engel 1997; Spörri 2000; Hausman 1995; Holmes 1995; zu »Rasse« vgl. Park 1997; Gilbert 2002: 153; Burshatin 1996; Spörri 2000: Kap. 2.4; Few 2007.

56 Zum Begriff der Teilungspraktik vgl. Foucault 1987: 243 & 257; Rose 1994: 51-58.

57 Die Neuordnung des Medizinalwesens setzte im 17. und 18. Jahrhundert mit dem Erlass städtischer und landesherrlicher Medizinalordnungen ein. Dazu wurden Stadt- und Landphysici ernannt und als oberste Aufsichtsbehörde Medizinalkollegien einberufen oder die medizinischen Fakultäten eingesetzt. Außerdem wurden

keineswegs konfliktfreier Einbeziehung von akademischen Medizinern. Als Teil des gegenüber der alten Ständeherrschaft politisch an Einfluss gewinnenden Bürgertums unterbreiteten Mediziner Vorschläge für die öffentliche Gesundheitspflege und eine medizinische »Polizey«, von denen sie sich zugleich professionelle Autonomie erhofften (Paul 1996: 114): Die Maßnahmen richteten sich mit der gezielten Einsetzung und professionellen Kontrolle der heilberuflichen Praktiken auf die gesundheitliche Erziehung, Überwachung und Versorgung der Bevölkerung, deren Größe, Gesundheit und Arbeitskraft als Elemente eines militärisch und ökonomisch starken Staates fokussiert wurde. Foucault hat diese politische Rationalität, die das Leben der Bevölkerung zum Gegenstand von Kalkülen und optimierender Eingriffe gemacht hat, mit dem Begriff der Biopolitik gekennzeichnet (Foucault 1991a: 170 & 1993b). Die akademischen Mediziner wurden seit dem Ende des 16. Jahrhunderts zunehmend – in der Funktion als Physici sowie vermittels der Einrichtung von Medizinalkollegien – mit Aufgaben der Zulassungs- und Aufsichtskontrolle der heilberuflich Tätigen, der Anwendung und Überwachung von Gesetzen und Erlassen wie auch der Beratung zu Neuregelungen für die öffentliche Gesundheitspflege betraut. Die Neuordnung des Medizinalwesens sicherte akademischen Medizinern Privilegien gegenüber der im praktischen Heilberuf traditionellen Konkurrenz der nicht-akademischen Chirurgen bzw. Wundärzte, Bader und Hebammen, erweiterte ihren öffentlichen Einfluss und schuf ihnen neue Betätigungsfelder, verpflichtete sie aber auch zur unentgeltlichen Behandlung der Armen (Fischer-Homberger 1983: 89-99; Stolberg 1998: 73ff.; Flügge 2003: 29ff.). Im 19. Jahrhundert erfolgten weitere Schritte der Professionalisierung mit der Etablierung klinischer Ausbildungsstandards, mit Zulassungs-, Studien- und Approbationsordnungen, die die Wundarztausbildung in das Medizinstudium integrierten (Sohn 2003: 88), mit dem Kurpfuschereiverbot, der Bildung des ärztlichen Einheitsstandes in Preußen (1852), der Einordnung des Arztberufs als freies Gewerbe,[58] mit der Entstehung von Ärztevereinen als Standesorganisationen und gegen Ende des 19. Jahrhunderts mit der Einrichtung von Ärztekammern als öffentlich-rechtlichen Standesver-

von Medizinern geleitete Krankenhäuser eingerichtet, die neben die bisherigen Siechenhäuser und Asyle traten (Paul 1996). Die Medizinalordnungen verfügten die Schaffung einheitlicher und strengerer Zulassungs- und Aufsichtsbestimmungen für alle Heilberufe zur Abwehr sogenannter Kurpfuscherei, legten ärztliche Pflichten und Aufgaben, z.B. in Bezug auf die Seuchenbekämpfung und städtische Hygiene, fest, ermöglichten aber dem Ärztestand in einem gewissen Rahmen auch Selbstorganisation und -kontrolle ihrer Tätigkeiten (Hakemeyer/Keding 1986: 66; Eckart 1998: 206f.).

58 Allerdings verschärfte zunächst die im Zuge der Gründung des Norddeutschen Bundes 1869 und dann des Deutschen Reichs 1871 eingeführte Niederlassungs- und Gewerbefreiheit, mit der das Kurpfuschereiverbot aufgehoben wurde, die Konkurrenz für die approbierten Ärzte durch die sonstigen Heilkundigen (Enzyklopädie Medizingeschichte 2005: »Medizinalgesetzgebung/Medizinrecht«).

tretungen (Göckenjan 1985: Kap. 5; Enzyklopädie Medizingeschichte 2005: »Medizinalgesetzgebung/Medizinrecht«).

In diesem Kontext hat sich die biopolitische Funktion der Medizin als Bindeglied zwischen einer staatlichen Regulierung der Bevölkerung und der Disziplinierung der Körper – neben und in Zusammenarbeit mit Polizei, Fürsorgevereinen etc. – profiliert (Foucault 1993b: 31 & 39f.). Mit wechselnden Konzeptionen von Gesundheit und Krankheit, mit sich wandelnden Kategorien wie Geschlecht, »Rasse«, Alter etc. und dazugehörigen Sets von Normen objektiviert und differenziert sie die Körper, Verhaltens- und Lebensweisen. Dadurch werden die Individuen untereinander verglichen, in Gruppen angeordnet bzw. diesen zugewiesen und ins Verhältnis zur Gesamtbevölkerung gesetzt (Rose 1994: 51 & 57f.). Zugleich mit diesem differenzierenden Wissen bietet die Medizin regulative Programme, Interventions- und Führungstechniken an, die individuell und auf der Ebene der Bevölkerung auf die Optimierung der Gesundheit zielen. Dafür hält sie integrative, normalisierende Techniken bereit, fordert im Grenzfall aber die Anpassung an Normen unter Androhung gesellschaftlicher Sanktionen. Der medizinische Diskurs legitimiert oder problematisiert dabei auch gesetzgeberische und administrative Maßnahmen. Dadurch wird bei den verschiedenen sozialen und politischen Akteuren ein medizinischen Sichtweisen entsprechendes Bewusstsein und Engagement geweckt und deren Aktivitäten entsprechend beeinflusst. Medizinisches Spezialwissen mit seinen Behandlungs- und Präventionstechnologien wird als Experten-Know-how[59] von allgemeiner Gültigkeit präsentiert und popularisiert, staatlicherseits angefordert und gefördert (Rose 1994; Lupton 1997: 99). Die weitreichende biopolitische Funktion der Medizin hat sich im Verhältnis zu dem durch ihre Professionalisierung nach und nach entstandenen kontrollierten Spielraum der Selbstregulation herausgebildet, womit die Medizin als ein Segment der für eine liberale politische Rationalität charakteristischen Form des dezentralisierten Regierens agiert (Osborne 1993; Lemke 1997).

Für die Entwicklung der Medizin im 20. Jahrhundert haben zudem verschiedene AutorInnen herausgearbeitet, wie sich die soziale Kontrollmacht der Medizin zu einer »transformativen Macht« ausgeweitet hat. Neben die eher äußerlich ansetzenden medizinischen Disziplinierungspraktiken und die indirekten Effekte biopolitischer Kontrolltechniken tritt der direkte, manipulierende Eingriff in den Organismus bzw. den Körper und die Psyche. Dies wird ermöglicht durch die produktive Verbindung zwischen den Praktiken der klinischen Medizin und den biologischen Wissenschaften (»Biomedizin«) und damit durch die enge Verflechtung von Wissenschaft und Technologien (Clarke et al. 2003: 161 f., Fn. 1). Die gesellschaftliche Gestaltungsmacht der modernen Medizin ist demnach

59 Im Unterschied zu formalen Verhaltensvorschriften oder juridischen Forderungen konstruiert und strukturiert die Expertise ein Feld möglicher Verhaltensoptionen. Dabei wird vom Expertendiskurs ein hinsichtlich bestimmter Verhaltensoptionen selbstbestimmtes und selbstverantwortliches Individuum unterstellt und evoziert (Nettleton 1997).

durch zwei Aspekte gekennzeichnet: einerseits durch ihre indirekt steuernde biopolitische Funktion und andererseits durch ihr Potential zur direkten Manipulation von Lebensprozessen. Dieses Verständnis differenziert und erweitert das in den 1970er Jahren geprägte Konzept der Medikalisierung, das eine fundamentale Kritik am Deutungs- und Behandlungsmonopol der akademisch gebildeten Ärzteschaft transportierte. Was genau besagt der Begriff der Medikalisierung? Allgemein wird darunter ein historischer Prozess verstanden, durch den im Zuge der Etablierung der akademischen Medizin im 18. und 19. Jahrhundert immer weitere Aspekte des menschlichen Lebens (z.B. Wahnsinn oder sexuelle Praktiken), die vormals außerhalb der medizinischen Zuständigkeit lagen, als medizinische Probleme gedeutet und direkten oder indirekten disziplinierenden medizinischen Kontrollen und Interventionen unterworfen worden sind.[60]

Frühe Fassungen der Medikalisierungsthese gingen auch von einem Top-down-Machtverhältnis aus: Danach hat der Staat der akademischen Medizin zu ihrer beherrschenden Stellung vor anderen Heilkundigen verholfen, was die Medizin dazu genutzt habe, die Gesellschaft zu kolonisieren, d.h., die Laienheilkundigen immer weiter zu beschränken und die Bevölkerung abhängig zu machen. Einer solchen Auffassung ist u.a. von Francisca Loetz entgegengehalten worden, dass Allianzen zwischen Staat und Medizin immer nur konfliktreich zustande gekommen sind. Weder Regierung und Verwaltungen noch die Medizin agierten zudem als uniforme Interessengemeinschaften. Es stimme auch nicht, dass die Medizin mit Programmen angetreten sei, die auf eine allumfassende Medikalisierung der Bevölkerung gezielt hätten. Weiter sei zu beachten, dass es zahlreiche Vermischungen und Verbindungen zwischen akademischer und Laienmedizin gegeben habe. Außerdem sei die Bevölkerung nicht passiv dem medizinischen Zugriff unterworfen worden: Stattdessen fänden sich ambivalente Verstrickungen der (potentiellen) PatientInnen mit der Medizin, die von manifester oder stillschweigender Kooperation bis hin zu latenter Opposition und offenem Widerstand reichten. Letztlich zeichne sich das Verhältnis von ÄrztInnen und PatientInnen durch wechselseitige, wenn auch nicht symmetrische Abhängigkeiten aus (Lupton 1997; Stolberg 1998: 76-82). Aufgrund der Reibungen der verschiedenen AkteurInnen im Gesundheitssektor, aber auch aufgrund praktischer Hindernisse (in Bezug auf ineffiziente Heilmethoden und -mittel, ungenügend ausgestattete Krankenhäuser etc.) darf der Prozess der Medikalisierung nicht mit einer linearen Verwirklichung der ärztlichen und gesundheitspolitischen Programmatiken gleichgesetzt werden (Loetz 1993: 88-112). Unter Berücksichtigung solcher Kritiken ist das Grundkonzept der Medikalisierung m.E. dennoch brauchbar, um, wie Nikolas Rose dies fasst, auf die heterogenen Verknüpfungen medizinischer Problematisierungen mit politischen Rationalitäten und damit auf ihre sozialregulative Funktion aufmerksam zu machen (Rose 1994: 49).

60 Vgl. dazu Loetz 1993: 14; Lupton 1997: 95; Clarke et al. 2003: 161 & 164; Foucault 1977/2003; Foucault 1991b: 45-58; Stolberg 1998: 75f.

Medizin als gatekeeper der Geschlechterordnung

Wie wird die Medikalisierungsthese in der Geschlechterforschung und den Queer Studies diskutiert – insbesondere im Hinblick auf Intersexualität? Analysen der historischen Geschlechterforschung heben hervor, dass sich die akademische Medizin im Zuge des allgemeinen Medikalisierungsprozesses im 18. und besonders im 19. Jahrhundert in Bezug auf soziale und politische Geschlechterfragen, den Geschlechtskörper sowie sexuelle Belange eine weit über das engere Gebiet der Disziplin hinausweisende Definitionsmacht und Kontrollfunktion angeeignet hat.[61] Dabei sei das gesellschaftliche Ansehen der Medizin nicht zuletzt dadurch gestiegen, dass sie der politischen und sozialen Geschlechterordnung eine wissenschaftliche Legitimation verschaffte (Honegger 1996; Schmersahl 1998).[62] Auch auf die »transformative Macht« der Medizin des 20. Jahrhunderts für das Gebiet von Geschlecht und Sexualität ist kritisch hingewiesen worden: Neben den wissenschaftlichen Konzepten sind, so Nelly Oudshoorn, biomedizinische Techniken und Therapeutika, klinische Versuche, Aufklärungskampagnen, Präventionsmaßnahmen etc. als »wirkmächtige Werkzeuge« einzuschätzen, »die WissenschaftlerInnen an der Hand haben, um die Welt, in der wir leben, zu verwandeln und zu sexualisieren.« (Oudshoorn 2002: 272)

Unter der Medikalisierung des Hermaphroditismus wird analog der Prozess verstanden, durch den uneindeutiges Geschlecht zu einem medizinischen Problem erklärt worden ist, dessen Bearbeitung das Wissen und die Erfahrung von Medizinern erfordere. In dieser Weise ist von Julia Epstein und anderen der Beginn der Neuzeit als erste Schwelle der Medikalisierung des Hermaphroditismus beschrieben worden, indem die Medizin gegenüber literarischen, juristischen und politischen Diskussionen primäre Zuständigkeit reklamierte (Epstein 1990: 107; Daston/Park 1995: 62). Diese Entwicklung ist auch in die Medikalisierung der sogenannten Monstrositäten, durch die jene zu naturgesetzlich erklärbaren »Missbildungen« wurden, eingeordnet worden (Foucault 2003: 100-106). Sharon Preves und andere Autor_Innen gelangen zu der Einschätzung, dass sich mit der Medikalisierung der Geburt ab dem ausgehenden 17. Jahrhundert und mit durchgreifenderer Wirkung seit Beginn des 20. Jahrhunderts der medizinische Zugriff auf Hermaphroditen verstärkt habe (Preves 2002: 533). Im Verlauf des 20. Jahrhunderts sei schließlich die medizinische Unterdrückung geschlechtlicher Unein-

61 Vgl. etwa Huerkamp 1989; Schüßler/Bode 1992; Bergmann 1992; Findlay 1993; Harding 1997; Dornhof 1998.

62 Claudia Honegger hat hierzu gezeigt, wie Ende des 18. Jahrhunderts und zunehmend im 19. Jahrhundert ärztliche Ratgeberliteratur für den Hausgebrauch und Familienzeitschriften, die vorwiegend von Frauen gelesen wurden, die medizinische Volksaufklärung übernahmen. In diesen Publikationen wurde die natürliche Lebens- und Berufsbestimmung der Frau als Gattin, Mutter und Hausfrau dargelegt und insbesondere den Frauen die Verantwortung für die (nach wissenschaftlichen Kriterien gesundheitsgemäße) Versorgung der Familie nahe gebracht (Honegger 1989a: 182 & 191).

deutigkeit durch den Einsatz chirurgisch-hormoneller Korrekturtechniken perfektioniert worden: »The repression of the double-gendered in earlier centuries has now [...] been completed by the triumphant strategies of medical intervention in the service of civil taxonomizing [...].« (Epstein 1990: 130)

Angesichts solcher Analyse scheint die Charakterisierung der Medizin im Umgang mit geschlechtlicher und/oder sexueller Uneindeutigkeit als »gatekeeper of a functionally dichotomous sexual world« grundsätzlich angemessen (Park 1997: 183).[63] Dieser Sichtweise liegt allerdings überwiegend ein einseitiges Bild einer repressiven Medikalisierung zugrunde. Nach diesem Szenario zieht die Medizin in Reaktion auf verstörende Konfrontationen mit geschlechtlich ungewöhnlichen Körpern die Geschlechtergrenze umso enger, indem sie geschlechtlich uneindeutige Menschen pathologisiert, ausgrenzt, neutralisiert und sogar auslöscht und ihre Bemühungen um eindeutige Klassifikationskriterien verstärkt. Das Szenario unterstellt, dass die geschlechtliche Uneindeutigkeit des Hermaphroditen eine offensichtliche Herausforderung und Bedrohung für die Behauptung eines natürlichen, binären und exklusiven Geschlechtsunterschieds sei. An dieser Behauptung hält die Medizin angeblich fest. In Epsteins Worten: »The anatomically ambiguous individual is [...] threatening. Hermaphrodites [...] have historically posed epistemological challenges to definitions of natural boundaries and to the very notion of gender clarity itself.« (Epstein 1990: 100) Wie von Epstein in diesem Zitat wird auch von vielen anderen Autor_Innen auf den Hermaphroditen als ein qua seiner besonderen Natur transgressives Phänomen Bezug genommen, so etwa von Kessler:

»The belief that gender consists of two exclusive types is maintained and perpetuated by the medical community in face of incontrovertible physical evidence that this is not mandated by biology. [...] Accepting genital ambiguity as a natural option would require that physicians also acknowledge that genital ambiguity is ›corrected‹ not because it is threatening to the infant's life but because it is threatening to the infant's culture.« (Kessler 1990: 25)

Ähnlich schreibt Anne Fausto-Sterling: »Intersexuals [...] have unruly – even heretical – bodies. They do not fall naturally into a binary classification; only a surgical shoehorn can put them there. [...] [T]o maintain gender divisions, we must control those bodies that are so unruly as to blur the borders.« (Fausto-Sterling 2000a: 8) Geschlechtliche Ambiguität, davon gehen auch eine Reihe historischer Untersuchungen aus, bedrohe und verstöre die Geschlechter- und allgemein die gesellschaftliche Ordnung: »It is the coexistence of two genders in one person

63 Auch mit Bezug auf Transsexualität/Transgender ist die *gatekeeper*-These vertreten worden; vgl. Hirschauer 1993a: 103; Genschel 1998: 313.

that is threatening to society because it disrupts that hierarchical rule of domination […] upon which society is based.« (Long 1999: 158) [64]

Exemplarisch möchte ich im Folgenden dieses Verständnis und die damit einhergehenden theoretischen und historiographischen Schwierigkeiten an Alice Dregers[65] historischer Untersuchung zum medizinischen Hermaphroditismus-Diskurs diskutieren. Ihre Studie *Hermaphrodites and the Medical Invention of Sex* (Erstveröff. 1998) ist eine Analyse vor allem englischer und französischer medizinischer Publikationen aus dem Zeitraum 1860 bis 1915, die für meine Untersuchung auch insofern von Belang ist, weil darin eine häufig referierte These über den medizinischen Diskurs in der spätviktorianischen Ära aufgestellt wird. Hier werde ich mich aber nur auf die konzeptionellen Konsequenzen von Dregers Ansatz konzentrieren. Diese betreffen zwei gleichermaßen aus historiographischer wie auch aus feministischer und queerer Perspektive relevante Fragen, nämlich welche Bedeutung ›Materialität‹ in einer ›konstruktivistisch‹ angelegten Analyse beigemessen wird und wie das Verhältnis von soziokultureller sowie epistemischer Ordnung und Transformationen zu fassen ist. Aus der Auseinandersetzung mit beiden Fragen ergeben sich Anhaltspunkte für eine adäquatere analytische Herangehensweise.[66]

Transgressives Potential des Hermaphroditen?

Dreger legt in ihrer Studie dar, dass sich Mediziner des späten 19. Jahrhunderts angesichts zum Teil skandalumwitterter Fälle von irrtümlich bestimmtem Geschlecht gezwungen gesehen hätten, das von den geschlechtlich ambivalenten Körpern ausgehende Störungspotential zu minimieren, indem sie die Kategorien Mann/Frau und entsprechend die Geschlechtszuordnungsregeln immer enger definierten. Im Zuge dessen, so Dreger, habe man zwischen 1870 und 1915 die Art der Keimdrüsen (Eierstock oder Hoden) zum ausschlaggebenden Kriterium des

64 Vgl. auch Pagliassotti 1993: 475; Reis 2005: 412-415. Einen ähnlichen Ansatz vertreten auch manche historische Analysen zu sogenannten Monstrositäten: »[D]as Monströse [bildet], als angeborene ›Mißbildung‹, immer schon eine Bedrohung für die Medizin […], weil es sich als Untherapierbares der heilenden Kraft dieser Wissenschaft entzieht. Es scheint, daß die Versuche das Monströse […] einem klassifikatorischen Wissen zugänglich zu machen, gerade dadurch hervorgebracht sind, die monströse Bedrohung abzuschwächen.« (Oldenburg 1996: 60f.).

65 Die US-amerikanische Ethikerin Dreger engagiert sich gegen das bisher übliche normative Behandlungsvorgehen bei Intersexualität (siehe z.B. Dreger 1998b). Sie war lange Jahre als Vorsitzende und Präsidentin im Vorstand von ISNA aktiv.

66 Joke Janssen hat vor kurzem eine Analyse zur Bezugnahme der Gender Studies auf Intersexualität vorgelegt, die auf weitere wichtige Probleme hinweist: Janssen legt dar, dass Intersexualität vielfach »nur als abstrakt bleibende Widerlegung des Prinzips Zweigeschlechtlichkeit« Eingang in die Gender Studies findet. Das hat zur Folge, dass Intersexualität homogenisiert, singularisiert, metaphorisiert und mystifiziert wird. Insbesondere kritisiert Janssen, dass den Lebensrealitäten intersexueller Menschen kaum Rechnung getragen wird (Janssen 2009: 180).

wahren Geschlechts und der Geschlechtszuordnung erhoben – deshalb bezeichnet sie diese Periode als *age of gonads*: »Without the material and consequent social problems presented by the hermaphroditic body, this particular construction of ›true sex‹ – namely, that sex is ultimately determined by the gonad – might never have occurred.« (Dreger 1998a: 29) Kurz vor der Jahrhundertwende sei es dann aufgrund von Fällen, bei denen sowohl anatomisch weibliche als auch männliche Keimdrüsen gefunden und die deshalb als echte Hermaphroditen eingestuft wurden, zu einer erneuten Verunsicherung der Geschlechtsdefinitionen gekommen. Daraufhin sei man dazu übergegangen, nicht nur die anatomische Beurteilung der Keimdrüsen, sondern auch den mikroskopischen Nachweis von Hoden- und Eierstockgewebe zu fordern. Das Gonadengewebe sei damit zum ausschlaggebenden Kriterium des Geschlechts erhoben worden (ebd.: 146-157). Um 1915 habe sich jedoch herausgestellt, dass diese Strenge der Geschlechtszuordnung in der Praxis größere soziale Störungen nach sich ziehe als verhindere. Um dies zu vermeiden, hätten sich Mediziner einer pragmatischen Regel zugewandt, indem sie nunmehr anhand des geschlechtlichen Empfindens der Hermaphroditen über die Geschlechtszuordnung entschieden. Damit seien erste Überlegungen einhergegangen, die Zuweisung zu einem der beiden Geschlechtskategorien durch die chirurgische Konstruktion eines eindeutigen Geschlechtskörpers und also die Eliminierung aller geschlechtlich abweichenden Charakteristiken zu untermauern (ebd.: 157-166).[67]

Dregers These des *age of gonads* ist aus historischer Sicht fraglich, wie in Kapitel I.3 (S. 258) deutlich werden wird. Hier geht es mir jedoch zunächst um die Diskussion ihres konzeptionellen Ansatzes, der sich in der Art ihres historischen Narrativs manifestiert und von ihr folgendermaßen auf den Punkt gebracht wird:

»[T]he unusual body of hermaphrodites presented extremely powerful challenges to biomedical claims about the natural, inviolable distinctions between men and women. Hermaphrodites did not consciously seek to crash sexual borders, but any body which does not clearly fit into the stereotypical categories of male or female necessarily raises questions about the integrity, nature, and limits of those categories.« (Ebd.: 28)

Dreger geht also davon aus, dass »hermaphroditische Körper« eine »Transgression« der von der Medizin gezogenen »Geschlechtergrenzen« darstellen (Dreger 1995: 338). Deshalb sei es das Anliegen der Medizin, »to reduce and ideally to eliminate hermaphroditism using every available tool – conceptual, material, social, rhetorical.« (Dreger 1998a: 197) Um auf den konstitutiven Zusammenhang zwischen der Abwehr des intersexuellen Störpotentials und der Konstruktion der Geschlechterdifferenz aufmerksam zu machen, bezieht sich Dreger auf

67 Dreger hat für die sich damit anbahnende Ära in einem anderen Beitrag den Ausdruck *age of surgery* geprägt (Dreger 1998c: 349).

eine bekannte These Judith Butlers, derzufolge die Kohärenz binärer Geschlechter- und Sexualitätsnormen, die als regulierende Ideale der Subjektkonstitution dienen, über die »Verwerfung« (*abjection*) von Phantasien, Praktiken und Körpern/Körperbildern aus dem Bereich des bewussten Ichs hergestellt wird. Da auf die Verwerfungsthese auch in anderen Analysen zum medizinischen Umgang mit Hermaphroditismus Bezug genommen wird (z.B. Spörri 2003), will ich sie hier kurz erläutern, zumal Butler selbst sie auf den sozialen Status von Intersexuellen und den medizinischen Hermaphroditismus-Diskurs angewandt hat.

Butlers Verwerfungsthese und die Rezeption

In ihren beiden Büchern *Das Unbehagen der Geschlechter* und in *Körper von Gewicht* (amerik. Erstveröff. 1990 bzw. 1993) legt Butler dar, dass die differentielle und hierarchisierende Hervorbringung heteronormativer Zweigeschlechtlichkeit darauf beruhe, bestimmte sexuelle Praktiken und geschlechtliche Körper als abnorm auszugrenzen und abzuwerten. Dabei arbeitet sie die psychische und soziale Tragweite dieser Ausgrenzung und Abwertung heraus: Für die westliche Kultur sei der Fall, dass eine Identifizierung gemäß der rigiden Kriterien der heterosexuellen Matrix (binäre Eindeutigkeit von Körper, Verhalten und Psyche) misslingt, das Unvorstellbare, Nicht-Intelligible bzw. das verstandesmäßig nicht Erfassbare (Butler 1991: 38). Das beruhe auf einem Menschenbild, demzufolge es zum Wesen des Menschseins gehöre, entweder männlich oder weiblich zu sein. Umgekehrt werde der menschliche Status in Frage gestellt, aberkannt bzw. verworfen, wenn die geschlechtliche Identifizierung scheitere. Dieser Mechanismus sei zuinnerst gewaltförmig, insofern er Menschen in den Bereich des Nicht-Lebbaren verstoße: »Am deutlichsten wird dies an den Beispielen der verworfenen Wesen, die geschlechtlich nicht richtig identifiziert zu sein scheinen; es ist ihr Menschsein selbst, das damit fraglich wird.« (Butler 1997: 30) Das Spiel der Abgrenzung und Identifizierung verleiht, so Butler, dem Bild des Menschen seine geschlechtlich binäre Gestalt, während die heterosexuelle Geschlechterdifferenz gleichzeitig als anthropologische Universalie erscheint (ebd.: 196f.). Dies wiederum sei die Voraussetzung für die Selbstwahrnehmung und damit die Subjektkonstitution, die sich als Ringen um einen anerkannten Subjekt-Status vollziehe:

> »Das Kriterium, nach dem wir beurteilen, ob eine Person ein Geschlechtswesen ist – womit ein kohärentes Geschlecht dem Mensch-Sein bereits vorausgesetzt ist – bestimmt nicht nur (zu Recht oder zu Unrecht) die Erkennbarkeit des Menschlichen. Es beeinflusst auch, wie wir uns selbst wahrnehmen oder nicht – auf der Ebene des Gefühls, des Begehrens oder des Körpers […].« (Butler 2001: 672)

Um den Zusammenhang zwischen geschlechtlich-sexueller Normsetzung, intelligibler Menschlichkeit und Subjekt-Status herzustellen und aufrechtzuerhalten, werden Verwerfungen inszeniert, so Butler. Die Position der »verworfenen Wesen« sieht Butler in einem »›Außen‹ gegenüber dem, was vom Diskurs konstruiert wird.« Dazu führt sie aus: »[E]s handelt sich dabei nicht um ein absolutes ›Außen‹, nicht um ein ontologisches Dortsein [...]; als ein konstitutives ›Außen‹ ist es dasjenige, was, wenn überhaupt, nur in Bezug auf diesen Diskurs gedacht werden kann, an dessen dünnsten Rändern und als dessen dünnste Ränder.« (Butler 1997: 30) Den verworfenen Existenzen, so Butler weiter, ermögliche der Abstand zur Norm eine distanzierte, kritische Perspektive auf das Funktionieren der heterosexuellen Matrix; sie besäßen daher auch das Potential, statt sich an die Norm anzupassen, die Abweichung zu verstärken und so subversive Geschlechter-Unordnung zu erzeugen (ebd.: 35; Butler 1991: 39 & 164). Damit ist nach Butler der Funktionsweise der Norm die Möglichkeit ihrer Verfehlung und Destabilisierung inhärent.

Butlers Analyse ist allerdings dafür kritisiert worden, dass sie Ausschluss und Verwerfung als die einzigen Mechanismen der Regulierung von Geschlecht, Sexualität und Subjektkonstitution verabsolutiere. Antke Engel führt dazu aus, dass Butler Machtmechanismen flexibler Integration bzw. Normalisierung und damit ›Existenzweisen an den Grenzen‹ theoretisch ausblende, die zwar in mancher Hinsicht nicht den Normen entsprechen, nichtsdestotrotz aber einen Subjektstatus reklamieren und ihn zum Teil im Zuge des Toleranzpluralismus spätmoderner westlicher Gesellschaften unter bestimmten Bedingungen auch anerkannt bekommen (Engel 2002: 24ff.). Mit dem Hinweis auf flexible Regulierungsmechanismen ignoriert Engel keineswegs gewalttätige Verwerfungen, wie sie intersexuelle Menschen treffen (Engel 1997: 26f.). Vielmehr zielt ihre Analyse darauf, für das Nebeneinander von integrativen und Ausschlussmechanismen zu sensibilisieren.

Die Rezeption von Butlers Verwerfungsthese in Analysen zum medizinischen Umgang mit Hermaphroditismus tendiert demgegenüber dazu, Hermaphroditen per se zu nicht-intelligiblen und zugleich subversiven Körpern zu erklären (z.B. Preves 2002: 523f.), statt ihre Sonderstellung konsequent als wirkmächtigen Effekt soziokultureller und wissenschaftlicher Praktiken zu durchdenken. So legt Dreger Butlers Verwerfungsthese folgendermaßen aus:

> »As Butler suggests, anatomical hermaphrodites – however unintentionally – necessarily challenged what it meant to be female or male, woman or man. In doing so they forced observers to admit presuppositions and to make decisions about the categories of female and male – and they forced medical and scientific men to tighten up the borders.« (Dreger 1998a: 28)

Dreger stellt mithin Hermaphroditen – im Gegensatz zu Butlers de-essentialistischer Intention – als uneindeutige oder ambivalente Körper dar, die dem medizinischen Geschlechterdiskurs vorgängig seien und diesen qua ihrer geschlechtlichen Sondernatur herausfordern würden. Sie lässt die Verwerfungsthese auf eine einfache Unterdrückungsthese der geschlechtlichen Sondernaturen hinauslaufen. Zwar betrachtet Dreger – diesbezüglich der konstruktivistischen Geschlechterforschung folgend – die Kategorien weibliches resp. männliches Geschlecht als soziokulturelle Grenzziehungen. Sie essentialisiert und naturalisiert jedoch zugleich die Kategorie des Hermaphroditen, indem sie eine unmittelbare Auffälligkeit des geschlechtlich uneindeutigen Körpers unterstellt.[68] Diese asymmetrische Herangehensweise wirft die Frage auf, wie das Verhältnis von sozialer Konstruktion und Materialität in Ansätzen, für die Dreger hier exemplarisch steht, verstanden wird und welche Überlegungen der Gender und Queer Studies hier weiterführend sein könnten.

Konstruktion und Materialität

Wenn Dreger den geschlechtlich ambivalenten Körper als Austragungsort von »cultural border wars« um die Definition und Bedeutung der Kategorie Geschlecht einkreist, wenn sie diesbezüglich von »cultural body painting« oder auch »the mapping of many belief systems and cultural agendas onto the body of the hermaphrodite throughout history« spricht (Dreger 1998a: 45 & 198), dann impliziert dies eine Konzeption des Körpers als formbarer Natur im Verhältnis zur aktiven Kultur: Der Körper wird als passives Objekt der kulturellen Überformung vorausgesetzt. Zudem scheint der hermaphroditische Körper in Dregers Perspektive, insofern er »notwendigerweise« auffällig sei und »störe«, immer derselbe zu sein, d.h., er erhält die Aura einer unwandelbaren Phänomenalität und Faktizität – ganz im Unterschied zu den sich verändernden kulturellen Konstruktionen der Kategorien Mann und Frau. Zugespitzt gesagt, versucht Dreger, die historische Kontingenz der Klassifikation in männliche und weibliche Körper gerade dadurch vor Augen zu führen, dass der hermaphroditische Körper zu ihrem unveränderlich ›amorphen Urgrund‹ erklärt wird. So wird der Eindruck geweckt, als ob die historisch wandelbaren Bedingungen, unter denen die komplexen Verhältnisse der Körper eine intelligible Form erhalten, für die hermaphroditischen Körper nicht gelten würden. Umgekehrt impliziert der Ansatz Dregers aber auch, dass die Begegnungen der Ärzte mit Hermaphroditen keine wirklich wirksamen Spuren im medizinischen Diskurs hinterlassen. Denn nach Dregers Darstellung schottet sich dieser Diskurs theoretisch und praktisch möglichst weitgehend gegenüber solchen Ereignissen ab. Die einzige Spur, die dieser Sichtweise zufolge von ihnen bleibt, ist die vorübergehende Verwirrung, die Hermaphroditen stiften, bevor sich das »kulturelle Glaubenssystem« wieder ideologisch schließt.

Welche Überlegungen bieten die Gender und Queer Studies, um das Verhältnis von Konstruktion und Materialität besser zu verstehen? Wie lassen sich die Schwierigkeiten einer essentialistischen Konzeption uneindeutigen Geschlechts

68 Vgl. dazu auch Klöppel 2002b; Palm 2005; Plümecke 2005b: 93ff.

vermeiden, ohne umgekehrt der Behauptung zu verfallen, Geschlecht und Körper seien reine Bezeichnungseffekte? Gerade angesichts der einschneidenden, schmerzlichen Erfahrungen intersexueller Menschen mit medizinischen normierenden Eingriffen dürfen die physischen Bedingungen und Wirkungen der Herstellung der Zweigeschlechtlichkeit nicht vernachlässigt werden.[69] Die Fokussierung der konstruktivistischen Geschlechterforschung und der Queer Studies auf die Kritik an naturalisierenden und essentialistischen Sichtweisen führt indessen nicht selten dazu, dass diese materielle Dimension ausgeblendet wird: Um nicht essentialistischen Annahmen darüber zu verfallen, was der Körper *vor* seiner sozialen, kulturellen Formierung sei, wird sich auf die Frage beschränkt, wie und in welcher Bedeutung der Körper als Wissensgegenstand konstruiert wird.[70] Dies verhindert Überlegungen, physische bzw. in einem weiteren Sinne materielle Bedingungen und Wirkungen in ihrem spezifischen Verhältnis zur Wissensformierung in Betracht zu ziehen. Stattdessen scheint die Konstruktion des Geschlechtskörpers in rein willkürlicher Beziehung zur »gelebten Materialität« zu stehen (Maihofer 1995: 73).

An der Vereinseitigung der Konstruktionsthese ist in den letzten Jahren immer häufiger Kritik geübt worden. Zwei der Kritikpunkte scheinen mir besonders bedenkenswert im Hinblick darauf zu sein, die Analyse des medizinischen Umgangs mit Intersexualität angemessen zu situieren. Zum einen neigen manche konstruktivistischen Ansätze dazu, die Sprache als Determinante der Formung von Geschlecht und Sexualität zu verabsolutieren. Diese Kritik hat sich in der deutschen Diskussion zunächst an Butlers Thesen entzündet, insofern sie in *Das*

---

69 Anja Heldmann situiert in dieser Hinsicht das Ausgangsproblem ihrer Analyse zum gegenwärtigen medizinischen Umgang mit Intersexuellen. Sie schlägt vor, den Körper nicht als »statische Größe« zu begreifen, sondern ihn als eine im »Prozess« befindliche, durch den historischen Kontext wie auch individuelle Lebensbezüge »gestaltbare ›Substanz‹« zu konzipieren (Heldmann 1998: 71f.). Leider fehlen jedoch weitere Ausführungen, um diesen Substanz-Begriff gegenüber einer essentialistischen Herangehensweise, wie sie Dregers Analyse zu eigen ist, zu schärfen. Heldmanns empathische Betonung des ›ursprünglichen‹, nicht-vereindeutigten Körpers (»[v]on diesen nicht-operierten, unverletzten Körpern soll hier gesprochen werden, denn gerade sie […] stellen eine Herausforderung dar, Geschlechter jenseits von ›Frau‹ und ›Mann‹ zu denken«; ebd.: 56) scheint doch wieder auf das Verständnis einer transgressiven Phänomenalität des Hermaphroditismus hinauszulaufen.

70 Bezeichnenderweise klammert Kerstin Palms wichtige Kritik an den naturalisierenden Sichtweisen, die in der Debatte der Gender Studies um Intersexualität zu finden sind, die Frage physischer Bedingungen und Wirkungen einfach aus. Sie referiert Butlers Überlegungen zur Geschlechtskonstruktion und unterstreicht, dass diese sich nicht dafür interessierten, »wie Körper *sind*, sondern vielmehr dafür, wie Körper *gesehen werden*, d.h. wie sie in der Vorstellung entstehen und wie diese Körperimaginationen dann die Wahrnehmung, die eigene Körpererfahrung und die Geschlechterkategorien organisieren.« (Palm 2005: 84) Mit der Abwehr eines essentialistischen Körperverständnisses erfährt die materielle Dimension der Geschlechtskonstruktion keine weitere Diskussion in Palms Aufsatz.

Unbehagen der Geschlechter von der »Bezeichnungspraxis« als primärem Konstruktionsmodus des (Geschlechts-)Körpers sowie der Geschlechtsidentität ausgegangen war. In Zuspitzung ihrer These schrieb sie dort: »Das ›Reale‹ und ›sexuell Faktische‹ sind phantasmatische Konstruktionen – Illusionen von Substanz, denen sich der Körper annähern muss, ohne sie jemals zu erreichen.« (Butler 1991: 214) Der Körper ist kein »Seiendes«, so Butler an anderer Stelle, »sondern eine variable Begrenzung, eine Oberfläche, deren Durchlässigkeit politisch reguliert ist, eine Bezeichnungspraxis in einem kulturellen Feld der Geschlechter-Hierarchie und der Zwangsheterosexualität [...].« (Ebd.: 204) Dagegen ist eingewendet worden, dass die Analyse von Bezeichnungspraktiken allein nicht hinreiche, um die tiefe Verwurzelung, die »Eingefleischtheit«, existentielle Erfahrung und Stabilität der Geschlechtskonstruktion zu erklären.[71] Andrea Maihofer hat darauf hingewiesen, dass das Argument, wonach es unmöglich sei, etwas über den Körper *vor* seiner sprachlichen Konstituierung zu erfahren, nicht dahingehend interpretiert werden dürfe, dass der Körper dann auch tatsächlich nichts weiter als ein sprachlicher Effekt sei (Maihofer 1995: 51f.).

Gegenüber Theorien, die einen Primat der sprachlichen Hervorbringung des Geschlechts unterstellen, ist die physische, leiblich erfahrene und affektive Dimension von Konstruktionsprozessen betont worden (Duden 1991; Lindemann 1993a). Außerdem werden wahrnehmungsformierende Praktiken der Visualisierung (Hirschauer 1993a), vergeschlechtlichende Habitualisierungs- und Subjektivierungsprozesse (Lorey 1993; Krais 1993) sowie die institutionelle Verselbständigung von Konstruktionen geltend gemacht (z.B. Becker-Schmidt 2001; Dölling 1999). Maihofer unternimmt mit der Konzeptualisierung von Geschlecht als »gesellschaftlich-kultureller Existenzweise« den Versuch, diese verschiedenen Ebenen der Konstruktion als »komplexe Verbindung verschiedener historisch entstandener Denk- und Gefühlsweisen, Körperpraxen und -formen sowie gesellschaftlicher Verhältnisse und Institutionen« zusammenzudenken und so auf die »›Konsistenz‹ des Geschlechts als einer historisch entstandenen, aber doch gelebten ›körperlichen und seelischen Materialität‹« hinzuweisen (Maihofer 1995: 84f.). Butler selbst hat in Reaktion auf die Kritik ihren Ansatz geschärft: In ihrem Buch *Körper von Gewicht* distanziert sie sich von einem Konstruktivismus, der sich als »linguistischer Monismus« präsentiert. Stattdessen müsse die gesellschaftliche Herstellung von Zweigeschlechtlichkeit als »Materialisierung regulierender Normen« rekonstruiert werden. Butler betont zudem den existentiellen Charakter dieser Normen, insofern ihre Wiederholung die Grundlage dafür ist, als Subjekt sozial anerkannt zu werden (Butler 1997: 21).

Der zweite Kritikpunkt zielt auf ein Verständnis von Konstruktion als monolithischer, d.h. einseitig formierender Aktivität. Aus mikrosoziologischer Sicht wird demgegenüber auf dem Interaktionscharakter der Konstruktion von Geschlecht bestanden. Danach ist die Geschlechterdifferenz ein verfestigter Effekt

71 Vgl. etwa Lorey 1993; Duden 1993; Lindemann 1993b; Hirschauer 1993b.

alltäglicher, routinisierter Interaktionen, in denen sich die beteiligten Individuen als Frauen oder Männer aktiv zu erkennen geben und sich wechselseitig als solche identifizieren (Hagemann-White 2001: 30f.). In dieser Hinsicht ist auch die Frage der Handlungsfähigkeit bzw. Handlungsmächtigkeit (*agency*) diskutiert worden: Denn wenn die Subjektkonstitution von hegemonialen sozialen Praktiken einseitig determiniert wäre, woher käme dann das Potential zu widerständigen Praktiken und politischer Einmischung? Kathleen Canning sieht die Handlungsmächtigkeit in der internen Heterogenität von Diskursen, der Existenz von Gegen-Diskursen und den damit einhergehenden multiplen Subjektpositionen begründet, die dazu ermächtigen, sich in die Diskurse gestaltend einzumischen (Canning 1994: 378). Die Diskussion um eine Konzeptualisierung der Handlungsmächtigkeit der Subjekte im Rahmen konstruktivistischer Theorien, die auch Ungleichheiten der Handlungsmächtigkeit in den Blick nimmt, ist mittlerweile sehr ausdifferenziert (vgl. dazu Engel 2002: 18 & 60ff.). Doch dieser Diskussionsstrang der Co-Konstruktion beschränkt sich zumeist auf soziale Akteur_Innen im Sinne von handelnden Subjekten, während der Körper selbst theoretisch unterbestimmt bleibt und weiterhin nur als passives Produkt von Konstruktionsprozessen erscheint.[72]

Corporealization

Donna Haraway hat auf die Schwierigkeiten einer solchen Sichtweise hingewiesen, insofern diese ein Verhältnis der Subordination der Körper unter die sie erzeugende Kultur (oder die soziale Praxis, den Diskurs etc.) annimmt und damit Gefahr läuft, Machbarkeits- und Allmachtsphantasien der Beherrschbarkeit, willkürlichen Verfüg- und Manipulierbarkeit der Körper zu affirmieren (Haraway 1995: 92f.). Demgegenüber fordert Haraway auf der Grundlage der feministischen Standpunkt-Epistemologie[73] ein, Handlungsmächtigkeit als lokal und dabei auch körperlich situiertes Wissen zu begreifen. Für das handelnde Subjekt bedeutet dies, dass es seine Begrenzungen und Voraussetzungen in spezifischen Macht-Wissensstrukturen, seine Einbindung in Netzwerke, Diskussionszusammenhänge etc. und die daraus resultierende partiale Perspektive reflektieren sollte. Um den Körper in dieser Perspektive theoretisch zu situieren, betont Haraway im Anschluss an Latour, dass der Körper wie alle Wissensobjekte als interaktiver – wenn auch faktisch nicht unbedingt gleichberechtigter – »Agent« in Konstruktions- und Transformationsprozessen aufzufassen ist. Er ist als »hybrider«, »materiell-semiotischer Erzeugungsknoten« mit Eigenleben zu begreifen, was sich sowohl herrschaftsaffirmierend als auch subversiv auswirken kann (Haraway

72 Dieses Problem zeigt sich z.B. auch in einem Sammelband zum Thema des devianten Körpers sowie in einem neueren Handbuchartikel zu Körper-Konzepten der Gender Studies (Urla/Terry 1995: 3ff.; Krüger-Fürhoff 2005).

73 Zur Standpunkt-Epistemologie vgl. Harding 1990.

1995: 93 & 96).[74] Haraway definiert auf dieser Grundlage das Konzept der *corporealization* nicht einseitig als Verkörperung resp. Materialisierung von sozialen Normen, sondern als interaktive und hybride, dabei historisch kontingente praktische Herstellung von Körpern und allgemein physischen Entitäten, die ihrerseits generierende Aktivität entfalten (Haraway 1997: 141f.). Haraways Insistieren auf der Irreduzibilität und Eigenaktivität des sozial konstituierten Körpers findet eine Resonanz in feministischen und queer-politischen Ansätzen, die mit dem Begriff der *corporeality* auf die spezifische, relationale Körpergebundenheit des Denkens resp. des Subjekts aufmerksam machen: Statt den Körper als in sich geschlossenes, stabiles Fundament oder als ›Behausung‹ des Bewusstseins anzusehen, verstehen solche Ansätze das *embodied subject/self* als eine sich verschiebende, ›verquerende Zugehörigkeit‹ (*queer belonging*; Probyn 1995) zu spezifischen, aber durchaus heterogenen Kontexten, Netzwerken etc. und damit als einen beweglichen, materiell-semiotischen Nexus (Grosz 1994a; Braidotti 1994; Kaufman 2000).

Solche Ansätze beziehen sich des Öfteren auf die Überlegungen von Gilles Deleuze und Félix Guattari zum Körper:[75] Körper sind den beiden Autoren zufolge ebenso wie die Formationen des Wissens radikal ausgehend von ihren »Wirkungen« zu begreifen, wobei sich die Wirkungen als wechselseitige transformative Interventionen bemerkbar machen (Deleuze/Guattari 1992: 122ff.). Indem Deleuze und Guattari mit Baruch de Spinoza die Frage, »was ist der Körper?«, in die Frage überführen, »was kann ein Körper?«, konzentrieren sie sich auf das Potential des Körpers im Sinne seines je spezifischen »Vermögens zu affizieren und affiziert zu werden« (Deleuze 1992: 124).[76] Diese Konstellation von Affekten, d.h. von aktiven Wirkungen und Rezeptivität, ist – ähnlich dem Machtverständnis Foucaults[77] – als ein relationales, primär bewegliches Kräfteverhältnis zu verstehen (ebd.: 100). Als komplexes Bündel von Kräftebeziehungen ist der Körper nur bestimmbar in Beziehung zu anderen Körper-

74 Vgl. dazu auch Oudshoorn 2002: 267ff.

75 Die philosophischen Arbeiten von Deleuze und Guattari bieten darüber hinaus für feministische Perspektiven einige Anknüpfungspunkte, da sie binäre Logiken, besonders den Körper-Geist-Dualismus, und auch die Fiktion des autonomen Subjekts angreifen; außerdem treten sie für eine transformative »Politik des Minoritären« ein; vgl. dazu Grosz 1994b; Colebrook 2000a & b.

76 Deleuze und Guattari hinterfragen auf dieser Grundlage die tradierte biologisch-medizinische Auffassung des Körpers als organischer Einheit. Dabei handle es sich um eine transzendente Bestimmung und spezifisch finalistische Formierung der Kräfte- und Affektverhältnisse (Deleuze/Guattari 1992: 218). Das Konzept des Organismus erfasse den Körper und seine Kräfte allein unter dem eingeschränkten Blickwinkel von »Mechanismen und Finalitäten […], die Lebensbedingungen und Funktionen, die Aufgaben der Vererbung, der Anpassung und der Nützlichkeit erfüllen.« (Deleuze 1991a: 46).

77 Foucault versteht Macht bekanntlich relational – als Netz von Macht- oder Kräftebeziehungen bzw. der Einwirkungen von Handlungen auf anderes Handeln (Foucault 1987: 254f.).

bzw. Kräftekonstellationen, mit denen er seinerseits einen neuen Körper bilden kann (Deleuze 1991a: 45f.).

Auf der Grundlage der Bestimmung des Körpers als Kräftekonstellation lässt sich verstehen, dass die Wissensformationen keine Wirkungen entfalten könnten, würden sie nicht in die Verhältnisse des Körpers bzw. zwischen den Körpern eingreifen und sich diese zunutze machen. Die Kräftebeziehungen werden durch ihre Integration in ein regulierendes Wissenskorpus, durch ihre Operationalisierung als Techniken und durch institutionelle Arrangements verstetigt, so dass sich ein stabiles Machtgefüge mit verhältnismäßig gleichförmigen Wirkungen ausbilden kann. Da die Macht-Wissensformationen aber auf singulären, beweglichen Kräftebeziehungen des/der Körper/s aufbauen, besteht auch immer die Möglichkeit, dass diese nicht nur gleichförmige, sondern auch heterogene oder widersprüchliche Wirkungen entfalten. Die wechselseitigen Interventionen von Wissensformationen und Körpern bzw. Kräfte-/Machtbeziehungen können nur so verstanden werden, dass die beiden Ebenen einander irreduzibel vorausgesetzt sind und nicht in einem Repräsentations- oder Kausalverhältnis zueinander stehen (Deleuze 1992: 103). Aus dieser Perspektive wird auch verständlich, dass die Subjektkonstitution nicht auf die Wirkung von reinen Sprechakten reduzierbar ist. Vielmehr geht sie aus einer durch soziale Praktiken regulierten Integration der Kräfte- und Affektkonstellationen des Körpers hervor, was zugleich die Möglichkeit einer aktiven Bezugnahme des Selbst auf sein (relationales) Handlungsvermögen und damit auf Widerstandspotentiale bietet (ebd.: 140ff.).

Elizabeth Grosz und mit ihr andere Autorinnen, die die Konzepte der *corporealization* und des *embodied subjects/self* ausgebaut haben, haben sich auf das Körperverständnis von Deleuze und Guattari jedoch nicht bezogen, ohne es zugleich auch zu kritisieren: Die Formierung des Körpers als geschlechtsspezifische *corporeality*, die unterschiedliche soziale Positionen und Erfahrungen impliziere, werde durch eine Konzeption – auch politisch – neutralisiert, die den Körper als unspezifizierten, geschlechtlich indifferenten Kräfte- und Affektkomplex fasse (Grosz 1994a: Kap. 7). Doch m.E. nimmt diese Kritik nicht zur Kenntnis, dass Deleuze und Guattari Körper nicht als undifferenzierte Kräftekomplexe *vor* oder *außerhalb* ihrer Spezifizierung als Geschlechtskörper durch die Wissensformationen begreifen. Vielmehr geht es um eine Betrachtung des differentiell formierten Körpers auf einer anderen Ebene als der seiner Wissensform, nämlich auf der seines Vermögens bzw. der Konstellation seiner Kräfte und Affekte, die der Wissensform koextensiv ist. Andererseits kann das Vermögen eines Körpers immer nur auf der Grundlage seiner historisch spezifischen Verfasstheit untersucht werden. Sofern die jeweiligen Macht-Wissensverhältnisse die Kategorie Geschlecht als ein wesentliches Regulierungsinstrument einsetzen, bestimmt daher auch die Geschlechterdifferenz das Vermögen von Körpern in unterschiedlicher Weise (Deleuze/Guattari 1992: 376).

Als Fazit der Diskussion zum Verhältnis von Konstruktion und Materialität lässt sich festhalten: Ein den (hermaphroditischen) Körper essentialisierendes

Verständnis ebenso wie ein monolithischer konstruktivistischer Zugang, der rein auf sprachliche Effekte abstellt, kann den medizinischen Umgang mit Intersexualität nicht adäquat erfassen. Hingegen müssen die spezifischen Bedingungen und Wirkungen, in denen sich die *embodied subjects* mit ihren Kräfteverhältnissen manifestieren, im Verhältnis zur Wissensformierung in den Blick genommen werden. Das bedeutet die irreduziblen, je spezifischen Wirkungen der ereignishaften Konstellationen, in denen Hermaphroditen und MedizinerInnen zusammentreffen, auf die Praktiken der Wissensgenerierung zu betrachten, aber auch umgekehrt die Macht-Wissensformationen als Bedingung dieser Zusammentreffen zu analysieren. Darauf werde ich weiter unten nochmals eingehen.

Ordnung und Transformation

Die Frage des Stellenwerts der Materialität bzw. des Körpers zieht ein weiteres Problem nach sich, welches Konsequenzen für die Analyse des medizinischen Umgangs mit Hermaphroditismus hat: Denn aus der Art und Weise, wie der Körper in Beziehung zur Wissensformation begriffen wird, ergibt sich auch eine unterschiedliche Konzeption des Verhältnisses von Ordnung und Transformation des Wissens. Wie stellt sich dieses Verhältnis in Dregers Studie dar? Ein Resümee Dregers ist in dieser Hinsicht aufschlussreich, in welchem sie auf den Punkt bringt, wie sich die medizinische Theorie, die Ende des 19. Jahrhunderts Geschlecht und die verschiedenen Formen des Hermaphroditismus anhand des Keimdrüsengewebes zu klassifizieren begann, zur medizinischen Praxis verhielt:

»In medical practice sex seemed to slip and slide all over the body; in scientific and medical theory sex came to be limited successfully to tiny bits of tissue. Indeed, this classification system developed in direct response to the exigencies of hermaphroditism and especially in response to the pervasive interest among medical and scientific men in keeping social sex borders clear, distinct, and ›naturally‹ justified. [...] Experts had to keep changing their definitions to stay ahead of the possibility of living ›true‹ hermaphrodites.« (Dreger 1998a: 12f.)

Dreger legt hier nahe, dass solche Fälle von Hermaphroditismus, die anhand der üblichen Kriterien der Geschlechtsklassifikation nicht eindeutig geschlechtlich zugeordnet werden konnten und daher zunächst als wahre Hermaphroditen eingestuft werden mussten, unter Medizinern Diskussionen über die entscheidenden Geschlechtszeichen provoziert hätten. Nach einer Phase der Aushandlung seien jedoch die Kriterien erfolgreich neu bestimmt und verschärft worden, so dass die vermeintlich echten Hermaphroditen wieder in das Zweigeschlechtersystem eindeutig eingeordnet werden konnten. In Dregers Szenario wird somit die Medizin durch die nicht ins Schema passenden uneindeutigen Körper gezwungen, ihre Geschlechtsklassifikationskriterien zu verändern, um die Störung zu neutralisieren, bevor sie sich zu einer »social sexual confusion« auswachse (Dreger 1998c:

346). Demnach wären Veränderungen der medizinischen Theorie, die zur Formulierung neuer Regeln führen, in erster Linie durch theorie-externe Störungen ausgelöst. Dreger begreift somit historische Transformationen gemäß eines dichotomen, diachronen Schemas, das von der Störung zur Neuordnung bzw. von der Abweichung zur Regel und das heißt: vom Problem zur Problematisierung verläuft, statt das Verhältnis umgekehrt zu durchdenken. Wie Valerie Traub in einer kritischen Auseinandersetzung mit dem Begriff der Epoche herausgestellt hat, führen dichotome historiographische Anordnungen dazu, dass

»[s]oziale Spannungen und Konflikte zwischen und innerhalb verschiedener Diskurse [...] in ein zugrundeliegendes (oder übergeordnetes) Schema eingeordnet [werden], das selbst strikt entlang der zeitlichen Achse des ›Prä und Post‹ definiert ist. Das Ergebnis ist, dass auf den einzelnen Achsen Spannungen in Einheitlichkeit, Auseinandersetzungen in Konsens übersetzt werden.« (Traub 1998: 109)

Dieses Geschichtsbild, vor dem Traub warnt, kennzeichnet in der Tat Dregers historische Analyse der medizinischen Theorien des späten 19. Jahrhunderts, wenn sie behauptet, dass das vermehrte Auftauchen echter Hermaphroditen das *age of gonads* ausgelöst hätten. Die Geschichte durchschreitet gemäß ihrem Ansatz eine Abfolge von einheitlicher Ordnung, sodann ihrer Herausforderung durch geschlechtlich oder sexuell nicht ins Schema passende Menschen, Auflösung des alten Systems und schließlich Konstituierung einer neuen Ordnung.

Eine analoge Kritik ist auch an einer bekannten These Thomas Laqueurs zu üben, die er in seinem Buch *Making Sex: Body and Gender from the Greeks to Freud* (Erstveröff. 1990) aufgestellt hat. Laqueur beschreibt in diesem Buch einen fundamentalen »Bedeutungswandel des Geschlechtsunterschieds« im 18. Jahrhundert.[78] Im Zuge dieses Wandels sei das in der Medizin und Naturforschung seit der Antike vorherrschende »Ein-Geschlecht-Modell«, welches das weibliche Geschlecht bloß als Ableitung des männlichen Prototyps gekannt habe, durch das »Zwei-Geschlechter/Zwei-Leiber-Modell« weitgehend abgelöst worden, das auf der Prämisse beruhe, »dass es im Körperlichen zwei feststehende, inkommensurable und gegensätzliche Geschlechter gibt [...].« (Laqueur 1992: 19) Zwar hält Laqueur fest, dass auch in der Frühen Neuzeit kontextabhängig hier und dort die anatomische Differenz der Geschlechter betont worden sei, so wie auch noch nach dem Wandel im 18. Jahrhundert Sichtweisen gemäß des Ein-Geschlecht-Modells fortbeständen hätten (ebd.: 35, 128f. & 173). Doch ordnet er

78 Obschon Laqueurs Studie weitaus radikaler als frühere Ansätze der historischen Geschlechterforschung den Geschlechtskörper als kulturell hervorgebracht analysiert, hält er dennoch essentialisierend an einer phänomenalen Unterschiedlichkeit der Körper fest, wofür er den Begriff *Sexus* verwendet. Laqueur unterscheidet in seinem Ansatz insofern zwischen »Bedeutung« oder »Repräsentation« und »Realität«, »zwischen sehen-als und sehen«, mithin zwischen der kulturell konstruierten Köperwahrnehmung und der Phänomenalität des Leibes (Laqueur 1992: 24, 27ff., 169 & 175f.). Eine Kritik dieser Herangehensweise bietet etwa Maihofer 1995: 33.

die divergierenden Sichtweisen dem jeweils vorherrschenden Modell als Randerscheinungen unter. In Bezug auf die historische Darstellung der Frühen Neuzeit ist diese Homogenisierung scharf kritisiert worden (Park/Nye 1991). Hier geht es mir aber nicht um die historische Auseinandersetzung mit Laqueurs These (dazu ausführlich Kap. I.1, S. 146ff.), sondern um seinen historiographischen Ansatz. Hierzu lässt sich festhalten, dass Laqueur – ähnlich wie Dreger – von in sich jeweils einheitlichen epistemischen Ordnungen ausgeht. Zwar zeigt er auch, wie diese sich eine zeitlang überlappten. Doch diese Überlappung zeichnet das Bild eines unverbundenen Nebeneinanders; ein Konzept, wie heterogene Wissenskonstellationen nebeneinander existieren und dabei ineinander greifen könnten, sucht man in seinem Buch vergeblich.

Laqueurs These wird in der konstruktivistischen und historischen Geschlechterforschung häufig und zumeist kritiklos referiert.[79] Der Hintergrund dafür ist m.E., dass die Vergegenwärtigung eines Ein-Geschlecht-Modells plausibel zu machen scheint, dass die Klassifizierung nach zwei Geschlechtern keine anthropologische Universalie ist, wie gemeinhin unterstellt wird. Darüber hinaus ist jedoch auch zu bemerken, dass die Behauptung, es läge in Bezug auf die Konstruktion und Kontrolle der Kategorien Geschlecht und Sexualität eine monolithische Ordnung vor, die Herrschaftsförmigkeit soziokultureller Formierungen unterstreichen soll. Dem liegt vermutlich die Auffassung zugrunde, dass der homogene Charakter der Ordnung gleichbedeutend mit einer hohen Wirkmächtigkeit und Durchsetzungsfähigkeit von Geschlechtskonstruktionen sei. So heißt es etwa in einem Aufsatz von Andrea Bührmann im Anschluss an ihr Referat u.a. der Thesen Laqueurs, die sie als Charakterisierung einer fundamentalen Transformation der Codierung der Geschlechterordnung an der Schwelle zur Moderne liest: »In Bezug auf die moderne Konkretisierung des okzidentalen Geschlechterdispositivs kann festgestellt werden, dass über das biologische und soziale Zwei-Geschlecht-Modell eine geschlechtsspezifische Normalisierung mit dem strategischen Ziel einer Hierarchisierung der Geschlechter durchgesetzt werden konnte.« (Bührmann 1998: 91) Mit dem Ausdruck Geschlechterdispositiv markiert Bührmann »die Konstruiertheit der Realität von Geschlecht, von Geschlechtlichkeit und von Systemen der Geschlechtlichkeit« (ebd.: 78). Den Begriff des Dispositivs entlehnt sie von Foucault. Sie weist auf dessen Definition hin, wonach darunter eine historisch spezifische Verkettung der strategischen Verhältnisse von Macht-Wissenspraktiken zu verstehen ist (ebd.: 75). Ein Geschlechterdispositiv ist nun allerdings nach Bührmanns Darstellung dadurch gekennzeichnet, dass es eine weitgehend homogene Ordnung etabliert und auf diese Weise ein uniformes Ziel (»Hierarchisierung«) durchsetzt. Die von Bührmann verwendeten Foucault'schen Begriffe der Strategie und des Dispositivs stehen aber m.E. gerade für die Heterogenität und nicht für die Uniformität von

79 Siehe z.B. Schmersahl 1998: 10; Schäffner/Vogl 1998: 222f.; Mehlmann 1998a: 99; Krüger-Fürhoff 2005: 67.

Praktiken. Zwar ist der Begriff nicht einfach zu fassen, da er in Foucaults Schriften vielfältig Verwendung findet. Doch hat Foucault immer wieder darauf verwiesen, dass Strategien heterogene Intentionen und Taktiken bündeln. Unterschiedliche Strategien wiederum werden durch ein Dispositiv aufeinander bezogen, so dass sie produktive und regulierende Wirkungen entfalten, trotz oder gerade wegen ihrer divergierenden und sogar widersprüchlichen Zielsetzungen (Foucault 1991a: 116 & 1980/2005: 35f.).[80]

Ob mit oder ohne Foucault – mittlerweile zeichnen einige Analysen der Gender und Queer Studies ein komplexeres Bild von Geschlechterordnungen: So wird (post-)modernen, (neo-)liberalen Gesellschaften eine Flexibilisierung und Pluralisierung im Einsatz der Geschlechtskategorien oder gar ein teilweiser »Abbau der Geschlechtergrenzen« bei gleichzeitiger Stabilität und Persistenz der gesellschaftlichen Strukturierungswirkung der Geschlechterdifferenz (mit den Folgen von Hierarchisierung, Homogenisierung und normativen Ausschlüssen) attestiert.[81] Manche Analysen sehen die Flexibilisierung der Geschlechterdifferenz auf bestimmte gesellschaftliche Teilbereiche bzw. Kontexte beschränkt. Andere stellen heraus, dass die interaktive Herstellung von Geschlecht im alltäglichen Handeln eine Flexibilität hinsichtlich der konkreten Bedeutungen bzw. des Inhalts der Geschlechtskategorien erkennen lasse, zugleich aber die dichotome Geschlechtsklassifikation als Makrostruktur institutionalisiert sei. Während auf diese Weise ein Bild des *Nebeneinanders* von Variabilität und Konstanz entsteht, gibt es, soweit ich sehe, bislang wenig Überlegungen dazu, wie eine *gleichzeitige Hervorbringung* beider Dimensionen im Sinne eines produktiven Ineinandergreifens von stabilisierenden und transformierenden Prozessen analytisch gefasst werden könnte.

Einen diesbezüglich interessanten Ansatz liefert allerdings die Soziologin Angelika Wetterer in einer Sekundäranalyse zur geschlechtskonstituierenden beruflichen Arbeitsteilung am Beispiel der Professionalisierung der Medizin und der Feminisierung der Krankenpflege in der zweiten Hälfte des 19. und zu Beginn des 20. Jahrhunderts. Um sich der Gleichzeitigkeit des »Freisetzungs- *und* Restrukturierungsprozesses« der Kategorie Geschlecht im Berufsbereich anzunähern, greift Wetterer auf Erving Goffmans Konzept der institutionellen Reflexivität zurück (Wetterer 2002: 534). Dieses verdeutliche, wie die soziale Geschlechtsklassifikation als Ressource zur Legitimierung von interaktionalen Teilungspraktiken (so die Arbeitsteilung, um im Beispiel Wetterers zu bleiben) diene, die nach und nach institutionalisiert und dadurch zur alltäglichen, selbst-

80 Inzwischen hat Bührmann ihr Verständnis des Dispositiv-Begriffs in Hinblick auf den Aspekt der Heterogenität geschärft (Bührmann/Schneider 2008: 118f.). Ich belasse es dennoch bei der obigen Kritik, weil sich an ihren früheren Bemerkungen ein allgemeineres Problem des Verständnisses von ›Geschlechterordnung‹ in den Gender Studies festmachen lässt.

81 Vgl. etwa Gildemeister/Wetterer 1992; Ott 1998; Pasero 1994; quaestio 2000; Engel 2002.

verständlichen Erfahrung werden, so dass sie ihrerseits als Ressource der Geschlechtskonstruktion fungieren, indem sie die Segregationen begründen (ebd.: 524). Die »reflexive Schnittstelle« zwischen »Mikro- und Makro-Ebene« bzw. »Interaktionsordnung und Sozialstruktur«, die damit angesprochen ist, lässt sich nach Wetterer von der »Meso-Ebene« aus als ein »praktischer Justierungsprozess« aufschlüsseln (ebd.: 32f. & 538). So lasse sich beobachten, wie es zu Veränderungen im Modus der Geschlechtskonstruktion auf der Meso-Ebene der (Arbeits-)Teilungspraktiken aufgrund eines Anpassungsdrucks an veränderte ökonomische, politische und soziale Verhältnisse, kulturelle Rahmenbedingungen und alltagsweltliche Deutungsmuster komme. Die Veränderungen artikulierten sich, so Wetterer, als anschlussfähige Kompromisslösungen zwischen alten und neuen Verhältnissen. In dem Maße, da sie durchgesetzt und institutionalisiert würden, erfolge eine Validierung der gewandelten Geschlechtskonstruktion, indem diese zur praktischen Alltagserfahrung im Sinne einer »Veralltäglichung des Neuen« avancieren, welche den Konstruktionsprozess vergessen machen, womit sie wiederum als Handlungsressource (im Sinne von Handlungsmöglichkeiten *und* Verpflichtungen) dienen können (ebd.: 528-534).

Wetterers Überlegungen lösen die dichotome Anordnung von Stabilität versus Transformation auf. Allerdings ist ihr Ansatz ein genuin soziologischer, dessen Orientierung auf den Interaktionscharakter von Handlungen für eine auf die Ebene historischer Diskurse, d.h. auf die sedimentierte Regularität von sprachlichen Praktiken, gerichtete wissenschaftsgeschichtliche Untersuchung kaum übertragbar erscheint. Für die Diskursanalyse ist die Unterscheidung in Mikro-, Makro- und Meso-Ebene nicht adäquat, da unter Diskurs die quer zu den genannten Ebenen stehende Regularität sprachlicher Praktiken verstanden wird, die durch Wiederholung zustande kommt und für die Individuen in dem Maße verbindlich wird, wie die wiederholten Praktiken durch Einbettung in Machtbeziehungen und materielle Arrangements zur Regel verstetigt werden.[82] Dennoch lassen sich auch

82 Mit den Begriffen des Diskurses und der diskursiven Praktik zielt Foucault auf die immanente Regularität wiederholter sprachlicher Praktiken, die wahrnehmungs- und handlungsleitend ist. Foucaults Diskursbegriff beläuft sich nach meinem Verständnis nicht auf eine Analyse von Bedeutungszusammenhängen (wie immer wieder unterstellt wird), sondern zielt auf die Untersuchung der Relationen, die zwischen verschiedenen Zeichen bzw. Zeichenketten implizit geknüpft werden. Durch die Wiederholung und Wiederholbarkeit des Geäußerten, seine erfolgreiche Einbindung in gesichertes Wissen und in bestehende Machtbeziehungen, wozu auch seine Absicherung durch materielle Vorkehrungen wie etwa die Weiterverbreitung in Form von Büchern, die Aufnahme in institutionelle Reglements etc. gehört, verstetigen sich die Relationen zur diskursiven Regel bzw. Aussage (Foucault 1994a: 67-74). Aussagen stellen ihrerseits untereinander Bezüge her, wodurch sich ein Netz von Wissensbeziehungen mit einer spezifischen Verteilung und Regularität bildet. Für dieses Beziehungsnetz hat Foucault den Begriff der diskursiven Formation bzw. des Diskurses geprägt (ebd.: 58 & 170). Gemäß Foucaults Konzeption setzen sich Macht und Wissen wechselseitig voraus und bedürfen einander zu ihrer Etablierung und Aufrechterhaltung: »[N]ichts kann als Wissenselement auftreten,

Diskurse als Adjustierungsprozesse verstehen, wenn man sich von der Idee verabschiedet, dass sich die Regularität eines Diskurses in einheitlichen Auffassungen, Definitionen, Modellen etc. ausdrückt. Stattdessen muss es darum gehen, ein Diskursverständnis zu entwickeln, das die regulierenden Bedingungen der Heterogenität und Transformierbarkeit von Wissensproduktionen und Machtbeziehungen, aber natürlich auch deren Homogenisierung und Institutionalisierung aufzuzeigen imstande ist.

In der Geschlechterforschung wird mittlerweile von manchen Autorinnen im Anschluss an Foucaults Studien die dem Diskurs immanente Heterogenität betont, so etwa in einem Beitrag von Hannelore Bublitz, Andrea Bührmann und Christine Hanke, der auch deshalb interessant ist, weil darin der konstitutive Zusammenhang von Norm und Abweichung reflektiert wird. Sie legen mit Foucault dar, dass Diskurse sowohl »statische, die vorgegebenen (Diskurs- und Sozial-) Ordnungen bewahrende und zugleich dynamische Momente« beinhalten. Diese Gleichzeitigkeit sei ein »Movens moderner Gesellschaften« (Bublitz et al. 1999: 12). Dazu führen die Autorinnen aus, dass sich die »Ordnungsfunktion« von Diskursen sowohl auf der Ebene des Wissens, also auch auf der Ebene gesellschaftlicher Praktiken auswirke. Auf der anderen Seite würden aber die Diskurse selbst in diese Ordnung immer wieder Unordnung bringen: »Sie sind in ihrer [...] Funktion als Produzenten von Wissen und Wahrheit und damit von sozialer Wirklichkeit derart ›unberechenbar‹, dass die mühsam hergestellte Regelhaftigkeit von Wissen und gesellschaftlicher Praxis ständig aufs Neue gefährdet ist.« (Ebd.: 13) Was das bedeutet, skizzieren sie am Zusammenhang von Ordnung und Abweichung: Einerseits sei eine Ordnungsaktivität zu beobachten,

> »indem sich die Gesellschaft gegen das von der Normalität Abweichende verteidigt, das Diskurse als gesellschaftliche Wahrheit erst konstruiert haben. [...] Der Kampf gegen das ›Wuchernde‹, Ordnungslose der Gesellschaft richtet sich mit der Konstitution des Abweichenden gleichzeitig gegen das, was die Ordnung als Ordnungsprinzip und damit als Norm produziert und installiert hat.« (Bublitz et al. 1999: 13)

Denn da die Norm, um sich zu profilieren, der Produktion von Abweichungen bedürfe, bringe sie ihre eigene Bedrohung und damit die Gefahren für die gesellschaftliche Ordnung hervor. Somit verweisen die Autorinnen – ähnlich Butlers Verwerfungsthese – auf die inhärente Instabilität der relationalen Konstruktion

wenn es nicht mit einem System spezifischer Regeln und Zwänge konform geht – etwa mit dem System eines bestimmten wissenschaftlichen Diskurses in einer bestimmten Epoche, und wenn es nicht andererseits, gerade weil es wissenschaftlich oder rational oder einfach plausibel ist, zu Nötigungen oder Anreizungen fähig ist. Umgekehrt kann nichts als Machtmechanismus funktionieren, wenn es sich nicht in Prozeduren und Mittel-Zweck-Beziehungen entfaltet, welche in Wissenssystemen fundiert sind.« (Foucault 1992: 33) Macht und Wissen verflechten sich in dieser Weise entlang »lokaler Herde«. Sie sind aber weder identisch, noch stehen sie in einem kausalen Verhältnis zueinander (Foucault 1991a: 120 & 1984/2005e: 833f.).

von Norm und Abweichung. Statt wie Dreger Unordnung als transgressive Phänomenalität des abweichenden Körpers zu begreifen und aus dem Diskurs auszulagern, legen sie ein Diskursverständnis zugrunde, das die Instabilität als konstitutive Dynamik des Diskurses selbst ansieht. Damit verbinden sich auch politische Implikationen, denn die »Polyvalenzen, Heterogenitäten und Brüchigkeiten« der Diskurse, so die Autorinnen, erlaube es auch, kritisch einzuhaken: »Nur wo Lücken sichtbar werden, lässt sich einhaken, nur wo Brüche zu erkennen sind, lassen sich Prozesse des Über-, Um- und Neudenkens bewerkstelligen. In diesem Sinne kann Diskursanalyse als kritische Aktivität begriffen werden.« (Hanke/Seier 2000: 99)

Hier findet sich also ein Ansatz, der auf die den Diskursen inhärente Heterogenität und Eigendynamik aufmerksam macht. Wie lässt sich dann aber die Gleichzeitigkeit von Stabilität und Dynamik von Diskursen in der Analyse zusammenbringen? Hierzu finden sich kaum Überlegungen in den Gender und Queer Studies. Dabei ist es gerade in Bezug auf den medizinischen Umgang mit Intersexualität wichtig, die *gatekeeper*-Funktion der Medizin als komplexes Dispositiv zu analysieren und sie nicht einseitig auf die rigide und repressive Abwehr geschlechtlicher Uneindeutigkeit zu beschränken. In dieser Weise reduktiven Analysen entgeht eine wesentliche Rolle, die der Hermaphroditismus für die Medizin spielt: Meine These, die sich in der historischen Analyse bewähren muss, ist, dass gerade Intersexualität der Medizin dazu dient, das Geschlechterwissen zu modifizieren und so flexibel zu halten. Für die Kritikfähigkeit der Gender und Queer Studies ist es m.E. enorm wichtig, gerade diese transformative Rolle der Medizin kritisch zu analysieren. Im folgenden Abschnitt wird ein historiographischer Ansatz zur Analyse von Macht-Wissensformationen vorgestellt, mit dem sich das Ineinandergreifen von Stabilisierung und Transformationen aufschlüsseln lässt.

1.4 Problematisierung und Ereignis: Überlegungen zur Historiographie des medizinischen Hermaphroditismus-Diskurses

1.262 Einzelbeobachtungen aus der älteren und zeitgenössischen medizinischen Literatur, darunter 43 eigene Fälle, stellte der Warschauer Gynäkologe Franz Ludwig von Neugebauer in seiner 1908 in deutscher Sprache erschienenen Monographie mit dem Titel *Über den Hermaphroditismus des Menschen* zusammen. Auf den umfangreichen kasuistischen Teil des Werkes folgte eine »kritische Sichtung des Materials von verschiedenen Gesichtspunkten aus« (Neugebauer 1908: Vorwort: III). In dieser Synopsis wurden die durchnummerierten Fälle unter speziellen Überschriften aufgelistet – z.B. »Konstatierung einer wahren Zwitterdrüse«, »Geschlecht zu Lebzeiten fraglich«, »Das Geschlecht wurde von verschiedenen Ärzten verschieden bestimmt«, »Geschlechtsbewusstsein und Geschlechtsdrang« oder auch »Hermaphroditismus und Ehe«, »Hermaphroditismus und Justizbehörde, Regierung, Polizei« (Abb. 1).

LXXXII.

Hermaphroditismus und Justizbehörde, Regierung, Polizei.
Gerichtlich-medizinische Untersuchung von Zwittern.

Beob. 30: Zwitter, 1603 zum Verbrennungstode verurteilt, weil er von den physischen Rechten des Geschlechtes Gebrauch gemacht hatte, welches nicht als das seinige galt.

Beob. 31: Männlicher Hypospade als Mädchen erzogen, kleidete sich als Mann, unterhielt ein Liebesverhältnis mit einer Witwe. 1601 gerichtlich bestraft unter Gebot, bis zum 25. Jahre sich weiblich zu kleiden und kein Weib geschlechtlich zu berühren.

Beob. 50: Ehescheidung wegen Erreur de sexe. Die geschiedene Frau, ein männlicher Hypospade, bestraft wegen Verführung der Schwägerin.

Beob. 62: Wahlrecht beanstandet, weil der betreffende Mann ein Weib sein sollte (siehe auch Ponté, S. 475).

Beob. 68: Der Gatte verlangte Untersuchung seiner Frau wegen deren geschlechtlichen Verkehrs mit dem Dienstmädchen.

Beob. 70: Hermaphroditin Elisabeth, später für einen Mann erklärt und verbrannt. (Notiz aus dem Jahre 1527.)

Abb. 1: Auswertung der Hermaphroditen-Kasuistik in Franz Ludwig von Neugebauer: Der Hermaphroditismus beim Menschen *(1908)*

Sammeln, sichten, vergleichen, (neu) interpretieren: Neugebauer bündelte, ohne selbst sonderlich originelle Thesen aufzustellen, die medizinische Diskussion zum Hermaphroditismus seiner Zeit wie kein anderer, indem er zu diversen wissenschaftlichen und praktischen Problemen das verfügbare Fallmaterial ordnete. Die Monographie avancierte binnen kürzester Zeit zu einem Standardwerk (zum historischen Kontext vgl. Kap. I.3.5).

Zeugt das Werk von einer für die medizinische Geschlechtsdefinition bedrohlichen Phänomenalität der Fälle zweifelhaften Geschlechts, die Neugebauer durch wissenschaftliches Ordnen zu bändigen suchte? Oder ist die kasuistische Arbeit umgekehrt eine imaginäre Spiegelfechterei der Norm, die ihre eigenen Zerrbilder als reinen Reflex hervorbringt? Gegenüber den im vorhergehenden Abschnitt aufgezeigten Schwierigkeiten solcher Konzeptionen der Geschlechterforschung, die den hermaphroditischen Körper als Störung der Geschlechterordnung darstellen (und dabei eine diachrone Abfolge von Störung und Ordnung unterstellen) oder ihn im Gegenteil als phantasmatische Konstruktion begreifen, möchte ich nunmehr einen alternativen Ansatz für eine historische Analyse von Macht-Wissensformationen entwickeln, mit dem sich die Rolle der Fälle zweifelhaften Geschlechts in der Medizin angemessener erfassen lässt. Ich enge dafür meine theoretische Problemstellung darauf ein, die spezifisch neuzeitliche Rolle der Hermaphroditen zu verstehen – für frühere Zeiträume mögen andere theoretische Ansätze geeigneter sein. Denn im 17./18. Jahrhundert vollzieht sich eine Zäsur, durch die überhaupt erst die individuelle Anatomie und Geschichte eines Hermaphroditen eine Funktion für den medizinischen Diskurs erhält.

Die historische Entwicklung dieser Funktion sei hier knapp durch folgende Stationen charakterisiert: Noch um 1600 ließen Berichte über Hermaphroditen, wie Fabian Krämer dargelegt hat, nur einen geringfügigen Individualisierungsgrad erkennen; sie dienten als Exempel, das allgemeine Darlegungen über Hermaphroditen illustrierte. Zum Ende des 17. Jahrhunderts, als das Bacon'sche empiristische Reformprogramm in den Gelehrtenkreisen rezipiert wurde, häuften sich hingegen Berichte, die individualisierte Beschreibungen der Anatomie einzelner Hermaphroditen vornahmen und Details zu ihrer Biographie angaben. Krämer zeigt, dass sich diese neue Berichtsform (benannt als *observatio* oder synonym *historia*) dadurch auszeichnete, dass sie relativ abgetrennt von theoretischen Überlegungen erfolgte und stattdessen Vergleiche mit anderen Beobachtungen von Hermaphroditen gezogen wurden (Krämer 2007). Im Verlauf des 18. Jahrhunderts verdichtete sich die Beschreibung konkreter Hermaphroditen, wie ich mit Foucault argumentieren möchte, im Hinblick auf ihre ›instruktive‹ Funktion: Die Beschreibung diente nun dazu, unter der individuellen Erscheinung eines Hermaphroditen, welche nur noch als eine akzidentielle Vermischung der Geschlechtszeichen angesehen wurde, die wesensmäßigen Unterschiede des männlichen und weiblichen Geschlechts und somit das wahre Geschlecht zu entziffern. Eine weitere Verschiebung lässt sich zu Beginn des 19. Jahrhunderts mit der Konstituierung des klinischen Fallberichts in der Hermaphroditismus-Literatur ausmachen, der die differenzierte Beschreibung der Anatomie und der Biographie systematisch ausbaute: Von da an wurde die individuelle Erscheinung als notwendiger Entfaltungsraum der Geschlechtsentwicklung angesehen, wobei der individuelle im Vergleich mit anderen Fällen Aufschluss über allgemeine Entwicklungsgesetze geben sollte.[83]

Foucault hat den medizinischen Fall (in Form von Krankenjournalen, Fallberichten etc.) nun nicht nur als Wissenskonstituente analysiert. Er ist auch seiner Existenzweise als Objekt medizinischer Praktiken und Institutionen nachgegangen. Ihm zufolge ist der Fall eine spezifische Form der individualisierenden Wahrnehmung von PatientInnen, die auf einer Kombinatorik von Überwachungs-, Prüfungs- und Aufzeichnungsverfahren beruht, wie sie für die klinische Medizin um die Wende zum 19. Jahrhundert typisch werden sollte: Die klinische Medizin etablierte sich mit der Eröffnung neuer Institutionen bzw. der Reorganisation der traditionell multifunktionalen Hospitäler als Krankenhäuser und klinische Forschungs- und Lehranstalten (Jütte 1996). Diese waren für die Versorgung und Behandlung von Kranken unter Führung eines Arztes reserviert und dienten als Institutionen der Bildung und Weitergabe medizinischen Wissens (›Lernen am Krankenbett‹), wofür neue physikalische Messmethoden, Beobachtung am Krankenbett, genaue Fallaufzeichnung und die Sektion zum Einsatz kamen (Foucault 1978/2003 & 1991b: 16, 74ff. & 181f.; Paul 1996). Auf der Grundlage seiner Analysen zur »Geburt der Klinik« hat Foucault zur Funktionsweise (nicht nur) des medizinischen Falls herausgearbeitet, dass dieser

»sowohl Gegenstand für eine Erkenntnis wie auch Zielscheibe einer Macht ist. [...] [D]er Fall ist das Individuum, wie man es beschreiben, abschätzen, messen, mit andern vergleichen – und zwar in seiner Individualität selbst; der Fall ist aber auch das Individuum, das man zu dressieren oder zu korrigieren, zu klassifizieren, zu normalisieren, auszuschließen hat usw.« (Foucault 1989b: 246)

Einerseits entsteht also der Fall als differentielles Objekt neuer Macht-Wissenstechniken, andererseits gehen wirkungsvolle Manipulationen (der Psyche, des Verhaltens, des Körpers) und eine spezifische Form der Wissensgenerierung am medizinischen Fall eine fruchtbare Synthese ein.

Somit wird das Potential des Falls deutlich, als Ausgangspunkt für Transformation von Macht-Wissensgefügen zu fungieren. Der Fall kann, um eine

83 Folgt man Foucault, so organisierte sich im Laufe des 18. Jahrhunderts eine »protoklinische« Wahrnehmungsform des Einzelfalls, die an diesem das Wesentliche einer Krankheit gegenüber ihren akzidentiellen, individualisierenden Ausgestaltungen zu unterscheiden suchte. Der Einzelfall diente als instruktives Beispiel, an dem das Entziffern des Wesentlichen zu erlernen war (Foucault 1991b: 74ff.). Demgegenüber habe sich die klinische Erfassung von Fällen zu Beginn des 19. Jahrhunderts als »Differentiallektüre« formiert, durch die die Individualität zur notwendigen Konstituente des Krankheitsprozesses geworden sei (ebd: 181f.). Foucault betont, dass auch bereits in der Frühen Neuzeit ein medizinisches Interesse an detaillierten Aufzeichnungen bestand, doch habe erst die klinische Wissenschaft jene spezifische Form der Individualisierung mit sich gebracht, die den Fall im modernen Sinne konstituierte (ebd.: 73).

Argumentation von Hans-Jörg Rheinberger, Bettina Wahrig und Michael Hagner auf diese Thematik zu übertragen, als eine »Kernfigur der Ermöglichung von Neuem [...] unter den Bedingungen eines differentiellen Anschlusses an das Gewesene« angesehen werden (Rheinberger et al. 1997: 19). Denn einerseits trägt die Falldokumentation Singuläres in die »erstarrten Muster« hinein, indem sie von den konkreten Zusammentreffen zwischen MedizinerInnen und Patient_Innen zeugt. Doch andererseits handelt es sich bei den Aufzeichnungen in Form von Karteien, Patientenakten, Fallberichten etc. immer schon um eine voraussetzungsvolle »Spur« des Singulären, insofern dieses nur gefiltert durch die Dokumentationstechniken (etwa Formulare, Fragebögen, Photographien ...) mit ihrem gliedernden Protokollen (z.B. Anamnese, Status praesens, mikroskopischer Befund ...) in Erscheinung tritt. Der dokumentierte Fall leistet somit eine prekäre »Gratwanderung zwischen Chaos und Ordnung« in den Prozessen der Wissensgenerierung (ebd.).

Es bleibt jedoch zu klären, wieso in manchen Fällen die Spuren in eine Transformation der Macht-Wissensgefüge münden, in zahlreichen anderen jedoch nicht. Und wie ist es zu verstehen, dass nicht alle Fälle eine gleichermaßen verstörende Wirkung entfalten? Dazu möchte ich im Folgenden einen historiographischen Ansatz anhand der Konzepte Problematisierung und Ereignis entwickeln, wie sie von Foucault einerseits, Gilles Deleuze und Félix Guattari andererseits geprägt worden sind.[84]

Problematisierung

In Foucaults späten Vorträgen und Schriften taucht ein Konzept auf, das bisher für die historische Diskursanalyse noch wenig erschlossen worden ist: das Konzept der Problematisierungsweise.[85] Foucault resümierte 1983 unter diesem analytischen Begriff seine bisherigen Arbeiten folgendermaßen: »Ich versuchte von

84 Die Arbeiten von Deleuze und Guattari zum Begriff des Ereignisses sind in erster Linie der Philosophie zuzurechnen, jedoch stellen die Autoren selbst auch explizite Bezüge zur Geschichtsschreibung her (z.B. Deleuze 1979 & 1992: 106; Deleuze/Guattari 1992: 301ff.). Für meine Zwecke hier beschränke ich mich auf eine selektive Lesart dieses in der Philosophie (z.B. Rölli 2004; Patton 1997) sehr komplex diskutierten Begriffs. Auch Foucaults Konzept der Problematisierung kann als philosophische Begriffsarbeit gelesen werden. Ich möchte Problematisierung hier jedoch lediglich »as a mode of reading history« vorstellen (Castel 1994: 237).

85 Foucaults Anmerkungen und Ausführungen zum Begriff der Problematisierungsweise finden sich verstreut in verschiedenen Interviews und Texten, sie fallen recht knapp aus und sind z.T. vorläufig formuliert – ein eindeutiges und kohärentes Konzept sucht man daher vergeblich. Es bleibt viel Interpretationsspielraum, um aus diesen Bemerkungen einen analytischen historiographischen Ansatz zu filtrieren – eine Arbeit, die bisher, soweit es mir ersichtlich ist, noch nicht abschließend geleistet worden ist; vgl. jedoch Rose 1994: 50-53 & 1998: 11, 25f. & 60; Lemke 1997: 339-343 & 354ff; Castel 1994; Dean 1994; Klöppel 2007; Klöppel [in Erscheinung].

Anfang an, den Prozess der ›Problematisierung‹ zu analysieren – was heißt: Wie und warum bestimmte Dinge (Verhalten, Erscheinungen, Prozesse) zum Problem wurden.« (Foucault 1996: 178) Mit dem Ansatz einer Untersuchung von Problematisierungsweisen fordert Foucault dazu auf, die Kontextabhängigkeit und damit gesellschaftliche Dimension eines Problems zu durchleuchten:

»Problematisierung bedeutet nicht die Darstellung eines zuvor existierenden Objekts, genauso wenig aber auch die Erschaffung eines nicht existierenden Objekts durch den Diskurs. Die Gesamtheit der diskursiven und nicht diskursiven Praktiken lässt etwas in das Spiel des Wahren und des Falschen eintreten und konstituiert es als Objekt für das Denken [...].« (Foucault 1984/2005e: 826)

Aus dem Zitat geht einerseits hervor, dass die Problematik nicht den Gegenständen der Sorge per se innewohnt, d.h., weder sind bestimmte Ereignisse noch besondere Körper, Praktiken, Situationen etc. dazu prädestiniert, problematisiert zu werden. Die Wendung Foucaults, wonach es sich bei einer Problematisierung keineswegs um die willkürliche »Erschaffung eines nicht existierenden Objekts« handle, impliziert andererseits, dass die diskursiven und nicht-diskursiven Praktiken[86] auf vorfindliche, konkrete, reale Gegebenheiten zugreifen und diese reflektieren: Jedoch ist die Art der Reflexion nicht determiniert und zudem werden durch die Praktiken der Problematisierung die Existenzbedingungen[87] der Gegenstände der Sorge, d.h. das Netz der Relationen, unter denen sie in Erscheinung treten und in intelligibler Weise erfahrbar werden, neu formiert, so dass ihre Wirklichkeit eine andere ist als zuvor. Eine solche Analyse konzentriert sich darauf, »unter welchen Bedingungen etwas zum Objekt eines möglichen Wissens werden kann, wie es als ein zu erkennendes Objekt problematisiert und welchem Verfahren der Unterscheidung es unterworfen werden konnte [...].« (Foucault 2001: 499)

Grundsätzlich ist nach Foucault die scheinbare Evidenz eines Problems in derselben Weise zu hinterfragen, in der generell Wissensobjekte auf die Prozesse ihrer Objektivierung zurückzuführen sind: Dazu sind die im Anschluss an die bestehenden Wissenskonfigurationen artikulierten Praktiken der Abgrenzung, Differenzierung, Ableitung und Synthetisierung zu rekonstruieren, durch die ein

86 Den Begriff der nicht-diskursiven Praktiken hat Foucault nicht präzise definiert (Foucault 1994a: 231ff.; Lemke 1997: 48ff.). Einem Vorschlag von Gilles Deleuze folgend können darunter regelmäßige, institutionalisierte und dadurch wirklichkeitsformierende Praktiken, die sich nicht von der Sprache ableiten bzw. nicht auf den Diskurs reduzierbar sind, verstanden werden. Deleuze hat diese Begriffsinterpretation für Anordnungen des Sichtbaren plausibel gemacht (Deleuze 1992: 96f.).

87 Mit dem Begriff der Existenzbedingungen zielt Foucault auf die konkreten Wissensproduktionen immanente Regularität (bzw. das stabilisierte Netz wiederholbarer Verknüpfungen), insofern die Regeln Bedingungen dieses Wissens definieren, die dem Bedingten in ihrer historischen Entstehung gleichursprünglich sind (Foucault 1994a: 67f., 170f. & 184f.).

problematisierter Gegenstand seine spezifische Gestalt annimmt und in ein gespanntes Verhältnis zu einem bestimmten Kontext gesetzt wird. Außerdem wird gefragt, wie sich diese Objektivierungspraktiken mit Machttechniken verknüpfen und ins Verhältnis zu den etablierten Machtbeziehungen setzen (Foucault 1994a: 62ff.): Wie fügen sie sich in Autorität erzeugende Praktiken und Verhältnisse, durch die eine bestimmte Konfiguration des Wissens verbindlich für die Wahrnehmung und die Reflexion wird, ein? Wie verbinden sie sich mit sozialtechnologischen Praktiken, die auf das individuelle und kollektive Handeln, auf die materiellen Konstellationen der Körper und die Selbstverhältnisse einwirken? In dieser Weise ist in Bezug auf Geschlecht und Sexualität insbesondere zu verfolgen, wie ein bestimmtes Wissen, das Klassifikationskriterien definiert, sich nicht nur etwa als medizinisches Lehrbuchwissen durchsetzt, sondern sich auch in Teilungspraktiken institutionalisiert, auf denen soziale Hierarchisierungen und Diskriminierungen basieren.

Foucault legt mit seinem historischen Untersuchungsansatz den Akzent darauf, den prekären Prozess der Etablierung von Macht-Wissensformation zu rekonstruieren, d.h. ausgehend von der Beweglichkeit der lokalen Machtspiele, die Blockaden und ihre Überwindungen, die strategischen Verbindungen und Stabilisierungen und somit die heterogenen und kontextbedingten Formierungs- und Transformationslinien eines Problems zu rekonstruieren (Foucault 1993a: 75ff. & 1987: 245 & 259f.). Diese Art der Analyse hat Foucault auch als Archäologie und Genealogie bezeichnet: »Die archäologische Dimension der Analyse bezieht sich auf die Formen der Problematisierung selbst; ihre genealogische Dimension bezieht sich auf die Formierung der Problematisierungen ausgehend von den Praktiken und deren Veränderungen.« (Foucault 1989a: 19) Foucaults bevorzugte historische Vorgehensweise besteht dabei im Aufzeigen diskursiver Kontinuitäten und Diskontinuitäten, so dass sich im Vergleich die Besonderheit einer Problematisierungsweise präzise erfassen lässt.[88] Diese Art des Vergleichs,

88 In der Geschichtswissenschaft wird im Allgemeinen unter komparativem Forschen der internationale, interkulturelle oder intergesellschaftliche Vergleich verstanden. Demgegenüber bleibt das intertemporal vergleichende Vorgehen, wie Lutz Sauerteig in einem Überblick über die vergleichende Methode in der Medizingeschichte festhält, zumeist unmarkiert und unreflektiert (Sauerteig 1998: 270f.). Foucault hat hingegen seine historischen Studien immer mit methodologischen Überlegungen über die historische Fokussierung von Ordnung und Transformation, Kontinuität und Diskontinuität im intertemporalen Vergleich begleitet (z.B. Foucault 1994b: Vorwort). Dennoch wird in der Sekundärliteratur Foucaults Ansatz nur sehr selten dem geschichtswissenschaftlichen Verständnis des Vergleichs angenähert. Immerhin spricht Paul Veyne mit Bezug auf Foucaults Studien von vergleichender Geschichte, worunter er eine Aufmerksamkeit für Wiederholungen in der Geschichte versteht, die der Singularisierung bzw. Spezifizierung der jeweils betrachteten Phänomene dienen soll (Veyne/Raulff 1987: 141f. & 144f.). Friedrich Balke und Benno Wagner weisen darauf hin, dass sich das übliche historiographische Verständnis des Vergleichs auf einen »bilanzartigen Punkt-für-Punkt-Vergleich« bzw. auf ein »Gleich- und Differentsetzungsverfahren« belaufe. Demgegenüber zielen sie auf

die er in seinem Spätwerk stark macht, führt jedoch nicht zurück zu einer historiographischen Dichotomie von Ordnung und Brüchen. Stattdessen sucht er das Ineinandergreifen von Kontinuität und Diskontinuität, Stabilisierung und Veränderung der Macht-Wissensformationen herauszuarbeiten.

Was Foucault in früheren Ausführungen zu seinem historischen Ansatz hier und da bereits hat anklingen lassen, nimmt er nun mit dem Konzept der Analyse von Problematisierungsweisen explizit in den Blick: die Gleichzeitigkeit von Stabilisierungen und Veränderungen. Aufschlussreich für diese Neuakzentuierung ist eine Bemerkung Foucaults, in der er seinen historischen Ansatz mit Hilfe des Problematisierungskonzepts resümiert:

»Die Geschichte des Denkens ist die Analyse der Art und Weise, wie ein unproblematisches Erfahrungsfeld oder eine Reihe von Praktiken, die als selbstverständlich akzeptiert wurden, die vertraut und ›unausgesprochen‹ sind, also außer Frage stehen, zum Problem werden, Diskussionen und Debatten hervorruft, neue Reaktionen anregt und eine Krise der bisherigen stillschweigenden Verhaltensweisen, Gewohnheiten, Praktiken und Institutionen bewirkt.« (Foucault 1996: 78)

Etwas wird also als problematisch qualifiziert, indem es als unvertraut und unselbstverständlich fokussiert wird und damit Zweifel und Fragen weckt. Ein Gegenstand erscheint dabei als Problem in dem Maße, wie er im Verhältnis zu einem bestimmten Kontext als zweifelhaft und fragwürdig, als ein Brennpunkt der Verunsicherung, Störung oder auch Gefährdung des Bestehenden dargestellt wird. Das Spannungsverhältnis, welches somit zum Gewohnten und Selbstverständlichen entsteht und das etwa als Gefahr für die Geschlechterordnung, die guten Sitten etc. wahrgenommen werden kann, fordert dazu heraus, nach Lösungen für das Problem zu suchen. Foucault verweist insofern auf die imperative Form von Problematisierungen, »in denen das Sein sich gibt als eines, das gedacht werden kann und muss [...].« (Foucault 1989a: 19)

Problematisierungen sind somit ein Ausgangspunkt für Veränderungen – und ihr regulierender Durchgangspunkt: Denn es ist kein freies Spiel von Veränderungen, das angestoßen wird. Die Art der Problemstellung setzt vielmehr die Bedingungen, »unter denen mögliche Antworten gegeben werden können; sie definiert die Elemente, die das konstituieren werden, worauf die verschiedenen Lösungen sich zu antworten bemühen.« (Foucault 1984/2005b: 733) Die Lösungssuche wird also in einem grundlegenden Sinne von der Problemstellung

eine vergleichende Perspektive, welche die zu verschiedenen Zeitpunkten bestehenden »Integrationsmechanismen und -relationen«, d.h. die jeweiligen verknüpfenden, einbindenden Rationalitäten und Strategien, herausarbeite (Balke/Wagner 1997: 27). Damit spezifizieren die Autoren den historischen Vergleich für eine Ebene der Analyse, die m.E. gerade für Foucaults Ansatz der Problematisierungsweise charakteristisch ist, insofern unter diesem Konzept die integrierenden Bedingungen verschiedenartiger Praktiken zeitlich differenzierend in den Blick genommen werden.

strukturiert. Die Problemstellung eröffnet nicht nur eine Lösungssuche, die Veränderungen nach sich ziehen kann, sondern sie beschränkt auch gleichermaßen den Spielraum für neue Antworten. Während sie einerseits bestimmte Gegebenheiten, Konventionen etc. in Frage stellt, fixiert sie andererseits die Bedingungen, unter denen die Diskussion über Lösungen überhaupt erst stattfinden kann. Die Problematisierung bewirkt mithin eine bedingte Öffnung des Diskurses: Sie provoziert innerhalb bestimmter Vorgaben Veränderungen – Transformationen und Stabilisierungen greifen somit ineinander. Ordnung stellt sich im Zusammenhang mit Problematisierungsweisen als eine nicht-totalisierende Stabilisierung im Hintergrund von Veränderungsprozessen her. Veränderungen werden indessen systematisch hervorgetrieben und dabei durch den Rahmen der Problemstellung reguliert. Problematisierungen implizieren damit – im Unterschied zur repressiven oder direktiven Machtausübung – Strategien der flexiblen Neuanpassung bestehender Praktiken und Kodifikationen, indem sie Transformationen durch die Festlegung der Problemstellung produktiv kanalisieren.

Allerdings können sich die angestoßenen Veränderungen auch soweit verselbständigen, dass sie den Rahmen der Problemstellung überschreiten und die existierenden Macht-Wissensgefüge destabilisieren. Auf dieses unkalkulierbare Potential von Problematisierungen, das ebenso gut und sogar gleichzeitig affirmative als auch destruktive Wirkungen entfalten kann, hat Foucault mit dem Begriff der Strategie hingewiesen. Ausgehend von einem Verständnis der Macht als Zusammensetzung bewegter Kräfteverhältnisse hält er fest: »Jegliche Machtbeziehung impliziert [...] – zumindest virtuell – eine Kampfstrategie [...].« (Foucault 1987: 260) Strategien verweisen auf Machtverhältnisse in Bewegung, auf Auseinandersetzungen und ihre vielfältigen, stabilisierenden oder destabilisierenden Verkettungen und Widersprüche – wodurch sich die Strategien gegenüber den Intentionen der beteiligten AkteurInnen verselbständigen können (Foucault 1991a: 116). Heterogene Strategien können sich dennoch aufeinander beziehen und sich zu einer Gesamtstrategie bzw. einem Dispositiv verketten, d.h. sie bilden ein komplexes, durchaus nicht widerspruchsfreies Ensemble von Macht-Wissensbeziehungen (Foucault 1980/2005: 35f.). Mit dem Begriff des Dispositivs nimmt Foucault die Macht-Wissensbeziehungen als Transformationsmatrizen in den Blick. Wie der Begriff der Problematisierung verweist auch das Dispositiv auf das Ineinandergreifen stabilisierender und transformierender Praktiken.[89] Während jedoch der Begriff der Problematisierung eher auf die Ebene des Wissens abzielt, nimmt derjenige des Dispositivs in erster Linie von der Ebene der Macht aus die regulierten und regulierenden Transformationen in den Blick (Foucault 1978b: 123).

89 In diesem Sinne kennzeichnet Deleuze Foucaults Verständnis des Dispositivs als eine Zusammensetzung von stabilisierenden Linien und Linien des Werdens (Deleuze 1991b).

Ereignisse

Wie bereits zu sehen war, setzt das Konzept der Problematisierungsweise Foucaults de-essentialistisches Analyseunterfangen fort. So wird in der Perspektive des Konzepts deutlich, dass nicht etwa bestimmte körperliche Phänomene qua ihrer Natur die medizinische Problematisierung uneindeutigen Geschlechts provozieren. Wenn nun andererseits Foucault darauf hinweist, dass Problematisierungen eine gegebene reale Situation reflektieren und in diese intervenieren, was heißt das dann genau? Anders gefragt: Was reflektiert eine Problematisierung? In einem Gespräch mit Paul Rabinow (frz. Erstveröff. 1984) gibt Foucault dazu eine Auskunft, die m.E. dunkel bleibt:

»In Wirklichkeit muss, damit ein Handlungsbereich und ein Verhalten ins Feld des Denkens eintritt, eine gewisse Anzahl von Faktoren ihn oder es unsicher gemacht, ihm seine Vertrautheit genommen oder in dessen Umfeld eine gewisse Anzahl von Schwierigkeiten hervorgerufen haben. Diese Elemente unterliegen sozialen, ökonomischen oder politischen Prozessen. Aber sie spielen darin nur eine Rolle als Hinweis. Sie können existieren und ihre Aktionen über eine sehr lange Zeit hinweg ausüben, bevor es zu einer wirklichen Problematisierung durch das Denken kommt. Und wenn diese eintritt, nimmt sie nicht eine einzige Form an, die das direkte Ergebnis oder der notwendige Ausdruck dieser Schwierigkeiten wäre; sie ist eine oft vielgestaltige, mitunter sogar in ihren verschiedenen Aspekten widersprüchliche, eigentümliche oder spezifische Antwort auf diese Schwierigkeiten, die für sie durch eine Situation oder einen Kontext definiert sind und die einer möglichen Frage gleichgelten.« (Foucault 1984/2005b: 732)

Diese Sätze ließen sich dahingehend auslegen, dass eine Problematisierung durch verunsichernde Erfahrungen und Schwierigkeiten ausgelöst werde, die unabhängig vom Diskurs bestehen, so etwa durch die verstörende Erfahrung des hermaphroditischen Körpers. Damit würde aber Foucaults de-essentialistisches Verständnis von Problemen, welches an vielen anderen Stellen zum Ausdruck kommt, nicht berücksichtigt. Daher möchte ich vorschlagen, diese »Schwierigkeiten« selbst als einen komplexen Effekt des Zusammenspiels diskursiver und nicht-diskursiver Praktiken zu begreifen, jedoch nicht in dem Sinne einer monolithischen Determination, sondern vielmehr als vielschichtiges Resultat heterogener, sich beständig verändernder Wirkungsgefüge, die zu Reibungen und Widersprüchen führen. Diese wiederum bieten zwar einen Anreiz (»Hinweis«[90]) für Problematisierungen, führen jedoch nicht zwangsläufig dazu und determinieren ohnehin nicht die Art und Weise der Problematisierung. Damit wäre die Stelle der Vermittlung zwischen den Gegebenheiten und den Problematisierungen in

90 Im französischen Text findet sich an dieser Stelle der Ausdruck *incitation*, was in diesem Zusammenhang m.E. statt mit »Hinweis« besser übersetzt worden wäre mit »Anreiz« oder »Anregung«.

erster Linie als Anreiz durch die unvorhersehbaren Wirkungen beständiger Veränderungen im Gefüge der Realisierungen gesellschaftlicher Praktiken bestimmt.

Beständige Veränderungen mit unvorhersehbaren Wirkungen – das sind wiederum die basalen Kennzeichen dessen, was Foucault unter dem Begriff des Ereignisses zu fassen sucht, wenn er schreibt, dass es

»verschiedene Arten von Ereignissen auf verschiedenen Ebenen gibt, die weder die gleiche Bedeutung noch die gleiche zeitliche Ausdehnung noch die gleiche Fähigkeit besitzen, Wirkungen zu erzeugen. Das Problem liegt darin, gleichzeitig die Ereignisse zu unterscheiden, ihre Beziehungssysteme und dazugehörigen Ebenen zu differenzieren und die Fäden zu rekonstruieren, die sie miteinander verbinden und bewirken, dass die einen aus den anderen entstehen.« (Foucault 1978a: 28)

Thomas Flynn hat gezeigt, dass Foucault in verschiedenen Phasen seiner historischen Studien, die er immer wieder ausdrücklich als Rückführung der Objekte, Einheiten, Gewissheiten etc. auf die sie konstituierenden vielfältigen verstreuten Ereignisse bestimmt (Foucault 1993a: 73f. & 1992: 39f.), den Begriff in unterschiedlichen Bedeutungsfacetten verwendet – u.a. als ubiquitäre Mikro-Ereignisse der beweglichen Kräfteverhältnisse, als differentielle Aussage-Ereignisse und nicht-diskursive Ereignisse oder als Makro-Ereignisse im Sinne radikaler Transformationen (Flynn 2004: 228-232). Flynn arbeitet aber auch heraus, dass Foucaults Verwendung der verschiedenen Ereignis-Begriffe die Zufälligkeit der Ereignisse auf dem Boden der sie ermöglichenden und einschränkenden regelmäßigen Praktiken unterstreicht: Ereignisse werden somit als Vermittlung von Kontinuität und Diskontinuität in den Blick genommen (ebd.: 232f.). Dabei hat Foucault Ereignisse auch als – größere oder kleinere – Wendungen in den Machtverhältnissen und lokalen Auseinandersetzungen betrachtet und damit die Materialität ihrer Bedingungen, ihrer Wirkungen und ihrer Verstetigung betont (Foucault 1993a).

In Bezug auf das Anliegen, einen adäquaten historiographischen Ansatz zum medizinischen Umgang mit Hermaphroditen zu entwickeln, ist es m.E. zielführend davon auszugehen, dass der Anreiz für Problematisierungen Ereignisse sind. Als solche Ereignisse lassen sich die Begegnungen der Medizin mit Hermaphroditen einordnen, wobei deren Bedeutung und Konsequenz nicht von vorneherein feststeht. Die medizinischen Problematisierungen uneindeutigen Geschlechts reflektieren diese ereignishaften Begegnungen, die zwar spezifische Wirkungen entfalten, jedoch nicht von sich aus mit bestimmten Bedeutungen aufgeladen sind, so dass sie vielfältig (wenn auch nicht beliebig) ausgedeutet oder aber auch – mit mehr oder weniger Aufwand – ignoriert werden können.

Deleuze und Guattari bieten hierzu eine hilfreiche Unterscheidung zwischen dem Ereignis und seiner Aktualisierung an. Ihnen zufolge entfalten Ereignisse ihre besonderen Wirkungen auf der Ebene der Kräfte- bzw. Machtbeziehungen, indem sie diese in Bewegung, in ein »Werden« ohne Ziel und Formbestimmung versetzen. Diskursive und nicht-diskursive Praktiken greifen auf diese Werdensprozesse zu, sie machen sich das Veränderungspotential zunutze für bestimmte Ziele und Zwecke und binden so die veränderten Kräftebeziehungen in die historische Macht-Wissens-Formation ein, die dadurch modifiziert bzw. trans-/formiert werden (Deleuze/Guattari 1992: 123ff., 562 & 568). Diesen Integrationsprozess bezeichnen Deleuze und Guattari als Aktualisierung des Ereignisses, wobei sie betonen, dass sich das Ereignis im Augenblick seiner Verwirklichung der Einbindung in die Formationen entzieht und so das Potential für eine erneute Aktualisierung bewahrt. Auf dieses Potential zielen nach Deleuze und Guattari die (modernen) Wissenschaften, insofern sie sich das Ereignis durch flexible Aktualisierungen anzueignen suchen, statt es durch feste Ordnungen zu bannen (Deleuze/Guattari 1996: 129, 141 & 182). Einhergehend mit dieser Konzeption betonen die Autoren das Primat der Ereignisse und der Werdensprozesse gegenüber der Geschichte. Das impliziert, dass die historischen Formationen niemals von ihrem Entstehungsherd und dessen dynamischen Potential vollständig unabhängig sind: Sie bleiben »dem Risiko der Verschiebung, Umkehrung oder Neubestimmung« ausgesetzt (Balke 1998: 29). Daraus lässt sich folgern, dass sich auf den Spuren der Ereignisse der kontingente Charakter historischer Formationen am deutlichsten erschließt – hieraus erhellt Foucaults Anliegen einer Rückführung des Gegebenen auf seine Entstehung aus verstreuten, vielfältigen Ereignissen.

Eine weitere hilfreiche Ergänzung zum historiographischen Ansatz Foucaults findet sich in dem von Deleuze und Guattari korrespondierend zum Ereignis-Begriff entworfenen Analyseraster einer Kartierung unterschiedlicher Dynamiken der Trans-/Formation von Macht-Wissensbeziehungen.[91] Sie unterscheiden »harte Segmentierungslinien« von »flexiblen« und außerdem ungerichtete »Destratifizierungslinien«, auch »Fluchtlinien« genannt (Deleuze/Guattari 1992: 303ff.). Flexible Segmentierungslinien kennzeichnen Prozesse einer ersten Selektion und Verknüpfung der singulären Kräftebeziehungen, wobei die Verbindungen noch verschiebbar und offen für neue Verknüpfungen sind (ebd.: 709). Harte Segmentierungslinien greifen auf die flexiblen Segmentierungslinien zu, indem sie deren Verknüpfungen vereinheitlichen, gliedern und formalisieren, sie in die existierenden Macht-Wissensformationen einbinden und auf diese Weise stabilisieren (ebd.: 61). Fluchtlinien hingegen verlängern flexible Segmentierungen zu Veränderungsprozessen, die aus einer gegebenen Formation herausführen (ebd.: 199f.). Sie zeichnen sich dadurch aus, dass sie keinen bestimmten Zweck verfolgen, außer dem, sich zu entfalten, indem sie ihre eigenen Elemente immer wieder bearbeiten und verändern (Schmidgen 1997: 79f.). Sie sind, so Deleuze und

91 Wenn auch dieses Analyseinstrument nicht speziell für die Historiographie entworfen worden ist, so hat doch auch Deleuze selbst in einem Nachwort zu Jacques Donzelots historischer Studie *Die Ordnung der Familie* dieses Konzept auf die Geschichtsschreibung angewendet (Deleuze 1979).

Guattari, jedoch nicht dagegen resistent, »eingefangen« und einer erneuten harten Segmentierung zugeführt zu werden (Deleuze/Guattari 1992: 703f.). Die drei Dynamiken, nach denen sich historische Formierungsprozesse auseinanderlegen lassen, beschreiben dabei – und das ist für die Sichtweise von Deleuze und Guattari entscheidend – keine diachrone Abfolge von Ordnung, Störung und Neuordnung oder von Ereignis versus Struktur. Vielmehr ist von permanenten Destabilisierungen der Schichten auszugehen, die neben und inmitten der Stabilisierungsprozesse greifen können. Trans-/Formationslinien sind in sich »immer vielfältig und zusammengesetzt« und bilden so ein heterogenes, dynamisches Gefüge (ebd.: 96 & 199f.). Mit dieser Fokussierung auf das Ineinandergreifen von Stabilisierungen und Destabilisierungen kommt das Analyseraster der Segmentierungs- und Fluchtlinien Foucaults Konzept der Problematisierung entgegen. Das Konzept einer Kartierung von sich nebeneinander entwickelnden, sich kreuzenden oder vermischenden Linien bietet m.E. für die historische Analyse ein griffiges Raster, um die durch Problematisierungen angestoßenen Macht-Wissens-Formierungen in ihrer unterschiedlichen Dynamik differenziert zu beschreiben.

Kritische Reproblematisierung

Zuletzt sei noch ein Aspekt des Foucault'schen Problematisierungskonzepts vorgestellt, der die Frage der Zielstellungen einer kritischen Wissenschaft berührt. Denn mit der Neuakzentuierung der historischen Analyse von Macht-Wissensformationen als Untersuchung von Problematisierungsweisen verlagert Foucault zugleich den Ansatzpunkt kritischen Denkens:

»Das Denken wird dadurch blockiert, dass man implizit oder explizit eine Form von Problematisierung annimmt und eine Lösung sucht, die sich an die Stelle der Lösung setzen lässt, die man akzeptiert. Nun, wenn die Arbeit des Denkens einen Sinn hat – dann den, die Art und Weise, wie die Menschen ihr Verhalten (ihre sexuelle Aktivität, ihre Strafpraxis, ihre Haltung gegenüber dem Wahnsinn, usw.) problematisieren, an ihrer Wurzel wieder aufzugreifen.« (Foucault 1984/2005c: 751)

Die Einsicht, dass die Spielräume für die Lösungen und damit für Veränderungen bereits diskursiv abgesteckt sind, führt Foucault dazu, die Aufgabe des kritischen Denkens nicht in erster Linie in der Suche nach besseren Lösungen zu sehen, sondern in der Analyse der Problematisierungsweisen, um deren implizite, unmarkierte Setzungen, die auch die politischen Diskussionen über alternative Lösungen strukturieren, zu enthüllen und zu reflektieren (Foucault 1984/2005b: 727 & 730). Dies bezeichnet Foucault auch als »Reproblematisierung« (Foucault 1984/2005c: 751). Mit dieser Ausrichtung der kritischen Analyse schärft er seinen Ansatz der Gegenwartsgeschichte, deren Zielsetzung er nun darin sieht, die Bedingungen und Begrenzungen, welche die Macht-Wissensformationen dem Denken und Handeln setzen, ausgehend von einer Analyse der für die Gegenwart konstitutiven Problematisierungsweisen zu reproblematisieren und ihre Kontingenz und Veränderbarkeit aufzuzeigen (Foucault 1990: 48ff.).[92] Der »Rückgriff auf die Geschichte« habe die

»Funktion zu zeigen, dass das, was ist, nicht immer gewesen ist, das heißt, dass stets im Zusammenfluss von Begegnungen und Zufällen, am Faden einer zerbrechlichen und heiklen Geschichte sich die Dinge ausgebildet haben, die uns den Eindruck vermitteln, die selbstverständlichsten zu sein. [...] [U]nd weil diese Dinge geschaffen worden sind, können sie unter der Bedingung, dass man weiß, wie sie geschaffen wurden, auch aufgelöst werden.« (Foucault 1984/2005a: 545)

Das mit Foucaults Problematisierungs-Konzept einhergehende Kritik-Verständnis, das auf eine Hinterfragung der begrenzenden und ermöglichenden Bedingungen unserer Gegenwart zielt, stützt sich weder auf normative Konzepte noch auf Wertmaßstäbe, welche universelle Gültigkeit beanspruchen (Foucault 1990: 48f.). Bleibt es in Ermangelung eines transzendenten Maßstabs der hegemonialen Ordnung verhaftet? Obwohl der Foucault'sche Kritikansatz seiner Herkunft nach, und um sich Gehör zu verschaffen, in vielerlei Hinsicht selbst an den bestehenden Macht-Wissensformationen partizipiert, wäre es zu kurz gegriffen, seine Potentiale von vornherein als immanente Korrektur innerhalb vorgezeichneter Spielräume zu entwerten, die lediglich einer Rationalisierung der bestehenden Verhältnisse diene:[93] Denn die Kritik arbeitet an den Grenzen der eigenen Macht-Wissensformationen, indem sie die historischen Bedingungen für die von ihr untersuchten Probleme analysiert (Lemke 1997: 354-361). Ihr Anliegen ist, die durch bestimmte Problemstellungen vorgegebenen Spielräume und Spielregeln zu hinterfragen, um »nicht auf diese Weise und um diesen Preis regiert zu werden.« (Foucault 1992: 12) Da es keine feststehenden Maßstäbe für sie gibt, bestimmt sich die Tragweite der Kritik allein »experimentell«: Ihre Analysen müssen sich »dem Test der Wirklichkeit und der Aktualität aussetzen«, d.h. der Konfrontation im Feld der praktischen Auseinandersetzungen (Foucault 1990: 49). Wenn es keinen neutralen Außenstandpunkt der kritischen Analyse gibt, dann sind die gegenwärtigen Auseinandersetzungen und Konfliktlinien nicht nur Ausgangspunkt der historisch-kritischen Untersuchung, sondern auch das Feld, auf dem sie ihre Relevanz erweisen muss. Für Foucault ist die Involvierung in gesellschaftliche Auseinandersetzungen und politische Kämpfe expliziter Gegenstand

92 Vgl. dazu Veyne 2003: 49; Rose 1994: 50-53; Dean 1994: 4 & 20f.

93 In dieser Weise analysieren etwa Catrin Heite und Tino Plümecke Foucaults Kritik-Verständnis (Heite/Plümecke 2006: 105f.). Sie machen indessen zu Recht darauf aufmerksam, dass die empathische Verwendung des Foucault'schen wie auch generell des Kritik-Begriffs in weiten Teilen der Sozial- und Geisteswissenschaften sowie in politischen Bewegungen eine Reflexion auf die Bedingungen und Reichweite des Begriffs (und der damit verbundenen Praktiken) vermissen lassen.

der Reflexion und Bezugspunkt der Validierung der eigenen Untersuchungsergebnisse (Dean 1994: 36). Der Bezug auf die gesellschaftlichen Auseinandersetzungen bedeutet jedoch keine Identifizierung mit bestimmten marginalisierten Standpunkten, keine unmittelbare Übernahme ihrer Perspektive: Während Foucault in seinen Schriften der 1970er Jahre die Genealogie noch als »perspektivisches Wissen« bezeichnete, insofern die historische Untersuchung ein Wissen hervorbringe, das Partei ergreife (Foucault 1993a: 82), so nimmt er davon später Abstand, weil das ›Gegen-Wissen‹ durch seine zum hegemonialen Wissen symmetrische Positionierung selbst den Bedingungen der historischen Macht-Wissensformationen verhaftet bleibe (vgl. dazu Lemke 1997: 337).

Zusammenfassend lässt sich festhalten, dass Foucault mit der expliziten ethisch-politischen Haltung, die er mit der genealogischen Analyse von Problematisierungsweisen verknüpft, diese als kritische Arbeit an den begrenzenden Bedingungen der aktuellen gesellschaftlichen Auseinandersetzungen und Kämpfe fasst, um Potentiale für Veränderungen zu erschließen. Analog dazu ist für meine Untersuchung des medizinischen Hermaphroditismus-Diskurses die durch verschiedene behandlungskritische Intersex-Initiativen angestoßene Debatte über das Behandlungsvorgehen bei uneindeutigem Geschlecht einerseits, zum anderen die Debatte innerhalb der Gender und Queer Studies zur Konstruktion und Reproduktion eines normativen, binären Geschlechtsklassifikationssystems der Bezugsrahmen. Die historische Rekonstruktion der diesen Auseinandersetzungen zugrunde liegenden Problematisierungsweisen soll helfen, die unmarkierten Voraussetzungen und Begrenzungen dieser Debatten zu analysieren.

Problematisierung uneindeutigen Geschlechts

Was folgt aus den beschriebenen Ansätzen von Foucault, Deleuze und Guattari für die Rolle der Fälle uneindeutigen Geschlechts im medizinischen Diskurs? Mit dem Konzept der Problematisierung verbindet sich die wichtige Einsicht, dass kein Körper nur aufgrund seiner besonderen Beschaffenheit problematisch ist. Stattdessen richtet sich der Blick auf die Kontextabhängigkeit und damit gesellschaftliche Dimension der Problematik des uneindeutigen Geschlechts. Fokussiert werden in der vorliegenden Studie zwar nicht die Lebensschicksale intersexueller Menschen, sondern die Medizin und Psychologie, doch möchte ich mit der Ausrichtung der Analyse auf Problematisierungsweisen auch begrifflich die existentiellen Problematiken und Erfahrungen intersexueller Menschen präsent halten. Dabei will ich verdeutlichen, wie individuelle Problematiken durch den medizinisch-psychologischen Diskurs (mit-)bestimmt werden, wie also die Erfahrungen dadurch geprägt sind, dass Intersexualität als Schauplatz der Verhandlung, Definition und konkreten Durchsetzung von Geschlechts- und Sexualitätsnormen dient. Es geht mir darum zu zeigen, wie Probleme bei all ihrer persönlichen Tragweite auch gesellschaftlich bedingt sind. Die Idee, das Problematisierungskonzept für die Analyse des medizinischen Hermaphroditismus-

Diskurses heranzuziehen, ist so nicht zuletzt dem persönlichen Austausch mit intersexuellen Menschen geschuldet, der die Entstehung dieses Buches begleitet hat. Ihre Kritik des Behandlungsvorgehens und ihre Vorstöße gegen die rigide Zweigeschlechterklassifikation haben meinem Projekt entscheidende Impulse gegeben. Mit meiner Untersuchung hoffe ich Argumente dafür beizubringen, die dominierende medizinisch-psychologische Problemdefinition zu überwinden, damit endlich die betroffenen Menschen selbst darüber bestimmen können, ob und wenn ja, welche Probleme vorliegen und wie sie angegangen werden sollten.

Hinsichtlich des Verhältnisses, das der medizinische Diskurs zum Hermaphroditismus einnimmt, macht das Problematisierungskonzept darauf aufmerksam, dass diese Beziehung nicht als reaktiv charakterisiert werden kann. Vielmehr handelt es sich um ein aktives und funktionales Verhältnis: Aktiv insofern, als die Problematisierung die Wahrnehmung von Körpern als geschlechtlich uneindeutig und pathologisch erst hervorbringt. Diskursive und nicht-diskursive Praktiken greifen dabei in die gegebenen konkreten beweglichen Wirkungsgefüge der Körper ein, sie machen sich die in den Zusammentreffen zwischen ÄrztInnen und Patient_Innen freigesetzten Potentiale zunutze, indem manche dieser Ereignisse unter der Maßgabe von bestimmten Problemstellungen selektiert, mit Hilfe von Wissenschaftlichkeit verbürgenden Regeln als Fälle erfasst und in das bestehende Wissenskorpus integriert werden. Da die Körper-Affekt-Konstellationen nicht beliebig, sondern konkret sind, kann nicht willkürlich das, was als geschlechtlich uneindeutig objektiviert wird, durch den medizinischen Diskurs erschaffen werden. Stattdessen müssen sich die Objektivierungspraktiken mit den konkreten Wirkungszusammenhängen auseinandersetzen und arrangieren. Dennoch legen aber diese Wirkungsgefüge die diskursive Differenzierung nach eindeutig/uneindeutig von sich aus nicht nahe, die vielmehr auf eine aktive Formierung der Wahrnehmung durch diskursive und nicht-diskursive Praktiken zurückzuführen ist.

Die Problematisierung des Hermaphroditismus ist zudem für den neuzeitlichen medizinischen Diskurs funktional: Sie dient der Selbsterneuerung des medizinischen Diskurses in dem Maße, da Hermaphroditen als individuelle Fälle objektiviert werden. Dabei fungiert die Fallobjektivierung im medizinischen Hermaphroditismus-Diskurs nicht nur als eine Integration des Singulären in die bestehenden Wissenskonfigurationen, indem das Singuläre gemäß der bestehenden Kodifikationen der Geschlechtszeichen gerastert wird, als Beleg von Erkenntnissen oder zur Demonstration ärztlicher Techniken herangezogen wird. Vor allem erschöpft sich die Integration prinzipiell nicht in einer einfachen Negierung des Singulären. Vielmehr konserviert die Fallobjektivierung die Singularität auch als ein spezifisches Potential, das ggf. im Hinblick auf eine bestimmte Problematisierung aktualisiert werden kann, um Aspekte des medizinischen Wissens und der ärztlichen Praxis zu kritisieren, zu verwerfen oder zu modifizieren. »Für jede Theorie der Geschlechtsmerkmale ist der Pseudohermaphroditismus ausgeschrottet worden«, stellte 1913 ein Mediziner mehr rhetorisch als ernsthaft empört fest (da er selbst ebenso verfuhr), »[u]nd es ist selbstverständlich, daß er überall hineinpaßte und jede, auch die disparateste Theorie zu stützen vermochte, da ja seine Ursachen und seine Deutung nur Hypothesen sind, die sich dem zu Beweisenden jeweils anpassen lassen.« (Bucura 1913: 152) Diese Einschätzung bezeugt, dass die ›produktive‹ Funktionalisierung der Fälle zweifelhaften Geschlechts in der Medizin durchaus kein gänzlich abseitiger Vorgang war und ist. Mit der Perspektive des Problematisierungs- und Ereigniskonzepts lässt sich vielmehr herausarbeiten, dass der Hermaphroditismus-Diskurs viel weniger einer Störungsvermeidung und starren Befestigung der Geschlechtergrenze verpflichtet ist, als vielmehr einer integrativen und flexiblen Grenzregulierung.

Statt das Problem geschlechtlich uneindeutiger Körper als gegeben hinzunehmen, drängt Foucaults Problematisierungskonzept dazu, eine Reihe kritischer Fragen zu stellen: nach den Praktiken der *Grenzziehung*, durch die das Wahrnehmungs- bzw. Klassifikationsraster geschlechtlich uneindeutig/eindeutig und damit auch männlich/weiblich artikuliert und hierarchisiert wird, so dass es Intoleranz, Bevormundung, Diskriminierung und Gewalt Vorschub leistet; nach den *Kontextbedingungen*, unter denen diese Grenzziehung relevant und geschlechtliche Uneindeutigkeit zum Problem erhoben wird; sowie nach den *strategischen Konfigurationen* der Problemstellungen, unter denen geschlechtliche Uneindeutigkeit präsentiert wird. Es geht also nicht nur darum, wie und unter welchen Kontextbedingungen die Kategorie Geschlecht mit ihren Grenzziehungen uneindeutig/eindeutig, männlich/weiblich formiert wird, sondern insbesondere um die Frage, wie ihre Transformationen unter stabilisierenden Rahmenbedingungen reguliert werden. Mit diesen drei analytischen Leitfragen im Hintergrund richtet sich die vorliegende Studie im Sinne des Foucault'schen Ansatzes einer kritischen Geschichte der Gegenwart darauf, die historischen Bedingungen herauszuarbeiten, die bis heute den medizinischen Umgang mit Intersexualität und die Sorge um eine normale psychosexuelle Entwicklung strukturieren und zur Konstituierung des *gender*-Konzepts geführt haben. Diese historische Rekonstruktion dient zugleich einer Genealogie des *gender*-Konzepts, die zur Selbstreflexion der Geschlechterforschung und der Queer Studies beitragen soll.

1.5 Anlage der Untersuchung

Überblick über die Forschungsliteratur

Bislang sucht man vergeblich nach historisch befriedigenden Überblicksarbeiten zum medizinischen Hermaphroditismus-Diskurs. Manche Studien, die einen Überblick über die medizinische oder auch juristische Literatur eines größeren Zeitraums zu geben versuchen, bleiben aufgrund des eklektizistischen Umgangs mit Quellen aus wissenschafts- und medizingeschichtlicher Sicht unbefriedigend. Den ersten Überblicksdarstellungen ist allerdings zugutezuhalten, dass sie Pionierarbeit für die weitere Forschung leisteten und bereits auf die rigide medizinische und juristische Behandlung des Hermaphroditismus aufmerksam machten (Foucault 1998; Epstein 1990; Hirschauer 1993a; Runte 1996: Kap. 9.1). Die ersten historisch sensibleren Untersuchungen stammen von Michel Foucault sowie Katharine Park und Lorraine Daston (Foucault 2003; Daston/Park 1985). Diese Studien sind auf die französische Literatur der Frühen Neuzeit fokussiert. Mittlerweile liegen eine Reihe von Arbeiten vor, welche die medizinische Literatur eines enger gefassten Zeitabschnitts analysieren. Von diesen werde ich hier nur diejenigen anführen, die als historisch tiefergehende Auseinandersetzungen angesehen werden können.

Untersuchungen, die sich schwerpunktmäßig mit Publikationen des deutschen Sprachraums zum Hermaphroditismus beschäftigen, existieren zur Frühen Neuzeit (Krämer 2005a & b), zum 18. Jahrhundert (Klöppel 1996), zum 19. Jahrhundert (Schäffner/Vogl 1998), zur Wende vom 19. zum 20. Jahrhundert (Schäffner 1995; Klöppel 2002a & b; Mak 2005) sowie zur zweiten Hälfte des 20. Jahrhunderts (Klöppel 2005, 2006a & 2008). Zur aktuellen medizinisch-psychologischen Literatur der BRD gibt es ebenfalls mehrere Analysen (z.B. Feld 1999a & b; Reiter 1997; Heldmann 1998; Hartung 1999; Klöppel 2006b & 2008). Manche der historischen Studien widmen sich einzelnen Medizinern, die durch eine intensive Beschäftigung mit Hermaphroditismus/Intersexualität hervorgetreten sind, so vor allem Magnus Hirschfeld, Franz Ludwig von Neugebauer sowie Richard Goldschmidt (Spörri 2000; Garrels 2000; Herrn 2005b; Satzinger 2004). Andere Arbeiten setzen sich speziell mit der bis heute für den Umgang mit Intersexualität relevanten Rechtslage unter Einbeziehung ihrer historischen Genese auseinander (Plett 2002; Tolmein 2005). Alles in allem ist festzustellen, dass der medizinisch-psychologische Diskurs über Intersexualität/Hermaphroditismus für den deutschen Sprachraum bisher noch nicht unter geschlechtergeschichtlichen Gesichtspunkten an einem repräsentativen Korpus wissenschaftlicher Publikationen und unter Beachtung langfristiger Entwicklungen untersucht worden ist.[94]

94 Auf Fragen der Visualisierung bzw. Anordnungen des Sichtbaren gehe ich nicht weiter ein, obwohl dies ein interessantes Feld der Analyse ist, wie Katharina Syko-

Weitaus mehr Untersuchungen liegen zur wissenschaftlichen Hermaphroditismus-Literatur anderer Sprachräume vor, besonders zur englischen, amerikanischen und französischen Medizin. Hier finden sich Analysen zum Mittelalter (Cadden 1993; Nederman/True 1996), zur Frühen Neuzeit (zur französischen Literatur Daston/Park 1995; Long 1999; zur englischen Gilbert 2002; zur spanischen Burshatin 1996), zum 18. Jahrhundert (zu englischen Publikationen Fontes da Costa 2004), 19. Jahrhundert (zu amerikanischen Schriften Reis 2005) sowie zur Wende vom 19. zum 20. Jahrhundert (zur englischen und französischen Literatur Dreger 1998a). Mit der Einführung der bis heute gültigen Behandlungsparadigmen bei Intersexualität sowie mit der Formulierung des *gender*-Konzepts durch amerikanische MedizinerInnen und PsychologInnen Mitte des 20. Jahrhunderts hat sich in historischer Sicht vor allem Bernice Hausman genauer auseinandergesetzt (Hausman 1995).[95] Anne Fausto-Sterling hat, aufbauend auf Hausmans Analysen, die weitere US-amerikanische Entwicklung bis in die Gegenwart verfolgt (Fausto-Sterling 2000a).

Bei dieser allgemeinen Übersicht über die Forschungsliteratur möchte ich es an dieser Stelle bewenden lassen; mit relevanten historischen Analysen setze ich mich in den nachfolgenden Kapiteln auseinander. Hier bleibt festzuhalten, dass es außer an einem zuverlässigen Überblick über die langfristige Entwicklung des medizinischen Hermaphroditismus-Diskurses im deutschen Sprachraum an einer genaueren Untersuchung dazu fehlt, wie die medizinische Diskussion in der zweiten Hälfte des 20. Jahrhunderts in den beiden deutschen Staaten verlief. Insbesondere steht die Beantwortung der Frage aus, auf welchen Wegen sich hierzulande die in den USA ausgearbeiteten Behandlungsleitlinien zusammen mit dem *gender*-Konzept dermaßen nachhaltig etablieren konnten, dass sie bis heute praxis- und forschungsleitend sind. Diese Forschungslücke versucht die vorliegende Studie zu schließen.

Quellengrundlage

Die Quellengrundlage der historischen Untersuchungsteile ist die medizinische, z.T. auch psychologische Fachliteratur zum Hermaphroditismus aus dem deutschen Sprachraum; um die Entwicklungen seit den 1950er Jahren sinnvoll nachvollziehen zu können, habe ich auch die einschlägige diskursleitende US-amerikanische Literatur untersucht. Ich untersuche also Publikationen und nicht etwa ungedruckte Archivalien (Notizen, Briefwechsel, Krankenakten o.ä.). Entscheidend für diese Auswahl ist mein Interesse an medizinischen und psychologischen Diskursen als wirkmächtigen Konfigurationen des Wissens über

ras Untersuchung über sexualmedizinische Photographien von Hermaphroditen zu Beginn des 20. Jahrhunderts deutlich macht (Sykora 2005).

95 Weitere Studien dazu sind im Entstehen, so von Alison Redick (http://campus.hws.edu/academic/popup.asp?id=406, Stand 21.09.2009).

Geschlecht und Sexualität, welche aufgrund der Autoritätsstellung der Medizin und Psychologie in (post-)modernen westlichen Gesellschaften auch außerhalb wissenschaftlicher Kreise in einem starken Grade wahrnehmungsstrukturierend und leitend für Denken und Handeln sind. Aus diesem Grund interessiert sich die vorliegende Untersuchung für die Auffassungen einzelner MedizinerInnen über Hermaphroditismus und Geschlecht wie auch die Bedeutung, die bestimmten Begriffen und Theorien im engen Zusammenhang eines bestimmten medizinischen Zirkels oder einer medizinischen Schule zukommt, nur insofern, als sie eine gewisse Resonanz in den Fachkreisen gefunden haben. Meines Erachtens lässt sich diese Resonanz, wenn auch sicher nicht in jedem Fall, so doch im Großen und Ganzen recht verlässlich daran ablesen, dass bestimmte Auffassungen, Begriffe und Theorien in Fachveröffentlichungen zirkulieren, d.h. (auch mit geringfügigen Variationen) wiederholt oder gar zitiert werden.[96] Damit erhalten sie (bzw. die Verknüpfungen, die sie ziehen) im Zusammenspiel mit dem Korpus bereits anerkannten Wissens eine gewisse Verbindlichkeit für den medizinischen Umgang mit Hermaphroditismus und die praktische Geschlechtsklassifikation sowie für das wissenschaftliche Geschlechterwissen. Diese Auswahl erfüllt damit auf einer ersten basalen Stufe ein Kriterium des Diskursverständnisses Foucaults, insofern dieses auf ein geregeltes, (relativ) verbindliches Wissensgefüge zielt, das durch einen gewissen Institutionalisierungsgrad im Sinne einer Einschreibung in stabile Machtbeziehungen gefestigt wird.

Als Konsequenz dieses Diskursbegriffs und der Beschränkung auf medizinische und psychologische Publikationen folgt eine Bescheidung im Erkenntnisanspruch: So möchte ich keinesfalls behaupten, dass aus diesen Veröffentlichungen abgelesen werden könnte, wie der wissenschaftliche Geschlechterdiskurs sich auf die Gesellschaft im Allgemeinen oder auch nur konkret auf Hermaphroditen und ihr soziales Umfeld ausgewirkt hat. Das, was über die praktische ärztliche Vorgehensweise in Fällen von Hermaphroditismus geschrieben wird und sich als medizinischer Hermaphroditismus-Diskurs rekonstruieren lässt, ist nicht gleichzusetzen mit der tatsächlichen Praxis. In meiner Untersuchung fasse ich veröffentlichte Texte vielmehr als Problemstellungen, Reflexionen, Empfehlungen und Kodifikationen auf, die der Neuausrichtung, Strukturierung und Regulierung der realen Wahrnehmungen und Handlungen dienen *sollen* – wobei es hier weitgehend ungewiss bleiben muss, inwieweit diese tatsächlich umgesetzt worden sind.[97]

96 Bettina Wahrig hat hervorgehoben, dass Resonanzen einerseits Ausdruck der Wucherung von diskursiven Praktiken bzw. Aussagen sind, andererseits für diskursive Verknappungen stehen, da sie dissonante Äußerungen herausfiltern: »Resonanzen stehen insofern in der Mitte zwischen Verknappung und Wuchern; sie weisen auf die innere Verbindung zwischen beiden Prozessen hin.« (Wahrig 2003: 42).

97 Zum Verhältnis von Diskurs und tatsächlichen Realisierungen vgl. Foucault 1984/2005d.

Wenn man sich den medizinischen Veröffentlichungen über Hermaphroditismus annähert, fällt zunächst einmal auf, wie viel über Intersexualität publiziert worden ist, obwohl der Hermaphroditismus zugleich als ein seltenes Phänomen gilt.[98] Dabei sind einige der Beiträge besonders des 18. und 19. Jahrhunderts nicht auf eigenen Beobachtungen basiert, die aber ungeachtet dessen in der medizinischen Diskussion dennoch eine Rolle spielen. Darüber hinaus haben sich einige bedeutende MedizinerInnen des deutschen Sprachraums mit dem Hermaphroditismus befasst. So entsteht der Eindruck, dass sich die unverhältnismäßig große Publikationstätigkeit zu diesem Gegenstand daraus speist, dass der Hermaphroditismus als Studienobjekt für das wissenschaftliche Wissen über Geschlecht im Allgemeinen so interessant ist.

Auffällig ist außerdem die große Interdisziplinarität des Hermaphroditismus-Diskurses, die im 19. Jahrhundert zutage tritt. Im 18. Jahrhundert finden sich neben medizinischen auch naturgeschichtliche Abhandlungen zum menschlichen Hermaphroditismus. Die zunehmende fachliche Ausdifferenzierung der Medizin seit Ende des 18. Jahrhunderts hat es mit sich gebracht, dass die Zahl der Fächer und Spezialisierungen, aus deren Blickwinkel sich MedizinerInnen mit dem Hermaphroditismus des Menschen beschäftigen, stetig angewachsen ist. Die wichtigsten Fächer waren zunächst die Geburtshilfe und Frauenheilkunde, die Gerichts- bzw. Rechtsmedizin und Staatsarzneikunde, die Anatomie und Pathologie, im 20. Jahrhundert zunehmend auch die Chirurgie, Psychiatrie, Pädiatrie, Innere Medizin mit Schwerpunkt Endokrinologie, Humangenetik und schließlich auch die Urologie und Kinderchirurgie; zu nennen sind hier außerdem die Spezialisierung in pädiatrischer Endokrinologie sowie Kinder- und Jugendgynäkologie. Hinzu kommen an den Schnittstellen der Medizin mit der Psychoanalyse und

98 Die Angaben zur Häufigkeit in der medizinischen Literatur divergieren in Abhängigkeit davon, ob ein dichotomes oder ein relatives Geschlechtermodell zugrundegelegt wird und welche Formen der Intersexualität bilanziert werden – auch die unterschiedliche geographische Verbreitung spielt dabei eine Rolle. In der deutschsprachigen Literatur wurde bis in die 1980er Jahre hinein von einer Häufigkeit von 2 bis 3% ausgegangen (Overzier 1961f: 536; Hauser/Schmid-Tannwald 1977: 653). Eine Studie aus dem Jahr 2000 hat sich um eine detaillierte Auswertung der Angaben in der internationalen medizinischen Literatur zur Häufigkeit einzelner Formen von Intersexualität bemüht. Die Forschungsgruppe schließt auf dieser Grundlage auf eine akkumulierte Häufigkeit von bis zu 2%, mindestens jedoch 1,7% bei Ausschluss aller problematisch zu kalkulierenden Daten (Blackless et al. 2000: 159). Allerdings lehnen MedizinerInnen diese Berechnung oftmals ab, weil die Forschungsgruppe auch Formen inkludiert hat, die unter Intersexualität zu subsumieren klinisch nicht sinnvoll sei. Stattdessen dürften nur die Formen zur Intersexualität gerechnet werden, bei denen entweder das chromosomale und das phänotypische Geschlecht nicht übereinstimmen oder bei denen der Phänotyp geschlechtlich ambivalent ist, woraus sich dann eine Häufigkeit von nur 0,018% ergeben würde (Sax 2002). Das *Netzwerk DSD/Intersexualität* geht von einer Häufigkeit von 1:5.000, d.h. also von 0,02%, aus (http://www.netzwerk-dsd.uk-sh.de/index.php?id=73, Stand 19.11.2009).

Psychologie die interdisziplinären Spezialisierungen der Sexualmedizin und der Sexualwissenschaft[99]. Schließlich wurde im Verlauf des 20. Jahrhunderts die Psychologie, speziell die Entwicklungs- und Sozialpsychologie involviert, wobei eine nennenswerte Diskussionsbeteiligung von PsychologInnen des deutschen Sprachraums erst Anfang der 1980er Jahre einsetzte. Eine schwerpunktmäßige Zuordnung zu einem Fachgebiet ist daher nicht möglich, weil im Gegenteil mit der zunehmenden Fächerdifferenzierung in der Medizin für verschiedene Aspekte der Intersexualität unterschiedliche SpezialistInnen zuständig wurden – diese Spezialisierung verwandelte den Hermaphroditismus in ein vielfach fragmentiertes, unscharfes, und dennoch Kooperationen über Fächergrenzen hinweg gewährleistendes Grenzobjekt (*boundary object* nach Star/Griesemer 1999).

So wie es sachlich unangemessen wäre, die Beschäftigung mit dem Hermaphroditismus schwerpunktmäßig in einer Disziplin zu verorten, wäre es gleichfalls inadäquat, das Diskursgeflecht auf einige wenige einflussreiche AutorInnen einzuschränken. Gemessen am Kriterium der Häufigkeit, mit der AutorInnen referiert wurden, spielten eine ganze Reihe von MedizinerInnen – in erster Linie UniversitätsprofessorInnen, doch auch in städtischen Krankenanstalten oder Privatkliniken arbeitende MedizinerInnen, niedergelassene ÄrztInnen u.a.m. – gleichermaßen eine wichtige Rolle, darunter auch manche ohne große akademische Reputation.

Die medizinische Literatur zum Hermaphroditismus ist gekennzeichnet durch zwei unterschiedliche Frage- bzw. Problemstellungen: Die eine bezieht sich auf wissenschaftliche Herausforderungen, die andere auf Probleme der ärztlichen Praxis. Dies kleidete Claus Overzier, einer der führenden westdeutschen Hermaphroditismus-Forscher der Nachkriegszeit, in die Worte: »Die Hermaphroditen verdienen unser größtes wissenschaftliches und ärztlich-menschliches Interesse.« (Overzier 1955c: 77) Auch im Vorwort zu einem von ihm 1961 herausgegebenen Sammelband mit dem Titel *Die Intersexualität* formulierte er dieses zweifache Interesse: »Selten ist [...] ein Gebiet der Medizin, das in der Grundform bereits seit Jahrtausenden bekannt war, dem jedoch selbst in der Neuzeit kaum mehr als Kuriositätswert beigemessen wurde, so schnell in den Brennpunkt wissenschaftlichen und damit auch klinischen Interesses getreten wie die Lehre von der Intersexualität.« (Overzier 1961a, Vorwort) Der Sammelband mit Beiträgen u.a. aus der Humangenetik, Pathologie, Pädiatrie, Biologie, Endokrinologie, Gynäkologie, Chirurgie und Psychiatrie führte in der Tat vor Augen, welch breites medizinisches Interesse der Hermaphroditismus erregte, wobei Overziers Zeilen allerdings verschleierten, dass ein systematisches Interesse der Medizin sehr wohl schon seit Jahrhunderten bestand. Dieses Interesse dauert bis heute an. Die Brennpunkte der medizinischen Beschäftigung mit dem Hermaphroditismus

99 In die Sexualwissenschaft gehen z.B. auch soziologische und kulturwissenschaftliche Blickwinkel ein, jedoch sind für meine Fragestellung nur die medizinische und psychologische Seite der Sexualwissenschaft von Bedeutung.

haben sich dabei nur wenig verschoben, so dass Overziers Unterscheidung des wissenschaftlichen und klinischen Interesses, wenn man letzteres allgemeiner als praktische Fragestellung fasst, als kennzeichnend für die Neuzeit gelten kann. Allerdings darf man sich nicht vorstellen, dass in den medizinischen Veröffentlichungen ausdrücklich von Problemen die Rede ist – das ist eher selten der Fall. Bei genauerer Betrachtung wird aber deutlich, dass die Texte häufig von Unschlüssigkeiten bis hin zur Widersprüchlichkeiten hinsichtlich der wissenschaftlichen Geschlechtskodifikationen und praktischen Regeln durchzogen sind. Diese divergierenden Äußerungen und Aussagen korrespondieren mit den gelegentlich doch explizit formulierten Fragen und Problemen. Untersucht man diese Beziehung genauer, so zeigt sich, dass die vordergründig disparaten Diskursfragmente im Horizont und unter dem Imperativ der Problemstellungen gewissermaßen als unterschiedliche Antworten angesehen werden können, so dass durchaus eine diskursive Regularität erkennbar wird.

Die beiden Problematisierungsweisen sind grob folgendermaßen zu charakterisieren: Zum einen durchzieht die Literatur ein breites, fächerübergreifendes Forschungsinteresse an den wissenschaftlich korrekten Definitionen von Hermaphroditismus und Geschlecht, an der Geschlechtsdiagnose in Fällen von Hermaphroditismus sowie an Erklärungen ihrer Entstehung und – seit ungefähr 1800 – ihrer Einordnung in Geschlechtsentwicklungsmodelle. Dieses Interesse gilt seit dem 18. Jahrhundert auch zunehmend den Fragen der sogenannten Neigungen von Hermaphroditen und schließlich ab etwa 1900 auch ihrem Geschlechtsempfinden bzw. der Psychosexualität. Unter solchen wissenschaftlichen Fragestellungen werden Hermaphroditen als Studienobjekte herangezogen, an denen die wissenschaftliche Kodifizierung der Kategorie Geschlecht – ihre genaue Definition, Bedeutung (z.B. gefasst als ihr biologischer Sinn) und ihre Indikatoren (Merkmale bzw. Kennzeichen) – sowie Zeugungs- und Geschlechtsentwicklungstheorien überprüft, hinterfragt und modifiziert werden können. In der zweiten Hälfte des 20. Jahrhunderts wurde für dieses Forschungsinteresse der Begriff Grundlagenforschung[100] eingeführt.

Auf der anderen Seite sorgen sich MedizinerInnen um die seelischen Nöte der Betroffenen bei falscher Geschlechtszuordnung und Behandlung sowie um die davon ausgehenden sozialen Gefahren, wobei sie regelmäßig die Möglichkeit sexueller Transgressionen als Schreckensbild beschwören. Ihr Interesse gilt auf dieser Ebene der richtigen klinischen bzw. praktischen Vorgehensweise bei Hermaphroditismus, was sich in Praxisreflexionen und Praxisempfehlungen bzw. Leitlinien ausdrückt. Zu den praktischen Aufgaben gehört nicht nur das Behandlungsvorgehen im engeren Sinne, zumal Fragen der richtigen Behandlung –

100 Dies ist eine in den Lebenswissenschaften übliche Bezeichnung für Forschungen zu grundlegenden Zusammenhängen und Vorgängen des Lebens. Im Hermaphroditismus-Diskurs fand sie erst in der Nachkriegszeit allmählich und unsystematisch Verwendung.

chirurgische und hormonelle Eingriffe, ab Mitte des 20. Jahrhunderts auch psychologische Beratung und psychotherapeutische Begleitung – systematisch erst seit Beginn des 20. Jahrhunderts diskutiert werden. Unter dem Gesichtspunkt der Praxis firmieren im medizinisch-psychologischen Hermaphroditismus-Diskurs vor allem die verschiedenen Aufgaben der Beurteilung, Zuordnung, Zuweisung und Begutachtung des Geschlechts: Bei der *Geschlechtsbeurteilung* kommen die Techniken und wissenschaftlichen Kriterien der *Geschlechts-* und *Differentialdiagnostik* mehr oder minder stringent zur Anwendung. Auf dieser Basis erfolgt eine sowohl psychosoziale als auch verschiedene andere praktische Belange berücksichtigende *Geschlechtszuordnung*, die für die weitere Vorgehensweise, z.B. hinsichtlich der Indikation für chirurgische Eingriffe, Bedeutung besitzt. Die Geschlechtszuordnung kann dabei durchaus aus praktischen bzw. klinischen Erwägungen von der wissenschaftlich exakten Geschlechtsbeurteilung und Diagnose abweichen. Nach medizinischer Ansicht sollte die offizielle *Geschlechtszuweisung* eines intersexuellen Neugeborenen, wie sie im Kirchenbuch oder vom Standesamt im Geburtenbuch registriert wird, immer auf einer ärztlichen Geschlechtsbeurteilung basieren und nicht etwa durch die Hebamme oder die Eltern vorgenommen werden. Eine ärztliche Geschlechtsbeurteilung wird von Gerichten als Gutachten angefordert, falls im späteren Leben eines Hermaphroditen der offizielle Geschlechtsstatus ob seiner Korrektheit oder Angemessenheit angezweifelt und eine Änderung desselben angestrebt wird. Auch das Ergebnis einer solchen gerichtsverwertbaren *Geschlechtsbegutachtung* kann im Interesse der Betroffenen, da es weitreichende Konsequenzen für den sozialen Status eines Menschen hat, von der eigentlich als korrekt angesehenen Geschlechtsbeurteilung abweichen. Schließlich gehört unter die praktischen ärztlichen Aufgaben auch die Begutachtung der Zeugungs- bzw. Ehefähigkeit in Gerichtsfällen.

Die wissenschaftliche und praxisbezogene Beschäftigung mit dem Hermaphroditismus zeichnet sich – wenn man einen längeren Zeitraum ins Auge fasst – dadurch aus, dass sie nicht zur Ruhe kommt. Vielmehr wird beständig das wissenschaftliche Geschlechterwissen und die praktische Vorgehensweise in Fällen von Hermaphroditismus problematisiert und reformuliert. Deshalb scheint es mir angemessen, diese beiden Brennpunkte des Hermaphroditismus-Diskurses – zumindest in der Form, die er mit Beginn der Neuzeit annimmt – analytisch als epistemologische und sozialregulative Problematisierung aufzufassen. Die Verknüpfung der epistemologischen und sozialregulativen Problematisierungsweise am Objekt des uneindeutigen Geschlechts bringt es mit sich, dass häufig in ein und derselben Publikation wissenschaftliche *und* praktische Fragestellungen abgehandelt werden, wobei diese mal mehr, mal weniger in Beziehung zueinander gesetzt werden. Aufgrund dieser mehr oder minder konsistenten Theorie-Praxis-Verknüpfung beziehen sich auch Veröffentlichungen unterschiedlicher Fachgebiete und Publikationstypen (Lehr-, Handbücher und Zeitschriftenbeiträge) explizit aufeinander und bilden so ein zusammenhängendes Textkorpus.

Anhand der Referenzen der Publikationen untereinander, die den Grad der fachlichen positiven, aber auch der kritischen Anerkennung (im Sinne eines Meinungsstreits und im Gegensatz zur einfachen Ignoranz unseriöser, als besonders abwegig angesehener Publikationen) ausdrückt, lässt sich eine begründete Auswahl aus der reichlichen Quellenlage treffen: Nachdem ich zunächst systematisch nach Quellen zum (menschlichen) Hermaphroditismus gesucht und dafür auch wichtige Fachzeitschriften, Lehr- und Handbücher (für die zweite Hälfte des 20. Jahrhunderts auch die Fachzeitschriftenerfassungsdienste Medline/Pubmed und Psychinfo) systematisch gesichtet habe, bin ich nach und nach dazu übergegangen, in erster Linie solche Publikationen heranzuziehen, auf die häufig oder wenigstens einige Male in anderen Veröffentlichungen referiert wird. Außerdem habe ich entsprechend des Ausgangspunktes meiner Untersuchung, der Verknüpfung von Geschlechterwissen und praktischer Geschlechtsklassifikation nachzugehen, als primäres Textkorpus solche Publikationen ausgewählt, in denen praxisbezogene Fragen alleine oder zusammen mit wissenschaftlichen Themen verhandelt werden. Fallberichte, in denen keine über den Einzelfall hinausführende Reflexion enthalten ist, habe ich eher selten hinzugezogen, vorzugsweise dann, wenn sie einen großen Nachhall in anderen Veröffentlichungen gefunden haben. Darüber hinaus berücksichtige ich auch mehrere Veröffentlichungen mit einem rein wissenschaftlichen Fokus, sofern sie eine wichtige Referenz für die sozialregulative Problematisierung des Hermaphroditismus darstellen. Für die Bearbeitung der Schnittstellen zwischen medizinischem Diskurs und Recht habe ich außerdem entsprechende juristische Quellen herangezogen.

Die Publikationstypen meines Quellenkorpus reichen von Monographien über Zeitschriften- und Sammelwerkbeiträge bis zu Lexika. Die Veröffentlichungen lassen sich als Fallberichte, kasuistische Synopsen und Diskussionen, Übersichtsdarstellungen in Lehr- und Handbüchern, Forschungsberichte und -übersichten etc. einreihen. Häufig sind diskursrelevante Beiträge zum Hermaphroditismus Teil eines Textes zu übergeordneten gynäkologischen, pathologischen oder ähnlichen Fragestellungen. Im Quellenkorpus enthalten sind auch manche in Zeitschriften publizierte Vorträge, die auf Fachtagungen gehalten worden sind, und dazu die im Anschluss abgedruckten Protokolle der Diskussionen zu diesen Vorträgen, die z.T. interessanten Aufschluss über die kontroversen Fragen geben.

Analyseebenen

Wie lässt sich das skizzierte Quellenkorpus aufschlüsseln? Die oben genannten Leitfragen nach den *Grenzziehungen* und ihren *Kontexten* zielen auf die *Wissensbeziehungen*, die im Hermaphroditismus-Diskurs artikuliert werden. Hierzu stellen sich folgende Fragen: Wie werden Menschen als geschlechtlich uneindeutig dargestellt? Mit welchen Verfahren wird im Zuge dessen die zweigeschlechtliche Kategorisierung wissenschaftlich objektiviert und kodifiziert?

Durch welche Operationen wird sie für die Praxis handhabbar gemacht? In dieser Hinsicht betrachte ich die sich verändernden Trennungen und Differenzierungen, Ableitungen und Synthesen von Begriffsdefinitionen und Klassifikationssystemen für Intersexualität sowie die wissenschaftlichen Kriterien der Geschlechtsdiagnose im Verhältnis zu den Anleitungen für die praktische Geschlechtszuweisung. Außerdem sind die wissenschaftlichen und praktischen Grenzziehungen auf Interdependenzen zwischen Geschlechts- und Sexualitätskategorien zu durchleuchten (so insbesondere die Verknüpfungen, aber auch Abgrenzungen zur Tribadie im 18. und zu Beginn des 19. Jahrhunderts, Homosexualität um 1900 oder Transsexualität in der zweiten Hälfte des 20. Jahrhunderts). Dasselbe gilt für die Klassifikationen nach »Rasse« und anderen sozialen Strukturkategorien. Weiter ist zu fragen, wie Thesen zur Entstehung und Entwicklung von Hermaphroditen in Beziehung zu Theorien der Genese von sogenannten Monstrositäten bzw. Missbildungen im allgemeinen, zu Zeugungstheorien und Modellen der physischen und psychischen Geschlechtsentwicklung oder auch zu übergeordneten Theorien der Entstehung der Arten gesetzt werden. Beeinflussen die Geschlechtskonstruktionen darüber hinaus auch noch andere medizinische oder psychologische Konzepte der Entwicklung? Und inwiefern tangiert der Hermaphroditismus-Diskurs allgemeine Topoi wie das Verhältnis von Natur und Kultur, den Begriff des Menschen, der Identität etc.?

Das leitet über zu der Frage, wie sich der Hermaphroditismus-Diskurs in die bestehenden Wissensgefüge einschreibt. Neben den genannten intra- und interdiskursiven Bezügen, die der Verankerung von Aussagen dienen, sind als weitere wissenschaftliche und außerwissenschaftliche Wissensfelder insbesondere die Psychologie und das Recht in die medizinische Diskursivierung des Hermaphroditismus verflochten. Es lassen sich auch manchmal explizite Anknüpfungen an soziale Fragen bzw. politische Diskurse finden. Welche Beziehungen unterhält also die Medizin zu anderen Wissens-Praxis-Feldern? Unter dieser Fragestellung lässt sich verfolgen, wie der Hermaphroditismus-Diskurses in *Machtbeziehungen* und in stabilisierende technische und institutionelle Arrangements eingebettet ist, die ihm wahrnehmungs- und handlungsleitende Relevanz verleihen. Besondere Aufmerksamkeit verdienen hierbei die Behandlungstechniken und -settings, Diagnose- und Forschungstechniken oder auch die gerichtsärztliche Begutachtung der Ehe- bzw. Zeugungsfähigkeit, durch welche der Hermaphroditismus-Diskurs konkret praktische Wirkungen zeitigt. Zu beachten ist auch, wie bestimmte diagnostische, therapeutische und Forschungstechniken an Hermaphroditen entwickelt und/oder geprüft werden. Umgekehrt tragen aber auch Techniken bzw. komplexe Technologien, die aus anderen Feldern stammen, zu Transformationen des Hermaphroditismus-Diskurses bei. Im Hinblick auf solche Wechselwirkungen sind auch die Professionalisierung und fachlichen Differenzierungen der Medizin zu berücksichtigen. Zum Aspekt der Wirkmächtigkeit gehört nicht zuletzt auch die Reputation der AutorInnen, die Bedeutsamkeit des Publikationsortes und -typs sowie die Auflagenstärke. Schließlich gibt auch die

Art und Weise, wie sich Betroffene und/oder ihre Ehegatten, Eltern oder sonstige Angehörige an die Medizin wenden, über die Autorität des Hermaphroditismus-Diskurses Auskunft.

Der Hauptfokus meiner Untersuchung liegt auf den Problematisierungsweisen, in deren Horizont geschlechtliche Uneindeutigkeit diskursiviert wird, und die ich als *strategische Konfigurationen* auffasse. Zunächst ist zu fragen, welche Probleme aufgeworfen werden. Hinsichtlich der in den einzelnen Texten zugrunde gelegten Fragen und Probleme lässt sich verfolgen, welche Resonanz sie in der Literatur finden, wie sie sich im Macht-Wissensgefüge verankern, und wo sich andererseits Problemstellungen verwandeln, auflösen oder neue abzweigen. Allerdings werden Probleme und Fragen selten explizit formuliert. Doch können vielfach aus konkurrierenden Auffassungen und Theorien die Problemstellungen rekonstruiert werden, und zumeist finden sich an anderer Stelle in der Literatur die entsprechenden Fragen auch ausdrücklich gestellt. Auf dieser Grundlage lässt sich beschreiben, wie geschlechtliche Uneindeutigkeit in der medizinischen Hermaphroditismus-Literatur als Problem dargestellt wird. Hier gilt es genau zu betrachten, was die Texte als problematisch bezeichnen (z.B. die Trennschärfe eines bestimmten Geschlechtskriteriums), hinsichtlich welcher Zusammenhänge (etwa der Brauchbarkeit eines diagnostischen Kriteriums für die praktische Geschlechtszuweisung) sie einen Veränderungsbedarf reklamieren und worüber sie damit eine Diskussion einfordern, während sie andere Aussagen stillschweigend affirmieren.

2. Präventive geschlechtliche Vereindeutigung: Die medizinisch-psychologische Behandlungsstrategie und das Verständnis von Geschlecht und Sexualität, 1990er Jahre

Theatralisch formulierte 1985 der Chirurg Waldemar Hecker in der Einleitung zu seiner Monographie mit dem Titel *Operative Korrekturen des intersexuellen und des fehlgebildeten weiblichen Genitales* im Anschluss an spekulative Auslassungen über die Antike:

> »Ob die zweigeschlechtlichen Menschenkinder damals glücklich waren, wissen wir nicht. [...] Es ist uns aber bekannt, daß sie heute unglücklich sind. Wir beschäftigen Psychologen, um ihnen zu helfen. Voraussetzung aber dafür, daß der Hermaphrodit ein seelisches Gleichgewicht erlangt, ist unserer Auffassung nach die Angleichung seines äußeren Aspekts an das Normale, also die operative Korrektur des intersexuellen Genitales sowie die exakte Einstellung und eventuelle Substitution des oft fehlgesteuerten Endokrinum[1]. [...] Ziel aller therapeutischen Bemühungen ist es, dem intersexuellen Individuum ein normales Leben zu ermöglichen, gleichermaßen in körperlicher und in psychischer Hinsicht sowie in seinem Gesamtverhalten als Persönlichkeit. Ein wesentlicher Schritt zur Persönlichkeitsentwicklung läuft über die Geschlechtsidentifikation des Kleinkindes.« (Hecker 1985: 2 & 25)[2]

Hecker, der in den 1970er und 1980er Jahren Direktor der Kinderchirurgie des Dr. von Haunerschen Kinderspitals der Universitätsklinik München war, erklärt ein vereindeutigtes Erscheinungsbild der Genitalien zur Voraussetzung einer gelungenen Geschlechtsidentifikation und diese zum Fundament psychischer Stabilität und Normalität. Solche Überlegungen lässt hingegen Michel Reiter, der_die als Kind nach dem von Hecker skizzierten Konzept behandelt wurde, nicht gelten:

1 Als Endokrinum wird die funktionelle Einheit der Hormonproduktion und -regulation bezeichnet. Dieser sowie weitere medizinische Fachbegriffe werden auch im Glossar im Anhang erläutert.

2 Sehr ähnlich äußert sich auch Joppich 1992: 694.

»[D]urch geschlechtliche Zwangszuweisungen an nicht einwilligungsfähigen intersexuellen Kindern entsteht ein erheblich höherer psychischer Schaden, als dies durch Ablehnung seitens der Bevölkerung jemals möglich sein wird, ganz abgesehen von physisch irreparablen Schäden. Menschen besitzen ab Geburt zwar keine ausgeprägte Identität, aber eine Integrität und ein Gefühl für Intaktheit.« (Reiter 1997: 49)

Wie Reiter bezweifeln einige intersexuelle Menschen, dass Fragen der Identität schwerer wiegen als solche der Integrität. Dennoch sehen weite Teile der medizinisch-psychologischen Fachöffentlichkeit – das lässt sich zumindest für die 1990er Jahre festhalten – das maßgebende therapeutische Ziel bei Intersexualität darin, das geschlechtliche Erscheinungsbild zu vereindeutigen, um eine stabile Geschlechtsidentitätsentwicklung zu gewährleisten. Worauf gründet sich diese Überzeugung?

Nachdem im Einführungskapitel bereits die Behandlungsleitlinien beschrieben worden sind, wird in diesem Kapitel anhand deutscher medizinischer Fachpublikationen zu Intersexualität aus den Jahren 1989 bis 2003 die bis vor kurzem nahezu unangefochtene medizinische Lehrmeinung im Hinblick auf die Definitionen von Geschlecht und Intersexualität (2) sowie die Behandlungsziele und Indikationen (3) dargestellt und analysiert.[3] Dafür muss auch auf die zugrunde gelegten psychologischen Entwicklungstheorien und entsprechenden empirischen Studien eingegangen werden (4). Das Kapitel begibt sich damit auf die Spur der wechselseitigen Ableitungen von eindeutigem und uneindeutigem Geschlecht, beleuchtet das Menschen- und Gesellschaftsbild sowie das Zusammenspiel von

3 In den letzten Jahren hinterfragen zwar auch mehr und mehr MedizinerInnen die bisher gültigen Modelle, doch kann von einer klaren Abkehr derzeit noch keine Rede sein – auf die neuesten medizinischen Diskussionen gehe ich daher erst im Schlusskapitel des Buches ein. In diesem Kapitel beziehe ich mich auf ein über Sichtungen von Hand- und Lehrbüchern, Medline- bzw. PubMed- und Internetrecherchen entstandenes Korpus aus etwa 60 medizinischen Veröffentlichungen (von denen ein paar zugleich als psychologische Publikationen gelten können), wobei ich vorzugsweise solche ausgewählt habe, die sich konkret mit dem Behandlungsvorgehen befassen. Die Texte sind zumeist als Kapitel in Hand- und Lehrbüchern der Kinderheilkunde oder als Artikel in pädiatrischen Fachzeitschriften erschienen (manche dieser pädiatrischen Zeitschriften sind endokrinologisch, urologisch, gynäkologisch, chirurgisch oder psychiatrisch spezialisiert). Ein paar genuin gynäkologische, urologische oder sexualmedizinische Publikationen sind aber auch darunter. Die Mehrzahl der AutorInnen sind jedoch KinderärztInnen. Die neuere englische und US-amerikanische medizinische Literatur ist bereits mehrfach kritisch dargestellt worden (z.B. Fausto-Sterling 2000a; Kessler 1990; Preves 2002; Hester 2003), ebenso die deutsche (z.B. Feld 1999a & b; Reiter 1997; Heldmann 1998; Hartung 1999; Silva 2007). Jedoch liegt den Studien zur deutschen Literatur zumeist eine kleine Auswahl medizinischer Veröffentlichungen zugrunde, häufig genug beschränkt auf Publikationen aus den 1980er Jahren. Die Analysen konzentrieren sich auf den Nachweis der (Hetero-)Normativität und Gewaltförmigkeit der medizinischen Geschlechtskonstruktion und des Behandlungsvorgehens. Das Zusammenspiel mit flexiblen Normalisierungstechniken sowie das Ineinandergreifen von Behandlungspraxis und Wissensgenerierung werden dagegen kaum beleuchtet.

Theorie und klinischer Praxis (5) und reißt damit einige Zusammenhänge an, die dann in Teil II des Buches, besonders in Kapitel II.1, aus historischer Perspektive vertieft werden. Kennzeichnend für die hier untersuchte medizinisch-psychologische Literatur über Intersexualität ist der allgegenwärtige Bezug auf »das Normale«. Bei genauerer Betrachtung manifestieren sich darin nicht einfach restriktive Normierungspraktiken. Vielmehr offenbart sich darin ein effektives Zusammenspiel von Techniken der Normierung und Normalisierung. Dafür soll zunächst geklärt werden, was unter den Begriffen Normierung und Normalisierung zu verstehen ist (1).

2.1 Normierung und Normalisierung: Zur unterschiedlichen Funktion zweier Macht-Wissenstechniken

In sozialwissenschaftlichen Diskussionen ist eine analytische Unterscheidung zwischen Machttechniken der disziplinierenden Normierung und der regulierenden Normalisierung geläufig. Diese Unterscheidung geht mehr oder minder direkt auf Überlegungen Michel Foucaults zurück. Die Machttechnik der disziplinierenden Normierung hat Foucault in seinem Buch *Überwachen und Strafen* verdeutlicht: Darin hat er dargelegt, wie sich im 18. Jahrhundert in westlichen Ländern ein Disziplinarregime substaatlicher Institutionen (Armeen, Schulen, Spitäler etc.) herausbildet, das auf die nutzbringende Zurichtung jedes einzelnen Individuums zielt. In diesen Institutionen sei die Prüfung (in Form des Tests, der klinischen Beobachtung usw.) als eine Machttechnik zum Tragen gekommen, die die Menschen untereinander vergleichbar macht und ihre Einordnung in eine hierarchische Werteskala erlaubt, welche einen höchsten zu erreichenden Wert und darunter abfallende Werte bis hin zur Abnormität definiert. An Prüfungen sind Belohnungen und Sanktionen geknüpft; Prüfungen erzeugen auf diese Weise einen starken Druck bzw. Zwang zur Konformität mit den Normen. Dabei kann es sich um Verhaltens- oder Leistungsnormen ebenso handeln wie um Körper- und Gesundheitsnormen. Foucault hat zudem darauf hingewiesen, dass mit den Disziplinarnormen Vergleichsregister entstanden, die sowohl eine individualisierende Erfassung der geprüften Personen im Verhältnis zu bestimmten Normen als auch eine neue Form der wissenschaftlichen Objektivierung verschiedenster Lebensbereiche des Menschen erlauben, womit sie einen wichtigen Ausgangspunkt für die Entstehung der Humanwissenschaften bildeten. Insofern ermöglichen Disziplinarnormen die Verzahnung von Dressur- und Korrekturtechniken mit der humanwissenschaftlichen Wissensgenerierung.

Die Disziplinarnormen hebt Foucault von den juridisch-moralischen Normen resp. Gesetzen, Anordnungen, Geboten etc. ab, welche starre Verhaltensregeln vorgeben und eine einfache Scheidelinie zwischen dem Erlaubten und dem Verbotenen errichten: Juridische Normen verschaffen sich primär Geltung über rigide Strafen und Ausschlüsse, statt die Anpassung an die Regeln mit Anreizen und anderen positiven Machtmechanismen zu fördern, wie dies für die Disziplinarnormen charakteristisch ist. Letzteres bedeutet jedoch nicht, dass nicht auch repressive Mittel in den Disziplinarregimen zur Anwendung kommen (Foucault 1989b: 229-248).

Von der Normierung als charakteristischem Machtmechanismus der Disziplinierung unterscheidet Foucault die Normalisierung als Funktionsweise von Sicherheitsregimen, die sich ab der zweiten Hälfte des 19. Jahrhunderts etablierten, ohne dabei die Disziplinierungspraktiken zu verdrängen (Foucault 1991a: 172).[4] Normalisierungstechniken arbeiten statt mit einer fixen Werteskala, die Statuskategorien im Abstand zum Idealmaß angibt, mit dem Normalen als statistischem Durchschnitt, von dem aus Verteilungen um den Mittelwert und im Grenzfall auch Irregularitäten bestimmt werden können, wie François Ewald in seiner historischen Analyse des Versicherungs- und Vorsorgestaates herausgearbeitet hat (Ewald 1993: 192f.). Mit Hilfe statistischer Erhebungen zur Geburten-, Morbiditäts- und Sterblichkeitsrate, zu den Eigentums-, Produktions- und Tauschbeziehungen etc. wird die (national oder nach anderen Kriterien spezifizierte) Bevölkerung als ein eigenständiger, vulnerabler Korpus quantifizierbarer Gewohnheiten und Gesetzmäßigkeiten zum Vorschein gebracht, so Foucault (Foucault 2000: 59f.). Sicherheitsregime mit ihren Normalisierungstechniken suchen die Lebensprozesse der Bevölkerung zu lenken, insbesondere durch ein System von Vorsorgemaßnahmen gegen Risiken, das sich präventiv um sozialen Ausgleich oder die Hebung der allgemeinen Gesundheit der Bevölkerung bemüht, dabei stets daran orientiert, den statistischen Durchschnitt bzw. das Normale zu bewahren oder zu optimieren (Ewald 1993: 24f.). Jürgen Link hat den Unterschied zwischen Techniken der Normierung und Normalisierung dahingehend charakterisiert, dass erstere auf eine Stabilisierung von Leistungen und anderen Prüfwerten in einer »relativ engen Toleranzbreite um einen fixen Richtwert« zielten, während die »normalistische Strategie« diesen Toleranzbereich dynamisiere und erweitere, womit sie integrativ und darüber ausgleichend-befriedend wirke (Link 1999: 79f. & 444). Somit ist das Normale, wie sich mit Friedrich Balke zuspitzen lässt, im Unterschied zur Status-Norm als eine flexible Prozesskategorie zu begreifen (Balke 1992: 226f.).

Manche AutorInnen kennzeichnen die Norm als präskriptiven, das Normale hingegen als deskriptiven und empirischen Maßstab (Lemke 1997: 190; Link 1999: 444). Dazu ist allerdings mit Ewald auszuführen, dass zwar die Disziplinarnorm ein präskriptiver Maßstab genannt werden kann in dem Sinne, dass sie eine zu befolgende Verhaltensregel, einen zu erreichenden Standard etc. setzt, doch werden diese Richtwerte typischerweise aus dem Vergleich von Prüflingen untereinander gewonnen: Auch die Disziplinarnorm ist also ein rein relationales

4 Eine deutliche Unterscheidung der Termini Normierung und Normalisierung hat Foucault allerdings erst 1978 eingeführt (Lemke 1997: 190ff.).

Maß, »das sich in der reinen Referenz einer Gruppe auf sich selbst herausbildet.« (Ewald 1991: 168) Deshalb ist das sogenannte Abnorme nicht wesenhaft anders geartet als die Richtwerte – es steht nicht außerhalb des Geltungsbereichs der Norm, sondern bloß am Rande desselben. Gleichzeitig ist aber die Norm als relationales Maß auf die Grenzziehung zum Abnormen angewiesen, um die Richtwerte profilieren zu können. Andererseits ist die Charakterisierung des statistisch Normalen als deskriptiv ebenfalls schwierig: Zwar lässt sich sagen, dass die Norm auch ohne Datenerhebung festgelegt werden kann, während das Normale von einer empirischen Verdatung abhängig ist. Doch beruht jede gezielte Datenerhebung, die Interpretation der Daten und insbesondere die Bestimmung der Grenzwerte des Normalen bzw. der Schwelle zur Anomalie auf einer Reihe kontingenter Setzungen (Link 1999: 138f. & 444).

Diese Einschränkungen schmälern jedoch nicht den heuristischen Wert einer Differenzierung zwischen Normierungs- und Normalisierungspraktiken, denn diese ermöglicht, auch moderne Machttechniken kritisch zu analysieren, die ohne rigide Zwangssysteme arbeiten. Andererseits ist aus historischer Perspektive für viele gesellschaftliche Felder mit Vermischungen von Normierungs- und Normalisierungspraktiken zu rechnen. Das gilt auch für die westliche Medizin, die im Kontext moderner Biopolitik sowohl auf den individuellen Körper als auch die allgemeinen Lebensprozesse der Bevölkerung mittels disziplinierender als auch regulierender Techniken Einfluss zu nehmen trachtet (vgl. Hess 1999). Die Norm kommt dabei nach Foucault als Element zum Tragen, »das vom Disziplinären zum Regulatorischen zirkuliert, [...] das es gestattet, zugleich die disziplinäre Ordnung des Körpers und die Zufallsereignisse einer biologischen Vielheit zu kontrollieren [...].« (Foucault 1993b: 40)

Einiges deutet darauf hin, dass ein dichtes Ineinandergreifen von Normierungs- und Normalisierungspraktiken allgemein für den Umgang mit Geschlecht und Sexualität in westlichen (post-)modernen Gesellschaften zu konstatieren ist: Während ein strukturkonservativer und normierender Einsatz der Kategorien Geschlecht und Sexualität fortgeschrieben wird, kommt es auch zu einer partiellen Flexibilisierung der geschlechtlich-sexuellen Grenzziehungen, was eine soziale und/oder ökonomische Integrationswirkung hat gegenüber Menschen, die bislang aufgrund des Geschlechts und/oder der Sexualität Diskriminierungen und Ungleichbehandlungen ausgesetzt waren. In wissenschaftshistorischen Studien ist das Ineinandergreifen von Normierung und Normalisierung hinsichtlich der Konstruktion von Geschlecht und Sexualität etwa für die Psychoanalyse, die Sexualwissenschaften und die Endokrinologie aufgezeigt worden. Solche Analysen verzeichnen z.T. bereits für die ersten Jahrzehnte des 20. Jahrhunderts Strategien einer Flexibilisierung geschlechtlich-sexueller Grenzziehungen (Mehlmann 2000 & 2006; Stoff 2002; Schäffner 1995). Sozialwissenschaftliche Analysen zur Flexibilisierung haben auf die Bedeutung der sexuellen Revolution und Frauenemanzipationsbewegung im Zusammenhang mit der zunehmend realisierten Technologisierung der Fortpflanzung hingewiesen: Mit diesen Entwicklungen sei die Begründung geschlechtlich-sexueller Differenzen durch den biologischen Fortpflanzungszweck tendenziell aufgehoben worden, was eine Entlastung von konservativen normativen Erwartungen an Geschlecht und Sexualität nach sich gezogen habe (Treusch-Dieter 1990). Eine weitere Erklärung für die (partielle) Flexibilisierung lautet, dass die kapitalistische Logik, wie sie sich in neoliberalen Gesellschaften entfaltet, in der letzten Konsequenz individualisierte, nicht familien- oder fest partnerschaftsgebundene, sondern mobile, frei verfügbare Existenzweisen fordere und fördere. Gegenüber den Anforderungen neoliberaler kapitalistischer Verhältnisse erweisen sich die am bürgerlichen Familienideal mit männlichem Ernährer und Hausfrau ausgerichteten geschlechtlich-sexuellen Normen als dysfunktional. Zudem eröffnen sich mit der Ausdifferenzierung geschlechtlich-sexueller Lebensstile neue Märkte (Hegener 1992; Sigusch 1998).

Angesichts dieser Beobachtungen und Versuche der Einordnung darf nicht aus den Augen verloren werden, dass Ungleichbehandlungen aufgrund des Geschlechts und/oder der Sexualität fortbestehen. Antke Engel beschreibt es als wichtige Herausforderung für heutige queer-feministische Theorie und Politik, »mit einer Gleichzeitigkeit von normativen Ausschlüssen und normalisierenden Einschlüssen, von Gewalt und Anerkennung, von ökonomischer Integration und diversen Formen der Diskriminierung umgehen zu müssen.« (Engel 2002: 21) Dass die Gleichzeitigkeit von Normierungs- und Normalisierungspraktiken – bzw. von Wandlungen des Normalen in Normen und umgekehrt – für das medizinische Spezialgebiet der Intersexualität, wie es sich in der neueren Fachliteratur darstellt, kennzeichnend ist, soll im Folgenden gezeigt werden.

2.2 »Geschlechtsdifferenzierungsstörung«: Definition Intersexualität und Geschlechtermodell

Im *Roche-Lexikon Medizin* wird Intersexualität folgendermaßen definiert: »Störung der Geschlechtsdifferenzierung mit Widersprüchen in der Ausbildung der allgemeinen äußeren geschlechtlichen Erscheinung [...], der Keimdrüsen bzw. Geschlechtsorgane [...] sowie des chromosomalen Geschlechts [...].« (Roche-Lexikon Medizin 2003: »Intersexualität«) Der Großteil der medizinischen Literatur teilt das Verständnis, wonach es sich bei Intersexualität um eine gestörte Geschlechtsdifferenzierung handelt. Eine Passage aus einem Gynäkologie-Lehrbuch gibt einen Eindruck davon, welche Vorstellungen mit dem Störungs-Konzept verbunden sind:

»Normalerweise stimmen chromosomales, gonadales und anatomisches Geschlecht harmonisch überein, ebenso fügt sich das Eigenverständnis, männlich oder weiblich zu sein, in die physiologische Situation ein. Eine gestörte Geschlechtsentwicklung bedeutet dagegen immer, daß diese harmonische Übereinstimmung innerhalb der genannten determinierenden und differenzierenden Abläufe nicht erreicht wurde, und es vielfach nicht möglich ist, ein Individuum eindeutig als weiblich oder männlich zu bezeichnen. In anderen Fällen ist die biologische Geschlechtszuordnung zwar unstrittig, die physiologisch regelhafte Entwicklung weicht indessen mehr oder weniger krankhaft ab.« (Stolecke 1995: 164)

Mit dem Begriff »normalerweise« legt der Autor nahe, dass er vom Durchschnitt der Bevölkerung ausgeht, ohne dass für diesen Durchschnitt etwa Zahlen und Belege angegeben würden. Diese Durchschnittskonstellation erklärt er sodann zur »physiologisch regelhaften Entwicklung« und überhöht sie unter ästhetischen Gesichtspunkten als »harmonisch«. Im Umkehrschluss bedeutet das, dass Intersexualität als Ausnahme, disharmonische Erscheinung und krankhafte Entwicklungsstörung betrachtet wird. Intersexualität wird damit auf zwei Achsen definiert: auf einer symptomatologischen Achse als klinisch auffällige, irreguläre und unästhetische Nichtübereinstimmung somatischer »Geschlechtsfaktoren« bzw. »Ebenen der Geschlechtszugehörigkeit«; auf einer diachronen Achse als pathogenetisches Konzept der Entwicklungsstörung, als eine »Störung der pränatalen somatosexuellen Differenzierung« (Bosinski 2001b: 330). Diese doppelte Definition amalgamieren auch die meisten anerkannten Klassifikationssysteme für Intersexualität (z.B. Reuter/Ringert 2001). Gemäß der symptomatalogischen Definition handelt es sich bei Intersexualität um einen recht vagen Sammelbegriff, unter dem verschiedene sogenannte Syndrome (d.h. bestimmte Muster häufig gemeinsam in Erscheinung tretender *Symptome*) mit unterschiedlichen biologischen Ursachen zusammengefasst werden – Intersexualität ist also selbst keine medizinische Diagnose (Stolecke 1997: 525). Häufig fällt die Intersexualität durch uneindeutige Genitalien gleich bei der Geburt auf, in anderen Fällen wird sie erst im Verlauf der Pubertätsentwicklung aufgrund der Ausbildung von Geschlechtsmerkmalen, die nicht dem zugewiesenen Geschlecht entsprechen, entdeckt oder auch dadurch, dass die erwartete Menstruation nicht einsetzt. Hinzu kommt, dass auch Menschen als intersexuell eingestuft werden, deren äußere geschlechtliche Erscheinung zwar als unauffällig gelten darf, deren Karyotyp jedoch gemäß biowissenschaftlicher Konventionen dem entgegengesetzten Geschlecht zugeordnet wird (Hiort et al. 2001/02).

Was die »Normabweichungen des sichtbaren Genitales« an der Grenze zum Normalen genau qualifiziert, bleibt in der Literatur zu Intersexualität allerdings recht unbestimmt (Ranke 1999: 253). Angaben über die als normal geltende Länge der Klitoris resp. des Penis unterbleiben in der Regel.[5] Äußerst selten finden sich Angaben wie die, dass »bei einer Phalluslänge unter 2,5 cm« eine frühzeitig

5 Ausnahmsweise finden sich in dem 1987 erschienenen Lehrbuch *Pädiatrische Gynäkologie* – im Kapitel über *Fehlbildungen des weiblichen Genitale* – Größenangaben für die Klitoris: »Ihr normaler Durchmesser liegt im Alter von 1 Monat bis 7 Jahren bei 4 mm, von 7-11 Jahren bei 5 mm und nach dem 14. Lebensjahr bei 7 mm […].« (zit. nach Hartung 1999: 52).

aufzunehmende Testosterontherapie angezeigt sei (Sinnecker 1994: 638; Eckoldt 2008: 97). Aber auch damit ist nicht etwa ein Mindestmaß für den Penis festgelegt. Stattdessen wird sehr häufig auf das sogenannte Prader-Schema[6] verwiesen, um den Grad der Abweichung im Übergang von der normal männlichen zur normal weiblichen Gestalt der Genitalien auf fünf Stufen zu bestimmen (Abb. 2; AWMF-Leitlinien 2003, 043/029).

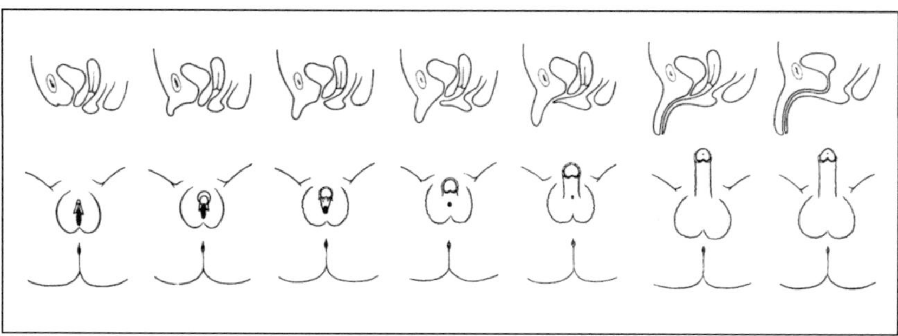

Abb. 2: Prader-Schema des intersexuellen äußeren Genitale

Aus medizinischen Darlegungen zu den Kriterien der Geschlechtszuweisung lässt sich außerdem entnehmen, dass sich die Grenze zur Abweichung daran bemisst, ob die Genitalien als tauglich zum heterosexuellen, penetrativen Beischlaf in der männlichen resp. weiblichen Rolle erachtet werden. Und schließlich sollte das Genitalorgan, damit es als Penis gelten kann, dazu befähigen, im Stehen urinieren zu können (Mühlendahl 1991: 24). Die an der Gestalt (und weniger an der genauen Größe) der äußeren Genitalien orientierte Normsetzung wird somit ins Verhältnis zu einer Norm der heterosexuellen Funktion gesetzt. Letztlich ist damit nur vage umrissen, was als normales Genitale gilt. Dennoch geht die medizinische Literatur wie selbstverständlich davon aus, dass es eine binäre Unterscheidung zwischen weiblichen und männlichen Genitalien gibt. Offensichtlich bemisst sich diese binäre Unterscheidung weniger an tatsächlichen, bezifferbaren Durchschnittswerten als vielmehr an einer ästhetischen, von heterosexuellen Stereotypen beherrschten Idealvorstellung der Genitalien. Dieses Ideal ist dabei nicht auf eine bestimmte Norm fixiert, sondern unterliegt im Falle der Intersexualität dem persönlichen Ermessen der behandelnden MedizinerInnen (vgl. dazu auch Fausto-Sterling 2000a: 60; Hester 2003: 3).

Neuere anatomische Untersuchungen stellen eine große Variationsbreite der Geschlechtsmerkmale fest (Lloyd et al. 2005; Fausto-Sterling 2000a: 60). Angesichts dessen lässt sich fragen, welche Begründungen es aus medizinischer Sicht gibt, an einer binären Geschlechtsklassifikation festzuhalten. Typischerweise

6 Dieses Schema ist als Klassifikationsraster der genitalen Erscheinungsformen einer bestimmten Intersex-Variante, des Adrenogenitalen Syndroms, eingeführt worden.

stellen sich MedizinerInnen im ausgehenden 20. Jahrhundert diese Frage nicht; sie gehen dagegen unbeirrt davon aus, dass sich die Menschheit in zwei Geschlechter unterteilt. Eine Ausnahme ist der amerikanische Psychologe John Money, der als treibende Kraft bei der Einführung der Empfehlungen zur frühkindlichen Genitalkorrektur bei Intersexualität und der damit zusammenhängenden Theorie der sozialen Prägung von *gender* bekannt geworden ist. Money hat sich in mehreren Publikationen der 1990er Jahre um eine Rechtfertigung der binären Geschlechtsklassifikation bemüht, da er sein *gender*-Konzept gegen die Vereinnahmung durch den konstruktivistischen Feminismus, der seiner Meinung nach zu einer unhaltbaren Negierung der Geschlechterdifferenz führt, zu verteidigen suchte. Dem konstruktivistischen Argument der kulturellen und historischen Variabilität der Geschlechterdifferenz hält er vor: »Even in its most rapid form, social constructionism can only ignore, but not refute the evidence that there are some essential and universal differences between masculine and feminine as, in particular, in the reciprocal roles of males and females in procreation and the female role in breast feeding.« (Money 1995: 36) Was versteht Money unter »essentiellen« und »universalen« Differenzen?

Moneys Erklärung beginnt mit der Feststellung, dass wirklich »irreduzible und nicht überlappende Differenzen« nur hinsichtlich der physiologischen generativen Funktionen bestünden. Sodann führt er aus, dass sich ausgehend von den Unterschieden der männlichen und weiblichen Funktion bei der Fortpflanzung – im Ausprägungsgrad abhängig von der individuellen Biographie und der Kultur – geschlechtsspezifisches Rollenverhalten ausbilde, das im Kern die dichotome physiologische Geschlechterdifferenz zum Ausdruck bringe (ebd.: 52ff.). Als solche irreduziblen geschlechtsspezifischen Verhaltensweisen, die ihren Ursprung im Gattungserhalt haben, begreift Money insbesondere mütterliches »Pflegeverhalten« (*nursing*) sowie heterosexuelles »Paarungsverhalten« (*mating*). Diese Verhaltensweisen bezeichnet er zusammenfassend als »Paarbindung« (*pairbondage*) zwischen Kind und Mutter sowie Mann und Frau. Die Paarbindung sei letztlich eine adaptive Funktion von sich getrenntgeschlechtlich vermehrenden Lebewesen (Money 1991: 18). Geschlechtliche Verhaltensunterschiede sind also nach Money deswegen als »essentiell« anzusehen, weil sie auf den Gattungserhalt zurückgehen. Insofern handle es sich bei der Paarbindung resp. bei den geschlechtsspezifischen fortpflanzungsbezogenen Verhaltensweisen um einen phylogenetisch, d.h. stammesgeschichtlich gegebenen basalen Baustein der menschlichen Existenz (*basic building block* oder *phylism*; Money 1995: 36-39). Die phylogenetische Bestimmung des menschlichen (und allen biologischen) Lebens zur Fortpflanzung determiniert *alle* Menschen als *entweder* Männer *oder* Frauen – und zwar auch diejenigen, die keine Fortpflanzungsaktivitäten entfalten: Auch ihre Körper und ihr Verhalten, das muss man aus der Argumentation folgern, sind geprägt durch die Bestimmung allen menschlichen Lebens zur Fortpflanzung in entweder der männlichen oder der weiblichen Rolle.

Moneys Bemühungen um eine Legitimierung der Geschlechterdifferenz lassen den biologischen Diskurs in jener Reinform zu Wort kommen, wie ihn Foucault für die Gründungsaxiome der Biologie zu Beginn des 19. Jahrhunderts hinsichtlich des Schlüsselbegriffs der »organischen Funktion« charakterisiert hat (Foucault 1994b: 322-341): Der Fortpflanzungszweck fungiert in Moneys Schriften als ein hierarchisierendes Prinzip, das diejenigen Körper zum normativen Maßstab erklärt, die der generativen Erhaltung der menschlichen Gattung optimal dienen, während diejenigen, die diese Forderung nicht erfüllen, als dysfunktional abgewertet werden. Insofern wird die gesamte Vielfalt der Körper und Lebensformen von der Warte der Fortpflanzung aus definiert und normativ bewertet, fixiert auf den Erhalt des biologischen Lebens. Die Behauptung, dass es eine essentielle und universale binäre Geschlechterdifferenz gebe, speist sich somit aus einer teleologischen, reduktionistischen Auffassung des (menschlichen) Lebens. Aus diesem teleologischen Denken heraus wird die Zweigeschlechtlichkeit zur totalisierenden Norm der gesamten Menschheit erhoben.

Solches Denken prägt nicht nur Moneys Ansatz, sondern allgemein die medizinisch-psychologische Problematisierung uneindeutigen Geschlechts in der neueren Fachliteratur. Dabei ist es besonders das ontogenetische Entwicklungsmodell, das es MedizinerInnen ermöglicht, sich intensiv mit Intersexualität zu beschäftigen und zugleich am Geschlechtsdimorphismus festzuhalten, worauf kritische BiologInnen hingewiesen haben:

»Biologists and medical scientists recognize, of course, that absolute dimorphism is a Platonic ideal not actually achieved in the natural world. Nonetheless, the normative nature of medical science uses as an assumption, the proposition that for each sex there is a single, correct developmental pathway. Medical scientists, therefore, define as abnormal any deviation from biomedically distributed genitalia or chromosomal composition.« (Blackless et al. 2000: 151)

Insofern ist es auch zu verstehen, dass den Darstellungen der intersexuellen Formen häufig eine Erörterung des normalen Entwicklungsverlaufs der Geschlechtsdifferenzierung vorangestellt wird – mit folgender Begründung: »Ein sachgerechtes diagnostisches und therapeutisches Vorgehen [bei Intersexualität] setzt die Kenntnis der normalen Sexualdifferenzierung voraus.« (Sinnecker 1994: 624) Das geschlechtsdimorphe Entwicklungsmodell wird hier als notwendige Vorkehrung erkennbar, um die Wahrnehmung von und den Umgang mit Intersexualität von vornherein im Zweigeschlechterschema zu verankern. Aber auch umgekehrt gilt: »Der Großteil unseres heutigen Kenntnisstandes über die [...] Schritte der somatosexuellen (und teilweise auch psychosexuellen) Entwicklung verdankt sich dem Studium von klinisch relevanten Störungsbildern, den sog.

Intersex-Syndromen.« (Bosinski 2001a: 46)[7] Somit wird der normale Entwicklungsverlauf aus seinem Misslingen abgeleitet, ist jedoch zugleich der Maßstab, dem gegenüber Intersexualität erst als gestörte Geschlechtsdifferenzierung wahrnehmbar wird.

Die konstitutive Relationalität der Konstruktion von geschlechtlicher Norm und Abweichung, die mit Hierarchisierung und Verwerfung einhergeht, wird in der Medizin (und, wie noch zu sehen sein wird, auch in der Psychologie) durch die Verkoppelung mit dem Konzept der dimorphen Geschlechtsentwicklung naturalisiert. Dieses in seinen Grundzügen im frühen 19. Jahrhundert etablierte Konzept der Geschlechtsentwicklung stellt auf die schrittweise Herausbildung der anatomisch-physiologischen Geschlechterdifferenz während der Embryonal- und Pubertätsentwicklung ab, die in der Erlangung der Fortpflanzungsfähigkeit gipfelt (ausführlich dazu Kap. I.3.1). Dieses Entwicklungsverständnis im Sinne einer binären Differenzierung, welche sich in der Zeugung und Entwicklung einer weiteren Generation vollendet, soll die Zweigeschlechternorm als notwendige Einrichtung plausibilisieren, die das Leben der Gattung sichert. Die Zweigeschlechternorm erscheint durch die Verknüpfung mit dem Entwicklungskonzept als biologische Norm, d.h. als eine dem Leben inhärente Notwendigkeit; sie wird als Endpunkt und Ausgangspunkt der geschlechtlichen Entwicklung naturalisiert und ontologisiert. Umgekehrt setzt die Vorstellung der Geschlechtsentwicklung als einer sukzessiven Differenzierung die zweigeschlechtliche Einteilung voraus. Das Geschlechtsentwicklungsmodell und die Norm der Zweigeschlechtlichkeit stützen sich mithin wechselseitig.

Von verschiedenen Studien ist gezeigt worden, wie im Namen eines auf die nackte Biologie reduzierten Lebens, dessen Anforderungen unerbittlich, aber durch den natürlichen Lauf der Dinge gegeben seien, einige Lebenserscheinungen und -formen als lebensunwert oder minderwertig ausgesondert werden (Foucault 1993b; Agamben 2002). Das betrifft auch Intersexualität. Intersexualität als Störung der Geschlechtsdifferenzierung zu definieren, bedeutet eine Degradierung: Unter der Vorgabe des Entwicklungsziels der Fortpflanzungsfunktionalität muss geschlechtliche Uneindeutigkeit als biologischer Mangel und damit als minderwertiges Leben erscheinen. Gleichzeitig legt der Begriff der Störung nahe, dass eine Reparatur bzw. Vollendung der gestörten Entwicklung möglich und sinnvoll sei. Die Idee einer reperablen Störung, die sich in Bezug auf Intersexualität erst in der zweiten Hälfte des 20. Jahrhunderts etabliert hat, steht im scharfen Kontrast zu der älteren medizinischen Auffassung, derzufolge uneindeutige Genitalien ein unabänderliches Lebensschicksal darstellten, was in dem Begriff Missgeburt zum Ausdruck kam. Das Konzept der Differenzierungsstörung instal-

7 Dass in der aktuellen biomedizinischen Forschung Intersexualität tatsächlich als Studienobjekt für Entstehungs- und Entwicklungsmodelle des physischen Geschlechts herangezogen wird, hat Katrin Rieder ausführlich dargestellt (Burren/Rieder 2000: T. 2).

liert hingegen einen Imperativ zur Korrektur: »Diagnose und Therapieanweisung«, so Heike Bödeker, »fallen hierdurch zusammen.« (Bödeker 1998: 100) Besonders drastisch wird dieses Verständnis in einem Handbuch der Kinderheilkunde ausgedrückt, in dem es heißt, »daß mit dem Chromosomengeschlecht und der Gonadendifferenzierung noch keineswegs von der Natur (dem Schöpfer, dem Schicksal) eine endgültige Entscheidung darüber getroffen ist, ob aus dem Embryo oder Feten später ein Junge oder ein Mädchen wird.« (Mühlendahl 1991: 23f.) An Stelle Gottes oder des biologischen Schicksals erschaffen ÄrztInnen das Geschlecht, so die profane Heilsbotschaft.

2.3 »Kosten-Nutzen-Kalkül«: Behandlungsziel und Indikation

Wenn MedizinerInnen nach dem (im ersten Kapitel dargestellten) Behandlungsmodell der geschlechtlichen Normierung vorgehen und in frühester Kindheit chirurgisch-hormonell in den Geschlechtskörper eingreifen, dann schaffen sie irreversible Tatsachen, welche die Selbstbestimmung des betroffenen Menschen über seinen Körper stark einschränken. Aus Sicht vieler intersexueller Menschen, die der gängigen Behandlungsstrategie kritisch gegenüber stehen, handelt es sich bei den Eingriffen im Kindesalter um Gewaltausübung, denn dabei sind intersexuelle Kinder den normativen Vorstellungen ihrer Eltern und der behandelnden MedizinerInnen ohnmächtig ausgeliefert.[8] Wie gelingt es demgegenüber MedizinerInnen, das Behandlungsvorgehen der geschlechtlichen Normierung nicht als Gewaltausübung zu sehen? Ihnen ist durchaus bewusst, dass solche irreversiblen medizinischen Eingriffe in den Geschlechtskörper nicht leichtfertig unternommen werden dürfen. Sie legen jedoch dem Behandlungsvorgehen ein »Kosten-Nutzen-Kalkül« zugrunde, demzufolge der voraussichtliche Nutzen die Kosten überwiegt (American Academy of Pediatrics 1996: 593). Was ist aus Sicht der Medizin der kalkulierbare Nutzen der »Normalisierung«[9] uneindeutigen Geschlechts durch chirurgisch-hormonelle Eingriffe im Kindesalter? Dafür ist ein genauerer Blick auf die Erläuterungen der Fachliteratur zum Behandlungsziel und zur Indikation solcher Eingriffe nötig.

---

8 Foucault definiert ein Gewaltverhältnis als eine Situation der Ohnmacht im Unterschied zu Machtbeziehungen, die das Handeln der Subjekte unter der Voraussetzung lenken, dass diese einen, wenn auch begrenzten, Handlungsspielraum besitzen (Foucault 1987: 254).

9 Viele MedizinerInnen und PsychologInnen verwenden den Begriff der Normalisierung in gänzlich affirmativer Art und Weise als Synonym für die Korrektur der Genitalien.

Behandlungsziel

Das vordringlichste Ziel der Behandlung ist aus medizinischer Sicht die eindeutig weibliche resp. männliche und dabei stabile Geschlechtsidentifikation als Basis einer gesunden psychischen Entwicklung (Joppich 1992: 694; Kuhnle/Bullinger 1997: 511). Zum Therapieziel der »stabilen Geschlechtsidentifikation« führt ein Pädiater aus:

»Diese [...] ist als Resultat komplexer Einflüsse anzusehen, unter denen die genetische Disposition, der Chromosomensatz, hormonelle Einflüsse während der Embryonalentwicklung und in späteren Lebensphasen, das somatische und psychische Geschlecht, das personenstandsrechtliche Geschlecht und die Geschlechtsrollenzuweisung von Beziehungspersonen eine mehr oder weniger wichtige Rolle spielen. Je besser diese verschiedenen Faktoren im Einklang stehen, desto früher, harmonischer und stabiler wird die Geschlechtsidentifikation erfolgen.« (Sinnecker 1999: 174)

Die medizinischen Eingriffe sollen gemäß dieser Logik den »Einklang« der die Geschlechtsidentität bestimmenden Faktoren verbessern. Als Negativfolie wird ein bedrohliches Szenario entworfen: Unbehandelte Intersexualität könne zu »psychischen Störungen auch und vor allem der Geschlechtsidentität führen.« (Der Gynäkologe 1995: 3) Von der körperlichen geschlechtlichen Uneindeutigkeit geht also nach solchen Darstellungen eine Gefahr für eine eindeutige Geschlechtsidentifikation aus. Dabei hängen viele MedizinerInnen (und nicht nur diese) der Vorstellung an, dass zu einer eindeutigen Geschlechtsidentifikation auch ein entsprechend geschlechtstypisches Rollenverhalten und eine klare heterosexuelle Orientierung gehöre – wie sonst ist es zu erklären, dass in psychologischen Studien, die an intersexuellen Menschen durchgeführt werden, diese Aspekte bis auf den heutigen Tag immer wieder genauestens eruiert werden?[10]

Die Termini Geschlechtsidentität, Geschlechtsrolle und sexuelle Orientierung sind allerdings historisch entstanden, um im Gegensatz zu verbreiteten Vorstellungen darauf aufmerksam zu machen, dass verschiedene Aspekte der Psychosexualität eines Menschens hinsichtlich ihrer geschlechtstypischen Ausprägung voneinander abweichen können. Den Begriffen Geschlechtsidentität und Geschlechtsrolle kommt in der internationalen medizinisch-psychologischen Literatur zu Intersexualität eine genaue Definition zu, die von John Money geprägt worden ist. Ihm zufolge meint Geschlechtsidentität

»[d]ie überdauernde Erfahrung der eigenen Individualität, des eigenen Verhaltens und der eigenen Erlebnisweisen als eindeutig und uneingeschränkt männlich, als eindeutig und uneingeschränkt weiblich oder als in größerem bzw. kleinerem Grade ambivalent; die Geschlechtsidentität ist die eigene Erfahrung der Geschlechtsrolle, und die Geschlechtsrolle ist die Manifestation der Geschlechtsidentität nach außen. Unter

10 Vgl. z.B. die Studien Dittmann 1989; Kuhnle et al. 1993; Brinkmann et al. 2007.

Geschlechtsrolle versteht man: Alles das, was jemand sagt und tut, um anderen und sich selbst zu zeigen, daß er bzw. sie männlich, weiblich oder ambivalent ist; die Geschlechtsrolle schließt sexuelle Attraktion und sexuelle Reaktion ein, ist aber hierauf nicht beschränkt [...].« (Money/Ehrhardt 1975: 16)

Obwohl sich diese Sätze zunächst wie eine Beschreibung allgemein menschlichen Erlebens lesen mögen, ist historisch betrachtet die Wahrnehmung und Orientierung von Erfahrungen unter den Gesichtspunkten von Identität und Rolle ein spezielles psychologisches und soziologisches Ordnungsschema, das – bezogen auf Geschlecht – in dieser Form erst ab den 1950er Jahren systematisch Verwendung gefunden hat; vor allem die Arbeiten Moneys haben diesem Schema in den folgenden Jahrzehnten zu allgemeiner Akzeptanz verholfen (vgl. Kap. II.I). Mit der differenzierten Erfassung und Diskursivierung von Geschlechtsrolle und Geschlechtsidentität ist ein Kognitionsraster geschaffen worden, innerhalb dessen Erfahrungen unter speziellen Gesichtspunkten geordnet und ausgedrückt werden können und somit einen kommunizierbaren Sinn erhalten. Es handelt sich zugleich um ein wissenschaftlich-klinisches Raster, an dem Erlebnisse, Gefühle und Verhaltensweisen von Proband_Innen und Patient_Innen gemessen, verglichen und therapeutisch ausgerichtet werden können.

Die historisch sedimentierten Orientierungslinien des Rasters von Geschlechtsidentität und Geschlechtsrolle finden in Moneys Definition einen kanonischen Ausdruck. Zuallererst legt dieses Raster fest, dass die Koordinaten männlich/weiblich jede geschlechtliche Selbstverortung bestimmen, auch die ambivalente, die nur als abgeleitete, inkonsistente Mischung aus Männlichem und Weiblichem in den Blick genommen wird. Eine eigenständige dritte Identitätsposition o.ä. ist demnach nicht denkbar. Die Geschlechtsidentität ist zudem als eine überdauernde Erfahrung spezifiziert, worunter eine Anordnung biographischer Erfahrungen wie auch der Zukunftsvorstellungen zu verstehen ist, welche die frühkindliche Verwurzelung in und die lebenslange Treue zu einer der beiden Geschlechtskategorien zum Standard erhebt. Ein Geschlechter-Flipflop oder Wandlungen des Geschlechtszugehörigkeitsempfindens im Laufe der Zeit sind demgegenüber allenfalls als oberflächliche Krisen deutbar; oder aber ein solcher Wandel enthüllt die wahre, schon seit frühester Kindheit erspürte, bislang verdeckt gebliebene Geschlechtsidentität. Darüber hinaus ist mit dem Konzept der Geschlechtsidentität die Anforderung verbunden, dass die geschlechtliche Selbstzuordnung als essentieller Bestandteil des eigenen Erlebens, als Fundament der eigenen Persönlichkeit aufgefasst und bestätigt wird und nicht etwa nur halbherzig den Erwartungen des sozialen Umfelds zuliebe zur Schau gestellt wird. Zuguterletzt implizieren die Definitionen von Geschlechtsidentität und Geschlechtsrolle den Einklang und die gegenseitige Stabilisierung von innerer Erfahrung und äußerem Verhalten. Allerdings gilt die Geschlechtsidentität als tief verwurzelte, verlässliche Basis, im Unterschied zur oberflächlicheren Dimension des Geschlechtsrollenverhaltens das umgelernt werden kann.

Die Priorität der Geschlechtsidentität betont die medizinisch-psychologische Fachliteratur zu Intersexualität durchgängig. Die Bedeutung der Geschlechtsidentifikation wird etwa dadurch unterstrichen, dass sie als spezifisch menschliche Erfahrungsdimension deklariert wird, die im Tierversuch nicht nachvollzogen werden kann; dies unterscheidet die Geschlechtsidentität von der Geschlechtsrolle, denn tierexperimentelle Forschungen sollen über geschlechtsspezifische Verhaltensmuster des Menschen durchaus Aufschluss geben können (Meyer-Bahlburg 1998: 7). Vor allem aber ist an die Geschlechtsidentität die Erwartung gekoppelt, dass das binäre Geschlechtsklassifikationssystem und die Verortung der eigenen Person darin im Selbstverständnis des Subjekts verankert werden: »Ein Mann oder eine Frau zu sein, bedeutet wesentlich mehr, als nur verschiedene Chromosomen, Gonaden, Gonodukte oder Genitalien zu haben. Es ist dies ein basales, zumeist unhinterfragtes Selbstverständnis, eine Seins- und Identitätsform.« (Bosinski 2001a: 73) Die Geschlechtsidentität erscheint als Garant für die gelungene Integration des Individuums in das Zweigeschlechtersystem: »Das Geschlecht eines Menschen wird [...] durch seine eigene Geschlechtsidentifizierung bestimmt. [...] Dieses sichere Gefühl macht nach Abschluss der sexuellen Reifung letztlich den Mann zum Mann und die Frau zur Frau.« (Sinnecker 1999: 174) Eine »sichere« und »unhinterfragte«, entweder männliche oder weibliche Geschlechtsidentität wird auf diese Weise zur Signatur einer normalen Persönlichkeit, eines gesunden Selbstverhältnisses und zum Wesenszug des menschlichen Seins überhaupt stilisiert. Das Fehlen einer eindeutigen, stabilen Geschlechtsidentität wird demgegenüber als psychische Katastrophe dargestellt und von vornherein als pathologischer, im Grunde nicht lebbarer, inhumaner Zustand verworfen. Angesichts solcher Bedeutungszuschreibungen und Gefahrenszenarien erscheint das Behandlungsziel, eine stabile Geschlechtsidentitätsentwicklung zu gewährleisten, als wahrhaft humane Antwort auf das Problem uneindeutigen Geschlechts aus.

Indikation

Worin genau sieht die Fachliteratur die Risikofaktoren, die bei Intersexualität die Geschlechtsidentifikation gefährden, und inwiefern sollte hier die Medizin helfen können? Laut Fachliteratur kommt es insbesondere auf die frühkindliche Phase der Entwicklung der Geschlechtsidentität an. In dieser »kritischen« bzw. »sensiblen Phase« sei es entscheidend, dass sich die Eltern ein eindeutiges Bild vom Geschlecht ihres Kindes machen, um es entsprechend eindeutig geschlechtsspezifisch erziehen zu können: »Eine ambivalente [Geschlechts-]Identität scheint dann zu entstehen, wenn Unsicherheiten der Eltern hinsichtlich der Geschlechtszuweisung bestehen.« (Sinnecker 1999: 174) Ob die Eltern ihr Kind zweifelsfrei als Mädchen resp. Jungen sehen können, hänge davon ab, ob die Geschlechtszuweisung schnell und definitiv erfolgt und das Erscheinungsbild der Genitalien entsprechend vereindeutigt sei: »Die geschlechtsspezifische Erziehung des Kleinkindes durch die Eltern wird nur dann störungsfrei verlaufen, wenn das äußere Genitale des Kindes der Geschlechtsidentität angepaßt ist.« (Joppich 1992: 694) Angesichts der in der Fachliteratur behaupteten zentralen Bedeutung eines eindeutigen geschlechtlichen Erscheinungsbildes für die Erziehung und schließlich für die Geschlechtsidentität scheint es auf der Hand zu liegen, dass eine frühzeitige chirurgisch-hormonelle Normalisierung der Genitalien als präventive Maßnahme gegen mögliche Störungen der psychosexuellen Entwicklung angezeigt ist. Die Indikation für die medizinische Behandlung im Kleinkindalter ist also die körperliche Normalisierung und darüber vermittelt die präventive psychosexuelle Normalisierung. Manch ein Mediziner sieht bei uneindeutigen Genitalien sogar eine Notfallindikation gegeben: »Die Geburt eines Kindes mit ambivalenten Genitalien ist ein psychosozialer Notfall.« (Sinnecker 2002: 193) Diese drastische Zuspitzung hebt darauf ab, die Frühzeitigkeit der Eingriffe als unerlässlich zu rechtfertigen. Falls bezüglich der Genitaloperationen überhaupt ethische Bedenken aufkommen, dann überwiegt aus Sicht der Behandelnden die Dringlichkeit und die Normalisierungswirkung einer solchen Vorgehensweise. Der Nutzen frühzeitiger Korrektureingriffe erscheint ihnen offenbar auch größer als die dadurch möglicherweise entstehenden Beeinträchtigungen der Betroffenen durch Narben oder Verwachsungen, Sensibilitätsverlust, schmerzhafte Nachdehnungen der Neovagina etc. Solche Probleme werden in der medizinischen Literatur zu Intersexualität nur selten und dann äußerst knapp thematisiert.[11] Stattdessen wird unterstellt, dass Eingriffe wie Klitorisreduktionsplastiken aufgrund ihrer frühzeitigen Durchführung den Betroffenen ohnehin nicht im Gedächtnis bleiben würden, so dass sich diese im Idealfall »später ihrer Intersexualität nicht erinnern« würden (Sippell/Knorr 1991: 682).[12] Die Darlegungen zur Behandlungsindikation bauen also auf der Annahme auf, dass die ersten beiden Lebensjahre ein Zeitraum sind, in welchem das soziale Umfeld des Kindes durch die Geschlechtszuweisung, Genitalkorrekturen und Erziehung entscheidend auf dessen psychosexuelle Entwicklung einwirken, während die medizinischen Eingriffe ansonsten keinerlei physische und psychische Spuren hinterlassen würden.

Diese Annahmen implizieren ein spezielles Entwicklungsmodell, welches allerdings in der neueren deutschen medizinischen Literatur zu Intersexualität selten genauer dargestellt wird. Verkürzt heißt es zumeist bloß: »Die psycho-

11 Vgl. etwa Kuhnle et al. 1997: 819; Richter-Appelt 2004: 252; Wünsch/Wessel 2008: 236ff.

12 Vgl. auch Schwarz 1997: 199. Die Behauptung, dass die frühzeitigen Eingriffe tatsächlich für ein normales Erscheinungsbild der Genitalien sorgen würden, muss nach einer neueren Studie aus London als euphemistisch bezeichnet werden: Für intersexuelle Menschen, die zwischen 1979 und 1995 operiert worden sind, hat diese Studie festgestellt, dass trotz der Behandlung in spezialisierten Zentren die Ergebnisse hinsichtlich des Erscheinungsbilds substantiell schlechter ausgefallen seien, als in früheren Berichten angegeben. Außerdem hätten fast alle Betroffenen wiederholt operiert werden müssen (Creighton et al. 2001).

sexuelle Entwicklung eines Menschen wird stärker durch seine anerzogene oder ›erlernte‹ Geschlechtsrolle, als durch seine Keimdrüsen bestimmt.« (Blunck 1997: 225) Oder: »Das Geschlecht eines Menschen ist praktisch weniger an seinen Chromosomensatz, die Natur seiner Gonaden oder inneren Genitalstrukturen gebunden als an das Resultat sozialer Erfahrung durch Erziehung.« (Ranke 1999: 254)[13] Hormonelle Faktoren werden zwar unter dem Stichwort der Interaktion mit psychosozialen Einflüssen ebenfalls erwähnt, jedoch bekommen sie nicht die gleiche Relevanz für die Geschlechtsidentitätsentwicklung zugesprochen: Pränatale Hormoneinwirkungen seien ohne »nachhaltigen Effekt auf die Geschlechtsidentität und psychosexuelle Orientierung« (Sinnecker 1999: 174). Dagegen würden allerdings pränatale Hormone die Gehirndifferenzierung in männlicher oder weiblicher Richtung und damit das geschlechtstypische Verhalten bzw. die Geschlechtsrolle beeinflussen (ebd.: 173).

Oftmals werden in der Fachliteratur für solche Annahmen zur psychosexuellen Entwicklung keine Referenzen angegeben. Wenn doch (z.B. Kuhnle/Bullinger 1997; Sinnecker 1999), wird vor allem auf Forschungen von Money und seiner Forschungsgruppe oder von WissenschaftlerInnen, die sich eng an Moneys Forschungen und Praxisempfehlungen anlehnen, verwiesen. Bei diesen Forschungen handelt es sich um klinische Studien zur psychosexuellen Entwicklung, die an intersexuellen Menschen begleitend zu einer medizinischen Behandlung durchgeführt worden sind. Diese Studien besitzen einen typischen Aufbau, den ich im Folgenden vorstellen will.

2.4 »Experiment der Natur«: Grundlagenforschung und Behandlungsoptimierung

Obwohl Intersexualität nach medizinischer Auffassung ein sehr spezielles Problem darstellt, sollen Forschungen an intersexuellen Menschen über die physische und psychische Geschlechtsentwicklung im Normalfall Aufschluss geben können. In der Forschungsliteratur heißt es dazu, dass Intersexualität als eine Art »Experiment der Natur« – anstelle einer gezielten Manipulation, wie sie im Tierexperiment möglich, aber beim Menschen ethisch nicht vertretbar ist – für die Forschung genutzt werden könne: Da bei intersexuellen Menschen einzelne Entwicklungsfaktoren nicht im »normalen Einklang« stünden, könne anhand der daraus resultierenden Besonderheiten ihr Einfluss untersucht werden (Meyer-Bahlburg 1992: 106; vgl. auch Sinnecker 1999: 173; Bosinski 2000: 105). Nach diesem Schema sind vielfach Forschungen an intersexuellen Menschen durchgeführt worden mit dem Ziel, Aufschluss über die psychosexuelle Entwicklung zu erlangen. Darüber hinaus erheben dieselben Studien den Anspruch, dass ihre Untersuchungsergebnisse auch der Optimierung des Behandlungsvorgehens bei

13 Vgl. auch Schönberg 1990: 162; Hage/Haumann 1995: 48.

Intersexualität dienen. Diesen doppelten Zweck der Forschung bringt eine amerikanische Publikation folgendermaßen auf den Punkt:

»The understanding of the development of gender identity is crucial for the establishment of an empirically grounded policy of gender assignment of intersex infants. Both for the development of a comprehensive theory of gender development and in the interest of improvement of patient management, there is a great need for a more comprehensive database.« (Meyer-Bahlburg et al. 1996: 320)

In Deutschland sind solche Forschungen an intersexuellen Menschen, die Grundlagen- und therapeutische bzw. klinische Forschung kombinieren, an den Kinderkliniken der Universitäten München und Hamburg durchgeführt worden. Im Folgenden werde ich ein Forschungsprojekt der Universität Hamburg aus den 1980er Jahren näher darstellen, dessen Ergebnisse in den 1990er Jahren häufig zitiert worden sind. Damit möchte ich einen ersten Einblick in den Zusammenhang zwischen dem Behandlungsvorgehen bei Intersexualität und der Theoriebildung zur Psychosexualität geben, auf dessen historische Entstehungsbedingungen ich in Teil II des Buches dann genauer eingehen werde. Anliegen der folgenden Analyse ist es nicht etwa, der Studie ein methodisch nicht einwandfreies Vorgehen nachzuweisen und Realitätsverzerrungen anzuprangern.[14] Mich interessiert vielmehr, wie sich der Hermaphroditismus-Diskurs mit seiner Problemstellung und seinen Praktiken auf die Produktion und Formierung von Erkenntnissen in dieser Studie ausgewirkt hat. So lässt sich zeigen, wie diese Studie trotz mancher Widrigkeiten ihres Datenmaterials schließlich Ergebnisse hervorgebracht hat, die den theoretischen Kanon affirmiert haben.

Hamburger Forschungsprojekt zur Geschlechtsidentitätsentwicklung bei Intersexualität

Das von der Volkswagenstiftung zwischen 1982 bis 1985 geförderte Forschungsprojekt Geschlechtsidentitätsentwicklung bei Patienten mit Pseudohermaphroditismus und anderen Störungen der körperlich-sexuellen Entwicklung stand unter der Leitung von Hedwig Wallis und Ralf W. Dittmann. Wallis war damals die Direktorin der Psychosomatischen Abteilung der Universitäts-Kinderklinik Hamburg (und stellvertretende Ärztliche Direktorin der Hamburger Universitätsklinik; 1986 wurde sie pensioniert). Sie trat, soweit ich es überblicke, selbst nicht mit Veröffentlichungen zu dem Forschungsprojekt hervor, spielte aber besonders in den 1960er Jahren eine wichtige Rolle in der deutschen Diskussion zum Behandlungsvorgehen bei Intersexualität (auf ihre Positionen

14 Dies würde auf die problematische Unterscheidung *bad science/good science* hinauslaufen; vgl. dazu die Ausführung in Kap. 1, Fn. 51.

komme ich in Kap. II.5 zurück). Ihr Mitarbeiter Dittmann war nicht nur als Kinderpsychiater, sondern auch als Psychologe ausgebildet.[15]

In der Planungsphase und im Verlauf des Projekts fanden intensive Beratungen mit Heino F.L. Meyer-Bahlburg und Anke Ehrhardt statt. Die aus Hamburg stammenden PsychologInnen waren damals im psychiatrischen Service an der New Yorker Columbia-Universität tätig. Ehrhardt hatte in den 1960er Jahren als Assistentin bei Money gearbeitet. Money wurde von der Hamburger Forschungsgruppe ebenfalls konsultiert (Dittmann 1989: 139). Auf der Grundlage dieser Beratungen wurde direkt an das von Moneys Forschungsgruppen geprägte Untersuchungssetting angeschlossen: So begriff auch das Hamburger Forschungsteam intersexuelle Menschen als »Experimente der Natur«, aus deren Studium allgemeine Erkenntnisse zur psychosexuellen Entwicklung gewonnen werden könnten (ebd.: 1 & 95). Außerdem sollte das Forschungsprojekt nicht nur Daten liefern, um bestehende Erklärungsmodelle der psychosexuellen Entwicklung zu überprüfen, sondern auch um Hinweise für eine Verbesserung des Behandlungskonzepts zu geben: »Behandlungsempfehlungen bezüglich der sozialen Geschlechtszuweisung und prognostische Aussagen zur psychosozialen und psychosexuellen Entwicklung der Betroffenen stützen sich sehr stark auf diese Daten. Sie sind daher für betroffene Eltern und Patient(-innen) sowie behandelnde Ärzte von sehr großer klinisch-praktischer Bedeutung.« (Ebd.: 130) Diese Verbindung von Theoriebildung und klinischem Nutzen strukturierte, wie ich zeigen werde, den Forschungsprozess der Hamburger Studie.

Für eine Teilstudie des Hamburger Projekts, die Dittmann 1989 unter dem Titel *Pränatal wirksame Hormone und Verhaltensmerkmale von Patientinnen mit den beiden klassischen Varianten des 21-Hydroxylase-Defektes: Ein Beitrag zur Psychoendokrinologie des Adrenogenitalen Syndroms* veröffentlichte, wurde er 1988 mit dem »Hermann Emminghaus-Preis zur Förderung wissenschaftlicher Arbeiten auf dem Gebiet der Kinder- und Jugendpsychiatrie« ausgezeichnet.[16] In dieser Teilstudie, auf die ich nun genauer eingehen möchte, standen 35 dem weiblichen Geschlecht zugewiesene intersexuelle Personen mit AGS im Mittelpunkt. Bei diesen Personen im Alter von 11 bis 41 Jahren handelte es sich um (ehemalige) Patient_innen der Endokrinologischen Sprechstunde der Hamburger Universitäts-Frauen- und Kinderklinik. Sie wurden mit 16 »gesunden« Proband_innen verglichen, wobei es sich, soweit vorhanden, um die Schwestern der Patient_innen handelte. Verglichen wurden die beiden Gruppen hauptsächlich

15 In der Hamburger Forschungsgruppe arbeiteten weitere MedizinerInnen und PsychologInnen mit, so auch die PsychologInnen Marianne E. Kappes und Michael H. Kappes, die im Rahmen des Projekts Doktorarbeiten zu den Themen ›Geschlechtsrollenentwicklung und psychodiagnostische Erfassung‹ sowie ›psychosexuelle Entwicklung und Orientierung‹ verfassten (Kappes 1988).

16 Dittmann erhielt anschließend auch eine Förderung der Deutschen Forschungsgemeinschaft, um in Zusammenarbeit mit Ehrhardt und Meyer-Bahlburg in New York weitere ähnliche Studien durchzuführen (Dittmann 1989: 301).

hinsichtlich »geschlechtstypischer bzw. -differenter Verhaltensmerkmale«, d.h. der Geschlechtsrolle sowie des Sexualverhaltens bzw. der sexuellen Orientierung und schließlich der Geschlechtsidentität (Dittmann 1989: 133ff.). Im Einführungsteil zur Studie referierte Dittmann den Forschungsstand. Dieser stütze das Modell, wonach psychosoziale Faktoren – die Geschlechtszuweisung, »Erziehung, körperliche Erscheinung, Selbst- und Fremdbild« – primär für die Ausbildung einer stabilen Geschlechtsidentität, biologische Faktoren jedoch in erster Linie für die Ausprägung der Geschlechtsrolle sowie der sexuellen Orientierung verantwortlich seien (ebd.: 121ff.).[17] Die soziale Beeinflussung der Geschlechtsidentität sei dabei bloß in der sogenannten »Prägungsphase« innerhalb der ersten beiden Lebensjahre möglich: »Die Geschlechtsidentität kann danach nicht ohne weiteres verändert werden, ist – im Normalfall – nahezu unwiderruflich ein Teil des Selbstbildes geworden.« (Ebd.: 72) Der Prägungsprozess werde gleich nach der Geburt in Gang gesetzt, ausgelöst durch den Anblick der Genitalien und – im Normalfall – affirmiert durch den Akt der Geschlechtszuweisung:

»Eine solche Auskunft (›Sie haben einen Jungen, ein Mädchen‹) setzt eine Kette geschlechtsdifferenter Reaktionen in Gang, wie die Namensregelung, die Anrede mit ›er‹ oder ›sie‹, die Kleiderfarben (blau, rosa) etc. […] Die genitale Erscheinung beeinflußt nicht nur das Verhalten der Umgebung, sondern auch die Entwicklung des kindlichen Körperbildes/-schemas (durch Ansehen, Berühren, Fühlen), auch im Vergleich mit anderen Personen.« (Ebd.: 71f.)

Der weitere Verlauf erfolge nach einem Schema von Vergleich und Ableitung: »Die eigene Geschlechtsidentitäts- und Geschlechtsrollenentwicklung geschieht einerseits durch Identifikation mit Personen des gleichen Geschlechts, andererseits aber auch durch Komplementärverhalten gegenüber Mitgliedern des anderen Geschlechts.« (Ebd.: 71) Im Anschluss an diese allgemeinen Darlegungen kam Dittmann auf das Hauptinteresse der Hamburger Studie zu sprechen: Dieses richtete sich darauf, die These der hormonellen Prädisposition der Geschlechtsrolle zu überprüfen (ebd.: 131). Dafür sollten sich weibliche AGS-Patient_innen eignen, da diese – bei XX-Karyotyp und Ovarien – aufgrund eines Cortisolmangels pränatal einer vermehrten Androgenproduktion ausgesetzt waren.

Als Haupterhebungsinstrument diente ein halbstrukturiertes Interview mit den Patient_innen und Schwestern sowie mit den Müttern – letztere sollten das Verhalten ihrer Kinder einschätzen als Korrektiv zur Selbstbeurteilung der Proband_innen. Das Interview konzentrierte sich entsprechend auf die Psychosexualität der Proband_innen, wie sie sich zum Zeitpunkt der Untersuchung darstellte. Aber auch die »Zukunftsplanung (Partnerschaft, Ehe, Beruf)« sowie – aus der Retrospektive – die frühkindliche Entwicklung waren Gegenstand der Befragung

17 Darüber, ob die sexuelle Orientierung eher pränatal hormonell oder sozial geprägt werde, ist sich die Fachliteratur durchaus uneins, wie ein Vergleich zwischen Dittmanns Auffassung und der zuvor dargestellten von Sinnecker zeigt.

(ebd.: 140f.). Die Fragen zum Geschlechtsrollenverhalten erfassten Aspekte, für die es typisch männliche resp. weibliche Ausprägungen geben sollte: Dazu zählten Fragen nach Lieblingsspielzeugen und Spielinhalten, wobei als männlich z.B. Vorlieben für »Ritter- und Indianerfiguren«, Spiele »mit Zusammenstößen von Menschen, mit Katastrophen« oder »Räuber und Polizist« galten, als weiblich dagegen »künstlerisch-rhythmische Spiele«, Puppenspiel oder Basteln. Auch die Stellung in der Kindergruppe – dominant oder untergeordnet – wurde in dieser Hinsicht erfragt, ebenso die »Vorliebe für Wettkampf«, das Interesse an »Karriere« oder an »häuslich« orientierten Hobbys (ebd.: Anhang 2, Interviewleitfaden). Aus der Logik der Studie heraus musste es sinnvoll erscheinen, das Verhalten und die Einstellungen der Befragten an Stereotypen abzugleichen. Denn im Verhältnis zu diesen Klischees sollten Konformitäten resp. Abweichungen des Verhaltens umso signifikanter hervortreten. Des Weiteren wurden Fragen zu sexuellen »Erfahrungen, Phantasien, homo-/heterosexueller Orientierung« sowie Wünschen, das Geschlecht zu wechseln, gestellt – letzteres zielte darauf, die Stabilität der Geschlechtsidentifizierung einschätzen zu können (ebd.: 145 & 370). Nach Abschluss der Interviews wurden die erhobenen Daten auf Unterschiede zwischen der Patient_innengruppe und der Kontrollgruppe der Schwestern statistisch überprüft. Die Ergebnisse schienen – global betrachtet – die Ausgangshypothese zu bestätigen: »Insgesamt ist festzustellen, daß sich AGS-Pat. in vielerlei Hinsicht von den Schwestern in ›männlicher‹ Richtung unterschieden.« (Ebd.: 277) Diese Aussage bezog sich auf »geschlechtstypisches Verhalten und Einstellungen« sowie auf eine größere Tendenz zu Homosexualität, nicht jedoch auf die Geschlechtsidentität, die eindeutig weiblich gewesen sei: Keine der intersexuellen Proband_innen habe »den Wunsch nach einem Geschlechtswechsel« geäußert (hingegen wünschte sich dies eine der Schwestern; ebd.: 286). Wie erklärte die Hamburger Forschungsgruppe die festgestellten Differenzen der Psychosexualität?

Im Interview war auch nach der medizinischen und psychologischen Betreuung sowie nach *coping* und *compliance*, d.h. der »Krankheitsbewältigung« und der Befolgung ärztlicher Verordnungen und Ratschläge, gefragt worden:[18] Dafür wurde u.a. der Kenntnisstand der Patient_innen über ihre »Erkrankung« und über die Behandlung – auch über Genitaloperationen – erhoben sowie das »Erleben der genitalen Fehlbildung« und der »chronischen Krankheit« thematisiert (ebd.: 145). Eine diesbezügliche Frage lautete sogar: »Haben Sie sich in der Zeit, in der Sie regelmäßig zur Behandlung kamen, jemals als Versuchskaninchen gefühlt?

18 Darüber hinaus wurde anhand einer Selbsteinschätzung und Fremdbeurteilung durch die Mütter das »Merkmal ›Körperbau‹ [...] im Selbstbild und Wunschbild« sowie »Bewegungs- und Körperhaltungsmuster« erfasst. Dieser Untersuchungsteil war für Dittmann »von nachrangiger Bedeutung«, da er »orientierend bzw. explorativ« angelegt war (Dittmann 1989: 136 & 144). Er wurde in der medizinisch-psychologischen Literatur zu Intersexualität kaum rezipiert. Deshalb gehe ich auf diesen Teil der Hamburger Studie nicht näher ein.

Wie fanden Sie den heutigen Nachmittag?« (Ebd.: 372) Mit diesem Untersuchungsteil sollte überprüft werden, ob Aspekte des *coping* und *compliance* für Unterschiede in Verhalten und Einstellungen zwischen den Patient_innen und den Schwestern verantwortlich sein könnten (ebd.: 130f.). Als weitere Erklärungen für Verhaltensdifferenzen, d.h. als mögliche Einflussfaktoren der Geschlechtsrollenentwicklung, zog die Forschungsgruppe biologische und klinische Faktoren in Betracht: den Grad der physischen Vermännlichung, die »Güte« der Behandlung sowie die AGS-Variante mit oder ohne Salzverlust – AGS kann nämlich mit der Anlage zu latentem Salzmangel oder sogar starkem Salzverlust einhergehen.[19]

Nicht alle der aufgelisteten potentiellen Einflussfaktoren fanden jedoch Eingang in die Auswertung. Obwohl in einer Publikation der Forschungsgruppe von 1990 zu lesen war, dass ein Einfluss von *coping* und *compliance* auf die Differenzen im Geschlechtsrollenverhalten deutlich geworden sei (Dittmann et al. 1990a: 418), maß Dittmann in seiner Veröffentlichung von 1989 solchen psychosozialen Aspekten prinzipiell nur eine untergeordnete Bedeutung bei. Das zeigte sich z.B. daran, dass er diese Aspekte in der stark formalisierten Darlegung der in der Untersuchung zu prüfenden Hypothesen im Unterschied zur detaillierten Berücksichtigung möglicher biologischer Faktoren überhaupt nicht erwähnte (Dittmann 1989: 134f.). In dieselbe Richtung wies auch die Unterstellung, die »Güte« der Behandlung könne rein medizinisch und unabhängig von psychosozialen Faktoren der »Krankheitsbewältigung« bzw. des Umgangs mit der Intersexualität betrachtet werden. Diese Konstruktion zeigt, dass psychosoziale Faktoren von vorneherein als sekundär gegenüber den biologischen und medizinischen betrachtet wurden. Diesbezüglich ist es auch aufschlussreich, dass der Umgang der Betroffenen mit ihrer körperlichen Besonderheit hauptsächlich unter dem Aspekt der Befolgung ärztlicher Behandlungspläne in den Blick genommen wurde. Diesem Desinteresses an psychosozialen Faktoren mag es geschuldet sein, dass die Auswertung des Interviewteils zu *coping* und *compliance* offenbar nie (oder zumindest nicht an zugänglicher Stelle) veröffentlicht wurde, obwohl Dittmann dies 1989 angekündigt hatte. In den Publikationen zum Hamburger Forschungsprojekt finden sich stattdessen immer nur wenige Andeutungen über die Ergebnisse dieses Studienteils (so etwa in Dittmann 1993: 129).

19 Schließlich wurde auch kontrolliert, ob die Verhaltensdifferenzen etwa durch Altersunterschiede, Intelligenz und »Schwesterneffekte« (Angleichung oder im Gegenteil Kontrastierung von Verhaltensweisen zwischen Schwestern) mitbedingt sein könnten. Nur die Altersunterschiede zeigten aber überhaupt Effekte und führten zu einer gewissen Differenzierung der Hauptergebnisse, der nachzugehen hier allerdings uninteressant ist. Mögliche ›ergebnisverzerrende‹ Faktoren wie etwa der sozioökonomische Status, demographische und Sozialisationsbedingungen sollten durch die Einbeziehung der Schwesternkontrollgruppe von vorneherein weitestgehend neutralisiert sein (Dittmann 1989: 142).

Während auf diese Weise *coping* und *compliance* als mögliche psychosoziale Einflussgrößen ignoriert wurden, konzentrierte sich Dittmanns Bericht auf die biologischen und medizinischen Faktoren. Dazu wurde der Grad der genitalen Virilisierung bei der Geburt erhoben, womit man glaubte, auf das Ausmaß der pränatalen Einwirkung von Androgenen als potentieller Ursache der Verhaltensunterschiede schließen zu können. In dieser Hinsicht wurde auch die postnatale Androgenisierung untersucht, auf die anhand des Therapiebeginns und der Güte der Behandlung – als Maß der Einschränkung der Androgenproduktion – geschlossen wurde. Außerdem wurde ein Zusammenhang mit der AGS-Variante – mit oder ohne Salzverlust – als Indiz »einer differenten pränatalen hormonellen Konstellation, eventuell auch differenter postnataler Behandlungs- und Sozialisationsbedingungen« überprüft (Dittmann 1989: 132ff. & 150). Allerdings musste die Forschungsgruppe feststellen, dass die als Indikatoren für pränatale oder postnatale Androgeneinwirkungen untersuchten Faktoren nicht in der erwarteten Richtung zu Ergebnissen führten: Die bei Geburt stärker genital vermännlichten AGS-Patient_innen zeigten nicht unbedingt das männlichere Verhalten (ebd.: 281). Dieses Ergebnis stand der Ausgangshypothese der Forschungsgruppe entgegen: In Übereinstimmung mit früheren Untersuchungen hatte sie angenommen, dass die pränatale Androgeneinwirkung das Gehirn präge und so ein männlicheres Geschlechtsrollenverhalten bewirke. Trotz widersprüchlicher Resultate der eigenen Studie wollten die Hamburger ForscherInnen aber diese Hypothese dennoch nicht verwerfen. Sie suchten nach anderen Erklärungen: Aus tierexperimenteller Forschung entliehen sie das Argument, dass die »kritische Phase« der embryonalen geschlechtlichen Differenzierung der Genitalien nicht mit der des Gehirns übereinstimme, weshalb angenommen werden könne, dass die AGS-Patient_innen zwar zum Zeitpunkt der Ausbildung der Genitalien unter starkem Androgeneinfluss gestanden haben könnten, jedoch möglicherweise nicht in der Phase der Gehirndifferenzierung (Dittmann et al. 1990a: 417).

Es gab noch ein weiteres Ergebnis der Studie, das die Ausgangshypothese schwächte: Diejenigen AGS-Patient_innen, die nach Auffassung der Forschungsgruppe »schlechter« behandelt worden waren, also während längerer Zeit in ihrer Kindheit unter starkem Androgeneinfluss standen und körperlich männlicher aussehen sollten, zeigten ein deutlich weiblicheres Verhalten (Dittmann 1989: 281). Insbesondere fand sich kein klarer Zusammenhang zwischen dem Zeitpunkt der Klitorisoperation und dem geschlechtstypischen Verhalten; ein Ergebnis, das sich die Forschungsgruppe nur schwer erklären konnte (Dittmann et al. 1990a: 414 & 417). Das Ergebnis stand der in der Fachliteratur allgemein vertretenen Auffassung entgegen, wonach das geschlechtliche körperliche Erscheinungsbild und speziell die Genitalien, »für Selbstbild, soziale Interaktionen und damit auch für Verhaltensmerkmale der AGS-Patient_innen eine Bedeutung haben.« (Dittmann 1989: 271) Genau diese Annahme einer Beeinflussung des geschlechtlichen Fremd- und Selbstbilds und damit der psychosexuellen Entwicklung durch das Körperbild begründete ja die frühzeitigen Genitaloperationen. Die

Hamburger Ergebnisse schienen nun aber zu besagen, dass das Erscheinungsbild der Genitalien in seiner Bedeutung für die Psychosexualität völlig überschätzt worden war.

Doch statt weiter nach Erklärungen für den unerwarteten Befund des weiblicheren Verhaltens der körperlich deutlich virilisierteren Patient_innen zu suchen und womöglich die Implikationen für das Behandlungsvorgehen, insbesondere die frühzeitigen Genitalkorrekturen, zu diskutieren, lenkte die Ergebnispräsentation ganz im Sinne der Ausgangshypothese die Aufmerksamkeit allein auf diejenigen der Patient_innen, die sich doch männlicher verhielten. Dabei handelte es sich hauptsächlich um Salzverlust-Patient_innen (ebd.: 281ff. & 306): Statistisch wurde überprüft, dass weder »genetische oder psychosoziale familiäre Faktoren« noch der Grad der »genitalen Virilisierung« das männlichere Verhalten von Salzverlust-Patient_innen im Vergleich zu denen ohne Salzverlust zu erklären vermochte (ebd.: 271). Auch seien die Patient_innen mit Salzverlust die zumeist früher und »besser« behandelten und damit die geringfügiger postnatal androgenisierte und virilisierte Gruppe gewesen. Aufgrund der besseren Behandlung glaubte Dittmann auch, dass ein »rein ›psychosoziales Erklärungsmodell‹«, das argumentiere, das Wissen über die »Schwere der Erkrankung« könne zu einem männlicheren Verhalten führen, nicht greifen würde (ebd.: 284). Er unterstellte optimistisch, dass eine gelungene Behandlung das Bewusstsein über die »Schwere der Erkrankung« wettmachen würde. Auch spreche gegen das psychosoziale Erklärungsmodell, dass bei anderen chronisch Kranken im Zusammenhang mit überfürsorglichen Eltern eher weiblichere Verhaltensmuster beobachtet worden seien, was offensichtlich auf AGS mit Salzverlust nicht zutreffe (Dittmann et al. 1990b: 430). Diese Argumentation unterschlug allerdings, dass die elterliche Sorge ja vermutlich eine doppelte war, die sich einerseits um das Gefahrenpotential der Salzverlusterkrankung (lebensbedrohliche Salzverlustkrisen) *und* um die Geschlechtsentwicklung des Kindes drehte. Ein frühzeitigerer Therapiebeginn und eine bessere Behandlung könnten dabei statt auf weniger Problembewusstsein eher auf eine intensivere Sorge der Eltern um die geschlechtliche Entwicklung und das psychosexuelle Verhalten ihrer Kinder hindeuten. Das wiederum mag auf Seiten der Betroffenen das Gefühl hervorgerufen haben, ein sexueller und medizinischer Problemfall zu sein, und könnte daher als Abwehrreaktion genau diejenigen Verhaltensweisen evoziert haben, die von den Eltern und Behandelnden befürchtet wurden. Dazu hätten u.U. die Interviewergebnisse zum Aspekt *coping* und *compliance* Aufschluss geben können, aber ausgerechnet diese wurden nicht veröffentlicht. Aus Dittmanns Sicht erübrigte sich offenbar eine Diskussion möglicher psychosozialer Erklärungen. Stattdessen führte er die Verhaltensdifferenzen der Salzverlust-Patient_innen auf biologische Einflüsse zurück: »Die hormonelle Situation der Erkrankung AGS ›an sich‹ scheint dabei nach den vorgestellten ›Besonderheiten‹ für die ›Salzverlust‹-Gruppe – auch gegenüber der ›Nicht-Salzverlust‹-Gruppe – weniger entscheidend als die speziellen pränatalen Bedingungen der Salzverlust-Erkrankungsvariante.«

(Dittmann 1989: 296) Dittmann gab nach einigen Überlegungen zu den möglichen biologischen Ursachen der Erwartung Ausdruck, dass »kompetente Biochemiker, Physiologen und Endokrinologen« dazu »ein detailliertes endokrinologisches Erklärungsmodell« entwerfen könnten (ebd.: 299). Indem Dittmann in dieser Weise eine – wenn auch gegenüber früheren Studien differenziertere – biologische Erklärung favorisierte, vernachlässigte er eine tiefergehende Auseinandersetzung mit dem Behandlungsvorgehen und dessen Effekten.

Allerdings erwähnte er in der Synopsis der Studienergebnisse in pauschalisierender Weise psychosoziale Faktoren. Diese stellte er als die eine Seite eines biosozialen Interaktionsmodells dar:

»Psychosoziale Faktoren sind für die Entwicklung und Ausgestaltung männlichen Verhaltens – natürlich auch des Verhaltens von AGS-Patientinnen – als ganz bedeutsam anzusehen. Auf dem Hintergrund tierexperimenteller Befunde, der Ergebnisse früherer Untersuchungen und der Befunde dieser Studie ist aber pränatalen hormonellen Bedingungen ebenfalls eine wichtige Rolle beizumessen.« (Ebd.: 296)

Mit solchen Pauschalaussagen zu den psychosozialen Faktoren vermied es Dittmann, genauer zu klären, in welcher Weise z.B. die *coping*-Faktoren in der eigenen Untersuchung eine Rolle gespielt haben könnten. Auch erörterte er nicht, warum sich das geschlechtlich uneindeutige Körperbild eines Teils der AGS-Patient_innen nicht in erwarteter Weise als relevant für das Fremd- und Selbstbild gezeigt hatte – dabei widersprach dieses Ergebnis doch offenbar der Behauptung der medizinisch-psychologischen Literatur, dass eine uneindeutige Erscheinung für die psychosexuelle Entwicklung fatale Folgen habe. Eine Auseinandersetzung mit solchen widersprüchlichen Ergebnissen unterblieb jedoch. Das biosoziale Interaktionsmodell, das Dittmann als Resümee der Studie präsentierte, verdeckte bloß die selektive Diskussion der Studienergebnisse. Auf diese Weise engte Dittmann das Erklärungsmodell der psychosexuellen Entwicklung auf die pränatalen Hormone, das Körperbild und die – sehr eindimensional betrachtete – Erziehung ein.

Diese Reduktionen sind, soweit ich es überblicke, in der Fachliteratur nirgends kritisch diskutiert worden. Stattdessen wird die Studie ohne genauere Auseinandersetzung als Beleg des Einflusses pränataler biologischer Faktoren auf die Geschlechts*rolle* referiert (u.a. durch Meyer-Bahlburg 1998: 8). Interessanterweise wird sie aber auch zitiert, um die These zu stützen, dass die Entwicklung der Geschlechts*identität* durch pränatale Hormone *nicht* wesentlich beeinflusst werde (Sinnecker 1999: 173f.). Diese Einordnung erlaubt, biologische und psychosoziale Faktoren klar zu trennen, indem ihnen verschiedene Dimensionen der Psychosexualität – Geschlechtsrolle einerseits, Geschlechtsidentität andererseits – zugewiesen werden.

Nexus von Therapie und Theorie, Normierung und Normalisierung

Die reduktiven Schlussfolgerungen, die Dittmanns Studie auszeichnen, korrespondieren mit dem Aufbau der Hamburger Untersuchung, der von vornherein auf die Erfassung und Erklärung von Verhaltensabweichungen ausgerichtet war. Daraus resultierte die Fokussierung der Studie auf das männlichere Verhalten der Salzverlust-Patient_innen, während das weiblichere Verhalten der – gemäß den Leitlinien – »schlechter« behandelten Patient_innen mit uneindeutigerem Erscheinungsbild nicht weiter erklärungsbedürftig erschien. Zudem ging die Untersuchung unreflektiert davon aus, dass die kosmetischen Eingriffe im Kleinkindalter keine anderen als die intendierten normalisierenden Effekte hätten. Der Glaube daran, dass eine den Leitlinien getreuliche Behandlung nur die gewünschten normalisierenden Wirkungen entfalten könne, war offenbar so fest verankert, dass es Dittmann für vernachlässigbar hielt, bei planmäßig behandelten Patient_innen nach *coping*-Faktoren zu forschen, während für die »schlecht« Behandelten ohnehin kein Erklärungsbedarf in dieser Richtung gesehen wurde, weil diese Gruppe sich ja verhaltenskonform zeigte. Die Unterstellung der Effektivität der Behandlung führte offenbar dazu, dass die Auswertung von *coping* und *compliance*-Faktoren als überflüssig erachtet wurde. Diese Faktoren waren ohnehin bloß sekundär zur Behandlung – als Störung oder Ergänzung – anvisiert worden. Auch in einer weiteren Hinsicht war die Behandlung für die Anlage der Studie entscheidend: Denn anhand des Kriteriums behandelt/unbehandelt bzw. »schlecht/gut behandelt« glaubte man, die als Einflussfaktor interessierende pränatale Hormonwirkung von der postnatalen Androgenwirkung unterscheiden und isoliert studieren zu können, da bei planmäßigem Therapiebeginn gleich nach Geburt die starke Androgenwirkung unterbunden werde. Dabei wurde geflissentlich darüber hinweggesehen, dass Hormonbehandlungen selbst bei idealer *compliance* keineswegs gleichförmige Wirkungen zeitigen.

Im Übrigen ist es nicht so verwunderlich, dass für Dittmann – wie allgemein für die neuere medizinische Literatur – die positive Wirksamkeit des Behandlungskonzepts der geschlechtlichen Normierung feststand, denn über das Befinden von unbehandelten erwachsenen Intersexuellen wurden seit den späten 1960er Jahren kaum noch Berichte veröffentlicht. Eine Ausnahme bildet eine Reihe von Studien über die psychische Entwicklung intersexueller Menschen in Regionen der Dominikanischen Republik und Neuguineas, in denen das westliche Behandlungsmodell zumindest bis in die 1980er Jahre nicht oder doch nur selten zur Anwendung kam: Diese Menschen wechselten zumeist mit der Pubertät von der anfänglich weiblichen in die männliche Geschlechtsrolle, ohne dass ihre psychische Gesundheit deswegen dauerhaft beeinträchtigt wurde – so berichteten es jedenfalls die Studien (Imperato-McGinley et al. 1979a). Doch diese Studienergebnisse wurden in der tonangebenden Forschungsliteratur zu Intersexualität mit dem Hinweis auf den besonderen kulturellen Hintergrund in der

Dominikanischen Republik und Neuguinea als unvergleichbar mit der westlichen Situation abgetan. Auch Dittmann argumentierte, dass

»in diesen Fällen soziokulturelle Bedingungen vorlagen, die von der üblichen westlichen deutlich unterschieden sind: Sowohl in der Dominikanischen Republik als auch bei Volksgruppen in Neuguinea gibt es traditionell eine Art ›drittes Geschlecht‹, eine Akzeptanz und auch sprachliche Benennungen dafür; zudem ist die männliche Rolle in diesen Gesellschaften [...] sozial besonders stark privilegiert. Weiter ist zu bedenken, daß bei diesen Patienten keinerlei Behandlung vorgenommen wurde.« (Dittmann 1993: 126)

Der unbedingte Glaube an die Effektivität der Behandlung, der in dieser Argumentation erneut zutage tritt, führte dazu, dass die Nicht-Behandlung allein als negativer Faktor in Betracht gezogen wurde. Gleichzeitig fungierte das medizinische Behandlungsangebot als eines der Kriterien, mit dem der Westen implizit als ›entwickelte Kultur‹ in Abgrenzung zum ›traditionellen Lebensmilieu‹ in der Dominikanischen Republik und Neuguinea zur Geltung gebracht wird.

Während das etablierte Behandlungsvorgehen also in entscheidender Weise den Erkenntnisgewinnungsprozess der Hamburger Studie strukturierte, blieb die Studie ihrerseits nicht ohne Auswirkungen für die klinische Betreuung. So erhielten die Familien unmittelbar im Anschluss an die Forschungsinterviews eine medizinisch-psychologische Beratung, welche auf den in den Befragungen angesprochenen Problemen aufbaute (Dittmann 1989: 140). Über diese konkrete Verknüpfung von Datenerhebung und Beratung hinaus wurden die Forschungsergebnisse zur Optimierung des Behandlungskonzepts herangezogen. Da aufgrund der Studienergebnisse die AGS-Salzverlustpatient_innen als in ihrer psychosexuellen Entwicklung besonders gefährdet erschienen, reklamierte Dittmann einen besonderen therapeutischen Bedarf dieser Gruppe (ebd.: 302). Die Notwendigkeit psychologisch-psychiatrischer Beratung und Betreuung wurde schließlich aber auch für alle AGS-Patient_innen unterstrichen. Zwar betonte Dittmann nochmals in der Zusammenfassung der Studie, dass keine »Hinweise für Geschlechtsidentitätsprobleme der AGS-Patientinnen« gefunden worden seien (ebd.: 298). Es habe aber, wie auch in den an die Interviews angeschlossenen Beratungsgesprächen deutlich geworden sei,

»ein nicht geringer Teil von AGS-Patientinnen und Eltern – individuell und im psychosozialen Kontakt – erhebliche Probleme mit Verhaltensmustern und Einstellungen [...], die von denen der ›weiblichen Normalpopulation‹ abweichen. [...] Soziokultureller Wandel, in Hinsicht auf größere Annäherung bzw. Überschneidung des Geschlechtsrollenverhaltens und auf mehr Toleranz gegenüber individuellen besonderen Verhaltensmerkmalen, scheint Probleme mit ›abweichendem Verhalten‹ dieser Patientinnen-Gruppe bei weitem nicht aufgefangen zu haben.« (Ebd.: 302)

Somit suchte Dittmann die Indikation für die psychologisch-psychiatrische Beratung und Betreuung nicht etwa (klassisch normativ) in den »abweichenden Verhaltensmustern und Einstellungen« selbst – zumal diese, wie er feststellte, noch in der Streubreite des Normalen lagen: »[I]n der Regel fällt das Verhalten [der AGS-Patientinnen] nicht aus dem Rahmen des heute als für Mädchen (noch) normal akzeptierten Verhaltensrepertoires.« (Dittmann 1993: 129) Dittmann behauptete aber, die Patient_innen und ihre Familien hätten »Probleme«, mit solchen Verhaltensabweichungen umzugehen, weshalb ein erhöhter Betreuungsbedarf vorliege. Was für Probleme bestanden, erläuterte er nicht genauer. Die Probleme waren aber anscheinend für Dittmann umso deutlicher individuelle und psychologisch-psychiatrisch zu behandelnde Schwierigkeiten, als er unterstellte, dass die Gesellschaft gegenüber nicht ins erwartete Bild passendem Verhalten mittlerweile viel toleranter geworden sei. Mit dieser verkürzten Darstellung vermied es Dittmann zu diskutieren, inwiefern die Probleme von Betroffenen und Angehörigen doch eine gesellschaftliche Dimension haben könnten und was dagegen unternommen werden könnte.

Auf solchen Wegen griffen im Hamburger Projekt Therapie und Theorie bzw. Forschung und Behandlungsoptimierung ineinander. Das Forschungsprojekt offenbart zudem, wie die Konstruktionen des Abweichenden und des Normalen, d.h. die Objektivierung, Spezifizierung und Korrektur der Abweichung und die wissenschaftliche Kodifizierung der Psychosexualität gemäß binärer Geschlechter- und Sexualitätsnormen, wechselseitig aufeinander aufbauen und sich gegenseitig stabilisieren. Ebenso wurden Praktiken der Normierung und der Normalisierung engstens miteinander verknüpft: Die vorgegebenen, nicht weiter begründeten Normen, anhand derer das Verhalten der Proband_innen im ersten Schritt beurteilt wurde, wurden durch das Prozedere der Studie in das statistisch Normale verwandelt. Der in Bezug auf die normativen Kriterien gebildete Durchschnittswert der Patient_innen- und Schwesterngruppe bot dabei einerseits einen studieninternen Vergleichsmaßstab und suggerierte andererseits, damit lasse sich abschätzen, inwieweit Intersexuelle dem Bevölkerungsdurchschnitt entsprechen. Flexible Schwellen des Normalen und harte Grenzen zwischen Norm und Pathologie gingen im Hamburger Forschungsprojekt nahtlos ineinander über. So wurde zwar das männlichere Verhalten der Salzverlust-Patient_innen und das annährend – aber auch nicht gänzlich – weibliche Verhalten der Nicht-Salzverlust-Patient_innen als Abweichung vom normal weiblichen Muster der Schwesterngruppe bestimmt, aber diese Abweichung fiel noch nicht aus der Streubreite des Normalen. Eine doppelte normative Grenze definierte das Hamburger Team dennoch: Zum einen durfte keinesfalls die Geschlechtsidentifikation instabil sein. Damit wurde das Verhaltenskontinuum mit seinen ›weichen‹ Schwellen an eine rigide zweigeschlechtliche Klassifikation auf der Ebene der Identität zurückgebunden. Zum anderen problematisierten die Hamburger ForscherInnen das geschlechtsuntypischere Verhalten von AGS-Patient_innen und erblickten darin einen Anlass zu einer psychologisch-psychiatrischen Intervention. Dadurch wurde dieses Verhalten doch wieder in die Nähe einer Pathologie gerückt.

Auf diese Zusammenhänge lässt sich damit die zu Beginn des Kapitels erläuterte These Foucaults zur Funktion der Norm als Verzahnung von Wissensgenerierung und korrigierenden Eingriffen, individuell-disziplinierenden und bevölkerungsregulierenden Techniken anwenden: Nicht nur schaffen psychosexuelle Normen (mit ihren Wandlungen zwischen Status- und Prozess-Norm) ein Differenzierungs- und Vergleichsraster für einzelne Individuen und Gruppen, mit dessen Hilfe wissenschaftliches Wissen über Geschlecht und Sexualität generiert wird. Sie fungieren zugleich auch als Kontrollraster mit praktischen Konsequenzen, insofern daran korrigierende Eingriffe sowie gruppenspezifisch optimierte Beratungs- und psychotherapeutische Angebote gekoppelt sind. Das gilt nicht nur für die spezifischen psychosexuellen Fragen bei Intersexualität, sondern für das potentiell unbegrenzte psychiatrisch-psychologische Diskursfeld der sogenannten psychosexuellen Störungen. In diesem Diskursfeld sind die Grenzen zwischen normal und anormal fließend und therapeutische Indikationen sind praktisch unbegrenzt konstruierbar: So schließt in dem weithin verwendeten Diagnose-Leitfaden *Diagnostisches und statistisches Manual Psychischer Störungen* an die »spezifizierten Störungen«, zu denen auch die »Geschlechtsidentitätsstörungen« gerechnet werden, die offene Kategorie »Nicht Näher Bezeichnete Sexuelle Störung« an. Nach demselben Muster sind unter den »Geschlechtsidentitätsstörungen« Transsexualität und in der Unterkategorie »Nicht Näher Bezeichnete Geschlechtsidentitätsstörung« auch »›Intersex-Syndrome‹ und begleitende Geschlechtsdysphorie«, d.h. Intersexualität in Kombination mit einem »Geschlechtsidentitätsproblem« erfassbar (DSM-IV TR 2003: 636-644; vgl. auch Becker et al. 1997: 131). Dabei betonen die heutigen psychiatrisch-psychologischen diagnostischen Kataloge, dass nicht die Art oder der Grad der Abweichung für sich genommen eine behandlungsbedürftige Störung qualifiziere; nur wenn eine »persönliche Beeinträchtigung« bzw. ein »andauerndes und ausgeprägtes Leiden« aufgrund der Normabweichung empfunden werde, liege eine Behandlungsindikation vor (ICD-10 1993: Allgemeine Einleitung: 23; DSM-IV TR 2003: 644). Therapien, die aufgrund einer solchen Indikation begonnen werden, sollten sich entsprechend nicht per se darauf richten, die Abweichung zu beseitigen. So heißt es etwa im voluminösen, laufend aktualisierten *Therapie-Handbuch* (in der Ausgabe von 2000) zu Homosexualität: »Therapeutische Versuche, hier eine Wandlung der sexuellen Orientierung zu erzielen, werden kaum noch unternommen. Therapeutischer Hilfen bedürfen Homosexuelle jedoch mitunter bei der Bewältigung der Problematik, die homosexuelle Neigung akzeptieren zu können, und eventueller sozialer Folgen.« (Pozsár/Heinz 2000) Und im *Lexikon der Syndrome und Fehlbildungen* liest man in dem Abschnitt zu Homosexualität: »Schwierigkeiten bei der sozialen Einordnung können zu sekundären psychischen bzw. neurotischen Erscheinungen führen. [...] Therapiebedürftigkeit wird angezweifelt. Bei festgelegter Haltung therapieresistent. In leichteren bzw.

latenten Fällen Psychotherapie mit unterschiedlichem Erfolg.« (Lexikon der Syndrome und Fehlbildungen 1999: 487f.)

Trotz der primär integrativ-normalisierenden Ausrichtung solcher Darstellungen verweist die Tatsache, dass eine therapeutische Beseitigung der Homosexualität überhaupt ein statthafter Diskussionsgegenstand ist,[20] auf die Anschlussfähigkeit des psychiatrisch-psychologischen Diskurses zur Psychosexualität für klassisch normative Sichtweisen. Wie exemplarisch an der Hamburger Studie vorgeführt, kombiniert speziell die Problematisierung von Intersexualität normierende und normalisierende Strategien. Psychosexuelle Normen fungieren im Spezialgebiet der Intersexualität wie auch im gesamten Feld der psychiatrisch-psychologischen Problematisierung psychosexueller Abweichungen als Vergleichsmaßstab und zugleich therapeutische Zielvorgabe. Damit wird zwischen Disziplinarnorm und dem statistisch Normalen ein Zirkel beschritten, innerhalb dessen sich die Normen re-/produzieren und dabei den Anschein erzeugen, die psychosoziale Geschlechterdifferenz sei eine von der Medizin genuin unabhängige, anthropologische Realität.

2.5 »Die Einteilung in zwei Geschlechter ist ein starkes Bedürfnis«: Intersex-Behandlung, Politik und Gesellschaft

Was für ein Gesellschaftsbild liegt der medizinisch-psychologischen Problematisierung uneindeutigen Geschlecht zugrunde? Aufschlussreich dafür ist eine Stellungnahme der (seinerzeit von SPD und Bündnis 90/Die Grünen geführten) Bundesregierung zum Behandlungsvorgehen bei Intersexualität von 2001, mit der eine behandlungskritische *Kleine Anfrage* der PDS beantwortet worden ist.[21] Die Bundesregierung beruft sich darin wesentlich auf Auskünfte der *Deutschen Gesellschaft für Sexualforschung* und der *Sektion Pädiatrischer Endokrinologen* der *Deutschen Gesellschaft für Endokrinologie*. Gestützt auf deren wissenschaftliche Argumente, betrachtet die Stellungnahme der Bundesregierung Intersexualität als ein genuin medizinisch-psychologisches Problem und erkennt daher einen politischen Handlungsbedarf nicht an.[22] Das Behandlungsvorgehen rechtfertigt sie folgendermaßen:

---

20 Gleiches gilt auch für Transsexualität (z.B. Windgassen 2000).

21 Dabei handelt es sich um die zweite *Kleine Anfrage* der PDS zum Thema – die erste hatte sie 1996 an die damalige von CDU und FDP geführte Regierung gestellt (Deutscher Bundestag 29.10.1996). Die Antworten 1996 und 2001 besitzen weitgehend den gleichen Tenor. Anfang 2007 hat die Partei Die Linke zwei weitere *Kleine Anfragen* vorgelegt, worauf wiederum in ähnlicher Weise politische Verantwortung abwehrende Antworten der Bundesregierung erfolgten (Deutscher Bundestag 14.02.2007 & 22.03.2007).

22 Das lässt sich etwa der Antwort auf die Frage, ob die Bundesregierung bereit sei, »eine bundeseinheitliche Handreichung zum Schutz intersexueller Minderjähriger

»Nach dem Kenntnisstand der Bundesregierung besteht eine relativ weitgehende Übereinstimmung darüber, dass eine frühe eindeutige Festlegung des Geschlechts die Entwicklung einer stabilen Geschlechtsidentität erleichtert. Eine stabile Geschlechtsidentität ist für die allgemeine psychische Entwicklung und Identitätsbildung wichtig und hilfreich. Zwar ist das, was in einer bestimmten Kultur als männlich und weiblich gilt, historischen Veränderungen unterworfen, dennoch erscheint die nicht nur in westlichen Kulturen vorherrschende Einteilung in zwei Geschlechter ein weitverbreitetes und starkes Bedürfnis und eine wirkmächtige soziale Realität darzustellen.« (Deutscher Bundestag 16.03.2001: Antwort auf Frage 22)[23]

Einen Druck zur Anpassung an die wirkmächtige soziale Realität der zweigeschlechtlichen Klassifizierung scheinen die VerfasserInnen der Stellungnahme nicht zu kennen. Anstelle dessen postulieren sie ein quasi anthropologisches Bedürfnis nach zweigeschlechtlicher Klassfizierbarkeit und stellen die Geschlechtsidentität als die ontogenetische Manifestation dieses Bedürfnisses dar. Offenbar soll diese Argumentationsstrategie plausibel machen, dass das Behandlungsvorgehen bei Intersexualität dem Wohle des Kindes dient, indem es durch die frühzeitige Beseitigung der körperlichen Uneindeutigkeit jenem grundlegenden menschlichen Bedürfnis nach zweigeschlechtlicher Klassifizierbarkeit sowie den Gesetzmäßigkeiten der psychischen Entwicklung Rechnung trägt. Der soziale und individuelle Druck zur Konformität mit den binären Geschlechternormen soll also dadurch abgefedert werden, dass die Medizin das ›Nicht-Passende‹ präventiv an die Normen anpasst. Der Konformitätsdruck selbst wird nicht in Frage gestellt, sondern durch die Behandlungspraxis und die Anthropologisierung der zweigeschlechtlichen Klassifikation fortgeschrieben. Die Mitwirkung des medizinisch-psychologischen Behandlungssettings bei Intersexualität an der Aufrechterhaltung der Zweigeschlechternorm reflektiert die Bundesregierung nicht. Stattdessen wird die zweigeschlechtliche Klassifizierung als eine von den Behandlungsmaßnahmen und der medizinisch-psychologischen Wissensgenerierung unabhängige Realität dargestellt.

Mit einem ähnlichen Argumentationsmuster rechtfertigt auch Gernot H.G. Sinnecker in einem 2002 erschienenen Handbuch der Kinder- und Jugendgynäkologie die Aufrechterhaltung des bisherigen Behandlungsvorgehens trotz seiner Kenntnis der Kritiken von Intersex-Initiativen. Sinnecker ist Chefarzt der Klinik für Kinder- und Jugendmedizin des Klinikums der Stadt Wolfsburg und war bis

[...] zu erstellen, die MedizinerInnen, sozialen Diensten und auch Eltern als Information und Leitfaden dienen kann«, entnehmen, die lautet: »Handreichungen des Bundes erscheinen nicht sinnvoll. [...] [D]ie Frage, ob eine und welche ärztliche Behandlung zum Wohle des intersexuellen Kindes ist, [stellt sich] vor allem als medizinisches und privatrechtliches Problem dar.« (Deutscher Bundestag 16.03.2001: Frage 16 und entsprechende Antwort).

23 Diese Auffassung hat die von CDU und SPD geführte Bundesregierung 2007 wortwörtlich anlässlich einer erneuten *Kleinen Anfrage* affirmiert (Deutscher Bundestag 22.03.2007: Antwort auf Frage C.4).

Anfang 2009 zweiter Vorsitzender der *AG Kinder- und Jugendgynäkologie e.V.* Seine Argumentation leitet er damit ein, dass stärkere Toleranz für die »Andersartigkeit und Nichtzugehörigkeit im Bereich der Geschlechtsorgane« wünschenswert, jedoch nicht in Sicht sei, »weder in unserer Gesellschaft noch in anderen Kulturkreisen der Welt«. Besonders sei

»der Bereich der Geschlechtlichkeit und der Sexualität in erheblichem Maße tabuisiert. Dementsprechend groß sind die Probleme der Eltern, die Andersartigkeit ihres Kindes in diesem Bereich zu akzeptieren und ohne Heimlichkeiten damit umzugehen. Ein Kind mit einem ›dritten Geschlecht‹ (oder überhaupt keinem Geschlecht) würde deshalb nicht nur im Umgang mit der real existierenden Gesellschaft permanenten Konflikten ausgesetzt sein, sondern auch ein hohes Risiko haben, von den eigenen Eltern nicht akzeptiert und in ausreichendem Maße unterstützt zu werden. [...] Aus diesem Grunde kann sich der Arzt nicht durch einfaches Nichtstun der Verantwortung entziehen.« (Sinnecker 2002: 192)

Wie die Bundesregierung in ihrer Stellungnahme entwirft auch Sinnecker mit der Behauptung der tendenziellen Unwandelbarkeit der sozialen Tabuisierung und Ausgrenzung von Menschen, die den geschlechtlichen Normvorstellungen nicht entsprechen, ein konservatives Menschen- und Gesellschaftsbild. Er reflektiert nicht, wie die Medizin mit ihren präventiven Korrekturen daran mitwirkt, den Normen Geltung zu verschaffen, sie durchzusetzen und damit Irritationen und Chancen für Veränderungen zu vermeiden. Diese Auffassung hat Ins A Kromminga scharf kritisiert:

»Eine solche Sicht verschärft noch die Problematik hermaphroditischer Menschen, da sie ein gesamtgesellschaftliches Problem mit komplexen Aspekten auf die persönliche Befindlichkeit eines Individuums reduziert. [...] Intoleranz, Spott und soziale Diskriminierung wird dagegen nicht hinterfragt, sondern als normales Verhalten der Umwelt gewertet. Förderung der gesellschaftlichen Toleranz liegt nicht im Aufgabenbereich der Medizin oder Psychologie. Politik und Rechtsprechung wiederum sehen das Phänomen Intersexualität als ein rein medizinisches Problem an [...]. So schließt sich ein Teufelskreis, der auch noch im 21. Jahrhundert dazu führt, Hermaphroditen (und sicherlich viele andere von der Norm abweichende Menschen) zu diskriminieren [...].« (Kromminga 2005a: 29)

Mit dieser Kritik greift Kromminga die Fiktion der Medizin und Psychologie an, die sich und andere glauben machen, sie hätten eine neutrale Position gegenüber der Gesellschaft inne. Diese Fiktion blendet aus, dass Medizin und Psychologie ein funktionaler Teil des Arrangements ›dezentralen Regierens‹ westlicher liberaler Gesellschaften sind und die soziale Realität mitgestalten: Medizin und Psychologie besitzen bezüglich körperlicher und psychischer Belange große Autorität, die auch für politische Ziele eingespannt wird. Medizinisches und auch psychologisches Wissen wird etwa von den Medien, aber auch z.B. von Bürgerinitiativen und sozialen Bewegungen, als Expertenwissen angefragt, wenn es darum geht, die bestehenden Verhältnisse zu reflektieren und politische Veränderungen zu fordern. Auch die Regierungspolitik stützt einige ihrer Maßnahmen auf medizinisch-psychologisches Expertenwissen. Die politische Gestaltung der Bundesregierung besteht in manchen Bereichen aber auch darin, dass der Medizin und Psychologie ein Feld zur eigenständigen Bearbeitung überlassen wird und des Öfteren auch keine externe Kontrolle vorgesehen ist. Das ist der Fall hinsichtlich der Belange intersexueller Menschen.

Auf diese Weise wird bislang der Medizin und Psychologie die entscheidende Autorität hinsichtlich der Definition des Problems uneindeutigen Geschlechts und der Lösungssuche zugebilligt. Wie der Einblick in die neuere medizinische Literatur zu Intersexualität zeigt, re-/produziert und stabilisiert das Behandlungskonzept einer präventiven Normierung die Zweigeschlechternorm und die binären Sets von Verhaltens- und Sexualitätsnormen. Auch wenn sich Medizin und Psychologie durchaus flexibel zeigen, manche Modifikationen der Normen zu integrieren (z.B. hinsichtlich einer größeren Toleranz gegenüber Homosexualität), so hat diese Offenheit doch Grenzen: Das dichotome Geschlechtsklassifikationssystem wird aufrechterhalten, indem geschlechtlich uneindeutige Körper an die Normen angepasst werden und eine stabile Geschlechtsidentität als wichtigstes Behandlungsziel verfolgt wird. Auf diese Weise greifen im Zusammenspiel der Forschung bzw. Theoriebildung zur psychosexuellen Entwicklung und der Behandlung von Intersexualität normierende und normalisierende Macht-Wissenstechniken und damit Stabilisierung und Flexibilisierung von Geschlecht und Sexualität ineinander.

Unter welchen Bedingungen konnte es dazu kommen, dass sich dieses Gefüge als effektives Behandlungs- und Forschungsprogramm im Verlauf der zweiten Hälfte des 20. Jahrhunderts etablierte? Die folgenden Kapitel begeben sich auf den Spuren dieser Frage bis in die Frühe Neuzeit zurück.

Teil I

Trans-/Formationen des Wissens von Hermaphroditismus und Geschlecht, Frühe Neuzeit bis Anfang 20. Jahrhundert

Wie und unter welchen Voraussetzungen wurde der Hermaphrodit zu einem medizinischen Problem? In diesem Teil des Buches wird der Beginn einer genuin medizinischen Problematisierung uneindeutigen Geschlechts in der Frühen Neuzeit verortet und ihre Trans-/Formationen im Zuge der Professionalisierung, Vernaturwissenschaftlichung und fachlichen Ausdifferenzierung der Medizin nachgezeichnet. Im ersten Kapitel stelle ich dar, wie sich im medizinischen Diskurs der Frühen Neuzeit, der den Hermaphroditen naturalisierte und zugleich medikalisierte, die Differenzierung der epistemologischen und sozialregulativen Problematisierungsweise herausbildete. Das zweite Kapitel zeigt, dass in der zweiten Hälfte des 18. Jahrhunderts die beiden Problematisierungsweisen bereits vollständig entfaltet waren: Damit bildete sich ein Spannungsbogen zwischen der Formulierung eines wissenschaftlichen Geschlechterwissens einerseits und den Anweisungen für die praktische Vorgehensweise in konkreten Fällen von Hermaphroditismus andererseits. Während dies anhand von etwas mehr als einem Dutzend medizinischer Veröffentlichungen des deutschen Sprachraums und Artikeln aus Enzyklopädien und Lexika gezeigt wird, basiert die Rekonstruktion zum medizinischen Diskurs des 19. Jahrhunderts im dritten Kapitel auf einem umfangreichen Quellenkorpus, denn in diesem Zeitraum stieg die Publikationstätigkeit zum Hermaphroditismus sprunghaft an. Im 19. Jahrhundert erfuhr der Hermaphroditismus-Diskurs entlang der epistemologischen und sozialregulativen Problematisierungsweise zwei Wendungen, die bis heute diskursbestimmend sind: Diese Transformationen vollzogen sich einerseits mit dem Einsetzen eines genuin biologischen Entwicklungsdenkens um 1800 und zum anderen mit der medizinisch-psychiatrischen Diskursivierung des Geschlechtsempfindens und der Sexualität. Besonders die letztere Entwicklung führte dazu, dass um 1900 ausdrücklich die Diskrepanzen zwischen den wissenschaftlichen Kodifikationen von Geschlecht und den praktischen Belangen in Fällen von Hermaphroditismus problematisiert wurden. Damit war ein Problem formuliert, welches für den medizinischen Hermaphroditismus-Diskurs der nächsten Jahrzehnte zur produktiven Herausforderung werden sollte, wie im zweiten Teil des Buches zu sehen sein wird.

1. Grenzgestalt der Geschlechterordnung: Der Hermaphrodit in der Medizin der Frühen Neuzeit

Was zeichnet den Beginn der Medikalisierung des Hermaphroditismus in der Frühen Neuzeit aus? Wie historische Untersuchungen zeigen, wurde der menschliche Hermaphroditismus im 16. Jahrhundert als ein wissenschaftlich seriöser Gegenstand der Naturforschung und Medizin entdeckt.[1] Die medizinische Thematisierung war jedoch weder vollständig von einer pathologisierenden Sichtweise noch zur Gänze von dem Anspruch durchdrungen, dass allein Ärzte dafür zuständig seien, das wahre Geschlecht eines Hermaphroditen festzustellen. Hingegen betrachteten einige bekannte frühneuzeitliche Ärzte Hermaphroditen als doppelgeschlechtliche Individuen, die den fließenden Übergang zwischen männlich und weiblich repräsentierten. Diese Überzeugung teilten auch manche derjenigen Mediziner, die bezweifelten, dass Hermaphroditen zugleich zeugen und empfängnisfähig sein könnten: Die Auffassung, dass Zwitter substantiell gemischtgeschlechtlicher Natur seien, war nicht notwendig mit der Vorstellung verknüpft, dass beiderlei Fortpflanzungsvermögen vorhanden sein müsse. Das Problem der Diagnose der wahren männlichen *oder* weiblichen Geschlechtsnatur, welches die Medizin des 18. Jahrhunderts beschäftigen sollte, schien in der Frühen Neuzeit nicht zu existieren (Foucault 1998: 8f.). Denn selbst dann, wenn frühneuzeitliche Mediziner ein deutliches Überwiegen männlicher oder weiblicher Geschlechtszeichen feststellten und eine entsprechende Geschlechtszuordnung vornahmen, wurden Menschen mit gemischt- bzw. doppelgeschlechtlichen Genitalien primär als Hermaphroditen wahrgenommen. Der Hermaphrodit wurde als eine eigentümliche Existenz neben Mann und Frau begriffen.

1 Neben zentralen Veröffentlichungen von Foucault, Daston und Park geben folgende Publikationen Einblicke in den medizinischen Hermaphroditismus-Diskurs der Frühen Neuzeit: Greenblatt 1988: Kap. 3; Pfister 1999; Jones/Stallybrass 1991; Gilbert 2002; Long 1999; Epstein 1990; Krämer 2005a; 2005b & 2007. Unberücksichtigt bleiben in meiner Analyse die literarische Beschäftigung mit Hermaphroditen (z.B. Clark 1985; Shapiro 1987) oder auch die Alchemie, für die der Hermaphrodit das quasi-religiöse Projekt einer Arbeit am »Stein des Weisen« symbolisierte (Frietsch 2005; Biedermann 1986).

Dies ergab sich im Kontext der Einordnung des Hermaphroditen unter die sogenannten Monster und Wunder. Von Plinius, St. Augustinus und anderen Autoritäten der Antike und des Frühen Christentums bis hin zu Ulysse Aldrovandi (in seinem Werk *Monstrorum Historia* von 1642) begriffen zahlreiche Gelehrte Hermaphroditen als Monstrositäten.[2] Was bedeutete die Einordnung des Hermaphroditen unter die Monstrositäten? Grundsätzlich, so Michel Foucault, figurierten die Monstren in der Frühen Neuzeit als Objekte, an denen Grenzziehungen verhandelt oder bestätigt werden konnten. Er unterscheidet zwei Aspekte solcher Grenzkonstruktionen, die verständlich machen, die Differenzierung des Hermaphroditismus-Diskurses in eine epistemologische und eine sozialregulative Problematisierungsweise: Zum einen seien Monstren – und unter diesen die Hermaphroditen – als eine Transgression der Ordnung der Natur und damit als eine Herausforderung der Naturerkenntnis, zum anderen als eine Verletzung der juridisch-sittlichen Ordnung dargestellt worden. Foucault führt dazu aus, dass die traditionelle Konzeption der Monstrosität ein exzeptionelles Mischwesen sah, d.h. eine äußerst seltene Mischung zweier Bereiche, etwa der menschlichen und einer animalischen Gattung oder auch eine Mischung des männlichen und weiblichen Geschlechts. Das allein habe aber für die Konstruktion der Monstrosität nicht ausgereicht:

»Von Monstrosität konnte nur dann gesprochen werden, wenn diese Überschreitung des Naturgesetzes […] sich auf ein gewisses Verbot des bürgerlichen, religiösen oder göttlichen Rechts bezieht oder es in Frage stellt oder sogar zu der Unmöglichkeit führt, dieses […] Recht in Anwendung zu bringen.« (Foucault 2003: 87)

Solche Probleme seien bezüglich der Taufe, Erbschafts- und Heiratsfragen etc. aufgeworfen worden (ebd.: 88ff.). Auf diese Weise habe das Monströse gleichzeitig als Übertretung der Naturgesetze und des Rechts figuriert, indem es »das Unmögliche und das Verbotene« kombinierte (ebd.: 77). Foucault macht also einerseits auf zwei unterschiedliche Konstruktionsebenen der Monstrositäten in der Frühen Neuzeit und andererseits auf ihre konstitutive Verzahnung aufmerksam.

Diese These, die durch historischen Studien von Katharine Park und Lorraine Daston m.E. bestätigt wird, gilt auch für den unter die Monstrositäten eingeordneten Hermaphroditen: Das Erkenntnisinteresse an den Grenz- bzw. Mischgestalten und die sittlich-juridische Sorge sind – wie für die Monstrositäten im Allgemeinen – für die Hermaphroditen die zwei leitenden Motive der frühneuzeitlichen Konstruktion. Dies markiert den Beginn der Differenzierung in eine epistemologische und eine sozialregulative Problematisierung des uneindeutigen

2 Aldrovandis Kompendium ist, so Javier Moscoso, ein bekanntes Beispiel – und gleichzeitig eines der letzten – für die Tradition der Monster- und Wunder-Literatur, die versuchte, alle zugänglichen Informationen über ein außerordentliches Phänomen im Detail wiederzugeben, ohne die Authentizität oder die Verlässlichkeit der Quellen zu hinterfragen (Moscoso 1995: 64).

Geschlechts. Im Folgenden werde ich den frühneuzeitlichen Hermaphroditismus-Diskurs der Medizin und Naturforschung nach diesen beiden Seiten charakterisieren: Einerseits stelle ich dar, wie unter dem Vorzeichen der einsetzenden Naturalisierung und Medikalisierung uneindeutigen Geschlechts Hermaphroditen unter die Monstrositäten eingeordnet wurden (1). Dies muss im Zusammenhang mit den hippokratisch-galenischen und aristotelischen Zeugungstheorien und Geschlechtermodellen betrachtet werden (2). Auf der anderen Seite ist es aufschlussreich, wie die gesellschaftliche Stellung des Hermaphroditen reflektiert wurde: Die von Ärzten angemahnte sachverständige Geschlechtszuweisung werde ich im Kontext rechtlicher Regelungen und der rigiden sozialen Geschlechtergrenzen erläutern (3). Hinzu kam, dass sich eine neuartige diskursive Verknüpfung zwischen der Tribadie (das ist der damals gebräuchliche Terminus für sexuelle Beziehungen zwischen Frauen) und des Hermaphroditismus abzeichnete, die eine vertiefte moralisch-juridische Problematisierung uneindeutigen Geschlechts mit sich brachte (4). Zum Abschluss des Kapitels resümiere ich die Unterschiede zwischen der sozialregulativen und der epistemologischen Problematisierung des Hermaphroditismus in der Frühen Neuzeit (5).

Der Rückblick auf die Frühe Neuzeit basiert – anders als die nachfolgenden Kapitel – fast ausschließlich auf einer Analyse der Sekundärliteratur, namentlich auf den historischen Studien von Daston und Park (insbesondere *The Hermaphrodite and the Orders of Nature* von 1995) sowie auf einer Untersuchung von Foucault, die er bereits 1974/75 für die Vorlesungsreihe *Les Anormaux* (frz. Erstveröff. 1999; dt. Übersetzung: *Die Anormalen*, 2003) erarbeitet hatte. In diesen wichtigen Studien stehen französische Publikationen der Medizin und Naturforschung zum Hermaphroditismus im Mittelpunkt, doch sind die Gemeinsamkeiten und Unterschiede zu Veröffentlichungen des deutschen Sprachraums von Fabian Krämer untersucht worden, worauf in der folgenden Darstellung ebenfalls zurückgegriffen wird (Krämer 2005a & b; 2007).

1.1 »Wundergebuhrten mit beederley Geschlecht Schamgliedern«: Vom Monstrositäten-Diskurs zur Naturalisierung und Medikalisierung des Hermaphroditen

Das frühneuzeitliche Interesse an Hermaphroditen und Monstrositäten aller Art war davon geprägt, dem Bestaunenswerten, Ungewöhnlichen und Seltenen einen wichtigen Erkenntniswert beizumessen: Monstren galten als Mahnzeichen Gottes.[3] Sie sollten Aufmerksamkeit und Bewunderung für den sich in ihnen offenbarenden Willen Gottes wecken, der die geistig-moralische Orientierung und die Erkenntnis der verborgenen natürlichen Ordnung leitete (Céard 1980).[4] Gelehrte verfassten umfangreiche Werke über Monstren, in denen sie Bemerkungen und Erklärungen von Autoritäten der Antike (besonders Galen, Aristoteles und Plinius) ebenso wie Mythisches oder Berichte zeitgenössischer Ärzte und Naturforscher sammelten und kommentierten. Neben Berichten über einzelne Fälle monströser Individuen finden sich auch Tableaus »monströser Menschenarten«, die am Rande der (bekannten) Welt leben sollten, darunter die einäugigen Zyklopen, Menschen mit verdrehten Füßen oder riesigen Ohren sowie ein Volk von Androgynen mit einer weiblichen und einer männlichen Körperhälfte, die

3 »Wundergebuhrten, welche zumal mit beederley Geschlecht Schamgliedern begabt gewesen«, lautet die Überschrift des Abschnitts über die Hermaphroditen in Johann Georg Schenck von Grafenbergs (gest. ca. 1620) *Wunder-Buch. Von Menschlichen unerhörten Wunder- und Mißgebuhrten, so wider den gemeinen Lauff der Natur erschröcklich, fremdd, unnd seltsam gebildet ...* (Schenck von Grafenberg 1610: 53) Vgl. zu Schenck Krämer 2005b.

4 Das illustriert z.B. der lange Titel der 1557 erschienenen deutschen Übersetzung von Conrad Lycosthenes' (Pseudonym des in Basel Grammatik und Dialektik lehrenden Theologen Conrad Wolffhart, ca. 1518-1561) *Prodigiorum ac ostentorum chronicon*. Er lautet: »Wunderwerk oder Gottes unergründliches Vorbilden, das er in allen seinen Geschöpfen, so geistlichen, so leiblichen, in Feuer, Luft, Wasser, Erde, auch aus denselben vier Vorhaben, in eingefügtem Stück dem Menschen, in Geflügel, Vieh, Tier, Fisch, Gewürm, vom Anbeginn der Welt bis zu unserer dieser Zeit [hat] erscheinen, hören, beteuern lassen. Zu gewisser Anmahnung seiner Herzlichkeit, zur Abschreckung sündlichen Lebens. Oder aber sonst verhängt hat, den Auserwählten zur Übung und Christlichem Nachsinnen. Der Bösen zur Strafe ihres Unglaubens, mit sonder wunderbaren Geheimnis und Bedeutung.« (Lycosthenes 1557: Titel) Monstrositäten umschrieb Lycosthenes als »seltsame Vermischungen« und »wunderbare Geburten«, zu denen er auch Frauen, die sich in Männer verwandelt hatten, sowie ein afrikanisches Volk von Androgynen bzw. Hermaphroditen, die sich wechselseitig befruchteten, zählte. Er grenzte sich, so Céard, gegen die Naturalisten ab, die behaupteten, die Wunder mittels wissenschaftlicher Demonstrationen erklären zu können. Lycosthenes gestand diesen zwar zu, dass einige ihrer Erklärungen greifen würden. Aber er insistierte darauf, dass es Wunder gebe, die sie nicht erklären könnten, weshalb auch die bereits naturalistisch erklärten (Ex-) Wunder rehabilitiert werden müssten. Daher hatten für Lycosthenes letztlich alle Wunder übernatürliche Gründe, indem sie vom Wirken Gottes zeugten (Céard 1971: 186f.).

manchmal auch als Hermaphroditen bezeichnet wurden (Abb. 3). Illustrationen solcher Monstren zierten viele Wunder-Bücher oder Weltchroniken (Park/Daston 1981: 30 & 35).[5] Auf manchen mittelalterlichen Weltkarten waren die monströsen Menschenarten am Rande der als Kreis dargestellten westlichen Welt eingezeichnet (Wittkower 1984: 105ff.).

Monstrositäten und die Ordnung der Natur

Da die Monstrositäten als göttliche Zeichen galten, war für die meisten Autoren die Frage nach ihrer empirischen Realität (zumindest noch bis Anfang des 17. Jahrhunderts) im Grunde genommen zweitrangig. Diese Auffassung hatte prominent z.B. der Heilige Augustinus (354-430) in seinem Werk *Gottesstaat* vertreten:

»Indes ist es nicht nötig zu glauben, daß es all diese erwähnten Menschenarten wirklich gibt. Sondern wer immer irgendwo auf Erden als Mensch, also als sterbliches vernunftbegabtes Lebewesen geboren ist, er mag eine für unsere Begriffe noch so ungewohnte Körperform haben, an Farbe, Bewegung, Stimme, Kraft und Teilen seiner natürlichen Eigenschaften noch so sehr von anderen abweichen: kein Gläubiger soll zweifeln, daß er seinen Ursprung aus jenem einen zuerst gebildeten Menschen herleitet. Denn was die Natur bei der Mehrzahl der Menschen aufrecht erhält, erweist sie trotz allem auch in jenen merkwürdigen Seltsamkeiten. [...] Gott ist nämlich der Schöpfer aller, er weiß, wo und wann etwas hervorgebracht werden sollte oder soll, und er allein kennt die Schönheit des Alls, dessen Teile in Ähnlichkeit und Verschiedenheit zum Ganzen verwoben sind. Wer aber die Gesamtheit nicht zu überblicken vermag, wird durch scheinbare Mißgestalt eines Teiles verletzt [...].« (Augustinus 1914: Buch XVI, Abschnitt 8)

Auf Augustinus Einordnung der Monstren als Zeichen der Schöpferkraft Gottes und verborgenen Ordnung der Vielgestaltigkeit der Natur bezogen sich viele frühneuzeitliche Autoren. Das genaue Verhältnis der Monstrosität zur Ordnung der Natur wurde indessen, wie Jean Céard gezeigt hat, von den Gelehrten unterschiedlich interpretiert: Es konnte als Zeichen der Unerschöpflichkeit der göttlichen Schöpfungskraft, als Zeichen einer verborgenen Ordnung oder aber der Unordnung und damit als ein Auswuchs der Sündhaftigkeit der Menschen gelesen werden.

---

5 Der Münchner Stadtarzt Schedel (1440-1514) schuf in gemeinschaftlicher Arbeit mit anderen Nürnberger Humanisten mit dem *Liber Cronicarum* (1493) eine der berühmtesten Weltchroniken. Vollständig zählte er darin die so genannten »monströsen Völker« vom »Rande der Welt« auf, darunter auch »Zwittermenschen«: »Ettlich sind bederlay geslechts. Die recht prust ist in manlich und die lingk weibisch und vermischen sich undereinand uñ gepern.« (Schedel 1500: c2a) Gestützt u.a. auf den Heiligen Augustinus begriff er die monströsen Menschenarten als göttliche Zeichen der Vielgestaltigkeit der Natur, gleichzeitig aber auch als Strafe Gottes für die Sünden der Menschen.

der werlt   Blat XII

Von mancherlay gestaltnus der menschen schreibē
Plinius: Augustinus vnd ysidorus die hernachge
meltē ding. In dem land india sind menschē myt hunds
köpffen vnd reden pellēde. nerñ sich mit fogelgefeng vñ
klaiden sich mit thierhewtten. Item ettlich haben allain
ein aug an der stirñ ob der nasen vnnd essen allain thier
fleisch. Item in dem land libia werden ettlich on hawbt
geporn vnd haben mund vnd augen. Ettlich sind beder
lay geslechts. die recht prust ist in manlich vnd die lingk
weibisch vnd vermischen sich vndereinand vñ gepern.
Item gegen dem paradis bey dem fluss Ganges sind et
lich menschen die essen nichts. dann sie haben so klainen
mund das sie das getranck mit einē halm einflössen vnd
leben vom gesmack der öpffel vnd plumen. vnd sterben
pald von bößem gesmack. Daselbst sind auch lewt an
nasen eins ebnen angesichts. Ettlich haben vnden so
groß lebfftzen das sie das gantz angesicht damit bedeckē
Item ettlich an zungen. die deüdten einander ir maynūg
mit wincken als die closterlewt. Item in dem land Sici
lia haben ettlich so große orñ das sie den gantzen leib da
mit bedecken. Item in dem land ethiopia wandern etlich
nidergebogen als das vih. vnd ettlich lebē vierhundert
iar. Item ettlich haben hörner. lang nasen vnd gayßfüss
das findest du in sand Anthonius gantzer legēd. Itez in
ethiopia gein dem nidergang sind lewt mit einem pray
ten füss. vñd so schnell das sie die wilden thier erfolgen.
Item in dem land Scithia haben sie menschē gestalt vñ
pferds füess. Item alda sind auch lewt fünff elnpogen
langk vnd werden nicht kranck bis zum tod. Item in dē
geschichtē des grossen Alexanders liset man das in india
menschen seyen mit sechs henden. Item ettlich nacket vñ
rawh in den flüßen wonend. ettlich die an henden vnd
füßen sechs finger haben. ettlich in den wassern wonēde
halb menschen vnd halbs pferds gestalt habende. Itez
weiber mit perten bis auff die prust auff dē hawbt eben
vnd an har. Item in ethiopia gegen dem nidergang ha
ben ettlich vier awgē. So sind in Eripia schön lewt mit
kranchßhelsen vnnd snebeln. Doch ist als Augustinus
schreibt nit zuglawben das ettliche menschē an dem ort
der erden gegen vns da die sunn auff geet. so sie wider ni
der geet die versen gegent vnsern füßen kerē. Doch ist ein
grosser streyt in der schrifft wider den wone des gemay
nen volcks. das geringßumb allenthalben menschē auff
der erden seyen. vnd die füß gegen einander kerende dar
auff steen. vnnd doch alle menschen ir schayttel gem hi
mel keren. in verwunderūg warūmb doch wir oder die
die ir fersen gegen vnns wennden nit fallen. Aber das
kömbt auß der natur. dann gleicherweis als der stul des
feürs nynndert ist denn in den feüern. der wasser nyndert
denn in den wassern. vnnd des gaysts nynndert denn in
dem gayst. also auch der stul der erden nynndert anderß
wo denn in irselbs.

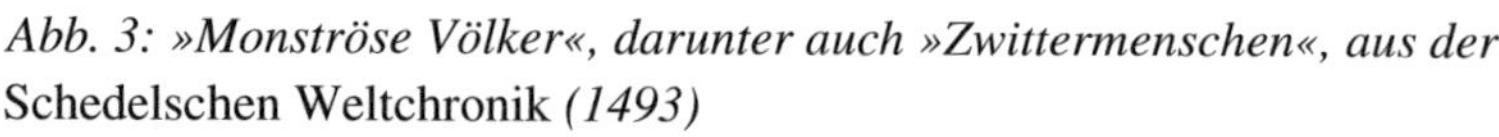

Abb. 3: »Monströse Völker«, darunter auch »Zwittermenschen«, aus der Schedelschen Weltchronik *(1493)*

Somit rangierten Monstren zwischen einer Einordnung als »außergewöhnlich« (*praeter naturae ordinem*), »widernatürlich« (*contra naturam*) oder auch als »artifiziell« und, eher selten, auch als »übernatürlich« (*portentum*) (Céard 1980; Daston/Park 1995: 429f.). Häufig vermengten sich in der frühneuzeitlichen Literatur diese Einordnungen. So etwa in dem Werk *De monstres et prodiges* von Ambroise Paré (ca. 1510-1590), einem französischen Militärchirurg und Leibarzt verschiedener französischer Könige. In diesem mehrfach aufgelegtem Werk finden sich neben den Schilderungen über Menschen mit vier Armen und vier Beinen, mit Fischschwänzen oder Flügeln auch je ein Kapitel über Hermaphroditen sowie über Personen, deren weibliches Geschlecht sich in der Jugend ins männliche verkehrte. Den Begriff der Monstrosität verwendete Paré mehrdeutig: Das lässt sich an seiner schillernden Darstellung der Ursachen (*causes*) von Monstren ablesen, zu denen er den »Ruhm Gottes«, seinen »Zorn«, die Unausgewogenheit der Samenmischung, die »Imagination«, angeborene und akzidentielle Krankheiten sowie schließlich auch den Einfluss von »Dämonen und Teufeln« zählte (Paré 1573/1971: Vorwort: 4). Andererseits definierte Paré in der Einleitung seines Werks die Monstren – im Unterschied zu den Wundern (*prodiges*), deren Zustandekommen »völlig gegen die Natur« sei – wie folgt: »Monstres sont choses qui apparoissent outre le cours de Nature (et sont le plus souvent signes de quelque malheur à advenir) comme un enfant qui naist avec un seul bras, un autre qui aura deux testes, et autres membres, outre l'ordinaire.« (Ebd.: Vorwort: 3).[6] Eine solche Einordnung verwies auf die Zeichenfunktion der Monstren und qualifizierte sie als singuläre Phänomene, d.h. als solche, die sich durch große Seltenheit auszeichneten und die zugleich außerhalb des gewöhnlichen Laufs der Natur standen, dennoch aber aus natürlichen Ursachen hervorgingen. Monstren offenbarten daher nach Paré die schöpferische Kraft der Natur (Daston/Park 1995: 427ff.; Moscoso 1995: 58f.).[7]

Naturalisierung

Die Einordnung der Monstren als außergewöhnliche, aber dem Wirken der Natur zuzuschreibende Phänomene stand bei Paré und bei vielen anderen Gelehrten in einem ungelösten Spannungsverhältnis zu ihrer Interpretation als »übernatürliche«, »widernatürliche« oder »artifizielle« Erscheinungen. Die Diskurslinie der

6 Übersetzungen dieses und weiterer französischer Zitate finden sich im Anhang. Das Zitat entstammt einer Auflage des Werks von 1579. In der ersten Auflage von 1573 und der zweiten von 1575 findet sich noch statt »outre le cours de Nature« die Formulierung »contre le cours de Nature«. 1579 wurde zudem die Einfügung »outre l'ordinaire« das erste Mal abgedruckt. Diese Veränderung verweist nach Meinung von Céard darauf, dass Paré auch bereits 1573 den Ausdruck »gegen die Natur« nicht in der Bedeutung von »widernatürlich« verwendete (Céard 1980: 5).

7 Paré verwendete in diesem Sinne variantenreich den Ausdruck »spielerische Natur« (Paré 1573/1971: 102, 139 & 117); vgl. dazu Céard 1971: XXXVI.

außergewöhnlichen, jedoch natürlich bedingten Monstrosität, die bis auf den Heiligen Augustinus zurückreichte und deren Vertreter als Naturalisten bezeichnet wurden, setzte sich jedoch schließlich durch (Céard 1980: 5). Diese Naturalisierung der Monstrositäten führte im Zuge einer allgemeinen Verwissenschaftlichung und Rationalisierung im Verlauf des 18. Jahrhunderts ihre Integration in die Gesetze der Lebensentstehung herbei – bei gleichzeitiger Abqualifizierung der Assoziation der Monstren mit dem Übernatürlichen als Ausgeburt abergläubischer Phantasie. In Differenzierung dieser These ist darauf verwiesen worden, dass eine erste Stufe der Naturalisierung der Monstrositäten bereits für das späte 16. und das 17. Jahrhundert beschrieben werden kann: In gelehrten Schriften der Zeit wurden Monstren nicht nur als natürlich zu erklärende Phänomene, sondern sogar als »Schlüssel zum Verständnis der Natur« begriffen. Gleichzeitig galten allerdings die Naturgesetze noch nicht in dem Maße als unumstößlich, wie das dann im 18. Jahrhundert der Fall sein sollte (Park/Daston 1981: 43-51; Hagner 1995: 73-76). Für meinen Zusammenhang lässt sich festhalten, dass im Zuge der ersten Stufe der Naturalisierung eine neuartige epistemologische Problematisierung der Monstrositäten, und unter diesen der Hermaphroditen, einsetzte. Als Beispiel hierfür kann Parés Schrift *De monstres et prodiges* gelten, die insgesamt betrachtet an der Schwelle zur Naturalisierung der Monstrositäten zu verorten ist, eindeutig aber dadurch, dass er den Hermaphroditismus und Geschlechtswechsel durch natürliche Ursachen erklärte (dazu unten mehr).

Daston und Park legen anhand ihrer Untersuchung von Schriften vor allem französischer Mediziner[8] der Frühen Neuzeit dar, dass in den meisten Texten der Status des Hermaphroditen der eines singulären, außergewöhnlichen, aber natürlich bedingten Phänomens gewesen sei.[9] Im Laufe des 17. Jahrhunderts wurden

8 Die Historikerinnen haben darüber hinaus auch juristische Schriften untersucht.

9 Eine gewisse Ausnahme stellte das doppelgeschlechtliche »Monster von Ravenna« dar, das regelmäßig in der Monster- und Wunderliteratur Erwähnung fand. Dieses Monstrum sollte im italienischen Ravenna geboren worden sein. Es wurde allgemein als ein Zeichen der Verwüstung gedeutet, welche die kriegerische Politik Papst Julius II. zu Beginn des 16. Jahrhunderts hinterlassen hatte. Die Details der monströsen Erscheinung, darunter auch seine Doppelgeschlechtlichkeit, wurden im Hinblick auf moralische und religiöse Botschaften gedeutet, so z.B. von Johann Georg Schenck von Grafenberg: »Es haben etliche die Horn auff die Hoffart außgelegt: die Flügel auff die Unbestendigkeit des Gemüts: die ermanglete Arm auff den Abgang der guten Werck: den Raubfueß auff raube / wucheren uñ allerley Geitz: das Aug allein in dem Knie auff den Lust zu den zeitlichen Sachen: Daß beederley Geschlechts Schamglied auff die Sodomitterey: Unnd wegen dieser Laster werde Italia' also mit Krieg gedrängt: Unnd der König auß Franckreich thue solches nicht auß eigener Stärck und Krafft / sondern es sey allein ein Geisel unnd Straaff Gottes. Das Y. aber unnd das X. seyen die Zeichen des Heils. Dann Ipsylon ist ein Figur der Tugend. Darumb so sie werden sich zu der Tugend wenden und zu dem Kreutz Christi / werden sie von solchen Bürden unnd Plagen entledigt werden unnd den Frieden erlangen mögen.« (Schenck von Grafenberg 1610: 109f.) Paré, der das Monstrum ebenfalls erwähnte, war hingegen mit konkreten Interpretationen sehr zurückhaltend. In den ersten Ausgaben von *De monstres et prodiges* hatte er das

Hermaphroditen dann allerdings auch als widernatürlich abqualifiziert und mit sexuellen Überschreitungen assoziiert: »Classed as preternatural, hermaphrodites basked in the positive glow of the marvelous, as in the works of Paré and Duval. But to call a hermaphrodite ›artificial‹ was to insinuate sexual imposture, and to call one ›unnatural‹ was to charge it with a heinous crime.« (Daston/Park 1995: 429) Auch Foucault verweist auf diese Statusverschiebung des Hermaphroditen vom außergewöhnlichen zum widernatürlichen Phänomen, die er als Folge einer gegen Ende des 16. Jahrhunderts einsetzenden Medikalisierung der Monstrositäten interpretiert: Im Zusammenhang mit Fällen, in denen Hermaphroditen einer Übertretung ihres Geschlechtsstatus angeklagt wurden, sei die »Forderung nach einem medizinischen Diskurs über die Sexualität und ihre Organe« laut geworden. Diese neue medizinische Sichtweise habe zunächst noch neben der »traditionellen Konzeption« des Hermaphrodismus als Monstrosität bestanden (Foucault 2003: 100). Dann aber habe sich allmählich eine Auseinandersetzung über die Natur des Vergehens der sexuellen/geschlechtlichen Übertretung entwickelt, die zwei verschiedene Positionen hervorbrachte:[10] Der eine Standpunkt lautete, dass das Vergehen auf einer natürlichen Transgression beruhe, deren Grund in der gemischtgeschlechtlichen Natur der Hermaphroditen liege; infolge dieser Sichtweise seien nach und nach die Straffolgen gemildert worden. Doch dann setzte sich allmählich eine andere Position durch: Der medizinische Diskurs reduzierte den Hermaphroditismus von einem Monstrum der Natur auf eine pathologische Regelabweichung und führte stattdessen die Gesetzesübertretung auf monströses Verhalten zurück. Unterstellt wurde damit ein zügelloses, unmoralisches Verhalten, das zwar durch die körperliche Abweichung angestoßen werden könne, jedoch nicht zwangsläufig sei, sondern mangelnden Willen erkennen lassen sollte (ebd.: 102-106; Fontes da Costa 2004: 141).

Medikalisierung

Die These der Medikalisierung des Hermaphroditismus zu Beginn der Frühen Neuzeit wird von Daston und Park differenziert: Sie argumentieren, dass sich in der Frühen Neuzeit eine Diskussion über Hermaphroditen herausgebildet habe, die historisch gesehen singulär gewesen sei, da sie sich deutlich von mittelalterlichen als auch modernen Reflexionen über Fortpflanzung und Geschlecht absetzte, obgleich sie auch antike und mittelalterliche Traditionen fortführte. Auch

Monster von Ravenna in das Kapitel über Hermaphroditen aufgenommen. Später verlegte er es in ein anderes Kapitel und bereinigte so seine naturalisierende Beschreibung der Hermaphroditen von allegorischen oder politischen Deutungen (Céard in Paré 1573/1971: 8, Fn. 18).

10 Er macht dies am Unterschied der ärztlichen Positionen in den Gerichtsverfahren gegen die Hermaphroditen Marie/Marin le Marcis aus dem Jahr 1601 und gegen Anne Grandjean von 1765 fest. Die Schriften zum Fall Anne Grandjean sind z.T. im Wortlaut wiedergegeben in Arnaud de Ronsil 1777.

in quantitativer Hinsicht habe sich die frühneuzeitliche Diskussion unterschieden: Der Hermaphroditismus sei sowohl in gelehrten, insbesondere medizinischen, als auch populären Schriften des 16. Jahrhunderts viel häufiger Gegenstand der Betrachtung gewesen als in früheren Jahrhunderten. Die medizinische Literatur des 16. und 17. Jahrhunderts habe die Ursachen, Klassifikation und den Status von Hermaphroditen im Allgemeinen wie auch in speziellen Fällen behandelt. Frühere Abhandlungen seien hingegen eher kurz und allgemein gehalten gewesen, so Daston und Park (Daston/Park 1995: 419f.). Die Beschreibungen der Genitalien von Hermaphroditen in Werken der Frühen Neuzeit wurden zudem, wie Krämer gezeigt hat, immer detaillierter, was eng mit der Konstituierung der Anatomie als medizinischer Disziplin Mitte des 16. Jahrhunderts zusammenhing. Dabei seien die Beschreibungen über den Zweck der praktischen Geschlechtszuordnung hinausgegangen: Sie dienten der Herausbildung einer Unterscheidung zwischen regulären und abweichenden Körpern. Die Funktion der anatomischen Beschreibung übernahmen, so Krämer, in der zweiten Hälfte des 17. Jahrhunderts konkrete Fallberichte aus erster Hand, die nun vermehrt in wissenschaftlichen Zeitschriften erschienen (Krämer 2005b: 37 & 64).

Daston und Park sehen einen qualitativen Unterschied zum Mittelalter auch in der Artikulation einer neuartigen moralischen und sozialen Sorge um die Bewahrung der Geschlechtergrenzen, gepaart mit der auch von Rechtsgelehrten unterstützten Forderung, dass die Geschlechtszuordnung von Hermaphroditen allein durch Mediziner nach einer körperlichen Untersuchung vorgenommen werden dürfe (Daston/Park 1995: 419f.). Im Mittelalter hätten die Gelehrten dagegen erwachsenen Hermaphroditen zugestanden, selbst darüber zu entscheiden, welchem Geschlecht sie zugehörten; dabei sei jedoch davon ausgegangen worden, dass diese Entscheidung ohnehin in Übereinstimmung mit der sich in der Pubertät durchsetzenden Geschlechtsnatur getroffen werde. Diese quantitativen und qualitativen Verschiebungen vom Mittelalter zur Frühen Neuzeit charakterisieren Daston und Park als Medikalisierung (ebd.: 432). Sie weisen aber darauf hin, dass medizinische Texte keine hegemoniale Position gegenüber literarischen, juristischen und politischen Diskussionen innehatten. Außerdem zeigen die Autorinnen, dass die frühneuzeitliche medizinische Literatur sehr uneinheitlich war: Die Mediziner waren sich untereinander nicht einig, vor allem nicht hinsichtlich der Auffassungen über Geschlecht und über die Natur der Hermaphroditen (ebd.: 419f.). Die Gründe für diese Heterogenität sieht Park in unterschiedlichen nationalen Traditionen, der erneuten Rezeption antiker Texte, dem Einfluss neuer Untersuchungsmethoden und den damit verbundenen Professionalisierungsbestrebungen der Mediziner, die sich u.a. in der Konkurrenz um wissenschaftliche Auffassungen offenbarte (Park 1997: 174f.).

1.2 »Metamorphosen«: Hippokratisch-galenische und aristotelische Geschlechtermodelle

Bei aller Heterogenität des medizinischen Feldes lassen sich doch zwei Lehren unterscheiden, die einerseits in der hippokratisch-galenischen und andererseits in der aristotelischen Tradition wurzelten. Sie zeichneten sich, wie Daston und Park gezeigt haben, durch unterschiedliche Geschlechtermodelle und Auffassungen vom Hermaphroditismus aus, die allerdings in vielen frühneuzeitlichen Schriften auch vermengt wurden.[11]

Geschlechterkontinuum hippokratisch-galenischer Theorien

Nach der hippokratisch-galenischen Lehre offenbarte die gemischtgeschlechtliche Natur der Hermaphroditen den kontinuierlichen Übergang zwischen männlichem und weiblichem Geschlecht. Der Hermaphrodit befand sich in einer mittleren Position zwischen Mann und Frau. Das Kontinuum-Modell war der hippokratisch-galenischen Auffassung von Geschlecht auf drei Erklärungsebenen eingeschrieben: Erstens offenbarte es sich in der Vorstellung, dass weibliche und männliche Genitalien von grundlegend ähnlicher Gestalt sind. Diese Sichtweise ging auf den griechischen Mediziner Galen von Pergamon (ca.129- 200 n. Chr.) zurück. In *De usu partium corporis humani* legte er dar: »Kehrt die Teile der Frau nach außen, stülpt die des Mannes nach innen um, und ihr werdet sie einander gänzlich gleich finden.« (Zit. nach der Übersetzung in Foucault 1986: 142) Als Maßstab für diese Gleichförmigkeit galt allerdings die männliche Anatomie, während die weiblichen inneren Genitalien als umgestülpte männliche Geschlechtsorgane angesehen wurden – somit wurde die Frau im Grunde als ein unvollkommener Mann, dessen Penis im Inneren des Körpers verborgen bleibt, angesehen (Laqueur 1992: Kap. 2).

Zweitens war das Geschlechterkontinuum in der hippokratisch-galenischen Säfte- und Temperamentenlehre verankert, die von fließenden Übergängen zwischen den verschiedenen Temperamenten und den zugrunde liegenden Humores (den Körpersäften) ausging. Diese Lehre basierte auf der Vorstellung, dass es vier Kardinalsäfte gibt, Blut, Phlegma, schwarze und gelbe Galle, die im Leib ständig im Fluss sind und dabei ihre Stofflichkeit wechseln: Daraus wurde z.B. abgeleitet, dass unverdaute Nahrungsreste bei Männern in Bart- und Haarwuchs, bei Frauen hingegen aufgrund ihres kälteren Temperaments in Menstruationsblut

11 Die in den folgenden Abschnitten dargestellten hippokratisch-galenischen und aristotelischen Auffassungen des Hermaphroditismus und ihre Synthesen in der Frühen Neuzeit hat auch Ruth Gilbert untersucht (Gilbert 2002: Kap. 2). Ihre Beschreibung bestätigt im Großen und Ganzen die Analyse von Daston und Park. Hingegen vertritt Michael Stolberg die Meinung, dass die hippokratische Lehre im Unterschied zur galenischen von der fundamentalen Differenz zweier Geschlechter ausgegangen sei (Stolberg 2003: 285).

verwandelt würden (ebd.: 51ff.; Thomasset 1993: 67f.). Die vier Kardinalsäfte waren den vier Elementen Luft, Wasser, Erde und Feuer zugeordnet und zwischen den Eigenschaften feucht, kalt, trocken und heiß angesiedelt. Die sich daraus ergebenden Konstellationen standen zugleich für verschiedene Stufen metaphysischer »Perfektion«. Zudem wurden die Jahreszeiten und die Temperamente mit diesem Schema in Beziehung gesetzt. In der klassischen Temperamentenlehre wurden vier Temperamente – sanguinisch, phlegmatisch, melancholisch, cholerisch – unterschieden. Diese wurden als seelischer Ausdruck des Mischungsverhältnisses der verschiedenen Körpersäfte aufgefasst (ebd.: 61f.; Foucault 1994b: 55). Der Säftelehre korrespondierte ein spezielles Körperverständnis des ›offenen‹ Leibes: Im Unterschied zur modernen Konstruktion des Körpers als einer Einheit, die auf der Abschließung nach außen und einer funktionalen Aufteilung nach innen basiert, wurde der offene Leib als ein äußeren und inneren Einflüssen ausgesetzter, in ständiger Metamorphose befindlicher Zusammenhang begriffen, dessen Transformationen im Kleinen die Wandlungen des gesamten Kosmos reflektieren. Daraus ergab sich seine Relation zu anderen Körpern bzw. seine Positionierung in der natürlichen und gesellschaftlichen Ordnung (Böhme 1989; Sonntag 1989). Innerhalb dieses Denkgebäudes ging das hippokratisch-galenische Geschlechtermodell von ineinander übergehenden, gleichwohl geschlechtstypisch polarisierten Mischungsverhältnissen der Körpersäfte und der ihnen zugeordneten Qualitäten aus. Dabei charakterisierten Hitze und Trockenheit das »perfektere« männliche Geschlecht, Kälte und Feuchtigkeit das »unvollkommenere« weibliche Geschlecht. Mit dem Mangel an Hitze begründeten einige Gelehrte, wieso bei einem Teil der Menschheit – dem weiblichen – der Phallus im Körper verbleibe. Der Mann war nach dieser Sichtweise das Standardmodell des Menschen (Schiebinger 1993: 232-236; Laqueur 1992: 79). Die Lehre der unterschiedlichen Vollkommenheit der Geschlechter spiegelte die soziale Hierarchie von Mann und Frau wieder und naturalisierte sie.

Drittens war das Paradigma des Kontinuums der hippokratisch-galenischen Lehre der Geschlechtsentstehung inhärent. Nach einer von vielen frühneuzeitlichen Medizinern anerkannten Theorie produzierten auch Frauen Samen, mit dem sie zur Zeugung beitrugen. Männlicher und weiblicher Samen, so hieß es, seien nur graduell verschieden (Laqueur 1992: 53). Das Geschlecht eines Kindes entschied sich nach dieser Auffassung durch das Kräftespiel der sich beim Zeugungsakt vermischenden männlichen und weiblichen Samen; hielten sich aber männlicher und weiblicher Samen die Waage, so würden Hermaphroditen gezeugt. Nach einer anderen, häufig zitierten, allerdings auch ebenso oft verworfenen Erklärung bestimmte sich das Geschlecht eines Kindes durch die Platzierung des (vereinigten) Samens im Uterus: Gelange der Samen auf die linke Seite des Uterus, so würden Mädchen gezeugt, rechtsseitig würden Jungen und mittig Hermaphroditen entstehen (Daston/Park 1995: 421; Thomasset 1993: 65f.).[12]

12 Eine Variante war die Theorie des siebenkammerigen Uterus.

Geschlechtsdimorphismus aristotelischer Theorien

Im Unterschied zur hippokratisch-galenischen kannte die aristotelische Lehre, darauf weisen Daston und Park hin, keine Doppelgeschlechtlichkeit und kein Geschlechterkontinuum. Vielmehr galten männliches und weibliches Geschlecht als grundverschieden. Aristoteles verneinte die Existenz eines weiblichen Samens und sah stattdessen den weiblichen Beitrag zur Zeugung darin, nährende Materie beizusteuern. Die weibliche Materie stellte er dabei als unvollkommen dar, weshalb sie, um etwas Neues hervorzubringen, auf die Vervollkommnung durch das männliche beseelende »Prinzip« angewiesen sei. Monstrositäten, darunter auch den Hermaphroditismus, führte er wie Zwillings- oder Mehrlingsgeburten auf ein »Übermaß an Materie« zurück: Wenn mehr Materie vorhanden sei, als für einen Fötus nötig, jedoch auch nicht genug für zwei Föten, dann entstünden zusätzliche Gliedmaßen in der Art eines lokalen »Exzesses«. Hinsichtlich der Geschlechtsfestlegung ging Aristoteles von einem Wettstreit zwischen männlichem Samen und weiblicher Materie aus: Wenn dieser unentschieden ende, sei die Folge ein hermaphroditisches Kind. Zwar beschrieb Aristoteles Hermaphroditen als Wesen, die doppelte oder mehrfache, weibliche *und* männliche genitale Merkmale aufwiesen. Doch diese Doppelung sah er, wie Daston und Park darlegen, nur als einen lokalen Exzess bestimmter Körperregionen an, der nicht den gesamten Körper betraf und das eigentlich zugrunde liegende männliche *oder* weibliche Geschlecht nicht aufheben konnte. Primär war auch nach Aristoteles das Geschlecht eines Individuums – wie in der hippokratisch-galenischen Lehre – durch sein Maß an Hitze oder Kälte, Aktivität oder Passivität, Perfektion oder Unvollkommenheit als männlich resp. weiblich bestimmt. Doch für ihn konstituierten diese Konstellationen prinzipielle Distinktionen der Geschlechter, so dass es sich beim Hermaphroditismus nur um eine oberflächliche Doppelgeschlechtlichkeit handeln konnte (Daston/Park 1995: 421). Diejenigen Ärzte, die eher der aristotelischen Auffassung folgten, konnten daher im Unterschied zur hippokratisch-galenischen Tradition keinen vollkommenen Hermaphroditismus annehmen. Sie handelten den Hermaphroditismus als ein lokales medizinisches Problem ab. In manchen Werken, so Daston und Park, sei dabei auch die Entfernung exzessiver Bildungen der Genitalien, insbesondere der Klitoris, empfohlen worden (ebd.: 422).

Zusammenspiel von hippokratisch-galenischen und aristotelischen Geschlechtermodellen

Die Geschlechtskonstruktionen der Medizin der Frühen Neuzeit differierten mithin erheblich: Während die hippokratisch-galenische Lehre von kontinuierlichen Übergängen zwischen männlich und weiblich ausgingen, wobei der Hermaphrodit als gemischtgeschlechtliches Wesen verstanden wurde, betonte die aristotelische Tradition die Distinktion zwischen dem männlichen und weiblichen Prinzip, so dass der Hermaphroditismus lediglich als lokale geschlechtliche Abweichung erschien. Medizinische Traktate beider Traditionslinien erklärten jedoch die Entstehung von Hermaphroditen aus natürlichen Ursachen. Gemeinsamkeit zwischen diesen Lehren bestand auch hinsichtlich der meta-physischen Bestimmung der Geschlechter anhand des Maßes an Hitze, d.h. anhand einer grundsätzlich veränderlichen Qualität. Dieses Verständnis lässt sich im Vergleich zu der sich im 18. Jahrhundert etablierenden Auffassung, welche die Wesensverschiedenheit der Geschlechter als ehernes Naturgesetz postulierte, als ein dynamisches Geschlechtermodell charakterisieren. Gemeinsam war beiden Theorien außerdem, dass der Unterschied an »vitaler Hitze« die soziale Vorrangstellung des Mannes implizierte. Die Geschlechterhierarchie wurde mit Hilfe von Analogien als in der Ordnung der Natur verankert dargestellt (Berriot-Salvadore 1994: 371). Das kam in einem Satz von Galen deutlich zum Ausdruck: »Nun, gerade so wie die Menschheit das Vollkommenste unter allen Tieren ist, so ist innerhalb der Menschheit der Mann vollkommener als die Frau, und der Grund für seine Vollkommenheit liegt an seinem Mehr an Hitze, denn Hitze ist der Natur wichtigstes Werkzeug.« (Galen, *De usu partium corporis humani*, zit. nach der Übersetzung in Laqueur 1992: 42). Durch die Begründung der Geschlechterhierarchie als naturgegeben wirkten die medizinischen Modelle an der Legitimierung und Aufrechterhaltung der sozialen Vorrangstellung des Mannes mit.

Thomas Laqueur hat in seiner historischen Analyse zum Geschlechterverständnis der Naturforschung und Medizin im Wandel von der Antike zur Moderne die These vertreten, dass die hippokratisch-galenischen und die aristotelischen Auffassungen von Geschlecht in der Frühen Neuzeit letztlich auf ein gemeinsames Paradigma zurückführbar seien: Das »Ein-Geschlecht-Modell«. Im 18. Jahrhundert sei es dann zur Ablösung desselben durch das »Zwei-Geschlechter/Zwei-Leiber-Modell« gekommen, indem sich die Bedeutung von Geschlecht von einer »sozialen« bzw. »Status«-Kategorie zu einer »biologisch« begründeten Kategorie, die eine »Unvergleichlichkeit« der Körper postulierte, gewandelt habe (Laqueur 1992: 19f., 39 & 177). Diese These, die Laqueur in dem Buch *Making Sex* ausführt, ist insbesondere von Park einer scharfen Kritik unterzogen worden. Die These sowie die Kritik daran sollen im Folgenden nachvollzogen werden, um das Verhältnis von hippokratisch-galenischen und aristotelischen Sichtweisen genauer fassen zu können.

Laqueur zufolge ging der medizinische Diskurs bis zum Ende des 17. Jahrhunderts von der prinzipiellen Gleichförmigkeit des weiblichen und männlichen Körpers aus. Demnach existierte in der Vorstellung der Gelehrten im Grunde nur ein einziger, allerdings in Abhängigkeit vom Vorherrschen eines heißen/aktiven oder kalten/passiven Temperaments männlich resp. weiblich ausfallender Geschlechtskörper, wobei der männliche als Prototyp, der weibliche als mindere Version angesehen worden sei (Laqueur 1992: 18). Laqueur legt dar, dass nicht nur das galenische, sondern ebenso das aristotelische Geschlechterverständnis auf der Vorstellung des Ein-Geschlecht-Modells beruht habe: Da weibliche und männliche Zeugungsstoffe auch nach aristotelischer Auffassung aus demselben Körpersaft, nämlich Blut, entstehen sollten, habe es sich um ein Ein-Geschlecht-Modell gehandelt, demgegenüber die Betonung der natürlichen Verschiedenheit der Geschlechter nur Rhetorik gewesen sei (ebd.: Kap. 2.2). Beiden Theorietraditionen habe die Vorstellung eines instabilen, offenen Leibs zugrunde gelegen. Im Verhältnis dazu waren, so Laqueur, »sexuelle Differenzen eher eine Frage des Grades als des Grundsätzlichen« (ebd.: 146). Allerdings seien die Gesetze und moralischen Vorschriften, die den männlichen und weiblichen Geschlechtsstatus begründeten, umso rigider gewesen: Die rigorose soziale und politische Trennung der Geschlechter habe die Instabilität des Geschlechtskörpers kompensiert. Laqueur weist aber auch darauf hin, dass kontextabhängig durchaus die anatomische Differenz der Geschlechter hervorgehoben worden sei (ebd.: 132). So hätten etwa gewisse Geburtshilfe- und Medizinbücher ebenso wie die vielen Schriften, in denen über die natürliche, moralische und gesellschaftliche Stellung der Frau diskutiert wurde, unterstrichen, dass die Frau als ihr eigentümliches Organ eine Gebärmutter besitze, von welcher sie beherrscht werde (ebd.: 128f.). Bei Erörterungen zu diesem Thema hätten die Ärzte den Uterus nicht als einen nach innen gewendeten Penis beschrieben, sondern die Differenz der Genitalorgane herausgearbeitet: Dabei habe der Uterus als Symbol für Schwäche und Kränklichkeit und damit für Eigenschaften gedient, welche die soziale Unterordnung der Frau rechtfertigen sollten (ebd.: 43f.). Diese kontextabhängige Betonung der Geschlechterdifferenz ordnet Laqueur als sekundär im Verhältnis zum dominanten Ein-Geschlecht-Modell ein.[13]

Laqueur zufolge etalierte sich im 17. Jahrhundert eine neuartige Auffassung von Geschlecht. Mediziner und Naturforscher postulierten »eine Biologie der Unvergleichlichkeit, in der das Verhältnis zwischen Männern und Frauen aus sich heraus nicht eines der Gleichheit oder Ungleichheit, sondern eines der Unterschiedlichkeit war, die der Ausdeutung bedurfte. Anders gesagt, das biologische Geschlecht ersetzte das soziale als eine erstrangig grundlegende Kategorie.« (Ebd.: 177) Im Verhältnis zu diesem fundamentalen Wandel betrachtet Laqueur alle nachfolgenden Veränderungen im Verständnis von Geschlecht als Differenzierungen des Zwei-Geschlechter-Modells (ebd.: 176). Zwar findet er auch

13 Einen ähnlichen Ansatz, die Koexistenz divergierender Auffassungen von Geschlecht in der Frühen Neuzeit einzuordnen, hat Heide Wunder dargelegt. Ihr zufolge muss unterschieden werden zwischen der *condicio humana* (der dominierenden »christlich-humanistischen Konstruktion von Geschlecht«) und der *societas humana* (der »gesellschaftlichen Konstruktion von Geschlecht«). Erstere Konstruktion sei von der graduellen Differenz zwischen männlicher Stärke und weiblicher Schwäche ausgegangen: Mediziner und Theologen hätten, sofern sie sich auf die *condicio humana* bezogen, Mann und Frau als relative, zugleich jedoch teleologisch angeordnete Kategorien behandelt, so Wunder. In Kontexten, in denen die gesellschaftliche Ordnung zur Geltung gebracht werden sollte, sei hingegen die Geschlechterdifferenz betont worden, um die männliche Vorherrschaft zu legitimieren (Wunder 1996: 122f.).

»Zeugnisse für das Weiterbestehen des Ein-Geschlecht-Modells [...] [s]ogar noch inmitten des leidenschaftlichen Plädoyers für zwei Geschlechter«, doch handle es sich dabei hauptsächlich um »Rhetorik« (ebd.: 35). Daher bescheinigt Laqueur der Literatur vor und nach dem Umbruch im 16./17. Jahrhundert im Großen und Ganzen homogene Züge.

Park hat demgegenüber auf die Komplexitäten, Konfusionen und Kontroversen des frühneuzeitlichen wie auch des modernen medizinischen Diskurses hingewiesen, die im Versuch, ein einziges Geschlechtermodell oder einen Konsens herauszupräparieren, negiert würden (Park 1997: 174f.).[14] Die Zuspitzung auf das Ein-Geschlecht-Modell werde nicht nur vielen Quellen, sondern insbesondere dem frühneuzeitlichen gelehrten Denken in Analogien nicht gerecht, das sich im Spannungsverhältnis von Ähnlichkeit und Differenz entfaltet habe. Park und Robert Nye führen in einer Rezension zu *Making Sex* aus: »While the similarities lent unity to the universe, the differences assured its variety and acted as signs of God's infinite creativity. Any reading that emphasizes only the similarities in this cosmos, let alone reduces them to identities, misrepresents the entire structure.« (Park/Nye 1991: 55) Das Geschlechtermodell als eingeschlechtlich zu bezeichnen, lasse ein modernes Verständnis von Identität anklingen und verfehle das frühneuzeitliche Verständnis: »[T]he metaphysical categories and distinctions of classical and Renaissance writers were just as real to them as our more material ones are to us. [Laqueur] insists on collapsing their rich world of analogies into notions of identity, in keeping with our modern outlook.« (Ebd.: 54)

Wenn das frühneuzeitliche Wissen zutreffend durch einen Spannungsbogen von Ähnlichkeit und Differenz charakterisiert ist,[15] dann scheint der Vorwurf

---

14 Auch Stolberg hat Kritik an Laqueurs Feststellung, dass sich das anatomisch-physiologisch fundierte Zwei-Geschlechter-Modell erst im 18. Jahrhundert durchgesetzt habe, geübt. Die Kritik gilt zugleich Londa Schiebinger, die hinsichtlich des Zeitpunktes der Durchsetzung des Zwei-Geschlechter-Modells zu ähnlichen Ergebnissen wie Laqueur gelangt ist (Schiebinger 1993). Stolberg gelangt auf der Grundlage seiner eigenen Untersuchung frühneuzeitlicher medizinischer Literatur hauptsächlich des deutschen Sprachraums zu der Einschätzung, dass anerkannte anatomische Abhandlungen bereits um 1600 in der Mehrzahl Unterschiede der weiblichen und männlichen Genitalien herausgearbeitet und ein dimorphes Modell von Geschlecht vertreten hätten. Andererseits weist aber auch er darauf hin, dass bis ins späte 16. Jahrhundert – und in populären, nicht-lateinischen medizinischen Schriften z.T. auch noch im 17. Jahrhundert – das galenische Modell einer Homologie der Geschlechter gepflegt worden sei (Stolberg 2003: 289f.). Laqueur und Schiebinger haben in ihren Repliken auf Stolberg die Einwände nicht für stichhaltig befunden und darauf insistiert, dass die breite Etablierung des geschlechtsdimorphen Modells erst für das 18. Jahrhundert zu beobachten sei (Schiebinger 2003; Laqueur 2003).

15 Foucault hat in *Die Ordnung der Dinge* (frz. Erstveröff. 1966) dargelegt, dass für das frühneuzeitliche Denken die Dinge durch Ähnlichkeitsbeziehungen miteinander verbunden waren. Die wissenschaftliche Erkenntnis habe erfordert, »das System der Ähnlichkeiten zu enthüllen, die sie [die Dinge] einander nahe und verbindlich werden ließen.« (Foucault 1994b: 74) Im 18. Jahrhundert habe im Unterschied dazu die Wahrnehmung von Ähnlichkeiten nur noch den ›Rohstoff‹ für einen Erkenntnis-

plausibel, dass Laqueurs Ein-Geschlecht-Modell in der Tat Diskursivierungen der Ähnlichkeit von Mann und Frau einseitig auf ein Identitätsmodell reduziert. Wie lassen sich demgegenüber der Zusammenhang von Ähnlichkeit und Differenz der Geschlechter und die Koexistenz divergierender Geschlechtertheorien beschreiben? Daston und Park zeichnen davon folgendes Bild: Da die galenischen, hippokratischen und aristotelischen Texte erst im Mittelalter via arabischer Autoren bekannt und nach und nach aus dem Griechischen ins Lateinische übersetzt wurden (Aristoteles erst im 13. Jahrhundert), entstand im späten Mittelalter und der Frühen Neuzeit eine durch eklektische Lesarten und theoretisches Flickwerk gekennzeichnete intellektuelle Debatte. Hippokratisch-galenische und aristotelische Interpretationen wurden vermengt, entweder im Widerspruch belassen oder in Synthesen gezwungen. Während, wie Daston und Park darlegen, im frühen Mittelalter hippokratische Ansichten bezüglich der Auffassung von Geschlecht und Hermaphroditismus überwogen, dominierte ab dem 13. Jahrhundert im Allgemeinen die aristotelische Tradition, abgemildert jedoch durch die Vermengung mit hippokratisch-galenischen Theorieelementen (Daston/Park 1995: 422; Berriot-Salvadore 1994: 383). In der zweiten Hälfte des 16. Jahrhunderts lebten allerdings hippokratisch-galenische Auffassungen noch einmal kurzzeitig auf, wofür Jacques Duvals' *Traité des hermaphrodites, parties génitales, accouchements des femmes ...* von 1612 ein Beispiel ist.[16] Hippokratisch-

prozess geliefert, der mittels Vergleich darauf zielte, die essentiellen Unterschiede aufzufinden (Foucault 1991b: 21-26). Foucault ist vorgeworfen worden, er unterschlage die Gleichzeitigkeit heterogener Theorieströmungen und das unterschiedliche Gewicht der Autoren und Quellen in der Frühen Neuzeit. So hat Stephan Otto argumentiert, Foucault habe völlig den Aristotelismus übergangen, der ein Angriff auf die platonisch untermauerte Ähnlichkeitsepisteme gewesen sei (Otto 1992: 37ff.). Dem lässt sich entgegenhalten, dass auch Studien zur Monster- und Wunder-Literatur der Frühen Neuzeit, die explizit das aristotelisch beeinflusste Schrifttum berücksichtigen, das Denken in Analogien als Charakteristik herausstellen. Analogie ist dabei nicht mit Differenzlosigkeit gleichzusetzen (Céard 1980).

16 Die Abhandlung *Traité des Monstres ...* von Jean Palfyn (1650-1730), Anatom und Chirurg in Gent (Flandern), die u.a. auf Hermaphroditen eingeht, ist ein Beispiel für die Fortschreibung einer eklektischen Rezeption von Theorien zum Hermaphroditismus im frühen 18. Jahrhundert. Palfyn ging von der substantiellen Gemischtgeschlechtlichkeit des Hermaphroditen aus und meinte auch, dass es Menschen gebe, bei denen sowohl die männlichen als auch die weiblichen Genitalien »perfekt« ausgebildet seien. Er referierte zudem ohne erkennbare Distanzierung Berichte über Hermaphroditen, die Frauen geschwängert, aber selbst auch Kinder geboren haben sollten. Die vollkommenen Hermaphroditen rechnete er nicht unter die Monstrositäten, sondern nur diejenigen, bei denen die gemischten Genitalien deformiert seien: »[J]'appelle Monstres ces Hermaphrodites dont ni l'un ni l'autre [des sexes] n'est parfait à cause de leur petitesse, ou qui ont l'un des deux placé hors de son lieu naturel.« (Palfyn 1708: 183) Palfyns Begriff der Monstrosität weist einerseits viele Kennzeichen des frühneuzeitlichen Verständnisses auf, da er die Außergewöhnlichkeit und Seltenheit der Monstren und ihre Verschiedenheit von den Eltern als Definitionsmerkmale hervorhob. Außerdem berief er sich auf die Verwunderung und Bewunderung, die das Monströse auslöse, als Garant seiner Singularität. Jedoch

galenisch argumentierende Autoren des 16. Jahrhunderts neigten, so Daston und Park, stärker zu einer moralisierenden Sorge über den Status der Hermaphroditen (Daston/Park 1995: 423).

Hippokratisch-galenische und aristotelische Einflüsse bei Paré

Als ein prominentes Beispiel für eine Beimischung aristotelischer in hippokratisch-galenische Auffassungen können Parés Ausführungen über Hermaphroditen und über kolportierte Fälle eines plötzlichen Wechsels des Geschlechts in seinem Werk *De monstres et prodiges* gelten. Paré baute mit seiner Erklärung, warum sich Frauen in der Jugendzeit in Männer umwandeln könnten, aber nicht umgekehrt Männer in Frauen, auf der galenisch-hippokratischen Auffassung einer Gleichförmigkeit der Genitalien und der Temperamentenlehre auf:

»La raison pourquoy les femmes se peuvent degenerer en hommes, c'est que les femmes ont autant de caché dedans le corps que les hommes descouvrent dehors, reste seulement qu'elles n'ont pas tant de chaleur ny suffisance pour pousser dehors ce que par la froidure de leur temperature est tenu comme lié au dedans. Parquoy, si, avec le temps l'humidité de l'enfance qui empeschoit la chaleur de faire son plein devoir estant pour la plus part exhalee, la chaleur est rendue plus robuste, acre et active, ce n'est chose incredible qu'icelle, principalement aidee de quelque mouvement violent, ne puisse pousser dehors ce qui estoit caché dedans. Or, comme telle metamorphose a lieu en Nature par les raisons et exemples alleguees, aussi nous ne trouvons jamais en histoire veritable que d'homme aucun soit devenu femme, pour-ce que Nature tend toujours à ce qui est le plus parfaict, et non au contraire faire que ce qui est parfaict devienne imparfaict.« (Paré 1573/1971: 30)

Parés Begründungen naturalisierten nicht nur den Geschlechtswechsel, sondern zugleich die soziale Hierarchie der Geschlechter.

Zur Erklärung des Hermaphroditismus griff Paré ebenfalls auf die hippokratisch-galenische Lehre zurück, nämlich auf die Zwei-Samen-Theorie, nach der auch Frauen zur Zeugung mit ihrem Samen beitragen.[17] Dazu führte er aus: »Or, quant à la cause, c'est que la femme fournit autant de semence que l'homme proportionnément, et pour-ce la vertu formatrice, qui tousjours tasche à faire son semblable, à sçavoir de la matiere masculine un masle, et de la feminine une femelle, fait qu'en un mesme corps est trouvé quelquefois deux sexes, nommez Hermaphrodites [...].« (Ebd.: 24) Fehlendes Übergewicht bzw. ein relatives Gleichgewicht des männlichen und des weiblichen Samens verursachte also nach Paré den Hermaphroditismus. In einem anderen Kapitel seines Werkes, in dem er

grenzte er sich andererseits explizit gegen ein Verständnis der Monstrosität im Sinne eines Mahn- oder Vorzeichens ab (ebd.: 3 & 6).

17 Die Theorie des siebenkammrigen Uterus verwarf er dagegen als überholt (Paré 1573/1971: 22).

Mehrlingsgeburten erklärte, führte er allerdings mit Aristoteles (in einem Nebensatz) die Entstehung von Hermaphroditen auf die »superabondance de matiere« – ein Übermaß der Materie, d.h. des weiblichen stofflichen Beitrags zur Zeugung – zurück, ohne den latenten Bruch mit der Zwei-Samen-Theorie zu explizieren (ebd.: 23).[18] Paré ließ andererseits nirgendwo erkennen, dass er den Hermaphroditismus für ein lokales Phänomen hielt, wie dies die aristotelische Lehre wollte. Er schien eher der Auffassung zu sein, dass eine substantielle Geschlechtermischung bestehe und neigte damit der Vorstellung eines Geschlechterkontinuums zu (ebd.: 25).

1.3 »Bei einem Zwitter fragt sich, welchem Geschlecht er gleichzustellen sei«: Problematisierung der Geschlechtszuordnung

Paré war zugleich auch einer der Proponenten der beginnenden Medikalisierung von Hermaphroditen. Medizinern und Chirurgen gab er folgende Hinweise für die Geschlechtszuordnung von Hermaphroditen:

»Les Medecins et Chirurgiens bien experts et advisez peuvent cognoistre si les hermafrodites sont plus aptes à tenir et user de l'un que de l'autre sexe, ou des deux, ou du tout rien. Et telle chose se cognoistra aux parties genitales, à sçavoir si le sexe feminin est propre en ses dimensions pour recevoir la verge virile et si par iceluy fluent les menstrues; pareillement par le visage, et si les cheveux sont deliez ou gros; si la parole est virile ou gresle; si les tetins sont semblables à ceux des hommes or des femmes; semblablement si toute l'habitude du corps est robuste or effeminee, s'ils sont hardis ou craintifs, et autres actions semblables aux masles ou aux femelles. Et, quant aux parties genitales qui appartiennent à l'homme, faut examiner et voir […] si la verge virile est bien proportionnee en grosseur et longueur et si elle se dresse et d'icelle sort semence, qui se fera par la confession de l'hermafrodite, lors qu'il aura eu la compagnie de femme […].[19] Et si le sexe de l'hermafrodite tient plus de l'homme que de la femme, doit estre appellé homme; et ainsi sera-il de la femme. Et si l'hermafrodite tient autant de l'un que de l'autre, il sera appellé hermafrodite homme et femme […].« (Ebd.: 25f.)

Wichtigstes Kriterium der medizinischen Geschlechtszuordnung war für Paré offenbar die Einschätzung der Genitalien in Bezug darauf, ob Beischlaffähigkeit in der von Männern resp. Frauen erwarteten Rolle und im Idealfall sogar Fortpflanzungsvermögen bestand. Paré formulierte aber nicht etwa den Anspruch, daran das wahre männliche oder weibliche Geschlecht einer Person erkennen zu

18 In dieser Weise ordnen auch Kathleen Perry Long und Ruth Gilbert Parés Erklärungsmodelle ein (Long 1999: 156; Gilbert 2002: 39).

19 Diese Textpassage wurde erstmals in der Auflage von 1579 eingefügt.

können, zumal er davon ausging, dass manche Hermaphroditen tatsächlich zugleich männlich und weiblich, mithin doppelgeschlechtlich seien (Abb. 4). Im Mittelpunkt der Geschlechtsbeurteilung stand vielmehr die bessere oder schlechtere physische Eignung des Hermaphroditen zur weiblichen oder männlichen Rolle beim (heterosexuellen) Geschlechtsverkehr (Laqueur 1992: 157 & 162).

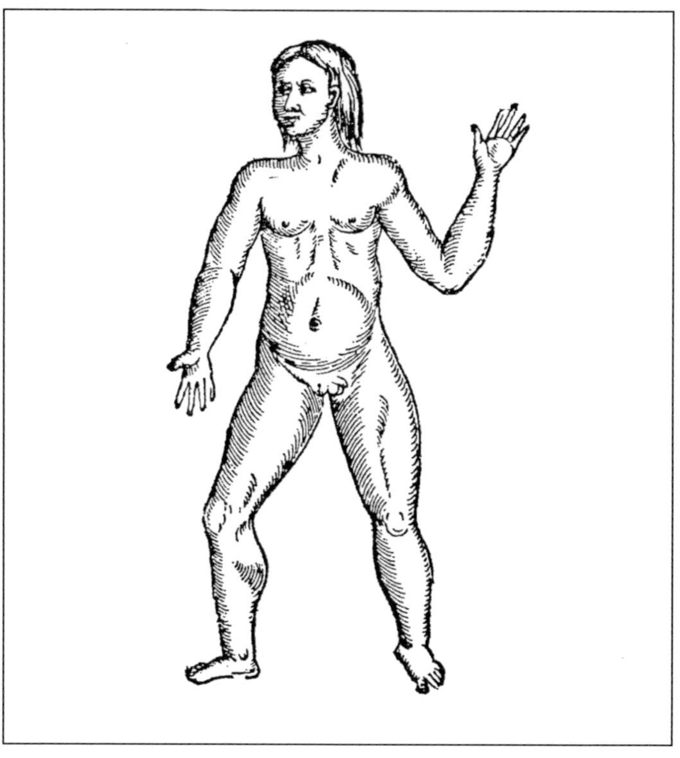

Abb. 4: Doppelgeschlechtlicher Hermaphrodit aus Ambroise Paré: De monstres et prodiges *(1573)*

Ärztliche Geschlechtszuordnung versus Geschlechtswahlrecht

Nach Paré, der selbst Chirurg war, konnten Chirurgen ebenso wie akademische Mediziner als Sachverständige in Fragen der Geschlechtszuweisung von Hermaphroditen auftreten. Damit bezog er in den Querelen um Zuständigkeiten und Kompetenzen in medizinischen Angelegenheiten, die zwischen akademischen Ärzten und Chirurgen ohne universitäre Ausbildung gegen Ende der Frühen Neuzeit entbrannten, selbstbewusst Stellung gegen die Vorrangstellung von

Medizinern.[20] Zumindest hinsichtlich der Geschlechtszuweisung von Hermaphroditen scheint sich die akademische Medizin zunächst nicht als Alleinzuständige behauptet zu haben. Allerdings wurde gleichzeitig versucht, in dieser Angelegenheit die Hebammen aus ihrer traditionellen Rolle zu verdrängen. Das wurde an Hebammenordnungen sichtbar: Bereits im 15. Jahrhundert erging in Nürnberg die Anweisung, dass Hebammen bei Zweifeln am Geschlecht des Neugeborenen die Obrigkeit zu benachrichtigen hätten und einen Mediziner oder ausgebildeten männlichen Geburtshelfer mit der Geschlechtszuweisung betrauen sollten.[21] Berichte und Klagen von Medizinern bis in die erste Hälfte des 20. Jahrhunderts belegen allerdings, dass bei uneindeutigen Genitalien des Neugeborenen nur allzu häufig entgegen den Anordnungen die Hebamme und die Eltern die Geschlechtszuordnung selbständig vornahmen.[22] Trotz oder gerade wegen dieser Situation wurden akademische Ärzte nicht müde, die medizinische Zuständigkeit in Fragen der Geschlechtszuweisung von Hermaphroditen zu behaupten oder vielmehr zu reklamieren. Darin erhielten sie auch, zumindest ab dem 17. Jahrhundert, Unterstützung durch bekannte Rechtskommentare (Wacke 1989: 885; Daston/Park 1985: 6f.).

Eine gesetzliche Regelung, wonach die Geschlechtszuweisung von Hermaphroditen von Medizinern vorgenommen werden müsse, existierte hingegen nicht: Ohne etwa die Zuständigkeit von Ärzten – ebenso wenig wie die von Chirurgen oder Hebammen – zu benennen, legte eine Sentenz des römischen

20 Paré war persönlich in Kompetenzstreitigkeiten zwischen Medizinern und Chirurgen verwickelt: Die Pariser medizinische Fakultät versuchte, die zweite, als Foliant erschienene Ausgabe von *De monstres et prodiges* verbieten zu lassen. Damit hatte sie keinen Erfolg, vermutlich, weil Paré vom Königshaus protegiert wurde. Der Verkauf des Werkes wurde nicht eingestellt, vielmehr wurde es sogar über die Landesgrenzen hinaus berühmt. Céard führt dazu aus, dass der Grund für die Agitation der medizinischen Fakultät gegen Paré weniger der Inhalt des Buches war (der sich von anderen Publikationen nicht auffällig unterschied). Vielmehr habe sein Anspruch Ärger erregt, als Chirurg über akademische Themen zu schreiben und dafür nicht die Sprache der Gelehrten, das Lateinische, zu verwenden (Céard 1971: XIV-XIX).

21 In *Der Heb Ammen auf dem Land, Pflicht* der Stadt Nürnberg vom Ende des 15. Jahrhunderts heißt es: »Und so etwann Mißgeburten uf die Welt gebracht würden, sollen sie dem Pfleger so des Orts solches wissend machen, damit sie nicht vertuscht werden, und bey zweifelhaften Geburten, zu welchem Geschlecht sie gehören, solche vor der H. Taufe einem Medico oder Accoucheur zeigen.« (Zit. nach Burckhard 1912: 109) Andere Hebammenordnungen enthielten einfach eine Passage, in der die Hebammen zur Anzeige von sogenannten Missgeburten aller Art verpflichtet wurden, so etwa die Heilbronner *Hebammen vnd Geschworner Frawen Ordnung* aus dem 15. Jahrhundert in § 17 (ebd.: 124). Und die Passauer Hebammenordnung von 1595 verfügte: »Wann ain vnnatürliche / wunderbarliche / seltzame / vnd vngewöhnliche Missgeburt fürkompt / dass jhr diß der gebeerenden Frawen nit anzaygen / sondern solches alßbaldt der Obrigkait vermelden sollet vnd wöllet.« (Zit. nach ebd.: 242).

22 Das zeigt z.B. die Geschichte des Hermaphroditen Martha/Caspar Lechna aus der zweiten Hälfte des 17. Jahrhunderts (Scultet 1756).

Zivilrechts[23] fest, dass Zwitter gemäß den bei ihnen überwiegenden Geschlechtszeichen dem männlichen oder weiblichen Geschlechtsstand zugeordnet werden sollten: »Bei einem Zwitter fragt sich, welchem Geschlecht er gleichzustellen sei. Ich glaube eher demjenigen, das bei ihm überwiegt.« (Ulpianus, *Ad Sabinum*, zit. nach der Übersetzung in Wacke 1989: 879)[24] Eine Sentenz des kanonischen Rechts bestimmte außerdem, dass es Hermaphroditen, bei denen weder weibliche noch männliche Geschlechtszeichen überwogen, gestattet sei, selbst ihren Geschlechtsstatus zu bestimmen. Ihre Entscheidung konnten sie durch die Wahl der Kleidung, der Haartracht und des Vornamens anzeigen. Laut einer Studie von Andreas Wacke kam dieses Geschlechtswahlrecht erstmals im 13. Jahrhundert zur Anwendung, als ein Hermaphrodit den Kardinal Hostiensis von Susa um die Erlaubnis gebeten habe, eine Frau heiraten zu dürfen. Die Erlaubnis sei erteilt worden, nachdem der Hermaphrodit einen Eid abgelegt hatte, fernerhin als Mann zu leben. Auf den Bruch eines solchen Eids stand die Todesstrafe. Wacke hat drei Fälle angeführt, in denen gegen Hermaphroditen die Todesstrafe verhängt wurde, weil sie, so der Vorwurf, von ihrem erwählten Geschlechtsstatus abgewichen waren (ebd.: 885f.).

Daston und Park sind allerdings der Meinung, dass das Geschlechtswahlrecht nicht gegriffen habe und stattdessen bei Zweifeln an der Geschlechtszuordnung das Urteil von Medizinern oder Chirurgen eingeholt worden sei (Park 1997: 183).[25] Doch beantworten m.E. ihre Ausführungen nicht, inwieweit es sich dabei um einen proklamierten Anspruch von Ärzten, unterstützt durch Rechtskommentare, handelte, oder ob der Anspruch tatsächlich eine breitere Umsetzung erfuhr. Es scheint mir doch näher zu liegen, dass einerseits bei Geburt die Eltern in Abstimmung mit der Hebamme das Geschlecht festlegten, andererseits Hermaphroditen im Jugend- oder Erwachsenenalter einfach ihren Geschlechtsstand durch Kleidertausch und Vornamensänderung wechselten, ohne die Obrigkeit um

23 Dieses wurde gegen Ende des Mittelalters zur Grundlage der europäischen Rechtssysteme.

24 Domitius Ulpianus (ca. 170-223 n. Chr.) war ein hochrangiger Jurist des Römischen Reichs.

25 Daston und Park kritisieren deshalb Foucaults empathische Darstellung, dass das Geschlechtswahlrecht eine »freie Entscheidung« für Hermaphroditen ermöglicht habe (Foucault 1998: 8f.; Daston/Park 1985: 6f.; Park 1997: 174 & 183; vgl. auch die Kritik in Krämer 2005a: 150ff. & 2005b: Kap. 2.1). Allerdings hat Foucault in der Vorlesungsreihe *Die Anormalen* (frz. Erstveröff. 1999) selbst eine differenziertere Darstellung gegeben: Er führt einen Bericht an, demzufolge 1599 eine Person offenbar einzig aus dem Grunde verbrannt wurde, weil sie als ein Hermaphrodit galt; der Hermaphroditismus wurde in diesem Fall als Zeichen interpretiert, dass die Person Beziehungen zum Satan besessen habe. Darüber hinaus zitiert Foucault Quellen, aus denen hervorgeht, dass mehrere Hermaphroditen im 17. Jahrhundert verurteilt wurden, weil man ihnen vorwarf, ihren Geschlechtsstatus überschritten zu haben. Zumindest in einem Fall von 1603 bezog sich dabei aber der Vorwurf der Überschreitung auf den Geschlechtsstatus, den der Hermaphrodit selbst gewählt hatte (Foucault 2003: 93ff.).

Erlaubnis zu fragen oder Ärzte zu konsultieren – dies taten schließlich auch Menschen, die (vermutlich) nicht Hermaphroditen waren (zu solchen Fällen vgl. Dekker/van de Pol 1989).[26]

Paré informierte jedenfalls seine Leser darüber, dass im Falle der Unentscheidbarkeit der Geschlechtszuordnung nicht Heilkundige, sondern laut »alter und moderner Gesetze« die Hermaphroditen selbst ihren Geschlechtsstatus bestimmen konnten:

»Hermafrodites masles et femelles, ce sont ceux qui ont les deux sexes bien formez et s'en peuvent aider et servir à la generation: et à ceux cy les loix anciennes et modernes ont fait et font encore eslire duquel sexe ils veulent user, avec defense, sur peine de perdre la vie, de ne servir que de celuy duquel ils auront fait election, pour les inconvenients qui en pourroyent advenir. Car aucuns en ont abusé de telle sorte, que par un usage mutuel et reciproque paillardoyent de l'un et de l'autre sexe, tantost d'homme, tantost de femme [...].« (Paré 1573/1971: 24f.)

Interessant ist, wie Paré das Geschlechtswahlrecht und den Geschlechtseid begründete: Diese Regelungen sollten der Vermeidung von (sogenannter) Unzucht bzw. Sodomie dienen, zu der die männlich-weiblichen Hermaphroditen qua ihrer körperlichen Beschaffenheit ein besonderes Potential haben sollten. Die Einordnung des Hermaphroditen als Mischgestalt zwischen den Geschlechtern wurde somit zur Grundlage einer juridisch-moralischen Problematisierung: Der Hermaphrodit sei aufgrund seiner besonderen Natur prädestiniert für sexuelle Transgressionen. Die juridisch-moralische Problemstellung verband sich auf diese Weise mit einem medizinischen Interesse an der besonderen Natur der Hermaphroditen und praktischen Ratschlägen für die ärztliche Geschlechtszuordnung. In dieser Verknüpfung juridischer und medizinischer Anliegen sehen Daston und Park eine Charakteristik des Diskurses des späten 16. und 17. Jahrhunderts (Daston/Park 1995: 425f.).

26 Eleno/Elena de Céspedes, der_die im 16. Jahrhundert in Spanien lebte, hatte sich allerdings offenbar auf eigene Veranlassung von Medizinern untersuchen lassen, damit diese den Hermaphroditismus bestätigten. Céspedes wollte auf diese Weise offenbar die Möglichkeit erlangen, den männlichen Geschlechtsstatus annehmen und als Mann heiraten zu können. Die Geschichte von Céspedes, die in mehrerer Hinsicht exzeptionell ist, ist von Israel Burshatin rekonstruiert worden: Céspedes war in der Sklaverei als »Mulattin« geboren und als Frau aufgewachsen, hatte geheiratet und ein Kind geboren. Nach dem Wechsel zum männlichen Geschlecht war Céspedes als Chirurg tätig. Später wurde Céspedes der Prozess wegen Bigamie und Sodomie gemacht (letzteres wurde jedoch bei der Urteilsverkündung nicht in den Vordergrund gestellt). Für diesen Prozess wurden Untersuchungen durch Hebammen und Ärzte vorgenommen, die zu dem einhelligen Ergebnis kamen, Céspedes sei eine Frau. Céspedes verteidigte sich unter Berufung auf medizinische Quellen: Er sei ein Hermaphrodit, und dies sei ein völlig natürliches, wenn auch sehr seltenes Phänomen (Burshatin 1996).

Geschlechtsstatus und Geschlechterordnung

Der medizinische und juridische Umgang mit Hermaphroditen, ebenso wie der wissenschaftliche Diskurs, reproduzierten die rigiden sozialen und sexuellen Geschlechtergrenzen. Die Geschlechtszuweisung von Hermaphroditen bedeutete eine folgenreiche Zuteilung von Lebenschancen, denn die Unterschiede des gesellschaftlichen Status von Männern und Frauen waren in der Frühen Neuzeit beträchtlich. Dazu muss man sich vergegenwärtigen, dass Männer des untersten Standes von allen öffentlichen Ämtern, Frauen jedoch – von wenigen privilegierten Ausnahmen (Feudalherrinnen, Königinnen) abgesehen – generell ausgeschlossen waren (Zemon Davis 1994). Der Zugang zu Universitäten war Frauen verwehrt (Opitz 1993: 336). Die Lehn- und Erbrechte setzten Männer gegenüber Frauen in Vorteil. Frauen unterstanden im Mittelalter der Geschlechtsvormundschaft ihres Vaters, Ehemannes oder eines nächsten männlichen Verwandten. Im Spätmittelalter wurde allerdings ledigen Frauen und Witwen freiere Verfügungsgewalt über ihren Besitz sowie die Vormundschaft über ihre unmündigen Kinder zugestanden. Ebenso räumte man verheirateten Händlerinnen oder Kauffrauen, die weiterhin der Vormundschaft ihres Ehemannes unterstellt waren, mehr Freiheiten ein. Im 15. Jahrhundert wurde dagegen die Geschlechtsvormundschaft wieder ausgedehnt (ebd.: 286, 329 & 332).

Die Ehe zwischen Mann und Frau galt als die einzige gottgefällige Form für sexuelle Betätigungen. Sie war, auch in der negativen Form vielfältiger Ehebeschränkungen, die zentrale Institution zur Regelung des sittlichen Lebens und der Geschlechterordnung. Damit war sie eine wichtige Stütze der sozialen Ordnung, auch aufgrund der Funktion der Eheschließung zur Schaffung und Aufrechterhaltung von Macht- und Besitzstrukturen (ebd.: 290; Wunder 1998: 66 & 73). Die kirchlichen und weltlichen Ehevorschriften engten die Geschlechterbeziehungen auf eine Reproduktionsgemeinschaft mit klar definierten Hierarchien ein. Sie ließen als legitime sexuelle Beziehungen und Praktiken nur diejenigen gelten, die der Fortpflanzung dienlich waren (Buchholz 1986: 127f.; Fischer-Homberger 1983: 181f.).

Rechtstexte der Frühen Neuzeit tolerierten keine Abweichungen vom Geschlechtsstatus, so etwa bezüglich der Kleiderordnung: Prinzipiell galt der Bibelspruch, »[e]ine Frau soll keine Männerkleider tragen und ein Mann keine Frauenkleider anziehen; denn wer dieses tut, ist für den HERRN, deinen Gott, ein Greuel.« (Menge-Bibel 1984: Deuteronomium/5. Buch Mose, 22,5) Lokale Kleiderordnungen schrieben vor, dass niemand sich über »seinen Stand« kleide, und legten dabei zugleich fest, welche Kleidung Männer und Frauen jeweils tragen sollten. Die Bekleidung war von zentraler Bedeutung für die soziale Einordnung: für die Standes- und Berufszugehörigkeit ebenso wie für den Geschlechtsstatus

(Wunder 1996).[27] Als besonders verabscheuungswürdig wurde es angesehen, wenn Männer in weiblicher Kleidung auftraten. Dies wurde z.B. Heinrich bzw. Henri III. vorgeworfen, der zwischen 1574 und 1589 König von Frankreich war. Er wie auch andere Männer in Frauenkleidung wurden als »artifizielle Hermaphroditen« gebrandmarkt.[28] Frauen, die Männerkleidung trugen, wurden im Laufe des 17. Jahrhunderts ebenfalls Gegenstand von Pamphleten (Daston/Park 1995: 430f.; Clark 1985; Bettinger 1995 & 1997). Laut Mary Lindemann wurden jedoch zumindest im deutschen Raum Verstöße von Frauen gegen die geschlechtliche Kleiderordnung eher selten als »Täuschung« geahndet. Wenn dies doch vorkam, so seien sie – gemessen an den damaligen Strafpraktiken – relativ milde bestraft worden (Lindemann 1995: 268).

Sexuelle Übertretungen der Geschlechterordnung, die pauschal als Sodomie bezeichnet wurden, konnten bei Entdeckung das Todesurteil bedeuten. Sodomie war bis ins 19. Jahrhundert hinein der Inbegriff der Lasterhaftigkeit, indem sie alle sexuellen Praktiken umfasste, die nicht der Fortpflanzung dienten. Darin drückte sich die kirchliche und juristische Sorge um die Regulierung der Ehe aus. Nach der *Constitutio Criminalis Carolina*, die 1532 von Kaiser Karl V. eingeführt wurde und danach über drei Jahrhunderte als entscheidender Referenztext für Strafsachen im Heiligen Römischen Reich Deutscher Nation fungierte, war Sodomie mit dem Feuertod zu bestrafen: »Item so eyn mensch mit eynem vihe, mann mit mann, weib mit weib, vnkeusch treiben, die haben auch das leben verwürckt, vnd man soll sie der gemeynen gewonheyt nach mit dem fewer vom

27 Allerdings hatte Travestie beim Karneval und anderen volkstümlichen Festen in vielen europäischen Ländern Tradition. Doch handelte es sich dabei nur um eine von den Herrschern und der Kirche geduldete Ausnahmesituation (Dekker/van de Pol 1989: 18ff.).

28 Satiren und Pamphlete, ausgestattet mit Stichen, stellten Henri III. als Hermaphroditen dar. In der 1605 erschienenen satirischen Schrift mit dem Titel *L'isle des Hermaphrodites* von Thomas Artus Sieur d'Embry wurde der Hof von Henri III. als sexueller Sündenpfuhl dargestellt. Dies galt nach Bernd Dreher in erster Linie den engen Beziehungen des Königs zu seinen »Mignons«, d.h. jungen Männern, die er als seine Vertrauten erwählt hatte. Unter Rückgriff auf Deutungen des Hermaphroditismus als Sinnbild sexueller Abweichungen wurden diese Beziehungen als sodomitische und widernatürliche gebrandmarkt (Dreher 1990: 26). Wie viele Adelige höchster Kreise pflegte der König Maskeraden zu veranstalten, auf denen er und seine Mignons in Frauenkleidung auftraten. Aber auch sonst zeigten sich Henri III. und sein Hofstaat in besonderer Aufmachung, gepudert, geschminkt, mit gepluderten Hosen, Halskrausen, Federn, Ohrringen etc. Darin entsprach er dem damals vorherrschenden Geschmack des Adels (ebd.: 28). Doch bei Henri III. bot dies einen Angriffspunkt für die zahlreichen Kritiker seiner Politik (ebd.: 23). Park sieht in der Darstellung von Henri III. als Hermaphrodit einen Ausdruck der Ängste der Franzosen vor einer Subversion des Staates durch weibliche politische Autoritäten (Park 1997: 185). Während sich also in Frankreich mit der moralischen auch eine politische Polemik gegen den König verband, gab es dafür im Heiligen Römischen Reich offenbar keine Parallele (Krämer 2005b: 34).

leben zum todt richten.« (Carolina 1562: § 116)[29] Zur Sodomie zählte, so führt Stephan Buchholz aus, als ›mildeste‹ Form die Masturbation. Als schwerwiegende Sodomie galten gleichgeschlechtliche Sexualpraktiken sowie sexueller Verkehr zwischen Männern und Frauen in ›ungebührlicher‹ Art und Weise. Das schlimmste Verbrechen war die Unzucht mit Tieren. Die konkrete strafrechtliche Praxis wurde allerdings durch die jeweiligen Landeskonstitutionen abgewandelt und manchmal auch abgemildert (Buchholz 1986: 134f.).

Der Sodomie bezichtigt wurden auch Frauen, die sich anderen Frauen sexuell näherten und denen vorgeworfen wurde, sich dabei penetrierender Praktiken, die als männliches Privileg galten, zu bedienen, indem ein »instrumentum materiale«, d.h. ein Kunstglied, verwendet wurde (ebd.: 136; Steidele 1999: 22f.). Solche Frauen wurden auch Tribaden genannt. Historische Studien sind sich allerdings darin uneins, ob die Tribadie im gleichen Maße wie die Sodomie zwischen Männern verfolgt wurde. In Frankreich ist laut Daston und Park die Verfolgung ähnlich stark gewesen (Daston/Park 1985: 8). Rudolf Dekker und Lotte van de Pol resümieren dagegen, dass im Gegensatz zur Verfolgung männlicher Sodomie aus ganz Europa nur einzelne Prozesse bekannt seien, in denen Frauen wegen Tribadie angeklagt wurden, denn die »Auffassungen über Sexualität konzentrierten sich [...] auf den Phallus [...].« (Dekker/van de Pol 1989: 98) Die bekannt gewordenen Tribadie-Prozesse in deutschen Staaten endeten mit vergleichsweise milden Strafen, sofern den Beschuldigten nicht weitere Verbrechen zur Last gelegt wurden. In einzelnen Fällen wurde die Todesstrafe jedoch tatsächlich verhängt (Lindemann 1995: 270; Steidele 2004: 2).

Tribadie und Hermaphroditismus in der medizinischen Literatur

Gleichgeschlechtliche Sexualpraktiken wurden bereits in der Frühen Neuzeit von medizinischer Seite problematisiert. Das lässt sich etwa an der oben zitierten Passage aus Parés Werk ablesen. Zudem wurden in Inquisitionsverfahren detaillierte Geständnisse über die sodomitischen Handlungen erzwungen (Steidele

29 Laut *Zedlerschem Lexikon* von 1743 umfasst Sodomie »einen jeden unnatürlichen Gebrauch der Zeugungs-Glieder [...]. Die Sodomiterey ist demnach, nach der Beschreibung derer mehresten Rechtsgelehrten, eine widernatürliche fleischliche Vermischung mit einem andern Gegenstande, es sey gleich ein Mensch oder Vieh, in gleichem oder besonderem Geschlecht. [...] und wird auf dreyerley Art und Weise vollbracht, als 1) mit ihme selber, 2) mit Menschen, 3) mit Vieh.« Dazu zählen auch solche Fälle, »da zwischen zwey Weibs-Bildern gar zu freche Antastungen, und dergleichen Geberden, gesehen würden, die mehr verliebten, als andern Personen, eigentlich seyn; sonderlich, da etwa äusserliche priapische Instrumente erfunden worden wären.« Genauere Beschreibungen der »stummen Sünde« verbiete die Scham: »Wie aber eine und andere Art derselben vollbracht werden, stehet weder uns zu beschreiben, noch auch schamhafften Augen zu lesen, zu. Wie denn auch diesfalls die Gesetze selbsten einen Abscheu haben, die Sache klar anzudeuten und auszudrücken.« (Zedlersches Lexikon 1743: »Sodomie«).

1999: 18). Doch im Unterschied zum Diskurs des 19. Jahrhunderts fragten frühneuzeitliche Gelehrte, Kirchen- oder Obrigkeitsvertreter weder nach der Genese der Sodomie, noch unterstellten sie den der Sodomie Bezichtigten eine spezielle, anormale Persönlichkeitsstruktur (siehe dazu Kap. I.3.6).

Laut Park wandten sich im 16. Jahrhundert die medizinischen Abhandlungen in Frankreich den Tribaden viel stärker zu als den sexuellen Praktiken zwischen Männern, die in mittelalterlichen Schriften im Vordergrund gestanden hätten. Sie zeigt, dass dabei die Tribadie in erster Linie als Grenzüberschreitung unter einem moralischen und anatomischen Blickwinkel abgehandelt wurde. Damit seien Tribadie und Hermaphroditismus ab Ende des 16. Jahrhunderts in einen immer engeren Zusammenhang gebracht worden. Nach Krämer setzte allerdings in Veröffentlichungen zum Hermaphroditismus aus dem Heiligen Römischen Reich Deutscher Nation eine nennenswerte Thematisierung der Tribadie erst mit dem 18. Jahrhundert ein (Krämer 2005b: 31). Die Verknüpfung mit dem Hermaphroditismus implizierte für die der Tribadie Bezichtigten über den Vorwurf einer moralischen und strafwürdigen Übertretung der Grenzen des weiblichen Geschlechtsstatus hinaus die Unterstellung, eine monströse Klitoris zu besitzen, die zur Unzucht verleite. Park zufolge war der Hintergrund dafür die medizinische (Wieder-)Entdeckung und anatomische Beschreibung der Klitoris als einer dem Penis vergleichbaren Quelle sexueller Lust (Park 1997: 172f.). Diese Neuerung sei maßgeblich durch Gabriele Fallopio (1523-1562) und Realdo Colombo (ca. 1510-1559) befördert worden, die beide Schüler des flämischen Chirurgen und Anatomen Andreas Vesalius (ca. 1514-1564) waren. Die Entdeckung der Klitoris habe allerdings das bisherige hippokratisch-galenische Theorem der Gleichförmigkeit der weiblichen und männlichen Genitalien gefährdet und zu scharfen Diskussionen geführt. Einige Mediziner, darunter Paré und Vesalius, diskreditierten daher die Klitoris als monströsen, zwittrigen Exzess und assoziierten sie mit der Sünde der Tribadie. Die Klitoris als weibliches Lustorgan wurde von diesen Autoren pathologisiert und moralisch indiziert – sie behandelten sie, so Park, als Angriff auf das Patriarchat. Der Tribadie-Vorwurf ließ tendenziell die Klitoris und die weibliche Lust per se in den Verdacht sexueller Monstrosität geraten. Umgekehrt wurden manche als Hermaphroditen bezeichnete Individuen ab dem frühen 17. Jahrhundert als Tribaden reklassifiziert (ebd.: 172f., 177f. & 185ff.).[30] Die Verknüpfung des Hermaphroditismus mit der Tribadie vertiefte die

30 Ein Beispiel dafür ist der – mittlerweile von einer ganzen Reihe historischer Studien aufgearbeitete – Fall von Marie/Marin le Marcis aus Frankreich. Le Marcis wurde 1601 der Sodomie beschuldigt. Der Anlass war, dass sich der im weiblichen Geschlecht aufgewachsene le Marcis als Mann deklariert und bekannt gegeben hatte, eine Ehe eingehen zu wollen. Es gab einen Skandal. Die daraufhin mit Gutachten betrauten Mediziner stellten Hermaphroditismus fest und stritten sich über die Beurteilung der richtigen Geschlechtszuordnung von le Marcis. Der Mediziner Duval legte schließlich dar, dass le Marcis männlichen Geschlechts sein müsse, da sich im Zustand der Erregung eindeutig ein Phallus zeige. Le Marcis konnte durch Duvals Gutachten dem Vorwurf der Sodomie und damit der Todesstrafe entgehen. Doch

moralisch-juridische Problematisierung der Hermaphroditen. Dadurch gerieten diese unter Verdacht, besonders prädisponiert für sexuelle Laster zu sein.

Die Thematisierung der hermaphroditischen Tribaden griff auch auf kulturelle Stereotype, die als Vorläufer der späteren anthropologischen Diskurse um »Rassenunterschiede« gesehen werden können, zurück – und nährte diese zugleich: Einige Autoren flochten in die Ausführungen über Tribaden Berichte über ihr angeblich gehäuftes Vorkommen in (Nord-)Afrika und Nahost ein, wofür sie eklektisch aus Reiseberichten oder antiken Abhandlungen referierten (z.B. Paré 1573/1971: 26f.). In beifälliger, die Betroffenen zugleich pathologisierender und moralisch diskreditierender Weise erwähnten sie zudem Klitorisbeschneidungsrituale: Diese würden bei afrikanischen Mädchen und Frauen mit einer vergrößerten Klitoris angewandt, um einerseits ein Beischlaf- bzw. Ehehindernis zu beseitigen und andererseits tribadischen Unsitten vorzubeugen. Damit wurde, wie Park hervorhebt, das Imago der sexuellen Monstrosität auf eine exotische »Rasse« fernab des europäischen Kontinents als deren körperliches und soziales Stigma projiziert (Park 1997: 171 & 175f.). Ruth Gilbert bemerkt treffend dazu: »In these accounts we can see perhaps most clearly how the discourses of science, exploration and sexuality intersected. […] By exoticizing tribadic women these texts titillated the reader whilst relocating the threat of such prodigious female sexuality elsewhere.« (Gilbert 2002: 153) Der Topos der Tribadie als »afrikanischer Monstrosität« hielt sich bis ins 18. und 19. Jahrhundert hinein, indem er der rassistischen Darstellung der europäischen Bevölkerung als physisch und sittlich überlegen diente.

wurde le Marcis dazu verurteilt, mehrere Jahre in Frauenkleidung zu leben, bis sich klar zeige, welches Geschlecht »von Natur aus« vorherrsche (Laqueur 1992: 158f.; Daston/Park 1995: 426; Greenblatt 1988: Kap. 3).

1.4 Von der »Monstrosität der Natur« zur »sittlichen Monstrosität«: Grenzen der Geschlechterordnung

Die Verknüpfung von Tribadie und Hermaphroditismus mit ihren moralischen Implikationen ebenso wie die Ansätze einer Medikalisierung der Geschlechtszuordnung von Zwittern zeichneten sich dadurch aus, dass sie von einer sozialregulativen Sorge um mögliche Transgressionen der sittlich-juridischen Geschlechterordnung ausgingen. In diesem Zusammenhang fungierte der Hermaphrodit als Grenzgestalt der Geschlechterordnung: Durch die Beschwörung des transgressiven Potentials von Hermaphroditen konnte umso eindringlicher die Notwendigkeit strenger juridisch-sittlicher Geschlechtergrenzen vor Augen geführt werden.

Von dieser sozialregulativen Sorge unterschied sich deutlich das wissenschaftliche Erkenntnisinteresse an Hermaphroditen: Ausgehend von dem tradierten hippokratisch-galenischen Verständnis des Geschlechterkontinuums wurden Hermaphroditen als substantiell gemischt- bzw. doppelgeschlechtliche Individuen eingeordnet. Umgekehrt bestätigte die Existenz der Hermaphroditen das Konzept des Kontinuums. Für Vertreter dieser Auffassung war es kein Widerspruch, Hermaphroditen als gemischtgeschlechtliche Wesen zu betrachten und dennoch ein überwiegendes männliches oder weibliches Geschlecht festzustellen; auch glaubten viele nicht, dass beim Menschen vollkommene Doppelgeschlechtlichkeit vorkomme. Darin trafen sie sich mit den Ärzten, die in der aristotelischen Tradition standen und die das Modell des Geschlechtsdimorphismus vertraten. Die Differenz der Auffassungen über den Hermaphroditismus reduzierte sich darauf, ob die Geschlechtermischung als wesentlich oder nur als oberflächlicher Effekt verstanden wurde. Eine offenkundige Gemeinsamkeit aristotelisch und hippokratisch-galenisch beeinflusster Ärzte war, dass sie Hermaphroditen als Wissensobjekte ansahen, die ihnen Gelegenheit gaben, die natürlichen Grenzen der Geschlechter zu definieren. Über diese Funktion verknüpfte sich wiederum das wissenschaftliche Interesse am Hermaphroditismus mit der sozialregulativen Problemstellung: Die beiden Problematisierungsweisen, so lässt sich zum Abschluss dieses Kapitels resümieren, trafen sich darin, dass sie den Hermaphroditen als Grenzgestalt der natürlichen und sozialen Ordnung der Geschlechter diskursivierten.

2. Zwiegestalt der Geschlechterordnung: Der Hermaphrodit in der Medizin der Aufklärungszeit

Im Zeitalter der politischen und wissenschaftlichen »Aufklärung« veränderte sich die akademische Medizin grundlegend und so ist zu fragen, welche Auswirkungen dies auf den medizinischen Hermaphroditismus-Diskurs hatte. Für die zweite Hälfte des 18. Jahrhunderts (wie auch schon für das 17. Jahrhundert[1]) ist zu konstatieren, dass sich Mediziner vermehrt mit konkreten Fällen von Hermaphroditismus beschäftigten. Sie verfassten auch häufiger allgemeine Abhandlungen zum Thema (oft als Kapitel eines gerichtsmedizinischen Traktats), wiewohl die Menge einschlägiger Veröffentlichungen überschaubar blieb.[2] Typischerweise setzten Abhandlungen damit ein, dass das Vorkommen echter Hermaphroditen aufgrund prinzipieller Überlegungen zu den Naturgesetzen verworfen wurde. Aus dieser kritischen Haltung heraus definierten die Mediziner den Begriff Hermaphrodit neu, was dazu führte, dass nahezu alle Fälle uneindeutigen Geschlechts zu sogenannten scheinbaren Zwittern erklärt wurden, deren wahres Geschlecht nur durch eine äußerliche Vermischung der Geschlechtszeichen

1 Vgl. dazu Krämer 2005b.

2 Rund 15 deutsche publizierte Texte (von elf Autoren), von denen sich fünf ausschließlich mit dem Hermaphroditismus befassten, und eine ins Deutsche übersetzte, breit rezipierte Monographie des französischen Mediziners George Arnaud de Ronsil bilden das primäre Quellenkorpus für dieses Kapitel. Es wird ergänzt um mehrere Artikel aus Enzyklopädien und Lexika, die zumeist von Fachgelehrten für eine gebildete, z.T. auch speziell für eine medizinische Leserschaft verfasst wurden, sowie um ausgewählte (teilweise ins Deutsche übersetzte) französische und englische medizinische Texte. Wenn auch die Zahl der Veröffentlichungen im Vergleich zu der Menge an Publikationen des 19. Jahrhunderts gering erscheint, ist festzuhalten, dass der Hermaphroditismus kein marginales Thema in den medizinischen Diskussionen der Aufklärungszeit war. Vielmehr beschäftigte er eine Reihe bekannter Mediziner in deren zentralen Schriften. Historische Untersuchungen zur *deutschsprachigen* medizinischen Hermaphroditismus-Literatur in der zweiten Hälfte des 18. Jahrhunderts liegen, soweit ich es überblicke, bislang nicht vor – zumindest solche, die tatsächlich eine differenzierte Auseinandersetzung mit einem größeren Quellenkorpus bieten.

verborgen sei (z.B. Burghart 1763: 21; Osiander 1799: 245). Diese Neudefinition des Hermaphroditismus stand in direktem Verhältnis dazu, dass sich ein Modell des diskreten Dimorphismus von Mann und Frau durchsetzte und zum strikten Naturgesetz erklärt wurde. Wie historische Studien gezeigt haben, kann die wissenschaftliche Konstruktion des Geschlechtsdimorphismus durch die Medizin und Naturforschung nicht losgelöst vom politischen Kontext der *querelles des femmes* der Aufklärungszeit betrachtet werden (vgl. etwa Schiebinger 1993; Laqueur 1992; Honegger 1996). In den Kontext dieser seit dem 15. Jahrhundert europaweit geführten Debatte über die gesellschaftliche und rechtliche Stellung der Frauen, in der ihre physischen Dispositionen und ihr intellektuell-moralisches Vermögen erörtert wurden (Fietze 1996: 237), ist auch der medizinische Hermaphroditismus-Diskurs einzuordnen. Zudem war die Erkenntnis des wahren Geschlechts in die Neuformierung der medizinischen Erkenntnisweise in der Zeit der Aufklärung eingebettet: Die frühneuzeitliche Erkenntnisform, die sich entlang von Analogien und Ähnlichkeitsbeziehungen bewegt hatte, wurde nun durch ein unterscheidendes und klassifizierendes Denken ersetzt. Dieses zielte darauf, hinter den akzidentiellen Erscheinungen die wesentlichen Konstanten freizulegen (Foucault 1991b: 21-26 & 1994b: Kap. 2 & 5; Jahn 1998b).

In diesem Kapitel wird das Profil des medizinischen Hermaphroditismus-Diskurses als Teil des wissenschaftlichen und politischen Gefüges der Aufklärungszeit – gemeint ist hier die zweite Hälfte des 18. Jahrhunderts – skizziert. Die Analyse des Diskurses gliedert sich entlang folgender Themen: Die Kritik und Erneuerung des Verständnisses von Hermaphroditismus und Geschlecht, die in einer eifrigen Beschäftigung mit Definitionen und Klassifikationssystemen zum Ausdruck kam, ist das augenfälligste Thema dieses Diskurses. Dies muss im Zusammenhang mit dem speziellen Wahrheitsverständnis der aufgeklärten Medizin und den geschlechterpolitischen Debatten der Aufklärungszeit betrachtet werden (1). Im Zuge der kritischen Neuordnung der Definitionen bemühten sich die Mediziner darum, eindeutige Kriterien für die Diagnose des wahren Geschlechts aufzustellen. Allerdings brach sich ihr Wahrheitsanspruch an den eingeschränkten Möglichkeiten der praktischen Geschlechtsbeurteilung, weshalb sich in den Erörterungen dieses Gegenstandes ein Missverhältnis zwischen streng wissenschaftlichen und praxistauglichen Kriterien zeigte. Unter den praxistauglichen Erkennungszeichen schenkten die Ärzte den sogenannten Neigungen besondere Beachtung. Diese galten wie selbstverständlich als natürlicher Ausdruck des wahren Geschlechts, obwohl gleichzeitig die Tribadie als monströses Begehren (nicht nur) in der Hermaphroditismus-Literatur des 18. Jahrhunderts skandalisiert wurde (2). Trotz der deutlichen Diskrepanz zwischen wissenschaftlichen und praxistauglichen Kriterien stellten sich akademische Ärzte gegenüber Hebammen und Chirurgen als Experten der Geschlechtszuweisung von Hermaphroditen dar. Darin drückten sich jedoch weniger praktische Erfahrungen als vielmehr ein programmatischer Anspruch der Ärzte aus, der standes- sowie geschlechter- und biopolitische Motive hatte. Größere Praxisrelevanz besaßen dagegen gerichtsärztliche Gutachten über die Ehe- bzw. Fortpflanzungsfähigkeit von Hermaphroditen. Doch auch in diesem Bereich der angestrebten Medikalisierung der Geschlechterordnung stimmten Anspruch und Verwirklichung nicht überein (3). Während solche gerichtsmedizinischen Problemstellungen häufig thematisiert wurden,[3] kamen Mediziner des 18. Jahrhunderts auf die Frage der Entstehung des Hermaphroditismus viel seltener zu sprechen. Betrachtet man die einschlägigen Bemerkungen jedoch im Zusammenhang mit Theorien über die Ursachen von sogenannten Missgeburten, so zeigt sich, dass der Hermaphroditismus-Diskurs das gesamte Spektrum der im 18. Jahrhundert diskutierten Zeugungstheorien berührte und in den Debatten Zwitter zunehmend auch als Modellobjekte interessant wurden (4). Entlang dieser vier Themenkomplexe entfaltete sich in der zweiten Hälfte des 18. Jahrhunderts die Problematisierung geschlechtlicher Uneindeutigkeit: einerseits als sozialregulative Sorge um mögliche Diskrepanzen zwischen dem konkreten Geschlechtsstatus eines Hermaphroditen und seiner wahren Geschlechtsnatur, was immer auch die Frage seiner sexuellen Potentiale und Ehetüchtigkeit aufwarf; andererseits als epistemologisches Interesse an einer Neuordnung der wissenschaftlichen Definitionen und Kodifikationen des Geschlechtsunterschieds, an einer Erweiterung bzw. Überprüfung anatomisch-physiologischer Kenntnisse über den Geschlechtskörper sowie an Zeugungs- und Entwicklungstheorien. Das soll zum Abschluss des Kapitels deutlich werden (5).

2.1 »Hat es jemals Zwitter gegeben?« Kritische Erkenntnis und die Neudefinition von Hermaphroditismus und Geschlecht

Die für die französische wie auch für die deutsche Aufklärung wichtige *Encyclopédie,* die von Jean Baptiste Le Rond d'Alembert (1717-1783) und Denis Diderot (1713-1784) herausgegeben wurde und deren umfangreiche Bände sukzessive ab 1751 erschienen, enthielt auch einen Artikel zum Hermaphroditismus, der im achten Band 1765 publiziert wurde. Darin schrieb der Mediziner Louis Chevalier de Jaucourt (1704-1779), einer der Hauptmitarbeiter der *Encyclopédie*:

»Si la nature s'égare quelquefois dans la production de l'homme, elle ne va jamais jusqu'à faire des métamorphoses, des confusions de substances, & des assemblages parfaits des deux sexes. [...] La nature ne confond jamais pour toûjours ni ses véritables marques, ni ses véritables sceaux; elle montre à la fin le caractere qui distingue le sexe;

3 Christian Friedrich Daniel nahm eigens eine Rubrik *Zwitter* in seiner Bibliographie mit dem Titel *Entwurf einer Bibliothek der Staats-Arzneikunde oder der gerichtlichen Arzneikunde und medicinischen Polizey von ihrem Anfange bis auf das Jahr 1784* auf (Daniel 1784).

& si de tems à autre, elle le voile à quelques égards dans l'enfance, elle le décele indubitablement dans l'âge de puberté.« (Encyclopédie 1765: »Hermaphrodite«)

Aus dieser Perspektive schilderte er als besonders spektakulär die Aufdeckung des wahren, nämlich weiblichen Geschlechts, in einem Fall von vermeintlichem Hermaphroditismus durch den bekannten Pariser Mediziner Barthélemy Saviard (1656-1702):[4]

»La fameuse Marguerite Malaure eût passé pour une *hermaphrodite* indubitable, sans Saviard. Elle vint à Paris en 1693, en habit de garçon [...]; elle croyoit elle-même être *hermaphrodite;* elle disoit qu'elle avoit les parties naturelles des deux sexes, & qu'elle étoit en état de se servir des unes & des autres. Elle se produisoit dans les assemblées publiques & particulieres de medecins & de chirurgiens, & elle se laissoit examiner pour une legere gratification, à ceux qui en avoient la curiosité.
Parmi ces curieux qui l'examinoient, il y en avoit sans doute plusieurs, qui manquant de lumieres suffisantes pour bien juger de son état, se laisserent entraîner à l'opinion la plus commune qu'elle leur inspiroit, de la regarder comme une *hermaphrodite.* Il y eut même des medecins & des chirurgiens d'un grand nom, qui assurerent hautement qu'elle étoit réellement telle qu'elle se disoit être, & justifierent par leurs certificats, que l'on peut avoir acquis beaucoup de réputation en Médecine & en Chirurgie, sans avoir un grand fonds de connoissances solides, & de véritable capacité.
Enfin, M. Saviard se trouvant presque le seul homme de l'art qui fût incrédule, se rendit aux pressantes sollicitations que lui firent ses confreres de jetter les yeux, & d'examiner ce prodige en leur présence. Il ne l'eût pas plûtôt vû, qu'il leur déclara que ce garçon avoit une descente de matrice[5]; en conséquence, il réduisit cette descente, & la guérit parfaitement. Ainsi l'énigme inexplicable d'*hermaphrodisme* dans ce sujet, se trouva développé plus clair que le jour. Marguerite Malaure, rétablie de sa maladie, présenta au roi sa requête [...], pour obtenir la permission de reprendre l'habit de femme [...].
Concluons donc, que l'*hermaphrodisme* n'est qu'une chimere, & que les exemples qu'on rapporte d'*hermaphrodites* mariés, qui ont eu des enfans l'un de l'autre, chacun comme homme & comme femme, sont des fables puériles, puisées dans le sein de l'ignorance & dans l'amour du merveilleux, dont on a tant de peine à se défaire.« (Ebd.)

Diese Darstellung zeigt, dass der Hermaphroditismus ein probater Gegenstand war, mit dem sich akademische Ärzte des 18. Jahrhunderts als aufgeklärte, kriti-

4 Saviards eigener Bericht über diesen Fall erschien 1702. Die Passagen des *Encyclopédie*-Artikels sind seinem Bericht im Großen und Ganzen ähnlich, insbesondere hinsichtlich der Abgrenzung gegen diejenigen Mediziner und Chirurgen von Rang und Namen, die ohne Wissen und Erfahrung über den Hermaphroditismus urteilten (Saviard 1740: 35f.). Saviard berichtete zur Vorgeschichte des Falls, dass Malaure auf Anordnung des Magistrats von Toulouse, der sich dafür auf ein medizinisches Gutachten stützte, die Frauen- gegen Männerkleider wechseln musste (ebd.: 36). Zu Malaure vgl. auch Daston/Park 1985: 4.

5 Bei einem Gebärmuttervorfall stülpt sich der Uterus in die Vagina, so dass der Uterushals, manchmal auch das gesamte Organ, aus der Vagina hervorragt.

sche Empiriker profilieren konnten. Dabei distanzierten sie sich von der Schaulust und der Wundergläubigkeit, der angeblich frühere Medizinergenerationen und die nicht akademisch gebildeten Chirurgen verfallen waren – ein Vorwurf, der diese auf eine Stufe mit dem Laienpublikum stellte.

Aufgeklärte Medizin

Die Sorge, die ärztliche Tätigkeit als aufgeklärt-kritisch zu profilieren, wird verständlich vor dem Hintergrund der verbreiteten öffentlichen Medizinkritik im 18. Jahrhundert. Diese Kritik zielte u.a. auf die angebliche Geldgier der Ärzte, ihren überheblichen Habitus und ihre therapeutische Unfähigkeit (auch im Vergleich zu anderen Heilkundigen). Zudem wurde der Vorwurf erhoben, dass die Medizin rationaler Grundlagen entbehre (Göckenjan 1985: Kap. 4.1). Als Reaktion auf solche Vorwürfe suchte sich die Medizin als kritische Wissenschaft neu zu begründen. So ist auch Jaucourts Rhetorik einzuordnen: Während er jenen Heilkundigen blinden Wunder- und Aberglauben vorwarf, die ohne »geeignetes Licht«, d.h., ohne ausreichend sehen zu können, urteilten, präsentierte er als einzig verlässliches Verfahren, um die Wahrheit hinter den »Verschleierungen« zu erkennen, die Okularinspektion bei guten Lichtverhältnissen. Diese musste mit einer Einschätzung des Beobachteten auf der Grundlage »solider Kenntnisse« und Erfahrungen einhergehen. Nur ein geschulter und informierter Blick konnte demnach den verwirrenden Anschein von Hermaphroditismus durchdringen und die wesentlichen Merkmale erkennen, die das wahre Geschlecht anzeigten. Die Lichtmetaphern, mit denen Jaucourt Ordnung in die verstaubten Ansichten über Hermaphroditismus bringen wollte, standen somit für Praktiken der Sichtbarmachung, die wahres Wissen verbürgen sollten. Dies zeugt vom Zuschnitt der medizinischen Erkenntnisverfahren auf ein ›wissens- und erfahrungsgeleitetes Sehen‹, der nach Michel Foucault für die klinische Reorganisation der Medizin im ausgehenden 18. Jahrhundert charakteristisch war. Diese Erkenntnismethode schloss dabei eine (instrumentelle) Vermittlung des Sehens, etwa durch den Tastsinn, Sonden und durch das Seziermesser, ein (Encyclopédie 1765: »Observation, (Gram. Physiq. Méd.)«; Foucault 1994b: 174f.).[6]

Erzählungen über das ›aufgeklärte‹ Vorgehen Saviards fanden auch in die deutschsprachige Literatur über den Hermaphroditismus Eingang.[7] Jedoch zirkulierten während des gesamten 18. Jahrhunderts Berichte über vermeintliche Fälle von Hermaphroditismus, bei denen die nüchterne Diagnose eines ›aufgeklärten‹

6 Auch Anweisungen zur »Zwitterbesichtigung« lässt sich entnehmen, dass der geschulte Blick (das »geübte Auge«) durch den Tastsinn (den »touchierenden Finger«), den Gebrauch von Sonden und – wenn möglich – durch eine Sektion ergänzt werden sollte (Fahners 1795: 212; Haller 1782: 217f.).

7 Siehe z.B. Heister 1743: 235, Haller 1751/52: 19; Arnaud de Ronsil 1777: 64; Wildberg 1812: 71; Meckel 1816: 221; Allgemeine Encyclopädie der Wissenschaften und Künste 1829: 282, Fn. 5.

Arztes einen Gebärmuttervorfall, eine vergrößerte Klitoris oder Hypospadie bei unzweifelhaft weiblichem resp. männlichem Geschlecht nachwies.[8] Der Mediziner und Naturforscher Heinrich Friedrich Delius (1720-1791), Professor an der Friederichs Universität in Erlangen und Mitglied der *Deutschen Akademie der Naturforscher Leopoldina*, deren Präsident er 1788 wurde, stellte zu solchen Enthüllungsfällen fest:

»Die wahren Hermaphroditen, [...] welche nach der besondern Einrichtung ihrer Geburtstheile, die jedem Geschlecht nach diesen zukommenden Handlungen verrichten, [...] sind eine Zeit her ziemlich aus der Mode gekommen. Der Fleiß der Zergliederer hat bey ihnen nur verstaltete Geburtsglieder angetroffen, so, daß die für Zwitter gehaltene entweder wahre Männer oder Weiber gewesen sey sollen.« (Delius 1755: 150)

Mit dem Verweis auf die Enthüllungsfälle erfolgte häufig eine Abgrenzung gegenüber der Leichtgläubigkeit der »Alten«, d.h. der älteren Ärztegenerationen, womit die Vernunftgeleitetheit der ›neuen‹ Medizin betont wurde (Burghart 1763: 24; Haller 1782: 203; Müller 1796: 318).[9]

Aus dieser Grundhaltung heraus unterzogen die ›aufgeklärten‹ Mediziner nun auch die Berichte über Fälle von Hermaphroditismus, die sie in der jüngeren und älteren Literatur vorfanden oder vom Hörensagen kannten, einer Revision. Manch einem Arzt bot dieses Verfahren Stoff genug für eine eigene Abhandlung. So kritisierte z.B. Johann Gottfried Pietsch, Stadtphysikus in Neuhaldensleben (und später Hofarzt in Braunschweig), in einem Artikel von 1749 für das *Hamburgische Magazin* den ihm zugetragenen Bericht über einen Hermaphroditen, der ein Kind geboren hatte: Die Gebährfähigkeit belege eindeutig, dass die Person kein echter Hermaphrodit, sondern eine Frau sei. Obwohl er den Fall nicht selbst untersucht hatte, nahm er in Anspruch, mit der »Seele eines Vernünftigen« das wahre Geschlecht beurteilen zu können (Pietsch 1749: 539). Die gleiche Rhetorik entfaltete er in Bezug auf die Berichte über vollkommene Hermaphroditen aus der älteren Literatur, die er als »Zwitterdichtungen« bezeichnete. Solche Darstellungen ernst zu nehmen bedeute, »blindem Aberglauben« anheim zu fallen (ebd.: 541f. & 553). Das Unterfangen der kritischen, vernunftgeleiteten Sichtung der noch nicht vom aufklärerischen Impetus durchdrungenen Berichte

---

8 So stellte etwa in dem von Esther Fischer-Homberger beschriebenen Gerichtsfall von Anna Timmermann, deren Ehemann die Trennung verlangte, da sie ein Hermaphrodit und unfähig zum Geschlechtsverkehr sei, eine ärztliche Untersuchung 1659 einen Gebärmuttervorfall fest (Fischer-Homberger 1983: 206f.).

9 Eine weitere, zum Zwecke der Abgrenzung gegen das Zeitalter der »Unvernunft« vorgetragene und häufig repetierte Darstellung lautete, dass im alten römischen Reich Zwitter grausam getötet worden seien (z.B. Haller 1782: 212). Ein Mediziner kommentierte: »Elende Zeiten! wenn das Licht der Vernunft in der Finsternis und Unwissenheit verborgen steckt.« (Pietsch 1749: 540f.) Hinweise, dass im alten römischen Reich Hermaphroditen tatsächlich getötet wurden, hat Wacke zusammengestellt (Wacke 1989: 877f.).

über Hermaphroditen spitzte ein anderer Mediziner auf die Frage zu, »ob es jemals Zwitter gegeben habe?« (Faselius 1770: 19)

Revision der Definition des Hermaphroditismus

Die Ankündigung, den Begriff Hermaphrodit völlig verwerfen zu wollen, war allerdings lediglich eine rhetorische Geste. Den Autoren ging es eigentlich darum, den Begriff von der Vorstellung einer substantiellen Doppelgeschlechtlichkeit zu befreien und ihn neu zu definieren. Doch war Einigkeit darüber zunächst nicht so einfach zu erzielen, denn einzelne Ärzte, deren Fähigkeiten über jeden Zweifel erhaben waren, vertraten die Ansicht, dass in bestimmter, nämlich anatomischer Hinsicht Doppelgeschlechtlichkeit doch vorkommen könne. Zu diesen zählte der berühmte Berner Anatom und Physiologe Albrecht von Haller (1708-1777), der zwischen 1736 bis 1753 Professor der Anatomie, Chirurgie und Botanik in Göttingen war,[10] sowie der bedeutende französische Chirurg und Professor der Medizin, George Arnaud de Ronsil (1698-1774), Mitglied der *Académie Royale de Chirurgie de Paris* und der *Corporation of Surgeons of London*. Eine bekannte Abhandlung Arnauds über Hermaphroditismus lag seit 1771 in deutscher Übersetzung vor.[11] Deutsche Autoren nahmen auf diese Abhandlung recht häufig Bezug. Auf die Ansichten Hallers und Arnauds gehe ich im Folgenden genauer ein, da diese, obwohl es sich um Minderheitenpositionen handelte, das Diskursfeld mit aufspannten. Dafür spricht auch, dass sich andere Mediziner darum bemühten, die Darlegungen Hallers und Arnauds ihrer ›aufgeklärten‹ Definition des Hermaphroditismus zu assimilieren – oder aber als Leichtgläubigkeit zu diskreditieren.[12]

Haller beschäftigte sich in seiner umfangreichen Forschungsarbeit unter anderem mit sogenannten Missgeburten, zu denen er die Hermaphroditen zählte. In einer Vorlesung zur gerichtlichen Medizin, die er im Sommerhalbjahr 1751 in

10 Haller wurde als einer der ersten experimentellen Physiologen bekannt. Er verschaffte sich Ansehen als Wissenschaftsorganisator und war später auch politisch tätig. Außerdem wirkte er nebenbei als Dichter. 1749 wurde er von Kaiser Franz I. in den erblichen Adelsstand erhoben. Haller führte die Unterscheidung zwischen »empfindungsfähigem« und »reizbaren« Gewebe ein. Seine herausragende Stellung in der Medizin des 18. Jahrhunderts wird u.a. auf seine systematischen Untersuchungen des lebenden und des toten Körpers zurückgeführt. Um die Anatomie voranzubringen, forderte er, möglichst viele Sektionen durchzuführen, mit deren Hilfe die häufig auftretenden Strukturen von seltenen Varianten unterschieden werden sollten (Allgemeine Deutsche Biographie 1879: »Haller«).

11 Die Übersetzung erschien vor ihrer Publikation in Buchform bereits 1771 als Zeitschriftenbeitrag unter dem Titel *Abhandlung von den Zwittern* im *Neuen Hamburgischen Magazin* (Bd. 9, St. 53: 387-424).

12 Zu Arnauds Abhandlung erschien 1780 eine Rezension von L. von Crell in der *Allgemeinen Deutschen Bibliothek*. Dieser bescheinigte Arnaud, eine fleißige Kasuistik zusammengestellt zu haben, kritisierte jedoch andererseits, dass der Autor manchmal etwas zu »leichtgläubig« sei (Crell 1780: 2940).

Göttingen hielt und in der er sich stark auf die lateinischen gerichtsmedizinischen Schriften seines Schwiegervaters Hermann Friedrich Teichmeyer (1685-1746) stützte (Fischer-Homberger 1983: 65f.), ging Haller auf den Hermaphroditismus näher ein. Die Vorlesung wurde von seinem ältesten Sohn mitgeschrieben und schließlich von dem Arzt und Musiker Friedrich August Weber (1753-1806) aus dem Lateinischen ins Deutsche übersetzt. Dieser erweiterte das Manuskript um etliche Ausführungen und publizierte es posthum im Jahre 1782 unter dem Titel *Albrechts von Haller Vorlesungen über die gerichtliche Arzneiwissenschaft* (Haller 1782: Vorrede des Übersetzers). Auf diese Weise stammten der Aufbau sowie mehr als die Hälfte der Passagen der 14. Vorlesung, die den Titel *Von den Zwittern* trägt, von Weber.[13] Diese Schrift war weithin bekannt und wurde trotz der Kommentare Webers als Hallers Werk rezipiert. Sehr häufig wurde sie in der Hermaphroditismus-Literatur als Referenz angegeben und manche Autoren gerichtsmedizinischer Traktate übernahmen die Gliederung und sogar längere Textpassagen. Somit beeinflusste die Schrift den Hermaphroditismus-Diskurs stark, was jedoch nicht heißt, dass etwa alle Aussagen Hallers kritiklos übernommen worden wären.

Welche Auffassung des Hermaphroditismus wurde in *Albrechts von Haller Vorlesungen über die gerichtliche Arzneiwissenschaft* vertreten? Die Frage, »[w]as ist ein Zwitter?«, beantwortete Weber in seinem Kommentar folgendermaßen: Ein Zwitter ist »diejenige Art von Misgeburt oder Portentum[14], an deren Zeugungstheilen unregelmäßige Bildung einen Anschein erweckt, als ob die Person die Zeichen beider Geschlechter an sich trage, bei genauer Untersuchung aber sich jederzeit zu dem einen oder andern Geschlechte vorzugsweise wird rechnen lassen.« (Haller 1782: 203) Betrachtet man diese Definition im Zusammenhang mit der 13. Vorlesung, deren Titel *Von den Misgeburten* lautet, wird klar, dass der Hermaphrodit von Weber als eine bloße Irregularität der genitalen Anatomie eingestuft wurde. Die hermaphroditische Abweichung hatte nicht das Ausmaß, das Naturgesetz, wonach alle Menschen *entweder* männlich *oder* weiblich sind, durcheinander zu bringen – sie konnte den Geschlechtsdimorphismus allenfalls oberflächlich verdecken.

13 Die Passagen, die von Haller stammen, sind durch Anführungszeichen markiert. Haller selbst hatte parallel zu seiner Vorlesung einen Artikel in Latein verfasst, der unter dem Titel *De Hermaphroditis, et an dentur?* 1751/52 erschien (Haller 1751/52).

14 Das lateinische *portentum* bedeutete eigentlich Wunder. Weber hielt sich jedoch, wie aus der 13. Vorlesung ersichtlich wird, an eine Definition, nach der darunter in Abgrenzung gegen den Begriff des Monstrums, der für Föten ohne Menschenkopf reserviert bleiben müsse, »alles was zwar die Menschheit an sich hat, aber von der gewöhnlichen Bildung einzelner Theile des Körpers bald mehr, bald minder abweicht«, zu verstehen sei (Haller 1782: 181). Das implizierte, dass ein Neugeborenes ohne Kopf nicht als Mensch galt. Für alle anderen Bildungsabweichungen, denen Weber den Status des Menschlichen nicht absprach, verwendete er den Begriff Missgeburt bzw. *portentum*.

Weber führte zusammen mit dieser Definition des Hermaphroditismus ein dreigliedriges Klassifikationssystem ein, dessen Grundzüge von vielen Autoren dieser Zeit geteilt wurden. Zur ersten Klasse gehöre, so Weber, jene »Art« von Hermaphroditen, die »kein Zeichen von beiden Geschlechtern vollkommen besitzt, und zur Zeugung unfähig ist [...].« (Ebd.) Zur zweiten Klasse seien diejenigen Zwitter zu zählen, bei denen zwar der Anschein einer Geschlechtermischung erweckt werde, jedoch die Merkmale des einen Geschlechts sich vollkommener als die des anderen darstellten. Je nach den überwiegenden Merkmalen seien sie als Mannszwitter (*androgynus*) oder Weibszwitter (*androgyna*) zu bezeichnen.[15] Schließlich hätten die älteren Autoren eine dritte Klasse von Zwittern angenommen, die vollkommenen Zwitter, die fähig sein sollten, sowohl »befruchten« als auch »Kinder empfangen und gebähren« zu können (ebd.). Diese Klasse besaß aber nach Weber für die menschliche Gattung keine Relevanz:

»Die dritte Art, welche man auch vollkommene Zwitter zu nennen pflegt, widerstrebt zu sehr den Gesetzen der Natur, als daß sie heut zu Tage noch Glauben finden könnte. Denn es ist aus der Anatomie mehr als zu begreiflich, warum in einem und ebendemselben Becken nicht der Uterus, die Eierstöcke, die Muttertrompeten, die männlichen Saamenbläschen, die männliche Harnröhre, die weibliche Harnröhre, die Blase, und die Mutterscheide sich beisammen finden können. Und gesetzt auch, die Natur hätte diese Widersprüche vereinigt, so könnte man sie beschuldigen, sie hätte nicht nöthig gehabt, Personen hervorzubringen, die nur ein Geschlecht hätten, indem die Zeugung und Fortpflanzung des Menschengeschlechts durch Zwitter viel geschwinder und mit minder Umständlichkeit müßte vorzunehmen seyn, als mit diesen Menschen von nur einem oder dem andern Geschlechte.« (Ebd.: 205)

Somit reduzierte sich aufgrund prinzipieller Einwände – anatomischer und teleologischer Art – das dreigliedrige System letztlich auf zwei Klassen. Dazu vermerkte Pietsch, der das Klassifikationssystem in ähnlicher Weise wie Weber anführte und mit grundsätzlichen anatomischen Einwänden konfrontierte: »Die Zwitter, welche in der dritten Classe stehen, sind der Vernunft jederzeit am alleranstößigsten gewesen; und daher ist es eben gekommen, daß verschiedene Schriftsteller dieser Materie, selbige mit Stillschweigen übergangen haben.« (Pietsch 1749: 540)[16] In der Tat wurde in vielen Veröffentlichungen der Begriff

15 Der Verbreitungsgrad dieser Begriffe zeigt sich daran, dass sie sich als Stichwörter im *Zedlerschen Lexikon* sowie in dem von Medizinern verfassten Lexikon *Onomatologia historiae naturalis completa* von 1761 finden – dort ist auch von »Hermaphroditenmännlein« resp. »Hermaphroditenweiblein« die Rede (Zedlersches Lexikon 1732 & 1735: »Androgyni« & »Gynanthropos«; Onomatologia medica completa 1758: »Androgyna, Androgyni, Hermaphroditi ...«).

16 In einem Lexikonartikel von 1775 heißt es nahezu wortgleich: »Die Zwitter der dritten Classe sind der Vernunft allezeit am mehresten zuwider gewesen, daher verschiedene Schriftsteller solche gar nicht erwehnen.« (Philosophisches Lexicon 1775: »Zwitter«).

Hermaphrodit völlig mit dem vollkommenen Hermaphroditismus identifiziert, dessen Vorkommen als Reaktion auf die Enttarnungen einiger vermeintlicher Zwitter zugleich bezweifelt wurde (z.B. Faselius 1770: 19). Johann Daniel Metzger (1739-1805), Königlicher Leibarzt in Preußen und Professor für Anatomie, Physiologie, Pathologie und Chirurgie an der Universität in Königsberg, schrieb:

»Die Etymologie der Benennung dieser Geschöpfe zeigt schon an, daß darunter solche verstanden werden, welche die Geschlechtstheile beyder Geschlechter in gleicher Vollkommenheit besitzen, und von beyden nach Gutdünken mit Erfolg Gebrauch machen können. Solche Zwitter aber haben nie existirt, und sind zuverläßig nur Hirngespinste der Vorzeit. [...] Wir nennen daher Hermaphroditen nur solche, deren Geburtstheile mißgestaltet sind, und ein äußerliches Ansehen von Mischung aus beyderley Geschlecht darbieten. [...] Diejenigen könnten vielleicht eigentlich mit Recht Zwitter genannt werden, deren Geburtstheile so mißgestaltet sind, daß sie zu keinem Geschlecht füglich gerechnet werden können.« (Metzger 1799: 354f.)[17]

Hingegen kritisierte Friedrich Benjamin Osiander (1759-1822), Professor für Geburtshilfe in Göttingen, die Verengung der Definition: Ungerechtfertigterweise hätten die Mediziner Zwitter, »weil man sich in der Vermuthung [dass eine vollkommene Doppelgeschlechtlichkeit vorliege] öfters betrog, oder eine unmögliche Selbstschwängerung, oder Zeugung und Geburt zugleich von ihnen erwartete, zuletzt für mythologische Undinge samt und sonders erklärt.« (Osiander 1795: 473) Dabei war er jedoch davon überzeugt, dass nur im Tierreich, nicht aber im Menschengeschlecht solche Individuen existierten, die ohne Einschränkung als Zwitter bezeichnet werden könnten (ebd.: 474). Osiander stellte also die Geschlechterbinarität als ein wesentliches Merkmal der menschlichen Gattung dar; hierin stimmte er mit der Mehrheit der Veröffentlichungen zum Hermaphroditismus überein (z.B. Deutsche Encyclopädie 1790: »Hermaphrodit (medicinisch)«). Indem Mediziner den diskreten Geschlechtsdimorphismus als Charakteristik der menschlichen Gattung in Abgrenzung zur Tierwelt hervorhoben, beteiligten sie sich daran, das wissenschaftliche Menschenbild in der Epoche der Aufklärung zu prägen: Gegen Ende des 18. Jahrhunderts ordneten vergleichende anthropologische Untersuchungen, so z.B. die 1784 erschienene Studie *Ueber die körperliche Verschiedenheit des Mohren vom Europäer* des Anatomen Samuel Thomas von Soemmering (1755-1830), die »Menschenrassen« in der hierarchischen Stufenleiter der Lebewesen danach an, wie stark bei ihnen der Geschlechtsunterschied ausgeprägt sei. Die Europäer sollten dabei die höchste Stufe der Hierarchie bekleiden, während die »Mohren« auf der niedersten Stufe verortet und in die Nähe der Affen gerückt wurden (Schiebinger 1993: 294-297; Honegger 1996: Kap. 6). Indem die medizinische Definition und Klassifikation des Hermaphroditismus daran mitwirkte, den geschlechtlichen Dimorphismus zum

17 Vgl. auch bereits Metzger 1787: 247f.

Maßstab des Menschlichen zu erheben, bestätigte sie die Hierarchisierung der »Rassen« anhand geschlechtlicher Differenzierungsgrade. Zudem nährte auch die im medizinischen Diskurs des 18. Jahrhunderts weitergeführte Figur der hermaphroditischen Tribade, die – wie bereits im vorangegangenen Kapitel dargelegt – vermehrt in außereuropäischen Bevölkerungen anzutreffen sein sollte, die Behauptung einer geschlechtlichen Stufenleiter der »Menschenrassen« (dazu weiter unten mehr).

Aus einem Textabschnitt der *Vorlesungen über die gerichtliche Arzneiwissenschaft*, der Hallers eigene Worte wiedergab, geht nun allerdings hervor, dass dieser im Unterschied zu Weber ein anderes Verständnis des (vollkommenen) Hermaphroditismus zugrunde legte:

»Hermaphroditen, in welchen sich die Geburtsglieder von beiderlei Geschlechtern mit Deutlichkeit erkennen lassen, sind, der ungeheuren Menge von Wahrnehmungen ohngeachtet, so selten, daß mir nur drei bekannt geworden sind, gegen die sich keine Einwendung machen läßt. [...] In einem gewissen Sinne läßt sich [...] die Wirklichkeit der Zwitter nicht läugnen. Allein ich halte für unmöglich, daß sie der körperlichen Liebe auf die zwei den unterschiedenen Geschlechtern eigenen Arten geniessen können, weil die Zergliederung uns belehrt, daß von irgend einem zur Zeugung nöthigen Theile ihnen entweder einer ganz fehlt, oder doch so beschaffen ist, daß er die Zeugungsverrichtungen von beiden Geschlechtern vorzunehmen untauglich ist. [...] Hieraus folgt, daß immer ein Geschlechtszeichen sich bei Zwittern unvollkommen [...] befinden muß.« (Haller 1782: 208f.)[18]

Für Haller reichte es für die Definition des vollkommenen Hermaphroditismus aus, dass eine deutliche anatomische Doppelgeschlechtlichkeit vorlag. Eine sowohl männliche als auch weibliche physiologische Fähigkeit zur Fortpflanzung verlangte er nicht. Noch deutlicher äußerte sich Haller in einer Textpassage, die als Teil des Artikels *Hermaphrodite* 1777, d.h. im Todesjahr Hallers, in einem Ergänzungsband der *Encyclopédie* erschien: »Il ne paroît donc pas impossible que l'essentiel de l'un & de l'autre sexes ne se réunit dans la même personne. Mais il paroît presque inévitable qu l'un des deux sexes soit imparfait.« (Encyclopédie, Suppl. 1777: »Hermaphrodite«) Haller definierte also den Hermaphroditismus als reale Möglichkeit einer essentiellen anatomischen – im Unterschied zur fortpflanzungsphysiologischen – Doppelgeschlechtlichkeit. Gleichzeitig wies er darauf hin, dass diese sich fast ausnahmslos nur unvollkommen manifestiere.[19]

---

18 Diese Auffassung vertrat Haller auch in seiner Schrift *De Hermaphroditis, et an dentur?* (Haller 1751/52: 16ff.). Entsprechend hielt Abraham Gotthelf Kästner in einer Rezension im *Hamburgischen Magazin* zu Hallers lateinischer Abhandlung fest, dass Haller die Möglichkeit einer essentiellen anatomischen Doppelgeschlechtlichkeit nicht völlig verworfen habe (Kästner 1752: 24).

19 Der Eintrag im *Zedlerschen Lexikon* unter dem Stichwort *Hermaphrodit* lautet recht ähnlich: »Einer der die Zeichen beyderley Geschlechts hat, obgleich dieselben

Interessanterweise stand diese Textpassage Hallers im Kontrast zum Grundtenor des *Encyclopédie*-Artikels. Denn in den anderen Abschnitten des Artikels, die von Diderot und zwei weiteren Autoren stammten,[20] wurde darauf beharrt, dass es keine echten Hermaphroditen geben könne: Unter dem oberflächlichen Anschein einer vollkommen zweigeschlechtlichen Anatomie würde spätestens die Sektion das wahre, männliche *oder* weibliche Geschlecht ans Licht bringen. In diesem Sinne fasste Diderot auch die Beschreibung der Bildtafeln ab, die dem Artikel *Hermaphrodite* des Ergänzungsbandes zur Veranschaulichung beigefügt waren. Dabei handelte es sich um insgesamt zwölf Stiche, die Ganzkörperporträts und Detailzeichnungen von Genitalpartien zeigten. Die Mehrzahl der Bildtafeln war augenscheinlich aus Arnauds *Dissertation sur les Hermaphrodites* von 1768 entnommen (Arnaud de Ronsil 1768: Planches). Außerdem zitierte Diderot eine lange Textpassage aus dieser Abhandlung. Arnaud war 1774, also drei Jahre vor Publikation des Ergänzungsbandes der *Encyclopédie*, verstorben, weshalb sich Diderot gewisse Freiheiten im Umgang mit dessen Dissertation erlauben konnte: In einem Kommentar zu den aus Arnauds Dissertation übernommenen Illustrationen wies er darauf hin, dass zwar manche der abgebildeten Hermaphroditen den Eindruck erwecken würden, dass eine vollkommene anatomische Doppelgeschlechtlichkeit bestehe. Sie seien aber dennoch keine vollkommenen Zwitter, denn keiner von ihnen habe zugleich die männliche und weibliche Fortpflanzungsfähigkeit besessen (Encyclopédie, Suppl. 1777: »Hermaphrodite«). Diderot verschwieg indessen, dass mindestens einer der abgebildeten Zwitter, die er in der *Encyclopédie* als scheinbare einstufte, in Arnauds Abhandlung durch die

---

schwach und unvollkommen, und mehren Theils das weibliche das stärckeste zu seyn pfleget.« (Zedlersches Lexikon 1735: »Hermaphroditus«) Im weiteren Fortgang des Artikels wird deutlich, dass sich diese Definition auf die anatomische, nicht jedoch auf die fortpflanzungsphysiologische Doppelgeschlechtlichkeit bezog: So wurde auf die Frage, »ob ein Zwitter, der z. E. das weibliche Geschlecht erwählet, nachgehendes, wenn der Mann stirbt, das männliche erwählen könne«, eine prinzipiell bejahende Antwort gegeben (wenn auch aus sittlichen Gründen von einer solchen Handhabung abgeraten wurde). Die Begründung lautete, dass der Hermaphrodit »von der Natur der Gestallt begabet worden [sei], daß er beyderley Geschlechte *successive* eine völlige Genüge leisten könne.« (Ebd.) Damit war zwar nicht die doppelte Fortpflanzungsfähigkeit gemeint, denn schließlich sei »bey dem menschlichen Geschlechte noch nicht so ausgemachet […], ob ein solch *Animal Hermaphroditicum* die würcklichen Geburts-Kräffte nach beyderley Geschlechte besietze.« (Ebd.) Der Eintrag im Artikel *Zwitter* des *Allgemeinen Lexicons der Künste und Wissenschaften* von 1767 ließ eine ähnliche Auffassung erkennen (Allgemeines Lexicon der Künste und Wissenschaften 1767: »Zwitter«).

20 In dem Artikel firmierte Haller unter dem Kürzel »H.D.G.«. Auf den von Haller verfassten Abschnitt des Artikels folgten ein von dem französischen Mediziner Hugues Maret (Kürzel »M.M.«) geschriebener sowie ein von Diderot zusammengestellter Teil (gekennzeichnet durch ein Sternchen zu Beginn des Abschnitts). Auch die einleitenden Absätze des Artikels stammen vermutlich von Diderot. An den Anatomie-Artikel schloss sich ein Beitrag des Mediziners Jean La Fosse zu den gerichtsmedizinischen Aspekten des Hermaphroditismus an.

Bildlegende als Illustration eines perfekten Hermaphroditen ausgewiesen worden war (Arnaud de Ronsil 1768: 392, Pl. VII, Fig. 1).[21] Welche Bedeutung hatte diese Neuordnung des Bildmaterials durch Diderot?

Der Artikel *Hermaphrodite* der *Encyclopédie* ist ebenso wie die dazugehörigen Bildtafeln bereits Gegenstand von Analysen gewesen: Mechthild Fend hat darauf hingewiesen, dass Abbildungen und Text nachweisen sollten, dass echte Hermaphroditen inexistent seien (Fend 2003: 19-25).[22] Nach Ludmilla Jordanova drücken die Bildtafeln ein voyeuristisches Interesse der Aufklärungsmedizin an naturalistischen Illustrationen der Geschlechtsorgane aus; sie offenbaren ihrer Meinung nach eine Form indirekter erotischer Gewalt (Jordanova 1989: 61). James McGuire hat die Darstellungsweise als spezifisch aufklärerische Technik einer demystifizierenden, analytischen Sichtbarmachung eingeordnet.[23] Zur Funktion von Hermaphroditen-Illustrationen in medizinischen Schriften des 18. Jahrhunderts allgemein hat Palmira Fontes da Costa dargelegt, dass der depersonalisierende Charakter der Zeichnungen von Genitalpartien unterstreichen sollte, welche Körperteile und Merkmale als essentiell männlich oder weiblich zu gelten hatten. Darüber hinaus sei den Visualisierungen eine nicht zu unterschätzende Rolle bei der Profilierung der Autorität und Expertise der akademischen Medizin zugekommen, denn die Abbildungen verbürgten die Authentizität und Glaubwürdigkeit der Berichte über rare Erscheinungen. Die Reduktion der Singularität der jeweiligen Fälle durch Depersonalisierung und vergleichende Abbildungen habe zudem in Abgrenzung gegen die vulgäre Sensationslust des gemeinen Publikums betont, dass der Zugang der akademischen Medizin zu ungewöhnlichen Erscheinungen von einem reinen Interesse an der Erkenntnis des Wahren auf der Basis profunden Wissens geleitet sei (Fontes da Costa 2004: 128f. & 134ff.).

21 Arnaud gab an, seinerseits diese Abbildungen einem Werk Realdo Colombos entnommen zu haben.

22 Fend geht allerdings weder auf Arnauds noch auf Hallers Auffassung des Hermaphroditen ein, obwohl letztere im *Encyclopédie*-Artikel neben Diderots Definition zu lesen ist.

23 Die Bildtafeln, so McGuire, bewegen sich von einer mystifizierenden Ganzkörperdarstellung der Hermaphroditen, die an antike Statuen erinnerte, über eine isolierte Darstellung der Genitalien hin zu einem durch das Seziermesser ermöglichten Einblick auf die im Bauchraum gelegenen inneren Genitalien. Der Blick des Betrachters der Bildtafeln – vorbereitet durch das Skalpell des Chirurgen sowie den Griffel des Zeichners – penetriere den Körper des Hermaphroditen, dessen Oberfläche als obskur zurückgelassen werde, um die verborgene Wahrheit seines Geschlechts zu enthüllen. Darin demonstriere der Blick seine männliche Macht. Diese Penetration und Zerlegung des Körpers bewirke eine Dekontextualisierung im Sinne einer Bereinigung von mythischen Assoziationen sowie von der Kontingenz konkreter menschlicher Körper. Die Anordnung der isolierten Genitalien auf den Bildtafeln erzeuge, so McGuire, eine wissenschaftliche Sichtbarkeit, die mit der rhetorischen Strategie der Artikel zum Hermaphroditismus in der *Encyclopédie* korrespondiere, die sich als Triumph der Vernunft, der anatomischen Empirie und empirischen Transparenz über den Aberglauben der älteren Abhandlungen zum Hermaphroditismus präsentiere (McGuire 1991).

Während diese Analysen interessante Hinweise zur Rolle der Hermaphroditen-Illustrationen liefern, ist ihnen doch entgangen, dass Diderot direkt aus Arnauds Bildmaterial schöpfte und dieses reinterpretierte.[24] Denn anders als Diderot genügte es Arnaud zur Feststellung des vollkommenen Hermaphroditismus, die männlichen und weiblichen äußeren Genitalien in einem Körper vereinigt zu sehen: So wies er zwar darauf hin, dass bei den abgebildeten Zwittern die Geschlechtsmerkmale keineswegs gleichrangig vorhanden seien, sondern jeweils entweder die weiblichen oder die männlichen dominierten. Dennoch bezeichnete er die obere der Figuren (Figur 3 in der *Encyclopédie*, Abb. 5) als »Hermaphrodite femelle parfaite« (Arnaud de Ronsil 1768: 392). Die Feststellung des überwiegend weiblichen Geschlechts tat dabei der Klassifizierung als vollkommener Hermaphrodit keinen Abbruch. Arnaud setzte sich mit dieser Sichtweise, die er durch frühere Autoren unterstützt fand, über jene enge Definition des vollkommenen Hermaphroditismus hinweg, die doppelte Fortpflanzungsfähigkeit forderte (Arnaud de Ronsil 1777: 8f.). Für Arnaud handelte es sich bei der Frage nach der Realität des vollkommenen Hermaphroditismus beim Menschen um eine Frage grundsätzlicher Naturauffassung: »Hier zu widersprechen, hieße der Natur ihre Rechte beleidigen; sie kann hierin nach ihrer eigenen Willkühr handeln, und wir sollen die Würkungen ihrer Macht bewundern, ohne uns zu beklagen.« (Ebd.: 15) Diese Position Arnauds unterschlug Diderot im *Encyclopédie*-Artikel. Während Arnaud die gemischtgeschlechtliche Anatomie der Genitalien als irreduzibles Wesensmerkmal des Hermaphroditismus auffasste, verband Diderot mit der Visualisierung der hermaphroditischen Anatomie den kritischen Imperativ, dass der schimärische Schleier der akzidentiellen Erscheinungen durchdrungen werden müsse, um das wahre Geschlecht zu enthüllen. In diesem Geiste sollte die Aufgabe der ärztlichen Untersuchung von Hermaphroditen sein, eindeutige Erkennungsmerkmale des männlichen und weiblichen Geschlechts aufzuzeigen.

Hallers und Arnauds weite anatomische Definition des (vollkommenen) Hermaphroditen und demgegenüber Diderots aufklärerische Verwerfung dieser Auffassung verdeutlichen, in welche Richtung sich die Diskussion im 18. Jahrhundert bewegte. Selbst Johann Georg Krünitz (1728-1796), ein Berliner Mediziner und Lexikograph, der Arnauds Abhandlung, die er für einen wichtigen Beitrag hielt, ins Deutsche übersetzt hatte, kritisierte den französischen Mediziner wegen seiner zu großen Leichtgläubigkeit gegenüber Berichten über vollkommene Hermaphroditen, die doch allein dem »Aberglauben, Irrthum und [der] Dunkelheit« früherer Zeiten zuzurechnen seien (ebd.: Vorrede des Übers. & S. 16, Anm. des Übers.).[25]

24 Nur die Figuren 11 und 12 (Encyclopédie, Suppl. 1777, Pl. III) sind nicht aus Arnauds Werk entnommen, sondern dürften, so ist dem Kontext des Artikels *Hermaphrodite* zu entnehmen, von Maret stammen.

25 Krünitz hielt die Schrift Arnauds für wertvoll, weil sie viele Berichte und Abhandlungen zum Hermaphroditismus verschiedener französischer Autoren zusammentrug.

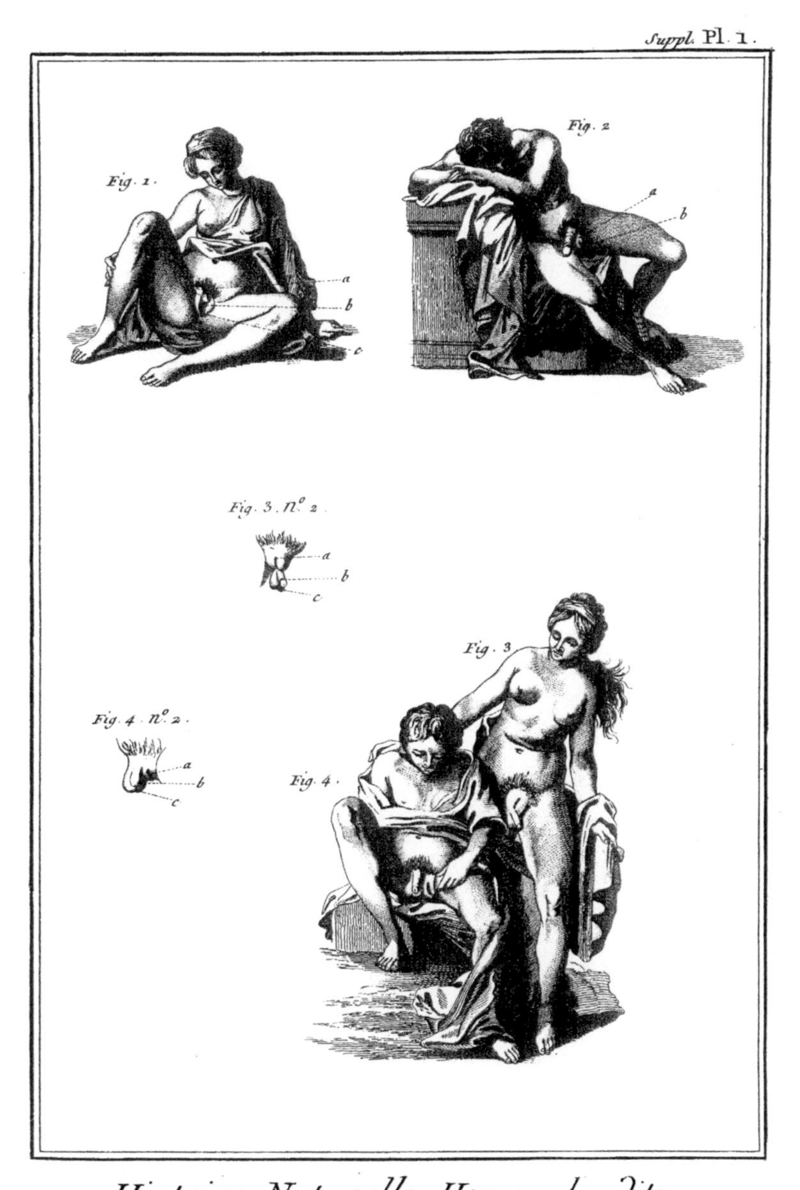

Abb. 5: Vollkommene Hermaphroditen nach George Arnaud de Ronsil: Dissertation sur les Hermaphrodites *(1768). Unvollkommene Hermaphroditen laut der* Encyclopédie *(1777)*

Dabei radikalisierte genau genommen die Nichtigerklärung der echten Zwitter nur die Zweifel, die vereinzelt bereits im medizinischen Schrifttum des frühen 16. Jahrhunderts gegenüber der Möglichkeit ihres Vorkommens formuliert worden waren. Neu war allerdings der Impetus, ein für allemal mit der Vorstellung einer wesentlichen Doppelgeschlechtlichkeit des Hermaphroditismus aufzuräumen. Damit setzte sich im Verlauf des 18. Jahrhunderts die Konstruktion von Geschlecht als diskretem Dimorphismus gegenüber solchen Auffassungen, die Ähnlichkeiten und Analogien der Geschlechtskörper und insbesondere der Genitalien hervorgehoben hatten, breitflächig durch.[26] Der Begriff Hermaphroditismus bezeichnete nun lediglich eine nicht-substantielle Abweichung vom männlichen oder weiblichen Geschlecht. In Bezug auf den Menschen blieben somit letztlich nur zwei Klassen von Hermaphroditismus bestehen, die das Ausmaß der unregelmäßigen Bildung der Genitalien von dem behaupteten Wesensunterschied zweier Geschlechter anzeigten: Die erste Klasse umfasste Individuen, bei denen die einen Geschlechtszeichen unvollkommen, die anderen jedoch annähernd vollkommen waren. In der zweiten Klasse waren die Merkmale des einen wie auch des anderen Geschlechts unvollkommen ausgeprägt. Im Grunde fungierte allerdings der Begriff Hermaphrodit nur noch als provisorische Kategorie für diejenigen Fälle, bei denen zu Lebzeiten das wahre Geschlecht nicht ermittelt werden konnte.

---

26 Ute Frevert hat anhand einer begriffsgeschichtlichen Analyse neuzeitlicher Konversationslexika gezeigt, wie sich die Definition von Geschlecht im 18. Jahrhundert verschob: Erfolgte diese bis Mitte des Jahrhunderts vorrangig unter dem lateinischen Begriff *genus*, der ein genealogisches bzw. Abstammungsverhältnis bezeichnete, so wurde es in der zweiten Hälfte des 18. Jahrhunderts üblich, Geschlecht als *sexus* zu definieren, d.h. als naturgeschichtlichen und anatomisch-physiologischen Klassifikationsbegriff männlicher und weiblicher Lebewesen (Frevert 1995: 22ff.). Freverts Analyse dürfte im Hinblick auf das dominierende Verständnis von Geschlecht zutreffend sein. Allerdings war der Begriff Geschlecht in der Bedeutung von *sexus* zur Bezeichnung der Differenzen zwischen männlichen und weiblichen Körpern sehr wohl auch schon vor Mitte des 18. Jahrhunderts geläufig (Wettley 1959: 90, Fn. 1; Ussel 1979: 39f.). Eine solche Verwendung belegt das *Deutsche Wörterbuch von Jakob Grimm und Wilhelm Grimm* bereits für das 14. Jahrhundert (Grimms Deutsches Wörterbuch 1897: »Geschlecht«). In einem medizinisch-naturhistorischen Nachschlagewerk des frühen 18. Jahrhunderts findet sich explizit der Eintrag: »Sexus, insgemein das Geschlecht, oder der Unterschied zwischen Mann und Weib, also ist Sexus foemineus oder sequior, das weibliche Geschlecht, und virilis, das männliche Geschlecht.« (Schatz-Kammer Medicinisch- und Natürlicher Dinge 1729: »Sexus«). In der 13. Auflage des Werks von 1751 wurde dann allerdings die biologische Bedeutung verstärkt: »Sexus, das Geschlecht, der Unterschied zweyer Körper nach dem verschiedenen Beytrag zum Hervorbringen eines dritten und ähnlichen Dinges durch die Zeugung.« (Schatz-Kammer Medicinisch- und Natürlicher Dinge 1751: »Sexus«).

Die »Republik der Hermaphroditen« und die Politik der Zweigeschlechterordnung

Die Verwerfung der Doppelgeschlechtlichkeit in der zweiten Hälfte des 18. Jahrhunderts ist nicht nur vor dem Hintergrund der Profilierung der akademischen Medizin als einer aufgeklärten Wissenschaft zu betrachten. Vielmehr hatte es einen weiter ausgreifenden politischen Charakter, dass die medizinische Diskussion über den Hermaphroditismus daran mitwirkte, das Modell des Geschlechtsdimorphismus als wissenschaftlich anerkannte Tatsache zu etablieren. Denn dies stützte die im Kontext der Aufklärung angesichts des naturrechtlichen Gleichheitspostulats wiederbelebte politische Rechtfertigungsstrategie, Unterschiede des sozialen und rechtlichen Status von Männern und Frauen als Folge naturgegebener körperlicher und geistiger Wesensdifferenzen der Geschlechter zu erklären. Solche Argumentationen betonten rhetorisch die Gemeinsamkeit von Frauen und Männern als Angehörige der menschlichen Gattung, um anschließend ihre Verschiedenheit – und Komplementarität im Gegensätzlichen – hervorzuheben, wie etwa folgendes Zitat aus der *Deutschen Encyclopädie* von 1785 erkennen lässt:

»Der *Mann* und die *Frau* sind in Ansehung der Grundlinien sowohl der innerlichen Gemüthsbeschaffenheit, als auch der äußerlichen Gestalt nach vollkommen einerley. Allein die Natur, welche die letztere zur Gattin bestimmte, gab beyden unterschiedene Charactere, die dem ohngeachtet so mit einander übereinstimmen, daß sie zusammen die angenehmste Harmonie hervorbringen. Der Mann, welcher von Natur mehr Stärke hat, ist geschickt zu harter Arbeit und Feldverrichtungen, so wie die Frau zu ruhigen Beschäftigungen und besonders zur Pflege der Kinder. Der Mann hat mehr Thätigkeit und Feuer als das Weib, ist kühn und stark und schickt sich zu einem Beschützer, da im Gegentheil die Frau, welche zart und furchtsam ist, eines Schutzes bedarf. Der Mann, seiner Stärke sich bewußt, wird von Natur zum Regieren getrieben; da hingegen die Frau, welche ihre Schwäche kennt, zum Gehorsam geneigt ist. Ihre Verstandeskräfte kommen mit der Bestimmung ihrer Natur überein. Der *Mann* hat Scharfsinn und gründliche Beurtheilungskraft, wodurch er zum Regieren geschickt wird; das *Weib* hat Verstand genug, um unter einer guten Regierung ihre Pflichten zu erfüllen, kann [...] auf eine angenehme Art selbsten über den Mann herrschen, der den Rathschlägen der Vernunft aus dem Munde einer liebenswürdigen Gattin gerne Gehör geben wird.« (Deutsche Encyclopädie 1785: »Frauen bey den Alten«)

Im Kontext der politischen Einbindung des naturwissenschaftlich-medizinischen Geschlechterwissens wurde die Vorstellung einer substantiellen Doppelgeschlechtlichkeit des Hermaphroditen, wie Stefan Hirschauer formuliert hat, »zum Hindernis der neuen Differenzbehauptung« (Hirschauer 1993a: 77).

Dieser politische Charakter des Hermaphroditismus-Diskurses fand einen expliziten Ausdruck in einer populär gehaltenen Schrift von 1801 über einen Hermaphroditen namens Maria Dorothea Derrier. Derrier wurde seinerzeit von einer Reihe angesehener Mediziner untersucht (vgl. zu Derrier auch Kap. 1.3.2, S. 254). Die Schrift bestand aus einem Bericht im Duktus medizinischer Fallbeschreibungen (der eine detaillierte Beschreibung der Genitalien einschloss) und mündete schließlich in einer moralisch-politischen Polemik, die davor warnte, dass das »Reich der Hermaphroditen«[27] heraufziehe. Auf dem Höhepunkt der Polemik deklamierte der Autor mit dem Pseudonym F.F. Monorchis[28]: »[B]ehüte uns der Himmel vor einer Republik von Hermaphroditen mit Männerherzen und Weibersinn, vorzüglich aber vor dem categorischen Imperativ hermaphroditischer Kantianerinnen!« (Monorchis 1801: 16) Mit solchen Anspielungen assoziierte Monorchis die egalitären Prinzipien der Französischen Revolution und der deutschen politischen Reformer mit dem Trend zu einer Abschwächung der psycho-physischen geschlechtlichen Polarität. Er malte auf diese Weise das Schreckensbild einer politisch auf Abwege geratenen Gesellschaft, in der auch die Geschlechterordnung aus den Fugen gerate. Ursachen der Geschlechterunordnung waren nach Monorchis neben der Revolution ein übersteigerter Intellektualismus: Er warnte, dass »das Zwittergeschlecht in der gelehrten Welt sich mit jedem Tage vermehrt, und bald das stille Häuflein von Naturmenschen gänzlich verdrängen wird.« (Ebd.: 3) Der Hermaphroditismus wurde also von ihm als Inkarnation der Bedrohung der natürlichen und sozialen Geschlechterordnung und damit der moralisch-politischen Ordnung schlechthin dargestellt.

Wenn auch Monorchis' Polemik für die medizinische Hermaphroditismus-Diskussion randständig blieb,[29] so machte sie doch deutlich, dass geschlechterpolitisch konservative Ableitungen aus dem wissenschaftlichen Diskurs nahe lagen. Die Verflechtung der medizinisch-naturwissenschaftlichen Konstruktion eines rigiden physischen und psychischen Geschlechtsdimorphismus mit dem geschlechterpolitischen Diskurs der Aufklärungszeit ist von verschiedenen historischen Studien herausgearbeitet worden. Dabei darf allerdings nicht vergessen werden, dass auch frühneuzeitliche wissenschaftliche Geschlechterkonzeptionen dazu geeignet waren, die soziale Ungleichstellung von Männern und Frauen zu begründen, wie in dem vorhergehenden Kapitel zu sehen war. In einer Zeit der Auflösung feudal-traditionaler sozialer Bindungen und der aufklärerischen Forderung nach politischer Teilhabe des Bürgertums begründete aber nun das Konzept eines naturgegebenen psycho-physischen Geschlechtsdimorphismus, welches die weibliche Rolle auf die Fortpflanzung und den Gattungserhalt fest-

27 Dieser Topos erinnerte an die älteren Schmähschriften gegen den französischen Königshof; vgl. Kap. I.1.3, Fn. 28.

28 Das Pseudonym war vermutlich eine sarkastische Anspielung des Autors, denn der medizinische Begriff »Monorch(id)ie« bedeutet, dass nur ein Hoden vorhanden ist.

29 Monorchis war vermutlich nicht ärztlich ausgebildet, dennoch wiesen auch Ärzte auf seine Schrift hin. Wahrscheinlich teilten aber viele Mediziner das Urteil von Franz Heinrich Martens, dass Monorchis' Abhandlung mit ihrem »Gepräge einer satyrisch-litterarischen Sticheley […] für den Arzt wenig Werth« habe (Martens 1803: 10).

legte, den Ausschluss der Frauen aus dem menschenrechtlichen Gleichheitspostulat und befestigte damit erneut die soziale Hierarchie der Geschlechter (Laqueur 1992: 220ff.; Schiebinger 1993: Kap. 8; Frevert 1995).[30] Aber auch die wenigen anderen Stimmen, die gegen Ende des 18. Jahrhunderts aus dem Gleichheitspostulat aufklärerischer Naturrechtstheorien politische Rechte für Frauen ableiteten und diese einforderten, argumentierten häufig mit asymmetrisch verteilten Naturgaben der Geschlechter, wie Claudia Honegger gezeigt hat: Sie gingen ebenfalls von einer substantiellen Differenz der Geschlechter aus, die jedoch den Mann nicht zu seiner Herrschaftsstellung berechtige; vielmehr müssten die verschiedenen Qualitäten der weiblichen und der männlichen Natur gleichermaßen in die Politik eingebracht werden. Die deutsche *querelles des femmes* flammte während der Französischen Revolution und der Zeit der Französischen Republik neu auf, dennoch ließen sich, so Honegger, die Widerlager in der Debatte keineswegs eindeutig den Revolutionsbefürwortern und -gegnern zuordnen (Honegger 1996: Kap. 2 & 3). Gleichwohl war es, wie sich auch an Monorchis' Schrift erkennen lässt, ein gängiger Topos des konversativen Lagers der deutschen *querelles des femmes*, die französische Gesellschaft als effeminiert darzustellen und mit Geschlechterunordnung zu assoziieren (ebd.: 52ff.).

Jordanova hat dargelegt, wie es im späten 18. Jahrhundert zur wechselseitigen Durchdringung der Konzepte Weiblichkeit und Natur und demgegenüber von Männlichkeit und Kultur kam (Jordanova 1989). Mit Honegger muss allerdings differenziert werden, dass der Begriff der Kultur durchaus variabel geschlechtlich codiert werden konnte, je nachdem, wie die Stellung der Frauen im Verhältnis zum Kulturniveau reflektiert wurde: So wurden etwa Klagen über einen »Missbrauch der Kultur« oder einen »Überhang an Kultur« mit einer Nivellierung der sozialen Geschlechterdifferenz oder einer Effemination der Gesellschaft in einen kausalen Zusammenhang gebracht (Honegger 1996: 52f.).

30 Allerdings war dies in der Frühaufklärung noch keine konsistente, geschlossene Sichtweise, wie sich aus den Begründungen für die eheliche »Herrschaft« des Mannes über die Frau entnehmen lässt, die der Autor des Artikels *Ehestand, Ehe* des *Zedlerschen Lexikons* 1734 gab. So wandte der Autor gegen das Argument, dass der Mann den »natürlichen Vorzug« zur ehelichen Herrschaft besitze, ein, dass dieses durch die »Erfahrung« widerlegt sei. Zwar nicht in Bezug auf die Ehe, jedoch in Bezug auf das »Haus-Wesen« komme die »Lenckung« demjenigen Eheteil mit dem größeren »Verstande« zu, und dies sei dem »Gebrauche«, d.h. nicht der Natur nach, der Mann – allerdings nur dann, wenn er tatsächlich klüger als seine Ehefrau sei. Klugheit solle allerdings nicht mit »Gelehrtheit« verwechselt werden. Denn es gebe »gelehrte Weiber«, die »mehr vor die Männer zu achten« seien, weshalb sie nicht für die Ehe taugen würden. Letztlich argumentierte der Autor doch wiederum mit asymmetrisch verteilten Naturgaben: »Die Männer sind wegen ihrer Stärcke zu denen öffentlichen Geschäfften und weit hinaus gehenden Dingen geschickter als die Weiber. Der letzten ihre große Tugend ist die Eingezogenheit […]. Es ist also die größte Pflicht einer Frauen in demjenigen, wozu sie gebohren, und woran der Mann durch andere Geschäffte verhindert wird, ihre Geschicklichkeit zu bezeign.« (Zedlersches Lexikon 1734: »Ehestand, Ehe«).

Die Virilisierung der Frauen durch zuviel bzw. unangemessene Bildung war das argumentative Gegenstück zur Effemination. Diese ambivalente Bedeutung der Kultur, die sich an der Frage des richtigen Maßes der kulturellen Formung der Natur entzündete, wird im Zusammenhang mit der medizinischen Diskursivierung der hermaphroditischen Tribadie nochmals zu beleuchten sein.

2.2 »Unter was für ein Geschlecht soll man einen Zwitter rechnen?« Wissenschaftliche versus praxistaugliche Geschlechtskennzeichen

»Unter was für ein Geschlecht soll man wohl [...] unsern Drouart rechnen«, fragte Delius in seinem zweiten, in den Fränkischen Sammlungen von Anmerkungen aus der Naturlehre, Arzneygelahrtheit, Ökonomie und denen damit verwandten Wissenschaften[31] veröffentlichten Bericht von 1765 über den bekannten »Parisischen Zwitter« (Delius 1765: 402) Dieser sei »der vollkommenste, den man wohl je gesehen« habe (Delius 1755: 150). Michel-Anne Drouart reiste durch Europa und ließ sich gegen Entgelt von verschiedenen Ärzten untersuchen.[32] Die Urteile über das wahre Geschlecht des Hermaphroditen waren uneinheitlich und manch einer der Mediziner meinte, Drouart sei doch ein vollkommener Zwitter.[33] Anhand solcher Fälle wie dem Drouarts bildete sich in der zweiten Hälfte des 18. Jahrhunderts allmählich ein Konsens über die wissenschaftlich korrekten

31 Diese Zeitschrift wurde von Delius selbst herausgegeben. Sie erschien in acht Bänden von 1755 bis 1768.

32 Offenbar reisten mehrere Hermaphroditen durch Europa, die sich ihren Lebensunterhalt auf diese Weise oder durch Zurschaustellung auf Jahrmärkten verdienten (Gilbert 2002: 145ff.). Das Leben Drouarts bis in die Adoleszenz lässt sich anhand der Angaben in medizinischen Publikationen wie folgt rekonstruieren: Drouart wurde vermutlich 1734 in Paris als Kind unbemittelter Eltern geboren und erhielt bei der Taufe sowohl einen männlichen als auch einen weiblichen Vornamen, nämlich Michel-Anne. Dem Brüssler Chirurgen Vacherie zufolge zogen die Eltern trotz des bei Geburt uneindeutigen Geschlechts keinen Arzt hinzu, sondern entschieden selbständig darüber, das Kind als Mädchen aufzuziehen (Vacherie 1750: 4). Weiter berichtete Vacherie, dass der Hermaphroditismus des Kindes weithin bekannt gewesen sei und einige Ärzte bei den Eltern nachgesucht hätten, um das Kind untersuchen zu dürfen. Die Eltern hätten dies jedoch nur einer Handvoll berühmter Mediziner gestattet. Später habe ein berühmter Chirurg namens Fage'aise Drouart zu sich ins Haus genommen, der ebenfalls nur wenigen bekannten Kollegen eine Untersuchung des_der Jugendlichen – gegen hohe Vergütung – erlaubt habe. Auch habe ein berühmter Graveur ein Porträt Drouarts angefertigt, das dem französischen König gezeigt wurde, woraufhin der Graveur eine Pension von 600 Livres pro Jahr erhielt (ebd.: 5f.). Im sechzehnten Lebensjahr sei Drouart durch ein medizinisches Gutachten der Sorbonne dem männlichen Geschlecht zuerkannt worden und habe Männerkleidung anlegen müssen (Burghart 1763: 19).

33 Die verschiedenen Beurteilungen Drouarts durch französische Mediziner gibt Arnaud wieder (Arnaud 1777: 41ff.).

Kriterien der Geschlechtsdiagnose heraus, während den Medizinern zugleich klar war, dass diese Kodifikationen wenig tauglich waren, um bei einem lebenden Hermaphroditen zu einem Urteil zu gelangen. Dem daraus erwachsenen Spannungsverhältnis zwischen wissenschaftlichen und praxistauglichen Kennzeichen des Geschlechts wird im Folgenden auf den Grund zu gehen sein.

Wissenschaftliche Geschlechtskennzeichen

Passend zum aufklärerischen Imperativ, dass das wahre Geschlecht hinter dem trügerischen Erscheinungsbild des hermaphroditischen Körpers freigelegt werden müsse, erhielt im 18. Jahrhundert die Sektion große Bedeutung. Dabei formierte sich eine Hierarchie der Geschlechtsmerkmale: Gottfried Heinrich Burghart (1705-1776), Medizin-, Mathematik- und Naturkundeprofessor am Königlichen Kolleg zu Brieg (heute Brzeg), erklärte in seinem Bericht über Drouart, dass über das Geschlecht von Zwittern nicht die äußerliche, sondern nur die innere Beschaffenheit der Geschlechtsorgane Aufschluss geben könne, wofür eigentlich eine Sektion vonnöten sei (Burghart 1763: 22). Er habe aber kaum von Drouart fordern können, »meinem Vorwitz zu Liebe zu Brieg [zu] sterben [...], damit ich Sie möchte zergliedern können [...].« (Ebd.: 23) Ähnlich bedauernd merkte Delius an, es könne nicht ausgeschlossen werden, dass im Bauchraum Hoden verborgen seien,

> »welches man aber jetzo, da man ihn [Drouart] noch nicht anatomiren kann, ob er gleich mit Lachen sagte, daß wann er hier stürbe, er es gern erlauben wollte, auch noch nicht ganz gewiß bestimmen kann. Und wann dieses einmahl geschehen solte, so wäre ich begierig zu erfahren, welche noch von den unterschiedenen Meynungen als wahr befunden würde.« (Delius 1765: 404)

In diesem Sinne betonten seit Mitte des 18. Jahrhunderts mehrere Ärzte, dass nur die Sektion endgültige Gewissheit über das wahre Geschlecht geben könne (z.B. Haller in Encyclopédie, Suppl. 1777: »Hermaphrodite«; Anonym nach Wrisberg 1796: 152).

Wie ist es einzuordnen, dass Mediziner der Aufklärungszeit tote Hermaphroditen zu bevorzugen schienen? Ihr Erkenntnisinteresse galt offensichtlich Hermaphroditen als anatomischen Studienobjekten, an denen die wesentlichen Unterschiede zwischen dem männlichen und dem weiblichen Geschlecht bestimmt werden sollten: Da die geschlechtliche Ambivalenz per Definition nur unwesentliche, nicht aber wesentliche Merkmale betreffen sollte, erschien es möglich, vom hermaphroditischen Körper ausgehend eine Hierarchie der Geschlechtsunterschiede – von den akzidentiellen bis zu den essentiellen – zu entwickeln. Die Zäsur des Todes erlaubte dabei nach Auffassung der aufgeklärten Ärzte, die essentiellen Geschlechtsmerkmale freizulegen und somit Ordnung in die geschlechtliche Vielfalt zu bringen. Zugespitzt gesagt, erhoben sie den toten Körper zum idealen Erscheinungsraum der binären Geschlechterdifferenz.

Die Leichenöffnung als Methode der Anatomie (wie auch der Gerichtsmedizin) war im 18. Jahrhundert bereits fest etabliert.[34] Die Ärzte bedienten sich ihrer, um die anatomische Struktur des Menschen hinsichtlich Form, Aufbau und genauer Situierung der Organe, Knochen etc. zu charakterisieren. Wie Michael Stolberg dargelegt hat, führte das in der Frühen Neuzeit erwachende wissenschaftliche Interesse an den festen Strukturen des Körpers auch zu einer neuen Aufmerksamkeit für die Genitalien und geschlechtliche Differenzen des Skeletts: Ab der Wende zum 17. Jahrhundert problematisierten mehr und mehr Mediziner, dass es inadäquat sei, die Genitalien der Frau als homolog mit den männlichen darzustellen (Stolberg 2003: 286-289). Erstmals Ende des 16. Jahrhunderts und dann verstärkt im 18. Jahrhundert bemühten sich Anatomen außerdem darum, Geschlechtsunterschiede des Skeletts herauszuarbeiten und zu visualisieren (ebd.: 276-284; Schiebinger 2003). Der Geschlechtsunterschied wurde damit nicht nur in den Geschlechtsorganen und auf der Oberfläche des Körpers, sondern in seiner Tiefenstruktur gesucht und gefunden (Honegger 1996: 179ff.).[35]

Allerdings sahen Mediziner der Aufklärungszeit Geschlechtsunterschiede des Skeletts, der Gehirngröße,[36] der »Irritabilität« der Muskeln und der »Sensibilität«

---

34 Die Sektion, wie sie systematisch zuerst in Bologna Ende des 13. Jahrhunderts praktiziert wurde, hatte ihre Wurzeln in gerichtsmedizinischen Leichenöffnungen, die zur Tatbestandsaufnahme durchgeführt wurden (Fischer-Homberger 1983: 36-39). Die gerichtsmedizinische Funktion der Sektion etablierte sich dann allerdings – in Form vollständiger Zergliederungen – erst ab Mitte des 17. Jahrhunderts, insbesondere aber im 18. Jahrhundert (ebd.: 312ff.). Dem war im 16. Jahrhundert der Aufstieg der Zergliederung zur maßgeblichen Quelle und zum Prüfstein anatomischer Erkenntnisse vorausgegangen (Laqueur 1992: 88). Im gleichen Zeitraum wurde die Lehrsektion, die der medizinischen Ausbildung diente, üblich (Koch 2003).

35 Eindringlich führt dies das 1788 von Jakob Fidelis Ackermann (1765-1815) publizierte Werk *Über die körperliche Verschiedenheit des Mannes vom Weibe außer den Geschlechtstheilen*, das eine detaillierte Darstellung geschlechtlicher Unterschiede des menschlichen Skeletts enthält, vor Augen (Ackermann 1788; vgl. Honegger 1996: 171ff.). Honegger, Londa Schiebinger und Thomas Laqueur sehen – anders als Stolberg – das breite wissenschaftliche Interesse, einen Geschlechtsdimorphismus der anatomischen Strukturen aufzuzeigen, als eine Neuerung des 18. Jahrhunderts an (Schiebinger 1993: 270ff.; Laqueur 1992).

36 Schiebinger hat gezeigt, dass die im 17. Jahrhundert erfolgte wissenschaftliche Lokalisierung des Geistes und der Vernunft im Gehirn von manchen Gelehrten als Grundlage genommen wurde, um zu widerlegen, dass Frauen geringere Verstandeskräfte besäßen: Sie argumentierten, dass das weibliche Gehirn keineswegs kleiner sei als das männliche (Schiebinger 1993: 243ff. & 251f.). In der zweiten Hälfte des 18. Jahrhunderts sei dann jedoch wiederum behauptet worden, dass der Frauenschädel kleiner sei. Ende der 1770er Jahre meinte Soemmering einen Geschlechtsunterschied der Gehirne im Hinblick auf ihr unterschiedliches Gewicht anatomisch belegen zu können. Doch schon 1788 kam Soemmerings Schüler Ackermann nach einer Reihe vergleichender Untersuchungen von Gehirnen zu dem Schluss, dass die These seines Lehrers nicht haltbar sei (ebd.: 280f. & 289). Er stellte vielmehr fest,

der Nerven[37] nicht als entscheidend an, wenn es darum ging, die Geschlechtsdiagnose bei einem Hermaphroditen zu stellen. In dieser Hinsicht interessierten sie sich dagegen lebhaft für die Hoden und den Penis. Burghart schrieb, dass das »wichtigste Stück« der Männlichkeit, die Hoden, bei dem von ihm untersuchten Drouart fehlten. Andererseits könne ohne den Penis »niemand eine Mannsperson heissen«. Als männliches Glied müsse es sich aber nicht nur der »äußerlichen Figur« nach, sondern anatomisch, insbesondere durch die Harnröhrenöffnung, qualifizieren (Burghart 1763: 17f.).[38] Wie Burghart bestand Weber in seiner kommentierten Übersetzung von Hallers *Vorlesungen über die gerichtliche Arzneiwissenschaft* auf der Bedeutung des Penis: Einige Ärzte würden meinen, die Hoden »seien genug, um von ihnen auf die Mannheit zu schliessen. Aber nach unsrer Meinung ist die Ruthe so wesentlich hierzu, als jene.« (Haller 1782: 216)[39] Ähnlich unterstrich auch der französische Mediziner Claude Nicolas Le Cat (1700-1768), Mediziner und Wundarzt am Spital in Rouen, in seiner Beurteilung von Drouart:

dass das Gehirn von Frauen im Verhältnis zum Gesamtkörper durchschnittlich schwerer als das der Männer sei. Daraus folgerte Ackermann, dass Frauen geeigneter seien, Wissenschaft zu betreiben. Allerdings führte er dazu aus, dass der Unterschied der anatomischen Proportionen nicht einfach naturgegeben, sondern das Ergebnis einer »sitzenden Lebensart« sowie von »Fleiß und Übung« sei (Honegger 1996: 176ff.; Stahnisch 2005: 208 & 213ff.).

37 Mit diesen durch Albrecht von Haller geprägten physiologischen Grundkategorien suchte der Arzt und Philosoph Pierre Roussel (1742-1802) in seiner 1775 publizierten, auch in Deutschland prominent gewordenen Schrift *Système physique et morale de la femme* seine These zu stützen, dass die Geschlechterdifferenz nicht auf einzelne Organe beschränkt sei (Honegger 1996: 143-151). Auch Wilhelm von Humboldt (1767-1835) nutzte die Reiztheorie zur Sexuierung des gesamten Körpers: »Betrachten wir nun die einzelnen Züge der Natur der Weiber in Vergleichung mit den Männern, so finden wir: 1. Ihren Körperbau kleiner, schwächer und zarter, ihre Knochen feiner und biegsamer; die Muskelkraft mehr zum langsamen Ausdauern, als zur plötzlichen Anstrengung geschickt; [...] ihre physische Organisation endlich durch eine überwiegende Reizbarkeit und Thätigkeit des Nervensystems, und eine gewisse Passivität, vermöge welcher sie Uebeln länger widerstehen, und leichter große Veränderungen erleiden kann, ausgezeichnet.« (Humboldt 1795/1968: 401) Honegger zufolge war zu Beginn des 19. Jahrhunderts die Mehrheit der deutschen Verfasser anthropologischer Abhandlungen davon überzeugt, dass der weibliche Körper eine höhere Empfindsamkeit als der männliche besitze (Honegger 1996: 190).

38 Fahner befand, dass auch die »sogenannte kanonische Länge und Größe« das Glied als männliches auszeichnen müsse (Fahner 1795: 212).

39 Die im Anschluss an Webers Erläuterungen wiedergegebenen diesbezüglichen Bemerkungen Hallers nehmen zwar kurz auf die Hoden und den Penis Bezug, ohne jedoch deren Bedeutung zu erläutern (Haller 1782: 217f.). Haller nahm aber zu dieser Frage in seiner lateinischen Schrift zum Hermaphroditismus kurz Stellung. Dort schrieb er, dass allein aufgrund eines unvollkommenen Penis einer Person nicht das männliche Geschlecht aberkannt werden dürfe (Haller 1751/52: 24, Fn. 119).

»Man hat nichts von Hoden an ihm wahrgenommen; es könnte aber seyn, daß sie noch im Bauche stäcken; und die Hoden sind das wahre Kennzeichen eines Mannes. [...] Aber auch die Hoden sind nicht hinreichend zu einem Manne, wenigstens nicht zu einem der Zeugung fähigen Manne; es ist dabey nöthig, daß diese Theile ihre abführende Gefäße haben, um die bereitente Feuchtigkeit weiter zu führen [...]. Eine wohlgebildete Ruthe ist noch unumgänglich zum Wesen eines vollkommenen Mannes nöthig [...].« (Le Cat 1753, zit. nach Arnaud de Ronsil 1777: 60)

Während es offenbar in der zweiten Hälfte des 18. Jahrhunderts außer Frage stand, dass Hoden ein notwendiges Kriterium der Männlichkeit darstellten,[40] war man sich darüber uneins, ob diese auch alleine als ein hinreichendes Kriterium gelten oder ob sie solche Bedeutung nur in Kombination mit dem Penis erlangen konnten.[41] Der Penis rangierte mithin nach Ansicht einiger Autoren als notwendiges Männlichkeitskriterium neben den Hoden, nach Meinung anderer war er bloß unerlässlich für die männliche Fortpflanzungsfähigkeit und damit für einen »vollkommenen Mann«, nicht aber für die männliche Geschlechtszugehörigkeit.

Im Falle nicht auffindbarer Hoden wurde also auf weibliche Geschlechtszugehörigkeit geschlossen. Krünitz, der Übersetzer von Arnauds Traktat, brachte die geschlechtsbestimmende Bedeutung der Hoden deutlich zum Ausdruck in einem kritischen Kommentar zur Geschlechtsbeurteilung eines Hermaphroditen, die Arnaud vorgenommen hatte. Krünitz bezweifelte die Angabe, dass sich bei dieser Person Hoden im Bauchraum ertasten ließen. Auch bemängelte er, dass die Flüssigkeit, die Arnaud für Samen hielt, nicht genauer beschrieben worden war. Krünitz lehnte die Einschätzung des französischen Arztes, der Hermaphrodit sei männlichen Geschlechts, schließlich ab mit der Begründung: »Ohne die Gegenwart der Hoden [...] hatte die Person alle Anzeigen des weiblichen Geschlechts, nur unförmlich gebildet.« (Arnaud de Ronsil 1777: 26, Anmerk. des Übers.) Die Inexistenz von Hoden wurde hier offenbar als weiblichkeitsbestimmendes Kriterium begriffen.

Auf ein eigentümliches Kriterium der weiblichen Geschlechtszugehörigkeit legten sich die Ärzte hingegen nicht fest. Die Ovarien wurden nur von wenigen Medizinern, die sich mit dem Hermaphroditismus befassten, überhaupt erwähnt.

---

40 Aus einem Bericht über den Hermaphrodit Martha/Caspar Lechna von 1671, der die divergierenden Geschlechtsbeurteilungen verschiedener Mediziner referierte, geht hervor, dass dieser Konsens Ende des 17. Jahrhunderts noch nicht etabliert war, da trotz der offenbar unstrittig festgestellten Hoden manche Mediziner meinten, Lechna sei weiblichen Geschlechts. Andere stellten männliches Geschlecht fest und weitere behaupteten, Lechna sei ein vollkommener Hermaphrodit (Scultet 1756: 341). Ausführlich zu Lechna vgl. Krämer 2007: 56ff.

41 Diese Unsicherheit wird auch daran deutlich, dass sowohl Fahner als auch Müller in ihren gerichtsmedizinischen Kommentaren zum Hermaphroditismus keine Ausführungen zur Bedeutung von Hoden und Penis machten, obwohl beide Autoren ansonsten getreulich Webers Beurteilungskriterien wiedergaben (Müller 1796: 313-316; Fahner 1795: 211-214).

Und wenn, dann wurden sie nur in Kombination mit Uterus und Vagina als Weiblichkeitsmerkmal angeführt (Encyclopédie, Suppl. 1777: »Hermaphrodite«). Osiander schrieb 1799, dass die Eierstöcke zusammen mit den »Muttertrompeten« (den Eileitern) und der Gebärmutter »so wie die Hoden das männliche, das weibliche Geschlecht außer allen Zweifel [...] sezen können.« (Osiander 1799: 255) Osianders Sichtweise kündete allerdings bereits von einer Transformation der Geschlechtskonstruktion, die sich um die Wende zum 19. Jahrhundert vollziehen sollte und die endgültig den Primat der männlichen als auch weiblichen Gonaden für die Geschlechtsdiagnose errichtete (vgl. dazu Kap. I.3.2). Doch während des 18. Jahrhunderts kam den Ovarien diese Bedeutung noch nicht zu, obschon es seit Regnier de Graafs (1641-1673) Entdeckung von 1672 als Tatsache anerkannt wurde, dass diese die »Eyerchen« bereithielten und somit analog zu den Hoden für die Fortpflanzung unerlässlich waren.[42] Die Relevanz der Hoden für die Fortpflanzung war aufgrund der Erfahrungen mit Kastrationen seit Langem bekannt; sie wurde 1677 durch Anton van Leeuwenhoeks (1632-1723) mikroskopischen Nachweis von »Saamenthierchen« untermauert.[43] Für die auffällige Minderbewertung der Eierstöcke gegenüber den Hoden im Hermaphroditismus-Diskurs spielte es vermutlich eine Rolle, dass die funktionale Homologie der Organe den Medizinern erst seit relativ kurzer Zeit bewusst geworden war und der Nachweis von Ovarien, da sie im Bauchraum liegen, mit den Untersuchungsmethoden der damaligen Zeit nicht mit Sicherheit zu führen war.[44]

Das Fehlen eines Konsenses bezüglich genuiner Kriterien der weiblichen Geschlechtszugehörigkeit erstreckte sich auch auf den Uterus. Auf den ersten Blick könnte man zwar meinen, dass noch im 18. Jahrhundert der Uterus als *pars pro toto* für das weibliche Geschlecht gestanden habe. Denn tatsächlich fanden sich Mediziner, die behaupteten, die besondere Sensibilität und das ganze Wesen der Frau seien auf die Gebärmutter und ihr Eigenleben zurückzuführen (Honegger 1996: 141f.; Sarasin 2001: 90f. & 192). Jean Baptiste van Helmont (1579-

42 De Graaf veröffentlichte 1672 *De mulierum organis generationi inservientibus tractatus novus ...*, worin er seine Entdeckung der weiblichen Eier mitteilte. Erst viel später wurde klar, dass es sich bei seiner Beobachtung um die Eierstockfollikel (Bläschen in der Rinde des Eierstocks, in deren Wand das Ei liegt) gehandelt hatte. De Graaf sah mit seiner Entdeckung die Vermutung bestätigt, dass das Ei aus den weiblichen Testikeln entspringe und bezeichnete diese deshalb als Ovarien (Fischer-Homberger 1979: 24f.).

43 Der Holländer van Leeuwenhoek hatte 1677 mit Hilfe verbesserter Mikroskope Spermien bei Säugetieren nachgewiesen, die er als »Samentierchen« bezeichnete. Diese Samentierchen sah er als winzig kleine, bereits vollständig vorgeformte Organismen an (Uschmann 1955: 12).

44 Der Befund der relativen Bedeutungslosigkeit der Eierstöcke ist dennoch erklärungsbedürftig, wenn man bedenkt, dass der Ovulismus gegenüber dem Animalculismus im 18. Jahrhundert die größere Anhängerschaft besessen haben soll (darauf gehe ich weiter unten genauer ein). Leider kann aber diese Erklärung anhand meines Quellenkorpus nicht beigebracht werden.

1644) hatte im 17. Jahrhundert die Bedeutung des Uterus, wie sie bereits von der Antike her tradiert worden war, in der Sentenz zusammengefasst: »Propter solum uterum mulier est id quod est.« (Zit. nach Virchow 1848/1856: 747, Fn. 2)[45] Dieser Ausspruch wurde ein Jahrhundert später von Weber folgendermaßen übersetzt: »[E]in Weib ohne Uterus hört auf, ein Weib zu seyn.« (Haller 1782: 275)[46] Allerdings findet sich dieser Satz im Kapitel *Von der Unfruchtbarkeit* in *Albrechts von Haller Vorlesungen über die gerichtliche Arzneiwissenschaft* und nicht im Kapitel über die Hermaphroditen. Johann Christoph Fahner (1758-1802), Königlicher Landphysikus der Grafschaft Hohnstein in Sachsen, löste in seiner ansonsten eng (z.T. wortwörtlich) an den Text der *Vorlesungen* angelehnten gerichtsmedizinischen Schrift von 1795 die negative Formulierung des Spruchs wieder auf: »[W]o sich ein ordentlicher Uterus findet, da ist auch ein Weib.« (Fahner 1795: 212) Diese Umformulierung dürfte darauf zurückzuführen sein, dass Fahner zwar deutlich machen wollte, dass der Nachweis der Gebärmutter auf weibliches Geschlecht schließen lasse, jedoch nicht umgekehrt die weibliche Geschlechtszugehörigkeit nur dann zuerkannt werden könne, wenn ein Uterus existiere. Fahners Übersetzung der Helmont'schen Sentenz mochte darauf beruhen, dass die Mediziner Ende des 18. Jahrhunderts vermehrt auf Menschen aufmerksam wurden, denen der Uterus fehlte, obwohl sie ansonsten zweifelsfrei als Frauen erschienen (z.B. Metzger 1787: 246). So konnte man in der *Deutschen Encyclopädie* im Artikel über die weiblichen »Geburtstheile« zwar einerseits lesen, dass die Gebärmutter als »das eigentliche charakteristische Zeichen des weiblichen Geschlechts« zu gelten habe. Andererseits hieß es einschränkend: »Sehr merkwürdig sind auch die Beobachtungen, nach denen die das weibliche Geschlecht so sehr auszeichnende Gebährmutter wirklich gefehlt hat.« (Deutsche Encyclopädie 1786: »Geburtstheile, weibliche«)

Im Hermaphroditismus-Diskurs beschränkte sich jedenfalls der Konsens bezüglich der wissenschaftlichen Kriterien für die weibliche Geschlechtszugehörigkeit darauf, sie durch die Abwesenheit von Hoden, zu definieren. Keinem anderen Geschlechtskriterium wurde solch eine Bedeutung wie den Hoden beigemessen: Mit dem Kriterium der Existenz oder des Mangels der Hoden wurde die Grenze zwischen den beiden Geschlechtern primär festgelegt – zumindest darüber scheinen sich Mediziner des 18. Jahrhunderts einig gewesen zu sein. Welche Bedeutung hingegen dem Penis einerseits, den Ovarien und dem Uterus andererseits zukommen sollte, darüber existierten unterschiedliche Auffassungen. Der diesbezügliche Minimalkonsens bestand darin, dass mit diesen Kriterien beurteilt werden konnte, ob es sich um »unvollkommene« oder »vollkommene«, d.h. fortpflanzungsfähige oder -unfähige Männer resp. Frauen handelte.

45 Vgl. dazu Fischer-Homberger 1979: 26.

46 Auch ein Satz aus Hallers lateinischer Schrift zum Hermaphroditismus bestätigt, dass er den Uterus als entscheidendes Kriterium weiblicher Geschlechtszugehörigkeit betrachtete (Haller 1751/52: 25).

Praxistaugliche Geschlechtskennzeichen

Das letztgültige wissenschaftliche Geschlechtskriterium der Hoden war nun allerdings in der Praxis oftmals nicht überprüfbar. In einigen Fällen, insbesondere, wenn die Hoden äußerlich nicht zu sehen waren, konnte letzte Sicherheit über das wahre Geschlecht nur durch die Sektion erlangt werden. Für die Beurteilung des Geschlechts von Hermaphroditen zu deren Lebzeiten mussten daher andere, pragmatische Regeln gelten. Wilhelm Gottfried Ploucquet (1744-1814), Professor der Medizin in Tübingen, empfahl in einem gerichtsmedizinischen Traktat, das einen eigenen Abschnitt über Zwitter enthielt: »Endlich sind einige, welche so verwirrte Geburtstheile haben, daß man sie im Leben durch die Besichtigung nicht erkennen kan [...]. In solchen seltenen zweifelhaften Fällen nimmt man andere Zeichen zu Hülfe, die von der Stimme, den Brüsten, den Handlungen und Neigungen hergenommen werden.« (Ploucquet 1779: 139)

Eine Anzahl indirekter Erkennungszeichen des wahren Geschlechts listete auch Weber unter der Überschrift *Von der Besichtigung der Zwitter* auf. Fahner sowie Johann Valentin Müller (1756-1813), ein niedergelassener Arzt aus Frankfurt am Main, der sich durch seine rege Publikationstätigkeit einen Namen machte, übernahmen im Großen und Ganzen diese Liste in ihren jeweiligen Abhandlungen zur gerichtlichen Arzneikunde (Fahner 1795: 211-214; Müller 1796: 313-316).[47] Nach Weber waren für die Geschlechtsdiagnose die Größe, Bildung und Lage der Genitalien sowie der Geschlechtsgänge (soweit diese äußerlich sichtbar bzw. ertastbar waren) zu beachten, außerdem die Behaarung, Leibesgestalt, Haut, Brustbildung und Stimme (Haller 1782: 213). Weber spezifizierte zudem einige Merkmale dieser Liste genauer hinsichtlich ihrer unterschiedlichen geschlechtlichen Ausprägungen. So führte er z.B. zur Differenz von Klitoris und Penis aus: »Eine Ruthe, die bei der vortrefflichsten Größe von der Welt an der Spize nicht geöfnet ist, wird nie für ein männliches Glied können gerechnet werden.« (Ebd.: 214) Über die Behaarung schrieb er:

»Der Bart im Gesicht, an der Schaamgegend und am After, wie auch seine Steife, und denn hinwieder seine Dünnigkeit, und krausere Bildung werden dem Kenner Winke genug auf das Geschlecht der untersuchten Person geben. Nicht minder, als dies alles zusammen, auch die Leibesgestalt. Je bengelhafter, muskuloser, und größer sie ist, wird sie Männlichkeit verrathen, da hingegen etwas Feines in derselben und ihre Kleinheit sie der Weiblichkeit nähert.« (Ebd.: 215)

Webers Liste war deutlich hierarchisch gestaffelt, mit den Genitalien als den primären und allen anderen Aspekten als den sekundären Geschlechtszeichen. Während die Hoden als eindeutiges Kriterium galten, ging es bei der Beurteilung der meisten anderen Merkmale darum abzuwägen, ob diese für sich genommen

47 Ähnlich auch Metzger 1787: 248 & 1799: 355.

und in der Summe eher für männliches oder für weibliches Geschlecht sprachen. Diese Merkmale wurden mithin nicht als diskrete und definitive Erkennungszeichen des Geschlechts verstanden.

Zwei Geschlechtsmerkmalen kam dennoch eine herausgehobene Bedeutung zu: den Neigungen und der Menstruation. Weber schrieb über Letztere: »Die Weiblichkeit zeigt sich übrigens auch bei undeutlichern Geschlechtskennzeichen noch immer deutlich genug durch den Ausbruch der monatlichen Reinigung.« (Ebd.: 216) Auch andere Autoren betrachteten eine regelmäßige Blutung als Menstruation und diese als nahezu unfehlbares Kennzeichen einer weiblichen Geschlechtszugehörigkeit (Burghart 1763: 19; Fahner 1795: 214). Um 1800 wurde hingegen die Bedeutung der Blutungen im Hermaphroditismus-Diskurs immer öfter hinterfragt. 1799 warnte Osiander, dass Blutungen kein sicheres weibliches Erkennungszeichen seien, denn es könne sich dabei auch um den »monatlichen Goldaderfluß«[48] des Mannes handeln – die in der Nähe des Hodensacks befindlichen »Goldadergefäße« könnten durch »Reizungen« wie die »eheliche Beywohnung« so stark »erregt« werden, dass es zu Blutungen komme (Osiander 1799: 255f.).[49] Während des 18. Jahrhunderts zeigten jedoch Blutungen aus Sicht der meisten Mediziner die weibliche Geschlechtszugehörigkeit eines Hermaphroditen an.

Dem Samenerguss kam offenbar im 18. Jahrhundert keine vergleichbar prominente Stellung zu – Arnaud ist jedenfalls der einzige Autor meines Quellenkorpus, der sich diesbezüglich äußerte. Er empfahl hinsichtlich der praktischen Geschlechtsbeurteilung von Hermaphroditen, man könne »nicht genug Aufmerksamkeit auf die Secretionen, die jedem Geschlechte eigen sind, wenden.« (Arnaud de Ronsil 1777: 11) Arnaud hatte Flecken in der Wäsche Drouarts (anlässlich einer Untersuchung aus dem Jahr 1751) als »Saamenfeuchtigkeit« identifiziert, welche darauf verweisen würde, dass Hoden im Bauchraum verborgen sein

48 Der Begriff Goldaderfluss wurde später durch Hämorrhoidialblutung abgelöst.

49 Osiander erweist sich hinsichtlich des »periodischen Goldaderflusses« des Mannes als Anhänger der traditionellen Säftelehre, denn seine Erläuterungen zur Entstehung dieser Blutungen lassen erkennen, dass er von der prinzipiellen Wandelbarkeit körperlicher Säfte und deren Beeinflussbarkeit durch das Klima überzeugt war: »Periodische Goldaderflüsse waren in der Zeit am häuffigsten, da man [...] sich neben dem Bart immer die Haupthaare abschnitt. Seit Männer wieder ihr Haupthaar wachsen lassen, vermindert sich diese Krankheit. Was in einem heissen Clima bey anhaltender verstärkter Ausdünstung und dem geduldeten Bartwuchs ohne Nachtheil angeht, ertragen Männer in einem kälteren Clima nicht ohne Nachtheil; die Natur musste, wenn der Körper nicht zu Grunde gehen sollte, einen andern Ausweg für die Bestandtheile, woraus sie Haare bildet, wählen.« (Osiander 1795: 58) Laut Barbara Duden wurde im medizinischen Schriftgut des 16. bis 18. Jahrhunderts die Ähnlichkeit der reglmäßigen Blutflüsse von Frauen und Männern hervorgehoben (Duden 1991: 136f.). Etwas abweichend von ihrer Beobachtung ist für den Hermaphroditismus-Diskurs festzustellen, dass doch manche Mediziner des 18. Jahrhunderts periodische Blutungen als einen starken Hinweis auf weibliche Geschlechtszugehörigkeit betrachteten.

könnten (ebd.: 45). Auch sei die »Ruthe« deutlich männlich gebaut. Zudem bestärkten ihn »Gesicht, Stimme, Gestalt, Glieder und Neigungen« in seinem Urteil, dass Drouart männlichen Geschlechts sein müsse (ebd.: 43). Andere Ärzte kolportierten hingegen, Drouart menstruiere regelmäßig, weshalb auf weibliches Geschlecht zu schließen sei (so etwa Burghart 1763: 19; Ferrein 1788: 126f.).

Natürliche Neigungen

Aber nicht nur die regelmäßigen Blutungen, auch die sogenannten Neigungen galten mehreren Medizinern als wichtiges Zeichen, welches mit großer Sicherheit das wahre Geschlecht anzeige. Was genau darunter zu verstehen sei, wurde in der Hermaphroditismus-Literatur nicht dargelegt, aber aus der Art und Weise, wie dieser Begriff verwendet wurde, lässt sich ablesen, dass seine Bedeutung geschlechtlich codierte Begehrens-, Charakter- und Verhaltensmuster umfasste, denn manchmal war in den Schriften an analoger Stelle von den »Begierden«, dem »Verlangen« und dem »Trieb«, dann wiederum vom »Charakter«, dem »Betragen« oder den »Handlungen« die Rede (z.B. Sampson 1756: 268; Arnaud de Ronsil 1777: 66; Ploucquet 1779: 139).

Mehr Aufschluss über das Verständnis des Begriffs Neigung geben hingegen die Lexika: In dem von Johann Heinrich Zedler (1706-1751) verlegten *Grossen vollständigen Universal-Lexicon Aller Wissenschafften und Künste*, der ersten, von einer Redaktion von Fachgelehrten herausgegebenen Enzyklopädie in deutscher Sprache und mit einem Umfang von 68 zwischen 1732 bis 1754 erschienen Bänden auch das seinerzeit größte europäische Universallexikon, wurde der Begriff Neigung ganz allgemein als eine Art unvermitteltes, natürlich-spontanes Begehren nach einem Objekt definiert:

»*Neigung (natürliche)* oder *angebohrne Neigung*, ist diejenige Neigung, die ein lebhaftes Geschöpffe in sich von Natur bemercket, ohne daß es das Object seiner Neigung jemahls zuvor gesehen oder von demselben gehöret hat, folglich also ohne alle vorhergängige Vorstellung des Objects. Diese Neigungen kan der Mensch durch die Auferziehung, Gesellschafften, guten Unterricht und geschickte Ubungen ändern [...].« (Zedlersches Lexikon 1740: »Neigung (natürliche)«)

Gleichzeitig wurden die »Natur-Triebe«, und unter diesen vor allem der »Lust-Trieb«, als gottgewollt und naturzweckmäßig, weil der individuellen Erhaltung und der Fortpflanzung der Spezies dienlich, dargestellt; allerdings nur, solange dieser Zweck erfüllt wurde. Hingegen ohne »gehörige Mäßigung« den »Lust-Trieben« nachzugeben, bedeute, sich »schändlicher Wollust, Hurerey, Völlerery« etc. zu überlassen (Zedlersches Lexikon 1740: »Natur-Triebe«). Im Artikel *Geilheit* desselben Lexikons, der die »natürliche« von »widernatürlicher Geilheit« zu unterscheiden suchte, wurden sowohl die Neigungen als auch der Trieb in den Zusammenhang mit sexuellem Begehren gebracht:

»*Geilheit*, […] ist ja der Natur eine Neigung und Vermögen zur Fortpflanzung. […] Es ist zwar der Trieb zur fleischlichen Vermischung mit dem Geschlechte natürlich, und Gott selbst hat sie in den Menschen geleget, doch in der Absicht, daß zu gehöriger Zeit und in gehöriger Ordnung in Absicht, sein Geschlecht fortzupflanzen solches geschehe. Wird um diese allerweiseste Einrichtung des Schöpfers überschritten und diese Sache nicht mehr als ein Mittel sondern als ein Endzweck angesehen, so wird es sündlich.« (Zedlersches Lexikon 1735: »Geilheit«)

Vorherrschende Problemstellung solcher Ausführungen war, gegenüber dem natürlichen den widernatürlichen Trieb abzugrenzen, der zu sündhaftem Fehlverhalten führte. Im späten 18. Jahrhundert wurde diese Sorge zudem mit einer Problematisierung der Kultur verknüpft. Eine »verfeinerte Gesellschaft«, so hieß es, würde den »Ausschweifungen« der Lust Vorschub leisten. Man beschwor die Gefahren einer Kultur, in der »die Einbildungskraft über die Sinne herrschet, den Geschmack bestimmt und Begierden erregt, wo ausserdem der Putz bey dem weiblichen, so wie Ueberfluß und Befreyung von Arbeit bey dem männlichen Geschlechte so unmäßige Begierden unterhalten könnten.« (Deutsche Encyclopädie 1785: »Frauen bey den Alten«)[50]

Die Zweckbestimmung des Triebs zur Fortpflanzung implizierte, dass sich der Lusttrieb auf das Gegengeschlecht richtete. Dabei wurde in der ersten Hälfte des 18. Jahrhunderts Frauen keineswegs abgesprochen, ebenso wie die Männer einen dezidierten Geschlechtstrieb zu besitzen (Hull 1997: 251). Im *Zedlerschen Lexikon* war zu lesen:

»*Geilheit, (weibliche) das Würhen der Mutter*, […] ist ein weiblicher Zufall, wovon auch die Jungfern geplaget werden […]. Es sind gemeiniglich 3 Arten der Weiblichen Geilheit, die erste ist mehr natürlich, wenn nemlich die Jungfern oder Weiber zur Venus-Lust sehr geneigt sind, dabey aber niemahls die Vernunfft und Schamhafftigkeit aus denen Augen setzen, und dahero keinen unrechten Beyschlaff weder zulassen noch suchen, ob sie schon grosse Neigung dazu empfinden, und deswegen offtermahls viel ausstehen müssen. Der andere Grad der Weiblichen Geilheit ist schon etwas ärger, und wird gleicher Gestallt so wohl bey ledigen, als verheyratheten Weibes-Personen angetroffen: Denn beyde sind zuweilen der Gestallt geil, daß ihnen kaum kann Genüge geschehen. […] Bey dem letzten und höchsten Grad dieser Kranckheit leidet die gesunde Vernunfft.« (Zedlersches Lexikon 1735: »Geilheit (weibliche)«)

Die Diskussion über die »Mannstollheit« verband sich mit der Vorstellung, dass alle Frauen von sexuellen Reizungen, die vom Eigenleben der Gebärmutter (bzw. den von dieser auf die gesamten Genitalien übertragenen Bewegungen) ausgehen sollte, beherrscht seien (Fischer-Homberger 1983: 147 & 225f.).[51] Außerdem

50 Vgl. dazu Hull 1997: 231f. & 267-277.

51 Darin klang die antike Tradition an, die den Uterus als eine Art ›Tier im Tiere‹ mit autonomer Bewegungsfähigkeit innerhalb des Körpers ansah, dessen Passionen und Affekte den gesamten Körper beherrschen könnten (Encyclopédie 1765: »Matrice,

setzte die noch bis ins 18. Jahrhundert fortwirkende Annahme, dass eine Konzeption nur zustande komme, wenn die Frau Lust empfinde, das sexuelle Begehren der Frau voraus; daher wurde Frigidität als Beeinträchtigung des Ehezwecks der Fortpflanzung angesehen (ebd.: 194f., 221-228; Laqueur 1992: 208-213). 1783 war im Artikel *Erzeugung* der *Deutschen Encyclopädie* zwar keine Rede mehr von der Abhängigkeit der Empfängnis vom weiblichen Lustempfinden, jedoch wurde in der Schilderung der physiologischen Vorgänge der Konzeption die männliche und weibliche »Wollust« gleichrangig erwähnt (Deutsche Encyclopädie 1783: »Erzeugung«). Aber auch angesichts der sich in der zweiten Hälfte des 18. Jahrhunderts etablierenden Auffassung, dass die besondere Sensibilität der Frau vom Uterus dominiert werde, lag die Idee einer generellen sexuellen Trieblosigkeit der Frau nicht nahe. Das bedeutete allerdings nicht, dass Frauen der gleiche Geschlechtstrieb wie den Männern zugebilligt worden wäre. Vielmehr wurde der männliche als der heftigere Trieb dargestellt (ebd.; Deutsche Encyclopädie 1785: »Frauen bey den Alten«). Insgesamt galt die Frau im Vergleich zum Mann als passiv und erleidend, weshalb auch ihre Wollust – zumindest im gesunden und sittlichen Zustand – dezent sei: Sie sollte sich darauf beschränken, sich dem aktiven Trieb des Mannes zu ergeben und unterzuordnen (Hull 1997: 251-256). Gegen Ende des 18. Jahrhunderts spitzte sich die Idee einer grundlegenden Trieb-Differenz – zumindest als ein sittliches und geschlechterpolitisches Ideal – immer weiter zu (Honegger 1996: 142; Steidele 1999: 14-16).[52]

Alles in allem galten also die Neigungen bzw. der Trieb primär als eine naturgegebene Entität, die bei Männern und Frauen in unterschiedlicher Weise zum Ausdruck kam. Diese Auffassung stellte vermutlich den Hintergrund für die Thematisierung der Neigungen als Geschlechtserkennungszeichen im Falle von

en Anatomie«). Daher sei die Gebärmutter auch Ursache und Sitz einer Unzahl von Krankheiten (Encyclopédie 1765: »Matrice, maladies de la, (Médecine)«; Berriot-Salvadore 1994: 377ff.).

52 Steidele charakterisiert diese sich Ende des 18. Jahrhunderts radikalisierende Auffassung der weiblichen Sexualität als »Entsexualisierung« der Frau. Belege dafür findet sie vorwiegend in Texten des Philosophen Johann Gottlieb Fichte (1762-1814) von 1796 sowie in juristischen Kommentaren. In solchen Schriften sei die Geschlechtslust Frauen so weitgehend aberkannt worden, dass sie als trieblos und asexuell gegolten hätten. Dies sei der Hintergrund dafür, dass sexuelle Beziehungen zwischen Frauen ab etwa 1800 nicht mehr wahrgenommen worden seien bzw. keine soziale Sprengkraft mehr besessen hätten, so dass schließlich die weibliche Unzucht Mitte des 19. Jahrhunderts als Kategorie des Strafrechts entfallen sei (Steidele 1999: 30ff.). Isabel Hull gelangt dagegen bezüglich Fichte zu der Einschätzung, dass dieser sehr wohl Frauen einen Sexualtrieb zugestanden habe; allerdings sei für ihn die sexuelle Unterordnung der Frau ein moralisches Ideal gewesen (Hull 1997: 318). Während ich die philosophische und juristische Diskussion nicht einzuschätzen vermag, kann ich zumindest zum medizinischen Diskurs festhalten, dass dieser keineswegs eindeutig von der Asexualität der Frau ausging. Vielmehr wurde weibliche Lust, wie im Übrigen auch im 19. Jahrhunderts, sehr wohl, auch hinsichtlich sexueller Beziehungen zum eigenen Geschlecht, thematisiert und problematisiert; vgl. dazu auch Kap. I.3.6.

Hermaphroditismus dar. Fahner hielt das »Betragen« für ein Merkmal, das bei Hermaphroditen zumindest das weibliche Geschlecht eindeutig anzeige: »[D]er weibliche Charakter läßt sich durchaus nicht so umändern, dass er im Betragen nicht oft durchschimmern sollte.« (Fahner 1795: 213) Auch bei der Beurteilung Drouarts spielten die Neigungen eine Rolle: Zum Beispiel maß Delius diesen einiges Gewicht bei. Bei seiner ersten Begegnung mit Drouart notierte er: »Er hat Neigung gegen wohlgewachsene Mannspersonen, so wie gegen schöne Weiber.« (Delius 1755: 151) In diesem ersten Bericht hielt er Drouart für einen der »vollkommensten« Zwitter. Im zweiten Bericht stufte er dagegen Drouart als – wenn auch »verstalteten« – Mann ein und zwar u.a. deswegen, weil dieser ihm versichert habe, »daß er gegen Frauens Personen nicht ganz gleichgültig seye [...].« (Delius 1765: 403) Die Schlussfolgerung vom Begehren auf das Geschlecht wurde dabei nach dem Prinzip vorgenommen, dass naturgemäß eine gegengeschlechtliche Anziehung existiere, mithin das Geschlecht des begehrenden Subjekts dem des begehrenden Objekts entgegengesetzt sein müsse. In ebendieser Weise stützte Arnaud sein Urteil über Drouarts männliches Geschlecht auf dessen angeblich ausschließliches »Verlangen nach Frauenzimmern« (Arnaud de Ronsil 1777: 45). Arnaud betrachtete die Neigungen als ein definitives Zeichen des Geschlechts – mit allen Konsequenzen:

> »Der entscheidende Punct in dergleichen Fällen [von Hermaphroditismus], ist meiner Meynung nach, sich wohl zu versichern, was die Theile [die Geschlechtsorgane] für Wirkung ausüben, und die Neigungen, welche die Natur der Person eingeflößt hat, wohl zu bemerken. Die Person welche einen Mann begehrt ist ein Frauenzimmer, und die welche ein Frauenzimmer begehrt ein Mann. Wenn die Natur einer Person gleiche Neigung zu beyden Geschlechtern, mit dem ausübenden Vermögen ertheilt hätte, so würde ich sie ohne Widerspruch einen vollkommenen Hermaphroditen nennen, und noch mehr wenn sich bey ihr das Vermögen in ihm selbst zu zeugen und zu empfangen fände [...].« (Arnaud de Ronsil 1777: 110)

Mit letzterer Auffassung stand Arnaud allerdings weitgehend allein da, denn das Vorkommen natürlicher Neigungen zu beiden Geschlechtern räumten seriöse Ärzte nur ungern ein. Einig war man sich jedoch darin, dass Begehren und Verhalten ein spontaner Ausdruck des wahren Geschlechts waren.

Tribadie

Neben dieser Thematisierung der das wahre Geschlecht enthüllenden Neigungen im Kontext der praktischen Geschlechtsbeurteilung finden sich in den medizinischen Darlegungen zum menschlichen Hermaphroditismus auch Bemerkungen zur »widernatürlichen« Neigung der sogenannten Tribaden (oder, synonym,

Frictrices[53]). Auffällig ist dabei, dass im 18. Jahrhundert und noch bis Anfang des 19. Jahrhunderts nur die Tribadie einen gewissen Platz in der medizinischen Hermaphroditismus-Literatur einnahm, während die männliche Sodomie unerwähnt blieb (zumindest ist das das Bild, das sich in Anbetracht der deutschen Quellen ergibt).

Um die medizinische Diskursivierung der Tribadie verstehen zu können, muss hier kurz der rechtliche Kontext skizziert werden, wofür auf die fundierte Übersicht von Angela Steidele zurückgegriffen werden kann. Die widernatürliche Unzucht mit dem gleichen Geschlecht konnte auch im 18. Jahrhundert auf der Grundlage der weiterhin gültigen *Carolina* sowie verschiedener regionaler Gesetzestexte mit dem Tod bestraft werden. Dabei war angesichts der phallozentrischen Auffassung von Sexualität für die Gerichte das Verdikt Sodomie davon abhängig, ob und in welcher Weise beim sexuellen Verkehr der Penis – und bei der weiblichen Unzucht analog ein Kunstpenis oder aber eine penisartige Klitoris – zum Einsatz gekommen war (Steidele 1999: 21f.; Buchholz 1986: 136).[54] Ab der zweiten Hälfte des 18. Jahrhunderts gingen fortschrittlichere Juristen dazu über, anstatt der Todes-, Prügel- oder Zuchthausstrafe zu empfehlen. Nach dem *Allgemeinen Landrecht für die Preußischen Staaten* von 1794 war Sodomie zwar weiterhin strafbar, aber es entfiel erstmals formal die Todesstrafe.[55] Im Heiligen Römischen Reich Deutscher Nation wurden die letzten Todesstrafen aufgrund von Sodomie an einer Frau 1721[56] und an einem Mann 1786 vollstreckt (Steidele 2004: 114, Fn. 16).

---

53 »Confricatrices, Frictrices, werden die sehr geile Weibes Bilder genennet, die des Schaam-Züngleins mißbrauchen.« (Zedlersches Lexikon 1733: »Confricatrices, Frictrices«).

54 Dabei ging es bei der männlichen Sodomie um die Frage, ob eine Ejakulation nachgewiesen werden konnte; ohne diesen Nachweis wurde, so Steidele, im 18. Jahrhundert die Todesstrafe nicht mehr verhängt. Aber erst Mitte des 19. Jahrhunderts habe die Frage der Ejakulation für die Entscheidung, ob Sodomie vorlag, ihre Relevanz wirklich verloren (Steidele 1999: 21).

55 Da nicht spezifiziert wurde, von wem die sodomitische Straftat begangen werden konnte, war es möglich, Frauen wie Männer nach diesem Gesetz zu bestrafen (Steidele 1999: 11).

56 Dabei handelte es sich um Catharina Margaretha Linck alias Lagrantius Rosenstengel, deren_dessen Leben von Steidele ausführlich rekonstruiert worden ist. Linck hatte etliche Jahre unter verschiedenen Namen als Mann gelebt und sich als solcher auch verheiratet. Nachdem die Mutter der Ehefrau Lincks den weiblichen Körper des vermeinten Schwiegersohns sowie einen Lederdildo entdeckt und den Behörden den »Betrug« angezeigt hatte, kam es zu einer Anklage aufgrund verschiedener Straftaten, von denen jedoch einzig die Sodomie entscheidend für die Verhängung der Todesstrafe war. In dem Gutachten, welches das Criminal-Collegium des Preußischen Königs zur Beurteilung des Strafmaßes zu erstellen hatte, wurde in einem Sondervotum einiger der Kriminalräte die tribadische Sodomie von anderer, milder zu bestrafender Unzucht zwischen Frauen unterschieden. Die Unterscheidung beruhte darauf, dass angenommen wurde, Tribaden besäßen eine vergrößerte Klitoris, die ihnen penetrierende Handlungen mit Frauen ermögliche. Das Sondervotum, das

Wie bereits im vorhergehenden Kapitel dargestellt, hatte die medizinische Thematisierung der Tribadie ihre Wurzeln im 16. Jahrhundert. Von Anfang an verknüpfte dieser Diskursstrang die juridisch-moralische Anprangerung sexueller Transgressionen mit dem medizinischen Verdacht auf eine zugrunde liegende körperliche Missbildung, namentlich einer vergrößerten Klitoris. Im 18. Jahrhundert führten gelehrte Lexika sowie medizinische Abhandlungen diese Verknüpfung fort (ebd.: 24ff.). So konnte man etwa im *Zedlerschen Lexikon* lesen: »*Tribades*, heissen solche Weibsbilder, welche ein so grosses und langes Schamzünglein haben, daß es fast einer männlichen Ruthe gleichet, und damit bey andern ihres Geschlechts die Stelle einer Mannsperson vertreten können.« (Zedlersches Lexikon 1745: »Tribades«) Auch Fahner hielt in seinem gerichtsmedizinischen Traktat fest, dass durch eine »regelwidrig vergrößerte« Klitoris »Frauenzimmer der Art sich verleiten lassen, mit ihrem Geschlechte strafbaren Unfug zu treiben.« (Fahner 1800: 147) Wenn eine solche Tat erwiesen sei, müssten die Frauen »in sichere Verwahrung gebracht, wenigstens unter genauere Aufsicht gegeben« werden (ebd.).

Im 18. Jahrhundert machten mehr und mehr Autoren darauf aufmerksam, dass die Tribadie nicht nur in Afrika und Nahost, sondern auch in Europa verbreitet sei.[57] Das Schreckensbild der hermaphroditischen Tribade muss indessen

---

ein milderes Strafmaß für Catharina Linck gefordert hatte, wurde jedoch von Friedrich Wilhelm I. abgelehnt. 1721 wurde Linck im sächsischen Halberstadt enthauptet (Steidele 2004: 120ff.).

57 So konnte man zwar noch bei Arnaud lesen: »Diese Art Frauenzimmer sind in Europa ziemlich selten, aber in Afrika sehr gemein [...]: denn sie hatten die Erlaubnis sich zu verheyrathen, und zu dem Ende schnitt man ihnen die Clitoris ab, um ihren Männern keine Hinderniß zu verursachen [...].« (Arnaud de Ronsil 1777: 8) Allerdings hatte der Autor zuvor bereits ohne Bezug auf »Afrika« eingestanden: »Die Zahl dieser Frauenspersonen ist so groß, daß die männliche Eigenliebe sich beleidigt finden würde, wenn es erlaubt wäre, genaue Untersuchungen über sie anzustellen [...].« (Ebd.: 7) Haller bestätigte mit seiner Auflistung der aus Europa berichteten Beobachtungen über Frauen mit vergrößerter Klitoris, dass es sich keineswegs um ein Phänomen der »heißen Regionen« handle. Aber er fügte hinzu, dass dieses Phänomen dort viel häufiger sei (Haller 1751/52: 12ff.). In der deutschen Fassung seiner gerichtsmedizinischen Vorlesungen hieß es dazu: »Auch ist ein großer Kitzler bei Weibspersonen, zumal unter heissern Himmelsstrichen sehr gewöhnlich, es sei, daß sie in diesen Ländern wollüstiger sind, oder auch dieser Theil mehr Anlage zum Großwerden hat [...].« (Haller 1782: 210) Aus »Arabien«, so hieß es weiter, werde berichtet, »daß dort gebräuchlich sei, diesen Theil, wenn er zu groß ist, der Gerichtsbarkeit des chirurgischen Messers zu unterwerfen, und verhältnismäßig abzukürzen. In Italien, Frankreich, England u.s.w. haben sich Beispiele gefunden, daß der Kitzler so groß war, daß er sich mit dem ansehnlichsten männlichen Gliede messen konnte.« (Ebd.) Allmählich häuften sich die Berichte über praktizierte Klitorisentfernungen im »zivilisierten« Europa (Park 1997: 179 & 183; Friedli 1987: 247ff.). Damit einhergehend wurde die Behauptung nach und nach relativiert, in südlichen Ländern seien Frauen mit vergrößerter Klitoris und folglich die Tribadie verbreiteter. Indessen wurde die Unterstellung auch noch im 19. Jahrhundert von

in gebildeten Kreisen recht geläufig gewesen sein, denn auch der Lausanner Arzt Samuel André Tissots (1728–1797) griff es in seinem bekannten, 1760 erschienenen Werk *L'onanisme* auf, das alsbald und in mehreren Auflagen auch auf Deutsch erschien:

»Die Natur giebt nämlich, in ihren mannigfaltigen Spielen, einigen Frauenspersonen eine halbe Aehnlichkeit mit den Männern, welche, in Ermangelung einer genugsamen Untersuchung, zu dem viele Jahrhunderte hindurch geglaubten Hirngespinste von den Zwittern Gelegenheit gegeben hat. Das ganze Wunder rührt von der übernatürlichen Grösse eines sonst gewöhnlicher maassen sehr kleinen Theils her [...]. Es haben sich nämlich dergleichen unvollkommene mit dieser Aehnlichkeit vielleicht prahlende Weiber gefunden, die sich männlicher Verrichtungen angemaßet haben. Für die von ihnen verführte Mitverbrecherinnen aber ist die Gefahr nicht geringer, als in den andern Arten der Befleckung. Die Folgen davon sind eben so schrecklich. Alle diese Wege führen zur Erschöpfung der Kräfte, zu langwierigen Schleichkrankheiten, zu Schmerzen, und zum Tode. Es verdienet auch, diese letzte Art, um desto mehr Aufmerksamkeit, da sie in unsern Tagen sehr gewöhnlich ist; und es nicht viele Mühe kosten würde, mehr als eine [...] zu finden, die [...] die Gaben der Natur wohl so hoch schätzen, daß sie glauben, es sey ihnen erlaubt, die eingebildeten Unterscheide der Geschlechten hindanzusetzen.« (Tissot 1777: 51)[58]

Auf diese Weise wurden nicht nur die Tribaden in die Nähe des Hermaphroditismus gerückt oder auch mit diesem gleichgesetzt. Immer häufiger wurde nun – hauptsächlich in Lexika – behauptet, dass alle Hermaphroditen in Wirklichkeit Tribaden seien, weshalb sich bei näherer ärztlicher Untersuchung das wahre Geschlecht der Scheinzwitter regelmäßig als weiblich herausstelle:

»Die vorgegebenen Zwitter sind alle weiblichen Geschlechts. Was man bey ihnen für das männliche Zeugungsglied ausgiebt, ist nur etwas Aehnliches, und nichts als die Clitoris, welche bey manchen Weibern ungewöhnlich groß hervor gewachsen ist, aber keine Oeffnung hat, folglich auch kein Auswurf des Samens statt finden kann. Inzwischen können dergleichen Weibsbilder mit andern Weibern Geilheit treiben.« (Hübners Naturlexicon 1776: »Zwitter«)

Sehr ähnlich hieß es in einem anderen Lexikon, »die neuern Ärzte und Zergliederer« hätten bestätigt, »wir dörfen bey nahe wohl behaupten, in allen Exempeln, die sie unpartheyisch geprüft gefunden haben, daß die vorgegebenen Hermaphroditen allezeit weiblichen Geschlechts gewesen [...].« (Onomatologia medica completa 1758: »Androgyna, Androgyni, Hermaphroditi ...«)[59] Aber auch in

einzelnen Medizinern wiederholt (z.B. Mende 1826: 394; Eros 1823: »Zwitter«; vgl. dagegen Meckel 1812: 192).

58 Vgl. dazu Fontes da Costa 2004: 141.

59 Diese Meinung wurde auch in weiteren Lexika vertreten (Philosophisches Lexicon 1775: »Zwitter«; Deutsche Encyclopädie 1790: »Hermaphrodit (medicinisch)«).

einzelnen medizinischen Schriften wurde diese Auffassung vertreten, so von Ploucquet: »Die gewöhnlichste sogenannte Zwitter sind Weiber mit großen Kitzlern, die sich von der männlichen Ruthe dadurch unterscheiden, daß sie nicht durchlöchert sind. Man muß gestehen, daß sie solche zu ähnlichem Gebrauch oder vielmehr Mißbrauch anwenden können.« (Ploucquet 1779: 138) Und Pietsch schrieb:

»Ich habe immer geglaubt, und beharre noch bis jetzo bey der Meynung, daß die gesprächigen Weiber unserer Vorfahren, die Zwitter größtentheils möchten ausgeheckt haben. Denn da man weis, daß es bereits vor undenklichen Jahren Frauenzimmer gegeben hat, deren *Clitorides* so groß angewachsen, daß sie auch denen Gänsehälsen nicht ungleich gewesen, welche andere ihres Geschlechtes, statt der Männer, damit bedienet haben, und deshalb *Frictrices* und *Tribades* genennet worden sind. [...] So kann es gar leicht seyn, daß eine treuherzige Schwester dieses Lustspiel ausgeplaudert, und das Geheimniß ihres weiblichen Buhlers verrathen hat. Die es erfahren; hat es für eine wirkliche männliche Ruthe ausgegeben und davon weiter gesagt. Eine andere hat einen Beutel darzu gesetzt. Die dritte hat endlich Hoden in den Beutel gelogen, und da ist ein Mannweib fertig geworden [...]. Die Leichtgläubigkeit aber hat dieses Thörichte endlich bis auf uns fortgepflanzt.« (Pietsch 1749: 553f.)

Mit dieser innigen Vermischung von Hermaphroditismus und Tribadie kam es jedoch nicht etwa zu einer moralisch entlastenden Naturalisierung der tribadischen Unzucht, obwohl es zunächst so scheinen könnte, als ob mit der vergrößerten Klitoris eine natürliche Erklärung für solche sexuellen Handlungen geliefert worden wäre. Stattdessen finden sich einige Bemerkungen, insbesondere in Lexika, die andeuteten, dass die Klitoris auf eine artifizielle Weise, d.h. willkürlich, durch übermäßige Hingabe an die Lust, vergrößert worden sein könne. So wird in der *Onomatologia medica completa*, einem naturkundlich-medizinischen Lexikon in deutscher Sprache,[60] dargelegt:

»*Hermaphroditus*, ein Zwitter, ein Mannweib; ein Mensch, der die Geburtsglieder von beyderley Geschlecht an seinem Leib hat; man zweifelt heut zu tag mit Recht, ob es wirklich solche gebe, wenigstens in den meisten Exempeln scheinet blos die Natur, und noch mehr die Kunst die weibliche Ruthe grösser und ansehnlicher gemacht, und die übrige umliegende Theile etwas mehr aufgeworfen, und nach der Ähnlichkeit der männlichen gebildet zu haben, dann meistens findet man, so man sie genau untersucht, daß sie weiblichen Geschlechts sind.« (Onomatologia medica completa 1755-1756: »Hermaphroditus«)

Ähnliches war auch in der *Deutschen Encyclopädie* zu lesen:

60 Albrecht von Haller hatte für dieses Lexikon die Vorrede verfasst.

»Außer dem Beyschlaf ist diese Ruthe bey keuschen Personen klein, durch übertriebenen Beyschlaf, oder durch öfteren Reiz derselben auf eine andere unnatürliche Art, erlangt dieselbe, wie alle Glieder, wenn sie öfters gebraucht werden, eine ihre gewöhnliche weit übertreffende Größe. [...] Eben dadurch haben Weibspersonen auf eine schändliche Art unter einander Unzucht treiben können. Auch haben solche widernatürliche lange weibliche Ruthen Gelegenheit zu der Meynung von den Zwittern gegeben.« (Deutsche Encyclopädie 1786: »Geburtstheile, weibliche«)

In einer späteren Ausgabe des bereits zitierten Lexikons *Onomatologia medica completa* hieß es sogar, dass »öfters die gemeinnützige Bosheit der Eltern dißfalls noch mehr zu solcher Bildung in der zartesten Jugend künstle und künstlen können [...].« (Onomatologia medica completa 1758: »Androgyna, Androgyni, Hermaphroditi ...«) Somit wurde die hermaphroditische Tribade resp. der tribadische Hermaphrodit über die körperliche Monstrosität hinaus auch mit einem sittlich monströsen Verhalten (ggf. auch der Eltern) assoziiert.[61] Hier trifft Foucaults These zu, derzufolge im 18. Jahrhundert der Hermaphroditismus vermehrt mit einer Monstrosität des Verhaltens in Verbindung gebracht wurde (Foucault 2003: 103-106).[62]

In der im engeren Sinne medizinischen Fachliteratur, die sich mit dem Hermaphroditismus befasste, finden sich allerdings solche deutlichen Inkriminationen kaum. Zumal in dieser Literatur das Thema der Tribadie anders platziert war. Zwar wurde die Tribadie auch dort als sittlich-juridisches Problem gestreift und behauptet, dass einige vermeintliche Zwitter in Wahrheit Tribaden gewesen seien – aber das bezog sich eben nur auf einige, nicht jedoch auf alle Hermaphroditen (z.B. Haller 1751/52: 15; Fahner 1795: 216 & 1800: 147).[63] Da aber die Tribadie in der medizinischen Fachliteratur nicht in der ausgeprägten Weise wie in den Lexika mit dem Hermaphroditismus verknüpft wurde, findet sich auch keine allgemeine moralische Anprangerung unzüchtigen Verhaltens von Hermaphroditen. Andererseits deutet auch nichts darauf hin, dass Hermaphroditen aus der Sicht von Ärzten moralisch über alle Zweifel erhaben gewesen wären. Dass Mediziner überhaupt Hermaphroditismus und Tribadie in Zusammenhang brachten, war

61 Fontes da Costa hat diese Beobachtung bezüglich der von ihr untersuchten englischen Hermaphroditismus-Literatur ebenfalls gemacht. Sie weist zudem darauf hin, dass auch die medizinische und paramedizinische Anti-Masturbationsliteratur Fälle von Frauen mit vergrößerter Klitoris als eine Folge der »Selbst-Beschmutzung« und moralischen Verkommenheit deuteten (Fontes da Costa 2004: 141).

62 Die Figur des »Sittenmonsters«, die im Zuge dieser und ähnlich gelagerter Problematisierungen gegen Ende des 18. Jahrhunderts hervorgetreten sei, habe in der Folge zu einer neuen Wahrnehmung der Kriminalität geführt, die den Gesetzesbruch auf eine »kriminelle Veranlagung«, eine »Naturwidrigkeit« und schließlich auf eine »pathologische Natur« zurückgeführt habe (Foucault 2003: 119ff.).

63 Arnaud fasste – anders als seine deutschen Kollegen – die Tribadie als eine reine Abweichung des Verhaltens ins Auge: Die Tribaden seien »Frauenspersonen [...], welche selbst ohne diese natürliche Unförmlichkeit, sich zur unnatürlichsten Geilheit reizen.« (Arnaud de Ronsil 1777: 7).

wohl kein Zufall. Anzunehmen ist, dass sie den Verdacht hegten, Zwitter könnten besonders dazu neigen, die sittlich-juridischen Grenzen der Geschlechter nicht zu respektieren. Auf diese Weise haftete den Hermaphroditen etwas Zwielichtiges an. Zu Beginn des 19. Jahrhunderts sollte dann tatsächlich der moralische Verdacht deutlich ausgesprochen und die hermaphroditische Physis als Quelle besonderer Anfälligkeit für sexuelle Unzucht problematisiert werden (vgl. Kap. I.3.6).

Die Problematisierung der Tribadie – als zugleich körperliche Deformität und sittenwidriges Begehren – ebenso wie die Thematisierung der Neigungen der Hermaphroditen, die als natürlicher Ausdruck des wahren Geschlechts galten, wurzelten in der Auffassung, dass der Geschlechtstrieb primär physisch bedingt sei. Hinsichtlich dieser körperlichen Determinierung des Geschlechtslebens, so die verbreitete Auffassung, befinde sich der Mensch auf einer Stufe mit den Tieren.[64] Offenbar ging man im 18. Jahrhundert davon aus, dass der Geschlechtstrieb im peripheren Nervensystem lokalisiert und unabhängig von dem für die Vernunft reservierten Gehirn sei, obschon er sich auch auf die Seele auswirkte (Stahnisch 2005: 212): Im *Zedlerschen Lexikon* wurde dieses Triebmodell im Artikel *Geilheit (weibliche)* dargelegt:

> »Aus der *Phisiologia* ist bekannt, daß gleichwie alle Würckung derer Lebens-Geister, sie mögen in einem *Organo Sensorio*, oder anders wo erreget worden seyn, in dem *sensorio communi*, das ist in der Seele, einen *definitum sensum* mittheilet, diso auch die Würckung derer Lebens-Geister in die Geburths-Glieder in der Seele gewisse venerische *stimulos* und Regungen erwecket.« (Zedlersches Lexikon 1735: »Geilheit (weibliche)«)

Die medizinische Diskursivierung der Tribadie und der Neigungen der Hermaphroditen rekurrierten auf und bekräftigten die Grundannahme einer körperlichen Determination des Begehrens: In diesem Sinne konnte ein auf Frauen gerichtetes Begehren nur durch männliche Genitalien hervorgerufen worden sein (wobei es auch im Bauchraum verborgene Hoden anzeigen konnte), während ein auf Männer gerichtetes Begehren auf die Abwesenheit von Hoden verwies. Eine angeborene Verkehrung der homologen Beziehung zwischen Geschlechtskörper und Begehren tauchte im Horizont des Hermaphroditismus-Diskurses nicht auf, es sei denn als Sünde wider die Natur.

---

64 Im *Zedlerschen Lexikon* war zu lesen: »Denn da wir den Beyschlaff und die daraus entstehende Annehmlichkeit mit denen Thieren gemein haben, so kann man die Ordnung der Natur an denenselben wohl bemercken. [...] Will man auch einwenden, der Mensch habe ein Vor-Recht vor denen Thieren, und könne mehr Lust als die Thiere genüssen, so muß man doch das Vorrecht derer Menschen in gantz andern Stücken, als in sinnlichen Lüsten, und mehr in der Beschaffenheit, als in derselben Anzahl und Graden suchen.« (Zedlersches Lexikon 1734: »Ehestand, Ehe«).

Als solche wurde von juristischer Seite die Tribadie aufgefasst. Die Besonderheit der medizinischen Diskursivierung der Tribadie bestand hingegen darin, das sitten- und gesetzeswidrige Begehren zu medikalisieren, indem eine körperliche Prädisposition unterstellt wurde: Während Mediziner das Begehren grundsätzlich als natürlichen Ausdruck des (ggf. verborgenen) männlichen *oder* weiblichen physischen Geschlechts begriffen, zeigten ihnen die monströsen Neigungen der Tribaden regelwidrige Genitalien an, was – gepaart mit einer moralischen Monstrosität des Verhaltens – zu sitten- und gesetzeswidrigen sexuellen Transgression führen konnte. Der weibliche Geschlechtsstatus der Tribade stand aber trotz der Unterstellung einer hermaphroditischen Regelwidrigkeit der Genitalien außer Frage. Mit den wechselseitigen Ableitungen und Verdachtsmomenten zwischen Hermaphroditismus und Tribadie entfaltete sich allerdings im Verlauf des 18. Jahrhunderts eine Problematisierung, die das Begehren und sexuelle Handlungen vor dem Raster der natürlichen Ordnung des Geschlechtsdimorphismus misstrauisch hinterfragte. Dabei kündigte die Assoziation von körperlicher Monstrosität mit sittlich monströsem Verhalten in der Figur der hermaphroditischen Tribade resp. des tribadischen Hermaphroditen bereits jene Zwickmühle zwischen anormalen Anlagen und anormalem Verhalten an, in die die gleichgeschlechtlichen Sexualpraktiken Zug um Zug im Verlauf des 19. Jahrhunderts eingeschlossen werden sollten.

In dubio pro masculo

Wie zu sehen war, bestand ein Missverhältnis zwischen den praxisorientierten Anleitungen zur Geschlechtsbeurteilung lebender Hermaphroditen und dem wissenschaftlichen Anspruch, das wahre, männliche *oder* weibliche Geschlecht diagnostizieren zu können. Dieses Problem potenzierte sich bei Kindern: Zwar hieß es, Kinder sollten nach den überwiegenden Merkmalen einem Geschlecht zugewiesen werden (Haller 1782: 220). Aber was sollte das konkret bedeuten? Während sich bei erwachsenen Hermaphroditen die praktische Beurteilung, außer an den sicht- und tastbaren Genitalien, der Menstruation und den Neigungen, an weiteren äußerlichen Merkmalen des Körpers wie der Behaarung, dem Körperbau etc. orientieren konnte, war dies bei Kindern nicht möglich. Das problematisierten mehrere Autoren (z.B. Müller 1796: 317). Bei der Geschlechtsbestimmung von Kindern, so drückte Fahner die allgemeine Sorge aus, sehe sich der Arzt mit der Schwierigkeit konfrontiert, dass in diesem Alter

»viel Zeichen wegfallen, die man bey erwachsenen Subjekten allemal findet, und wenn hier die Besichtigung der Geburtstheile allein nicht hinreicht, mit Gewißheit entscheiden zu können, so bestimmt der gerichtliche Arzt fürs erste nach der Wahrscheinlichkeit, und behält sich vor, beim Eintritt der Mannbarkeit[65] eine neue Untersuchung vornehmen zu dürfen.« (Fahner 1795: 214)

An die spätere Überprüfung der Richtigkeit der Geschlechtszuweisung war natürlich der Anspruch gekoppelt, dann ggf. auch eine Änderung des Geschlechtsstatus zu verlangen (ebd.: 215; Haller 1782: 220; Müller 1796: 317).[66]

Falls das Geschlecht bei einem Kinde »ganz zweifelhaft« sein sollte, so Fahner, »wird es auf allen Fall als ein Knabe getauft und erzogen.« (Fahner 1795: 214). Diese Regel des *in dubio pro masculo*[67], welche die (provisorische) Geschlechtszuweisung von hermaphroditischen Kindern im Zweifelsfall leiten sollte, hatte auch Haller schon angeführt (Haller 1782: 220). Im *Zedlerschen Lexikon* wurde zur Begründung dieser Regel ausgeführt:

»Es ist die Frage aufgeworfen worden, Wie man die Zwitter taufen soll, ob nach eines Mannes oder nach eines Weibes Nahmen? Worauf man denn geantwortet, daß man sie nach eines Mannes Nahmen lieber tauffen soll, aus Ursachen; Weil die Nahmen nach Gefallen gegeben würden, dahero solle ein Zwitter nach dem würdigsten Nahmen getauffet werden. Denn ein jeglicher Mann würdiger sey, denn das Weib, sintemahl ein jegliches Geschlecht besser sey, das da würcke, denn welches leide, wie Aristoteles in dem dritten Buche *de anima* sage.« (Zedlersches Lexikon 1750: »Zwitter-Taufe«)

Diese Begründung ließ es nicht an Deutlichkeit bezüglich der sozialen Minderbewertung des weiblichen Geschlechtsstatus fehlen. Gleichzeitig ging es offenbar nicht darum, den männlichen Geschlechtsstatus vor »unvollkommenen« Vertretern zu schützen. Vielmehr schien die Regel *in dubio pro masculo* darauf zu zielen, Hermaphroditen in die gegebene Geschlechterordnung so einzupassen, dass sie später keinen Grund finden sollten, ihren Geschlechtsstatus zu ändern: Ein Leben als Mann erlaubte mehr Selbständigkeit und Freiheiten.

Als Resümee der ärztlichen Empfehlungen und Anleitungen für die praktische Geschlechtsbeurteilung von Hermaphroditen ist festzuhalten, dass diese entgegen der stolzen Behauptung der Mediziner, nunmehr wissenschaftlich fundierte Geschlechtsdiagnosen stellen zu können, keine definitive Entscheidungssicherheit boten und höchst formelhaft blieben.

65 »Mannbarkeit« bezog sich auf die Geschlechtsreife von Jungen und von Mädchen.

66 Osiander schlug vor, hermaphroditische Kinder zwar zu taufen, aber ihnen solange keinen Namen zu geben, bis eine sichere ärztliche Geschlechtsbeurteilung vorliege (Osiander 1795: 475).

67 Der lateinische Ausdruck bedeutet: im Zweifelsfall männlich.

2.3 »Bekanntlich werden dem gerichtlichen Arzte in Rücksicht der Zwitter verschiedene Rechtsfragen vorgelegt, die er entscheiden soll«: Rechtslage und Medikalisierungsbestrebungen

Trotz dieser Diskrepanz zwischen wissenschaftlichem und praxisbezogenem Wissen stellten sich Mediziner als Experten für die Geschlechtsbeurteilung und -zuweisung von Hermaphroditen dar. Sie beanspruchten eine weitreichende Kontrolle des Geschlechtsstatus von Hermaphroditen, die allerdings nicht institutionalisiert war. Wie sah die Rechtslage dazu aus?

Rechtliche Regelungen zum Hermaphroditismus

Im 18. Jahrhundert wurden zwei tradierte Regelungen zum Geschlechtsstatus von Hermaphroditen fortgeschrieben: zum einen die Vorgabe des römischen Zivilrechts, nach der die überwiegenden Merkmale für die Geschlechtszuweisung ausschlaggebend sein sollten, zum anderen die kirchenrechtliche Bestimmung, nach der im Falle der Unentscheidbarkeit erwachsene Hermaphroditen selbst wählen können sollten, ob sie als Mann oder Frau leben wollten. Von dieser Geschlechtswahl durften sie dann aber unter Androhung der Todesstrafe nicht mehr abweichen. Die Fortschreibung dieser Regelungen lässt sich u.a. an ihrem Niederschlag in Lexika ersehen:

»In den Rechten wird, so offte das Geschlechte zweifelhafft ist, so offte ist die Person zu demjenigen zu rechnen, von welchen daß er vornehmlich sey, geglaubet wird. […] Wenn aber ein Geschlechte das andere nicht überwiegt, sondern ein Mensch *aequaliter* von beyden Geschlechten *participiret*; so hat er die Macht selbsten, ein gewisses Geschlechte zu erwählen. Denn es wäre allerdings *monstrosum* beyderley Geschlechte zugleich sich zu bedienen. […] Alleine in diesem letzterem Falle erfordert die *Praxis* des Zwitters Eidschwur, daß er dieses Geschlechte nie Mahls wiederum verändern wolle […] und muß dieses deshalb geschehen, daß alles Aergerniß, so aus der Abwechselung erfolgen könnte, vermieden werde […].« (Zedlersches Lexikon 1735: »Hermaphroditus«)[68]

---

68 In der *Deutsche Encyclopädie* wurden diese Regeln ebenfalls wiedergegeben: »Ob in Fällen, wo die Rechte der Manns- und Weibspersonenen unterschieden sind, der Hermaphrodit zu diesen oder zu jenen zu rechnen seye. Hierüber giebt das römische Recht die Regel: der Hermaphrodit ist zu demjenigen Geschlecht zu rechnen, welches bey ihm vorschlägt; wenn aber keines vorschlägt, zu demjenigen, welches er sich selbst durch seine Wahl bestimmt hat.« (Deutsche Encyclopädie 1790: »Hermaphrodit (jurist.)«) Vgl. auch den ganz ähnlichen Eintrag in Allgemeines Lexicon der Künste und Wissenschaften 1767: »Zwitter«. Sogar im *Nutzbaren, galanten und curiosen Frauenzimmer-Lexicon* ... von Gottlieb Siegmund Corvinus wurden die Regelungen angeführt: »zwitter oder hermaphrodyte ist der so wohl weibliche als männliche gebuhrtsglieder hat. dergleichen person musz sich unter diesen beyden ständen einen erwehlen, wenn er einen einmahl erwehlet hat, musz er

Weder das römische Zivilrecht noch das Kirchenrecht verlangten also ein Sachverständigenurteil für die Feststellung des überwiegenden Geschlechts. Dass ein solches notwendig sei, befanden allerdings (implizit) Rechtskommentare im 17. und 18. Jahrhundert – so hat es jedenfalls Andreas Wacke dargestellt (Wacke 1989: 885). Aber auch die Rechtskommentare äußerten sich anscheinend nicht eindeutig dahingehend, dass nur akademische Ärzte und nicht auch andere Heilkundige, insbesondere Hebammen oder Wundärzte, als Sachverständige eingesetzt werden könnten. Der Bayerische *Codex Maximilianeus Civilis* von 1756 schrieb die Geschlechtszuweisung durch (nicht näher bestimmte) Sachverständige, aber auch das Geschlechtswahlrecht mitsamt der Verpflichtung, lebenslang bei dieser Wahl zu bleiben, in einem eigenen Gesetz fest: »*Hermaphroditen* werden dem Geschlecht beygezehlt, welches nach Rath und Meinung deren Verständigen vordringt; falls sich aber die Gleichheit hierin bezeigt, sollen sie selbst eines erwählen, und von dem Erwählten *sub Poena Falsi* nicht abweichen.« (Codex Maximilianeus Civilis 1756: I, 3, § 2 (2); zit. nach Wacke 1989: 883)

Das *Allgemeine Landrecht für die Preußischen Staaten* (ALR) von 1794, das bis zur Einführung des *Bürgerlichen Gesetzbuches* für das Deutsche Reich im Jahre 1900 in Kraft blieb, führte einen ähnlichen ›Zwitterparagraphen‹ ein:

»§ 19. Wenn Zwitter geboren werden, so bestimmen die Aeltern, zu welchem Geschlechte sie erzogen werden sollen.
§ 20. Jedoch steht einem solchen Menschen, nach zurückgelegtem achtzehnten Jahre, die Wahl frey, zu welchem Geschlechte er sich halten wolle.
§ 21. Nach dieser Wahl werden seine Rechte künftig beurtheilt.
§ 22. Sind aber Rechte eines Dritten von dem Geschlechte eines vermeintlichen Zwitters abhängig, so kann ersterer auf Untersuchung durch Sachverständige antragen.
§ 23. Der Befund der Sachverständigen entscheidet, auch gegen die Wahl des Zwitters, und seiner Aeltern.« (ALR 1794/1862: I, 1, § 19-23)

In § 19 wurde nun gesetzlich festgehalten, was offenbar ohnehin Praxis war, denn alles weist darauf hin, dass in den seltensten Fällen bei Geburt eines Kindes mit uneindeutigen Genitalien Ärzte hinzugezogen wurden, stattdessen jedoch schlichtweg die Eltern im Zusammenspiel mit den Hebammen das Geschlecht festlegten (vgl. z.B. die Fallberichte in Scultet 1756; Schweickhard 1803: 13). Die Möglichkeit der Geschlechtswahl wurde nach § 20 auf die Volljährigkeit eingeschränkt. Dabei ließen §§ 19 und 20 offen, was genau unter einem Zwitter zu verstehen sei: Waren nur Hermaphroditen, bei denen Ärzte das wahre Geschlecht oder auch ein überwiegendes Geschlecht nicht feststellen konnten, gemeint oder konnten die beiden Paragraphen einfach für alle Menschen mit uneindeutigen Genitalien gelten? § 22 machte die Interpretationsspielräume der §§ 19 und 20 tendenziell zunichte, da aufgrund eines »sachverständigen« Urteils die

selbigen behalten, und sich darnach gemäsz aufführen.« (Frauenzimmer-Lexicon 1715/1980: »Zwitter«).

Geschlechtswahl der Eltern resp. des Hermaphroditen völlig aufgehoben werden konnte. Somit wurde, wie bereits durch den Bayerischen *Codex Maximilianeus Civilis*, erneut das Sachverständigenurteil gesetzlich festgeschrieben. Allerdings sollte dieses nicht grundsätzlich, sondern nur im Streitfalle eingeholt werden. Abgesehen vom *Codex Maximilianeus Civilis* und dem Preußischen *Allgemeinen Landrecht* wurden im 18. Jahrhundert in die Rechtsordnungen im Gebiet des Heiligen Römischen Reichs Deutscher Nation keine neuen Regelungen bezüglich der Hermaphroditen aufgenommen (Duncker 2003: T. II, C: Kap. 4).

Medizinische Kontrolle der Geschlechtszuweisung

Im Unterschied zu den Darstellungen in Lexika wurde in der im engeren Sinne medizinischen Literatur das Geschlechtswahlrecht zumeist nicht erwähnt. Nur Weber ging überhaupt darauf ein, allerdings nur, um das Wahlrecht für überflüssig zu erklären, da ja ohnehin keine vollkommenen Zwitter existierten, für die allein es zutreffen könne (Haller 1782: 221f.). Fahner zog aus dieser Vorlage Webers die Konsequenz, dass in Fällen von uneindeutigem Geschlecht »immer durch die Aerzte bestimmt werden [muss], ob man sie zu den männlichen oder weiblichen Zwittern zählen soll [...].« (Fahner 1795: 211) Die Probleme, die aus Sicht der Ärzte aus einer »falschen« Geschlechtszuweisung resultieren konnten, umriss Osiander unter der Überschrift *Ueber die Geschlechtsverwechselung neugeborner Kinder* folgendermaßen:

»[U]m der höchst unangenehmen Folgen willen [ist es] von großer Wichtigkeit, diese Verwechselungen jeden Ortes so viel möglich zu verhüten. Einmal sezt man die Eltern eines solchen Kindes, in eine sehr unangenehme Lage, und die Mutter, als Wöchnerin, leicht in die nachtheiligste Alteration, wenn z.B. erst nach der Taufe, und nachdem das Kind etwan einen männlichen Namen erhalten hat, die Entdeckung gemacht wird, dass es weiblichen Geschlechts ist. Und dann kann es für das Kind selbst ungemein nachtheilig werden, wenn solches z.B. als Mädchen auferzogen und nun erst nach Endigung der Schul- oder Lehrjahre für einen Jüngling erkannt wird; denn es wird dadurch die Zeit zu Erlernung männlicher Kentnisse versäumt, der junge Mensch verkehrt erzogen, und muss nun erst spät das nachholen, was er schon als Knabe hätte erlernen sollen. Ueberdiss aber bleibt er gemeiniglich nach solcher Entdeckung lebenslänglich ein Gegenstand des Gespöttes, das zu den gefährlichsten Zänkereyen und zu Todtfeindschaften Anlass geben, und ihm an seinem zeitlichen Glück durchaus hinderlich seyn kann [...]. Auch kann es in Rücksicht einer Erbschaft [...] u. d. g. von grosser Wichtigkeit seyn, zu welchem Geschlecht das neugeborne Kind gezählt [...]. Geschweige anderer Nachtheile, [...] die entweder durch das Zusammenschlafen solcher Personen mit andern ihres vermeynten Geschlechts, oder durch Verehlichung u. d. g. entstanden, und manchmal die härtesten Inquisitionen und schmählichsten Behandlungen zur Folge hatten.« (Osiander 1795: 463f.)

Die Probleme, auf die Osiander anspielte, umfassten also Anklagen wegen Sodomie, negatives öffentliches Aufsehen bzw. die daraus entstehenden seelischen Belastungen für die Familie und die betroffene Person selbst, sowie soziale Benachteiligungen etwa durch eine »versäumte« Ausbildung oder vorenthaltene Erbschaft (in Anbetracht der Geschlechtsabhängigkeit der Erbschaftsregelungen). Letztere Aspekte verwiesen auf die Rechte, die an den männlichen oder weiblichen Geschlechtsstatus gebunden waren: Die Zuordnung zum männlichen Geschlecht erlaubte einem Zwitter, in der Ehe und in der Erbfolge männliche Vorrechte zu beanspruchen (ebd.; Deutsche Encyclopädie 1790: »Hermaphrodit (jurist.)«; Haller 1782: 221; Fahner 1795: 216). Als Junge bzw. Mann konnte er je nach Standeszugehörigkeit – sofern die ökonomische Situation dies überhaupt gestattete – eine Schulbildung erhalten, eine Handwerksausbildung durchlaufen, die Universität besuchen etc. Mädchen und Frauen eröffneten sich – abhängig von der sozialen und ökonomischen Stellung und den Plänen der Eltern für ihre Töchter – im 18. Jahrhundert immerhin mehr Zugänge zu Elementarschul- und höherer Bildung als in früheren Zeiten, wenn auch nach wie vor nicht zur Universität; für Mädchen der ärmeren Bevölkerungsgruppen wurden Industrieschulen eingeführt, an denen sie als Näherinnen, Klöpplerinnen, Leinenweberinnen etc. ausgebildet wurden (Sonnet 1994; Conrad 1996; Mayer 1996). Doch waren Frauen der Geschlechtsvormundschaft und – nach wie vor – der »Eheherrschaft« des Mannes unterstellt (Duncker 2003: T. III, A).[69]

Angesichts der rechtlichen und gesellschaftlichen Konsequenzen des Geschlechtsstatus erschien es Fahner selbstverständlich, dass das Geschlecht von

69 In der Frühen Neuzeit war in vielen deutschen Ländern die Geschlechtsvormundschaft wieder eingeführt worden, mit der Begründung, dass Frauen durch ihre *imbecillitas*, d.h. ihre naturgegebene geistig-charakterliche Schwäche, in ihrer Geschäftsfähigkeit beeinträchtigt seien. Diese sogenannte »Bevogtung« verweigerte Frauen im Unterschied zu Männern rechtliche Selbständigkeit und schrieb ihnen einen Rechtsbeistand vor Gericht und beim Abschluss von Verträgen vor (Jenisch 1998: 286f.). Allerdings hat Susanne Jenisch in einer Studie zum Thema dargelegt, dass die Geschlechtsvormundschaft in vielerlei Hinsicht nicht einfach eine Benachteilung von Frauen bedeutete, da sie praktisch eher als Rechtsbeistand (auch gegenüber dem Ehemann) funktionierte (ebd.: 300f.). In der Aufklärung plädierten namhafte Rechtsgelehrte für die Abschaffung der Geschlechtsvormundschaft und provozierten damit eine juristische Debatte (ebd.: 287f.). Jenisch zeigt, dass die Argumentationen für die Abschaffung jedoch nicht etwa primär einen vom naturrechtlichen Gleichheitspostulat inspirierten Gerechtigkeitsgedanken verfolgten, sondern vielmehr die Gleichheit der Vertragspartner herzustellen trachteten, welche für das Funktionieren des Marktes und die Sicherheit des Wirtschaftsverkehrs erforderlich war (ebd.: 301). Die Debatte führte dazu, dass in das Preußische *Allgemeine Landrecht* die Geschlechtsvormundschaft nicht mehr aufgenommen wurde. In den meisten anderen deutschen Ländern entfiel die Regelung erst im 19. Jahrhundert. Hingegen wurde die für Frauen viel einschränkendere Ehe herrschaft des Mannes nicht abgeschafft, sondern durch die Gesetzesordnungen des 19. Jahrhunderts wie auch des *Bürgerlichen Gesetzbuches* festgeschrieben (ebd.: 299ff.).

Hermaphroditen durch Ärzte bestimmt werden musste. Dies vorausgesetzt, schrieb er: »Bekanntlich werden dem gerichtlichen Arzte in Rücksicht der Zwitter verschiedene Rechtsfragen vorgelegt, die er entscheiden soll [...].« (Fahner 1795: 214) Das bezog sich neben den bereits erwähnten Fragen der Geschlechtszuweisung von Neugeborenen und den damit verbundenen erbschaftsrechtlichen Angelegenheiten auf Ehebelange, auf die weiter unten einzugehen sein wird, sowie auf die Zulassung zu Ämtern und das Zeugnisrecht. Laut Darstellung mancher Mediziner empfahlen gewisse Rechtskommentare, Hermaphroditen, die als Männer lebten, von geistlichen und obrigkeitlichen Ämtern auszuschließen. Während Weber und Fahner der Meinung waren, dass dies eine sinnvolle Regelung sei, um »Ärgernis« und »Spott« zu vermeiden, hielt Müller einen solchen Ausschluss von den Ämtern für nicht gerechtfertigt (ebd.: 216; Haller 1782: 221; Müller 1796: 318). Ähnlich wurde das Zeugnisrecht kommentiert: Die Berechtigung, bei förmlichen Rechtsgeschäften (besonders der Testamentserrichtung) als Zeuge zu fungieren, sollte laut Reichsnotariatsordnung von 1512 »Frauen oder Hermaphroditen, das seind, die männlich und fräulich Gemächt haben und in dem fräulichen Gemächt fürtreffen«, nicht zustehen (RNotO 1512: I § 6, zit. nach Wacke 1989: 883). Manche gerichtsmedizinische Abhandlungen des 18. Jahrhunderts interpretierten dies so, dass Hermaphroditen generell – also auch diejenigen, die als Männer lebten – nicht als Zeugen zugelassen werden dürften (Haller 1782: 220; Fischer-Homberger 1983: 199). Hingegen wandte sich Fahner ausdrücklich gegen die Auslegung, Hermaphroditen allgemein das Zeugnisrecht abzusprechen: Sofern sie entschieden zum männlichen Geschlecht zu rechnen seien, müsse ihnen die Zeugnisfähigkeit zugestanden werden, »weil dabey es nicht darauf ankömmt, ob eine solche Person vielleicht einige Monstrosität an den Geburtstheilen hat, oder nicht.« (Fahner 1795: 215) Die Ärzteschaft war sich also durchaus uneins, ob die Zuordnung zum männlichen resp. weiblichen Geschlechtsstatus Hermaphroditen alle entsprechenden geschlechtsgebundenen Rechte eröffnete bzw. Einschränkungen auferlegte, oder ob gewisse Sonderregelungen für Hermaphroditen gelten sollten.

Der Anspruch der Mediziner der Aufklärungszeit, den Geschlechtsstatus von Hermaphroditen zu kontrollieren, kam in der wiederholten (zu Beginn des Kapitels bereits mehrfach belegten) Aussage zum Ausdruck, dass die ärztliche Untersuchung unerlässlich sei, um das wahre Geschlecht zu dechiffrieren, während zugleich das Geschlechtswahlrecht unerwähnt blieb. Gerne betonten Mediziner, so auch Osiander, man solle die Geschlechtszuweisung von Hermaphroditen bloß nicht »jedem unwissenden Bader«, »Hebammen oder Afterärzten ohne anatomische Kenntnisse« überlassen (Osiander 1795: 472 & 475).[70] Allerdings legten weder der *Codex Maximilianeus Civilis* noch das Preußische *Allgemeine Landrecht* (das ohnehin das Sachverständigenurteil nicht prinzipiell vorsah) fest, dass bei uneindeutigem Geschlecht als Sachverständige nur studierte Ärzte auftreten

70 Vgl. dazu auch Fischer-Homberger 1983: 198f.

durften. Immerhin finden sich ein paar Hebammenordnungen, welche die diesbezügliche Zuständigkeit der Hebammen beschränkten: Die Landesordnung von Sachsen-Altenburg von 1705 verfügte im Kapitel *Von Hebammen und Wehmüttern* in § 43, dass Missgeburten – unter die ja auch Zwitter gerechnet wurden – der Obrigkeit anzuzeigen seien (Nöth 1931: 58). Diese konnte dann einen Mediziner oder Wundarzt hinzuziehen. In Lippe-Detmold wurde 1776 eine *Landeshebammenordnung* erlassen, die Hebammen zur Anzeige von Missgeburten verpflichtete, ohne weiter zu spezifizieren, bei wem die Anzeige zu erfolgen habe; vermutlich war wiederum die Obrigkeit gemeint (ebd.: 157). Genauer auf Zwitter ging die *Anweisung oder Instruktion für die Hebammen in Lippstadt ...* von 1797 ein: In § 3 des Abschnitts *Pflichten der Hebammen bey neugebohrnen Kindern* wurden Hebammen angewiesen, bei »widernatürlich« gebildeten Genitalien eines Neugeborenen einen »Wundarzt« hinzuzuziehen (ebd.: 176). Deutlich wird, dass auch diese Hebammenordnungen keineswegs nur akademische Ärzte als Sachverständige betrachteten.

Obwohl sich die Mediziner ereiferten, dass die Geschlechtszuweisung von hermaphroditischen Neugeborenen keinesfalls durch Hebammen erfolgen dürfe, war doch offensichtlich die Kluft zwischen dem ärztlichen Kontrollanspruch und seiner praktischen Umsetzung groß. In Osianders Publikationen tritt dieses Problem deutlich zutage. 1795 schrieb er, die »Geschlechtsverwechselung« neugeborener Kinder mit »missgestalteten« Genitalien sei nur zu vermeiden,

> »wenn es 1. keiner Hebamme erlaubt ist, in solchen Fällen zu entscheiden; 2. wenn jeder Hebamme beym Unterricht sowohl als bey ihrer Beeydigung die genaueste Aufmerksamkeit auf die Geschlechtstheile der neugebornen Kinder eingeschärft wird; 3. wenn ihr befohlen wird, es bey Verlust ihres Amtes sogleich den weltlichen oder geistlichen Ortsvorstehern zu melden, dass ein Kind mit missgestalteten Schaamgliedern geboren sey; und 4. wenn alsdann einem sachverständigen Arzt oder Wundarzt [...] die genauere Untersuchung der Sache aufgetragen, und ein schriftlicher Bericht des Erfunds nebst seinem Urtheil abgefordert wird.« (Osiander 1795: 474f.)

Mit der Umsetzung der von Osiander und anderen Medizinern erhobenen Forderungen war es aber anscheinend nicht weit her: In der deutschsprachigen medizinischen Literatur (aus dem Gebiet des Heiligen Römischen Reiches Deutscher Nation) finden sich für die zweite Hälfte des 18. Jahrhunderts kaum Fälle dokumentiert, in denen aufgrund einer Beurteilung akademischer Ärzte eine Geschlechts(neu)zuweisung eines lebenden Neugeborenen oder Kleinkinds vorgenommen wurde. Dabei ist es höchst unwahrscheinlich, dass solche Vorkommnisse nicht publiziert wurden, denn üblicherweise wurden auch weitaus banalere Fälle von Hermaphroditismus, die Mediziner zu Gesicht bekamen oder auch nur vom Hörensagen kannten, veröffentlicht. Eine der raren ärztlichen Untersuchungen eines (lebenden) hermaphroditischen Kleinkinds erfolgte im Juli 1795 an der Universität Göttingen durch Heinrich August Wrisberg (1739-1808) und Osiander. Selbst in diesem Fall war allerdings die Geschlechtszuweisung bei Geburt erfolgt, ohne dass ein Mediziner hinzugezogen worden war. Die Begutachtung im Alter von fast drei Jahren wurde auch nicht durch die Eltern oder die Hebamme veranlasst. Vielmehr wurde sie durch Wrisberg initiiert, der Gerüchte über den Hermaphroditismus des Kindes vernommen hatte. Infolge der ärztlichen Untersuchung erhielt das Kind einen männlichen Vornamen.[71] Einen weiteren Fall zweifelhaften Geschlechtes eines dreijährigen Kindes, das als Junge aufwuchs, untersuchte Haller. Doch bestätigte sein Urteil bloß die bereits erfolgte Geschlechtszuweisung, so dass offen bleiben muss, welche Folgen eine anderslautende Beurteilung gehabt hätte (Haller 1751/52: 5; Kästner 1752: 23). Osiander berichtete außerdem, dass er einen Hermaphroditen besichtigt habe, der von einer Hebamme bei Geburt dem weiblichen Geschlecht zugewiesenen worden war, jedoch im Alter von 15 Jahren den männlichen Geschlechtsstatus angenommen hatte. Osiander lernte ihn erst im Erwachsenenalter kennen, als er sich wegen eines schmerzhaft eingeklemmten Bruchs untersuchen ließ. In Bezug auf die Geschlechtszuordnung blieb dem Arzt nur, die Entscheidung für den männlichen Geschlechtsstatus, die der Hermaphrodit selbständig getroffen hatte, gegenüber seinen Lesern als wissenschaftlich begründet darzustellen (Osiander 1795: 465f.).

Sowohl dieser Fall als auch der des dreijährigen, gemeinsam mit Wrisberg begutachteten Kindes dienten Osiander dazu, den Hebammen Fähigkeiten in Fragen des Hermaphroditismus abzusprechen, da sie »weder nöthige Kenntnisse dazu besizen, noch zu theuerst in natürlichen Fällen die erforderliche Aufmerksamkeit darauf richten.« (Ebd.: 462f.) Die ärztliche Hebammen-Kritik hatte nicht nur an der Universität Göttingen Tradition. In Göttingen war 1751 für Johann

71 Wrisberg stellte am 17. Oktober 1795 in einer Sitzung der *Königlichen Gesellschaft der Wissenschaften zu Göttingen* diesen Fall vor. Darüber erschien ein Bericht im *Magazin für das Neueste aus der Physik und Naturgeschichte*, der über die näheren Umstände des Falls Auskunft gibt. Nach diesem Bericht war das Kind 1792 in Goßlar geboren worden. Es wurde auf den Namen Johanne Marie Christiane Lentge getauft. Gerüchte verbreiteten sich, dass das Kind ein Zwitter sei. Wrisberg erhielt davon Nachricht und ließ die Eltern das Kind nach Göttingen bringen. Die ärztliche Untersuchung, vorgenommen im Kreise der Zuhörer von Wrisbergs Vorlesungen, stellte Hoden im allerdings gespaltenen Hodensack fest, außerdem »eine wahre männliche Ruthe, nur etwas kleiner als gewöhnlich« und mit der Harnröhrenmündung unterhalb des Penis, verborgen in einer Spalte (Anonym nach Wrisberg 1796: 150f.). Der Bericht fuhr fort, eine nähere Untersuchung der in der Spalte vorfindlichen Öffnungen durch eine Sonde sei aufgrund der großen Unruhe des Kindes nicht möglich gewesen, weshalb auch die Vermutung, es könne eine Gebärmutter vorhanden sein und das Kind als einen »wahren Hermaphroditen qualificiren«, weder belegt noch abgewiesen werden konnte: Darüber könne »blos eine Untersuchung nach dem Tode dieses Kindes Licht verbreiten.« (Ebd.: 152) Da andererseits die »männliche Beschaffenheit des Kindes zu deutlich ins Auge« gestochen habe, sei das Kind in Johann Christian Lentge umbenannt worden (ebd.: 153; Osiander 1795: 467f.).

Georg Roederer (1726-1763) der erste Lehrstuhl für Geburtshilfe des deutschen Sprachraums eingerichtet worden. Sein Nachfolger Wrisberg bekleidete den Lehrstuhl bis 1785 (Hakemeyer/Keding 1986: 74).[72] Für Osiander, den vierten Lehrstuhlinhaber, ging es einerseits sicherlich darum, die Berechtigung des noch jungen Faches gegenüber der Konkurrenz der Hebammen unter Beweis zu stellen.[73] Das – im Verlauf des 18. Jahrhunderts immer erfolgreicher werdende – Bestreben der Ärzteschaft war, das Hebammenwesen der wissenschaftlichen Geburtshilfe unterzuordnen.[74] Andererseits unterstützte Osiander mit seiner Kritik auch die standespolitischen Bemühungen der noch unzureichend etablierten Gerichtsmedizin,[75] mit der die Göttinger Geburtshilfelehrer von Beginn an eng zusammengearbeitet hatten (Fischer-Homberger 1983: 65f.): Gerichtsmediziner bemühten sich seit der Frühen Neuzeit darum, den traditionellen Einfluss der Hebammen als von der Obrigkeit und den Gerichten eingesetzte Sachverständige zurückzudrängen.[76] Sie sprachen den Hebammen ab, bei Eheannulierungsklagen

72 Wrisberg besaß – wie auch Osiander ab 1805 – den Titel eines Hannoverschen Hofrats.

73 1768 erschien das erste deutschsprachige Lehrbuch der Geburtshilfe, das nicht ausschließlich für den Hebammenunterricht verfasst war; etwa zehn Jahre später wurden erste ärztliche Fachzeitschriften für Geburtshilfe gegründet (Ludwig 1986: 357ff.). Allmählich bildete sich ein spezifisches Interesse am weiblichen Körper und seinen Krankheiten heraus, das schließlich im 19. Jahrhundert zur Entstehung der Gynäkologie führte.

74 Im 17. und 18. Jahrhundert wurden zunehmend städtische und landesherrliche Hebammenordnungen erlassen. Diese wurden zum Großteil von Ärzten verfasst (Flügge 2003: 26; Labouvie 2001). Unterricht, Prüfung und Aufsicht der Hebammen durch Ärzte wurden damit nach und nach zur Pflicht. Vereinzelt erfolgten im 18. Jahrhundert Unterweisungen für Hebammen an Universitäten. Im gleichen Zeitraum entstanden erste Lehrbücher für Hebammen, an deren Erstellung allerdings z.T. auch Hebammen mitwirkten (Hakemeyer/Keding 1986: 63 & 66).

75 Vorlesungen zur Gerichtlichen Medizin wurden zwar schon seit dem frühen 18. Jahrhundert gehalten, doch gab es noch kein ausschließlich auf gerichtsmedizinische Fragen spezialisiertes ärztliches Tätigkeitsprofil (Fischer-Homberger 1983: 89). Zumeist befassten sich Stadt- oder Landphysici mit medizinisch-gerichtlichen Gutachten (Wahrig 2003: 47).

76 Das gängige Strafrecht, sofern es weiterhin auf der *Carolina* beruhte, sprach nicht etwa akademische Mediziner als Sachverständige in Gerichtsfällen bevorzugt an. Hingegen wird fälschlicherweise in der Fachgeschichte der Gerichts- bzw. Rechtsmedizin behauptet, in der 1532 erlassenen *Carolina* sei erstmals der Gerichtlichen Medizin »gebührender Platz eingeräumt« worden: So sei dort verfügt worden, Mediziner für »den kriminellen Abort und die Unfruchtbarmachung, für Mord, Totschlag und Körperverletzung mit Todesfolge, für den ärztlichen Kunstfehler mit Todesfolge und die Leichenschau gewaltsam Getöteter«, ferner für »die Schuldfähigkeit Jugendlicher oder Geisteskranker« zur Begutachtung heranzuziehen (Mallach 1996: 15). Doch diese Angaben, die nahe legen, dass mit solchen Gutachten studierte Ärzte betraut wurden, halten der Überprüfung nicht stand. In der *Carolina* wurde nur in drei Paragraphen überhaupt das Sachverständigenurteil von Ärzten gefordert: § 134 ordnete die Beurteilung ärztlicher Kunstfehler durch andere Mediziner an und in den §§ 147 und 149 wurde in Bezug auf gewaltsame Todesfälle eine

und bei strafrechtlich relevanten Fragen bezüglich Schwangerschaft, Abort und Kindsmord neutral und sachverständig zu urteilen. Auf diese Weise suchten sie gegenüber der Obrigkeit und Gerichten die praktische Kompetenz der akademisch ausgebildeten Mediziner hervorzuheben und ihren Zuständigkeitsbereich auszuweiten. Allerdings folgte das Rechtswesen diesen Ansprüchen nur bedingt (ebd.: 55-68).

Die Problematisierung der irrtümlichen Geschlechtszuweisung und die Behauptung, dass zur Vermeidung solcher Fehler medizinischer Sachverstand vonnöten sei, verfolgte also standespolitische Intentionen. Darüber hinaus hatte dies auch gesellschaftliche bzw. geschlechterpolitische Implikationen. Denn indem akademische Mediziner beanspruchten, die Geschlechtsklassifikation auf wissenschaftlich fundierter Basis vornehmen und kontrollieren zu können, boten sie sich an, zur Regulierung der Geschlechterordnung als eine Art *gatekeeper* beizutragen. Allerdings wurde dieses Angebot der Medikalisierung der Geschlechtsklassifikation während des 18. Jahrhunderts weder von den Gerichten noch von der Obrigkeit systematisch aufgegriffen.[77]

Medizinische Überwachung der Ehe

In Bezug auf die Prüfung der »Ehetüchtigkeit«, d.h. die Fortpflanzungsfähigkeit von Eheleuten, beanspruchte die akademische Medizin grundsätzlich Alleinzuständigkeit. Das galt auch speziell für die Ehetauglichkeit von Zwittern, wie Weber, gestützt auf juristische Kommentare, darlegte:

> »Wenn sich [...] der Zwitter zum einen oder andern Geschlecht entscheidend rechnen darf, so wird ihm allerdings die Heirath erlaubt. Wie nöthig aber in diesem Falle die vorgängige Untersuchung sei, damit Braut und Bräutigam nicht betrogen werden, erhellet von selbst, eben so wie die Nothwendigkeit die Untersuchung von erfahrnen Ärzten vornehmen zu lassen.« (Haller 1782: 219)

Diese Sorge trieb viele Mediziner um: »Dürfen sie heirathen?«, fragte etwa Fahner, um dann abzuraten, »daß eine völlig natürlich beschaffene und gesunde

ärztliche Besichtigung verlangt, wobei hier explizit auch bloß von Wundärzten (die ja nicht akademisch ausgebildet sein mussten) die Rede war. Hingegen waren nach §§ 35 und 36 »verständige Frauen« und »Hebammen« damit zu betrauen, Fälle von vermutetem Abort bzw. Kindsmord zu untersuchen (Carolina 1562). Darüber hinaus wurden Zuständigkeiten von *heilkundigen* Sachverständigen nicht benannt (Fischer-Homberger 1983: 25f.).

77 In der von mir untersuchten Literatur habe ich für das ausgehende 18. Jahrhundert drei Fälle dokumentiert gefunden, in denen sich erwachsene Hermaphroditen einer Untersuchung durch Ärzte unterzogen, um den von ihnen gewünschten Wechsel in den männlichen Geschlechtsstand erreichen zu können. In zwei Fällen geschah dies auf Veranlassung des Pfarrers, an den sich die Betroffenen zuerst gewandt hatten (Schäffler 1801; Stark 1801; Schweickhard 1803).

Person es wagt, sich mit einem Zwitter zu verheirathen […].« (Fahner 1795: 216) Aber auch er sprach sich nicht für ein generelles Heiratsverbot für Zwitter aus, sondern forderte wie Weber eine ärztliche Prüfung der Fortpflanzungsfähigkeit.[78] Die Behauptung, bei Hermaphroditismus sei eine ärztliche Bestätigung der Fortpflanzungsfähigkeit Voraussetzung einer Ehe, wurde auch in Lexika bekräftigt: »Ein Zwitter mag heurathen, wenn durch den Augenschein und Erkenntniß der Arzneyverständigen er dazu tüchtig erachtet worden.« (Allgemeines Lexicon der Künste und Wissenschaften 1767: »Zwitter«)[79] Doch was steckte hinter der – aus Sicht der Mediziner – zwingend erforderlichen ärztlichen Heiratserlaubnis? Wie schon in Bezug auf die Geschlechtszuweisung deutlich wurde, klafften hier ebenfalls Anspruch und Umsetzung weit auseinander. Die Forderung einer ärztlichen Heiratserlaubnis entbehrte einer gesetzlichen Grundlage. Zwar sahen offenbar mehrere bekannte Rechtskommentare ein ärztliches Gutachten für heiratswillige Hermaphroditen vor.[80] Aber auch dies sagte wenig über die Umsetzung aus, zumal eine wichtige Voraussetzung dafür war, dass Obrigkeiten bzw. Kirchengemeinden überhaupt davon Kenntnis hatten, dass eine heiratswillige Person ein Hermaphrodit war. Wenn auch im Geburtsort eine Person als Hermaphrodit bekannt sein mochte, so musste die Kunde davon nicht unbedingt bis in die etwas weiter entfernt liegenden Kirchengemeinden dringen. Das zeigt etwa die Biographie von Catharina Margaretha Linck, der es im frühen 18. Jahrhundert gelang, sich in Halberstadt, ungefähr 100 km entfernt von der Stadt Halle, in der Linck als Mädchen aufgewachsen war, als Mann trauen zu lassen (Steidele 2004).[81] Berichte über konkrete Begutachtungen von Hermaphroditen *vor* einer beabsichtigten Eheschließung, ob nun durch Hebammen oder Ärzte, sind in der deutschsprachigen Literatur des 18. Jahrhunderts jedenfalls äußerst selten zu finden (Fischer-Homberger 1983: 199).[82]

---

78 In ähnlicher Weise sprach sich auch Müller aus (Müller 1796: 318).

79 Hingegen wurde noch drei Jahrzehnte zuvor im *Zedlerschen Lexikon*, gestützt auf einen einflussreichen juristischen Kommentar des 17. Jahrhunderts, dem akademischen Arzt nicht die Alleinzuständigkeit für die Feststellung der Ehetüchtigkeit der Hermaphroditen zugedacht: »Wann solche Personen zu heurathen pflegen, so ihnen nach erwählten Geschlechte gleich andern verstattet werden muß, gehet alle Mahl eine Inspectio des Physici und der geschwornen Kinder-Mutter vorher, die bey ihrer der Obrigkeit zugethanen Pflicht, ihre Meynung davon sagen müssen.« (Zedlersches Lexikon 1735: »Hermaphroditus«).

80 Das ist zumindest dem *Zedlerschen Lexikon* zu entnehmen (Zedlersches Lexikon 1735: »Hermaphroditus«); vgl. dazu Wacke 1989: 885. Gesetzesordnungen enthielten hingegen auch bezüglich der Eheannulierung – anders als die Rechtskommentare – keine gesonderten Ausführungen zu Hermaphroditen. Zum kanonischen Recht vgl. Knopp 1873: 75f.

81 Über einen ähnlichen Fall berichtet Buchholz (Buchholz 1986: 122).

82 Ein solcher seltener Fall war die Untersuchung eines (vermeintlichen) Hermaphroditen, der sich 1794 selbst beim Pfarramt gemeldet hatte, da er bisher (unter dem Namen Anna Barbara M.) als Frau lebte, nun aber eine von ihm geschwängerte Frau zu heiraten wünschte. Er bat um die Erlaubnis, »diese geschwängerte Person

Ebenfalls rar sind Berichte über Hermaphroditen, die aufgrund eines Sachverständigengutachtens im Falle von Eheannullierungs- oder Scheidungsklagen wegen Impotenz entdeckt wurden.[83] Gerichtsgutachten über die Fortpflanzungsfähigkeit im Rahmen solcher Klagen waren aber im Unterschied zu der ärztlichen Heiratserlaubnis rechtlich institutionalisiert: Die *dauerhafte* weibliche oder männliche Impotenz (im engeren Sinne des Fehlens der sogenannten *potentia generandi*, d.h. der Zeugungs- bzw. Fortpflanzungsfähigkeit[84]) gehörte zu den Umständen, welche nach kanonischem Recht (dazu Freisen 1893: 362ff.) wie auch nach Zivilrechtsordnungen (etwa im Codex Maximilianeus Civilis 1756: I, 6, § 8 (6)) eine Ehe als ungültig disqualifizierten und bei entsprechender Klage eines Eheteils die Nichtigerklärung (»Annullierung«) derselben gestatteten.[85] Fragen der *(im-)potentia generandi* und des Zwecks der Ehe beschäftigten seit

---

unter Anlegung männlicher Kleidung und männlichen Characters heirathen zu dürfen [...].« (Schweickhard 1803: 11) Das Karlsruher Ehegericht ordnete an, dass eine Okularinspektion des Hermaphroditen vorzunehmen sei, welche einerseits die Geschlechtszugehörigkeit wie auch die Zeugungsfähigkeit überprüfen sollte. Das Gutachten wurde durch einen Amts-Physikus und einen Amts-Chirurgen erstellt und von Christian Ludwig Schweickhard (zusammen mit einem Hebammen-Meister) geprüft. Schließlich wurden der Geschlechtswechsel und die Ehe gestattet. Siehe auch den Bericht über einen ganz ähnlich gelagerten dänischen Fall in Stark 1799.

83 In einem von Fischer-Homberger angeführten Gerichtsfall wurde der Verdacht auf Hermaphroditismus der Ehefrau durch das ärztliche Gutachten, das auf einen Gebärmuttervorfall erkannte, zurückgewiesen (Fischer-Homberger 1983: 206f.).

84 Im *Zedlerschen Lexikon* findet sich folgende Definition der männlichen Impotenz: »Zum Beyschlaffe wird so wohl die fleischliche Vermischung selbst, als auch die Ergiessung des Saamens erfordert; Fehlet nun eine von diesen Verrichtungen, so muß man den Beyschlaff für untüchtig erkennen.« (Zedlersches Lexikon 1746: »Unvermögen, (männliches)«).

85 In manchen Schriften war im Zusammenhang mit der Fortpflanzungsunfähigkeit auch von Klagen auf »Ehescheidung« die Rede (z.B. Fahner 1800: 150). Der Terminus Ehescheidung rekurrierte im Unterschied zur Annullierung der Ehe darauf, dass eine gültige Ehe getrennt werden sollte, während im andern Fall darauf abgestellt wurde, dass die Eheschließung von vornherein als ungültig anzusehen war. Das Preußische *Allgemeine Landrecht* von 1794 sah in der Tat die Möglichkeit einer Ehescheidung bei dauerhafter Impotenz vor und zwar auch dann, wenn diese nicht bereits vor der Ehe bestanden hatte: »Ein auch während der Ehe erst entstandnes, gänzlich und unheilbares Unvermögen zur Leistung der ehelichen Pflicht, begründet ebenfalls die Scheidung.« (ALR 1794/1862: II, 8 (4), § 696) Dass die dauerhafte Impotenz in Preußen in den Rang eines gesetzlich anerkannten Scheidungsgrundes erhoben wurde, dürfte allerdings im 18. Jahrhundert eine Ausnahme dargestellt haben und zwar auch im Vergleich zu den protestantischen deutschen Territorien, in denen, je nachdem, wie sehr die Konsistorien vom kanonischen Recht Abstand nahmen, ein liberaleres Scheidungsrecht zu finden war als in den katholischen Staaten (Möhle 1997: 20ff.; zum Ehescheidungsrecht des Preußischen ALR Blasius 1987: 27-33). In dieser Studie kann es allerdings nicht geleistet werden, genau nach Eheannullierung und -scheidung zu differenzieren. Der Einfachheit halber verwende ich daher zumeist nur den Terminus Eheannullierung.

Langem das juristische und gerichtsmedizinische Schrifttum. Als wichtigster Ehezweck galt gemeinhin die Fortpflanzung, aber auch die gegenseitige Hilfe und Versorgung der Eheleute sowie die geordnete Befriedigung des Geschlechtstriebs wurden diskutiert (Buchholz 1986: 127f.; Fischer-Homberger 1983: 177 & 181f.).[86] Um eine Ehe annullieren zu können, musste nachgewiesen werden, dass die *impotentia generandi* nicht therapierbar und damit dauerhaft war und bereits vor der Eheschließung bestanden hatte, ohne dass der/die Ehepartner/in davon Kenntnis gehabt hatte.[87] Rechtskommentare sahen vor, dass beschuldigte Ehemänner durch einen Mediziner oder Wundärzte, beschuldigte Ehefrauen durch eine Hebamme auf das tatsächliche Vorliegen der Fortpflanzungsunfähigkeit untersucht werden sollten.[88]

In gerichtsmedizinischen Traktaten des 18. Jahrhunderts diskutierten die Autoren in den Kapiteln zu Impotenz bzw. Unfruchtbarkeit regelmäßig als einen möglichen Ursachenkreis die »Abweichungen von dem natürlichen Baue der Geschlechtstheile« und unter diesen auch die »Zwittergestalt« (z.B. Fahner 1800: 147). Die Ausführungen beinhalteten Hinweise für die begutachtenden Ärzte, bei welchen Missbildungen mit großer Sicherheit *impotentia generandi* bestehe und in welchen Fällen diese fraglich sei. Hermaphroditismus wurde gewöhnlich nicht per se als gleichbedeutend mit Fortpflanzungsunfähigkeit eingestuft. Manche

---

86 Zu letzterem Ehezweck hieß es in einem gerichtsmedizinischen Traktat: »Jeder Mensch, welcher mannbar und gesund ist, fühlt den mächtigen Trieb zur Begattung und Fortpflanzung seines Geschlechts. Da nun aber die zügellose und aussereheliche Fortpflanzung die Ordnung im Staate stört, so muß die eheliche desto mehr begünstigt werden.« (Metzger 1787: § 29: 11) Im *Zedlerschen Lexikon* wurden die drei Ehezwecke und ihre Gewichtung folgendermaßen dargelegt: »*Ehestand, Ehe*, ist ein natürlicher Stand, in welchen zwey Personen von unterschiedenem Geschlechte mit einander treten, und sich verbinden, ihre Liebe zu Vermehrung des menschlichen Geschlechts einander alleine zu wiedmen, damit sie die aus solcher Verbindung zu hoffenden Kinder […] und sie so dann zum Nutzen der menschlichen Gesellschafft wohl erziehen können. […] Wenn wir das gantze menschliche Geschlechte überhaupt ansehen, so ist es desselben Schuldigkeit, sich zulänglich fortzupflantzen. Gott und die Natur machen nichts umsonst. […] Nächst diesem Endzwecke werden auch noch andre angeführet, so wohl die Stillungen derer Begierden, und das damit verbundene Vergnügen, als die gesellige Beyhülffe derer Ehe-Gatten […]. Daß beydes keine eigentliche Endzwecke des Ehestandes sind, erhellet daher, weil dieselben auch ausser dem Ehestande können erlanget werden.« (Zedlersches Lexikon 1734: »Ehestand, Ehe«) 1794 hielt dann allerdings das Preußische *Allgemeine Landrecht* ausdrücklich neben dem »Hauptzweck« der »Erzeugung und Erziehung der Kinder« als weiteren legalen Zweck der Ehe fest: »Auch zur wechselseitigen Unterstützung allein kann eine gültige Ehe geschlossen werden.« (ALR 1794/1862: II, 1, § 2).

87 Nicht alle juristischen Kommentatoren waren sich darin einig, ob diese Unkenntnis hinsichtlich der Zeugungsunfähigkeit des/r Ehegatten/in tatsächlich erforderlich war, um auf Annullierung der Ehe zu erkennen (Knopp 1873: 73f.).

88 Vgl. die entsprechenden Ausführungen und Quellenangaben im Zedlerschen Lexikon 1746: »Unvermögen, (männliches)«; über einige Gerichtsfälle berichtet Fischer-Homberger 1983: 189-209.

Ärzte argumentierten, die Abweichung der Genitalien könne chirurgisch beseitigt und damit eine dauerhafte *impotentia generandi* abgewendet werden. In dieser Hinsicht wurde für verschiedene sogenannte Missbildungen der Genitalien, insbesondere für die Hypospadie und die »Verwachsung der Mutterscheide«, die chirurgische Beseitigung erwogen, um Eheannullierungen zu vermeiden (z.B. Chirurgisches Lexicon 1773: »Hypospadie«; Haller 1782: 215).[89]

Chirurgische Beseitigung von »Ehehindernissen«

Abhandlungen zur Frage des Fortpflanzungsunvermögens taxierten auch die vergrößerte Klitoris. Fahner hielt diese nicht nur für eine Verführung zur Unzucht zwischen Frauen, sondern auch für ein Hindernis des ehelichen Beischlafs. Daher tue man besser daran, in solchen Fällen eine bestehende Ehe zu trennen (Fahner 1800: 147). Haller setzte dagegen auf die chirurgische Wiederherstellung der *potentia generandi*:

»Auch kann man fragen, ob einem weiblichen Zwitter mit einem großen Kitzler (*Macroclitoris*) der Ehestand zu erlauben ist? Oefter ist zwar dieser Naturfehler ein Hindernis der Liebe, allein ein solches welches nicht immer unüberwindlich ist. Wir finden beim Saviard ein Beispiel worinn die Amputation, was zu lang war, mit gutem Erfolge verkürzte.« (Haller 1782: 219)

Offenbar hielten mehrere Ärzte die Klitorisamputation für eine probate Operation, da ihnen die vergrößerte Klitoris als ein überflüssiger und den Beischlaf störender Auswuchs galt (Heister 1743: 197). So beschrieb auch Arnaud Klitorisentfernungen und andere Operationen an den Genitalien als Hilfestellung des Wundarztes für »verunstaltete Personen«, die lediglich dazu dienten, »überflüßige und hinderliche Theile« wegzuschneiden und somit »die Natur zu verbessern«. Die Operationen, behauptete er, seien einfache und ungefährliche Eingriffe (Arnaud de Ronsil 1777: 3; vgl. auch S. 94 & 107).[90] Burghart riet indes sogar

89 Fahner gab allerdings gegen die chirurgische Eröffnung der Vagina zu bedenken: »Zwar kann und muß die Operation auch, obgleich mit Vorsicht, versucht werden, aber sie wird oft nicht gründlich helfen, und dann ist die Scheidung auf jeden Fall nöthig und erlaubt.« (Fahner 1800: 150) Als nicht-chirurgische Hilfsmittel zur Dehnung einer nicht völlig zugewachsenen Scheide sah Fahner einerseits den Beischlaf an. Andererseits verwies er auf die Verwendung einer »Maschine zur Erweiterung der weiblichen Geburtstheile«, die von La Motte und Kämpf empfohlen worden sei, und die er darum als »kämpfisches Instrument« bezeichnete (ebd.).

90 Arnauds Schrift und die darin angeführten Zitate aus Werken anderer Mediziner handelten neben Klitorisamputationen hauptsächlich von Scheideneröffnungen, die den Abfluss von Menstruationsblut ermöglichen sollten. Arnaud selbst hatte – im Einverständnis mit »vielen der berühmtesten Wundärzte zu Paris« – eine solche Operation angeblich erfolgreich vorgenommen (Arnaud de Ronsil 1777: 23f.). In einem Chirurgie-Lehrbuch des Pariser Arztes Pierre Dionis (ca. 1643-1718), bei dem Arnaud vermutlich Kurse besucht hatte, finden sich Anweisungen, wie eine

dazu, »das Abschneiden« einer »widernatürlich vergrößerten« Klitoris schon im Kindes- oder Jugendalter vorzunehmen, »zu mahl da nicht sonderliche starcke Blutgefäße, oder ansehnliche Nervenäste zu befürchten gewesen.« (Burghart 1763: 18) Er verglich die Klitorisentfernung mit der Amputation »überflüßiger äußerlicher Gliedmassen« wie etwa eines sechsten Fingers (ebd.).

Die Amputation der Klitoris sollte also einerseits der Herstellung der Beischlaffähigkeit dienen, andererseits hatte sie aber auch die Funktion, »unzüchtiges« Verhalten zu verhindern bzw. zu bestrafen, wie Fontes da Costa anhand einer bekannten englischen Abhandlung über Hermaphroditismus von 1741 gezeigt hat (Fontes da Costa 2004: 137f.). Im *Zedlerschen Lexikon* diskutierte der Autor des Artikels *Geilheit* als Mittel gegen »widernatürliche Geilheit« von Frauen neben Tinkturen, Diäten etc. auch die chirurgische Entfernung der Klitoris und der kleinen Labien (»Nymphen«), da diese bei zu unmäßiger Wollust neigenden Frauen stark vergrößert sein könnten:

»Bey geilen Weibs-Personen siehet man, daß, wenn sie sich ihre Geburts-Theile scharff reiben und jucken, sie dadurch machen, daß selbige grösser werden, und anschwellen. Dieses wiederfähret gemeiniglich der Clitoris, welche offtermahls so dicke und lang wird als ein Männliches Glied [...]. Zu diesen Ende, um die Geilheit zu unterdrucken, rathen einige, daß man so wohl die Clitoris, als die Nymphae ausrotten und wegschneiden soll; Alleine es scheinet, daß dieses Mittel einen zweifelhafften Ausgang gewinnen mögte; Denn da die Venerische Empfindung nicht allein in diesen Theilen angetroffen wird, so wird auch diese Operation, zu Dämpfung der Venus-Lust, nicht hinlänglich seyn [...].« (Zedlersches Lexikon 1735: »Geilheit«)

Zwar meldete der Autor des Lexikonbeitrags auch Zweifel an, ob eine Klitorisamputation den Zweck der »Dämpfung der Venus-Lust« erfülle, doch der Zweck selbst wurde nicht in Frage gestellt: Frauen (bzw. Menschen, die als Frauen lebten) gestand man starkes sexuelles Begehren nicht zu, da dies der Vorstellung dessen, was männliche Wollust auszeichnen sollte, zu nahe kam. Daher musste solche Wollust als therapiebedürftig oder gar strafwürdig dargestellt werden. In der Problematisierung der zu großen Klitoris vermengte sich der Wille zur Kontrolle des ›natürlichen‹ Maßes der weiblichen Lust mit der Sorge um die Fortpflanzung. Beides zielte letztlich auf die (Wieder-)Herstellung und den Erhalt der Ehe als Fortpflanzungsgemeinschaft und war Ausdruck einer rigiden Sexual- und Geschlechterordnung.

---

vergrößerte Klitoris beschnitten werden sollte. Dionis erwähnte in diesem Zusammenhang auch Operationen an Hermaphroditen. Dazu erteilte er den Rat, die »überflüssigen« und »nutzlosen« Genitalpartien zu entfernen (Dionis 1710: 153ff.).

Biopolitische Kontrolle der Hermaphroditen

Die ärztliche Ehetüchtigkeitsprüfung war neben der Medikalisierung der Geschlechtszuweisung kennzeichnend für die sozialregulative Problematisierung uneindeutigen Geschlechts im medizinischen Diskurs der Aufklärungszeit. Ärzte boten sich damit als Experten an, die allein in der Lage seien, den ordentlichen Vollzug von Ehen insbesondere in Hinblick auf die Erfüllung des Fortpflanzungszwecks zu überwachen. Gegebenenfalls, so lautete das umfassende Angebot, könnten sie auch mit Hilfe der Chirurgie eine Ehe retten. Auf diese Weise gedachten die Mediziner ihren Teil zur guten Ordnung der Geschlechter und damit des Staates beizutragen. Metzger umriss in seinem gerichtsmedizinischen Handbuch im Abschnitt *Zweifel über Zeugungsvermögen*, in dem auch der Hermaphroditismus abgehandelt wurde, den biopolitischen Sinn einer ärztlichen Überprüfung der Fortpflanzungsfähigkeit folgendermaßen:

»Es ist nicht allein für eine im Staate giltige und demselben nützliche Ehe nöthig, daß beyde in die Ehe einwilligende Personen gleiches Vermögen und gleiche Neigung zur Zeugung haben; sondern es wird auch anderer Seits dieses Zeugungsvermögen oft gemißbraucht, oder der Besitz desselben ist aus einer oder der andern Ursache irgend einem Zweifel unterworfen.« (Metzger 1799: 336)

Mit dieser Ausrichtung, die hauptsächlich von gerichtsmedizinischer Seite forciert wurde, lagerte sich der Hermaphroditismus-Diskurs an den Diskurs der medizinischen Polizei an. Dieser Diskurs nahm in der Aufklärungszeit als Teil der Konzeptionalisierung einer allgemeinen Polizei, d.h. der gesamten öffentlichen Vorkehrungen zur Ordnung des Gemeinwesens, seinen Aufschwung. Er reflektierte die öffentliche Gesundheitspflege und erarbeitete auf der Grundlage medizinischen Wissens Programme zur Lenkung der BürgerInnen und des Gemeinwesens, die der Verbesserung der Gesundheit und dem qualitativen Wachstum der Bevölkerung dienen sollten, um auf diese Weise Wohlfahrt und Macht des Staates zu stärken (Foucault 1977/2003: 279ff.; Göckenjan 1985: Kap. 3.3; Sohn 2003).[91] Die programmatischen Debatten und Schriften zum Projekt einer medizinischen Polizei, in die auch das prominente Handbuch von Metzger einzureihen ist, stellten einen biopolitischen Diskurs *par excellence* dar. Die Regulierung von Schwanger- und Mutterschaft unter gesundheitlichen Gesichts-

91 Den Begriff der »Medicinischen Policey« verwendete erstmals 1764 der Ulmer Stadtphysikus Wolfgang Thomas Rau (1721-1772). Ab den 1770er Jahren griffen ihn dann auch einige andere Mediziner auf (Eckart 1998: 244). In den 1780er Jahren entstanden zu diesem Gebiet auch spezielle Zeitschriften (Wahrig 2003). Die eigentliche theoretische Grundlegung erfolgte aber 1786 durch das Werk *System einer vollständigen medicinischen Polizei* von Johann Peter Frank (1745-1821). Der Gegenstandsbereich der medizinischen Polizei überschnitt sich mit gerichtsmedizinischen Themen, so auch mit der Diskussion der Ehetauglichkeit (Fischer-Homberger 1983: 95).

punkten war dabei eines der Hauptanliegen der medizinischen Polizei. Es sollte einerseits durch Belehrung und Erziehung, andererseits durch gesetzliche Vorschriften inklusive Strafandrohungen realisiert werden. Es wurde teilweise auch tatsächlich umgesetzt, wie Sabine Toppe dargelegt hat (Toppe 1998). In diesen Kontext gehörte auch die medizinische Sorge um die »Beförderung der Ehen«, insbesondere die »Ehetüchtigkeit« und den ordentlichen Vollzug des ehelichen Beischlafes (Metzger 1787: 11-14). Diese Problemstellung erstreckte sich bis auf den Hermaphroditismus. Indessen wurden die biopolitischen Vorstellungen der Mediziner, den ehelichen Sex sowie die Geschlechtsklassifikation zu kontrollieren, keineswegs Eins-zu-eins umgesetzt. Auf die Bestrebungen zur Medikalisierung der Geschlechterordnung trifft eher zu, was Francisca Loetz den aufklärungsmedizinischen Programmen allgemein beschieden hat, dass sie nämlich nicht annähernd verwirklicht wurden (Loetz 1993).

2.4 »Woher die Zwitter entstünden?« Vorherbestimmung oder Zufall

Ein weiterer Aspekt vertiefte die Diskrepanz zwischen wissenschaftlichem Anspruch und Praxis: Erklärungsansätze zur Entstehung des Hermaphroditismus, die Mediziner der Aufklärungszeit unterbreiteten, ohne sie mit den Diskussionen zur Geschlechtsklassifikation zu verknüpfen. Die Erklärungen der Mediziner zur Frage der Entstehung waren von dem Bemühen gekennzeichnet, den aufklärerischen Ansatz der Integration des Hermaphroditismus in die Gesetze der Natur, insbesondere in das Gesetz des Geschlechtsdimorphismus, umzusetzen. Das wird etwa bei Burghart deutlich: »Woher die Zwitter entstünden?«, fragte er 1763 in seinem Bericht über Drouart, um dann auszuführen:

»Mein Himmel! was hat sich da nicht in der Gelehrsamkeit geändert, was hat die Natur-Wissenschaft, und die Artzneykunst, nicht vor neue Entdeckungen gemacht! Wer wird sich bloß an die Alten halten, welche sich mit Subtilitäten und rauschenden Worten begnügen! Man bedenke doch die Eyerstöcke des weiblichen Geschlechts, und die Saamen-Thierchen bey den Männern! Harvaeus und Leewenhoek haben sich damit unsterblich gemacht. Herrliche Erfindungen! wider welche ich nichts einzuwenden habe! Ob man aber daraus die Entstehung eines Zwitters leichter erklären, oder wahrscheinlicher machen kann, als wenn man Alp und Sterne zu Hülfe nimmt, ist eine Frage, die einen jeden, welchen Einbildung und Vorurtheile nicht den Kopf duselicht machen, selbst beantworten lasse. Die Worte: Es sey ein Zwitter eine *Abweichung von den gewöhnlichen Regeln*, oder ein *Spielwerk der Natur*, sagen weiter nichts, als daß ein *Zwitter*, ein *Zwitter*, mithin nicht so beschaffen sey wie andre leute; Und wenn wir: *Spielwerke der Natur*, das ist Worte sagen hören; so vernehmen wir einen Klang von Sylben, bey denen aber kein vernünftiger Mann das geringste denken kan. [...] Wann werden wir uns doch das schädliche Vorurtheil abgewöhnen, dass, wenn wir ein paar ungebräuchliche Wörter erdacht, [...] wir uns, und die leichtgläubig Welt überreden, als wenn wir die Würkungen der Natur biß auf ihre geheimsten Verrichtungen und innersten Triebfedern ausspioniert hätten? [...] Wie groß und viel ist dasjenige was man nicht weiß.« (Burghart 1763: 24)

Die Botschaft dieser Polemik gegen die »Alten« war also, dass die Frage der Ursachen bislang nicht zufriedenstellend beantwortet sei. Allerdings ignorierte Burghart die zeitgenössische Debatte um zwei konkurrierende Erklärungsansätze der Entstehung von sogenannten Missgeburten und damit auch von Hermaphroditen: Dabei handelte es sich einerseits um die sogenannte Präformationslehre, die von der göttlichen Vorherbestimmung monströser Keime ausging, und andererseits um Theorien, welche im Gegenteil die Missgeburten auf akzidentielle, d.h. zufällige bzw. nicht zum Wesen der Zeugung gehörende, Ursachen zurückführten (Encyclopédie 1765: »Monstre«).[92] Zu der Zeit, als Burgharts Schrift erschien, entzündete sich zudem eine Diskussion über eine neue Theorie, die Theorie der Epigenese. Davon hatte Burghart aber offenbar keine Kenntnis. Immerhin machte er deutlich, dass er den Hermaphroditismus als eine bloße Abweichung vom Gewöhnlichen betrachtete, für die es eine naturgesetzliche Erklärung geben musste.

Modellfunktion der Monstrositäten für Zeugungs- und Bildungstheorien

Hinsichtlich der Einordnung der Hermaphroditen – wie auch aller anderer sogenannter Missgeburten – in die naturgesetzlichen Abläufe waren sich die Mediziner des 18. Jahrhunderts einig.[93] So fand selbst in Schriften, die den Begriff der Monstrosität weiterhin verwendeten, gegenüber dem Gebrauch des Ausdrucks im 15. und 16. Jahrhundert eine klare Bedeutungsverschiebung statt, die Michael Hagner als »Verabschiedung der Singularität des Monsters« charakterisiert hat (Hagner 1995: 97). Eine naturgesetzliche Erklärung der Monstrositäten zu finden, stellte zugleich einen Prüfstein für die behauptete Allgemeingültigkeit solcher Gesetze dar: Die Unregelmäßigkeit der Bildung des Körpers musste demnach als regulärer Effekt einer abweichenden Determinierung, die ihrerseits naturgesetzliche Ursachen hatte, erklärt werden. Auf dieser Basis war nun die Frage der Entstehung von Missgeburten kein Nebenschauplatz der Erforschung der regulären Bildungen, sondern ein geradezu prädestinierter Forschungs-

92 Vgl. dazu Moscoso 1995: 69ff.; Hagner 1995: 84ff.

93 Siehe z.B. Haller 1782: 203ff.; Fahner 1795: 207f.; Müller 1796: 310f.; Osiander 1799: 259. Im Artikel *Natürlich, Naturalis* des *Allgemeinen Lexicon der Künste und Wissenschaften* hieß es: »Insgemein heißt *natürlich* alles, was nach dem ordentlichen und allgemeinen Laufe der Natur gethan wird. Nach dieser Bedeutung ist der Untergang der Körper eben so natürlich, als ihre Erzeugung, [...] Misgeburten nicht weniger als wohlgeschaffene Körper.« (Allgemeines Lexicon der Künste und Wissenschaften 1767: »Natürlich, Naturalis«).

gegenstand. »Vielleicht ist auch der monströse Bau von Körpern nicht gar ohne Nutzen«, schrieb Weber und zitierte zustimmend einen Autor namens Klinkoph, der gesagt habe,

> »daß die Kenntnis dieser Arten von Körpern den Schleier in etwas hinwegziehen werde [...], welchen sich die Natur übergeworfen habe, um das Generationsgeschäfte vor uns zu verhüllen. Und obschon, so fährt er [Klinkoph] fort, so sehr von der gewöhnlichen Bildung abweichende Körper, in Vergleichung mit natürlich gebildeten, minder nützlich scheinen, so liege doch in ihnen ein Saame von Kenntnissen und Wahrheiten verborgen, welcher sich aus regelmäßiger beschaffenen Körpern nicht herausbringen lasse.« (Haller 1782: 201f.)

Von den Besonderheiten der Monstrositäten bzw. Missgeburten sollte sich einerseits *ex negativo* auf die reguläre Anatomie und Physiologie, andererseits auf dem Regulären *und* dem Abweichenden übergeordnete Bildungsgesetze schließen lassen. Im Verlauf des 17. und 18. Jahrhunderts wurden somit Monstrositäten zunehmend als Modellobjekte für anatomische und physiologische sowie insbesondere für embryologische Untersuchungen interessant. Mit ihrer Hilfe wurden Fragen zu Zeugungsvorgängen, zur Lebensentstehung und Entwicklung erörtert. Daher spielten sie eine wichtige Rolle für die sich etablierenden Lebenswissenschaften (Park/Daston 1981: 51f.; Hagner 1995: 76; Moscoso 1995: 71f.).

Während die frühere Monster- und Wunder-Literatur darum bemüht war, Informationen der verschiedensten Art zusammenzutragen, ohne die Authentizität oder die Verlässlichkeit der Quellen zu hinterfragen, ging es nun im Gegenteil darum, den Realitätsgehalt von Observationsberichten über sogenannte Missgeburten verbürgen zu können, und damit eine Grenze zwischen Fakten und Gerüchten zu ziehen. Hier kamen die Forderungen des Bacon'schen Empirismus zum Tragen, angefangen von der wissenschaftlichen Legitimierung des Berichtenden über die Aufbietung glaubwürdiger Zeugen bis hin zu der Anstrengung, jeglichen Anschein des Wunderbaren durch rational klingende Erklärungen zu vermeiden (Park/Daston 1981: 45; Moscoso 1998: 356). In eben dieser Weise wurden auch Beobachtungen von Hermaphroditen präsentiert.[94] Damit ging auch ein Wandel der Klassifikationssysteme der Monstrositäten einher: Nach Javier Moscoso teilten die gebräuchlichsten Systeme die Monstrositäten danach ein, ob sie einen »Exzess«, einen »Mangel« oder eine »falsche Lage« einzelner Körperteile aufwiesen. Hinzu kam aber auch eine implizite Typisierung nach der Gewöhnlichkeit ihres Auftretens, die mit der Sammeltätigkeit im Zusammenhang stand, die um die Monstrositäten entfaltet worden war: Je mehr sich die einschlägigen Beobachtungen häuften, so Moscoso, desto entschiedener wurden die

94 Zur Literatur des Heiligen Römischen Reichs aus der zweiten Hälfte des 17. Jahrhunderts vgl. Krämer 2007.

Monstrositäten dem Regulären angenähert (ebd.: 358-362). Derart wurden die Monstrositäten, geordnet nach ihrem Seltenheitswert bzw. der Häufigkeit ihres Auftretens, zu immanenten Abstufungen des Regulären und markierten nicht länger dessen äußere Grenze.

Die neue epistemologische Bedeutung der Monstrositäten und ihre Modellfunktion für Zeugungs- und Bildungstheorien zeichneten sich nach und nach auch im Hermaphroditismus-Diskurs ab. Darlegungen zu den Ursachen zwittriger Geburten waren Teil der wissenschaftlichen Debatte über die Lebensentstehung und Entwicklung im 18. Jahrhundert. Allerdings waren solche Darlegungen in den deutschsprachigen Publikationen des 18. Jahrhunderts rar gesät. Vor allem verzichteten die Mediziner zumeist darauf, eine spezielle, von der allgemeinen Erklärung der Missgeburten gesonderte Abhandlung zur Entstehung des Hermaphroditismus vorzulegen. Die vereinzelt doch vorzufindenden Erklärungsansätze zum Hermaphroditismus bildeten immerhin das gesamte Spektrum der im 18. Jahrhundert diskutierten Zeugungs- und Entwicklungstheorien ab, wie im Folgenden deutlich werden wird. Um diese Ansätze verständlich zu machen, wird es allerdings notwendig sein, immer wieder auf die Erörterungen zu den sogenannten Missgeburten im Allgemeinen einzugehen.

Präformation und Akzidenz

In *Albrechts von Haller Vorlesungen über die gerichtliche Arzneiwissenschaft* fügte der Übersetzer und Kommentator Weber einen Abschnitt *Ueber den Ursprung der Zwitter* ein. Darin verwarf er frühneuzeitliche Erklärungsansätze wie etwa denjenigen, dass Hermaphroditismus durch einen Gleichstand im Kräftemessen von männlichem und weiblichem Samen verursacht sei. Stattdessen propagierte er die These, dass wie bei anderen »Misgeburten [...] so auch bei den Zwittern eine natürliche Anlage zu der also modificirten Bildung schon im Eye des Weibes vorhanden seyn [müsse], welche Meinung alle zufälligen Entstehungsursachen ausschließt.« (Haller 1782: 212)[95] Haller selbst hatte sich über die

95 Weber zitierte in diesem Zusammenhang über mehrere Seiten hinweg die Beobachtung eines anderen Autors, »Heumann« genannt (gemeint war der Mediziner Georg Heuermann), zum gehäuften Vorkommen von Hermaphroditismus in ein und derselben Familie. In dieser Familie seien allein die männlichen Mitglieder betroffen gewesen, zugleich sei aber die Abweichung über die weibliche Linie fortgepflanzt worden. Heuermann habe dies als Beleg dafür eingeordnet, »daß das zweite [d.h. das weibliche] Geschlecht eben so wohl, wie das männliche, zur Bildung der Kinder etwas beitrage«, insofern die Neigung »der Mutter bei der Begattung« größer als die des Mannes gewesen sein müsse (Haller 1782: 223f.). Dies lässt darauf schließen, dass Heuermann seine Beobachtung als Beweis der – auf antiken Lehren fußenden – Zwei-Samen-Theorie mobilisierte, nach der Frauen ebenso wie Männer mit ihrem »Samen« zur Zeugung beitragen. Zumindest findet sich im vierten Teil des *Physiologie*-Traktats des dänischen Mediziners eine Passage, aus der klar hervorgeht, dass er die Zwei-Samen-Theorie vertrat und diese auch zur Erklärung der Entstehung von Hermaphroditen heranzog (Heuermann 1755: 276ff.

Entstehung der Monstrositäten nur allgemein geäußert. Er grenzte sich gegen das »System der zufälligen Entstehung (*Systema accidentium*)« ab und trat stattdessen für ein »System der ursprünglichen Bildung (*Systema monstrorum primigeniorum*)« ein: Nicht »blinder Zufall«, sondern eine »höhere Weisheit« bewirke, dass die Missbildung bereits in der »ersten Anlage von diesen Theilen« gegeben sei. Allerdings räumte er ein, »daß gewaltsam vor sich gehende Veränderungen Misgeburten erzeugen können«, doch sei dies für die meisten der Fälle keine ausreichende Erklärung (ebd.: 193 & 197f.).[96] Diese Ansicht übernahm Fahner in dem Kapitel *Von den Mißgeburten und Ungestalten* seines gerichtsmedizinischen Traktats (Fahner 1795: 220). Haller, Weber und Fahner gaben sich damit als Anhänger der Präformationslehre zu erkennen (und zwar der ovulistischen Variante; Müller-Sievers 1993: 38-42).

Nach der Präformationslehre, die in der ersten Hälfte des 18. Jahrhunderts im Vergleich zu Akzidenz-Theorien vorherrschte, wurden durch die Empfängnis bloß die von Gott vorherbestimmten Keime zum Leben erweckt. Man stellte sich vor, dass im Keim der organisierte Körper in Miniaturform vorhanden sei, der wiederum selbst Keime in sich trage u. s. f. (Jahn 1998b: 256). Die Präformationslehre fügte sich in die vorherrschenden religiösen Überzeugungen ein. Solche Überzeugungen äußerten sich bei vielen Naturforschern, wie die Biologiehistorikerin Ilse Jahn ausführt,

> »zumeist in der Form des ›*Deismus*‹, der einen Schöpfergott bekannte, aber seine Rolle auf die Erschaffung der Welt und ihrer Naturgesetze beschränkte, eine permanente Einwirkung auf Naturprozesse und Menschenwelt aber negierte. In diesem Weltbild spielten Begriffe wie *Providentia* (Vorsehung) und *Zweckmäßigkeit* alles Geschaffenen eine neue Rolle und regten zur Erforschung des göttlichen Weltenplans an. [...] Eine weitere Voraussetzung dieser physikotheologischen Naturforschung war der Glaube an die Unveränderlichkeit der Schöpfung, also ein *statisches Weltbild*, in dem Entwicklungsprozesse mit vorherbestimmter Ziel- und Zwecksetzung (*teleologisch*) erklärt wurden.« (Jahn 1998b: 233)

& 290-297). Weber, der das Heuermann-Zitat unkommentiert ließ, vertrat aber offensichtlich eine präformistische Auffassung. Vermutlich führte er das Zitat nur aufgrund der darin enthaltenen interessanten Beobachtung Heuermanns und nicht wegen dessen Ausführungen zur Zeugungstheorie an. Die Zwei-Samen-Theorie wurde – außer von Heuermann – im Zusammenhang mit dem Hermaphroditismus in der zweiten Hälfte des 18. Jahrhunderts von Autoren des deutschen Sprachraums nicht vertreten. In der *Deutschen Encyclopäide* hieß es 1783 im Artikel *Erzeugung* zu dieser Theorie, dass sie empirisch nicht bestätigt worden sei, da man »in den Eierstöcken nichts von einer saamenähnlichen Feuchtigkeit« habe nachweisen können (Deutsche Encyclopädie 1783: »Erzeugung«).

96 Haller schränkte allerdings, wie Hagner gezeigt hat, seine präformistische Grundthese in Anbetracht bestimmter Formen von Missbildungen immer weiter ein, so dass daraus eine uneinheitliche Erklärung der verschiedenen (Unter-)Klassen der Monstrositäten resultierte (Hagner 1995: 85f.).

Die Präformationstheorie existierte in zwei Varianten: Die ovulistische ging davon aus, dass die weiblichen Keimstoffe die ›eingeschachtelten Lebewesen berge, die animalculistische Version schrieb diese Rolle dem (männlichen) Samen zu. Der Ovulismus besaß im 18. Jahrhundert die größere Anhängerschaft (Uschmann 1955: 12-16).[97] Die präformistische Theorie der »Saamenthierchen«, so erläuterte der Autor des Artikels *Erzeugung* der *Deutschen Encyclopädie*, sei inakzeptabel, »da diese Thierchen [...] so zahlreich sind, daß [...] es eine große Verschwendung der Natur seyn würde, bey einem Beyschlaf nur ein einziges Thierchen zur Entwicklung der Frucht in das Ey eindringen, und Millionen andere zu Grunde gehen zu lassen [...].« (Deutsche Encyclopädie 1783: »Erzeugung«) Die ovulistische Variante der Präformationstheorie stellte er folgendermaßen dar:

»Nach dieser Theorie nimmt man an, daß in dem rohen Stoff nicht erst ein Theil nach dem andern gebildet werde, sondern er schon den ganzen Keim in sich enthalte, und daß alle Keime der organisirten Körper in den Vorfahren bis zur ersten Schöpfung gleichsam eingeschachtelt, und in einem unthätigen Schlaf gelegen, bey der Befruchtung aber durch den Reiz des männlichen Saamens belebt nach und nach zu ihrer Entwicklung kämen.« (Ebd.)[98]

Über die Prozesse nach der Empfängnis informierte der Artikel *Frucht* desselben Lexikons: Das neue Lebewesen, das aufgrund seiner »Durchsichtigkeit, Feinheit und Flüssigkeit« zunächst noch »unsichtbar« sei, erhalte nach seiner Belebung allmählich »durch mehrere Vergrößerung, Entwicklung und Erhaltung eines größeren Zusammenhangs« eine »grössere Dichtigkeit« und werde schließlich »sichtbar« (Deutsche Encyclopädie 1785: »Frucht«). Unter Lebensentstehung und Entwicklung wurde somit im Wesentlichen ein Vorgang der »Auseinanderfaltung und Vergrößerung« des bei der Schöpfung präformierten Keimes verstanden (Jahn 1998b: 257 & 269, Fn. 1).

Während also Haller, Weber und Fahner meinten, dass (zwittrige) Missgeburten gottgegeben seien, drehten Vertreter einer akzidentiellen Entstehung die Argumentation der Präformisten um. Nach ihrer Lesart konnte bei den höheren

---

97 Zum Beispiel wurde im *Curiösen und realen Natur-, Kunst-, Berg-, Gewerck- und Handlungs-Lexicon* ... in der Neuauflage von 1776 konstatiert: »Heutiges Tages sind die Samenthierchen wieder etwas aus der Mode gekommen, und die mehresten nehmen die Befruchtung des Eyes an.« (Hübners Naturlexicon 1776: »Empfängnis«).

98 Den animalculistischen Standpunkt der Präformationslehre vertrat prominent der Philosoph und Mathematiker Gottfried Wilhelm Leibniz (1646-1716) (Uschmann 1955: 14f.). Er schrieb, dass die »Zeugung« nichts anderes als »eine Art von Auseinanderfaltung und Vergrößerung« sei und zeigte sich überzeugt, »daß die Tiere keineswegs erst in dem Zeitpunkt, den man gewöhnlich als den Anfang ihres Daseins ansieht, wirklich entstehen, daß vielmehr die Samentiere oder die beseelten Samen schon seit Anfang der Dinge bestanden haben.« (Leibniz 1702/1966: 53ff.).

Tieren und dem Menschen allein der Geschlechtsdimorphismus als Gotteswerk gelten: Gott könne nicht so etwas Unvollkommenes wie Hermaphroditen geschaffen haben. Daher könne der Hermaphroditismus nur akzidentiell verursacht sein. Für Menschen, so argumentierte 1741 der Londoner Mediziner James Parsons (1705-1770), ein Mitglied der *Royal Society*, gelte das strikte Naturgesetz, »to posses but a single Sex.« Dieses Naturgesetz könne niemals abweichen

»from what it always was or be alter'd by any new Decree of the Divine Will, whose Decrees are already fix'd and unchangeable; our single Natures being sufficient to preserve the human Race, in a successive Series [...]. If it be objected that it happens not to human Nature through any Necessity, but only from a Lusus of Nature; I answer, that no such Lusus can happen, and it will be very evident, if we only reflect a little upon the Nature of Generation [...], one Principle will be sufficient to our Purpose here, which is, that the Rudiments or Parts of all Animals whatsoever are already form'd in the Ovum, and that nothing can be produced by the Males, but a Juice capable of giving Motion, Explication, and Extension to those Parts, and that since we know the common Standard of Nature in human Bodies is, that there should be but one Sex in one Body, it is impossible that there should be the lest Imperfection in the Rudiments of any one of the Ova, since they were implanted in Females from the Beginning of Time, by the Almighty *Fiat*, and were under the Restriction of the Law, with respect to the being of only one Sex in one Body [...]. And therefore, whensoever the Parts of both Sexes are seen distinct in any Subject, they are not in the same, but in different Bodies preternaturally join'd and coalesced together in the Uterus, by Compression, Heat, Inflammation, or some other such Accident [...].« (Parsons 1741: 4ff.)

Eine solche Position findet sich nun allerdings in der von mir untersuchten deutschsprachigen Literatur der zweiten Hälfte des 18. Jahrhunderts nicht in dieser Deutlichkeit vertreten. Delius zählte nur einfach eine Reihe akzidentieller Entstehungsmöglichkeiten des Hermaphroditismus auf:

»Ausser dem vermuthlichen Versehen der Mutter, und der, auch wider ihren Willen, geschehenen Wirkung der Einbildungs Kraft auf das Kind, ist es möglich, daß ein Zufall, gleich bey dem Anfange seiner Formation dazu Gelegenheit gegeben habe. Was aber für einer, das weiß ich nicht. Vermuthlich aber, ein ähnlicher, welcher andere Abweichungen von der gewöhnlichen Structur thierischer Körper hervor bringt [...].« (Delius 1765: 405)

Auch Osiander ging davon aus, dass hermaphroditische Bildungen auf akzidentielle Ursachen zurückzuführen seien, nämlich auf äußere Einwirkungen und zufällige Krankheiten. Er schrieb, dass das gehäufte Vorkommen bestimmter Formen von »scheinbarer Hermaphrodisie« in einigen Familien oder Gegenden auf »gewisse gleichwirkende Ursachen« schließen lasse, »welche die Frucht im Mutterleibe [...] verunstalten«. Solche Ursachen würden sich in den Besonderheiten der »Sitten und der Lebensart solcher Gegenden und Familien« finden

(Osiander 1799: 264). Entsprechend stellte er Mutmaßungen über die Entstehung der »widernatürlichen Spaltung« männlicher Genitalien an:

»Diese Spaltungen nun geschehen ohne Zweifel sehr frühe in der Schwangerschaft, entweder durch äußere oder innere Ursachen, oder durch beyde zugleich. Unter den äußern Ursachen kann vorzüglich das Auseinandertreten der Füße durch Umschlingungen, oder durch Druk an die Wandungen des Eyes und der Gebärmutter eine solche Spaltung bewirken, und zweytens der Druk der Fersen gegen die Geschlechtstheile; [...] und was einmal gespalten ist, kann denn wegen dem Dazwischentreten des Fruchtwassers so leicht nicht wieder sich vereinigen.« (Ebd.: 265f.)

Auch durch das Tragen von »Schnürbrüsten« über dem schwangeren Leib könne es zu solchen »widernatürlichen Trennungen« kommen. Bei neugeborenen Mädchen könne hingegen ein »kränklicher Zufall« ein »Anschwellen« der Klitoris und der äußeren Labien herbeiführen und so den Anschein einer Zwitterbildung erzeugen (Osiander 1795: 472f.). In der 1770 erschienenen Schrift *Gerichtliche Arzeneygelahrtheit* des Jenaer Medizinprofessors Johann Friedrich Faselius (1721-1767) wurden die Differenzen zwischen Präformationslehre und den Theorien der akzidentiellen Entstehung einfach übergangen.[99] Faselius benannte als Entstehungsgründe »unförmlicher oder ungestalteter Geburten«, zu denen er auch Zwitter rechnete, eine »fehlerhafte Bildung des ersten Urstoffs« – eine Wendung, die der präformistischen Theorie entsprach – sowie zufällige Verletzungen des befruchteten Eies im Mutterleib durch »äußerliche Gewalt oder durch Krankheit«. Schließlich kam er auch auf die »starke Einbildungskraft« der Mutter zu sprechen (Faselius 1770: 18 & 21).

Unter dem »Versehen« verstand man, dass durch die *imaginatio* bzw. die Einbildungskraft der Mutter zum Zeitpunkt der Konzeption oder während der Schwangerschaft reale oder phantasierte Bilder auf das Kind übertragen würden und dessen Gestalt prägten. Die Theorie der *imaginatio* wurde allgemein zur Erklärung von Unähnlichkeiten zwischen Eltern und Kindern herangezogen. Monstrositäten deuteten Naturforscher auf dieser Grundlage als höchsten Grad der Unähnlichkeit mit den Eltern (Fischer-Homberger 1983: 254ff.).[100] Der Lehre

99 Die Schrift wurde erst nach dem Tod von Faselius publiziert und zwar erstmals 1767 in Latein.

100 So hieß es etwa im *Allgemeinen Lexicon der Künste und Wissenschaften* (allerdings ohne ausdrückliche Erwähnung, dass dies auch für den Menschen gelte): »Allein, in Thieren, die lebendig zur Welt kommen, wird die Gestalt verändert, bald durch die Empfindung unter der Empfängniß, bald nachgehends, wenn die Frucht mit der Mutter zusammen wächst. Die erste Anlage im Eye hat in der That keine andere Aehnlichkeit, als mit der Mutter. Das Unähnliche aber kommt nachher von dem Männchen, dessen Unterschiede, dessen heftigem Triebe, der davon mehr oder weniger erweckten und auf das Männchen gerichteten Empfindungs- und Einbildungskraft der Mutter: oder es entsteht aus Dingen, welche die Mutter in den ersten Tagen der Schwängerung empfunden hat.« (Allgemeines Lexicon der Künste und Wissenschaften 1767: »Zeugung der Thiere«).

der *imaginatio* hingen einige namhafte Mediziner des 16. und 17. Jahrhunderts an und auch im 18. Jahrhundert fanden sich noch eine Weile Fürsprecher. Durch den um 1700 von Georg Ernst Stahl (1660-1734) entwickelten »Animismus« – Stahl galt die Seele als immaterielle Ursache der Belebtheit des Organismus und sollte insofern alle Lebensprozesse steuern – erschien die Lehre der *imaginatio* nochmals im neuen Gewande des Psychovitalismus (Jahn 1998b: 234). Haller stellte dazu polemisch fest: »Die Stahlianer mischen, wie in allen physiologischen Lehren, also auch hier die Seele in das Geschäfte, und geben vor, sie seie in den Misgeburten eine kranke Seele, welche, um ihrer Unpässlichkeit willen, die regelmäßigen Theile des Leibes in unregelmäßige verändere.« (Haller 1782: 194)[101] Nachdem die Beobachtung von Ei und Samen in den 1670er Jahren die Diskussion über die Frage der Eltern-Kind-Ähnlichkeit auf die Zeugungsstoffe und deren Zusammenwirken zurückgelenkt hatte, mehrten sich im Verlauf des 18. Jahrhunderts die Kritiken an der *imaginatio*-Lehre. Mediziner griffen schließlich kaum noch auf das Versehen oder eine »kranke Seele« als Erklärung für sogenannte Missbildungen zurück (ebd.: 264f.). In der Hermaphroditismus-Literatur des 18. Jahrhunderts vertraten allerdings, wie gezeigt, noch zwei Autoren die *imaginatio*-Lehre. Das Versehen, ebenso wie die zufällige mechanische oder krankhafte Einwirkung, galt dabei als akzidentielle Ursache, die nicht bereits im Keim angelegt war. Insofern standen sich bis Mitte des 18. Jahrhunderts hauptsächlich zwei Theoriestränge zur Entstehung der Missbildungen resp. des Hermaphroditismus gegenüber, die entweder die ursprüngliche Anlage oder die Akzidenz derselben betonten. Dabei war letzterer Ansatz mit der Präformationslehre nicht unvereinbar, da auch nach diesem die Zeugung insgesamt nicht als Neuentstehung bzw. Neubildung verstanden wurde.

Epigenese

Erst die epigenetische Zeugungstheorie, die in der zweiten Hälfte des 18. Jahrhunderts aufkam, hatte ein Konzept der Neubildung zu bieten. Erste Inspirationen für eine solche Konzeption bot das 1651 erschienene Traktat *De generatione animalium* des englischen Arztes und Anatomen William Harvey (1578-1657). Harvey stellte darin die These auf, dass sich alles Leben aus dem Ei durch allmähliche Differenzierung der organischen Strukturen entwickle. Diese These vermochte sich allerdings seinerzeit nicht durchzusetzen. Mitte des 18. Jahrhunderts wurde sie jedoch von verschiedener Seite wieder aufgenommen (Jahn 1998a: 212 & 1998b: 259ff.). Wegweisend sollte die 1759 auf Latein veröffentlichte Doktorarbeit *Theoria generationis* des Mediziners Caspar Friedrich Wolff (1734-1794) werden, die 1764 auch in deutscher Sprache in einer erweiterten Fassung erschien. Wolff vertrat die Auffassung, dass der Organismus und seine Teile sukzessive durch Neu- und Umbildungen entstehen, statt von Anfang an

101 Vgl. dazu Fischer-Homberger 1983: 261.

vorhanden zu sein. Dies werde durch Naturkräfte bewirkt und bedürfe zur Erklärung nicht des Rückgriffs auf die Allmacht Gottes. Zur Bezeichnung der besonderen Naturkraft, die für die Neubildung und Entwicklung verantwortlich sein sollte, prägte Wolff den Begriff »vis essentialis« (Uschmann 1955). Seine Doktorarbeit stieß zunächst auf wenig Akzeptanz. Insbesondere kritisierte Haller aus präformistischer Sicht die Schriften seines Schülers Wolffs, machte sie dadurch aber gleichzeitig auch bekannt (Jahn 1998b: 266).

Bis zum Ende des 18. Jahrhunderts fanden sich nur vereinzelte Vertreter der Epigenese. Einer davon war Johann Friedrich Blumenbach (1752-1840), ebenfalls Schüler von Haller und Medizinprofessor an der Universität Göttingen seit 1778. Blumenbach formulierte eine eigene epigenetische Theorie, die er u.a. an Beobachtungen und Überlegungen zur Entstehung von Missgeburten sowie speziell auch der Zwittergestaltung darlegte. Seine 1781 veröffentlichte Schrift *Über den Bildungstrieb und das Zeugungsgeschäfte*, deren Grundgedanken bereits ein Jahr zuvor in einem Aufsatz für das *Göttingische Magazin der Wissenschaften und Litteratur* niedergeschrieben worden waren, wurde für die Diskussion über Zeugungstheorien um 1800 sehr wichtig. Blumenbach nahm einen »Bildungstrieb« in jedem lebenden Wesen an, der die wichtigste Ursache der Zeugung und Reproduktion sei. Der Bildungstrieb werde bei der Befruchtung »erregt« und forme dann aus dem »Zeugungssaft« ein neues Geschöpf (Blumenbach 1780: 256). Er stellte dazu die These auf,

> »[d]aß in allen belebten Geschöpfen [...] ein besondrer eingebohrner, lebenslang thätiger würksamer Trieb liegt, ihre bestimmte Gestalt anfangs anzunehmen, dann zu erhalten, und wenn sie ja zerstört worden, wo möglich wieder herzustellen. Ein Trieb, (oder Tendenz oder Bestreben, wie mans nur nennen will) der sowol von den allgemeinen Eigenschaften der Körper überhaupt, als auch von den übrigen eigenthümlichen Kräften der organisirten Körper ins besondre, gänzlich verschieden ist; der eine der ersten Ursachen aller Generation, Nutrition und Reproduction zu seyn scheint, und den ich hier um aller Misdeutung zuvor zu kommen, und um ihn von den andern Naturkräften zu unterscheiden, mit dem Namen des Bildungs-Triebes (*Nisus formativus*) belege.« (Ebd.: 249f.)

Seine These grenzte Blumenbach nicht nur gegen die Präformationstheorie, sondern auch gegen Wolffs *vis essentialis* ab (ebd.: 251). Er argumentierte, ihm gehe es im Unterschied zu Wolff darum, den »allgemeinen großen Antheil«, den der Bildungstrieb »an der Belebung der ganzen Schöpfung hat«, hervorzuheben. So seien »Zeugung, Ernährung und Wiederersetzung im Grunde blosse Modificationen einer und eben derselben Kraft« (ebd.: 252). Jahn hat darauf hingewiesen, dass Blumenbach den Bildungstrieb nicht nach dem allgemeinen physikalischen Gesetz der Anziehung und Abstoßung interpretierte, sondern als eine nur den lebenden Körpern eigentümliche Kraft der Selbstorganisation. Damit habe er »eine neue Tradition der vitalistischen Auffassung« begründet (Jahn 1998b: 269).[102] Daraus ergab sich, so führt Helmut Müller-Sievers fort, auch ein neuartiges Organismusverständnis, demgemäss die einzelnen Teile eines organischen Wesens sich Zug um Zug selbst hervorbringen und zweckmäßig aufeinander abgestimmt sind (Müller-Sievers 1993: 61).

Missbildungen erklärte Blumenbach auf der Grundlage seiner These des Bildungstriebs folgendermaßen: »Die Entstehung der Misgeburten setzt eine sehr forcirte ganz widernatürliche, aber daher auch nie oder nur wunderselten sich fortpflanzende Abweichung des Bildungstriebes voraus.« (Blumenbach 1780: 259) Der Bildungstrieb könne

> »wie jede andre Kraft durch zufällige Ursachen gestört werden, [und] eine abweichende Richtung nehmen [...]. Allein bey einer nähern Beleuchtung ergiebt sich vielmehr daß eine bewundernswürdige Gleichförmigkeit unter den meisten Monstrositäten herrscht, und daß folglich auch die Ursachen, die in diesen Fällen dem Bildungstrieb die falsche Richtung geben und dadurch Monstrositäten hervorbringen, dennoch an sehr bestimmte Gesetze gebunden zu seyn scheinen.« (Ebd.: 257f.)

Blumenbach behauptete also anstelle einer Theorie der Akzidenz oder auch der Präformation, dass eine abweichende Eigengesetzlichkeit des Bildungstriebs verantwortlich für Missgeburten sei. Auf den Hermaphroditismus kam Blumenbach in den späteren, überarbeiteten Ausgaben seiner Abhandlung zu sprechen. In der Ausgabe von 1791 stufte er die »Zwittergestaltungen« im Vergleich zu den eigentlichen »Missgeburten« als eine mildere Form der Abweichung des Bildungstriebs ein: Die »Bildung« nehme bei diesen eine »fremdartige«, statt eine »völlig widernatürliche Richtung« an. Abgesehen von dieser Bemerkung äußerte sich Blumenbach nur kurz und dabei recht allgemein zum Hermaphroditismus (Blumenbach 1791: 110f.).

Außer bei Blumenbach fand die Epigenese-Theorie in der von mir untersuchten Hermaphroditismus-Literatur der Aufklärungszeit keine Erwähnung. Allgemein bekannten sich im 18. Jahrhundert nur wenige Wissenschaftler zu dieser Theorie. Sie sahen sich damit konfrontiert, dass die Epigenese in vielen gelehrten

---

102 Eine solche Kraft den Lebensäußerungen zugrunde zu legen, war für Blumenbach, wie Müller-Sievers in einer vergleichenden Analyse von Immanuel Kants (1724-1804) und Blumenbachs Schriften argumentiert hat, ein Erfordernis der Vernunft. Kants Darlegung der Verstandeskategorien und die Epigenesis-Theorie weisen, so Müller-Sievers, eine große Nähe auf, zumal Kant Blumenbachs Theorie nicht nur explizit würdigte, sondern sogar von einer »Epigenesis der reinen Vernunft« sprach. Die Kant'schen Verstandeskategorien und Blumenbachs Bildungstrieb seien beide – in Abgrenzung zu einer mechanischen, göttlichen oder zufälligen Fremdbestimmung – durch Selbstbestimmung und Eigengesetzlichkeit charakterisiert. Müller-Sievers weist darauf hin, dass sowohl Kant als auch Blumenbach eine empirische Begründung ihrer Theorien kontrainduziert erschien, da sie reklamierten, diese gründeten auf einem »regulativen Prinzip der Vernunft« (Müller-Sievers 1993: 48f. & 58-56; 1997: 152f.).

Kreisen gegen Ende des 18. Jahrhunderts als widerlegt galt. Ein wichtiger Grund dafür waren die Publikationen des italienischen Universalgelehrten und Priesters Lazzaro Spallanzani (1729-1799): Dieser hatte aus seinen Beobachtungen an Froscheiern den Schluss gezogen, dass der einzige Beitrag der Spermien zur Empfängnis darin bestehen würde, mit ihrem flüssigen Teil die im Ei präformierten Keime zu wecken (Jahn 1998b: 268ff.).[103]

Die Akzeptanzschwierigkeiten gegenüber der epigenetischen Theorie offenbarte der Artikel *Erzeugung* der *Deutschen Encyclopädie* von 1783. Der Autor des Beitrags stellte die verschiedenen, seinerzeit gängigen Hypothesen über die »Entstehung der organisirten Körper« vor, wobei er klar die ovulistische Präformationstheorie favorisierte. Das epigenetische »System der Erzeugung« erläuterte er folgendermaßen:

»Nach diesem soll der rohe Grundstoff nach der Befruchtung nach und nach ausgebildet, und die Theile des Körpers, eins nach dem andern geformt werden. Nur in der Bestimmung der Kräfte, durch welche diese Ausbildung geschehen soll, sind die Anhänger dieser Meynung uneinig. Die Spiritualisten nahmen die Seele zum Baumeister ihres Körpers an. [...] Wolf ein strenger Vertheidiger der Epigenese nimmt eine gewisse essentielle Kraft an [...].« (Deutsche Encyclopädie 1783: »Erzeugung«)

Als eine weitere Variante der »Bestimmung der Kräfte« erwähnte der Autor den Bildungstrieb. Dann aber konstatierte er, dass egal in welcher Variante die epigenetische Hypothese nicht zur Erklärung der Lebensentstehung tauge. Nicht nur fehle es ihr an empirischen Beweisen, vielmehr lasse sie auch grundsätzliche Einwände unbeantwortet:

»Ist es wohl glaublich, daß ein so weislich organisirter Körper wie der thierische ist, in welchem alle Theile ihre bestimmte Lage, Lauf, Verbindung u. dgl. haben einem blinden Zusammenlauf, Anziehung der Theile, kurz einer unvernünftigen Kraft zuzuschreiben sey? Würde man nicht weit mehr Mißgeburten und fehlerhafte Strukturen bemerken müssen, als gewöhnlich geschieht?« (Ebd.)

Diese Textpassage offenbarte die Unvereinbarkeit zwischen der epigenetischen Theorie, welche die Selbstorganisation betonte, und dem Glauben an den göttlichen Schöpfungsplan, der von einer transzendent-teleologischen Ordnung der Welt ausging (Hagner 1995: 91f.).

Doch die Erschütterung des transzendent-teleologischen Bezugsrahmens war letztlich nicht aufzuhalten. Um 1800 setzte sich schließlich die epigenetische Auffassung durch. Das spiegelte sich auch in der *Deutschen Encyclopädie* wider: Im Artikel *Körper*, der 1802 und damit rund 20 Jahre nach der Veröffentlichung des Artikels *Erzeugung* erschien (es handelte sich dennoch um dieselbe Auflage

103 In späteren Jahren revidierte Spallanzani seine Theorie allerdings wieder.

des Lexikons), wurde nunmehr die Präformationslehre zugunsten der epigenetischen Theorie Blumenbachs verworfen. Es sei nach dieser Theorie anzunehmen,

> »daß, nachdem die Zeugungsstoffe beyder Geschlechter sich nach der Begattung innigst gemischt und gleichsam zur Reife gediehen sind, ein besonderer lebenslänglich dauernder Trieb rege wird, der Materie eine bestimmte Gestalt zu geben, und dadurch ein neuer Körper durch eine Art einer lebendigen Crystallisation gleichsam anschießt, und zwar nach der Form derjenigen Körper, von denen sich die Zeugungsstoffe abgesondert haben.« (Deutsche Encyclopädie 1802: »Körper«)

Die Begründung für die Epigenese befasste sich in diesem Artikel wiederum mit der Frage der Entstehung der Monstrositäten, zu denen explizit auch die Zwitter gerechnet wurden: Bei diesen, so hieß es nun, habe »der Bildungstrieb, durch zufällige Ursachen gestört, eine andere Richtung genommen [...].« (Ebd.) Die Modellfunktion der Missbildungen für Erklärungen der Lebensentstehung blieb also bestehen. Allerdings wurde ihre Entstehung jetzt in der innerweltlichen Zeitlichkeit der Selbstorganisation des Lebendigen verortet. Dies geschah im Zuge einer epistemischen Transformation, die ein neuartiges biologisches Entwicklungsdenken hervorbrachte (das allerdings seinerseits eine neue Teleologie konstituierte, wie im folgenden Kapitel deutlich werden wird). Was dieser Wandel für die Stellung der Monstrositäten bedeutete, resümiert Hagner: »Eine Monstrosität im späten 18. Jahrhundert, nach der Kontaminierung durch die Epigenesis, repräsentierte also den unsichtbaren und dynamischen Vorgang, der die Entwicklung des Lebens gegen die Statik der naturhistorisch klassifizierten (Lebe-) Wesen setzte.« (Hagner 1995: 98) Im größeren Zusammenhang dieser Transformation, welche die Lebenswissenschaften konstituierte, wurden die Hermaphroditen für embryologische Forschungen zur Geschlechtsentwicklung interessant – wie auch die Monstrositäten für verschiedene andere embryologische Entwicklungsfragen herangezogen wurden.[104] In der deutschsprachigen Literatur entfaltete sich diese neuartige Diskursivierung, welche die Embryologie zu einer wichtigen Grundlage der Erklärung des Hermaphroditismus und umgekehrt diesen zu einem bevorzugten Modell der embryologischen Forschung machte, erst um 1800. Fontes da Costa hat allerdings darauf hingewiesen, dass bereits 1741 der englische Mediziner Parsons die Genitalien von Hermaphroditen mit denen weiblicher Föten, bei denen er die Klitoris vergrößert fand, verglich. Er arbeitete die Ähnlichkeiten heraus und behauptete dann, dass Hermaphroditen eigentlich nichts weiter als Frauen mit einer zu großen Klitoris seien. Ihre zwittrigen Genitalien seien ein fötales Relikt, das sich aufgrund akzidentieller Gründe nicht zurückgebildet habe, wie dies unter normalen Umständen der Fall sei. Parsons übertrug das zunehmende embryologische Forschungsinteresse an Missgeburten

104 Dabei sei der Fötus, so Moscoso, zunächst unter dem Blickwinkel seiner Analogie mit Missbildungen studiert worden: Dies implizierte allerdings eine Pathologisierung des Fötus (Moscoso 1998: 372ff.).

auf den Hermaphroditismus, womit er, so Fontes da Costa, die zeitliche Dimension einer sukzessiven Entwicklung des Geschlechtskörpers betonte (ebd.: Fontes da Costa 2004: 136f.). Parsons Assoziation des Hermaphroditismus mit einem Stillstand auf einer fötalen Entwicklungsstufe und damit einer unvollkommenen Bildung kann als Vorbote der breiten Transformation der Entstehungstheorien des Hermaphroditismus und der Geschlechtsentwicklungstheorien interpretiert werden, die um 1800 zutrage trat. Darauf wird im folgenden Kapitel näher einzugehen sein.

2.5 Das »Reich der Hermaphroditen« entschleiern: Aufklärungsanspruch der Medizin und Theorie-Praxis-Probleme

Wie zu sehen war, zeichnete sich der medizinische Hermaphroditismus-Diskurs der zweiten Hälfte des 18. Jahrhunderts durch eine Vielzahl von Anknüpfungen an verschiedenste allgemeinere medizinische, epistemologische und politisch-gesellschaftliche Entwicklungen der Aufklärungszeit aus. Das zeigt sich zuvorderst darin, dass die konsequente Naturalisierung und Normalisierung des Hermaphroditen, d.h. seine Integration in die proklamierten Gesetze der Natur, nicht von den Bemühungen der akademischen Medizin, ihr schlechtes Image aufzubessern und sich als aufgeklärte Wissenschaft zu profilieren, getrennt werden kann. Die Naturalisierung bedeutete, dass die Auffassung einer substantiellen Doppelgeschlechtlichkeit des Hermaphroditen endgültig verworfen und durch die Definition des Zwitters als abweichendes, unvollkommes, jedoch in Wahrheit männliches resp. weibliches Individuum ersetzt wurde. Der Zwitter erhielt somit das Ansehen einer zwielichtigen Gestalt, die sich jedoch, im Lichte der Vernunft betrachtet, enträtseln und in die Geschlechterordnung einfügen ließ. Damit etablierte sich im 18. Jahrhundert das Modell eines diskreten Geschlechtsdimorphismus, mit dem die menschliche Geschlechtlichkeit neu geordnet wurde.

Die Durchsetzung des dimorphen Geschlechtermodells hatte in Anbetracht der Debatten um den Status der Frauen, die vor dem Hintergrund des naturrechtlichen Gleichheitspostulats geführt wurden, auch eine gesellschaftspolitische Dimension: Der medizinische Geschlechterdiskurs stützte die Vorstellung einer unterschiedlichen natürlichen Bestimmung und Befähigung von Männern und Frauen, mit der die Aufrechterhaltung der sozialen Geschlechterhierarchie aufs Neue gerechtfertigt wurde. In diesem Kontext müssen die Bemühungen der Mediziner um eine exakte, eindeutige wissenschaftliche Geschlechtsdiagnose und um eine diesem Ideal angenäherte praktische Geschlechtsklassifikation gesehen werden. Nunmehr wurden die Hoden – resp. ihr Mangel – zum primären wissenschaftlichen Geschlechtskriterium befördert. Bei den Hoden handelte es sich zudem um ein weitgehend praxistaugliches Kriterium der Geschlechtszugehörigkeit. Allerdings waren die Fälle nicht so selten, in denen die Hoden nicht sicht-

und tastbar waren. Da nur im Todesfalle durch Sektion einwandfrei festgestellt werden konnte, ob nicht etwa Bauchhoden vorhanden waren (am lebenden Menschen musste im 18. Jahrhundert die Baucheröffnung aufgrund der Gefahr der Todesfolge unterbleiben), waren für die Geschlechtszuordnung *in vivo* Hilfskriterien erforderlich. Als wichtigste Hilfskriterien galten die Menstruation sowie die Neigungen. Die Neigungen von Hermaphroditen betrachteten die Mediziner als diskrete, natürliche Geschlechtszeichen, obschon sie zugleich auch die Möglichkeit eines gleichgeschlechtlichen Begehrens, das die sittlich-juridischen Grenzen verletzte, mittels der Figur der Tribade problematisierten. Damit wurde der lose Zusammenhang zwischen Hermaphroditismus und Tribadie fortgeführt, der bereits in der Frühen Neuzeit angelegt war. Die Diskursstränge der natürlichen Neigungen der Hermaphroditen und der hermaphroditischen Tribade trafen sich dabei auf der Grundlage einer sozialregulativen und beginnenden wissenschaftlichen Problematisierungsweise, die Inkohärenzen von sexueller und Geschlechterordnung zum Gegenstand genauerer Nachforschungen machte, deren Ergebnisse ggf. drastische strafrechtliche Konsequenzen haben konnten.

Hinzu kam der Anspruch der Mediziner, die Geschlechtsklassifikation und den ehelichen Sex als eine Art *gatekeeper* zu kontrollieren. Damit knüpften sie an die medizinalpolizeilichen Entwürfe für eine gesunde und geordnete Bevölkerungsvermehrung an. Obwohl das Ringen der Ärzte um praxistaugliche Kriterien der Geschlechtsbeurteilung von Hermaphroditen erkennen ließ, wie weit sie von dem Ideal einer wissenschaftlich exakten Geschlechtszuordnung entfernt waren, suchten sie sich insbesondere gegenüber Hebammen als alleinige Experten der Geschlechtszuweisung zu etablieren. Dies zielte auf die Unterordnung der nichtakademischen Heilkundigen unter die Führung der Medizin und offenbarte standespolitische Motive. Die in der ärztlichen Literatur erhobenen Forderungen, die Geschlechtszuweisung von Hermaphroditen und, wie zumindest von ein paar Ärzten beansprucht, eine obligatorische Prüfung ihrer Ehefähigkeit durch Mediziner vornehmen zu lassen, zeugten von weitgehenden Medikalisierungsbestrebungen. Allerdings waren solche Szenarien juristisch nicht eindeutig abgesichert und blieben insgesamt weitgehend unerfüllt. Dagegen wurden Mediziner bei Eheannulierungsklagen, die mit *impotentia generandi* begründet wurden, nicht allzu selten mit Gutachten zur Prüfung der Fortpflanzungsfähigkeit beauftragt. In diesem Zusammenhang wurde die Fortpflanzungs- und Ehefähigkeit von Hermaphroditen generell diskutiert und unter diesem Aspekt auch vermehrt chirurgische Eingriffe zur Beseitigung von zwittrigen Bildungen der Genitalien ins Auge gefasst. Hierbei konzentrierten sich die Ärzte vor allem auf Klitorisamputationen, die der Herstellung der Beischlaffähigkeit und damit der Ehetüchtigkeit dienen sollten. Letztlich lief das darauf hinaus, die Wollust von Frauen bzw. Menschen, die den weiblichen Geschlechtsstatus besaßen, notfalls in den ehelichen Rahmen zurückzuzwingen.

Die Thematisierung der Ehetüchtigkeit und der Geschlechtszuweisung von Zwittern speiste sich aus einer sozialregulativen Problematisierung, die den

Hermaphroditen als Objekt der standespolitischen und gesellschafts- bzw. biopolitischen Interessen der Medizin einspannte. Demgegenüber lassen sich die Neudefinition von Hermaphroditismus und Geschlecht, die Kodifizierung wissenschaftlicher Geschlechtskriterien und schließlich die Einordnung des Hermaphroditen in verschiedene Zeugungs- und Entwicklungstheorien als epistemologische Problematisierungsweise auffassen, mit der der Hermaphroditismus – wie die Monstrositäten insgesamt – eine Modellfunktion für die anatomische und physiologische Forschung erhielt. Im 18. Jahrhundert fand dabei ein systematischer Abgleich zwischen den wissenschaftlichen Geschlechtskodifikationen und den ohnehin nur spärlich thematisierten Zeugungs- und Entwicklungstheorien nicht statt. Ähnliches gilt für die sozialregulative und die epistemologische Problematisierungsweise uneindeutigen Geschlechts: Diese waren zwar dem gemeinsamen Rahmen einer rigiden binären Geschlechtsklassifikation verpflichtet. Doch abgesehen davon, waren das wissenschaftliche und das praxisbezogene Geschlechterwissen nur dürftig aufeinander abgestimmt.

3. Ungestalt der Geschlechterordnung: Der Hermaphrodit in der Medizin des 19. Jahrhunderts

Das 19. Jahrhundert brachte für die akademischen Ärzte die Festigung ihres gesellschaftlichen Ansehens. Lokalistisch-organbezogenes und biologisches Denken, klinische Beobachtungs- und Untersuchungsmethoden etablierten sich in der Medizin, während die Fächerdifferenzierung weiter voranschritt. Das Jahrhundert wird in der Medizingeschichte als Phase der »Vernaturwissenschaftlichung« der Medizin charakterisiert. Darunter ist ein Erneuerungsdiskurs zu verstehen, der medizinischen Erkenntnisfortschritt von der konsequenten empirischen Prüfung von Hypothesen erwartete. Diese naturwissenschaftliche Ausrichtung setzte im frühen 19. Jahrhundert ein und kam besonders in den programmatischen Verlautbarungen von 1848/49 des damals gerade an der Berliner Universität habilitierten Rudolf Virchows (1821-1902) zum Ausdruck (Enzyklopädie Medizingeschichte 2005: »Medizin, naturwissenschaftliche«). Die Vernaturwissenschaftlichung zeichnete sich u.a. in der Konstituierung einer wissenschaftlichen somatischen Psychiatrie in der zweiten Jahrhunderthälfte ab. Wie wirkten sich diese Veränderungen auf den Hermaphroditismus-Diskurs aus? Dieses Kapitel wird zwei Transformationen herausarbeiten, die den Hermaphroditismus-Diskurs entscheidend prägten und die sich bis in die Gegenwart auswirken: Die erste Weichenstellung erfolgte zu Beginn des 19. Jahrhunderts im Zusammenhang mit der Etablierung des biologischen Entwicklungsgedankens, während die zweite um 1900 durch eine intensivierte Aufmerksamkeit für die Psychosexualität herbeigeführt wurde.[1]

1 Basis des Kapitels ist eine breit angelegte Quellenrecherche, aus deren Resultat hier rund achtzig medizinische Publikationen berücksichtigt worden sind. Es liegen ein paar historische Studien zum medizinischen Hermaphroditismus-Diskurs des 19. Jahrhunderts und der Wende zum 20. Jahrhundert vor, die (auch) auf die deutschsprachige Literatur eingehen (Schäffner/Vogl 1998; zur Jahrhundertwende vgl. Dreger 1998a; Spörri 2000; Herrn 2005b; Mak 2005). Weitere Studien zum medizinisch-psychiatrischen und psychoanalytischen Geschlechterdiskurs (Schäffner 1995; Schmersahl 1998; Mehlmann 2000), zur medizinischen Erfassung der Homosexualität (Mildenberger 2005; Mehlmann 2006), des Transvestitismus bzw. der

Insbesondere letztere Transformation gilt es einzuordnen in die Beobachtung, dass auch im 19. Jahrhundert und noch im ersten Drittel des 20. Jahrhunderts die epistemologische und sozialregulative Problematisierung des Hermaphroditismus im Großen und Ganzen eigenständig nebeneinander her liefen. Die wissenschaftliche Diskussion, angeführt vor allem von Anatomen, Physiologen und Pathologen, drehte sich um Fragen der Entstehung und Entwicklung des Hermaphroditismus, womit nunmehr dieses im 18. Jahrhundert noch eher marginale Thema ins Zentrum der Aufmerksamkeit rückte. In engem Zusammenhang damit wurden Theorien zur Geschlechtsdetermination und -entwicklung im Allgemeinen ebenso wie die Definition von Geschlecht (neu) verhandelt. Der größere Bezugsrahmen für diese wissenschaftliche Problematisierung war das sich breitflächig in den Humanwissenschaften durchsetzende neuartige Verständnis von biologischer Entwicklung. Entwicklung wurde nun aufgefasst als ein Prozess der Neubildung und allmählichen Differenzierung eines Organismus aus ungeformter Materie bzw. als eine am Zweck der Selbsterhaltung ausgerichtete Selbstorganisation des Organismus mit dynamischer Tendenz zur Komplexion (Müller-Sievers 1993: 45ff.). Dieses Entwicklungskonzept war nicht nur für die Formierung der Biologie, sondern auch für die Situierung der Medizin zu Beginn des 19. Jahrhunderts wegweisend (Jahn 1998c).

Die Auswirkungen dieser Transformation auf den medizinischen Hermaphroditismus-Diskurs zeichne ich in diesem Kapitel schwerpunktmäßig für die erste Hälfte des 19. Jahrhunderts nach. Auf die entsprechenden Diskussionslinien in der zweiten Jahrhunderthälfte gehe ich hingegen nur in einer Art Ausblick ein, denn einerseits liegen einige interessante historische Untersuchungen zur medizinischen Diskursivierung von Geschlecht, Sexualität und Hermaphroditismus um 1900 vor und andererseits werde ich in Teil II verschiedene Aspekte, die in dieser Zeit verhandelt wurden, in Rückblenden betrachten. Hier stelle ich zunächst dar, wie es im Zuge der Ausarbeitung eines embryologischen Konzepts der Geschlechtsdifferenzierung in den ersten Jahrzehnten des 19. Jahrhunderts zu einer Neufassung der Definitionen von Geschlecht und Hermaphroditismus kam:

Transsexualität (Hirschauer 1993a) sowie über den Verjüngungs-Diskurs (Stoff 2004) gehen auf das Thema des (somatischen) Hermaphroditismus am Rande ein. Von vielen dieser Studien sind – zumeist allerdings erst für die zweite Hälfte des 19. Jahrhunderts – die wechselseitigen Ableitungen und Abgrenzungen zwischen der medizinisch-psychiatrischen Diskursivierung der Homosexualität, des Hermaphroditismus und der (konstitutionellen) Bisexualität oder Androgynie aufgezeigt worden (z.B. Hirschauer 1993a; Schäffner 1995; Schmersahl 1998; Spörri 2000; Mehlmann 2000 & 2006; Mildenberger 2005). Allerdings zeichnen sich einige der Analysen zum Hermaphroditismus-Diskurs durch eine eklektische Quellenauswahl und entsprechend mal mehr, mal weniger geglückte Thesen aus. Eine kritische Auseinandersetzung im Einzelnen kann hier nicht geleistet werden – stattdessen habe ich mich darauf verlegt, die interessantesten oder auch nur provokantesten Thesen der Sekundärliteratur im Verlauf des Kapitels an geeigneter Stelle zu benennen bzw. zu befragen.

Mediziner postulierten ein geschlechtliches Kontinuummodell, jedoch zugleich auch eine hierarchische Stufenfolge der Lebensformen nach dem Grad der Ausprägung der Geschlechterdifferenz, die mit dem Telos des Gattungserhalts begründet wurde (1).[2] Zu Beginn des Jahrhunderts wurden die Keimdrüsen, d.h. neben den Hoden jetzt auch die Eierstöcke, zum entscheidenden wissenschaftlichen Geschlechtskriterium erhoben (2). Doch hinterfragten, wie im Fortgang des Kapitels zu sehen sein wird, einzelne Wissenschaftler die Bedeutung der Gonaden bereits ab der Mitte des 19. Jahrhunderts, indem sie die Funktion der Keimdrüsen für die Geschlechtsentwicklung problematisierten. Damit wurde die Diskussion über die primäre Determinierung des Geschlechts und die Ursachen von Zwitterbildungen wieder belebt. Diese Diskussion sollte sich schließlich um 1900 mit der aufkommenden Sexualhormonforschung und Vererbungsforschung bzw. Genetik verknüpfen (3).

Gegenüber der wissenschaftlichen war die sozialregulative Problematisierung dadurch gekennzeichnet, dass Mediziner zunehmend Diskrepanzen zwischen Theorie und Praxis, professionellen Ansprüchen und Umsetzung thematisierten. Woraus sich solche Reibungen ergaben und wie sie diskutiert wurden, behandelt die zweite Hälfte des Kapitels: Zunächst erläutere ich die von Ärzten beanspruchte Sachverständigenrolle in Fragen der Ehefähigkeit und des Geschlechtsstatus von Hermaphroditen und beleuchte ihre Auseinandersetzung mit der Rechtslage (4). Das Insistieren der Ärzte auf ihrer Expertise hinsichtlich der Geschlechtsbeurteilung von Hermaphroditen stand auch im 19. Jahrhundert weiterhin in einem Missverhältnis zu den praktischen Schwierigkeiten der Geschlechtsdiagnostik. Die ärztlichen Erörterungen zur praktischen Geschlechtsdiagnostik sind im Zusammenhang damit zu betrachten, dass sich mehr und mehr Mediziner mit den sozialen Konsequenzen einer rein wissenschaftlich begründeten Geschlechtszuweisung beschäftigten. Gegen Ende des 19. Jahrhunderts mündete dies in eine Problematisierung des Keimdrüsengeschlechtskriteriums zugunsten der Berücksichtigung des Geschlechtsempfindens der Hermaphroditen ein (5). Ich werde zeigen, wie sich dies mit einer erhöhten und ambivalenten Aufmerksamkeit für die Neigungen bzw. den Geschlechtstrieb von Hermaphroditen im Kontext der Medikalisierung gleichgeschlechtlicher sexueller Beziehungen verknüpfte (6). Zum Abschluss des Kapitels bilanziere ich die unterschiedlichen Schwerpunkte der epistemologischen und sozialregulativen Problematisierungsweise im 19. Jahrhundert sowie ihre Friktionen und Verbindungsstellen im Zusammenhang der Entwicklungen seit der Frühen Neuzeit (7).

---

2 In aller Kürze werden diese Zusammenhänge angedeutet von Schäffner/Vogl 1998: 230f. Doch lohnt es sich, darauf ausführlicher einzugehen, zumal in der Sekundärliteratur zumeist die Geschlechtsentwicklungstheorien erst für das letzte Drittel des 19. Jahrhunderts beleuchtet werden (Mehlmann 2006: 98-101; Klöppel 2002b: 142-145).

3.1 »Hermaphroditen drücken ein Stehenbleiben der Genitalbildung auf embryonaler Stufe aus«: Hermaphroditismus als Geschlechtsindifferenz

Welche Auswirkungen hatte die Durchsetzung der epigenetischen Lehre in der Naturforschung und Medizin um 1800 auf den Hermaphroditismus-Diskurs? Und wie wurden die Auffassungen über den Hermaphroditismus und allgemein über Geschlecht mit dem neuen Entwicklungsgedanken zusammengebracht? Die Diskussion im frühen 19. Jahrhundert wurde von Johann Friedrich Meckel d. J. (1781-1833) angeführt. Wiewohl er nicht der erste war, der ausgehend vom epigenetischen Verständnis das Thema des Hermaphroditismus neu aufrollte, zeugten doch seine Publikationen von einem konsequenten Umdenken. Meckel war Professor für Anatomie und Chirurgie an der Universität Halle und verfügte über eine große Sammlung anatomischer Präparate, darunter auch vieler sogenannter Missbildungen. Diese nutzte er für ausgedehnte Studien. Insbesondere bemühte er sich um eine konsequente Einbindung der Entstehung von Monstrositäten in den Entwicklungsgedanken und trieb damit ihre weitere Integration in die Naturgesetze voran (Hagner 1995: 103f.). In diesem Rahmen wendete er sich auch dem Hermaphroditismus zu.

Erklärung des Hermaphroditismus als Hemmungs- oder Mehrfachbildung

Die Zwitterbildungen führte Meckel als »vierte Classe der Missbildungen« in seinem *Handbuch der pathologischen Anatomie* ein, das 1816 erschien und breit rezipiert wurde (Meckel 1816: 3. Hauptstück). Bereits 1812 hatte Meckel einen Zeitschriftenbeitrag über Zwitterbildungen publiziert. Darin erörterte er die These, dass sich die männlichen und weiblichen Geschlechtsorgane aus derselben embryonalen Uranlage entwickeln, ihre Bildung daher nicht absolut verschieden, sondern vielmehr analog sei:

> »Der Typus, nach welchem beide gebildet sind, ist derselbe, nur ist er etwas abgeändert durch Vergrößerung, Verkleinerung, Stellversetzung, nie doch aber so, dass Anatomen jemals hätten behaupten sollen: die Genitalien beider Geschlechter differirten absolut, während die übrigen Organe des Mannes und des Weibes nur relative Differenzen darböten.« (Meckel 1812: 266)

»Beweise« für dieses Modell eines ursprünglichen Geschlechterkontinuums, von dem die fötale Geschlechtsdifferenzierung ihren Ausgang nahm, fand Meckel in den Hermaphroditen: »[D]er größte Theil der Zwitterbildungen [ist] seinem Wesen nach, Vermischung der männlichen und weiblichen Charaktere in einem Theile der Genitalien [...], der sich bey regelmäßig vollendeter, höherer Bildung derselben in dem einen Geschlecht nur mit einigen der Attribute zeigt, welche hier in ihm vereinigt sind.« (Ebd.: 267) Dass sich bei Männern und Frauen auch »im Normalzustande« bestimmte »Imitamente« der geschlechtlich heterologen Organe fanden, die allerdings – anders als bei Zwittern – nur als »Rudiment« ausgebildet seien, bestärkte Meckel in seiner Auffassung des Geschlechterkontinuums (ebd.: 307).

Die gemeinsame embryonale »Urgestalt der Geschlechtstheile« war allerdings nach Meckels Ansicht nicht etwa als neutral, sondern als weiblich zu charakterisieren (ebd.: 291). Die weibliche Gestalt der Genitalien galt ihm somit als die erste Stufe der Geschlechtsentwicklung. Die Bildung der männlichen Genitalien erfolge auf dieser Grundlage durch allmähliche Umwandlungsschritte. Die Entstehung des Hermaphroditismus, zumindest die der häufigeren Formen, erklärte Meckel durch ein »Stehenbleiben« bzw. eine »Hemmung der Geschlechtstheile auf einer frühern Entwickelungsstufe« in der Phase der Umwandlung der weiblichen in männliche Genitalien. Die selteneren Fälle des »echten Hermaphroditismus« führte er hingegen auf ein »Mehrfachwerden« der Geschlechtsteile zurück (ebd.: 192; Meckel 1816: 198 & 214ff.). Er erläuterte:

»Von den anfangs [in der Embryonalentwicklung] gleichen, einander beständig sehr ähnlichen Organen, kann ein jedes sich nach dem Typus, welcher dem der übrigen und des ganzen Körpers durchaus entgegengesetzt ist, gestalten, indem es entweder auf einer frühern Bildungsstufe, der Grösse, äusseren Form und inneren Textur oder Lage nach stehen bleibt, oder indem es eine Lage, äussere Form und Textur oder Volum annimmt, welche nur dem entgegengesetzten Geschlecht normgemäss zukommt.« (Meckel 1812: 291)

Die Einteilung der Hermaphroditen in »Hemmungsbildungen« und »Mehrfachbildungen« ließ die alte Unterscheidung der Monstrositäten in solche mit einem »Exzess« resp. einem »Mangel« einzelner Körperteile anklingen.

Dennoch war Meckels Perspektive grundlegend anders: Er machte die Bildungskraft, d.h. ihr Übermaß oder aber ihren Mangel, für die Entstehung des Embryos und die Embryonalentwicklung verantwortlich. Mit dieser Erklärung lieferte Meckel eine Alternative zu den Theorien einer akzidentiellen Entstehung des Hermaphroditismus, wie sie zu Beginn des 19. Jahrhunderts z.B. noch von Hofrat Johann Christian Stark (1753-1811), Professor an der Universität Jena und Direktor der dortigen Entbindungsanstalt, vertreten wurde (Stark 1801: 541; Klose 1814: 224). Meckel ging in seiner Auseinandersetzung mit dem Erklärungsansatz der Akzidenz auf Friedrich Benjamin Osianders These einer »mechanischen« Verursachung in der Frühphase der Schwangerschaft ein. Dagegen wendete er ein:

»Allein, wenn die mechanische Entstehungsweise irgend einer Missbildung unwahrscheinlich ist, so ist es wohl die der Zwitterbildungen. Gegen sie spricht, ausser der [in manchen Familien zu beobachtenden] Erblichkeit, […] zu sehr die von Herrn Osiander selbst bemerkte Constanz mancher Arten der Zwitterbildung, die anfängliche Identität der männlichen und weiblichen Genitalien, die Übereinkunft zwischen dem, was bey höhern Thieren als Zwitterbildung erscheint, mit dem, was bey niedrigern Regel ist, und der wichtige Umstand, dass dabey nicht die Geschlechtstheile, sondern auch der ganze Körper auf eine analoge Weise vom Normaltypus abweicht [...].« (Meckel 1812: 286f.)

Während die Vertreter der Akzidenz-These den Hermaphroditismus als Irregularität im Verhältnis zur Regel des Geschlechtsdimorphismus dargestellt hatten, und zwar als eine lokale Irregularität bei einem ansonsten normal gebildeten Körper, betonte Meckel die Regularität der abweichenden Entwicklung und behauptete, dass diese den gesamten Körper erfasse. Darin stimmte er mit Blumenbach überein, dessen Vorlesungen er besucht hatte (Zürcher 2004: 99).

Geschlechtsdifferenzierung und Geschlechterpolitik

Die »Bestimmtheit und Gleichmässigkeit der Formen« von Hermaphroditen lasse es nicht zu, die Ursachen in »mechanischen Einwirkungen« zu suchen, so schrieb auch Carl Friedrich Burdach (1776-1847), Professor der Anatomie, Physiologie und Gerichtsmedizin an den Universitäten Dorpat[3] und (ab 1814) Königsberg (Burdach 1814: 43). Mediziner, die wie Burdach der naturphilosophischen Schule zuzurechnen waren, teilten die Auffassung des empirisch bzw. naturwissenschaftlich orientierten Meckel. Für die naturphilosophische Schule, die im ersten Drittel des 19. Jahrhunderts in der deutschen Medizin einiges Gewicht besaß, war ein Denken in Analogien und in Polaritäten charakteristisch. Daher galt ihr die Geschlechterpolarität als wichtige Grundkraft des Lebendigen (Stahnisch 2005: 215ff.; Müller-Sievers 1993: 21). Burdach buchstabierte diese Sichtweise folgendermaßen aus:

»Bey denjenigen Organismen, welche auf der niedrigsten Stufe noch stehn, in welchen das Leben noch gefesselt erscheint und als blosses Rudiment sich darstellt, entwickelt sich aus einem einzigen Individuum die Nachkommenschaft desselben. Wo aber die Lebendigkeit zu einer grössern Höhe anschwillt, wo demnach auch eine höhere Mannigfaltigkeit der Organe und Kräfte zu einem Ganzen verschlungen ist, mit einem Worte, bey den vollkommnern Organismen weicht die Species in die zwey Pole der Geschlechter aus einander, deren jedes das Uebergewicht der einen Richtung der Kraft der gesammten Species zeigt; in deren Gegensatze erst die Species vollständig sich darstellt, und durch deren Zusammenwirken nur die Generation möglich wird. Die Generation nämlich ist derjenige Lebensact, wo der individuelle Organismus, ergriffen von der Macht des Ganzen seiner Species, sich selbst aufgibt, um seine Species zu erhalten, wo er die Nichtigkeit seiner Individualität erkennend, nur dadurch seinem Streben nach dem Unendlichen Genüge leistet, dass er in der Nachkommenschaft fort zu leben begehrt [...].

3 In Dorpat (heute Tartu in Estland) gab es bis 1893 eine deutsche Universität.

Ist weder die eine, noch die andre Richtung überwiegend, sind [männliche] Expansion und [weibliche] Contraction einander gleich, so ist das Resultat eine Indifferenz, wo die Menschkraft in Schwäche verlischt. Die Kraft und die Milde, die Energie der Bewegungen und die liebliche Rundung der Formen, die Stärke des Willens und die Zartheit des Gefühls, den Durst nach Thaten und die sanfte Häuslichkeit, den Sinn für das Allgemeine und die Liebe zu dem Besondern kann kein Mensch in sich vermählen. Hermes und Aphrodite, Hand in Hand, geben ein liebliches Bild des Menschengeschlechts: beyde, in eins verschmolzen, sind sie ein Ekel erregendes und des Mitleids würdiges Mittelding, welches, da ihm die Besonderheit des Geschlechts abgeht, auch den allgemeinen Menschencharakter verkrüppelt und unvollkommen darstellt.« (Burdach 1814: 23 & 28)

Die naturphilosophisch gefärbte Darlegung Burdachs bettete die Geschlechterdifferenz in einen umfassenden biologischen Sinnzusammenhang ein: Als des Lebens höchster Zweck galt dieser Anschauung nach die Fortpflanzung (»Generation«). Dieses biologische Telos sollte sich in der Differenz und Polarität zweier Geschlechter, die sich zugleich anziehen und abstoßen, vollenden. Aufgabe der Embryogenese und postnatalen Entwicklung musste es daher sein, die geschlechtliche Polarität herzustellen. Entwicklung wurde insofern gefasst als Geschlechtsdifferenzierung, die zur eigentümlichen Ausprägung der Geschlechtscharaktere führt und in der Erlangung der Fortpflanzungsfähigkeit gipfelt. Nach Burdach zeichnete sich die spezifisch menschliche Existenz durch eine polare Spannung der Geschlechtscharaktere aus. Demgegenüber wurden der Hermaphroditismus sowie alle anderen geschlechtlich abweichenden Erscheinungen als ein Mangel an polarer Lebenskraft und damit als niedere biologische Entwicklungsstufe interpretiert. Als Konsequenz dieser Argumentation degradierte Burdach Individuen uneindeutigen Geschlechts in ihrem Menschsein.

Ähnlich hieß es auch 1842 in der – als »Volks- und Hülfsbuch« konzipierten *Encyclopädie der Diätetik*:

»[S]o sind doch jene geschlechtlichen *Eigenthümlichkeiten*, so unbedingt zum normalen Fortbestehen seines [des Menschen] Lebens nöthig, daß da, wo sie fehlen, wie bei den s.g. Zwittern, bei den männlichen Weibern oder weibischen Männern […] meistentheils nur ein kümmerliches, sieches, verworrenes Leben fortgeführt, und Anlaß zu mancherlei, oft höchst gefährlichen, körperlichen und geistigen Krankheiten, gegeben wird. Ein solches Weib ist weder Weib noch Mann; ein solcher Mann, weder Mann noch Weib; ein – Unding, welches nirgends an seinem Platze steht und nirgends seinen Zweck erfüllt. Denn abgesehen davon, daß es gar nicht, oder nur unvollkommen seine Gattung fortpflanzen wird, so ist es, körperlich und geistig, als Weib zu – stark, als Mann zu – schwach […]. Wir müssen daher […] der normalen Entwicklung jener geschlechtlichen Eigenthümlichkeiten, des Geschlechtscharakters, in allen seinen Aeußerungen […] befördern und begünstigen, weil sie sonst Unheil anrichten […].« (Encyclopädie der Diätetik 1842: »Geschlecht«)

Burdach wie auch der Autor der *Encyclopädie der Diätetik* nutzten im Grunde den Hermaphroditismus bzw. geschlechtliche Uneindeutigkeit als Negativfolie: In Abgrenzung zum Hermaphroditismus präsentierten sie die polarisierte Geschlechterdifferenz als biologisch-zweckmäßige und zugleich moralisch-ästhetische Vollendung des Menschengeschlechts.[4]

Zum psychophysischen »Charakter der beyden Geschlechter« führte Burdach Folgendes aus: Auf Seiten des Mannes sei ein »Übergewicht der Thätigkeit, namentlich der Expansion«, die selbständig »auf das Ganze« wirke, kennzeichnend: »[S]eine Verknüpfung mit der Menschheit geschieht in den höhern Sphären durch die Thatkraft der Intelligenz und des Willens, welche nach aussen hervorbricht, und ausströmt als freyes Wirken in der bürgerlichen Welt, wie im Reiche der Wissenschaft […].« (Burdach 1814: 41) Den weiblichen Geschlechtscharakter definierte er folgendermaßen: »Bey dem Weibe ist relativ überwiegend das Seyn, die Plasticität, unter den Thätigkeiten aber die involvierende, von aussen nach innen gehende […].« (Ebd.: 24) Letztlich reduzierte Burdach die Frau auf den Gattungserhalt, während er den Mann als geistig tätigen Menschen und in der öffentlichen Sphäre agierenden Bürger darstellte. Dabei verfolgte er mit dem Konzept der polaren Spannung die (altbekannte) Leitidee, dass die Geschlechter zwar einen Gegensatz bildeten, sich jedoch wechselseitig ergänzten:

> »Bloss im Allgemeinen sollen die Geschlechter einander gleichen, im Besondern einen Gegensatz zu einander bilden. Dem einen soll zukommen, woran es dem andern gebricht: dadurch sollen sie sich gegenseitig anziehen, um in ihrem Zusammenleben und Zusammenwirken ein Vollkommnes, ein ideelles Ganzes, den Organismus der Menschheit darzustellen.« (Ebd.: 27f.)

Politisch-moralische Ausdeutungen der Geschlechterdifferenz, wie sie Burdach vorlegte, waren in der medizinischen Literatur in der ersten Hälfte des 19. Jahrhunderts immer häufiger zu finden.[5] Wie Claudia Honegger gezeigt hat, waren die treibenden Kräfte einer solchen Thematisierung genau jene Ärzte, die zur inhaltlichen Formierung der Gynäkologie beitrugen, indem sie sich mit der Spezifik des weiblichen Körpers und den eigentümlichen Krankheiten der Frauen befassten (Honegger 1996: 202-212).[6] Der gynäkologische Diskurs trat mit philo-

4 Mit solchen Aussagen ging der medizinische Hermaphroditismus-Diskurs nahtlos in die psychiatrische Problematisierung der sogenannten Mannweiber über (Schmersahl 1998: Kap. 4).

5 So etwa in gerichtsmedizinischen Traktaten (z.B. Mende 1826: Kap. 47) oder in Schriften zur Physiologie und Anatomie (z.B. Walther 1808: 375ff.; Henke 1814: 127ff.; Meckel 1816: 65).

6 Die Verankerung der Gynäkologie als Fachgebiet erfolgte in Ankoppelung an die Geburtshilfe, die bereits in der zweiten Hälfte des 18. Jahrhunderts als eigenständiges Lehrgebiet eingeführt worden war. Seit Beginn des 19. Jahrhunderts wurden mehr und mehr Gebäranstalten zu gynäkologischen Abteilungen ausgebaut. Auch neue Frauenkliniken wurden eingerichtet. Parallel entstanden Fachzeitschriften: Als

sophischen, psychologischen und soziologischen Ansprüchen auf. Er konstituierte dabei nach Honegger eine »weibliche Sonderanthropologie«, für den es kein männliches Gegenstück gab (ebd.: 6). Während der Mann (weiterhin) als verallgemeinertes Modell des Menschen schlechthin galt, wurden die Psychophysiologie und die Sexualsphäre der Frau als ein spezifischer Problembereich beschrieben. So wurde etwa in der *Encyklopädie der gesamten Medicin* hervorgehoben, dass Frauen, anders als Männer, von der »Geschlechtssphäre« in allen ihren Lebensäußerungen bestimmt würden. Das beinhaltete auch die Zuschreibung, Frauen seien aufgrund ihrer besonderen »Geschlechtsfunctionen und wegen der Störungen, denen diese ausgesetzt sind«, aber auch »wegen der Eigenthümlichkeit der gesammten weiblichen Organisation« in stärkerem Maße als der Mann zu Erkrankungen »prädisponiert« (Encyklopädie der gesamten Medicin 1842: »Geschlecht«; vgl. dazu Honegger 1989a: 190). Diese »Hysterisierung der Frau«, so Michel Foucault, erfolgte im Hinblick »auf die Verantwortung, die die Frauen für die Gesundheit ihrer Kinder, für den Bestand der Familie und das Heil der Gesellschaft tragen« sollten. Die Frau wurde als Vermittlerin angesehen zwischen biopolitischen Zielen und der gesundheitsgemäßen Disziplinierung des Körpers in der Familie als der Keimzelle des Staates (Foucault 1991a: 175). Es entstand eine ärztliche Ratgeberliteratur, welche die »natürliche Lebens- und Berufsbestimmung der Frau als Gattin, Mutter und Hausfrau« darlegte und ihr die Verantwortung für die nach wissenschaftlichen Kriterien gesundheitsgemäße Versorgung der Familie nahe brachte (Honegger 1989a: 182 & 191).

Die Problematisierung der Frau im Hinblick auf die ihr zugedachte gattungserhaltende Rolle blieb nicht auf die Medizin beschränkt, sondern wuchs sich zu einem allgemeinen, von verschiedensten wissenschaftlichen Disziplinen und auch von populären Schriften bedienten geschlechterpolitischen Diskurs aus. In diesem Diskurs diente die Rede von den biologisch gegensätzlichen Geschlechtscharakteren dazu, die gesellschaftliche Aufteilung von produktiven und reproduktiven Tätigkeiten und Einflusssphären als naturgegeben dazustellen. Die Intensivierung des geschlechterpolitischen Diskurses im Verlauf des 19. Jahrhunderts muss im Kontext der fortschreitenden Auflösung traditionaler Haushalte gesehen werden, die mit der Industrialisierung, Bevölkerungsexpansion und

erste deutsche frauenheilkundliche Zeitschrift gilt das ab 1787 von Johann Christian Stark (1753-1811), Professor der Geburthilfe in Jena, herausgegebene *Archiv für die Geburtshülfe, Frauenzimmer- und neugeborener Kinder-Krankheiten.* Den Begriff der Gynäkologie machte das 1820 erschienene *Lehrbuch der Gynäkologie* des Dresdner Professors für Entbindungskunst, Carl Gustav Carus (1789-1869), publik. 1844 gründete sich die *Gesellschaft für Geburtshülfe zu Berlin.* Auf der XXIII. Versammlung deutscher Naturforscher und Ärzte 1845 wurde eine eigene Sektion für Geburtshilfe eingerichtet, die ab den 1850er Jahren die Bezeichnung *Gynäkologie* führte. 1886 ging daraus die *Deutsche Gesellschaft für Gynäkologie* hervor. Zu Beginn der 1870er Jahre erhielt das Fach schließlich die Bezeichnung »Geburtshilfe und Gynäkologie« (Honegger 1996: 211, Fn. 402; Enzyklopädie Medizingeschichte 2005: »Frauenheilkunde (Neuzeit)«).

Landflucht zusammenhing. Diese Entwicklungen führten zu einem stetigen Anstieg erwerbstätiger Frauen und den ersten Frauenemanzipationsbewegungen auch in deutschen Staaten (Hausen 1976; Schmersahl 1998: Kap. 1). Angesichts dessen verschärften sich nun gegenüber dem 18. Jahrhundert die Strategien der Naturalisierung der sozialen und politischen Ungleichheit zwischen Männern und Frauen.

Es scheint, dass es im ersten Drittel des 19. Jahrhunderts vor allem naturphilosophisch inspirierte Ärzte waren, welche die medizinische Beschäftigung mit Geschlechtsunterschieden in pathetischer Weise mit einer biopolitischen Programmatik und besonders konservativen geschlechterpolitischen Stellungnahmen verbanden.[7] Jedoch bot diese Diskursivierung gerade durch ihre »theoretische Unschärfe« – wie Frank Stahnisch das für die naturphilosophische Schule in der anatomischen Hirnforschung verdeutlicht hat (Stahnisch 2005: 218) – Anknüpfungspunkte für nüchternere medizinische Betrachtungen. Das galt auch für Ärzte, denen keine Nähe zur naturphilosophischen Schule nachgesagt werden kann. Einigkeit bestand jedenfalls unter den Medizinern der verschiedenen Schulen hinsichtlich des Kerngedankens einer bio-teleologischen Hierarchie der Lebensformen und damit auch der Geschlechter. Diese Vorstellung wuchs sich im 19. Jahrhundert zu einem zentralen Ordnungsprinzip des medizinischen Geschlechterwissens aus. Das wird besonders deutlich daran, wie sich die Auffassungen von Hermaphroditismus und Geschlecht im Verlauf der Diskussionen über die Entstehung und Entwicklung der Geschlechtsunterschiede verschoben.

Geschlechtliche Indifferenz als Übergangsform der Geschlechter

Friedrich Tiedemann (1781-1861), Physiologe und Professor der Anatomie und Zoologie an der Universität Landshut, war als Vertreter einer exakten Medizin bekannt.[8] 1813 formulierte er im Zuge seiner Untersuchungen zur *Anatomie der kopflosen Missgeburten* Thesen zur Embryogenese der Geschlechtsunterschiede. Seine Thesen sah er im Einklang mit Meckels Darlegungen, hingegen würden sie den Annahmen einer Reihe anderer Mediziner widersprechen:

> »Ackermann, Autenrieth u.a. stimmen darin mit einander überein, dass die Embryonen der früheren Zeit weder männliche noch weibliche Genitalien besitzen, und dass sie sich gleichsam in einem Mittelzustande befinden. Dieser Meinung aber muss ich wiedersprechen, ich behaupte, die Genitalien sind anfangs, sobald sie erscheinen, weiblich, und die weiblichen Genitalien bilden sich erst späterhin in mehreren Embryonen zu männlichen um.« (Tiedemann 1813: 80)

---

7 Eine gegenteilige Position vertrat etwa der Autor des Artikels *Zeugung* des *Handwörterbuchs der Physiologie* (Handwörterbuch der Physiologie 1853: »Zeugung«).

8 Dies ist der *Allgemeinen Deutschen Biographie* zu entnehmen (http://mdz.bib-bvb.de/digbib/lexika/adb/images/adb038/@ebt-link?target=idmatch(entityref,adb 0380279), Stand 11.02.2008).

Eine zentraler Streitpunkt der medizinischen Diskussion über die Geschlechtsentwicklung betraf mithin die Einschätzung der embryonalen Uranlage der Genitalien: Besaß diese eine indifferente Form, die für die männliche und weibliche Bildung gleichermaßen den Nullpunkt bezeichnete, oder hatte sie doch eine weibliche Gestalt? Aus letzterer Position ließ sich folgern – und das tat Tiedemann –, dass die weiblichen Genitalien an und für sich die niederste Entwicklungsstufe repräsentierten:

»Mit Recht kann man daher sagen, die weiblichen Genitalien sind nicht zur Ausbildung gelangte männliche Genitalien, sie sind auf einer niederen, dem Embryo in einer früheren Zeit normalen, Stufe stehen geblieben [...]. Wenn man den Bau des Mannes und des Weibes mit dem des Foetus vergleicht, findet man, dass offenbar das Weib dem Foetus bei weitem mehr als der Mann ähnlich ist, und dass folglich das Weib auf einer niederen Bildungsstufe steht als der Mann.« (Ebd.: 87)[9]

Belege für seine Thesen zur Embryogenese suchte und fand Tiedemann, wie schon Meckel und andere Forscher vor ihm, in den Phänomenen geschlechtlicher Uneindeutigkeit:

»Für die Meinung, dass alle Embryonen ursprünglich weiblich sind, und dass die männlichen Zeugungsorgane nur weiter ausgebildete weibliche Genitalien sind, spricht auch die Bildung der Geschlechtstheile bei den sogenannten Hermaphroditen oder Aphroditen, bei den Androgynen, und bei den Hypospadiaeis, denn die Genitalien dieser drücken alle die verschiedenen Stufen aus, welche zwischen den weiblichen Genitalien und den ausgebildeten männlichen Genitalien in der Mitte liegen; es existiert hier eine wahre Stufenfolge.« (Ebd.: 85)

Die Behauptung, dass sich die männlichen aus den weiblichen Genitalien bildeten und die hermaphroditischen Genitalbildungen auf halber Strecke zur Männlichkeit stehen geblieben seien, wurde von manchen Autoren übernommen (z.B. Fleischmann 1833: 409), blieb aber auch nicht unwidersprochen (Müller 1830: 118ff.; Encyclopädisches Wörterbuch der medicinischen Wissenschaften 1837: »Hermaphrodisia«). In der Folgezeit stritten sich die Forscher über die Frage, ob die Uranlage als indifferent oder als weiblich einzuschätzen sei.[10] Dabei waren die beiden Positionen nicht weit voneinander entfernt, denn die Problemstellung, ob das unentwickelte Genitale geschlechtsneutral oder weiblich sei, ging von der Prämisse der Indifferenz aus: Die Indifferenz war ein denknotwendiges Postulat angesichts dessen, dass die Geschlechterdifferenz in Folge der Durchsetzung der epigenetischen Entwicklungstheorie als Resultat eines Prozesses der Neubildung und allmählichen Organisation des Organismus aufgefasst wurde. Das kam in

9 Vgl. zu Tiedemann auch Hagner 1995: 105.

10 Vgl. z.B. Rathke 1825: 121 & 127; Müller 1830: 2f., 98f. & 118; Meissner 1833: 70; Busch 1839: 63; Ammon 1842: Vorwort: 11; Berthold 1845: 101.

einer Formulierung des Göttinger Physiologen Arnold Adolph Bertholds (1803-1861) klar zum Ausdruck: »Wenn aber der Geschlechtscharakter erst allmählig sich herausstellt, so muss es eine Zeit im Embryonenleben geben, wo Geschlechtslosigkeit, oder Geschlechtsgleichheit herrscht. Und wirklich ist solches so lange anzunehmen, bis die ersten Keime von Geschlechtsorganen sich zu bilden beginnen.« (Berthold 1845: 101)

Unterdessen formierte sich im Hintergrund der Debatte über die richtige Charakterisierung der Uranlage der Genitalien ein neues Geschlechtermodell, womit auch dem Hermaphroditismus ein anderer Platz als bisher zuteil wurde. Die bisherige Behauptung eines absoluten Geschlechtsdimorphismus passte nämlich nicht zur Theorie der allmählichen Geschlechtsdifferenzierung. Meckel war einer der ersten Mediziner, die ein neues Verständnis von Geschlecht entwarfen: »Beide Geschlechter bieten Reihen dar, durch welche sie sich, indem sie sich von der regelmässigen Bildung ihres Geschlechtes entfernen, einander nähern.« (Meckel 1816: 198) In diesem Kontinuummodell repräsentierten die verschiedenen Formen uneindeutigen Geschlechts eine nahtlose Stufenfolge der Übergänge zwischen dem männlichen und dem weiblichen Geschlecht, angefangen von den »Mannweibern (*Viragines*)« resp. »Weibmännern (*Mares effeminati*)« bis hin zu den »Hermaphroditen mit vermehrter Zahl der Theile« (ebd.: 200f., 207 & 214). Deshalb waren Zwitter nach Meckels nicht als »unvollkommene Männer« oder »unvollkommene Weiber« einzuordnen. Vielmehr erblickte er das Wesen des Hermaphroditismus in der innigen »Verschmelzung des Charakters beider Sexualabzeichen in demselben Individuum [...].« (Meckel 1812: 280) Dieses Verständnis kulminierte in der Aussage Meckels, dass in sehr seltenen Fällen von Hermaphroditismus tatsächlich eine »Verdoppelung« der Geschlechtsorgane und -charaktere vorzufinden sei (ebd.).

Die Zeitgenossen Meckels reagierten unterschiedlich auf seine Theorie. Ein paar Mediziner folgten Meckels Darlegungen: Sie affirmierten, dass auch beim Menschen Hermaphroditismus mit Verdoppelung der wesentlichen Geschlechtsorgane vorkomme und übernahmen Meckels Erklärung, dass solche Erscheinungen auf einen »excessiven Bildungstrieb« zurückzuführen seien (Berthold 1845: 103; Fleischmann 1833: 409). Der größere Teil der Ärzte lehnte die These der Doppel- bzw. Mehrfachbildung ab. Manche Kritik an Meckels These speiste sich aus der – auch im 19. Jahrhundert weiterhin gepflegten – Polemik gegen die wundergläubigen Vorstellungen vom wahren Hermaphroditismus, die sich angeblich frühere Ärztegenerationen gemacht hatten (z.B. Feiler 1820: 76, Fn. 123; Müller 1830: 126f.). Die meisten Mediziner verwarfen jedoch die geschlechtliche Doppelbildung für den Menschen – weniger aus prinzipiellen Gründen der Naturanschauung, als vielmehr deshalb, weil sie sie für eine rein theoretische Option hielten, der keine tatsächlichen Beobachtungen entsprechen würden. Auch unter diesen Medizinern gab es dahingehend Differenzen, welche der Erscheinungen geschlechtlicher Uneindeutigkeit sie als Hermaphroditismus bezeichneten, d.h., wie weit oder eng sie den Begriff fassten. Doch stimmten sie mit

Meckel darin überein, dass sie das Modell eines Geschlechterkontinuums zugrunde legten und prinzipiell geschlechtliche Abweichungen durch eine Hemmung des Bildungstriebs erklärten.[11] Im frühen 19. Jahrhundert wurde der Hermaphroditismus somit neu definiert, wofür hier Tiedemann stellvertretend zitiert sei: »Hermaphroditen [...] drücken ein Stehenbleiben der Bildung der Genitalien auf den verschiedenen früheren, dem Embryo normalen, Stufen aus.« (Tiedemann 1813: 84) Damit setzte sich ein Verständnis eines Geschlechterkontinuums durch, das in allen Übergangsphänomenen nur geschlechtliche Indifferenz oder kümmerliche Vorstufen des männlichen oder weiblichen Geschlechts und nicht etwa eine geschlechtliche Doppelbildung erblickte. Daher bezeichnete der Hermaphrodit keine mittlere Geschlechtskategorie zwischen der männlichen und der weiblichen, sondern lediglich einen primitiven Entwicklungszustand.

Diese Einordnung als primitiv wurde im Diskurs des 19. Jahrhunderts gleich mehrfach unterfüttert: In einer Sichtung des Meinungsstreits über das wahre Geschlecht des Hermaphroditen Drouart, der im 18. Jahrhundert die Gemüter bewegt hatte, bezeichnete Meckel die Besonderheiten der Harnröhrenmündung bei Drouart als embryonale »Nichtentwicklung und Thierbildung« – und ordnete im Übrigen Drouarts Genitalien als »weiblich, wiewohl embryonisch gebildet« ein (Meckel 1812: 301f.). Hintergrund für diese Degradierung des Hermaphroditismus des Menschen auf das Niveau einer Tierbildung war eine mit dem Begriff der »Höherentwicklung« belegte Theorie, wonach die geschlechtliche Differenzierung in der menschlichen vorgeburtlichen Entwicklung mit dem Ausprägungsgrad der Geschlechtsunterschiede in der Stufenfolge der Tierarten analog sein sollte: Während bei den Pflanzen und niederen Tieren Zwitterbildungen normal seien, trete, je höher die Spezies in der Tierreihe stehe, desto stärker die Trennung der Geschlechter hervor. Bei den höheren Tieren und insbesondere beim Menschen als der am höchsten entwickelten Spezies könne daher der Hermaphroditismus nur als pathologische Erscheinung bzw. als Missbildung vorkommen.[12] Diese Theorie implizierte, dass der menschliche Hermaphroditismus mit geschlechtlich indifferenten niederen Tierarten assoziiert wurde. Dass die Wissenschaftler des 19. Jahrhunderts eine Hierarchie der Lebewesen entlang des Ausprägungsgrades der Geschlechtsunterschiede aufstellten, führte fort, was bereits Naturforscher und Mediziner des 18. Jahrhunderts dargelegt hatten (Jahn 1998c: 271f.). Nunmehr sollte jedoch diese Hierarchie den Entwicklungsfort-

11 Zumindest war dies die Erklärung, die für die meisten Erscheinungsformen des Hermaphroditismus akzeptiert wurde; Allgemeine Encyclopädie der Wissenschaften und Künste 1829: »Hermaphroditos« (diesen Enzyklopädiebeitrag hatte ein Mediziner, D. Thon, verfasst); Encyclopädisches Wörterbuch der medicinischen Wissenschaften 1837: »Hermaphrodisia«; Handwörterbuch der gesammten Chirurgie und Augenheilkunde 1839: »Spalten«; Ammon 1842: 91f.; Rokitansky 1846: 88ff.

12 Vgl. z.B. Eros 1823: »Zwitter«; Allgemeine Encyclopädie der Wissenschaften und Künste 1829: »Hermaphroditos«; Encyclopädisches Wörterbuch der medicinischen Wissenschaften 1837: »Hermaphrodisia«; Busch 1839: 599.

schritt des Lebens selbst abbilden, wie Michael Hagner dargelegt hat (Hagner 1995: 104). Der Jenaer Mediziner und Naturforscher Lorenz Oken (1779-1851) arbeitete auf dieser Grundlage eine Theorie aus, die als »Rekapitulationstheorie« bekannt wurde. Nach dieser sollten »alle menschlichen und tierischen Embryonen morphologische Stadien durchlaufen, die den adulten Formen jeweils niederer Tiere ähneln und die Entwicklungsfolge kennzeichnen.« (Jahn 1998c: 292) Je komplexer die Individualentwicklung eines Lebewesens, desto mehr entwicklungsgeschichtliche Stufen des Tierreichs musste es durchlaufen. Die Embryogenese des Menschen repräsentierte nach Oken die Entwicklungsgeschichte des gesamten Tierreichs und stand somit an dessen Spitze.

Meckel und andere Mediziner übertrugen die Rekapitulationstheorie auf die Embryogenese der Genitalien beim Menschen (z.B. Tiedemann 1813: 88; Fleischmann 1833: 409). Darüber hinaus wendete sie Meckel konsequent auf den Hermaphroditismus an:

»Wirft man nun einen Blick auf die Reihe der [menschlichen] Zwitterbildungen, so sieht man deutlich, dass fast alle Stufen derselben normalen Thierbildungen entsprechen. Die *Grösse* des *Kitzlers* findet man in den Affenweibchen wieder; die mehr oder weniger vollkommne *Spaltung* oder die *Imperforation* der Ruthe im *Ai*, mehrern *Vögeln*, den *Schildkröten*, ihre Kleinheit bey den *meisten Vögeln* und *Reptilien*; den scheidenähnlichen Gang in einer Vertiefung zwischen der Ruthe und dem After bey den *Cavien* [...]. Dass dieser Gang, wo er sich beym Mann findet, Scheiden- und Gebärrudiment sey, beweist unwiderleglich die Modification seiner Form bey den verschiedenen Thieren, welche genau mit der Modification der Gebärmutterform übereinstimmt.« (Meckel 1812: 338f.)

Meckel war nicht der Einzige, der den menschlichen Hermaphroditismus in die Rekapitulationstheorie einordnete und als entwicklungsgeschichtlichen Atavismus darstellte (z.B. Walther 1808: 380). Bald fanden sich aber auch Kritiker, die z.B. einwendeten, dass die Anordnung der Arten nach dem Grad ihrer Komplexität nicht immer mit der Stufenfolge der zweigeschlechtlichen Differenzierung übereinstimme (Steenstrup 1846: 11; Feiler 1820: 37).

Dessen ungeachtet, setzte es sich in der Medizin durch, den Hermaphroditismus als Verkörperung des indifferenten Urgrunds der Geschlechtsdifferenzierung zu betrachten, welcher den kontinuierlichen Übergang zwischen dem männlichen und dem weiblichen Geschlecht bezeugte.[13] Diese Degradierung wiederholte einerseits die Verwerfungen, welche die medizinische Neudefinition des Herm-

13 In ihrer Untersuchung zum Konzept des »latenten Hermaphroditismus« bzw. der »konstitutionellen Bisexualität« in der Medizin und Naturforschung des viktorianischen England gelangt Ornella Moscucci ebenfalls zu der Einschätzung, dass Mediziner des 19. Jahrhunderts das Modell eines Geschlechterkontinuums vertraten, in welchem der Hermaphrodit als Persistenz des primitiven Stadiums der Geschlechtsdifferenzierung oder auch als Regression in den Primitivzustand eingeordnet wurde (Moscucci 1991).

aphroditismus im Zeitalter der Aufklärung mit sich gebracht hatte, doch andererseits ging damit auch eine wichtige Verschiebung einher: Im Zuge der Durchsetzung der epigenetischen Zeugungstheorie und des bio-teleologischen Entwicklungsverständnisses wurde das Modell eines Geschlechterkontinuums rehabilitiert. Der Zoologe und Mediziner Rudolph Leuckart (1822-1898), Professor in Gießen, formulierte die Idee eines fließenden Übergangs der Geschlechter 1853 in einem viel beachteten Handbuchartikel in radikaler Weise:

»*Männliche und weibliche Theile erscheinen überall als Modificationen derselben Urform.* Streng genommen sind wir nicht einmal berechtigt, von eigentlichen männlichen und weiblichen Theilen zu sprechen. Was wir so nennen, ist eine Gruppe von Organen, die vorübergehend oder zeitlebens allen geschlechtlich entwickelten Individuen ohne Unterschied zukommen und nur nach Grad und Art der Ausbildung in beiderlei Geschlechtern sich unterscheiden. Somit gilt es denn auch für die Geschlechtsorgane im engeren Sinne des Wortes, was wir bei einer früheren Gelegenheit für die übrigen Attribute der männlichen und weiblichen Individuen gefunden haben: daß die anatomische Eigenthümlichkeit der Geschlechter weniger in dem ausschließlichen Besitze gewisser Organe, als vielmehr in einer differenten Bildung derselben begründet sind.« (Handwörterbuch der Physiologie 1853: »Zeugung«)

Leuckart sprach auch an, inwiefern das neue Kontinuummodell, das er gegen die Annahme eines Geschlechtergegensatzes verteidigte, an das hippokratisch-galenische Modell anknüpfte, und worin es sich unterschied:

»Wir finden [...] schon bei den Aerzten und Anatomen des Alterthums, bei Hippokrates, Aristoteles, Galenus u. A., die bestimmteste Behauptung, daß weibliche und männliche Theile im Grunde genommen dieselben Organe seien und nur durch eine abweichende Bildung sich unterschieden. Wenn uns auch heute die mancherlei Versuche [dieser Forscher], diese Ansicht im Speciellen zu begründen [...], im höchsten Grade naiv und abenteuerlich erscheinen, so müssen wir doch immerhin den richtigen Takt bewundern, der sich in dieser Anschauungsweise ausspricht. Was man damals bloß ahnend vermuthen konnte, die Analogie der weiblichen und männlichen Theile, ist gegenwärtig, nachdem wir die Entwickelungsgeschichte der Genitalien [...] erkannt haben, als eine ausgemachte Thatsache anzusehen.« (Ebd.: 758)

Es wäre zu kurz gegriffen, in dem Kontinuummodell, wie es Mediziner der ersten Hälfte des 19. Jahrhunderts entwarfen, eine letzte Manifestation des Ein-Geschlecht-Modells zu sehen (zumal diese These Laqueurs, wie in Kapitel I.1 gezeigt, ohnehin schwierig ist). Was das neue Verständnis des Geschlechterkontinuums vom hippokratisch-galenischen Modell grundsätzlich unterschied, war die Verknüpfung mit dem biologischen Entwicklungsdenken. Wie das frühneuzeitliche integrierte auch das neue Kontinuummodell die Vorstellung der graduellen Geschlechterpolarität. Doch im Unterschied zur hippokratisch-galenischen Lehre galten die geschlechtlich gemischten Erscheinungen nicht als außerordentliche Phänomene, sondern bloß als mangelbehaftete Abweichungen von der Entwicklungsnorm der Geschlechterdifferenz.[14]

Demgegenüber gab es nur sehr wenige Mediziner, die den Gegensatz der Geschlechter als so absolut ansahen, dass sie darüber das Vorkommen des Hermaphroditismus völlig leugneten (z.B. Bierbaum 1854: 175). Einer von diesen war der Erlanger Mediziner Adolph Henke (1775-1843), Professor der Physiologie, Pathologie und Staatsarzneikunde an der Universität Erlangen. Henke grenzte sich von den Versuchen Meckels und anderer Mediziner ab, die »Analogie in der organischen Struktur der männlichen und weiblichen Zeugungsorgane« nachzuweisen. Eine »Übereinstimmung des Baues« sei nur für die erste Periode der Embryogenese nachweisbar, im Laufe der Entwicklung würde hingegen die Verschiedenheit immer stärker zutage treten. Daraus schlussfolgerte er: »Wichtiger ist es wohl, die Differenz scharf ins Auge zu fassen, die, abgesehen von der Verschiedenheit der äussern Geschlechtstheile und des ganzen Genitalsystems überhaupt, in der übrigen organischen Struktur und Konstitution zwischen Mann und Weib herrscht.« (Henke 1814: 126)

Prominent vertrat auch Johannes Japetus Steenstrup (1813-1897), Professor der Zoologie an der Universität Kopenhagen, die Auffassung, dass die Geschlechterdifferenz von der Natur als strenger Gegensatz, ja sogar als »Widerspruch«, angelegt sei. Um der »Wahrheit, dass beide Gegensätze nicht zusammen vorkommen können«, Nachdruck zu verleihen, verfasste er eine *Untersuchung über das Vorkommen des Hermaphroditismus in der Natur* (Steenstrup 1846: 13). Geschlecht, so argumentierte Steenstrup, reduziere sich nicht auf die Fortpflanzungsorgane, sondern »es wirkt durch das ganze Wesen, und hat sich in jedem Punct davon entwickelt.« (Ebd.: 9) Daher könne nur dann von Hermaphroditismus die Rede sein, »wenn die Naturen beider Geschlechter durch den ganzen Körper herrschen und sich auf jedem einzelnen Puncte davon geltend machen könnten – etwas das sich in Folge des Gegensatzes beider Geschlechter nur als eine gegenseitige Aufhebung von einander, als ein Verschwinden alles Geschlechts in einem solchen Geschöpfe, äussern könnte.« (Ebd.: 10) Geschlechtslosigkeit dürfe aber ohnehin nicht als Hermaphroditismus gelten. Auch dabei handle es sich bei näherer Untersuchung bloß um eine unvollkommene Ausbildung »in einer und derselben Geschlechtsrichtung«; für den Menschen werde dieses Erscheinungsbild passend als Hemmungsbildung beschrieben (ebd.: 27 &

14 Laqueur ist der Auffassung, das Konzept der embryologischen Analogie der männlichen und weiblichen Genitalien sei ein »Widerhall« der »Galenschen Homologien« bzw. des Ein-Geschlecht-Modells und verweise somit auf die Schwierigkeiten der Durchsetzung des Zwei-Geschlechter-Modells (Laqueur 1992: 193ff.). Katrin Schmersahl, die eine interessante und differenzierte Untersuchung zur medizinischen Konstruktion von Geschlecht im 19. Jahrhundert vorgelegt hat, folgt dieser Darstellung Laqueurs. Sie schreibt zudem das Kontinuum-Modell einseitig der naturphilosophischen Schule zu (Schmersahl 1998: 164). Dem kann aufgrund der obigen Ausführungen nicht zugestimmt werden.

29). Auch die Annahme eines Stadiums der embryonalen Indifferenz der Genitalien sei einer oberflächlichen Betrachtung geschuldet, da das männliche resp. weibliche Geschlecht »von dem ersten Augenblicke des Thieres mit diesem entsteht und in es einwächst [...].« (Ebd.: 11)

Steenstrup war sich bewusst, dass er mit seiner Schrift eine singuläre Position bezog und Widerspruch ernten würde, meinte aber gleichwohl, dieses um der Wahrheit Willen auf sich nehmen zu müssen. Tatsächlich distanzierte sich sogar sein Übersetzer, ein Greifswalder Professor der Zoologie, von Steenstrups Behauptung eines absoluten Geschlechtergegensatzes (ebd.: »Einige Bemerkungen von dem *Übersetzer*«: 124). Gleichwohl hatte Leuckart den Eindruck, dass die von ihm kritisierte Position eines absoluten Geschlechtergegensatzes weiterhin genährt würde, und zwar von Anhängern der naturphilosophischen Lehre (Handwörterbuch der Physiologie 1853: »Zeugung«). Aus historischer Sicht zeigt sich allerdings, dass die Divergenzen bezüglich des Geschlechtermodells nicht so einfach der naturphilosophischen Schule einerseits, der sogenannten wissenschaftlichen, empirischen Medizin andererseits zugeschrieben werden können. Auf der einen Seite unterbreitete z.B. Burdach, dessen Nähe zur Naturphilosophie unstrittig war, in seiner viel zitierten Schrift *Anatomische Untersuchungen bezogen auf die Naturwissenschaft und Heilkunst* das Modell eines kontinuierlichen Übergangs zwischen den Geschlechtern:

»Betrachten wir, wie diese Deflexe [›Abwendungen‹ bzw. Abweichungen von der Norm] in einander übergehen und aus einander folgen, so dass wir von den leichtesten Abnormitäten der Männlichkeit ausgehen, diese in ihrem Wachsthume bis zur Vermischung beyder Geschlechter verfolgen, dann die aus dieser Indifferenz hervor schimmernde Weiblichkeit beobachten, und endlich sehen, wie die Deflexe der letztern an die normale Beschaffenheit des weiblichen Organismus anschliessen!« (Burdach 1814: 29)

Burdach ging von einer dynamischen Verknüpfung polarer Kräfte aus, die nicht nur in der Anziehung zwischen dem männlichen und dem weiblichen Geschlecht zusammenwirkten, um neues Leben hervorzubringen, sondern auch in jedem einzelnen Individuum in bestimmten Gewichtungen zum Tragen kämen. Das Übergewicht der einen gegenüber der anderen Kraft bestimme den normalen Geschlechtscharakter, während deren Gleichgewicht in einem indifferenten Geschlechtscharakter bzw. in Geschlechtslosigkeit zum Ausdruck komme (ebd.: 28).

Auf der anderen Seite vertrat der sich von der naturphilosophischen Schule distanzierende Johann Feiler (1768-1822), Königlicher Bayerischer Hofrat und Professor der Geburtshilfe, Pathologie und Diätetik in Landshut, das Modell einer absoluten Geschlechterdichotomie. 1820 verfasste er eine Abhandlung mit dem Titel *Über angeborne Mißbildungen im Allgemeinen und Hermaphroditen insbesondere*. Bereits auf der ersten Seite unterstrich er den Erkenntniswert der Missbildung. Dieser bestehe darin, dass sie »uns einen tieferen Blick in die

Werkstätte der bildenden Natur thun läßt.« (Feiler 1820: 1) Das galt ebenfalls für den Hermaphroditismus, dessen Untersuchung Aufschluss über die Determinanten der geschlechtlichen Bildung geben können sollte. In diesem Rahmen diskutierte Feiler bisherige ätiologische Theorien für Missbildungen im Allgemeinen und Hermaphroditen im Besonderen: das »Versehen«, akzidentielle Einflüsse auf den Embryo sowie eine gehemmte Bildungskraft. All diese Erklärungen hielt Feiler jedoch für nicht zutreffend. Stattdessen war er davon überzeugt, dass sich die Lebensumstände wie die »Luft, Lebensart, Nahrungsmittel, Umgebungen u.s.w.« auf die »Beschaffenheit des Urkeims« auswirkten und schließlich erblich werden würden. Als eine Stütze dafür führte er Beobachtungen über das in manchen Familien gehäufte Vorkommen von Fällen von Hermaphroditismus an (ebd.: 54 & 68). Feiler argumentierte:

> »Es wird demnach jede Entwicklung so vor sich gehen und geschehen, wie es ihr durch die Beschaffenheit des Urkeimes vorgeschrieben ist. Ist dieser von der regelmäßigen Grundvorzeichnung abweichend, oder mangelhaft; so wird auch in Gemäßheit dessen das daraus sich entwickelnde Geschöpf von der regelmässigen Bildung abweichend, oder mangelhaft werden.« (Ebd.: 69)

Auf dieser Grundlage verwarf Feiler die Ansicht, wonach der Hermaphroditismus in einer tatsächlichen Geschlechtermischung bestehen sollte: Die »Urkeime« seien immer entweder männlich oder weiblich angelegt. Zwar seien »Missgestaltungen« der männlichen oder weiblichen Bildung möglich, die, wenigstens auf Seiten der männlichen Scheinzwitter, den Anschein einer Geschlechtermischung erwecken könnten. Doch bei näherer Untersuchung lasse sich ein missgebildeter Penis und eine Klitoris deutlich unterscheiden (ebd.: 73f., 83 & 93f.). Feiler stellte sich auf den Standpunkt, dass die Abweichungen der weiblichen Geschlechtsorgane niemals eine solche Ausprägung erreichen würden, dass sie eine echte Ähnlichkeit mit den männlichen Genitalien aufweisen könnten. Deshalb könne von einem weiblichen Hermaphroditismus keine Rede sein. Wenn andererseits tatsächlich eine starke Ähnlichkeit vorhanden sei, dann könne es sich nicht um weibliche Scheinzwitter sondern nur um missgebildete Männer handeln. Allein für die männlichen Genitalmissbildungen besitze der Begriff Hermaphrodit eine gewisse Berechtigung (ebd.: 88f. & 96ff.). Hermaphroditen waren also nach Feilers Auffasung eigentlich bloß missgebildete Männer. Das galt auch für den von ihm ebenfalls untersuchten »Herrn Dürrge«.

Viele Mediziner kritisierten diese Position Feilers. Zumeist argumentierten sie, dass sich die Fälle mit uneindeutigen Genitalien in der Mehrzahl gerade nicht auf das männliche Geschlecht zurückführen ließen.[15] Ebenso wenig fand Feilers Impuls, wieder ein dichotomes Geschlechtermodell zu etablieren, nennenswerte Nachahmung; das Kontinuummodell dominierte im Hermaphroditismus-Diskurs.

---

15 Vgl. z.B. Meckel 1821: 430, Fn. 1; Mende 1822: 331f.; Busch 1839: 605.

3.2 »Zu einem Manne ist der Hoden, zu einem Weibe Eierstock notwendig«: Aufstieg der Keimdrüsen zum Inbegriff des Geschlechts

Während sich die Erklärung des Hermaphroditismus als Hemmungsbildung etablierte, wurde Kritik an Meckels These der analogen Entwicklung der Geschlechter laut, welche die nachfolgende Diskussion stark beeinflussen sollte. Im Zuge dessen erhielten die Keimdrüsen, die bereits in den ersten Jahren des 19. Jahrhunderts als wesentlichste Organe des Geschlechts definiert worden waren, aus entwicklungsphysiologischer Sicht eine herausragende Bedeutung zugesprochen. Wie stellte sich der Aufstieg der Keimdrüsen im Hermaphroditismus-Diskurs dar?

Keimdrüsen als entwicklungsphysiologischer Stützpunkt der Geschlechterdifferenz

Die Kritik an Meckels Geschlechtertheorie fand sich in einer prominenten Publikation von 1830 mit dem Titel *Bildungsgeschichte der Genitalien aus anatomischen Untersuchungen an Embryonen des Menschen und der Thiere*. Der Verfasser war der Physiologe, Pathologe und Anatom Johannes Müller (1801-1858), der damals noch Ordinarius der Medizin an der Friedrich-Wilhelms-Universität zu Bonn war – 1833 wurde er Professor für Anatomie und Physiologie in Berlin. In seiner zum größten Teil auf zoologischen Untersuchungen basierenden Abhandlung wies Müller darauf hin, dass die embryonale Organanlage der männlichen und weiblichen Genitalien, und zwar nicht nur der äußeren, sondern auch der inneren Geschlechtsorgane, völlig identisch sei. Für die embryonale Organanlage gelte daher: »[E]s existiert noch kein Geschlecht.« (Müller 1830: 118) Sobald aber die Geschlechtsdifferenzierung beginne, verlaufe sie nicht analog, wie Meckel gemeint hatte, sondern von Anfang an auf verschiedene Art und Weise. Die divergierende Entwicklung nehme ihren Lauf mit der Differenzierung der Keimdrüsen, die den ersten sichtbaren anatomischen Unterschied der Geschlechter repräsentieren und sich eben nicht analog, sondern in ganz unterschiedlicher Weise bilden würden (ebd.: 113 & 118f.). Nach Müller waren die Keimdrüsen die wesentlichen Organe, die männliche und weibliche Individuen, Mann und Frau voneinander unterschieden: »Zu einem Manne ist ein für allemal das männliche Secretionsorgan, Hoden, zu einem Weibe Eierstock nothwendig.« (Ebd.: 123) In den Keimdrüsen sollte sich somit der Geschlechtsunterschied als eigentümliche Differenz manifestieren. Auf dieser Basis kritisierte Müller die bisherigen Definitionen des echten Hermaphroditismus und die dahin gerechneten Fälle, indem er forderte, dass nur jene Individuen als solche bezeichnet werden dürften, bei denen »gleichzeitiges Vorhandenseyn der Hauptorgane, des Eierstocks und des Hodens mit seinem Nebenhoden«, nachgewiesen werden könne (ebd.: 128). Mittels des Keimdrüsengeschlechtskriteriums nahm Müller also eine umfassende »Kritik der Lehre vom Hermaphroditismus« vor, was sich einerseits auf die Ebene der Definition und Klassifikation, andererseits auf die Ebene der Erklärung des Hermaphroditismus aus der embryologischen Theorie der Analogie der Genitalien bezog. Gleichzeitig hielt aber auch Müller an der Vorstellung fest, dass sich Phänomene uneindeutigen Geschlechts, angefangen von den echten Hermaphroditen und Halbseitenzwittern bis hin zu den unvollkommenen Hermaphroditen und den von ihm als nicht-hermaphroditische Hemmungsbildungen eingeordneten Hypospaden und Viragines, aus einheitlichen physiologischen Gesetzen erklären ließen (ebd.: Abschnitt 8).

Hoden und Eierstöcke erhielten, wie in Müllers Abhandlung, so allgemein in der medizinischen Literatur seit der Jahrhundertwende, unter dem Einfluss des biologischen Entwicklungsgedankens eine viel größere Bedeutung für die Geschlechterdifferenz zugesprochen, als dies noch im 18. Jahrhundert der Fall war. Mediziner bezeichneten nicht mehr nur die Hoden, sondern auch die Eierstöcke als unterscheidendes Kennzeichen des Geschlechts. Für die Klassifikation von Hermaphroditen bedeutete dies, dass diese anhand der Hoden resp. Eierstöcke als männliche bzw. weibliche Scheinzwitter oder aber – bei gleichzeitigem Vorhandensein von Hoden und Eierstöcken bzw. Ovotestis – als echte Hermaphroditen eingestuft wurden (z.B. Burdach 1814: 24 & 39).[16]

Das zeigte sich z.B. in den zahlreichen Versuchen, die korrekte Geschlechtsdiagnose bei Maria Dorothea Derrier (1780-1835, geboren in Berlin), ein in der ersten Hälfte des 19. Jahrhunderts von vielen Ärzten begutachteter Hermaphrodit, zu stellen. Derrier wurde 1801 in der Frauenabteilung der Charité von Christoph Wilhelm Hufeland (1762-1836), Leibarzt des preußischen Königs und Erster Arzt der Charité, erstmals untersucht: Da »die wesentlichen Theile der Mannheit, die Testikeln, fehlen« würden, hingegen die »weiblichen Geburtstheile« in »natürlicher Beschaffenheit vorhanden« seien und »die monatliche Reinigung in ihrer gehörigen Ordnung« eintrete, könne Derrier nur »ein weibliches Geschöpf mit einer monströsen Klitoris« sein, so Hufeland (Hufeland 1801: 171f.). Viele weitere Beurteilungen durch angesehene wie auch weniger bekannte Ärzte sollten folgen, da Derrier herumreiste und sich gegen Bezahlung untersuchen ließ.[17] Der Jenaer Professor Stark ließ in seinem Bericht über Derrier keinen Zweifel daran, welches das entscheidende Kriterium der Geschlechtsdiagnose sein müsse:

»Allein das Daseyn eines, oder zweyer gesunder Hoden […] sind die eigentlichen Organe zur Fortpflanzung und Erzeugung seines oder des Mannes gleichen. […] [D]ie Muttertrompete und die Gebärmutter, die Scheide […] sind nur zur Erzeugung, Ausbildung und Reifung der Frucht Hülfs-Organe. Allein die Eyerstöcke sind die eigentlichen

16 Burdach verwendete allerdings anstelle des Begriffs echter Hermaphroditismus die Bezeichnungen »Kryptogamie« und »dynamische Geschlechtslosigkeit«.

17 Vgl. z.B. Mursinna 1801; Martens 1803; Meckel 1816: 199, Fn. 2; Feiler 1820: 104; Mayer 1835.

Organe, wo der Zeugungsstoff gebildet und hergenommen wird. [...] Endlich sind diese Organe das eigenthümliche Unterscheidungs-Organ des weiblichen Geschlechts.« (Stark 1801: 542)

Da Stark Derriers Angaben über Samenergießungen für glaubwürdig hielt und meinte, Hoden durch die Bauchdecke tasten zu können, schloss er auf männliches Geschlecht. Derrier nannte sich bald darauf Carl Durrgé (Mayer 1835: 802).[18] 1817 urteilte auch Osiander, Derrier/Durrgé sei männlichen Geschlechts (Mayer 1835: 803). Hingegen hatte Johann Daniel Metzger 1803 notiert, er könne sich allen bisherigen Einschätzungen über Derrier/Durrgé nicht anschließen, da er bei der Untersuchung weder Hoden noch Vagina, keinen Bart und keine Brüste, nur eine »Art undurchborten Penis« habe feststellen können: »Ich kann sie also weder für einen Knaben noch für ein Mädchen halten, sondern nur für ein Geschöpf zweideutiger Art, für einen wirklichen Zwitter [...].« (Metzger 1803: 179) Aus den Berichten über Derrier/Durrgé lässt sich ablesen, dass sich die Ärzte bei aller Verschiedenheit ihrer Urteile allmählich darin einig wurden, dass die Art der Keimdrüsen das ausschlaggebende Kriterium der Geschlechtsdiagnose sein musste.

Die Bedeutung der Gonaden gründete sich zum einen auf ihrer Verabsolutierung als »wesentlichste« Geschlechtsorgane, da sie »durch ihre Beziehungen zu den Zeugungsstoffen« als primäre Bedingung der »geschlechtlichen Fortpflanzung« galten (Handwörterbuch der Physiologie 1853: »Zeugung«; Meckel 1812: 276; Encyclopädisches Wörterbuch der medicinischen Wissenschaften 1834: »Eierstock, ovarium (geburtshülflich)«). Zu diesem Verständnis trug sicherlich bei, dass es 1824 dem Zoologen Karl Ernst von Baer (1792-1876) gelang, die Eizellen der Säugetiere, so auch des Menschen, nachzuweisen, deren Existenz bis dahin nur hypothetisch vorausgesetzt worden war.[19] Allerdings sah, wie Florence Vienne dargelegt hat, auch Baer noch in den Spermien ›Parasiten‹, die für die Zeugung keine Rolle spielten. Erst im Zusammenhang mit der Ausarbeitung der Zelltheorie ab Mitte des 19. Jahrhunderts klärte sich, dass Spermien befruchtungsfähige Zellen sind und im Hoden gebildet werden. Ab den 1880er Jahren stand dann fest, dass bei der Befruchtung Ei- und Samenzellen miteinander verschmelzen (Vienne 2009: 217-220).

Vor allem aber erhielten die Keimdrüsen eine herausragende Stellung in den neuen Geschlechtsentwicklungstheorien: Nicht nur waren sie die Organe, die in der Embryonalentwicklung als erste einen Geschlechtsunterschied erkennen ließen, wie nicht erst Müller bemerkt hatte (Rathke 1825: 100). Nachfolgende Autoren affirmierten diese Beobachtung (z.B. Virchow 1848/1856: 747). Darüber

18 Nach einer anderen Quelle hatte Derrier bereits einige Zeit zuvor auf Rat des Geheimrats Fritze und des Generalchirurgs Gerike männliche Kleider angelegt (Stark 1801: 544).

19 Seine Forschungsergebnisse veröffentlichte er allerdings erst 1827 (Fischer-Homberger 1979: 26).

hinaus wurde den Gonaden nunmehr eine wesentliche physiologische Funktion für die Geschlechtsentwicklung zuerkannt (Home 1802: 229f.): Sobald die fötalen Keimdrüsen ausgebildet seien, würden sie die weitere pränatale Geschlechtsdifferenzierung sowie postnatal die Pubertätsentwicklung steuern. Sie sollten mithin dafür sorgen, dass aus dem anfangs geschlechtlich undifferenzierten Embryo ein zeugungsfähiger Mann resp. eine reproduktionsfähige Frau wurde. Als Belege dafür wurden Beobachtungen zur Beeinflussung des Geschlechtscharakters als Folge von Kastrationen bei Tier und Mensch angeführt (Fahner 1800: 152f.; Moreau de la Sarthe 1805: 147-153; Meckel 1812: 276). Ebenso sammelten Mediziner Beobachtungen über die nachlassende Keimdrüsenwirkung im Alter, pathologisch veränderte Gonaden oder von Geburt an unvollkommen entwickelte Keimdrüsen (Home 1802: 230; Encyclopädisches Wörterbuch der medicinischen Wissenschaften 1834: »Eierstock«; Handwörterbuch der Physiologie 1853: »Zeugung«). Letzteres, hieß es, könne zu äußerlicher Geschlechtslosigkeit oder, bei milderen Graden, zu der »unnatürlichen Neigung einiger Weiber, ihr Leben in einem männlichen Charakter hinzubringen«, führen (Home 1802: 217, 229f.). Aus solchen Erfahrungen wurde gefolgert, dass »mithin in der That vorzugsweise vom Vorhandensein und von der Integrität der Ovarien der Charakter der Weiblichkeit im Organismus abhängt.« (Allgemeine Encyclopädie der Wissenschaften und Künste 1836: »Ovarium«) Ein Physiologe resümierte:

> »Schon lange […] teilen alle einsichtigen Anatomen, Physiologen und Ärzte die Überzeugungen, daß die Ursachen der Menstruation wie des Geschlechtstriebes und des ganzen weiblichen Charakters in den Eierstöcken zu suchen ist, der Uterus dagegen, wenn er gleich das Organ ist, in welchem sich ganz besonders die Klassen- und Gattungscharaktere in der Sphäre der Genitalien aussprechen, in diesen Beziehungen nur eine sekundäre Bedeutung hat. Bildungsabweichungen kommen hierin auf das konstanteste überein.« (Bischoff 1844: 40f.)

Die Zitate weisen auch darauf hin, dass im Zentrum der Problematisierung der physiologischen Rolle der Keimdrüsen die Sorge um den weiblichen Geschlechtscharakter stand (Honegger 1996: 209f.).

Beobachtungen über fehlende oder mangelhafte Keimdrüsen waren an und für sich nicht neu; neu war aber ihre Systematisierung unter dem physiologischen Gesichtspunkt der Beziehung zwischen Keimdrüsen und Geschlechtsentwicklung. Nicht zuletzt wurde es in dieser Hinsicht interessant, das Verhältnis zwischen Keimdrüsengeschlecht und dem Erscheinungsbild von Hermaphroditen zu klären. Meckel schrieb zum Hermaphroditismus: »Wahrscheinlich also ist die angebohrne oder später eintretende Differenz zwischen der Form der Genitalien und ihrer Function, so wie mit der Totalform des Körpers in einer Umstimmung der Thätigkeit der Hauptorgane, der Ovarien und der Hoden, begründet.« (Meckel 1812: 276) Meckel sprach den Keimdrüsen also eine pathogenetische Kausalität für den Hermaphroditismus zu. Ebenso deutete Leuckart den bei manchen Tierarten zu beobachtenden Halbseitenzwitter, »bei denen die eine Seite des Körpers (mit dem Hoden) ganz männlich, die andere (mit dem Eierstocke) ganz weiblich gebildet« sei, »als anatomische Beweise für *die Abhängigkeit der äußeren Geschlechtsunterschiede von der jedesmaligen Bildung der Generationsorgane* [...].« (Handwörterbuch der Physiologie 1853: »Zeugung«)

Keimdrüsen als Inbegriff des Geschlechts

Mit der entwicklungsphysiologischen Neubewertung der Gonaden galten diese nicht mehr nur als ein wesentliches *Zeichen*, sondern als *Inbegriff* des Geschlechts. In dieser Weise stand die Bedeutung der Keimdrüsen längst fest, als 1848 der Pathologe Rudolf Virchow, der auf dem Weg war, zu einem der prominentesten deutschen Mediziner des 19. Jahrhunderts zu werden, in einem Vortrag vor der *Gesellschaft für Geburtshülfe zu Berlin* verkündete:

»*Das Weib ist eben Weib nur durch seine Generationsdrüse*; alle Eigenthümlichkeiten seines Körpers und Geistes oder seiner Ernährung und Nerventhätigkeit: die süsse Zartheit und Rundung der Glieder bei der eigenthümlichen Ausbildung des Beckens, die Entwickelung der Brüste bei dem Stehenbleiben der Stimmorgane, jener schöne Schmuck des Kopfhaares bei dem kaum merklichen, weichen Flaum der übrigen Haut, und dann wiederum diese Tiefe des Gefühls, diese Wahrheit der unmittelbaren Anschauung, diese Sanftmuth, Hingebung und Treue – kurz, Alles, was wir an dem wahren Weibe Weibliches bewundern und verehren, ist nur eine Dependenz des Eierstocks. Man nehme den Eierstock hinweg, und das Mannweib in seiner hässlichsten Halbheit mit den groben und harten Formen, den starken Knochen, dem Schnurrbart, der rauhen Stimme, der flachen Brust, dem missgünstigen und selbstsüchtigen Gemüth und dem schiefen Urtheil steht vor uns.« (Virchow 1848/1856: 747)[20]

Den Vortrag veröffentlichte Virchow 1856 in seinen *Gesammelten Abhandlungen zur wissenschaftlichen Medicin*. Seine Bemerkungen führten drastischer als die vieler anderer Mediziner den gesamten, sowohl physischen als auch psychischen weiblichen Geschlechtscharakter auf die Physiologie der Keimdrüsen zurück. Von der vollen Funktionstüchtigkeit der Gonaden machte er die Vollendung des Geschlechtscharakters abhängig. Für Virchow waren die Eierstöcke ein geschlechterpolitischer Schauplatz. Er vertrat ein durchaus konservatives Frauenbild, das er den Emanzipationsbestrebungen seiner Zeit entgegensetzte. Das geht deutlich aus einem anderen, 1865 vor einem nicht-fachwissenschaftlichen Publikum gehaltenen Vortrag hervor, in welchem er Hausarbeit, Mutterschaft und Erziehung des Nachwuchses als den »natürlichen Beruf« der Frau bezeichnete, durch dessen Ausübung sie zum »Gewinn des Staates« beitrage.[21] Die

20 Vgl. dazu Fischer-Homberger 1979: 26.

21 Virchow warnte in dem Vortrag: »Würde es jemals die Regel, ja würde überhaupt die *Emancipation des Weibes*, wie sie seit der französischen Revolution hie und da

Gonaden, d.h. eigentlich vor allem die Eierstöcke, stilisierte Virchow zur Matrix der biopolitischen Funktion der Geschlechterdifferenz.

In einigen historischen Studien ist Virchows pathetischer Ausspruch von 1848 zitiert worden, um die Wende in der Medizin zu markieren, nach der anstelle des Uterus nunmehr die Eierstöcke das Wesen der Weiblichkeit bestimmt hätten (z.B. Oudshoorn 1991: 40; Schäffner/Vogl 1998: 233; Schmersahl 1998: 193). Alice Dreger lässt – in ihrer Studie über die englische und französische medizinische Hermaphroditismus-Literatur der zweiten Hälfte des 19. Jahrhunderts und des frühen 20. Jahrhunderts – gar den deutschen Pathologen Edwin Klebs (1834-1913) mit seinem 1873 veröffentlichten Klassifikationssystem des Hermaphroditismus als den Vater der Kodifikation des Keimdrüsengeschlechts erscheinen. Tatsächlich hatte Klebs, ein Schüler Virchows, in seinem *Handbuch der Pathologischen Anatomie* die Keimdrüsen als das »eigentlich geschlechtsbestimmende Moment« deklariert (Klebs 1873: 723). Auf dieser Basis klassifizierte er Zwitterbildungen – ganz in Übereinstimmung mit geläufigen Systematiken des 19. Jahrhunderts, die Klebs bloß systematisierte – in Hermaphroditismus verus und Pseudohermaphrodismus masculinus resp. femininus nebst Unterformen. Klebs Klassifikationssystem sollte für die nächsten Jahrzehnte die Diskussion um die korrekte Einteilung der Formen des Hermaphroditismus dominieren. Damit, so Dreger, sei im medizinischen Hermaphroditismus-Diskurs das »Zeitalter der Gonaden« (*age of gonads*) angebrochen, denn die Anatomie der Keimdrüsen habe fortan über die wahre Geschlechtszugehörigkeit eines Menschen und so auch über die Geschlechtszuweisung von Hermaphroditen entschieden (Dreger 1998a: 145). Dregers Darstellung übersieht allerdings, dass das Keimdrüsenkriterium viel früher, nämlich bereits um 1800 formuliert worden war und sich bereits im ersten Drittel des 19. Jahrhunderts fest etabliert hatte. Andererseits ist Dreger entgangen, dass das Keimdrüsengeschlecht ab Mitte des 19. Jahrhunderts in der Medizin zunehmend problematisiert wurde (das lässt sich insbesondere für die deutsche, aber soweit ich sehe auch für die englische und französische medizinische Literatur feststellen).[22] In Anbetracht der dominierenden Diskursivierung und Problematisierung des Hermaphroditismus kann keine Rede davon sein, dass die Medizin ein absolut dimorphes Geschlechtsmodell durchzusetzen trachtete – weder im Zeitraum vor noch nach 1848 resp. 1873, wie nicht nur in Dregers Untersuchung, sondern auch in einigen anderen historischen Studien behauptet wird (z.B. Laqueur 1992: Kap. 5; Reis 2005). Zwar stellte eine polarisierte, dualistische Vorstellung von Geschlecht das Grundgerüst dar, in dem die von Medizinern aufgeworfenen Probleme uneindeutigen Geschlechts verhandelt wurden. Doch innerhalb dieser binären Grundkonstruktion problematisierten Ärzte beständig die Definitionen und Kennzeichen des Geschlechts. Dies gab sogar einer

angestrebt wird, durchzuführen versucht, so würde es nur geschehen können *auf Kosten der Familie.*« (Virchow 1865: 18).

22 Eine erste Kritik findet sich in Klöppel 2002b & 2005: 170.

Auffassung von Geschlecht als relativer Differenz Raum. Das wird zum einen deutlich an den Diskussionen über die ärztliche Praxis im Umgang mit Hermaphroditen und über die Frage, nach welchen Kriterien der Geschlechtsstatus zugewiesen werden sollte – darauf gehe ich weiter unten im Kapitel genauer ein. Zum anderen wurde das Keimdrüsenkriterium auch wissenschaftlich unterhöhlt, insofern die Bedeutung der Gonaden für die Geschlechtsentwicklung relativiert wurde. Diese Diskurslinie, die um 1900 immer komplexer wurde, möchte ich hier zum Abschluss der Analyse der wissenschaftlichen Problematisierung uneindeutigen Geschlechts im 19. Jahrhundert skizzieren.

3.3 »Über die Ursachen, die das Geschlecht bestimmen, wissen wir kaum irgend etwas Sicheres«: Keimdrüsengeschlecht und die Frage der primären Geschlechtsdetermination

Ab Mitte des 19. Jahrhunderts problematisierten mehr und mehr Mediziner, dass die den Keimdrüsen zugeschriebene Rolle für die Geschlechtsentwicklung möglicherweise überschätzt worden war. In diesem Zusammenhang wurde die in der ersten Hälfte des 19. Jahrhunderts recht zurückhaltend und spekulativ geführte Diskussion über die Ätiologie des Hermaphroditismus und generell über die geschlechtsdeterminierenden Ursachen wiederbelebt. Wie entwickelte sich diese Diskussion aus dem alten Streit über Akzidenz versus Präformation bis hin zur Hormonforschung und Genetik?

Geschlechtsdetermination und Ätiologie des Hermaphroditismus, erste Hälfte des 19. Jahrhunderts

Vielfach hatten sich die medizinischen Abhandlungen zum Hermaphroditismus aus den ersten Jahrzehnten des 19. Jahrhunderts damit zufrieden gegeben, Zwitter mit Meckel als Hemmungs- oder Mehrfachbildung einzuordnen, ohne die Frage der Ursachen der mangelnden, übermäßigen oder sonst wie abnormen Bildungskraft zu erörtern. Sofern doch die Ätiologie des Hermaphroditismus und/oder potentiell geschlechtsdeterminierende Faktoren diskutiert wurden, klang der alte Streit um Akzidenz versus Präformation wieder an: Denn weiterhin insistierte die eine Position darauf, dass das Geschlecht und/oder die geschlechtliche Abweichung »von Anfang an im Keim« (bzw. im »Urkeim«) angelegt sein müsse, während die andere Position den »Zufall« und die jeweilige »Organisation der Eltern« verantwortlich machte.[23] Indessen rückten infolge der Durchset-

23 Erstere Position vertraten z.B. Feiler 1820: 69; Rudolphi 1828: 66; Soemmering/Bischoff 1842: 356. Die zweite Position findet sich in der Allgemeinen Encyclopädie der Wissenschaften und Künste 1829: »Hermaphroditos«.

zung der Epigenese der Zeitpunkt der Konzeption und die jeweilige Verbindung der elterlichen Zeugungsstoffe für die Frage der Geschlechtsdetermination erneut in den Fokus der Aufmerksamkeit (Meissner 1826: 56f.; Allgemeine Encyclopädie der Wissenschaften und Künste 1829: »Hermaphroditos«). Auch der Gedanke der Erblichkeit bestimmter Formen des Hermaphroditismus wurde nun immer öfter vertreten (z.B. Meckel 1812: 284; Ammon 1842: Vorwort: 10). 1853 fasste Leuckart fen Stand der Diskussion zur Geschlechtsdetermination zusammen:

»Wir mögen immerhin zugeben, daß der Keim bereits von Anfang an gewisse Bedingungen für die Entwickelung des späteren weiblichen oder männlichen Geschlechtes enthalte, allein damit ist natürlich noch keineswegs gesagt, daß er bereits von Anfang an nur weiblich oder männlich sei, ja nicht einmal, daß jene Bedingungen alle die einzelnen Momente umfassen, die den Embryo zu einem bestimmten Geschlechte determinieren. [...] Über die *Ursachen, die das Geschlecht bestimmen*, wissen wir bis jetzt [...] kaum irgend etwas Sicheres.« (Handwörterbuch der Physiologie 1853: »Zeugung«)

Leuckart selbst vertrat die Ansicht, dass der Embryo, wie durch die Existenz von Hermaphroditen bewiesen sei, über Anlagen sowohl zum weiblichen als auch männlichen Geschlecht gleichermaßen verfüge. Deshalb könnten nur äußere Einflüsse, insbesondere »nutritive Vorgänge«, sowie das Alter der Eltern, für die konkrete Richtung der Geschlechtsdifferenzierung verantwortlich sein (ebd.: 771-776).

Relativierung der entwicklungsphysiologischen Rolle der Keimdrüsen, zweite Hälfte des 19. Jahrhunderts

Auf diesem Stand der Diskussion wurde nunmehr in der zweiten Hälfte des 19. Jahrhunderts die Rolle der Keimdrüsen für die Geschlechtsentwicklung im Verhältnis zu den primären Bestimmungsfaktoren des Geschlechts hinterfragt. Dafür stellten Fälle von Hermaphroditismus die bevorzugten Studienobjekte dar: In einem Bericht über ein anatomisches Präparat hermaphroditischer Genitalien, der 1857 im *Virchows Archiv* erschien, wollte der Autor, obwohl er ein Ovarium und einen Hoden fand, letztlich nicht auf »ächte Doppelgeschlechtlichkeit« und die Diagnose Halbseitenzwitter erkennen, sondern auf männliches Geschlecht. Denn außer dem Ovarium würden die anderen »Geschlechtstheile wesentlich den männlichen Typus tragen, indem alle zu beobachtenden Abweichungen von dem normalen Bau der männlichen Geschlechtstheile noch in die Grenzen der öfter beobachteten Abnormitäten derselben fallen.« (Meyer 1857: 424) Der Grund für diese Geschlechtsdiagnose war, dass sich der Autor – es handelte sich um Georg Hermann von Meyer (1815-1892), Professor der Anatomie an der Universität Zürich – auf den Standpunkt stellte, dass das Ovarium sekundär sei und »störend in die ursprünglich eingeleitete [männliche] Entwickelung eingegriffen hat [...].« (Ebd.: 426) Damit brachte er die These zum Ausdruck, dass die primäre Bestimmung des Geschlechts von der durch die Keimdrüsen eingeleiteten Entwicklung abweichen könne. Meyer beschloss seine Ausführungen mit der Aufforderung an die Embryologen zu untersuchen, »ob die Art, wie die Differenzirung der Geschlechtsdrüse geschieht, den Charakter der sexuellen Entwickelung bestimmt, oder ob sie selbst schon die Folge einer geschlechtlichen Differenzirung des ganzen Embryo ist.« (Ebd.)[24]

Die Klassifikation des Präparats durch Meyer blieb in der Folgezeit umstritten (z.B. Hofmann 1881: 84; Strassmann 1895: 45). Auch Edwin Klebs beschäftigte sich mit dem Präparat in seinem 1873 veröffentlichten *Handbuch der Pathologischen Anatomie.* Als Ergebnis seiner Untersuchung hielt er fest, dass »die geschlechtsbestimmenden Einwirkungen nicht in allen Theilen des Körpers das gleiche Resultat herbeigeführt [haben]; die Keimanlage des ganzen Organismus verhält sich also diesen Einwirkungen, wie so vielen anderen gegenüber, nicht mehr als Einheit, sondern als Vielheit, deren einzelne Glieder in verschiedenem Grade beeinflusst werden.« (Klebs 1873: 732) Dieses Präparat sowie weitere Fälle von Hermaphroditismus, die Klebs der Literatur entnahm und z.T. neu einordnete, dienten ihm dazu, systematisch Einwände gegen die herausragende Bedeutung der Keimdrüsen für die Geschlechtsentwicklung zu sammeln. Seinen Ausführungen zum Hermaphroditismus stellte er die These voran: »[D]as Geschlecht der Keimdrüse bestimmt nicht die typische Entwicklung der übrigen Theile [des Geschlechtsapparats]. Dass dieselben sich meistentheils dennoch in der gleichen Richtung mit der Geschlechtsdrüse entwickeln, rührt offenbar von einer gleichmässig der ganzen Keimanlage mitgetheilten Bewegung her.« (Ebd.: 722f.) Die Ursachen der Zwitterbildungen müsse man, wie auch generell die für die »eingeschlechtliche Entwicklung«, sehr wahrscheinlich in der »Befruchtung des Eies« suchen (ebd.). Während somit Klebs einerseits die entwicklungsphysiologische Bedeutung der Keimdrüsen hinterfragte, hielt er sie dennoch – in Übereinstimmung mit der medizinischen Literatur[25] – für die Organe, die für die Geschlechtsklassifikation entscheidend sein sollten. Zur Feststellung der Art der Keimdrüsen forderte er, wie schon viele Mediziner vor ihm, eine genaue »anatomische Untersuchung« der Organe, »wenn nicht Sperma-Bildung oder Ovulation nachzuweisen ist.« (Ebd.: 748)

Parallel zu dieser Kodifizierung der Keimdrüsen als des ausschlaggebenden Kriteriums der Geschlechtsklassifikation beschäftigte sich fortan die Medizin mit der Frage, welche Faktoren die geschlechtliche Differenzierung der Gonaden bestimmten und welche Rolle diese wiederum für die weitere Entwicklung spielten (z.B. Hegar 1878: 1003ff.). Inkongruente Verhältnisse der geschlechtlichen Anatomie wurden in diesem Zusammenhang eifrig gesucht und gefunden, wie

---

24 Wie seine eigene These in diese Fragestellung eingeordnet werden sollte, führte Meyer nicht aus.

25 Siehe z.B. Handwörterbuch der Physiologie 1846: »Über den Einfluß der Physiologie auf die gerichtliche Medicin«; Foerster 1863: 150f.; Heppner 1871: 682.

sich daran ersehen lässt, dass sich die Anzahl der Berichte über Fälle von Hermaphroditismus, häufig in Form von Doktorarbeiten, um die Jahrhundertwende sprungartig vermehrte.[26] Der weitere Diskussionsverlauf war durch eine Absage an die »korrelative Allgewalt der Keimdrüsen«, wie der Freiburger Gynäkologie-Ordinarius Alfred Hegar (1830-1914) sich ausdrückte, gekennzeichnet (Hegar 1903: 217). Diese Diskussionsentwicklung, die durch eine Reihe von interessanten historischen Untersuchungen bereits gut dokumentiert ist,[27] möchte ich hier nur noch sehr grob als eine Art Ausblick auf den zweiten Untersuchungsteil skizzieren.

Sexualhormonforschung

Die in den letzten zwei Jahrzehnten des 19. Jahrhunderts im Zusammenhang mit Transplantationsexperimenten formulierte Theorie der »inneren Sekretion« (die inneren Sekrete wurden später Hormone genannt) von Hoden und Eierstock entschied das Tauziehen um die Frage des Einflusses der Keimdrüsen auf die Geschlechtsentwicklung keineswegs. Denn es blieb unklar, ob die innere Sekretion der Keimdrüsen die Ausbildung der anderen Geschlechtsorgane unmittelbar oder mittelbar determiniere, oder ob diese sich unabhängig davon entwickelten, so dass der Keimdrüsensekretion nur die Funktion zukam, die volle Ausbildung der Geschlechtscharaktere zu unterstützen. Zur Diskussion stand also (weiterhin) der »formative« versus »protektive« Einfluss der Keimdrüsen, wie die zeitgenössischen Schlagworte dafür lauteten (Halban 1903).

Die Transplantationsexperimente des Wiener Gynäkologen und Anatomen Eugen Steinach (1861-1944), mit denen er hermaphroditische Meerschweinchen erzeugte, sorgten in der zweiten Dekade des 20. Jahrhunderts für neuen Diskussionsstoff. Denn mit den Versuchen sahen es Steinach und mit ihm einige andere Wissenschaftler als belegt an, dass eine antagonistische Wirkung der Ovarial- und Hodenhormone für die Ausbildung des physischen und psychischen Geschlechtscharakters verantwortlich war. Die als strikt geschlechtsspezifisch verstandenen Hormone betrachteten sie als chemische Determinationsstoffe und Indikatoren der Geschlechterdifferenz. Sexualhormone würden jedoch natürlicher-

26 Vgl. z.B. die mehrseitige Bibliographie der um 1900 veröffentlichten Beiträge in Menge 1910: 1051-1054.

27 Hervorheben möchte ich besonders zwei Studien: Wolfgang Schäffner hat knapp und präzise die durch Untersuchungen an Hermaphroditen und Homosexuellen sowie durch Kastrationsexperimente ausgelöste Erosion des Keimdrüsengeschlechtskriteriums ab dem letzten Drittel des 19. Jahrhunderts analysiert (Schäffner 1995). Heiko Stoff hat für die ersten drei Dekaden des 20. Jahrhunderts gezeigt, wie die binäre Geschlechtsklassifikation in der Biologie, Medizin, Sexualforschung und Psychoanalyse weiter unterhöhlt wurde, indem die Forschung allenthalben somatische und psychische Geschlechtermischungen anstelle eindeutiger Unterschiede zum Vorschein brachte oder solche Mischungen gar experimentell produzierte (Stoff 2004: 425-453).

weise nur in Mischungsverhältnissen vorkommen, weshalb die relative Stärke der Hormone die Ausprägung des Geschlechtscharakters eines Individuums bestimme.

Steinachs Versuche waren allerdings umstritten und die Annahme einer strikten Geschlechtsspezifik der Sexualhormone wurde bereits in den 1920er Jahren wieder in Frage gestellt (Oudshoorn 1991: 46ff. & 1993: 152ff.; Stoff 2004: 435-453). Dennoch bereiteten Steinachs Versuche der Sexualendokrinologie der 1930er und 1940er Jahre den Weg. Diese arbeitete, wie Nelly Oudshoorn analysiert hat, mit einem quantitativen Modell des Geschlechtsunterschieds. Der Unterschied der Geschlechter wurde nun primär chemisch-quantitativ gefasst, statt ihn in einem bestimmten Organ zu verorten. Theoretisch, so Oudshoorn, hätte mit dem endokrinologischen Ansatz die dualistische Vorstellung, wonach es nur zwei Geschlechter gibt, aufgebrochen werden können. Dazu kam es allerdings letztlich nicht (Oudshoorn 2002: 268f.).

Histopathologie und Genetik

Wie die experimentelle Biologie und medizinische Endokrinologie brachte auch die Histopathologie keine Lösung des Problems der Rolle der Gonaden im Verhältnis zur Geschlechtsentstehung und -determination: Gegen Ende des 19. Jahrhunderts wurden histologische Untersuchungen der bei Operationen (zumeist zur Behebung von Leistenbrüchen) oder Sektionen gewonnenen Gonaden von Hermaphroditen, d.h. Analysen der Feinstruktur des Keimdrüsengewebes unter dem Mikroskop, immer wichtiger.[28] Das diente einerseits der Systematisierung der Beobachtungen, warf andererseits aber neue Probleme auf: »Die seit Klebs allgemeiner angewendete histologische Untersuchung der Keimdrüsen hat neue Schwierigkeiten, sowohl für die Klassifizierung der Fälle als für die Deutung der Genese geschaffen.« (Kermauner 1909: 331) Fälle, die von ihren Entdeckern als Hermaphroditismus verus eingeordnet worden waren, wurden nun erneut in Zweifel gezogen, weil die Keimdrüsen keiner sorgfältigen histologischen Analyse auf Basis neuester embryologischer Erkenntnisse unterzogen worden waren. So wurde der Vorwurf erhoben, dass verkümmerte Gonaden fälschlicherweise für Eierstöcke resp. Hoden gehalten worden seien (Nagel 1897: 620f. & 1899; Meixner 1905). Doch weitere Fälle wurden als Hermaphroditismus verus deklariert, die mit Hilfe der Mikroskopie genau belegt wurden (Salén 1900; Simon 1903). Zudem konkurrierten unterschiedliche Einschätzungen des histologischen Bilds der Gonaden und damit verbundene Erklärungsversuche miteinander, so

28 Dies hatten Mediziner insbesondere zur Verifizierung des Hermaphroditismus verus bereits seit längerem gefordert: »Von einem Zwitter verlangen wir mit Recht die gleichzeitige Anwesenheit von beiderlei Keimdrüsen, von Eierstock und Hoden, deren specifische Natur durch alle Hülfsmittel unserer heutigen Diagnostik, namentlich auch durch das Mikroskop außer Zweifel gesetzt sein muß.« (Handwörterbuch der Physiologie 1853: »Zeugung«).

etwa in der Frage, ob ein bestimmter deformierter Zustand der Keimdrüsen bei in der Bauchhöhle liegenden Hoden als primärer »Gewebsschwund« oder als sekundäre »Unterentwicklung« einzuordnen sei (Halban 1903: 230ff.). Daran gekoppelt war die Frage, ob es sich bei solch einer Deformation der Keimdrüsen um eine »mechanische« Folgeerscheinung dessen handle, dass die Hoden nicht in den Hodensack herabgestiegenen waren, oder aber um eine »primäre, in der Anlage bestehenden Missbildung der Geschlechtsdrüsen« (Kermauner 1909: 332). Eine solche Veranlagung könne, so die Hypothese des Wiener Gynäkologen Josef Halban (1870-1937), auf »hermaphroditische Eier« zurückgeführt werden: Damit verwies er darauf, dass die spezielle geschlechtliche Bildung von Hermaphroditen im befruchteten Keim bereits vollständig determiniert sei (Halban 1903: 275, Fn. 1).

Viele Wissenschaftler bekannten sich in den folgenden Jahren zu Halbans »hermaphroditischen Eiern«.[29] Das stand im Zusammenhang mit dem Aufschwung der Vererbungsforschung und der Formierung der Genetik zu Beginn des 20. Jahrhunderts. Mit der Genetik konnten allerdings die offenen wissenschaftlichen Fragen ebenfalls nicht einfach geklärt werden – im Gegenteil wurden neue Fragen aufgeworfen: Die Diskussion über die Determination des Geschlechts intensivierte sich nach Jane Maienschein gegen Ende des 19. Jahrhunderts, wobei die alte Debatte ›Präformation versus Epigenesis‹ wieder aufgenommen wurde (Maienschein 1984: 473f.). Demnach beherrschten in den 1880er und 1890er Jahren zwei Positionen – der »externalist« und der »internalist approach« – die Diskussion. Nach ersterem Ansatz sollte das Geschlecht durch eine Kombination externer Bedingungen geprägt werden, vor allem durch die mütterliche Ernährung oder durch das Alter der Eltern (ebd.: 461-463). Andererseits fanden sich Wissenschaftler, welche die physiologischen »inneren Milieubedingungen« der Keimzellen oder auch des gesamten Organismus für ausschlaggebend erachteten (ebd.: 463-474). Ab 1900, so Maienschein, rückten Theorien zur Erbbedingtheit von Geschlecht in den Mittelpunkt der Aufmerksamkeit (ebd.: 458). Auch nachdem in den ersten Jahren des 20. Jahrhunderts postuliert worden war, dass die Chromosomen Träger der Mendel'schen Erbeinheiten (»Gene«) und Geschlecht ein diskret vererbtes Merkmal seien, hätten einige Forscher darauf bestanden, dass die Erbinformationen nicht ausreichten, um die Geschlechtsentwicklung zu erklären: Sie begriffen die Erbinformationen zwar als eine Prädisposition, doch auf deren Grundlage würden organismusinterne und Umwelteinflüsse eine prägende Rolle spielen. Theorien der Umwelt- und der entwicklungsmechanischen Abhängigkeit der Geschlechtsentstehung wurden bis in die 1930er Jahre hinein nicht aufgegeben, sondern als sogenannter epigenetischer Ansatz, der Interaktionen zwischen Umwelt- und vererbten Bedingungen postulierte, weitergeführt. Theorien der genetischen Determination von Geschlecht

29 Vgl. etwa Neugebauer 1908: 636; Kermauner 1909: 336; Bayer 1909: 187; Menge 1910: 1065.

fanden Maienschein zufolge erst nach 1910 eine breitere Anerkennung (ebd.: 470-474). Solche Theorien wurden auch in der medizinischen Hermaphroditismus-Literatur des deutschen Sprachraums zunehmend diskutiert (z.B. Hirschfeld 1910: 121). Allerdings wurde die Diskussion während der Weimarer Zeit hauptsächlich von der genetischen Intersexualitätslehre Richard Goldschmidts beherrscht, die ein relationales Genkonzept und ein quantitatives Geschlechtermodell zugrunde legte. Auf diese Entwicklung werde ich ausführlich in Kapitel II.3 eingehen.

Für meine Argumentation hier genügt es festzuhalten, dass weder mit den Hypothesen einer genetischen noch der hormonalen Geschlechtsdetermination unstrittige Lösungen für die Fragen der Geschlechtsentwicklung gefunden wurden. Bei aller Komplexität der Diskussionen und der Positionen wurde dabei doch im Großen und Ganzen ein Entwicklungskonzept affirmiert, das einen linearen Vektor vom Ungeformten zur binären Differenzierung zog. Alles in allem unterhöhlten die Diskussionen um die Jahrhundertwende die schon zuvor relativierte Bedeutung der Gonaden noch weiter. Das Keimdrüsengeschlechtskriterium konnte nicht mehr unbestritten als Inbegriff des wahren Geschlechts gelten, sondern hatte nur noch den Charakter einer Konvention, d.h. einer Übereinkunft, dass in Ermangelung besserer Kriterien das Geschlecht anhand der Gonaden klassifiziert werden sollte.

In den Diskussionen über die Geschlechtsentstehung wurde das Geschlechtermodell und die Einordnung der Hermaphroditen erneut verhandelt mit dem Effekt, dass die schon zu Beginn des 19. Jahrhunderts mit der Durchsetzung der Epigenese-Theorie forcierte Auffassung von Geschlecht als einer graduellen und relativen Differenz bestätigt und ausgebaut wurde: Mediziner wie Halban oder der Berliner Pionier der Sexualwissenschaft, Magnus Hirschfeld (1868-1935), vertraten auf der Grundlage der Annahme, dass die geschlechtliche Bildung inklusive ihrer Varianten bereits im befruchteten Keim determiniert sei, ein neopräformistisches[30] Kontinuummodell, in welchem der Hermaphroditismus (als »Mittelform«) ebenso wie die Homosexualität und der Transvestismus in einer graduellen Serie »Sexueller Zwischenstufen« zwischen dem »›absoluten‹ Weib« und dem »›absoluten‹ Mann« eingeordnet werden konnten (Hirschfeld 1910 & 1913).[31] Allerdings erhielten die sexuellen Zwischenstufen, trotz der Bemühun-

30 Den Begriff der Präformation verwendete u.a. Hirschfeld zur Bezeichnung der Determination der geschlechtlichen Bildung im befruchteten Ei (Hirschfeld 1910: 135 & 1913: 18).

31 Ein ähnliches Kontinuummodell vertraten auch Kurella 1896; Neugebauer 1908: 636f.; Haeckel 1913; Boruttau 1916: 54. Der Begriff der Zwischenstufen fand im Zusammenhang mit Phänomenen uneindeutigen Geschlechts bereits in früheren Jahrzehnten Verwendung (Encyclopädie der medicinischen Wissenschaften 1831: »Hermaphroditus«). Zwitter, so schrieb ein Mediziner 1846, »sind nur Zwischenstufen zwischen der männlichen und weiblichen Entwicklungsform, häufig so wenig aus der ursprünglichen Form hervorgebildet, daß sie geschlechtslos genannt

gen von Hirschfeld, Homosexualität und Transvestismus soziale Anerkennung zu verschaffen, in der allgemeinen medizinischen Diskussion weiterhin nicht die gleiche Existenzberechtigung zugebilligt wie der »absolute« Mann und die »absolute« Frau:[32] Sie wurden vielmehr in der am Ziel des Gattungserhalts ausgerichteten Hierarchie der Lebensformen als dysfunktionale Erscheinungen auf der untersten Entwicklungsstufe angesiedelt und als minderwertig verworfen.

3.4 »Daß dieser Gegenstand für die bürgerliche Gesellschaft sehr wichtig sei«: Medizinische Überwachung des Geschlechts

Das Keimdrüsengeschlechtskriterium wurde, wie bereits oben angedeutet, nicht nur aus wissenschaftlicher Sicht untergraben, sondern zusätzlich auch aus der Perspektive der ärztlichen Handlungsfähigkeit in konkreten Fällen von Hermaphroditismus. Dieses Problem muss vor dem Hintergrund der auch im 19. Jahrhundert fortbestehenden Diskrepanzen gesehen werden, die zwischen der von Medizinern beanspruchten Sachverständigenrolle (bezüglich der Ehefähigkeit und des Geschlechtsstatus von Hermaphroditen), dem rechtlichen Rahmen und den Gegebenheiten der privatärztlichen Praxis bzw. der Krankenhaussituation bestanden.

Kontrolle der Ehefähigkeit

Hinsichtlich der gerichtsmedizinischen Beurteilung der Ehefähigkeit von Hermaphroditen, die bei Eheannullierungs- bzw. Scheidungsklagen relevant werden konnte, affirmierte der medizinische Diskurs des 19. Jahrhunderts weitgehend die diesbezüglichen ärztlichen Darlegungen des 18. Jahrhunderts.[33] Die zivil- und kirchenrechtliche Lage war allerdings, auch wenn dies in der medizinischen Literatur kaum differenziert dargestellt wurde, regional sehr unterschiedlich: Der französische *Code Civil*, der in einigen deutschen Staaten zu Beginn des 19. Jahrhunderts eingeführt worden war, enthielt keine spezielle Regelung zur Aufhebung oder Scheidung einer Ehe aufgrund von Impotenz.[34] In anderen deutschen

werden können.« (Handwörterbuch der Physiologie 1846: »Über den Einfluß der Physiologie auf die gerichtliche Medicin«).

32 Während sich Hirschfeld einerseits um eine Entpathologisierung der Homosexualität und des Transvestismus bemühte, bezeichnete er andererseits den Hermaphroditismus als degenerative Erscheinung (Herrn 2005b: 65).

33 So z.B. Wildberg 1812: 70f.; Henke 1829: 121f.; Encyklopädie der Staatsarzneikunde 1840: »Zwitter«; Böcker 1857: 261; Strassmann 1895: 52.

34 Die Frage, ob angesichts der fehlenden Regelung auf Bestimmungen des kanonischen Rechts zurückgegriffen werden könne, wurde zumindest in einer Eheannullierungsklage, welche der Ehegattin Fortpflanzungsunfähigkeit – bei Verdacht auf Hermaphroditismus – vorwarf, 1850 durch das Königliche Landgericht Trier nega-

Staaten sowie in Österreich bestand weiterhin die Möglichkeit, bei dauerhafter Fortpflanzungsunfähigkeit des Gatten resp. der Gattin, die bereits vor der Eheschließung ohne Wissen des klagenden Eheteils bestanden hatte, die Ehe annullieren oder – im Geltungsbereich des Preußischen *Allgemeinen Landrechts* – scheiden zu lassen (ALR 1794/1862: II, 8 (4), § 696).[35] Mit der Vereinheitlichung des Eherechts durch Einführung des *Bürgerlichen Gesetzbuches* für das Deutsche Reich im Jahre 1900 war es dann wiederum in allen deutschen Bundesstaaten möglich, durch Klage eine Ehe für nichtig erklären zu lassen, wenn dauerhafte Fortpflanzungsunfähigkeit bestand und die klagende Partei glaubhaft machen konnte, dass sie sich über diese »persönliche Eigenschaft« des Gatten resp. der Gattin bei Eheschließung in Unkenntnis befunden hatten (BGB 1906: IV. 1.3, § 1333; siehe die Erläuterung zum Paragraphen in Fn. 14).

Im Laufe des 19. Jahrhunderts erweiterte sich das Spektrum der gerichtsmedizinischen Diskussionen um radikalere Positionen: Manche Mediziner wollten Hermaphroditen grundsätzlich von der Ehe ausgeschlossen sehen, so z.B. der Leipziger Geburtshilfe-Professor Johann Christian Gottfried Jörg (1779-1856), da er der Meinung war, dass Hermaphroditen ohnehin alle fortpflanzungsunfähig seien (Jörg 1814: 190). Jörg verlangte in seinem 1814 erschienenen gerichtsmedizinischen *Taschenbuch*, dass Ärzte, die von einem Hermaphroditen Kenntnis hatten, dafür sorgten, dass im Kirchenbuch ein entsprechender Vermerk über die betreffende Person gemacht werde, so dass diese nötigenfalls von einer angestrebten Verheiratung abgehalten werden könne. Zumindest sollten Zwitter nur dann zur Ehe zugelassen werden, »wenn ein Zeugniß vom Physicus die Zulässigkeit der Ehe constatirt. Manche Ehescheidung wird auf eine solche Weise verhütet werden können.« (Ebd.: 182, Fn. 1)[36] Wenn auch nicht in Bezug auf die Forderung nach einem verpflichtenden Ehezeugnis oder gar grundsätzlichen Eheverbots, so doch bezüglich des Vorschlags, bei Geburt eines Kindes zweifelhaften Geschlechts immer einen Vermerk im Kirchenbuch vorzunehmen, erhielt Jörg Zustimmung von Henke, dem bereits erwähnten Staatsarzneikundler der Universität Erlangen (Henke 1829: 121).

In der *Zeitschrift für die Staatsarzneikunde* forderte 1845 Bernhard Ritter (1804-1893), praktischer Arzt in Rottenburg, statt eines prinzipiellen Eheverbots für Hermaphroditen die umfassende medizinische Kontrolle *aller* Heiratswilligen

tiv beschieden. Das Gericht wies die Klage ab (LG Trier, Annalen für Rechtspflege 1847).

35 Zum *Österreichischen Bürgerlichen Gesetzbuch* vgl. Oesterlen 1882a: 3ff.; zum katholischen Eherecht vgl. Tourtual 1856. Ein Kommentator hielt allerdings für das katholische Eherecht fest, dass bei dauerhafter und bereits vor der Eheschließung existenter Fortpflanzungsunfähigkeit die Ehe notwendig und unabhängig vom Willen des/r Ehepartners/in für nichtig erklärt werden sollte. Doch musste der Kommentator einräumen, dass dies »wegen seiner in jeder Beziehung so äußerst delicaten Natur« am Willen zur »practischen Durchführung des strengen Rechtsprincips« und »an durchgreifenden gesetzlichen Bestimmungen« fehle (Knopp 1873: 71).

36 Vgl. auch Bierbaum 1854: 179; Weiß 1890: 333.

und darauf basierend den gezielten Ausschluss fortpflanzungsungeeigneter Menschen im Interesse einer gesunden Bevölkerungsvermehrung. Die Ehe betrachtete er als »die eigentliche Zuchtanstalt oder Zeugungsstätte des Menschen«, welche die Voraussetzung für einen »blühenden« Staat sei (Ritter 1845: 10 & 113). Sie sei daher der neuralgische Punkt eines qualitativen Bevölkerungswachstums:

»Wenn für den Staat der Zuwachs an elenden und siechen Körpern als ein lästiger Haufen müssiger Kostgänger erscheint, deren Unterhalt die Verwendung der geschäftigen Klasse verdoppeln muss, so ist das Mittel, die Zahl der Einwohner eines Landes zu vermehren, dem Staate nachtheilig, wenn man voraussehen kann, dass es jene Gebrechlichen vermehren müsse. Die Verminderung solcher Gebrechlichen muss also der Fürsorge des Staates sehr am Herzen liegen, und dieser Zweck kann nur *durch eine gewisse Auswahl der zur rechtmässigen Fortpflanzung der Bevölkerung bestimmten Anstalten, durch Beförderung zweckmässiger Ehen, durch Ausschliessung aller zur Fortpflanzung für unzweckmässig erscheinenden Individuen von der Ehe vollkommen erlangt* werden [...].« (Ebd.: 108)

Grundsätzlich solle daher die Bevölkerung auf ihren Gesundheitszustand und ihre Fortpflanzungsfähigkeit überprüft werden, wozu jeder Kontakt mit heilberuflich Tätigen, z.B. bei Impfungen und Musterungen, zu nutzen sei. Hebammen und Geburtshelfer müssten verpflichtet werden, Missbildungen eines Neugeborenen zu melden. Vor allem sollten alle Bildungsfehler der Genitalien in den Kirchenbüchern und zusätzlich beim Oberamtsarzt registriert werden (ebd.: 86f.). Bei Heiratsabsichten sollten die Eltern und Vormünder bei einer Behörde beeiden, dass ihnen kein »körperliches Gebrechen« ihrer Kinder bekannt sei, »welches der Erfüllung der ehelichen Pflichten hindernd in den Weg trete, oder die Fruchtbarkeit beeinträchtige [...].« (Ebd.: 87) Schließlich sei »jeder Heirathskandidat« dazu anzuhalten, »ein Zeugniss von dem Oberamtsarzte vorzulegen, dass dem letztern nichts zur Kenntnis gekommen, welches dem Zwecke der Ehe hinderlich sein dürfte [...].« (Ebd.: 88) Ein solches Zeugnis über die Ehefähigkeit sollte im Hinblick auf das zweckmäßige Alter, den allgemeinen Gesundheitszustand, das »geistige Vermögen und den Zustand der wichtigern Sinnesorgane« – als Grundbedingung der Befähigung zu einer »naturgemässen Erziehung der Kinder« – sowie »die regelmässige Bildung der Geschlechtsorgane« erstellt werden (ebd.: 9ff.).

Während dieser frühe Entwurf einer systematisch organisierten medizinischen Fortpflanzungsselektion die Einbettung des Hermaphroditismus-Diskurses in biopolitische Ansätze drastisch verdeutlicht, fand die radikale Position des Autors in den allgemeinen Diskussionen über den Hermaphroditismus – soweit ich sehe – keine Resonanz. Als aber in der Medizin um 1900 Konzepte einer gesteuerten eugenischen Fortpflanzungsselektion große Verbreitung fanden (Bergmann 1992: 70-89), wurden diese auch von einzelnen Autoren auf den Hermaphroditismus angewendet. Einer von diesen war Paul Julius Möbius

(1853-1907), niedergelassener Arzt für Nervenheilkunde in Leipzig. In seinen *Beiträgen zur Lehre von den Geschlechtsunterschieden* schrieb er, im Interesse der »Genesung des Volkes, nicht des Einzelnen«, müsse es die vordringliche Aufgabe des Arztes in Fällen von Hermaphroditismus, wie auch allgemein »geschlechtlicher Abweichungen«, sein, diese Menschen von der Fortpflanzung abzuhalten. Denn das führe mit großer Wahrscheinlichkeit zu einer »Verminderung und Verschlechterung der Kinder« und damit zur »Entartung« der Bevölkerung (Möbius 1903: 38 & 43). »Entartung« und Nivellierung der Geschlechterdifferenz gingen nach Möbius Hand in Hand (Mehlmann 2000: 38ff.). Er warnte:

»Unter dem Einflusse der Entartung kommt es zu Unordnung des Geschlechtswesens und das Wichtigste ist das, dass die scharfe Ausprägung des Geschlechtscharakters verloren geht, dass bei Männern weibliche, bei Weibern männliche Kennzeichen auftreten. Eine Fülle abnormer Bildungen zeigt sich, in allen Abstufungen und nach den verschiedensten Richtungen hin, von den leichtesten Störungen an, bei denen die Leute überhaupt nichts Auffallendes wahrnehmen, bis dahin, wo sie nicht mehr wissen, ob sie einen Mann oder ein Weib vor sich haben.« (Möbius 1903: 9)

Möbius ging in der Darlegung seines Präventionsprogramms gegen die »Entartung« sogar so weit, bedauernd anzumerken, dass die Tötung von Zwittern, die angeblich bei »den Alten« üblich gewesen war, nicht mehr opportun sei, obwohl dies doch »wenigstens einer reinen Wirthschaft« gedient habe (ebd.: 39).

Im medizinischen Hermaphroditismus-Diskurs der Jahrhundertwende spielten Positionen wie die von Möbius keine sonderlich bedeutende Rolle: Die eugenische Problematisierung des Hermaphroditismus verfing vor allem deswegen nicht, weil die meisten Mediziner ohnehin davon überzeugt waren, dass Hermaphroditen in der Mehrzahl fortpflanzungsunfähig seien. Erst in der Weimarer Zeit sollte die eugenische Problematisierung wieder Auftrieb erhalten. Dies geschah im Zusammenhang mit der Etablierung eines auf der Grundlage genetischer Forschung erweiterten Verständnisses der Intersexualität: Damit wurden gerade die dem Augenschein nach nur geringfügig von der Geschlechternorm abweichenden Frauen, deren Fortpflanzungsfähigkeit generell als gegeben erachtet wurde, als schwere Form der Geschlechtermischung betrachtet. Darauf gehe ich in Kapitel II.3 genauer ein. Hier bleibt festzuhalten, dass wie im 18. Jahrhundert auch in der Folgezeit die von manchen Ärzten erhobene Forderung nach einer prinzipiellen Ehetauglichkeitsprüfung für Hermaphroditen keine geregelte Umsetzung erfuhr. Hingegen wurden Mediziner nun exklusiv zuständig für gerichtsverwertbare Gutachten über die Fortpflanzungsfähigkeit, während Hebammen als Sachverständige im Zuge der Professionalisierung der Gerichtsmedizin verdrängt wurden.[37]

37 1804 wurde in Wien die erste Lehrkanzel für Gerichtliche Medizin und Medizinische Polizei im deutschen Sprachraum eingerichtet (Mallach 1996: 425). In Berlin vollzog sich ab der dritten Dekade des 19. Jahrhunderts die Institutionalisierung der

Kontrolle des Geschlechtsstatus

Die Frage der Ehefähigkeit von Hermaphroditen ging in vielen Abhandlungen des 19. Jahrhunderts nahtlos über in die Frage nach der Diagnose des wahren Geschlechts. Manche Ärzte machten deutlich, welche Rolle die Geschlechtsdiagnose bei Eheannullierungsklagen spielte: Wenn bei der Untersuchung der Fortpflanzungsfähigkeit ein Missverhältnis zwischen dem Keimdrüsengeschlecht und dem Geschlechtsstatus festgestellt werde, sei dies ein ausreichender Grund zur Aufhebung der Ehe (Hofmann 1881: 95f.; Oesterlen 1882b: 82; Menge 1910: 1072). Wohlgemerkt handelte es sich in diesen Fällen um gerichtsmedizinische Gutachten. Wenn hingegen im Rahmen einer freiwilligen ärztlichen Konsultation das Untersuchungsergebnis auf »irrtümliches« Geschlecht bzw., wie es in Übernahme eines französischen Begriffs hieß, *erreur de sexe* lautete, dann konnten Ärzte auch im 19. Jahrhundert keine zwangsweise Umstellung des Geschlechts durchsetzen – dafür gab es keine rechtliche Handhabe. Zumindest in der ärztlichen Privatpraxis, über die auch viele Universitätsprofessoren im 19. Jahrhundert ihren Lebensunterhalt absicherten, konnten Zwangsmaßnahmen garnicht im Interesse der behandelnden Ärzte sein. Aus ein paar Publikationen ging offen hervor, dass Ärzte trotz festgestelltem *erreur de sexe* eine Geschlechtsumstellung nicht forciert hatten, wenn diese nicht im Interesse ihrer Klient_Innen lag, weil z.B. eine glückliche Ehe bestand (z.B. Dohrn 1884: 228).[38] Strebten jedoch die Betroffenen selbst einen Wechsel des Geschlechtsstatus an, so unterstützten Mediziner dieses Anliegen i.d.R. durch ihr Gutachten.[39] Dabei war nicht in allen Fällen klar, ob das Keimdrüsengeschlecht tatsächlich den angestrebten Geschlechtsstatus rechtfertigte (siehe z.B. Schäffler 1801). Eindeutige Hinweise auf eine

Gerichtsmedizin: Wilhelm Wagner (1793-1846) wurde 1820 zum Extraordinarius, 1826 dann zum ersten Berliner Ordinarius für Gerichtliche Medizin ernannt. Mit Gründung der »praktischen Unterrichtsanstalt für Staatsarzneikunde« 1833 wurde Wagner ihr Direktor (ebd.: 49-52; Wirth et al. 2003: 6ff.). Katholische Ehegerichte bevorzugten offenbar noch eine zeitlang Hebammen als Sachverständige für die Beurteilung der Fortpflanzungsfähigkeit von Ehegattinnen (Tourtual 1856: 24f.).

38 Der Heidelberger Gynäkologe Karl Menge (1864-1945) riet: »Wenn man als Arzt bei solcher Sachlage den eigentlichen Geschlechtscharakter erkennt, so muß man sich wohl überlegen, ob man durch eine Schilderung der tatsächlichen Verhältnisse die Psyche der Beteiligten erschüttern oder gar das Band zerreißen soll, das zwei zufriedene Menschen aneinanderkettet. Ein übereiltes und unüberlegtes Wort kann eine üble Katastrophe heraufbeschwören.« (Menge 1910: 1072).

39 So etwa Schweickhard 1803; Fronmüller 1834; Rösch 1837, Elvers 1874. Neugebauer stellte zu verschiedenen praktischen Gesichtspunkten wie *erreur de sexe*, Geschlechtsumstellung (»Änderung der Metrik«) etc. Fälle aus der medizinischen Literatur zusammen (Neugebauer 1908: 672f.). Eine der Synopsen (Nr. XX.) erfasste diejenigen Fälle, in denen Hermaphroditen selbst eine Umstellung vom weiblichen zum männlichen Geschlechtsstatus angestrebt hatten. Das Zahlenmaterial ist allerdings historisch kaum interpretierbar, da die Fallberichte und ihre Entstehungskontexte äußerst heterogen sind.

zwangsweise Geschlechtsumstellung bei Entdeckung eines *erreur de sexe* – am ehesten wäre dies zu erwarten im Falle mittelloser, im Krankenhaus betreuter Patient_Innen – finden sich in der medizinischen Literatur des deutschen Sprachraums nach meinen Recherchen nicht. Nur ein einziger Fall ist dokumentiert, der vielleicht auf eine forcierte Geschlechtsumstellung oder zumindest vorsorgliche Verhinderung der geplanten Verehelichung hätte hinauslaufen können. Dem entzog sich jedoch die betroffene Person durch Flucht aus dem Krankenhaus rechtzeitig. Der behandelnde Arzt schrieb bedauernd, dass »eine zweymahlige Reclamation durch die hiesige hohe Länderstelle [sie nicht] zurückbringen konnte.« (Schallgruber 1823: 146)

Ärzte des 19. Jahrhunderts hielten dennoch den Anspruch aufrecht, dass der Geschlechtsstatus von Hermaphroditen medizinisch kontrolliert werden müsse. Ihre Aufgabe sahen sie in der Abwendung eines seelischen Leids der Betroffenen ebenso wie im Schutz der »bürgerlichen Verhältnisse und des Wohls der Gesellschaft« (Klose 1814: 216). Eine »falsche« Geschlechtszuweisung, gab ein Autor 1805 zu Bedenken, ziehe eine in Hinsicht des »wahren Geschlechts nicht schickliche Erziehung« nach sich, provoziere bei später Entdeckung hingegen Gespött und soziale Benachteiligungen; außerdem könne eine geschlechtliche Fehlzuweisung zur Verletzung der ehelichen bzw. sexuellen Ordnung führen, »wenn durch eine solche Täuschung Mann mit Mann verehelicht wird, oder wenn [...] ein solcher verkannter Mann durch Beisammenschlafen mit einer Person seines vermeinten Geschlechts den Beischlaf vollbringt und Schwängerung erfolgt [...].« (Voigtel 1805: 266) Auch Feiler war der Auffassung,

> »daß dieser Gegenstand [die korrekte Geschlechtszuweisung von Hermaphroditen] für die bürgerliche Gesellschaft sehr wichtig sei, indem es keineswegs gleichgiltig sein kann, ob ein neugebornes Kind für einen Knaben oder ein Mädchen gehalten, als Knab oder als Mädchen erzogen werde, ob einem solchen Erwachsnen gewisse bürgerliche Rechte zu, oder abgesprochen werden, oder ob gewisse aus einem solchen Irrthum hervor gehende Unordnungen verhütet werden, oder nicht.« (Feiler 1820: 72)

Dass es bei der Geschlechtszuweisung von Hermaphroditen um eine Angelegenheit ging, die über den einzelnen Betroffenen hinausgehend auf die Regulierung des Gemeinwesens mit Hilfe medizinischer Expertise zielte, daran ließ die Feststellung eines Amtsarztes keinen Zweifel: »Dass dieser Gegenstand alle Aufmerksamkeit der medizinischen Polizei verdiene, versteht sich wohl von selbst.« (Rösch 1837: 618)

In dieser Weise vermengte die praxisorientierte Problematisierung uneindeutigen Geschlechts auch um 1900 die Sorge um das Wohlergehen der Betroffenen mit dem Argwohn, die Geschlechter- und sexuelle Ordnung könnte durcheinandergeraten, woraus die Notwendigkeit der ärztlichen Kontrolle des Geschlechtsstatus von Hermaphroditen abgeleitet wurde. Eduard Ritter von Hofmann (1837-1897), Kaiserlich-königlicher Obersanitätsrat und Professor der gerichtlichen

Medizin in Wien, hielt 1881 vergleichsweise sachlich fest: »Das Geschlecht bestimmt die sociale Stellung des Individuums und es knüpfen sich auch an dasselbe wichtige Interessen und Rechte, die häufig nicht blos die Person selbst, sondern auch jene Dritter berühren. Die Wichtigkeit solcher Untersuchungen und Begutachtungen ist daher mitunter eine bedeutende.« (Hofmann 1881: 86) Als einen Problemkreis, bei dem die korrekte Diagnose des Geschlechts die Rechte Dritter berührte, nannte Hofmann »gesetzwidrige geschlechtliche Handlungen«: So könne auf sexuelle »Notzucht« nur bei männlicher Geschlechtszugehörigkeit erkannt werden und auch die Feststellung des Tatbestands der »widernatürlichen Unzucht« könne nur auf der Grundlage einer eindeutigen Geschlechtsdiagnose erfolgen (ebd.: 95).

Weniger nüchterne Kommentare malten die »traurigsten Ereignisse« aus, zu denen die Verheiratung eines dem falschen Geschlecht zugewiesenen Hermaphroditen führen würde: »Treulosigkeit, Drang des als Weib verheirateten männlichen Zwitters zu Frauen, Schwängerung derselben u.s.w. Selbstverständlich wird die Schwierigkeit und mangelhafte Befriedigung beim Geschlechtsverkehr und die dauernde Unfruchtbarkeit der Ehe weiteren Anlaß zu Zwiespalt und Unglück bieten.« (Weiß 1890: 334f.) Franz Ludwig von Neugebauer (1856-1914), der in Warschau die gynäkologische Abteilung des Evangelischen Krankenhauses leitete, skandalisierte die Ehen fehlzugewiesener Hermaphroditen – mit Bezug auf ihr wahres Geschlecht – als homosexuelle Beziehungen und verfasste dazu 1899 eigens eine Publikation mit dem Titel *50 Missehen wegen Homosexualität der Gatten und einige Ehescheidungen wegen »Erreur de sexe«* (Neugebauer 1899). In verschiedenen Veröffentlichungen hob Neugebauer auf der Grundlage seiner riesigen Sammlung von Fallberichten über Hermaphroditen hervor, dass in zahlreichen Fällen von verkanntem Geschlecht »[k]leine Vergehen gegen den Anstand, die Moral« bereits in der Jugend zur »Kollision mit der Schulbehörde« geführt hätten. Im weiteren Lebensverlauf sei es nicht selten zu »sexuellen Ausschreitungen« und Anklagen »wegen Ehebruch, Notzucht, Schändung, Schwängerung« und »Sodomie« gekommen (Neugebauer 1905: 326 & 329f.). Auch Prostitution sei anzutreffen. Viele Hermaphroditen, so Neugebauer, »verkehrten geschlechtlich mit Männern und mit Frauen, ja selbst sodomische Zwischenfälle sind bekannt geworden in der Kasuistik des Scheinzwittertums.« (Neugebauer 1908: 64) Solche Assoziationen des Hermaphroditismus mit Überschreitungen der moralisch-juridischen sexuellen Ordnung ließen die Debatten anklingen, die um die Jahrhundertwende erregt über die sogenannte ›sexuelle Frage‹, die ›Frauenfrage‹, die ›soziale Frage‹ und allgemein die ›Krise der Kultur‹ geführt wurden: Diese Debatten zeichneten das Szenario einer allgemeinen Bedrohung der sozialen Ordnung und der Degeneration der Bevölkerung durch einen Anstieg der Geistes- und Geschlechtskrankheiten, durch Alkoholismus, »Rassenvermischung«, Nivellierung somatischer und psychischer Geschlechtsunterschiede, Geburtenkontrolle und -rückgang sowie durch den Verfall der Sexualmoral und Sitten. Prognostiziert wurde der Zusammenbruch des tradierten Geschlechterverhältnisses aufgrund der vermehrten Frauenerwerbstätigkeit, der erstarkten Frauenemanzipationsbewegung mit ihrer Forderung nach Wahlrecht u.a.m. (Bergmann 1992: 38-49; Bublitz 2000: 32f.; Frevert 2000).

Angesichts der Dramatisierung der *erreurs de sexe* und der damit verknüpften Forderung nach einer effektiven medizinischen Kontrolle des Geschlechtsstatus von Hermaphroditen wurde im Verlauf des 19. Jahrhunderts immer deutlicher, dass der Umsetzung dieses Anspruchs enge Grenzen gesetzt waren. Das führte allerdings nicht etwa zu einer Reflexion, ob die Medizin sich nicht besser herauszuhalten habe, wenn es um Fragen des sozialen und rechtlichen Status einer Person ging. Stattdessen übten Mediziner verstärkt Kritik an der Rechtslage.

Problematisierung der Rechtslage

Im Mittelpunkt der ärztlichen Kritik der Rechtslage stand der weiterhin gültige Zwitterparagraph des Preußischen *Allgemeinen Landrechts*. Kritisiert wurde die fehlende rechtliche Definition des Begriffs Zwitter: Es sei unklar, ob der Paragraph auch auf Pseudohermaphroditen sowie auf Personen zutreffe, die aufgrund der Unvollkommenheit ihrer Genitalien eher als geschlechtslose Menschen, denn als Hermaphroditen angesehen werden müssten (Bierbaum 1854: 176f.). Außerdem wurde die Geschlechtswahl, die bei Geburt eines Hermaphroditen durch die Eltern und im Erwachsenenalter durch die Betroffenen selbst getätigt wurde, als willkürlich angeprangert und im Hinblick auf die seelischen und sozialen Folgen eines möglichen *erreur de sexe* problematisiert. Das Geschlechtswahlrecht müsse, so wurde gefordert, durch ein Sachverständigenurteil ersetzt werden, um einen *erreur de sexe* zu vermeiden. Allerdings räumten die Mediziner auch ein, dass eine letztgültige Entscheidung über die Geschlechtszuweisung im Neugeborenen- und Kindesalter manchmal unmöglich zu fällen sei und daher nur provisorisch erfolgen könne (ebd.: 177; Kornfeld 1884: 384; Schürmayer 1874: 83). Bemängelt wurde auch das Fehlen einer allgemeinen Verpflichtung für Hebammen, Neugeborene zweifelhaften Geschlechts dem zuständigen Physikus zu melden – offenbar enthielten im 19. Jahrhundert nur einzelne Hebammenordnungen und -lehrbücher entsprechende Anweisungen (Jörg 1814: 182, Fn. 1; Menke 1897: 173). Nach der Jahrhundertwende verfügte zumindest die in Preußen gültige Dienstanweisung für Hebammen: »Hat die Hebamme Zweifel über das Geschlecht des Kindes, so soll sie vor der Anzeige der Geburt für die Zuziehung eines Arztes Sorge tragen.« (§ 3, zit. nach Meyer 1906: 51)

Als im ersten Drittel des 19. Jahrhunderts eine Revision des *Allgemeinen Landrechts für die Preußischen Staaten* anstand und der Entwurf zum Zwitterparagraphen keine inhaltliche Veränderung vorsah, übten auch mehrere Juristen Kritik: Sie wollten das Geschlechtswahlrecht abschaffen und allein das ärztliche Sachverständigenurteil über die Geschlechtszuweisung entscheiden lassen. Zur Begründung hieß es, dass es ohnehin keine Zwitter gebe und letztlich alle vermeintlichen Hermaphroditen männlichen oder weiblichen Geschlechts seien

(Duncker 2003: 279f.). Die Juristen waren aber offenbar nicht gut informiert, denn unter Medizinern herrschte ja, wie oben gezeigt, die Auffassung vor, dass das Vorkommen des echten Hermaphroditismus beim Menschen nicht ausgeschlossen werden könne und im Gegenteil eingestanden werden müsse, dass das Geschlecht in manchen Fällen zu Lebzeiten nicht mit Sicherheit festzustellen sei. Die Verfasser der Revision berücksichtigten die Beanstandungen der Juristen indessen ohnehin nicht, weil sie eine amtliche Pflichtuntersuchung als eine unnötige Verletzung des Schamgefühls ansahen und zudem für unpraktikabel erachteten (ebd.: 280).

Nach der Gründung des Deutschen Reiches 1871 kam es zu einschneidenden Veränderungen der Rechtslage: Zum 1. Januar 1876 trat das *Gesetz über die Beurkundung des Personenstandes und die Eheschließung vom 6. Februar 1875* in Kraft. Mit diesem Gesetz wurde eine staatliche Registrierung der Geburten, Heiraten und Sterbefälle eingeführt. Neugeborene mussten nunmehr unter Angabe des Geschlechts mit Vor- und Nachnamen, Zeit und Ort der Geburt und anderen Daten dem zuständigen Standesamt gemeldet werden (PStG, RGBl. 1875: § 22). Der Zwitterparagraph entfiel ersatzlos. Ein Justiziar des Landes Preußen kommentierte dies so: »Nach dem heutigen Stande der medizinischen Wissenschaft darf angenommen werden, daß es weder geschlechtslose noch beide Geschlechter in sich vereinigende Menschen giebt, daß jeder sog[enannte] Zwitter entweder ein geschlechtlich mißgebildeter Mann oder ein geschlechtlich mißgebildetes Weib ist.« (Mugdan 1899/1979: 370)

Diese Darlegung entsprach nicht dem Stand der medizinischen Diskussionen zum Hermaphroditismus.[40] Vielmehr kritisierten einige (z.T. namhafte) Mediziner den ersatzlosen Wegfall des Zwitterparagraphen: Dadurch sei eine mit dem medizinischen Wissensstand nicht zu vereinbarende rechtliche Zwangslage bezüglich der Geschlechtszuweisung von Hermaphroditen entstanden, beklagte etwa Leopold Landau (1848-1920). Dies trug Landau, der eine private Frauenklinik in Berlin leitete, 1898 in einer Sitzung der *Berliner medizinischen Gesellschaft* vor. Rudolf Virchow unterstützte die Kritik wurde: Es sei erwiesen, dass es echte Hermaphroditen gebe, die streng genommen männlich und weiblich zugleich seien. Zudem müsse man einräumen, dass es »Homines neutrius generis«, d.h. geschlechtslose Menschen, gebe, bei denen die Keimdrüsen nur rudimentär entwickelt seien. Virchow und Landau forderten, der Gesetzgeber müsse eine Lösung für die standesamtliche Registrierung geschlechtsloser Menschen schaffen (Berliner medizinische Gesellschaft 1898: 179f.). Auch in der Folgezeit erörterten Ärzte die Rechtslage immer wieder kritisch. Mehrere Mediziner sprachen sich für die Wiedereinführung der Geschlechtswahl und des Zwitterpara-

40 Wie die Juristen zu ihrer Behauptung kamen, ob Beratungen mit Medizinern zu diesem Punkt überhaupt stattgefunden hatten und wenn ja, mit wem, ist eine spannende Frage, die im Rahmen dieser Arbeit nicht geklärt werden konnte.

graphen aus.[41] Kontrovers diskutiert wurde der Vorschlag, neben männlich und weiblich für hermaphroditische Neugeborene und Kleinkinder eine dritte, provisorische Kategorie »Geschlecht unbestimmt« einzuführen und die endgültige Zuweisung zum männlichen oder weiblichen Geschlecht erst dann erfolgen zu lassen, wenn die primären und sekundären Geschlechtsmerkmale sowie die Neigungen ausreichend ausgebildet seien.[42] Die Kritiker insistierten darauf, dass sich die ärztliche Geschlechtszuordnung von Kindern wie auch von Erwachsenen nach dem »anatomischen Standpunkt«, d.h. nach dem Keimdrüsengeschlecht, richten müsse (Deutsche Gesellschaft für gerichtliche Medizin 1912: 70-73; Meixner 1914: 62f.).

Auch die juristischen Kommentatoren waren sich zunächst nicht einig, wie im Falle gänzlich zweifelhaften Geschlechts eines Neugeborenen vorzugehen sei. Da das PStG keine Angaben dazu machte, welche Eintragungen in dem Feld »Geschlecht des Kindes« zulässig sein sollten, schlug ein angesehener juristischer Kommentar vor, in Fällen zweifelhaften Geschlechts einen Eintrag Zwitter vorzunehmen: »Sollte das Kind so missgebildet sein, daß das Geschlecht nicht durch ärztliche Untersuchung bestimmt werden könnte, so müsste ein dahin lautender Vermerk im Geburtsregister gemacht werden.« (Erichsen/Weiße 1900: 57) Dem wurde ein Beispielformular für die standesamtliche Registrierung hinzugefügt, in welchem »Zwitter« anstelle von Junge oder Mädchen eingetragen war (Abb. 6). Ein Randvermerk hielt fest, »daß das Kind einen Vornamen noch nicht erhalten habe, weil dessen vorherrschendes Geschlecht erst durch Sachverständige festgestellt werden soll.« (Ebd.: 88) Damit wurde klargestellt, dass der Eintrag Zwitter nur als Provisorium, nicht jedoch als dauerhafte Geschlechtsbezeichnung gelten durfte. Ein Berliner Amtsgerichtsrat hielt diese Vorgehensweise ebenfalls für zulässig und praktikabel (Wilhelm 1914: 276 & 1909: 66ff.). Tatsächlich hatten offenbar Berliner Standesbeamte von dieser Möglichkeit Gebrauch gemacht (ebd.: 23; Landau 1903: 342; Hirschfeld 1906: 617). Andere juristische Kommentare aus dieser Zeit gingen allerdings wie selbstverständlich davon aus, dass ein Geschlechtseintrag als Hermaphrodit oder Zwitter nicht möglich sei und führten zur Begründung an, »[d]as bürgerliche Gesetzbuch kennt Zwitter nicht.« (Sartorius 1902: 133; zit. nach Schäffner/Vogl 1998: 228f.) Diese Auffassung sollte sich schließlich juristisch durchsetzen (vgl. dazu Kap. II.6.2).

41 Z.B. Landau 1903: 342f.; Neugebauer 1908: 622; Marcuse 1908: 635f.; Emil Ungar in: Deutsche Gesellschaft für gerichtliche Medizin 1912: 69; Kolisko 1922: 42.

42 Zu dieser Frage äußerten sich u.a. Landau 1903: 342f.; Neugebauer 1896: 267; Unger 1905: 502; Hirschfeld 1907: 216; Neugebauer 1908: 50; Menge 1910: 1070; Strassmann 1912: 64f.; Fraenckel 1914: 353; Rohleder 1921: 69; Haberda 1927: 83.

VII. Eintragung über eine uneheliche Zwittergeburt.

A.

Nr. *16.*

.... *Eberswalde,* am *19. Januar* —— 19*01.*

Vor dem unterzeichneten Standesbeamten erschien heute, der Persönlichkeit nach *durch Geburtsurkunde* ——— anerkannt, *die angeblich seit 3. April 1896 rechtskräftig geschiedene Aufwartefrau Johanna Therese Dietrich, geborene Schiller,* wohnhaft in *Eberswalde, Kreis Oberbarnim,* ——— *evangelischer* Religion, und zeigte an, daß von der *Anzeigenden selbst* ——— ~~Religion,~~ ~~wohnhaft~~ ———

zu *Eberswalde in ihrer Wohnung,* ——— am ——— *zehn*ten *Januar* ——— des Jahres tausend neun hundert *eins* ——— Nachmittags um ——— *zwei drei viertel* ——— Uhr ein *Zwitter*)* geboren worden sei und daß das Kind *einen* Vornamen *noch nicht* ——— erhalten habe, *weil dessen vorherrschendes Geschlecht erst durch Sachverständige festgestellt werden soll.* ———

Vorstehend 2 Druckworte gestrichen.

Vorgelesen, genehmigt und *unterschrieben.*

Therese Dietrich, geborene Schiller.

Der Standesbeamte.

In Vertretung:

N.

Nr. 16.
Eberswalde, am 21. Januar 1901.
Das nebenbezeichnete Kind ist vor Feststellung seines vorherrschenden Geschlechts und ohne Beilegung von Vornamen verstorben. Vergleiche das diesseitige Sterberegister unter Nr. 10.
Der Standesbeamte.
In Vertretung
N.

*) In betreff der Eintragung über das vorherrschende Geschlecht eines Zwitters vergleiche Anmerkung 5 zu § 22 des Kommentars.

Abb. 6: Exemplarische Eintragung eines hermaphroditischen Neugeborenen ins Geburtenbuch aus A. von Erichsen: Die Führung des Standesregisters *(1900)*

3.5 »Über den vielen Detailuntersuchungen hat eine Art von Scholastik Platz gegriffen«: Friktionen zwischen Theorie und Praxis der Geschlechtsbeurteilung

Die praktischen Probleme, wie sie sich aus Sicht der Ärzte in Bezug auf die Rechtslage stellten, blieben damit bestehen. Vielleicht mitbedingt durch diese rechtlich unzulängliche Situation, befragten Ärzte um 1900 verstärkt die wissenschaftlichen Geschlechtskriterien und das wissenschaftliche Verständnis des Hermaphroditismus im Hinblick auf die praktische Relevanz dieser Erkenntnisse. Das Missverhältnis zwischen Theorie und Praxis war natürlich seit Langem bekannt, erhielt aber gerade angesichts der Fokussierung auf das Keimdrüsengeschlechtskriterium neue Brisanz.

Suche nach Indikatoren des wahren Geschlechts

Die Berichte, die über den Hermaphroditen Derrier/Durrgé ab 1801 publiziert wurden, machen einerseits deutlich, dass die Art der Keimdrüsen als entscheidendes Kriterium des Geschlechts galt. Andererseits zeugen die Reporte aber auch von den praktischen Schwierigkeiten der Geschlechtsbeurteilung. Denn im Falle Derriers/Durrgés lagen die Gonaden im Bauchraum. Solange der Hermaphrodit lebte, war eine anatomische Untersuchung der Keimdrüsen nicht möglich, da vor Einführung der Anästhesie (ab ca. 1848) und Antisepsis (ab ca. 1868) eine Eröffnung des Bauchraums zu diagnostischen Zwecken zu gefährlich war. Auch nach Einführung dieser Techniken blieben im Übrigen Operationen mit Eröffnung der Bauchdecke noch lange Zeit riskant. Allein zur Diagnosestellung wurden sie daher nicht bzw. erst ab etwa 1910 durchgeführt.[43] Wegen des beträchtlichen Risikos diagnostischer Operationen suchten die Ärzte nach anderen Zeichen, um das wahre Geschlecht zu diagnostizieren – oder womöglich auf einen echten Hermaphroditismus zu erkennen. Wie nicht nur aus den Fallberichten über Derrier/Durrgé hervorgeht, waren diesbezüglich neben dem Habitus, Nachweis von Samen oder Menstruation die Neigungen bzw. der Geschlechtstrieb von hohem Interesse; darin führten Ärzte des 19. Jahrhunderts die Auffassungen der Ärztegeneration des 18. Jahrhunderts fort.[44] Hufeland z.B. schrieb,

43 Aber auch zu diesem Zeitpunkt wurde noch eindringlich auf die Gefahren solcher diagnostischer Eingriffe hingewiesen (z.B. Menge 1910: 1068; Fraenckel 1914: 344).

44 Vgl. etwa Klose 1814: 219; Allgemeine Encyclopädie der Wissenschaften und Künste 1829: »Hermaphroditos«; Busch 1839: 608. Jörg war einer der wenigen Mediziner, der noch in den 1810er Jahren den Uterus und die Vagina als weiblichkeitsbestimmende Kriterien in Fällen zweifelhaften Geschlechts darstellte: »Ist aber die Mutterscheide und die Gebärmutter vorhanden, so ist auch der Mensch bestimmt für ein weibliches Geschöpf zu nehmen, die äußern Geschlechtstheile mögen gebildet seyn, wie sie auch nur immer wollen. Mangelt dagegen die Mutter-

dass Derriers/Durrgés Geschlechtstrieb nicht männlich »rege« sei: »[V]ielmehr zeigte sich bey allen Gelegenheiten weibliche Verschämtheit, Jungfräulichkeit und Decenz.« (Hufeland 1801: 171) Stark betonte hingegen, Derrier/Durrgé habe »Neigung zum weiblichen Geschlecht« bekundet (Stark 1801: 551).

Nachdem Derrier/Durrgé 1835 gestorben war, führte August Franz Joseph Carl Mayer (1787-1865), Professor der Anatomie und Physiologie an der Friedrich-Wilhelms-Universität Bonn, eine Sektion durch. Mayer hatte sich dieses ›Privileg‹ dadurch erkauft, dass er Derrier/Durrgé etwa 15 Jahre lang in Bonn als Aufseher des anatomischen Kabinetts und als Wachsbossierer beschäftigt hatte (Mayer 1835: 802). Mayer beschrieb in seinem Bericht Derriers/Durrgés Äußeres und relativierte frühere Aussagen über eine angebliche Menstruation und Samenergießungen. Darüber hinaus ließ er sich auch über Derriers/Durrgés »Neigung zum weiblichen Geschlecht« sowie über seine sowohl männlichen als auch weiblichen Charakterzüge aus (ebd.: 805). Schließlich vermaß er zentimetergenau Penis und Prostata, Uterus, Tuben und Vagina sowie zwei kleine platte Organe im Bauchraum: Diese hielt Mayer aufgrund der Gewebetextur einerseits für ein Ovarium, andererseits für einen Hoden. So schloss er, dass Derrier/Durrgé tatsächlich ein echter Hermaphrodit gewesen sei (ebd.: 810ff.). Mayers Bericht war offensichtlich nicht als wissenschaftliche Erörterung angelegt, sondern sollte einer korrekten Klassifikation des Falls dienen. Obwohl sich Mayer auf eine genaue anatomische Untersuchung der Gonaden und der Genitalien hätte konzentrieren können, wenn es ihm nur darum gegangen wäre, die Diagnose echter Hermaphrodit auszuweisen, bemühte er sich darum, alle möglichen somatischen Geschlechtsmerkmale und sogar die psychischen Eigenschaften von Derrier/Durrgé genau zu beschreiben. Warum betrieb er diesen Aufwand?

Aus Sicht vieler Mediziner handelte es sich bei der Sektion Derriers/Durrgés um einen Glücksfall. Denn die Ermittlung des wahren bzw. des Keimdrüsengeschlechts am Lebenden war häufig schwierig: »Oft wird ein vollständiges Urtheil sogar erst nach dem Tode des betreffenden Individuums durch die Section zu erlangen seyn.« (Allgemeine Encyclopädie der Wissenschaften und Künste 1829: »Hermaphroditos«)[45] Aber natürlich reichte es den Medizinern nicht aus, erst im Seziersaal die korrekte Geschlechtsdiagnose stellen zu können, da sie schließlich den Anspruch hatten, als Experten der Geschlechtszuweisung von Hermaphroditen mögliche seelische und soziale Probleme abwenden zu können.

scheide ganz, oder existiert sie nur von außen herein zur Hälfte, oder verengt sie sich dann in eine bloße Urethra […], so können wir uns sicher darauf verlassen, dass die Constitution der spätern Zeit mehr männlich seyn werde. Dieß letztere ist bey den meisten Zwittern der Fall […]. Übrigens ist die Sache auch natürlich, fehlt dem Organismus der Uterus oder die rechte Construction desselben, wodurch der Überschuß von Nahrung durch die Menstruation aus dem Körper ausgeschieden werden kann, so wird nie das rein Weibliche bestehen können, sondern es wird sich ein solcher Körper dem Männlichen immer mehr nähern.« (Jörg 1814: 187f.).

45 Vgl. Stark 1801: 540; Bischoff 1824: 276; Ammon 1842: 91; Bierbaum 1854: 176.

Die reklamierte Sachverständigenrolle kam ja zumindest bei Gutachten auch konkret zum Tragen. Allerdings musste man einräumen, dass das »Vertrauen«, das rechtlicherseits in die Urteilsfähigkeit der Ärzte gelegt wurde, womöglich zu »schmeichelhaft« sei, wie ein Tübinger Gerichtsmediziner 1882 selbstkritisch festhielt:

»Leider [...] ist der Sachverständige nur äusserst selten in der Lage, dieses Vertrauen zu verdienen. Die Untersuchung gehört zu den schwierigsten, am Lebenden und vollends an Kindern ist sie nie sicher auszuführen, ja selbst die Sectionen geben nicht immer einen befriedigenden Aufschluss, indem die Keimdrüsen nicht selten so verkümmert oder verändert sind, dass die mikroskopische Untersuchung ihre Natur nicht mit Bestimmtheit nachzuweisen vermag.« (Oesterlen 1882b: 70)

Als Beispiel für die praktischen Probleme, zu einer eindeutigen Geschlechtsdiagnose zu gelangen, nannte der Autor u.a. den Fall Derriers/Durrgés (ebd.: 71). Angesichts solcher Schwierigkeiten konnten sich Ärzte nicht darauf beschränken, das Keimdrüsengeschlecht als entscheidendes Kriterium der Geschlechtsdiagnose zu postulieren; vielmehr erschien es notwendig, ein praxisrelevantes Wissen über Geschlecht, d.h. eines, das zur Beurteilung lebender Individuen herangezogen werden konnte, zur Verfügung zu haben bzw. das bestehende Wissen zu überprüfen und neue Erkenntnisse zu generieren. Wie Mayer bemühten sich daher alle Verfasser von Fallberichten über Hermaphroditen, möglichst umfassend Auskunft über den Habitus, ggf. Menstruation oder Samenfluss sowie deren Neigungen und Geschlechtstrieb zu geben.[46] Zusammenfassende Darstellungen zur praktischen Geschlechtsbeurteilung besonders aus dem Bereich der Gerichtsmedizin waren bestrebt, die einzelnen Geschlechtsmerkmale im Hinblick auf ihre Beweiskraft für das wahre Geschlecht zu gewichten (z.B. Casper 1858: 96f.; Oesterlen 1882b: 73-79). Dem Geschlechtstrieb bzw. den Neigungen kamen dabei ein besonderer, wenn auch nicht unumstrittener Stellenwert als Indikatoren des wahren, d.h. des Keimdrüsengeschlechts zu. Daher finden sich entsprechende Angaben über die Neigungen von Hermaphroditen sogar in Sektionsberichten, die primär pathologisch-anatomische Gesichtspunkte erörterten (Virchow 1852: 359).

Problematisierung der anatomischen Wahrheit des Geschlechts um 1900

Um 1900 zeigten sich Mediziner zunehmend unzufriedener mit dem, was sie aus den wissenschaftlichen Erkenntnissen für die Praxis schöpfen konnten. Virchow fasste dies in die Worte:

46 Vgl. z.B. Schäffler 1801; Schallgruber 1823; Froriep 1833; Rösch 1837; Ammon 1842: 93.

»Es scheint mir, dass über den vielen Detailuntersuchungen zuletzt eine Art von Scholastik Platz gegriffen hat in Bezug auf die Eintheilung und die Deutung des Hermaphroditismus, die keine rechte Begründung hat. Mehr und mehr spricht man von einem falschen Hermaphroditismus. Das ist ja bei einer generellen Erörterung an sich sehr wohl begründet. Aber wenn man das bis auf jeden einzelnen Fall verfolgt, dann kommt man in der That in eine Art von Scholastik hinein, die für das praktische Leben keinen Werth hat und die nur dazu beiträgt, den Sachverhalt zu verdunkeln.« (Berliner medizinische Gesellschaft 1898: 178)

Leopold Landaus jüngerer Bruder Theodor Landau (1861-1937), der seinerzeit in der Frauenklinik mitarbeitete, stellte das Problem 1904 folgendermaßen dar:

»Es kann nicht Aufgabe des Arztes sein, der anatomischen Wahrheit allein zum Recht zu verhelfen, sondern sie besteht in erster Linie darin, dem hilfesuchenden Individuum Hilfe zu gewähren. Stellen wir uns nämlich auf den rein anatomischen Standpunkt, wonach das Geschlecht je nach dem Vorhandensein eines Hodens oder eines Eierstockes als männlich oder weiblich definiert wird, so kann man die mißbildeten Zwitterindividuen leicht in einen Konflikt mit ihrer Seele und dem Strafgesetzbuch bringen, oder wie v. Neugebauer richtig bemerkt, man kann leicht soziale Folgen nicht nur für das betreffende Individuum, sondern auch für seine Umgebung bewirken, die deletär werden können. Wir könnten dann z.B. gezwungen werden, einen Zwitter, dessen sexuelle Antriebe ausschließlich femininen Charakters sind, durch Auffindung eines rudimentären Hodens zum Manne zu stempeln. Ich sehe keinen Grund, weshalb wir Ärzte durch anatomische und mikrographische Studien am lebendigen Objekt mehr der Theorie als den Bedürfnissen des betreffenden Individuums gerecht werden sollen [...].« (Landau 1904: 204)

Theodor Landau empfahl daher, Hermaphroditen darin zu unterstützen, dass sie in dem Geschlecht leben konnten, »dem sie sich nach ihren inneren psychischen Anlagen zuzählen wollen.« (Ebd.) Er hielt es auch für legitim, auf Wunsch der Betroffenen angleichende Genitaloperationen durchzuführen:

»Wenn in den Genitalien selbst, in der Configuration derselben ein offenkundiges Hinderniss liegt für die beim Hermaphroditen bestehende Eigenvorstellung des Geschlechts resp. für sein eheliches Verhalten, so wird man excessive Bildungen wie eine neben einer Scheide vorhandene penisartige Clitoris zu beseitigen haben, damit das unglückliche Wesen wenigstens durch keine äussere Missbildung in seiner Psyche bedrückt wird.« (Landau 1903: 343)

Leopold Landau hatte sich bereits einige Jahre zuvor dafür ausgesprochen, das Geschlechtszugehörigkeitsgefühl der Hermaphroditen stärker zu berücksichtigen – allerdings hatte er dies noch vorsichtig eingeschränkt auf die nach dem Keimdrüsenkriterium nicht beurteilbaren Fälle: »Wenn aber der objective Charakter fehlt, so müssen wir uns meines Erachtens bei der Bestimmung des Geschlechts nach den subjectiven Symptomen richten [...].« (Berliner medizinische Gesellschaft 1898: 179)

Auch Neugebauer beschäftigten die Probleme der Geschlechtszuweisung: Streng genommen müsse sich diese nach dem Keimdrüsengeschlecht richten, schrieb er. Dann aber müssten manche Hermaphroditen als doppelgeschlechtlich oder aber als geschlechtslose Menschen bezeichnet werden. Neugebauer fragte: »So in der Theorie, aber wie in der Praxis? Welche soziale Stellung soll ein derartiges Individuum einnehmen?« (Neugebauer 1908: 46) Hinsichtlich der Geschlechtszuweisung von Kindern argumentierte er: Praktisch sei es kaum vorstellbar, dass Eltern ein Kind geschlechtsneutral, d.h. nicht entweder als männlich oder weiblich, aufziehen würden (ebd.: 50). Dieses wichtige Praxisargument bleibe unbeachtet, wenn auf der Basis des Gonadenkriteriums angeraten werde, ein Kind als geschlechtslos zu klassifizieren. Neugebauer nahm auch Stellung zu der von ein paar zeitgenössischen Ärzten vertretenen Forderung, gemäß dem »anatomischen Standpunkt« bei Entdeckung eines *erreur de sexe* eine Geschlechtsneuzuweisung auch älterer Kinder und Erwachsener zu forcieren. Dagegen gab er zu bedenken, dass eine erzwungene Geschlechtsneuzuweisung den »Seelenfrieden« manch eines Hermaphroditen nachhaltig stören und damit auch »soziales Unglück« nach sich ziehen könne (ebd.: 619f.). Zur Untermauerung seiner Position zeigte er in seiner 1908 erschienenen Monographie *Der Hermaphroditismus beim Menschen* auf, dass nicht wenige Ärztekollegen ebenso dachten: Sie richteten sich in der Praxis nach dem Geschlechtsempfinden der Hermaphroditen, auch wenn der Keimdrüsenbefund dem entgegenstand. In ein paar Fällen waren auch genitalplastische Operationen allein auf der Grundlage des Geschlechtsempfindens durchgeführt worden (ebd.: 63 & 673).[47] Solche Operationen bewertete Neugebauer allerdings skeptisch bis ablehnend (Neugebauer 1905: 340f.).

Genitalplastische Eingriffe an erwachsenen Hermaphroditen wurden nun immer häufiger durchgeführt. Auch ein paar Kinder wurden operiert, wie Neugebauers Fallsammlung zeigt (Neugebauer 1908: 722f.). Manch einem Mediziner galten Genitalplastiken bereits als Routineeingriffe:

»Über die Therapie des Scheinzwittertums ist nicht viel zu sagen. Zuweilen kann der Chirurg durch einen operativen Eingriff die mißbildeten äußeren Geschlechtsorgane so umformen, daß sie fast einem normalen Geschlechtsapparate gleich werden. Derartige Eingriffe sind z.B. mit wirklich gutem Erfolg wiederholt bei Pseudohermaphroditismus masculinus externus, der peniskrotalen männlichen Hypospadie ausgeführt worden, bei der es gelungen ist, die fehlerhafte Form des verkrümmten hypospadischen Penis zu beseitigen, den persistierenden Sinus urogenitalis zu schließen und aus dem gespaltenen Skrotum einen annährend normalen Hodensack herzustellen. Ebenso hat man mehrfach bei weiblichen Scheinzwittern durch die Abtragung der hypertrophischen Klitoris und

47 Vgl. dazu auch Mak 2005.

durch eine Spaltung der verwachsenen Schamlippen ein äußeres Genitale hergestellt, welches einer normalen Vulva so gut wie vollkommen glich.« (Menge 1910: 1076)

Genitaloperationen im Kindesalter waren allerdings umstritten: Als der englische Arzt Samuel D. Gross Mitte des 19. Jahrhunderts über einen solchen Eingriff berichtete, erntete er für dieses Vorgehen scharfe Kritik von deutschen Medizinern (Gross 1953; Casper 1853; Wald 1858: 95). Auch um 1900 empfahlen Ärzte nur ganz vereinzelt, genitalplastische Eingriffe im Kindesalter durchzuführen. Einer der wenigen, der zu einem solchen Vorgehen riet, war der Innsbrucker Gerichtsmedizin-Ordinarius Hofrat Karl Meixner (1879-1955). Er empfahl, bei Neugeborenen und Kleinkindern eine Geschlechtszuweisung auf der Grundlage des Keimdrüsengeschlechts vorzunehmen. Sofern das Gonadengeschlecht einwandfrei histologisch bestimmt sei, solle auch eine Normanpassung der äußeren Genitalien erfolgen (Meixner 1914: 62). Meixners Ratschlägen widersprach der Geheime Medizinalrat Fritz Strassmann (1858-1940), Direktor der praktischen Unterrichtsanstalt für Staatsarzneikunde in Berlin: Ein solches Vorgehen berge zu viele Gefahren und Unwägbarkeiten. Die verbreitete Skepsis gegenüber frühzeitigen Operationen hing damit zusammen, dass Ärzte immer häufiger auf solche Fälle aufmerksam wurden, bei denen die Keimdrüsen und das »Geschlechtsbewusstsein« nicht übereinstimmten (Strassmann 1912: 66f.).

Dafür hatte vor allem Neugebauer mit seiner Monographie von 1908 gesorgt. Neugebauer wertete die kasuistische Literatur, die er zusammengetragen hatte, u.a. unter solchen Fragestellungen aus, die Aspekte des »psychosexuellen Empfindens« bzw. des »Geschlechtsbewusstseins und Geschlechtsdrangs« – immer in Relation zum Keimdrüsengeschlecht – berührten (Abb. 7; ebd.: 698-702).[48] Auf dieser Grundlage reflektierte er die Frage, wie der Arzt in einem Fall von Hermaphroditismus praktisch vorgehen solle. Wenn auch Neugebauer selbst insgesamt keine klaren Erkenntnisse und Praxisempfehlungen präsentierte und eher Fragen aufwarf, als diese zu beantworten, so hielt er doch fest:

»Hirschfeld sagt: ›*Das Geschlecht des Menschen liegt vielmehr in seiner Seele als in seinem Körper.*‹ Die vorstehende Kasuistik enthält Beobachtungen genug, welche eine solche Auffassung stützen müssen. Der Arzt und Mikroskopiker möge immerhin das Geschlecht nach dem anatomischen Bau der Geschlechtsdrüsen bestimmen, für das praktische Leben aber ist die Klassifikation nach dem anatomischen Charakter der Geschlechtsdrüsen nicht in allen Fällen durchzuführen, ohne hier und da soziales Unglück für das betreffende Individuum hervorzurufen. […] Das neue Bürgerliche Gesetzbuch trägt dem psychosexuellen Empfinden der betreffenden Person gar keine Rechnung, obwohl gerade diesem bei Entscheidung der sozialen Stellung das Hauptgewicht zufallen sollte […].« (Ebd.: 620 & 622)

48 Unter dem Begriff Psychosexualität erfasste Neugebauer die Aspekte Geschlechtstrieb und -bewusstsein sowie »Charakter, Beschäftigungsweise, Neigungen, die Laster eines oder des anderen Geschlechtes« (Neugebauer 1908: 357f. & 698f.).

LXXVII. Geschlechtsbewußtsein und Geschlechtsdrang.

1. Geschlechtsbewußtsein dem anatomischen Charakter der Geschlechtsdrüsen nicht entsprechend.

Beob. 353: 40 jähr. verheiratete Frau, männlicher Scheinzwitter, hielt sich für ein Weib.

Beob. 370: Männlicher Scheinzwitter hielt sich stets für ein Weib.

Beob. 378: Mädchen, männlicher Scheinzwitter, verlangt durchaus Kastration.

Beob. 411: Verlobtes Mädchen, männlicher Scheinzwitter, hält sich für ein Mädchen und verlangt durchaus Kastration.

Beob. 443: Gymnasiast, weiblicher Scheinzwitter, als Mann erzogen, durch den Penis menstruierend, verlangt durchaus Kastration. Geschlechtsbewußtsein absolut männlich.

Beob. 452: Mädchen will trotz festgestellter Erreur de sexe durchaus Mädchen bleiben.

Beob. 465: Weiblicher Scheinzwitter hält sich für einen Mann und legt männliche Kleider an.

Beob. 475: Als Mädchen erzogener männlicher Scheinzwitter hält sich für ein Mädchen.

Beob. 769: Verlobtes Mädchen, männlicher Scheinzwitter, hält sich für ein Mädchen und verlangt durchaus Kastration.

Beob. 796 und 797: Mädchen, männlicher Hypospade, will nichts wissen von einer Änderung der Metrik in eine männliche.

Abb. 7: Zusammenstellung der Kasuistik zur Psychosexualität von Hermaphroditen in Franz Ludwig von Neugebauer: Der Hermaphroditismus beim Menschen *(1908)*

Zeitgenössische Mediziner begrüßten das Werk *Der Hermaphroditismus beim Menschen* enthusiastisch. Sie hoben hervor, dass Neugebauers Ausführungen zum Hermaphroditismus erstmalig den »Bedürfnissen des praktischen Lebens« Rechnung trage und insbesondere die Bedeutung der »Sexual-Psychologie« gegenüber der Anatomie deutlich mache (z.B. Marcuse 1908: 637f.; Bayer 1909: 180; Bloch 1909: 609). In der Tat kam Neugebauers Werk eine Schlüsselstellung zu, weil er konsequent die Psychosexualität ins Zentrum der Aufmerksamkeit rückte.[49] Neugebauers Werk bot denjenigen Medizinern eine argumentative Stütze, die sich zu Beginn des 20. Jahrhunderts dafür aussprachen, die ärztliche Vorgehensweise am Geschlechtszugehörigkeitsgefühl der Hermaphroditen zu orientieren. Diese Empfehlung sollte sich in den nächsten Jahrzehnten als Richtschnur für die Praxis etablieren (vgl. Kap. II.2.2). Neugebauers Versuch, die in der Literatur niedergelegten Beobachtungen (nicht nur) zur Psychosexualität von Hermaphroditen grob quantifizierend auszuwerten, wies darüber hinaus dem Hermaphroditismus-Diskurs den Weg in eine neue empirische Forschungsära. Dies führte in den 1950er Jahren vor allem auf dem Gebiet der psychologischen und psychiatrischen Geschlechter- und Sexualforschung zu einschneidenden Veränderungen, wie in Teil II des Buches zu sehen sein wird (vgl. Kap. II.4.1).

49 Zur Bedeutung Neugebauers vgl. auch Spörri 2000: 49ff.; Garrels 2000.

3.6 »Der Geschlechtstrieb kann zur Täuschung veranlassen«: Von der Moralisierung der Neigungen zur Erforschung der psychosexuellen Entwicklung

Dass das psychosexuelle Empfinden um 1900 in den Überlegungen zur Praxis – wie auch in den Vorschlägen zu rechtlichen Neuregelungen – gegenüber dem Keimdrüsengeschlechtskriterium einen solchen Bedeutungszuwachs erfahren konnte, hatte eine längere und ambivalente Vorgeschichte. Diese möchte ich hier zum Abschluss des Kapitels skizzieren, da sie deutlich macht, in welchem Rahmen sich die medizinischen Diskussionen um die Psychosexualität bewegten.

Neigungen der Hermaphroditen unter Verdacht

Wie bereits zu sehen war, galten die Neigungen bzw. der Geschlechtscharakter und der Geschlechtstrieb auch zu Beginn des 19. Jahrhunderts als wichtiger Indikator des wahren Geschlechts. Andererseits schlich sich in die Thematisierung der Neigungen allmählich ein misstrauischer Unterton ein. Das ging zum einen auf die sich mehrenden Berichte über Hermaphroditen zurück, deren Neigungen und Geschlechtstrieb »oft auf die wunderbarste Weise mit der Bildung der Genitalien und des ganzen Körpers im Widerspruche« standen (z.B. Meckel 1812: 271; Schallgruber 1823). Zum anderen wurde aber auch die moralische Integrität der Hermaphroditen hinterfragt. Das kam in einem medizinischen Enzyklopädiebeitrag von 1829 deutlich zum Ausdruck: »[M]an [muss] längere Zeit, unter verschiedenen Verhältnissen und bei jeder Gelegenheit die Neigungen des zweifelhaften Individuums beobachten, wobei man sorgfältig die angebornen von denen zu unterscheiden hat, welche Folgen der geselligen Verhältnisse im Leben sind.« (Allgemeine Encyclopädie der Wissenschaften und Künste 1829: »Hermaphroditos«) Und mit Bezug sowohl auf den Punkt der Neigungen als auch auf das Auftreten von Monatsblutungen hieß es weiter: »Die Aussagen des Individuums selbst oder der mit ihm durch irgend ein Verhältniß verbundenen Personen darf man nur mit größter Vorsicht berücksichtigen, indem dieselben nicht selten durch ein Interesse bedingt sind.« (Ebd.) Während noch im 18. Jahrhundert und zu Beginn des 19. Jahrhunderts die Neigungen von Hermaphroditen, interpretiert als gegengeschlechtliche Anziehung, selbstverständlich als Ausdruck des wahren Geschlechts verstanden worden waren, gerieten im Verlauf der ersten Hälfte des 19. Jahrhunderts die Angaben von Hermaphroditen, die sie über ihr Begehren und ihren Körper machten, zunehmend in den Verdacht, verwirrt oder gar unehrlich zu sein.

Als allgemeiner Hintergrund dafür ist die zunehmende Entsprachlichung des Verhältnisses zwischen MedizinerInnen und Patient_Innen im Zusammenhang mit der Durchsetzung objektivierender klinischer Untersuchungsmethoden zu nennen: Die in der Privatpraxis übliche sprachliche Aushandlung der Bedeutung von Beschwerden und deren Bewältigung wurde im Zuge der klinischen Umstrukturierung der Medizin im Verlauf des 19. Jahrhunderts allmählich durch objektivierende Untersuchungstechniken abgelöst, die im Krankenhaus – an den dort hauptsächlich versorgten armen Kranken – entwickelt und erprobt worden waren (Hess 1997, 175ff.; Göckenjan 1985: Kap. 5.1).

Der spezielle Grund für das neue Misstrauen gegenüber den Äußerungen der Hermaphroditen über ihre Neigungen lag aber woanders: Ab den 1820er Jahren verzahnten sich die medizinischen Diskussionen über den Hermaphroditismus mit der Diskursivierung der Tribadie; zudem wurde nun auch die mann-männliche Sodomie bzw. Päderastie in einen Zusammenhang mit dem Hermaphroditismus gebracht. Diese Verknüpfung bedeutete zunächst einmal, dass gleichgeschlechtliche sexuelle Beziehungen zunehmend in den Fokus der Medizin gerieten, während parallel die alte Sodomie-Gesetzgebung abgeschafft bzw. durch spezifischere Verbote ersetzt wurde.[50] Allerdings existierte in der ersten Hälfte des 19. Jahrhunderts noch keine eigenständige nosologische Kategorie für gleichgeschlechtliche sexuelle Beziehungen. Gleichwohl wurden solche Beziehungen von der Medizin erfasst, und zwar subsumiert unter den Begriffen Tribade, Virago oder Mannweib einerseits, Effeminatus oder Weibmann andererseits (Schmersahl 1998: 157-169 & 188).[51]

Die medizinische Beschreibung der sogenannten Mannweiber und Weibmänner weitete sich in der ersten Hälfte des 19. Jahrhunderts aus. Häufig tauchten sie in Abhandlungen über Zwitterbildungen als erste Stufe geschlechtlicher Uneindeutigkeit bzw. Indifferenz auf, wurden aber zumeist nicht unter den Begriff des Hermaphroditismus im engeren Sinne gerechnet, sondern generell unter die geschlechtlichen Hemmungsbildungen eingruppiert (z.B. Burdach 1814: 39 & 44; Niemann 1827: 55; Encyclopädisches Wörterbuch der medicinischen Wissenschaften 1837: »Hermaphrodisia«). Anders als im 18. Jahrhundert wurden Mannweiber und Weibmänner nun aber nicht automatisch mit sexuellen Transgressionen assoziiert. Die Bezeichnungen konnten auch nur für eine körperliche und/oder habituelle Annäherung an das jeweils andere Geschlecht stehen.[52]

50 Einvernehmliche gleichgeschlechtliche Handlungen zwischen Erwachsenen blieben erstmals straffrei in den von Frankreich zu Beginn des 19. Jahrhunderts besetzten deutschen Staaten, in denen der *Code Civil* eingeführt wurde, sowie in Bayern, nachdem dort 1813 ein neues Strafgesetzbuch erlassen worden war. Allerdings behielten die meisten deutschen Kleinstaaten noch bis zur Jahrhundertmitte die üblichen Sodomie-Gesetze – die sich auch auf Frauen bezogen – bei. Mit der Einführung des *Strafgesetzbuches für die Preußischen Staaten* 1851 wurde die »widernatürliche Unzucht« mit Gefängnisstrafe belegt, allerdings nur die zwischen Männern – Frauen wurden nicht mehr erwähnt. Dieses Gesetz mündete 1872 in den § 175 des *Strafgesetzbuches des Deutschen Reiches* ein (Steidele 1999: 9-13).

51 Schmersahl bezieht ihre Aussagen auf Frauen, Gleiches galt aber für Männer.

52 Vgl. z.B. Meckel 1812: 267 & 277ff.; Klose 1814: 222; Meckel 1821: 435f.; Müller 1830: 122.

Auf dieser Basis kristallisierten sich zwei Perspektiven der medizinischen Diskursivierung der Neigungen bzw. des Geschlechtstriebs und möglicher sexueller Transgressionen heraus: Einerseits richtete sich der Fokus der Problematisierung auf gleichgeschlechtliche sexuelle Beziehungen, andererseits auf die Neigungen der Hermaphroditen. Indessen blieben diese beiden Zugänge vielfältig miteinander verknüpft.

Problematisierung gleichgeschlechtlicher sexueller Beziehungen zwischen Laster und krankhafter Disposition

Ausgangspunkt der medizinischen Problematisierung des gleichgeschlechtlichen Sexes im frühen 19. Jahrhundert war die überkommene Auffassung, darin primär intentionale, unmoralische Handlungen bzw. ein »naturwidriges Laster« zu sehen (Eros 1823: »Knabenliebe« & »Lesbische Liebe«). Es wurde aber zunehmend spekuliert, dass es für dieses Laster einen abnormen somatischen Anreiz oder eine biologische Disposition geben könne: Über die lesbische Liebe hieß es, die von diesen Frauen betriebene »unendliche Wollust« könne eine Vergrößerung der Klitoris bewirken, die wiederum zu weiterem »Missbrauch« verführe (ebd.: »Geschlecht; Geschlechtstheile«). In einem Beitrag über den bevölkerungspolitischen Zweck der Ehe für die *Zeitschrift für die Staatsarzneikunde* von 1845 warnte der Autor, »der Trieb zur Befriedigung der Geschlechtslust« könne »durch verkehrte Ideen eine falsche Richtung« erhalten, so bei »Knabenschändern und Onanisten«; Ursachen dieser »Abirrung der Natur« seien »äußerliche Anlässe«, es könne sich aber auch um eine »Folge der körperlichen und geistigen Disposition von Natur aus« handeln, so bei »phlegmatischen Leuten« und »sogenannten weibischen Männern, deren Körperbildung sich mehr dem weiblichen Typus nähert [...].« (Ritter 1845: 81) Die Behauptung einer besonderen »geistigen Disposition« spezifizierte in den 1850er Jahren Johann Ludwig Casper (1796-1864), Professor der Gerichtsmedizin und gerichtlicher Stadtphysikus der Stadt Berlin: Er bezeichnete die Päderastie als ein Laster, das bei »den meisten, die ihm ergeben sind, [...] angeboren und gleichsam wie eine geistige Zwitterbildung« sei; in diesen Fällen sei eine Bestrafung unangemessen (Casper 1858: 174; Müller 1993).

Die These einer »geistigen Zwitterbildung« führte in den 1860er Jahren der männerliebende Jurist Karl Heinrich Ulrichs (1825-1895) in seinem Kampf für die Straffreiheit gleichgeschlechtlicher sexueller Akte ins Feld: Um zu verdeutlichen, dass diese spontaner Ausdruck einer besonderen biologischen Veranlagung und daher keine strafwürdigen Handlungen seien, charakterisierte er die betroffenen Männer durch die Formel, bei ihnen sei »eine weibliche Seele im männlichen Körper gefangenen« (Müller, K. 1998: 145). Diesen Impuls griffen im letzten Drittel des 19. Jahrhunderts Psychiater auf, so 1868/69 Wilhelm Griesinger (1817-1869), der 1865 den ersten deutschen Lehrstuhl für Psychiatrie und Neurologie in Berlin innehatte, sowie sein Nachfolger Carl Westphal (1833-

1890) und der in Wien lehrende Psychiater Richard von Krafft-Ebing (1840-1902). Mit Griesinger erfolgte die Orientierung der Psychiatrie auf die These, dass alle »psychischen Krankheiten Erkrankungen des Gehirns« seien (Ackerknecht 1985: 63-72). Vor diesem Hintergrund führten Psychiater gleichgeschlechtliche sexuelle Handlungen auf einen neuropathisch veranlagten Persönlichkeitstypus zurück, der sich durch eine – zum biologisch männlichen resp. weiblichen Geschlecht und den daran geknüpften Verhaltenserwartungen – konträre Sexualempfindung, einen weibisch-passiven resp. männlich-aktiven Charakter und ebensolche Verhaltensweisen auszeichnen sollte. Die psychiatrische Pathologisierung ging mit einem ersten öffentlichen Engagement von Ärzten für eine (teilweise) Straffreiheit gleichgeschlechtlicher sexueller Handlungen einher: 1894 argumentierte Krafft-Ebing, dass die Fälle, bei denen eine ›echte Perversion‹, wie es die angeborene Konträrsexualität bzw. Homosexualität[53] sei, nachgewiesen werden könne, strafrechtlich nicht belangt werden sollten: Die betroffenen Männer seien als nicht zurechnungsfähig, da psychisch krank, einzustufen (Sigusch 1999: 119). Weitere Bemühungen zur Entpönalisierung gingen hauptsächlich von Homosexuellenorganisationen, so besonders von dem 1897 von Hirschfeld und seinen Mitstreitern in Berlin gegründeten *Wissenschaftlich-humanitären Komitee* (WHK) aus (Kokula 1981: 19ff.).

Die Geschichte der psychiatrischen Pathologisierung gleichgeschlechtlicher sexueller Beziehungen haben zahlreiche historische Studien untersucht.[54] Für den Gang meiner Argumentation reicht es an dieser Stelle aus darauf hinzuweisen, dass sich die medizinische Beschäftigung mit gleichgeschlechtlichen sexuellen Handlungen im Laufe des 19. Jahrhunderts zunehmend mit der Diskursivierung des Hermaphroditismus verschränkte, indem eine körperliche geschlechtliche Uneindeutigkeit und später eine zwittrige psychische Anlage als Nährboden des Fehlverhaltens postuliert wurde.[55]

53 Die Begriffe Homosexualität und Heterosexualität gehen auf den Schriftsteller und Übersetzer Karl Maria Benkert/Kertbèny (1824-1882) zurück. Dieser verfasste 1869 zwei Broschüren an den preußischen Justizminister, in denen er sich wie Ulrichs für die Straffreiheit des männlichen »Homosexualismus«, den er gegen den »Heterosexualismus« abgrenzte, einsetzte (Hirschauer 1993a). Benkert hatte die Begriffe bereits 1868 in einem an Ulrichs gerichteten Brief verwendet. Die neue Begrifflichkeit wurde aber erst in den 1880er Jahren bekannter (Katz 1998: 130f.; Sigusch 1999: 125).

54 Vgl. etwa Hacker 1997; Dornhof 1998; Mehlmann 1998b & 2006; Müller, K. 1998; Schmersahl 1998.

55 Florian Mildenberger hat die Geschichte der ätiologischen und pathogenetischen Theorien zur Homosexualität bezüglich ihrer Verschränkung mit den Erklärungen des Hermaphroditismus untersucht (Mildenberger 2005). Die Grundlegung dafür sieht Mildenberger in Ulrichs Postulat eines seelischen Hermaphroditismus (ähnlich argumentiert auch Mehlmann 2006: Kap. 3). Wie ich darzulegen versucht habe, reichen die Wurzeln der Verknüpfung der medizinischen Problematisierung gleichgeschlechtlicher sexueller Handlungen und des Hermaphroditismus tiefer zurück, indem schon frühzeitig (für die Tribadie bereits Ende des 16. Jahrhunderts; Park

Moralisierung der Neigungen

Parallel dazu entwickelte sich ein Diskursstrang in der Medizin, der primär die körperliche geschlechtliche Uneindeutigkeit als Quelle möglicher sexueller Transgressionen fokussierte. Ärzte warnten, dass durch irrtümliche Geschlechtszuweisungen von Hermaphroditen Verletzungen der sexuellen Ordnung Vorschub geleistet werde. Denn wenn solche dem ›falschen‹ Geschlecht zugewiesenen Menschen, ihren spontanen Neigungen folgend, sexuelle Beziehungen eingingen, falle dies unter das – moralische und gesetzliche – Verdikt der »widernatürlichen Unzucht« (Bierbaum 1854: 177). Andererseits wurden zunehmend Befürchtungen laut, dass die spontanen Neigungen infolge einer lasterhaften Gewohnheit korrumpiert sein könnten. Folglich könnten sie nicht als Zeichen des wahren Geschlechts taugen. So warnte etwa Burdach 1814 in einer Ausführung zur praktischen Geschlechtsbeurteilung von Hermaphroditen, der Arzt müsse genau unterscheiden zwischen »gewohnheitsmäßig« angenommenen und »unverdorbenen« Neigungen, da Päderastie bei männlichem Hermaphroditismus beobachtet worden sei. Er setzte allerdings hinzu: »Diese Beobachtung stößt also keineswegs die Behauptung um, dass bey dem unverdorbenen Menschen nach eingetretner Pubertät die Richtung des Geschlechtstriebes das sicherste Merkmal des einer zweydeutigen Bildung zum Grunde liegenden Geschlechtes ist.« (Burdach 1814: 38) In einer 1834 erschienenen medizinischen Enzyklopädie wurde ganz ähnlich argumentiert. Zunächst stellte es der Autor als Regel dar, dass die Neigungen mit dem Keimdrüsengeschlecht übereinstimmten. Dann aber erging die Warnung:

»[M]an [tut] wohl, die moralischen Neigungen der Hermaphroditen nicht zu ausschließlich nach diesen Daten [d.h. nach besagter Regel] allein zu beurtheilen, weil wir oft finden, dass sie sich, so wie manche auf den Geschlechtsgenuss bezügliche physische Neigungen, bei Individuen von beiden Geschlechtern, deren Zeugungsorgane übrigens keine sichtbaren Anomalien zeigen, [...] verstimmen.« (Encyclopädie der medicinischen Wissenschaften 1831: »Hermaphroditus«)

Während zumeist die Vorstellung im Vordergrund stand, dass die Neigungen infolge einer falschen »Gewöhnung« von ihrer natürlichen, spontanen Äußerung entfremdet worden sein könnten, meinte ein Mediziner, Hermaphroditen würden auch absichtlich den untersuchenden Arzt täuschen, wie sich etwa folgendem Bericht entnehmen lässt: »Der Geschlechtstrieb kann [...] auch zur Täuschung veranlassen. Nicht ohne Frechheit sagte das [untersuchte] Subjekt, dass es den Coitus als Mann und als Weib ausüben könne [...].« (Ammon 1842: 93)

1997) die Vorstellung formuliert wurde, dass sexuelle Transgressionen durch körperliche geschlechtliche Uneindeutigkeit bedingt seien oder zumindest nahegelegt würden.

Ab der zweiten Hälfte des 19. Jahrhunderts stand dann im Großen und Ganzen für die Mediziner fest, dass die Neigungen bzw. der Geschlechtstrieb sowie Verhaltensweisen für die Diagnose des wahren Geschlechts nicht herangezogen werden könnten.[56] Hofmann fasste 1881 in seinem gerichtsmedizinischen Lehrbuch den Stand der Diskussion folgendermaßen zusammen:

»Seit jeher wurde empfohlen, behufs Unterscheidung des eigentlichen Geschlechtes eines ›Zwitters‹, dessen Neigungen, Gewohnheiten und sexuelle Äusserungen in Betracht zu ziehen. Es ist jedoch erwiesen, dass eine grosse Zahl der Eigenschaften, die ein Individuum sowohl als Kind, als in späterer Zeit zeigt, blosse Erziehungsresultate darstellen und dass hiebei der Einfluss des Geschlechtes des Individuums nur indirect zur Geltung kommt.« (Hofmann 1881: 89f.)

In dieser Weise wurde also die Natürlichkeit des Begehrens und Verhaltens von Hermaphroditen im Verlauf des 19. Jahrhunderts angezweifelt und aus moralischer Sicht problematisiert. Die These der Angewöhnung und Erziehungsbedingtheit vermochte in den Jahrzehnten, in denen die physiologische Bedeutung der Keimdrüsen sehr hoch eingeschätzt bzw. erst nach und nach hinterfragt wurde, eine stringente Erklärung für den Befund zu liefern, dass Keimdrüsengeschlecht und Geschlechtstrieb bei manchen Fällen von Hermaphroditismus entgegengesetzt erschienen. Die Idee, eine physiologische Abnormität makroanatomisch nicht zu beanstandender Gonaden für den »verkehrten« Geschlechtstrieb verantwortlich zu machen, wurde bis zu den Sexualhormonexperimenten von Steinach nicht systematisch verfolgt. Allerdings konstatierten manche Autoren, dass in einigen Fällen von Hermaphroditismus die Keimdrüsen »verkümmert« seien und daher der Geschlechtstrieb »unbestimmt« bleibe (ebd.: 91f.; diese Diskurslinie greife ich in Kap. II.5.2 nochmals genauer auf).

Der Befund einer angeborenen »Verkehrung« des Geschlechtstriebs traf im Prinzip auch auf Homosexuelle zu. Im Unterschied zur Diskussion über den Geschlechtstrieb der Hermaphroditen nahm die medizinische Beschäftigung mit dem gleichgeschlechtlichen Begehren bereits frühzeitiger eindeutigen Kurs auf biologische Erklärungen. Diese standen unter dem Vorzeichen einer fundamentalen Pathologisierung.

Biologisierung der Neigungen

Eine Vorläufer-Theorie biologischer Erklärungsversuche der Verkehrung des Geschlechtstriebs, die sowohl für Hermaphroditen als auch für das gleichgeschlechtliche Begehren Gültigkeit beanspruchte, fand sich gleichwohl in der Gehirnforschung bzw. im engeren Sinne der Schädelkunde oder Phrenologie: 1817

56 Vgl. Casper 1858: 97; Hecker/Buchner 1872: 183; Encyclopädisches Wörterbuch der Staatsarzneikunde 1873: »Hermaphroditismus«; Oesterlen 1882b: 75ff.; Kornfeld 1884: 386; Menke 1897: 174.

hatte der aus Österreich stammende, in Paris lebende Anatom und Gehirnforscher Franz Joseph Gall (1758-1828), wie so viele Ärzte seiner Zeit, Derrier/Durrgé untersucht. Gall urteilte, Derrier/Durrgé müsse weiblichen Geschlechts sein, und zwar allein schon aufgrund der Kopfform. Außerdem merkte er an, »dass die Hinterhauptsgruben kaum zu befühlen sind, was eine mangelhafte Entwicklung des kleinen Hirns anzeigt, und womit seine [Derriers/Durrgés] Gleichgültigkeit für beide Geschlechter übereinstimmt [...].« (Zit. nach Mayer 1835: 804)[57] Gall war seinen Zeitgenossen durch die These bekannt geworden, dass bestimmte psycho-physiologische Eigenschaften wie u.a. der Geschlechtstrieb und die Kinderliebe im Gehirn, und zwar im Kleinhirn, verortet seien, statt im vegetativen Nervensystem. Er behauptete, von der Größe des Kleinhirns könne auf die Stärke des Geschlechtstriebs geschlossen werden, was wiederum Auskunft über die Männlichkeit oder Weiblichkeit einer Person geben könne (Gall 1825/1835: 145 & 168-171; Stahnisch 2005: 210ff.). Gall spekulierte zudem über eine besondere Ausprägung des Kleinhirns bei Personen, deren Geschlechtstrieb sich auf das gleiche Geschlecht richtete (Gall 1825/1835: 168f.).

Die Verortung des Geschlechtstriebs im Gehirn war seinerzeit eine Neuerung, die nur zögerlich aufgenommen wurde (vgl. jedoch z.B. Noel 1874: 49f.). Insgesamt stellte Galls Versuch, geistige Funktionen gehirnanatomisch zu lokalisieren, eine Provokation dar, welche die Wissenschaftler in Befürworter und Gegner spaltete. Letztlich inspirierte die Lehre der Lokalisation von geistigen Fähigkeiten und Verhaltensweisen die weitere Gehirnforschung (Hagner 1997: 119ff.). In Bezug auf den Geschlechtstrieb war mit der Gehirnlokalisation eine Theorie geschaffen, die »unnatürliche« Neigungen durch eine Dissoziation zwischen der Ausprägung des Gehirns und den Geschlechtsorganen erklärte (Wettley 1959: 16ff.). Auf dieser Grundlage sollte Krafft-Ebing um 1900 die Annahme formulieren, es existiere ein zerebrales »psychosexuales Zentrum«, das der organische Sitz der »sexualen Empfindung« bzw. der »Träger der Bewusstseinsvorgänge« sei, »die zusammen die Vorstellung ›Mann‹ oder ›Weib‹ geben.« (Krafft-Ebing 1912: 24f.)[58]

Das Konzept wurde u.a. von reformorientierten Medizinern wie Hirschfeld aufgegriffen und zur These eines potentiell vom restlichen Soma unabhängigen psychosexuellen Empfindungsorgans ausgebaut, welches der ›im falschen Körper gefangenen weiblichen resp. männlichen Seele‹ eine neue Heimstätte und damit der Homosexualität biologische Legitimation bieten sollte. Hirschfeld zog daraus die Konsequenz, dass die alte Hierarchie der geschlechtsbestimmenden Merkmale hinfällig sei. Das kam in einem hernach vielfach zitierten Satz zum

57 Die Beurteilung Galls war, wie die anderer Mediziner, in einer Art Tagebuch eingetragen, das Derrier/Durrgé bei sich führte. Das Tagebuch nahm Mayer nach Durrgés Tod an sich. In seinem Bericht über Durrgé zitierte Mayer ausführlich die Gutachten von Gall sowie von Osiander.

58 Das »psychosexuale Zentrum« sollte in der Großhirnrinde verortet sein; zum Konzept des psychosexualen Zentrums vgl. Wettley 1959: 17f.; Mehlmann 2006: 170f.

Ausdruck, den Hirschfeld 1907 im Nachwort zu dem anonymen autobiographischen Bericht eines Hermaphroditen formulierte: »*Das Geschlecht des Menschen ruht viel mehr in seiner Seele als in seinem Körper*, oder, um mich einer mehr medizinischen Ausdrucksweise zu bedienen, viel mehr im Gehirn als in den Genitalien.« (Hirschfeld 1907: 214)[59] Aus diesem Verständnis heraus unterstützte Hirschfeld den Wunsch nach einer Umstellung des Geschlechtsstatus auch in solchen Fällen von Hermaphroditismus oder Transvestismus[60], in denen das Keimdrüsengeschlecht den Wechsel nicht rechtfertigen konnte. Wie Rainer Herrn gezeigt hat, zählte für Hirschfeld allein das Geschlechtszugehörigkeitsgefühl der Betroffen. Weil aber seine Auffassung insbesondere in Bezug auf Transvestiten vor Gericht Gefahr lief, nicht akzeptiert zu werden, ging Hirschfeld aus strategischen Gründen dazu über, in den Gutachten körperliche Merkmale so zurechtzudeuten, dass auch aus somatischen Gründen der Geschlechtswechsel gerechtfertigt erscheinen konnte (Herrn 2005b).

Von der These der psychischen bisexuellen Latenzphase zur Neubewertung sozialer Einflüsse

Die Annahme eines psychosexuellen Zentrums im Gehirn inspirierte auch Neugebauer, der diese konsequent mit der These einer ursprünglichen Bisexualität des Embryos verband. Er legte dar, dass das psychosexuelle Zentrum bei allen Menschen anlagebedingt bisexuell sei und sich erst mit der Pubertät weiblich resp. männlich differenziere, ohne dass die anderen psychosexuellen Potentiale vollständig verschwinden würden: »Normalerweise entwickelt sich beim Menschen nur eine Hälfte der bisexuellen Anlage, die andere bleibt in der Entwickelung zurück, bleibt latent.« (Neugebauer 1908: 63) Wenn nun die normale Genese des psychosexuellen Zentrums durch »gewisse pathologische Verhältnisse, namentlich bei rudimentärer Entwickelung der Geschlechtsdrüsen« gestört werde, könne sich ein homosexuelles Empfinden herausbilden (ebd.: 635). Neben diesen konstitutionellen Einflüssen machte Neugebauer jedoch auch soziale Entwicklungsfaktoren geltend: »In der Entwicklung des psychosexuellen Zentrums,

59 Der Bericht mit dem Titel *Aus eines Mannes Mädchenjahren* wurde unter dem Pseudonym N.O. Body veröffentlicht. Das Buch erlebte mehrere Auflagen in rascher Folge. Dank der Rekonstruktion der Biographien von Mitgliedern der Berliner jüdischen Gemeinde ist mittlerweile bekannt, dass Karl [Martha] Baer der Verfasser der Autobiographie war. Baer (1858-1956) war über mehrere Jahre Direktor der Berliner Sektion der jüdischen Loge *Unabhängige Orden Bnei Briss*. Er emigrierte 1938 nach Palästina. Baer war im weiblichen Geschlecht aufgewachsen und vollzog mit Hilfe von Magnus Hirschfeld im Erwachsenenalter die Geschlechtsumstellung (Simon 1993).

60 Den Begriff Transvestismus prägte Hirschfeld 1910 in seiner sexualwissenschaftlichen Forschung und Praxis zur Bezeichnung von Menschen, die einen »heftigen Drang« verspürten, »in der Kleidung desjenigen Geschlechts zu leben, dem die Betreffenden ihrem Körperbau nach *nicht* angehören.« (Zit. nach Herrn 2005a: 54).

des psychosexuellen Empfindens, ist, wie die Erfahrung lehrt, der Erziehung, dem Beispiel, der Suggestion der weiteste Spielraum gewährt, und sehr oft hängt der Charakter des psychosexuellen Empfindens eines Scheinzwitters davon ab, unter welchen Verhältnissen und in welcher Umgebung er aufgewachsen war.« (Ebd.: 63) Suggestion war ein um die Jahrhundertwende inflationär verwendeter Begriff. Psychiater, die mit Hypnosetechniken arbeiteten, verwiesen mit ihm auf Praktiken der Stimulation psychischer Reaktionen unter Umgehung des Bewusstseins (Ackerknecht 1985: 84-90). Vermutlich wollte Neugebauer mit dem Begriff darauf hindeuten, dass soziale Einflüsse auch unterhalb der Schwelle des Bewusstseins wirksam waren. Die große Bedeutung, die er sozialen Faktoren für die Differenzierung der Psychosexualität beimaß, kam deutlich in einem im kasuistischen Teil seiner Monographie versteckten Absatz zum Ausdruck:

»Wie groß der Einfluß der Erziehung als Knabe oder Mädchen sein kann, der sich nicht nur darauf erstreckt, Charakter, Beschäftigungsweise, Neigungen, die Laster eines oder des andern Geschlechtes hervortreten zu lassen, je nach der Erziehung als Knabe oder Mädchen, sondern der sogar auf das geschlechtliche Empfinden in manchen Fällen einen maßgebenden Einfluß hatte, zeigen manche Beobachtungen. [...] Wohl gibt es Fälle, und es mögen die weitaus meisten sein, wo, falls ein Geschlechtstrieb überhaupt bei einem Scheinzwitter auftritt, früher oder später dieser Geschlechtstrieb sich als der normale heterosexuelle erweist, resp. sich gewaltsam Bahn bricht und zu der Feststellung der ›*Erreur de sexe*‹ führte, aber es gibt auch viele Fälle, wo der Geschlechtstrieb eines männlichen als Mädchen erzogenen Scheinzwitters zeitlebens ein weiblicher, also zu Männern gewandter, blieb. Albert Moll ist der Ansicht, daß der suggestive Einfluß der Erziehung auf den Geschlechtstrieb ein sehr geringer sei, daß er höchstens den Geschlechtstrieb, den das einzelne Individuum von Natur aus hat, hemmend beeinflussen, beengen, in Schranken halten usw., aber nicht in einen umgekehrten verwandeln, also nicht aus dem heterosexuellen Geschlechtstrieb einen homosexuellen machen könne usw. Mir scheint im Gegenteil der Einfluß der Erziehung in der einen oder anderen Richtung ein sehr bedeutender zu sein.« (Ebd.: 357f.)

Erziehung und Suggestion konnten nach Neugebauers Lesart von Krafft-Ebings Konzept deshalb dermaßen effektiv in die psychosexuelle Differenzierung eingreifen, weil die bisexuelle Latenzphase noch während der gesamten Kindheit bestehen bleiben sollte. Insofern gab es ein langes Zeitfenster, in welchem die sozialen Faktoren die bisexuellen Potentiale in diese oder jene Richtung lenken konnten. Mit dieser These ging Neugebauer weit darüber hinaus, was sich die meisten Mediziner seinerzeit vorstellten, wenn sie der Erziehung einen Einfluss auf die Ausrichtung der Neigungen und des Geschlechtstriebs zubilligten: Dieser Einfluss galt als künstlich, äußerlich und sekundär gegenüber den natürlichen, spontanen Charakter- und Triebäußerungen; die Natur besaß den Primat und die sozialen Einflüsse konnten die Natur bloß unzureichend überdecken. Neugebauer zollte zwar vordergründig ebenfalls dieser Auffassung Tribut (ebd.: 64). Doch zeugte die von ihm angerissene These einer für soziale Einflüsse strukturell offenen Phase in der Geschlechtsdifferenzierung eines bestimmten Gehirnareals (des psychosexuellen Zentrums) davon, dass eine Neukonzeption des Verhältnisses von Natur und sozialer Umwelt im Gange war, die Neugebauer selbst vermutlich in ihren radikalen Konsequenzen noch kaum überblicken konnte.

Weitere Bausteine für eine Neukonzeption lieferte vor allem die Psychoanalyse: Der Begründer der Psychoanalyse, der österreichische Neurologe Sigmund Freud (1856-1939), hatte bereits in einer bekannten Publikation von 1905 die These der Bisexualität und der Latenzphase auf die psychische Entwicklung übertragen (Freud 1905/1972: 53). Freud schrieb, diese Idee habe auch bereits Krafft-Ebing verfolgt, doch könne er dessen Annahme eines psychosexuellen Zentrums im Gehirn nicht teilen (hierin unterschieden sich also die Auffassungen von Neugebauer und Freud). Vielmehr äußere sich die psychische Bisexualität darin, dass der Sexualtrieb ursprünglich weder hinsichtlich seines Objekts noch seines Ziels festgelegt sei (ebd.: 58).[61] Auf dieser Grundlage galt Freuds Interesse der Psychogenese der psychosexuellen Entwicklung. Diese sollte gemäß den phylogenetischen Gegebenheiten über verschiedene Phasen der kindlichen Entwicklung verlaufen. Eine besonders kritische Phase der frühkindlichen psychosexuellen Entwicklung bestand nach Freud darin, dass das Kind anhand der basalen Selbsterkenntnis, einen Penis zu haben resp. diesen nicht zu haben, ein Verständnis für die sozialen Unterschiede und die Hierarchie der Geschlechter sowie ihre heterosexuellen Begehrensrelationen gewinnen müsse; dies hielt er für die entscheidende Weichenstellung in der der Differenzierung des Geschlechtsbewusstseins (ebd.: 124ff.; Laplanche/Pontalis 1991: 385f.). Vermittels Einschränkungen und Umwandlungen hinsichtlich der Triebobjekte und -ziele sollte sich in der Pubertät schließlich die »genitale Organisation« der Sexualität einstellen: »Den Ausgang der Entwicklung bildet das sogenannte normale Sexualleben des Erwachsenen, in welchem der Lusterwerb in den Dienst der Fortpflanzungsfunktion getreten ist, und die Partialtriebe unter dem Primat einer einzigen erogenen Zone eine feste Organisation zur Erreichung des Sexualzieles an einem fremden Sexualobjekt gebildet haben.« (Freud 1905/1972: 103, Zusatz von 1915) Fortpflanzungsbezogene Heterosexualität setzte Freud also als Telos der Entwicklung an (Mehlmann 1998a: 113). Hetero- und Homosexualität, so hob er hervor, seien weder allein durch die Anlagen noch durch die Erziehung und »Verführung« zu erklären, sondern »das Ergebnis einer noch nicht übersehbaren Reihe von Faktoren, die teils konstitutioneller, teils aber akzidentieller Natur sind.« (Freud 1905/1972: 56, Fn. 1, Zusatz von 1915) Hinsichtlich der Frage der Einflussfaktoren war also für Freud die heterosexuelle Entwicklung genauso erklärungsbedürf-

61 Diese ursprüngliche Bisexualität auf der Ebene des Sexualtriebs könne eventuell, so spekulierte Freud unter Rekurs auf neueste endokrinologische Forschungen, durch chemische Einflüsse der Keimdrüsen erklärt werden (Freud 1905/1972: 53f. & 120). In einem Zusatz zu dieser Passage von 1920 führte er Steinachs Transplantationsexperimente als weiteren Beleg an (Mehlmann 2000: 45ff.).

tig wie die homosexuelle und er betrachtete beide als gleichermaßen störanfällige Prozesse (ebd.: 138 & 56, Fn. 1, Zusatz von 1915).

Freuds historischer Beitrag zum Verständnis dessen, was Geschlecht ausmacht, ist von verschiedenen Studien untersucht worden: Insbesondere ist darauf hingewiesen worden, dass Freud »eine subjektive Aneignung der Geschlechtlichkeit« an die Stelle eines biologisch vorgezeichneten Automatismus setzte (Hirschauer 1993a: 86). Sabine Mehlmann hat hervorgehoben, dass Freuds Theorie die »Möglichkeit einer kategorialen Unterscheidung zwischen biologischem und sozialem Geschlecht« schuf (Mehlmann 2000: 48). Mit der Psychoanalyse, so meinen auch Wolfgang Schäffner und Joseph Vogl, ereignete sich der entscheidende Bruch mit dem bisherigen »anatomischen Dispositiv« zugunsten des – von Foucault charakterisierten – »Sexualitätsdispositivs«: »[D]ie Psychoanalyse und deren Theorie der Sexualität hat die Wendung von der Untersuchung anatomischer Determinanten zum Entziffern von Sexualempfindungen, Phantasmen und Lüsten vollzogen.« (Schäffner/Vogl 1998: 239) In den Hermaphroditismus-Diskurs hielt die Psychoanalyse allerdings erst mit einer Verzögerung von mehr als drei Jahrzehnten Einzug – dann jedoch in einer konkretistischen Variante, die Freuds symbolische Konzeption der psychosexuellen Entwicklung zurücknahm. Dies werde ich im nächsten Kapitel zeigen.

3.7 »Wenn der objektive Charakter fehlt, müssen wir uns bei der Bestimmung des Geschlechts nach den subjektiven Symptomen richten«: Psychosexualität im Fokus der Aufmerksamkeit

Von der Formierung des biologischen Entwicklungsgedankens zu Beginn des 19. Jahrhunderts einerseits und andererseits von einer – um 1900 deutlich hervortretenden – neuartigen Aufmerksamkeit für die Psychosexualität nahmen zwei für die langfristige Genese des Hermaphroditismus-Diskurses wichtige Transformationen ihren Ausgang. Diese will ich hier rekapitulieren, um ihre Verbindungen und vor allem auch Reibungen zu verdeutlichen.

Im Zuge der Durchsetzung epigenetischer Theorien wurde in der medizinischen Hermaphroditismus-Literatur des frühen 19. Jahrhunderts die »pathologische Anatomie« der Hermaphroditen im Verhältnis zur normalen Geschlechtsdifferenzierung erneut diskutiert und als Hemmungs- oder Mehrfachbildung eingeordnet, die auf die indifferente embryonale Urgestalt der Genitalien zurückverwies. In diesem Zusammenhang wurde die polarisierte Geschlechterdifferenz, wie sie sich beim Menschen im schärfsten Ausbildungsgrad zeigen sollte, als höchste Lebensform dargestellt, während geschlechtliche Indifferenz als ungestaltes und aus bio-teleologischer Warte minderwertiges Leben abgewertet wurde. Dieses bio-teleologische Schema fand mannigfachen Einsatz, um geschlechter- und biopolitische Entwürfe zu naturalisieren. Es verband sich mit dem Modell eines Geschlechterkontinuums, das in den Diskussionen über den Hermaphroditismus und Geschlechtsentwicklungstheorien ausgearbeitet wurde und das schließlich den medizinischen Diskurs bis weit ins 20. Jahrhundert hinein dominieren sollte.

Ausgehend von der Vorstellung einer ursprünglichen anatomischen Indifferenz der Geschlechter rückten mit Beginn des 19. Jahrhunderts die Keimdrüsen als erstes der in der Embryonalentwicklung sichtbar werdenden geschlechtlichen Unterscheidungsmerkmale in den Blick. Da die Gonaden zudem zum wichtigsten Organ der Fortpflanzung und zum physiologischen Ausgangs- und Kristallisationspunkt einer je spezifischen Differenzierung und Entwicklung der Geschlechter erklärt wurden, stiegen sie zum Inbegriff und Garant der Geschlechterdifferenz auf.

Ab Mitte des 19. Jahrhunderts wurde allerdings die entwicklungsphysiologische Bedeutung der Keimdrüsen wieder problematisiert und relativiert, während die Frage nach der primären Geschlechtsdeterminierung – unter Anklang an die Debatten um Akzidenz und Präformation des 18. Jahrhunderts – verstärkt gestellt wurde. Gegen Ende des 19. Jahrhunderts gingen viele Mediziner mit Klebs und anderen Forschern davon aus, dass den Keimdrüsen keine richtungsbestimmende, sondern nur eine unterstützende Rolle für die Ausbildung der Geschlechtsmerkmale zukomme. Zu Beginn des 20. Jahrhunderts verschärfte sich die wissenschaftliche Infragestellung der Bedeutung der Gonaden angesichts der aufkommenden Hormonforschung und Genetik. Das Keimdrüsengeschlechtskriterium besaß in den Augen vieler Mediziner schließlich nur noch den Rang einer Konvention, die dem Bedürfnis nach einer klaren binären Geschlechtsklassifikation geschuldet war. Sowohl die Endokrinologie als auch die Genetik weckten Hoffnungen, dass mit den Sexualhormonen resp. den Geschlechtschromosomen die entscheidenden Kriterien des Geschlechtsunterschieds gefunden worden seien. Allerdings gingen die wissenschaftlichen Debatten – zumindest die, die sich mit der Diskursivierung des Hermaphroditismus verknüpften – schon bald wieder davon aus, dass sowohl die Sexualhormone als auch die geschlechtsbestimmenden Gene eine relative, quantitative Differenz der Geschlechter und keine absolute anzeigten. Gegenüber dem im Hermaphroditismus-Diskurs vorherrschenden relativen Geschlechtermodell fungierten die Geschlechtsdeterminations- und -entwicklungstheorien, die bei all ihrer Heterogenität die Vorstellung affirmierten, dass sich das menschliche Leben in einer scharfen binären Differenzierung vollende, als rahmendes, stabilisierendes Konstrukt.

Während die epistemologische Problematisierung uneindeutigen Geschlechts einen großen Anteil daran hatte, dass das Keimdrüsengeschlechtskriterium wissenschaftlich hinterfragt wurde, geriet dieses auch aus Sicht der ärztlichen Praxis in Misskredit. Für die praktische Geschlechtsbeurteilung und -zuweisung von Hermaphroditen, sofern nicht erst deren Hinscheiden und die Sektion zur Objektivierung des wahren Geschlechts abgewartet werden sollte, waren Hilfskriterien gefragt, unter denen die Neigungen bzw. der Geschlechtstrieb eine wichtige Rolle spielten. Allerdings gerieten die Neigungen nun unter Verdacht, womöglich doch nicht der authentische Ausdruck des wahren Geschlechts zu sein: Im Verlauf des 19. Jahrhunderts verloren die Hermaphroditen ihre Unschuld, indem die Natürlichkeit ihres Begehrens und ihrer Verhaltensweisen nun immer öfter in Frage gestellt wurde. Ihre Neigungen wurden stattdessen als Resultate von Erziehung, Suggestion und womöglich unmoralischen Interessen interpretiert. Für diese Moralisierung der Neigungen von Hermaphroditen spielte die Verknüpfung mit der medizinischen Problematisierung gleichgeschlechtlicher sexueller Beziehungen zwischen »Laster« und »krankhafter Disposition« eine Rolle. Andererseits entwickelte sich aus der Gehirnforschung eine biologisierende Sichtweise: Während Galls morphologische Einordnung der Diskrepanz zwischen Keimdrüsengeschlecht und Geschlechtstrieb zunächst wenig verfing, erhielt das Postulat durch die gegen Ende des 19. Jahrhunderts vertretene These, dass Inkongruenzen der Geschlechtsmerkmale bereits im befruchteten Keim angelegt seien, eine entwicklungsgeschichtliche Stütze. Daraus zogen Mediziner den Schluss, dass die Psychosexualität ein autonomer Teil der Geschlechtlichkeit des Menschen sei.

Als um 1900 Ärzte zunehmend problematisierten, dass die wissenschaftlichen Erkenntnisse in der Praxis kaum verwertbar waren, wurde deutlich, dass Mediziner, die von Hermaphroditen aufgesucht wurden, häufig genug bei praktischen Entscheidungen über Genitaloperationen oder auch einen angestrebten Wechsel des Geschlechtsstatus primär das Geschlechtszugehörigkeitsempfinden ihrer Patient_Innen zum Maßstab nahmen. Diese am ›subjektiven Geschlecht‹ der Betroffenen orientierte Praxis wurde nun von manchen Autoren offensiv als Handlungsleitlinie empfohlen mit der Begründung, dass nur so seelisches Leid mit seinen sozial desintegrativen Folgen vermieden werden könne. Die Orientierung am Geschlechtsempfinden und nicht an der anatomischen Wahrheit erschien nun als Garant der Aufrechterhaltung der sozialen Ordnung.

Die sozialregulative Problematisierung uneindeutigen Geschlechts, die sich zum großen Teil aus der Sorge um den Erhalt der Geschlechter- und sexuellen Ordnung speiste, transportierte auch während des 19. Jahrhunderts den Anspruch der Mediziner, die Ehefähigkeit von Hermaphroditen zu beurteilen und die Geschlechtszuweisung vorzunehmen. Jahrzehntelang kritisierten Ärzte das Geschlechtswahlrecht mit dem Ziel, sich als alleinzuständige Sachverständige für Fragen des Geschlechtsstatus von Hermaphroditen zu etablieren. Nachdem aber das Personenstandsgesetz 1875 und das Bürgerliche Gesetzbuch im Jahre 1900 erlassen worden waren, beklagten sie nunmehr die Gesetzeslücke, die mit dem Wegfall des Zwitterparagraphen entstanden war. Der Vorschlag, für hermaphroditische Neugeborene eine provisorische standesamtliche Registrierung »unbestimmtes Geschlecht« vorzunehmen und erst später, wenn auch die Neigungen und der Geschlechtstrieb der Hermaphroditen ausgebildet waren, eine Sachverständigenentscheidung über den männlichen oder weiblichen Geschlechtsstatus herbeizuführen, schien für kurze Zeit realisierbar, konnte sich aber vor allem juristischerseits nicht durchsetzen.

Alles in allem bedingte die sozialregulative Problematisierung des Hermaphroditismus eine intensivierte Aufmerksamkeit für die Neigungen bzw. den Geschlechtstrieb der Hermaphroditen, was dazu führte, geläufige Annahmen über die psychosexuelle Entwicklung zu überdenken: Zunächst war die vorherrschende Auffassung dahin gegangen, für die Ausprägung der Psychosexualität in erster Linie die Anlagen verantwortlich zu machen, während die Erziehung und andere soziale Einflüsse diese nur nachgeordnet überformen können sollten. Um 1900 wurde jedoch eine entscheidende Wendung dieser Auffassung eingeleitet, indem das embryologische Verständnis der Geschlechtsentwicklung als einer sukzessiven Differenzierung konsequent auf den Bereich der Psychosexualität übertragen wurde: Die Konzeption einer ursprünglichen Bisexualität und postnatalen Latenzphase der psychosexuellen Differenzierung, wie sie mit unterschiedlichen theoretischen Hintergründen von Neugebauer und Freud vertreten wurde, eröffnete die Möglichkeit und Notwendigkeit, die Natur/Kultur-Dichotomie wissenschaftlich zu reartikulieren.

Resümee Teil I: Von der frühneuzeitlichen Medikalisierung des Hermaphroditen zur psychiatrischen Problematisierung Anfang des 20. Jahrhunderts

Vom Beginn der Medikalisierung der Hermaphroditen in der Frühen Neuzeit bis zur medizinisch-psychiatrischen Objektivierung ihrer Psychosexualität Anfang des 20. Jahrhunderts entwickelten sich die epistemologische und die sozialregulative Problematisierungsweise uneindeutigen Geschlechts mit jeweils eigenständigen Fragestellungen, Themen und diskursiven Praktiken, woraus ein Spannungsbogen entstand, der hier zum Abschluss des ersten Teils der historischen Untersuchung kurz rekapituliert werden soll.

Das epistemologische Interesse speiste sich zunächst einmal daraus, dass Mediziner anhand der Frage der geschlechtlichen Einordnung von Hermaphroditen ihre jeweiligen Geschlechtsdefinitionen darlegen konnten: Die frühneuzeitliche Vorstellung eines Kontinuums der Geschlechter wurde in der zweiten Hälfte des 18. Jahrhunderts vom Konzept eines strikten Geschlechtsdimorphismus verdrängt, um dann im 19. Jahrhundert in Form eines graduellen Stufenmodells wieder aufgenommen zu werden. Im Unterschied zu frühneuzeitlichen Ärzten warfen die Mediziner der Aufklärungszeit angesichts ihrer Behauptung des Geschlechtsdimorphismus das Problem eindeutig diskriminierender Merkmale des wahren Geschlechts auf. Der sich herauskristallisierende Minimalkonsens, dass das Vorhandensein resp. der Mangel der Hoden über männliches oder weibliches Geschlecht entscheiden sollten, wurde ab etwa 1800 abgelöst von der Auffassung, dass dem Männlichkeitsmerkmal der Hoden die Eierstöcke als Weiblichkeitskriterium gegenüber gestellt werden müssten. Der Aufstieg der Keimdrüse zum geschlechtsbestimmenden Organ hatte seinen Zenit allerdings bereits um 1850 erreicht. Die insbesondere durch das Einsetzen der Hormonforschung und Genetik verstärkte Relativierung der Bedeutung der Gonaden hing – wie schon zuvor ihre Bewertung als geschlechtsbestimmende Organe – eng mit der unablässigen Suche nach den Ursachen des Hermaphroditismus zusammen, wovon man sich Aufschluss über die Gesetzmäßigkeiten der Geschlechtsentstehung und -entwicklung im Allgemeinen versprach. Bewegte sich diese wissenschaftliche Beschäftigung mit den Ursachen des Hermaphroditismus bis Ende des 18. Jahrhunderts noch hauptsächlich im Rahmen eines statischen Verständnisses der Natur, demzufolge die Entstehung eines Lebewesens im Grunde nur die Entfaltung des göttlich Vorherbestimmten war, so änderte sich dies mit dem Aufkommen eines biologischen Entwicklungsdenkens, welches die Neubildung und dynamische Selbstorganisation der Organismen betonte; vor diesem Hintergrund wurde der Hermaphrodit zu einem geschlechtlich unvollkommen entwickelten oder gar geschlechtlich indifferenten Wesen erklärt.

Die sozialregulative Problematisierung uneindeutigen Geschlechts nahm hingegen einen ganz anderen Verlauf: Frühneuzeitliche Ärzte hatten Hermaphroditen ein natürliches Potential für sexuelle Transgressionen unterstellt und warnten daher vor Gefahren für die sittlich-juridische Ordnung, wenn Hermaphroditen sich nicht dem Verhaltenskodex des männlichen resp. weiblichen Geschlechtsstatus fügten. Ab dem 18. Jahrhundert wurde diese Sorge erweitert um die Problematisierung des durch falsche Geschlechtszuweisung hervorgerufenen seelischen und sozialen Unglücks der Betroffenen und ihrer Angehörigen einerseits, der Ehe- bzw. Fortpflanzungs(un)tauglichkeit von Zwittern im Hinblick auf die Auswirkungen für das quantitative und qualitative Bevölkerungswachstum andererseits. Vor diesem Hintergrund boten sich Ärzte als *gatekeeper* der Geschlechter- und sexuellen Ordnung an.

Im 19. Jahrhundert wurden Überschreitungen der Sexualnormen durch Hermaphroditen verstärkt problematisiert, indem dafür eine erzieherische bzw. soziale Überformung oder aber eine krankhafte Disposition der Neigungen verantwortlich gemacht wurden. Auch die Vorstellung einer natürlichen Prädisposition der sich in sexuellen Transgressionen äußernden Neigungen von Hermaphroditen wurde um 1900 mit der Idee einer vom Somageschlecht weitgehend unabhängigen biologischen Anlage der »verkehrten« bzw. »konträren« Psychosexualität wiederbelebt. Die sozialregulative Problematisierung des Geschlechtsempfindens und der Sexualität von Hermaphroditen gab in dieser Weise der wissenschaftlichen Suche nach den Einflussfaktoren der abweichenden psychosexuellen Entwicklung Raum. Daraus sollte in den nächsten Jahrzehnten ein neues wissenschaftliches Interesse entstehen, das darauf zielte, anhand der Fälle uneindeutigen Geschlechts Erkenntnisse über die Faktoren der normalen psychosexuellen Entwicklung zu gewinnen. Theoretische Ansätze, die einer solchen empirischen Forschung den Weg wiesen, finden sich zwar bereits um 1900, doch wurden diese vorerst nicht ausgeschöpft.

Unterdessen nahmen bekannte Ärzte das vom Keimdrüsengeschlecht abweichende Geschlechtsempfinden hermaphroditischer Patient_Innen zum Anlass, um zu problematisieren, dass die wissenschaftlichen Geschlechtskodifikationen für die Praxis untauglich seien, die sich stattdessen an den subjektiven Vorstellungen der Betroffenen orientieren müsse. Solchermaßen traten in Bezug auf das Verhältnis zwischen Psychosexualität und Somageschlecht von Hermaphroditen an der Wende zum 20. Jahrhundert die Spannungen zwischen medizinischer

Theorie und Praxis, wissenschaftlichen und sozialregulativen Anliegen zutage. Auf welchen Wegen sich dieser Spannungsbogen auflöste und welche Rolle dabei die Einführung des *gender*-Konzepts spielte, ist Gegenstand des zweiten Untersuchungsteils.

Teil II

Die Formierung von *gender* am Experimentalobjekt Intersexualität, 1945 bis 1980

Unter welchen Umständen und Bedingungen entstand und etablierte sich der Begriff *gender* als psychologisches Konzept? Der Blick richtet sich nunmehr auf die zweite Hälfte des 20. Jahrhunderts und zeichnet die Übersetzung einer US-amerikanischen Diskussion in den medizinischen Hermaphroditismus-Diskurs des deutschen Sprachraums nach. Das *gender*-Konzept wurde in den 1950er Jahren im Rahmen der Erprobung eines neuartigen Behandlungsmodells bei Intersexualität am Johns Hopkins Hospital in Baltimore (USA) eingeführt. In den nachfolgenden Jahrzehnten sollte es sich in der westlichen Medizin als Schlüsselkonzept des Verständnisses der psychosexuellen Entwicklung sowie des Behandlungsvorgehens bei Intersexualität etablieren. Im deutschen Sprachraum war dies spätestens ab den 1970er Jahren der Fall. Wie konnte es dazu kommen? Aufschlussreich hierfür ist eine historische Rekonstruktion der Akzeptanzschwierigkeiten, denen das Baltimorer *gender*-Konzept und das damit verbundene neuartige Behandlungsmodell im deutschen Sprachraum zunächst begegneten, sowie eine Betrachtung der Konstellationen, unter denen die Implementierung im Verlauf der 1960er Jahre möglich wurde.[1] Daher werde ich in diesem Teil des Buches im Anschluss an eine Analyse der Baltimorer Konzepte (im ersten Kapitel) die deutschsprachigen medizinischen Publikationen zum Hermaphroditismus aus dem Zeitraum 1945 bis 1980 eingehend untersuchen, um nachzuzeichnen, wie und unter welchen Bedingungen sich das neue *gender*- und Behandlungskonzept trotz der anfänglichen Hindernisse etablieren konnte.[2] Einführend beschreibe ich – im zweiten Kapitel – in Verbindung mit einer medizingeschichtlichen

1 Während die Literatur des deutschen Sprachraums aus der Zeit 1945 bis 1980 noch keiner sorgfältigen historischen Untersuchung unterzogen worden ist, sind amerikanische, insbesondere die Baltimorer Publikationen, desselben Zeitraums bereits einige Male Gegenstand von Analysen gewesen (z.B. Epstein 1990; Fausto-Sterling 2000a; Findlay 1995). Die Untersuchung von Bernice Hausman ist hier besonders hervorzuheben, allerdings liegt deren Schwerpunkt auf der Entstehung der Transsexualitätsmedizin (Hausman 1992 & 1995).

2 Aus pragmatischen Gründen konzentriere ich meine Untersuchung auf die Veröffentlichungen von MedizinerInnen der BRD und DDR, während ich von Schweizerischen und Österreichischen ÄrztInnen nur die für die Diskursentwicklung wichtigsten Publikationen berücksichtigt habe. In den unmittelbaren Nachkriegsjahren wurden nur sehr wenige Abhandlungen über Intersexualität veröffentlicht, weshalb ich diese im Folgenden unter die Beschreibungen der Diskurse der BRD und DDR subsumiere. Beiträge zum sogenannten Turner- sowie zum Klinefelter-Syndrom habe ich ebenfalls nicht systematisch herangezogen, da in diesen die medizinische Problematisierung i.d.R. nicht auf das uneindeutige Geschlecht zielt (stattdessen werden beim Turner-Syndrom »Infantilität« und beim Klinefelter-Syndrom »Aggressivität« problematisiert, was eine eigene kritische Untersuchung wert wäre, hier jedoch nicht geleistet werden kann). Das primäre Quellenkorpus umfasst auf diese Weise rund 170 medizinische Publikationen (von ca. 60 AutorInnen). Darunter sind vier Buchveröffentlichungen, die sich ausschließlich dem Thema Intersexualität widmen, mehrere einschlägige Darstellungen aus Lehr-, Hand- und Fachbüchern sowie eine große Zahl von Beiträgen aus allgemeinmedizinischen, gynäkologischen, pädiatrischen, chirurgischen, urologischen, psychiatrischen, sexualwissenschaftlichen u.a. Fachzeitschriften.

Einordnung die Vernetzung sowie das fachliche, akademische und institutionelle Profil der die Diskussion über Intersexualität bestimmenden MedizinerInnen. Außerdem zeichne ich ihre Positionen zur ärztlichen Vorgehensweise bei Hermaphroditismus vor der Übernahme der Baltimorer Konzepte nach. Die beiden folgenden Kapitel rekonstruieren die Diskussionen wissenschaftlicher und klinischer Fragen des Hermaphroditismus und verdeutlichen somit das Theorie-Praxis-Problem, das sich den MedizinerInnen in der Nachkriegszeit stellte. Wie sich dieses Problem im Laufe der 1960er Jahre auflöste, zeigt das fünfte Kapitel. Die Transformation des medizinischen Diskurses wurde von rechtlichen Veränderungen flankiert, um die es schließlich im sechsten Kapitel gehen wird.

1. Normalisierung des intersexuellen Kindes: Baltimorer Behandlungs- und *gender*-Konzept, 1950er Jahre

Die Einführung des *gender*-Konzepts 1955 als Schlüsselkategorie einer seinerzeit innovativen Theorie der psychosexuellen Entwicklung erfolgte im Zusammenhang der mehrjährigen Begleitforschung (*follow-up studies*; Money et al. 1956: 44) zu einem neuartigen Behandlungs- und Betreuungskonzept für intersexuelle Kinder, das im Johns Hopkins Hospital in Baltimore erprobt wurde.[1] Das Behandlungsprogramm wurde mit Hilfe einer speziellen Theorie der psychosexuellen Entwicklung, der *gender-imprinting*-Theorie, begründet, während diese Theorie ihrerseits durch die Ergebnisse der klinischen Begleitstudien zum neuartigen Behandlungsvorgehen empirisch gestützt wurde. Die Studien untermauerten auf diese Weise gleichzeitig das Behandlungs- und das *gender*-Konzept, so dass die Formierung von klinischer Praxis und wissenschaftlichem Wissen direkt miteinander verknüpft war – ein Umstand, den ein Mitglied des Forschungsteams folgendermaßen ausdrückte: »While the most far-reaching implications of the studies we are making may be the light our findings shed on certain basic psychiatric theories, they are also relevant to certain clinical decisions which arise in handling problems of hermaphroditism.« (Hampson 1955: 267f.) Dieser engen Verknüpfung von Theorie und Praxis wird im Folgenden auf der Grundlage der medizinischen und psychologischen Veröffentlichungen des Teams des Johns Hopkins Hospitals aus der Zeit von 1950 bis Anfang der 1960er Jahre nachgegangen. Zunächst stelle ich das – auch als *management of intersexuality*[2]

---

1 Noch 1954 verwendeten weder Money noch die Hampsons den Begriff *gender* bzw. *gender role*. Stattdessen beschrieben sie die Psychosexualität von Hermaphroditen mit Ausdrücken wie *psychosexual orientation*, *sexual role*, *sexual inclinations* und *sexual identification* (University of Pennsylvania/Johns Hopkins University 1955: 780, 783f. & 786).

2 Dieser Ausdruck (nebst verschiedener Abwandlungen) ist seit den 1950er Jahren häufig in der US-amerikanischen und englischen Literatur verwendet worden (z.B. Moore et al. 1953: 641; Greenblatt 1955: 1166; Diamond/Sigmundson 1997b). In der deutschen Fachliteratur zu Intersexualität sind die Begriffe »Behandlung« oder »Therapie« für die medizinischen Eingriffe, »psychologische Führung« für die

bezeichnete – Behandlungsprogramm (1), anschließend die *gender*-Entwicklungstheorie (2) dar und rekonstruiere die für sie konstitutiven, diskursiven und nicht-diskursiven Praktiken und Objektivierungen. Im Anschluss an ein Resümee der Verflechtung der Theoriebildung und der Behandlungsoptimierung (3)[3] beleuchte ich den Entstehungskontext der Baltimorer Konzepte (4).

1.1 »Management of intersexuality«: Behandlungsleitlinien

1950 vertrat Lawson Wilkins (1894-1963), Leiter der Klinik für pädiatrische Endokrinologie am Johns Hopkins Hospital,[4] in der vielbeachteten Monographie *The Diagnosis and Treatment of Endocrine Disorders in Childhood and Adolescence* die Ansicht, dass die Geschlechtszuweisung intersexueller Kleinkinder in erster Linie anhand des Erscheinungsbilds der externen Genitalien und nur in zweiter Linie anhand der Keimdrüsen erfolgen solle. Die Geschlechtszuweisung sei durch kosmetische Genitaloperationen und Hormongaben zu unterstützen (Wilkins 1950a: 274).[5] Ebenfalls 1950 begann Wilkins mit der Erprobung von Cortison gegen die Virilisierung (vergrößerte Klitoris, vermehrte Behaarung, tiefe Stimme etc.) beim weiblichen Adrenogenitalen Syndrom. Ergänzend zur Cortisontherapie wurden i.d.R. Genitaloperationen, insbesondere Klitorisamputationen, durchgeführt. Noch im selben Jahr berichtete Wilkins über erste Erfolge der Cortisontherapie (Wilkins et al. 1950a & b; Wilkins 1950b: 770).[6] Der Erfolg war laut Wilkins umso größer, je jünger die Behandelten waren

Beratung sowie die psychosoziale oder auch psychotherapeutische Betreuung der Betroffenen und ihrer Angehörigen gebräuchlich. Sie drücken jedoch jeweils nur einen Teil der Idee eines umfassenden medizinisch-psychologischen Versorgungskonzepts aus.

3 Dieser Verflechtung wird in Kapitel II.5 dann nochmals vertiefend nachgegangen.

4 Wilkins hatte 1935 die Leitung der neu eingerichteten Endocrine Clinic at Harriet Lane Home des Johns Hopkins Hospitals übernommen. Da Wilkins zunächst kein Gehalt erhielt, sondern nur ein Stipendium, führte er zusätzlich seine pädiatrische Privatpraxis weiter. 1942 wurde er zum Associate Professor, 1957 zum ordentlichen Professor für Pädiatrie im Johns Hopkins Hospitals ernannt. 1960 ging er in den Ruhestand.

5 1950 mahnte allerdings Wilkins bezüglich radikaler plastischer Operationen noch zu Zurückhaltung (Wilkins 1950a: 274).

6 Auch Fuller Albright und Frederic C. Bartter sollen in Boston zur gleichen Zeit wie Wilkins zu dem Ergebnis gekommen sein, dass Cortison eine ›effektive‹ Behandlung des AGS gestatte (Money/Ehrhardt 1975: 10). Grundlage dafür war ein Bericht von R.G. Sprague und seiner Forschungsgruppe, demzufolge die Ausscheidung der C_{17}-Ketosteroide im Harn nach Cortisonverabreichung sinkt (Appel/Reinwein 1955: 991). Das Cortison wurde – damals noch unter anderen Bezeichnungen – in den Jahren 1936 bis 1940 als erstes der in der Nebennierenrinde produzierten Steroidhormone isoliert. 1944 gelang die synthetische Herstellung von Cortison (Kohl 2001). Die Cortisonproduktion war anfangs sehr aufwendig und teuer. Die Herstel-

(Wilkins 1952: 874; Wilkins et al. 1954: 343). Der Therapieerfolg legte offenbar nahe, bei dieser Form der Intersexualität immer eine Zuordnung zum weiblichen Geschlecht vorzunehmen, sofern die Kinder nicht bereits schon längere Zeit als Jungen gelebt hatten. Wilkins wies aber darauf hin, dass auch bei frühzeitig diagnostizierten Fällen eine männliche Zuordnung ausnahmsweise doch zu erwägen sei, nämlich dann, wenn die Genitalien sehr stark virilisiert seien (Wilkins 1950a: 224; ebenso Hampson 1955: 271, Fn. 1; Money 1961b: 476).

1955 gab Wilkins sowohl für eine eventuelle Geschlechtsneuzuweisung bei Intersexualität als auch für Genitaloperationen als unproblematisches Zeitfenster die ersten beiden Lebensjahre an (Wilkins et al. 1955: 297ff.). Dafür stützte er sich auf die Ergebnisse der Forschungen an über 100 intersexuellen Menschen, die der zunächst am Victoria University College in New Zealand, dann an den Universitäten Pittsburgh und Harvard (USA) ausgebildete Psychologe John Money (1921-2006) zusammen mit der Psychiaterin Joan Hampson, später auch mit ihrem Mann John Hampson, seit 1951 am Johns Hopkins Hospital durchgeführt hatte.[7] Ihre Ergebnisse besagten, dass jenseits der Altersgrenze von zwei Jahren keine Geschlechtsumstellungen mehr vorgenommen werden sollten, da dies mit einem hohen Risiko psychischer Störungen behaftet sei (nur wenn das betroffene Kind erkennbar selbst einen Wechsel anstrebe, sei eine Ausnahme verantwortbar; Money et al. 1955a: 289ff.). Idealerweise seien die Genitalien in den ersten beiden Lebensjahren zu korrigieren (Vaginalplastiken sollten hingegen besser nach der Pubertät erfolgen und nur auf Wunsch der Betroffenen durchgeführt werden; ebd.: 296). Die Erklärung zu dem Zeitfenster der ersten beiden Lebensjahre lautete: Je frühzeitiger die Geschlechtszuordnung feststehe und die Genitalien an ein normales Erscheinungsbild angepasst würden, desto eindeutiger würden die Eltern ihr Kind geschlechtlich einordnen und erziehen. Dies trage entscheidend

---

lerfirmen (zunächst Merck in den USA und Ciba in der Schweiz) bemühten sich um eine Indikationsausweitung, da die 1949 als erste therapeutische Anwendung erprobte Behandlung rheumatischer Arthritis auf lange Sicht als ökonomisch nicht ergiebig eingeschätzt wurde. Die Distribuierung des Cortisons zum Zwecke klinischer Versuche und deren Finanzierung wuchs angesichts des Eingreifens verschiedener Interessengruppen binnen Kurzem zu einem Problem an. Schließlich erfolgte jedoch die Finanzierung und Distribuierung ab 1950 im Rahmen eines speziellen Forschungs- und Aufklärungsprogramms der *National Institutes of Health* (Marks 1992). Auf diesem Wege erhielt offenbar auch Wilkins das Cortison zur Erprobung bei AGS (Wilkins 1952: 860). Möglicherweise war ein Grund dafür, dass in einem Zeitraum, in welchem das Indikationsspektrum für Cortison erkundet wurde, das AGS eines der wenigen Einsatzfelder von Cortison war, die eine kausale Therapie erlaubten (zum Zusammenhang von Indikationssuche für das Cortison und Stressforschung vgl. Haller [in Erscheinung]).

7 Die Anzahl der untersuchten Intersexuellen steigerte sich offenbar in kürzester Zeit: Während 1954 von 44 und im März 1955 von 60 Patient_Innen die Rede war, wurde im September 1955 bereits eine Fallzahl von 94 angegeben (University of Pennsylvania/Johns Hopkins University 1955: 779; Money 1955: 253; Money et al. 1956: 43).

zur Ausprägung eines eindeutigen Körperbilds bei, womit die *gender role* umso besser adaptiert werden könne. Mit einer eindeutigen *gender role* sei wiederum die Grundvoraussetzung für eine gesunde Psyche gelegt.

Den Begriff der *gender role* definierten Money und die Hampsons folgendermaßen: »By the term, gender role, we mean all those things that a person says or does to disclose himself or herself as having the status of boy or man, girl or woman, respectively.« (Ebd.: 285) Neben geschlechtstypischen Verhaltensweisen, Gefühlen und der Sexualität fiel darunter auch die Überzeugung über die Geschlechtzugehörigkeit (*conviction of gender*; *gender awareness*; ebd.: 289; Hampson 1955: 265). Mit dieser Bandbreite deckte *gender role* das Bedeutungsspektrum des seinerzeit (und bis heute) gebräuchlichen Begriffs der Psychosexualität ab, wobei er, ebenso unscharf wie jener, changierend mal dieses, mal jenes Element stärker fokussierte. So ist es auch zu verstehen, dass anfangs anstelle von *gender role* ab und zu auch Ausdrücke wie *sexual identity* oder *psychosexual orientation* verwendet wurden (ebd.: 267). In Absetzung zu Theorien der psychosexuellen Entwicklung, welche die Determination durch die biologischen Anlagen ins Zentrum stellten, sollte jedoch der aus der Sprachwissenschaft bzw. Grammatik übernommene Begriff *gender* die soziale Prägung der Geschlechtsrolle in Analogie zum Spracherwerb verdeutlichen (Money et al. 1955a: 285).[8] Bevor ich auf die *gender*-Prägungstheorie näher eingehe, sollen hier zunächst die Setzungen untersucht werden, die den Behandlungsleitlinien zugrunde lagen.

Primat der sozialen Anpassung über die Fortpflanzung

Welches Ziel verfolgte das neuartige Behandlungsvorgehen? Dieses offenbarte sich in den Kriterien für einen Behandlungserfolg: Eine erfolgreiche Behandlung, so Wilkins, »may enable a patient to play a reasonably normal role in society and save him from a life of misery and psychologic confusion.« (Wilkins et al. 1955: 298) In der Begleitforschung von Money und den Hampsons wurden der Behandlungserfolg – und damit zugleich das Behandlungsziel – als gutes *life adjustment* definiert (Money et al. 1955a: 285). Die Einordnung der von ihnen untersuchten Hermaphroditen auf einer Skala des *adjustment* wurde dann mit bestimmten, als potentiell wirksam angesehenen, biologischen und sozialen Faktoren korreliert, um die Frage zu klären, welcher dieser Faktoren für die Anpassung ausschlaggebend sei. Was verstanden die AutorInnen unter *life adjustment*? Aus den über die Publikationen verstreuten Bemerkungen dazu geht hervor, dass damit in erster Linie eine unbeeinträchtigte psychische Gesundheit gemeint war, wofür wiederum die dem zugewiesenen Geschlecht entsprechende Etablierung

8 Dreger weist darauf hin, dass bereits 1915 ein Mediziner, nämlich der Engländer Blair Bell, den Begriff *gender* im Zusammenhang mit einem Fall von Hermaphroditismus verwendet hatte (Dreger 1998a: 166).

einer eindeutig männlichen oder weiblichen *gender role* als wesentlich galt (ebd.: 294; Money et al. 1956: 43-46). Wie konstituierte sich diese Verknüpfung der Kategorien psychisch gesund/krank und psychosexuell eindeutig/uneindeutig?

Dass psychiatrische und psychologische Konzepte und Beurteilungen psychischer Gesundheit von sozialen Normen durchdrungen sind, ist mittlerweile vielfach kritisch diskutiert worden (zu den Anfängen der Diskussion vgl. Keupp 1979, darin insbesondere den Beitrag Basaglia et al. 1979). Das gilt auch für Geschlechter- und Sexualitätsnormen (z.B. Kaffanke 1997; Schmersahl 1998; Nolte 2003). Hier ist nicht der Ort, um generell auf die Problematik der Kriterien für die Grade psychischer Gesundheit, die die Publikationen der Baltimorer Forschungsgruppe durchzieht, einzugehen.[9] Stattdessen soll die Durchdringung der Kategorien psychisch gesund resp. krank mit normativen Annahmen über Geschlecht und Sexualität genauer beleuchtet werden: Eine Einstufung als gesund erhielten Proband_Innen der Baltimorer Studie nur dann, wenn die *gender role* als eindeutig bewertet worden war. So resümierten z.B. Money und die Hampsons die erfolgreiche Anpassung Intersexueller an das – unabhängig von biologischen Geschlechtsfaktoren – zugewiesene Geschlecht und Erziehungsgeschlecht (*sex of assignment and rearing*): »In only 5 of our 94 patients, therefore, was there any question of psychologic nonhealthiness on grounds of a demonstrably ambiguous gender role and orientation.« (Money et al. 1956: 43) Die Beurteilung der Eindeutigkeit resp. Ambivalenz der Geschlechtsrolle sollte sich aus einer Bewertung folgender Parameter zusammensetzen: »general mannerisms, deportment and demeanour; play preferences and recreational interests; spontaneous topics of talk in unprompted conversation and casual comment; content of dreams, daydreams and fantasies; replies to oblique inquiries and projective tests; evidence of erotic practices; and finally the individual's own replies to direct inquiry.« (Hampson 1955: 266)[10] Zur eindeutigen Geschlechtsrolle gehörte nach Meinung der AutorInnen Stabilität im Lebensverlauf sowie eine (in Bezug

9 Die Baltimorer Forschungsgruppe beurteilte die psychische Verfassung der Proband_Innen auf einer Skala von *healthy* über *mildly nonhealthy* und *moderatly nonhealthy* bis zu *severely (morbidly) nonhealthy*. Dies erlaubte ihnen, auch bei Nichterfüllung psychopathologischer Kriterien (nur bei einem einzigen der von ihnen untersuchten Hermaphroditen wurde nämlich eine schwere psychische Störung diagnostiziert) eine »schlechtere« von einer »gelungeneren« Anpassung zu unterscheiden.

10 Mit welchen Instrumenten und nach welchen Kriterien diese Einzelaspekte der *gender role* untersucht, bewertet und synthetisiert wurden, wurde jedoch nicht im Einzelnen nachvollziehbar ausgeführt. In den verschiedenen Publikationen von Money und den Hampsons der 1950er und 1960er Jahre wurden die eingesetzten Untersuchungsmethoden (verschiedene psychologische Tests, Interviewtechniken, Lebensdateninterviews) nur unspezifisch aufgezählt (Money et al. 1956: 44, F.; Money/Hampson 1955). Somit blieb unklar, welche Tests tatsächlich in welcher Weise zur Anwendung kamen und wie aus den erhobenen Daten Schritt für Schritt die Forschungsergebnisse aggregiert wurden. Diese Intransparenz der Forschungsmethodik wurde in der zeitgenössischen Literatur allerdings nicht kritisiert.

auf das zugewiesene Geschlecht) stabile heterosexuelle Orientierung. Der Wunsch nach einem Geschlechtswechsel sowie Homosexualität oder bisexuelle Neigungen führten dagegen die Bewertung »ambivalente« Geschlechtsrolle herbei. Die heteronormative Bewertungsgrundlage offenbarte sich etwa daran, dass drei intersexuelle Menschen, die als Frauen aufgewachsen waren und sich auch so fühlten, von Money und den Hampsons in erster Linie deswegen als psychosexuell ambivalent eingestuft wurden, weil sie homosexuelle Neigungen und/oder Erfahrungen offenbarten (Money 1955: 256f.; Money et al. 1955b: 305).[11] In einer Veröffentlichung, die sich speziell mit dem Thema Psychopathologie bei Hermaphroditismus befasste, bewerteten die AutorInnen intersexuelle Personen, bei denen sie homo- oder bisexuelle Neigungen festgestellt hatten, ohne weitere Erklärungen als »a mild excess, either chronically or intermittently, of inhibition and control in personality function« und kategorisierten sie als psychisch »mildly nonhealthy« (Money et al. 1956: 49). Das Behandlungsziel der psychischen Gesundheit wurde in dieser Weise eng mit dem Kriterium der psychischen und sozialen Anpassung an Geschlechter- und Sexualitätsnormen verknüpft.

Den Erhalt einer möglichen Fortpflanzungsfähigkeit sahen Money und die Hampsons gegenüber dem Behandlungsziel der psychosexuellen und psychosozialen Anpassung als zweitrangig an: Fertilität allein würde schließlich keinen Nachwuchs ermöglichen, dafür seien weitere Umstände nötig: »[A]ctual child bearing as distinguished from potential biological fertility is not determined by chromosomal, hormonal, and gonadal sex alone. It is also determined by the social encounters and cultural transactions of mating and marrying, which are inextricably bound up with gender role and erotic orientation.« (Money et al. 1955a: 290) Das bedeutete, dass die Etablierung einer eindeutigen *gender role* inklusive heterosexueller Orientierung und die soziale Anpassung Vorrang haben musste, denn ohne dies würden die Chancen für einen fertilen Geschlechtsverkehr ohnehin ungünstig stehen: »Patients who are arbitrarily forced into a reassignment of sex retain the gender role that was already established and henceforth act and feel like homosexuals and do not reproduce.« (Money 1961b: 478) Besonders drastisch formulierten sie diese Sichtweise angesichts eines Falls von Pseudohermaphroditismus femininus (mit Eierstöcken und Uterus), aufgewachsen im männlichen Geschlecht, der ihnen im Alter von drei Jahren vorgestellt wurde und zu dem Zeitpunkt bereits vorwiegend männliches Verhalten und ein eindeutig männliches Geschlechtszugehörigkeitsempfinden zeigte: »The greater medical wisdom lay in planning for a sterile man to be physically and mentally healthy, and efficient as a human being, than for a probably fertile woman to be physically well but psychologically a misfit and a failure as a woman, a wife, or a mother.« (Money et al. 1955a: 299) Bei älteren Kindern einen Geschlechtswechsel anzuordnen aufgrund des Motivs »to preserve fertile gonads«

11 Vgl. dazu Hausman 1995: 97.

könne im Gegenteil Konfusionen der Geschlechtsrolle, speziell der sexuellen Orientierung, und psychische Störungen bewirken; Probleme, die letztlich dazu führen könnten, »that fertility never culminates in reproduction.« (Ebd.: 290) Eine eindeutige *gender role* inklusive Heterosexualität wurde somit zur psychosozialen Voraussetzung der Fortpflanzung erklärt. Frühere Vorstellungen, wonach die reproduktive Rolle die Psychosexualität bestimmte, wurden damit zurückgewiesen. Damit war eine Umwertung der Bedeutung der Geschlechtsklassifikation im Gange, mit der das klassische bevölkerungspolitische Motiv des Fortpflanzungsgebots endgültig in den Hintergrund trat zugunsten der Privilegierung der *gender role* als Garant psychischer Stabilität und sozialer Anpassung.

Psychologische Führung mit Hilfe des Schemas der geschlechtlichen Unvollendetheit

Money und die Hampsons wiederholten in ihren Veröffentlichungen die Behandlungsleitlinien, wie sie von Wilkins formuliert worden waren: »In the case of neonatal and very young infant hermaphrodites, we recommend that sex be assigned primarily, though not exclusively, on the basis of the external genitals and how well they lend themselves to surgical reconstruction in conformity with assigned sex, due allowance being made for a program of hormonal intervention, if indicated.« (Money et al. 1955a: 299) Sie präzisierten die Leitlinien aber insbesondere im Hinblick auf die psychologische Führung (*psychologic management*) der Patient_Innen und ihrer Eltern: Eltern, die von der Richtigkeit der Geschlechtszuweisung ihres Kindes nicht überzeugt seien, würden ihre Ambivalenz und Unsicherheit unbewusst dem heranwachsenden Kind kommunizieren. Daher bestehe die vordringlichste Aufgabe des Behandlungsteams darin, eventuelle Zweifel der Eltern am Geschlecht ihres Kindes durch eine schnelle definitive Geschlechtszuordnung, frühzeitige Genitalkorrekturen sowie begleitende Aufklärung und Beratungen auszuräumen bzw. gar nicht erst aufkommen zu lassen. Betont wurde, wie wichtig es sei, die Eltern von Anfang an in die Entscheidungen einzubeziehen, sie ihnen nicht aufzunötigen, damit sie keine heimlichen Zweifel bezüglich der Geschlechtszuordnung ihres Kindes hegten. Insbesondere müsse sichergestellt werden, dass Hermaphroditismus nicht etwa als Geschlechtszweideutigkeit bzw. Geschlechtermischung aufgefasst werde, zumal sich daran elterliche Sorgen knüpfen würden, ihr Kind könne »abnormal and perverse sexual desires« entwickeln (ebd.: 291f.).

Um solchen Vorstellungen zu begegnen, empfahlen die AutorInnen, das »enlightening concept of genital unfinishedness« in der Beratung der betroffenen Familien zu verwenden. Bereits die Erstaufklärung der Eltern über den Zustand ihres Kindes solle mit dem Erklärungsmodell der genitalen Unvollendetheit arbeiten, wobei die Unvollendetheit als vorzeitiger Abbruch der embryonalen Geschlechtsdifferenzierung verständlich gemacht werden könne: Den Eltern sei zu erklären, »that their child is a boy or a girl, one or the other, whose sex organs did not get completely differentiated or finished. A few simple embryological sketches showing the original hermaphroditism of all human embryos in the undifferentiated phase, and the later stage at which external genital similarity of males and females is still apparent, are of inestimable help […].« (Ebd.: 291) Das Schema der genitalen Unvollendetheit solle mit den Eltern eingeübt werden, damit sie das Erklärungsmodell zu gegebener Zeit ihrem betroffenen Kind, weiteren Familienmitgliedern und anderen nahestehenden Personen sicher vermitteln konnten (Money 1974: 221). Dasselbe Schema sollte schließlich in der professionellen psychologischen Beratung der Patient_Innen Anwendung finden, in der sie – altersgemäß und in Übereinstimmung mit den Eltern – über ihre Intersexualität (d.h. über die unvollständige Geschlechtsdifferenzierung) aufgeklärt werden sollten (Money et al. 1955a: 294). Außerdem solle mit heranwachsenden Intersexuellen, um »secret worries and doubts« präventiv zu begegnen, frühzeitig, schonend und wiederholt über sexuelle Fragen im Allgemeinen und bezogen auf ihren Zustand im Besonderen gesprochen werden, wobei sie zugleich zu schamhaftem Verhalten anzuhalten seien (ebd.).

Die psychologische Führung belief sich also vor allem auf die Steuerung einer geschlechtsdichotomen (Selbst-)Wahrnehmung des intersexuellen Kindes und zielte, vermittelt über die Familie, auch auf die nächste Umgebung und letztlich auf die öffentliche Wahrnehmung – denn die AutorInnen problematisierten, dass die Öffentlichkeit ein Imago des Hermaphroditismus als halb männliche, halb weibliche Mischgestalt pflege (ebd.). Mit dem Konzept der Erklärung des Hermaphroditismus als nicht vollendeter Geschlechtsentwicklung wurde der Geschlechtsdimorphismus als unhintergehbare Voraussetzung bzw. als absolute Norm reproduziert und zugleich naturalisiert. Das Erklärungsmodell implizierte darüber hinaus, dass eine Vollendung durch geeignete medizinische Maßnahmen herbeigeführt werden könne (vgl. dazu Kap. 2, S. 27f.).

Genitalkorrekturen

In Übereinstimmung mit dem Bild genitaler Unvollendetheit war bezüglich der Genitaloperationen in den Veröffentlichungen zumeist von Korrekturen oder Rekonstruktionen die Rede. Diese Begriffe suggerieren, dass die chirurgischen Eingriffe die Geschlechtsentwicklung auf ihren eigentlichen Weg zurückbringen bzw. die medizinischen Maßnahmen diese Entwicklung vollenden würden. Was aber verstand das Baltimorer Team unter vollendeten Genitalien? Aufschlussreich dafür ist, wie die Leitlinie, über die Geschlechtszuordnung Intersexueller primär anhand der äußeren Genitalien zu entscheiden, konkretisiert wurde. Wilkins schrieb dazu, »the decision should be made according to the anatomy of the external genitalia, particularly the size of the phallus or the presence of a serviceable vagina […]. It is obvious that unless there is a fairly well-developed phallus the patient cannot function as a male and will be subjected to constant humiliation and embarrassment throughout life.« (Wilkins et al. 1955: 296) Die

Vagina und insbesondere der Penis erhielten in affirmativer Weise eine soziale Schlüsselrolle zugesprochen, insofern allein eine den Normvorstellungen entsprechende Gestalt der Genitalien Chancen auf ein normales Leben eröffnen sollte. Angaben, die diese Norm exakt fixieren würden, sucht man in den Veröffentlichungen des Baltimorer Teams allerdings vergeblich: Zwar führte das Team als Entscheidungskriterium, ob eine vermännlichende chirurgisch-hormonelle Korrektur und damit eine Zuweisung zum männlichen Geschlecht vorgenommen werden sollte, die Größe des potentiellen Penis an, doch genaue Maße dafür nannte es nicht. Letztlich sollte der Arzt nicht quantitativ, sondern qualitativ beurteilen, ob sich das Genitale – ggf. nach entsprechender Korrektur – für den heterosexuellen Geschlechtsverkehr in der männlichen oder weiblichen Position besser eigne.[12] Außerdem wurde in den Publikationen wiederholt unterstrichen, wie wichtig es sei, dass ein als Junge aufwachsendes Kind im Stehen urinieren könne, damit es nicht dem Spott der Altersgenossen ausgesetzt werde (Money et al. 1955a: 294). Im Widerspruch zu dieser Begründung berichteten Money und Joan Hampson 1954 in einer Vortragsdiskussion, dass Jungen mit Hypospadie sehr wohl während ihrer gesamten Schulzeit gut damit zurechtkamen, nur im Sitzen urinieren zu können, ohne dass sie sich deshalb absonderlich fühlten. Es habe sich gezeigt, dass die Voraussetzung dafür gewesen sei, dass die Jungen über die Hypospadie und die damit verbundenen Probleme frühzeitig aufgeklärt wurden. Dennoch sei es wünschenswerter, die Hypospadie so früh wie möglich zu operieren (Symposium Adrenal Function in infants and children 1954: 135). Die Inkonsistenz zwischen diesen Erfahrungen bei Hypospadie und der Problematisierung der Urinierposition im Falle von Hermaphroditismus wurde, soweit ich es überblicke, in den Veröffentlichungen des Baltimorer Teams nicht geklärt.

Ein nach der heterosexuellen und phallischen Norm ungenügendes Organ, das mit Hilfe der Chirurgie nicht angepasst werden konnte, wurde als Klitoris eingestuft. Angesichts dessen, dass damals chirurgische Penisaufrichtungen und erst recht Penisaufbauplastiken als wenig erfolgversprechend galten, bedeutete dies, dass nur sehr selten eine männliche Geschlechtszuweisung erfolgte.[13] Denn

12 1974 führte Money dazu aus: Ein hermaphroditischer »Microphallus« sei »too small ever to function as a copulatory organ, no matter what surgical and hormonal interventions are attempted.« Zwar sei es prinzipiell möglich, »to augment other sexual practices in love-making that can be effected without a penis. […] The primary deficit – and destroyer of morale – lies in being unable to satisfy the partner. […] It is useless to condemn a child to grow up in, and to differentiate a gender identity of, the sex in which he can never function coitally.« (Money 1974: 217 & 221).

13 Verfahren der Penisaufrichtung waren allerdings in den 1950er Jahren keineswegs unbekannt und wurden z.T. auch bei Intersexuellen angeblich erfolgreich durchgeführt (Kühnel 1961: 2226; Thieme/Brüning 1959: 181). Hingegen blieben Penisaufbauplastiken, mit denen bereits in den 1940er Jahren experimentiert worden war, bis in die 1990er Jahre technisch unausgereift (Hausman 1995: 67f.; Schober 1999b: 43).

eine große Klitoris ließ sich technisch relativ einfach verkürzen. Hampson schrieb, dass dies bei weiblicher Geschlechtszuordnung dringend nötig sei, weil der Anblick einer penisartigen Klitoris und ihre stärkere Erektionsfähigkeit die weibliche Geschlechtsrollenanpassung und heterosexuelle Orientierung verunsichere: »The presence of such an organ can hardly fail to add to the quandary of the woman with regard to her sexual status, and may modify her sexual orientation.« (Hampson 1955: 270)

Die äußerliche Anpassung an die Norm überwog Bedenken, wie sich Genitaloperationen auf die sexuelle Empfindungsfähigkeit der Genitalien auswirken könnten. Das Baltimorer Team begegnete solchen Einwänden am Beispiel der wichtigsten Korrekturtechnik, der Klitorisamputation, mit einer offensiven Strategie: »Yet, many surgeons have hesitated to deprive a patient of what some authorities have declared the most significant erotic zone in the female. On this issue, the findings of our studies promise to be useful in guiding clinical decisions.« (Ebd.) Joan Hampson untersuchte an sechs, als Frauen lebenden Personen, wie sich die Operationen auf ihre Orgasmusfähigkeit, d.h. »sensations vividly described as climactic in character«, auswirkte – wobei unklar bleiben muss, was überhaupt von Hampson als »sexuelle (orgastische) Erfahrungen« erfasst wurde, weil dies aus den spärlichen Angaben nicht zu entnehmen ist. Ihr Ergebnis lautete: »So far as it goes, the evidence demonstrates that clitoral amputation in childhood or later proved detrimental neither to subsequent erotic responsiveness, nor to capacity for orgasm.« (Ebd.) Dagegen hätten manche der Frauen erstmals *nach* den Operationen einen Orgasmus erlebt. Ein Teil der von Hampson Untersuchten dürfte allerdings keine Vergleichsmöglichkeit gehabt haben, weil ihnen aufgrund einer bereits im Kindesalter durchgeführten Klitoriskorrektur Erinnerungen an prä-operative sexuelle Erfahrungen gefehlt haben dürften. Außerdem ist Misstrauen angebracht, inwieweit Hampson überhaupt die Klitoris als wichtiges weibliches Lustorgan betrachtete und nicht von vornherein der Vagina den Vorrang gab. Das legte zumindest eine andere Veröffentlichung des Baltimorer Teams nahe, in der es hieß: »Clitoral amputation in patients living as girls does not, so far as our evidence goes, destroy erotic sensitivity and responsiveness, provided the vagina is well developed.« (Money et al. 1957: 334) Überdies machten Hampsons Ausführungen deutlich, dass in der stereotypen Vorstellung weiblicher Sexualität ein stark erektiles Organ keinen Platz hatte: Erektionen galten (und gelten) schließlich als Inbegriff einer männlichen Sexualität. So problematisierte Hampson die Erektionsfähigkeit der Klitoris dahingehend, dass diese zusammen mit der Übergröße Zweifel bei den Betroffenen an dem zugewiesenen Geschlecht auslöse, was sich störend auf deren Geschlechtsrollenverankerung und sexuelle Orientierung auswirke (Hampson 1955: 270). Zwar stellte Hampson in ihrer Untersuchung die stereotypen Vorstellungen von männlicher und weiblicher Sexualität sowie optische Normen als Erwartungshorizont der Betroffenen und ihrer sozialen Umgebung dar. Auch Money betonte, dass die Betroffenen selbst stereotype Vorstellungen über Geschlecht und

Sexualität hätten: »An enlarged clitoris of penis-like proportions is incompatible with complete femininity in the experience of the majority of hermaphrodites living as girls and women. They desire that their masculinized clitoris be amputated.« (Money 1961a: 1395) Doch angesichts etwa der Auslassungen darüber, wann ein Organ als Penis, und wann als Klitoris einzustufen sei, können solche Argumentationen nicht davon ablenken, dass das Behandlungs- und Forschungsprogramm des Baltimorer Teams Geschlechter- und Sexualitätsnormen affirmierte und reproduzierte.

Hampsons Studie, obschon lediglich an sechs Personen durchgeführt, wurde in den Folgejahren häufig von MedizinerInnen referiert, um Klitorisoperationen an Hermaphroditen zu rechtfertigen (in der deutschsprachigen Literatur z.B. von Bierich 1958: 575; Bierich [Wallis] 1971: 506).[14] So verkündete 1954 ein Pädiater eines New Yorker Krankenhauses auf einem Symposium der Pädiatrie der State University of New York im Anschluss an einen Vortrag von Hampson, er werde aufgrund dieser Forschungsergebnisse nunmehr Klitorisamputationen so früh als möglich durchführen (Henry L. Barnett in: Symposium Adrenal Function in infants and children 1954: 131). Wenige Jahre nach der Publikation von Hampson wurde eine Studie der Universität Illinois veröffentlicht, welche die Baltimorer Auffassung affirmierte: Dort hieß es, die vergrößerte Klitoris von Hermaphroditen, die als Mädchen aufwüchsen, könne unbedenklich »geopfert« werden, weil sie von den Betroffenen als »beschämend« empfunden werde. Allerdings müsse eine »adäquate psychologische Vorbereitung« des Kindes und der Familie der Operation vorausgehen. Diesen Aussagen wurde eine psychologische Untersuchung an fünf Fällen, die im Alter von fünf bis sieben Jahren operiert worden waren, zugrunde gelegt. Die Befragungen waren allerdings nur kurze Zeit nach den Klitorisamputationen durchgeführt worden (Rosenwald et al. 1958: 837). Das Fehlen von Langzeitresultaten wurde jedoch in der medizinischen Literatur nicht bemängelt. Vielmehr wurde auch diese Studie als Beleg dafür angeführt, dass Klitorisamputationen bedenkenlos durchgeführt werden könnten (z.B. Schultz 1961: 520).

Zusammenfassend lässt sich zum Behandlungsprogramm festhalten, dass sich die Leitlinien strikt an sozialen Geschlechter- und Sexualitätsnormen ausrichteten und diese – durch die psychologische Steuerung der Wahrnehmung sowie die

---

14 1961 schrieb Money, dass die Zahl der am Johns Hopkins Hospital nach einer Klitorisamputation untersuchten Hermaphroditen auf neun angestiegen sei. Von diesen würden vier vermutlich keine Orgasmen erleben (alle waren über 16 Jahre alt). Doch Money lehnte es ab, darin eine Folge der Amputationen zu sehen: »On the contrary, the point is that capacity for orgasm proved compatible with clitorectomy and surgical feminization of the genitalia in some of these patients. Erocitcally sensitive though it had been, the main body of the clitoris, including the glans of the clitoris, was dispensable with respect to orgasm.« (Money 1961a: 1395) Allerdings wurde diese Publikation Moneys im deutschen Sprachraum ohnehin nicht zitiert, wenn es darum ging zu behaupten, dass Klitorisoperationen die sexuelle Sensitivität nicht beeinträchtigen würden.

chirurgische und hormonelle Manipulation des Körperbildes – re-/produzierten. Der Erhalt bzw. die Herstellung einer möglichen Fortpflanzungsfähigkeit der Hermaphroditen wurde gegenüber dieser Normanpassung bzw. Normierung des Körpers, die psychosoziale Stabilität und damit die soziale Ordnung sichern sollte, für vernachlässigbar erachtet. Wie bereits eingangs dargestellt, wurde das Behandlungsprogramm auf einer von Money und seinen KollegInnen formulierten Theorie der psychosexuellen Entwicklung abgestützt, welche die soziale Prägung der Geschlechtsrolle in den Mittelpunkt stellte. Im folgenden Abschnitt wird nun diese Theorie näher beleuchtet.

1.2 »Gender imprinting«: Theorie der frühkindlichen sozialen Prägung der Psychosexualität

Wie wurde das Entwicklungsmodell der frühkindlichen sozialen Prägung der *gender role* begründet und welche Konstruktionen lagen ihm zugrunde? Das Baltimorer Team sah es aufgrund seiner Forschungen als belegt an, dass weder das chromosomale Geschlecht[15] noch das Keimdrüsengeschlecht und damit auch nicht die potentielle Fortpflanzungsfähigkeit determiniere, ob ein Mensch sich entsprechend der Geschlechtszuweisung psychosexuell entwickelt und sozial integriert. Auch die Geschlechtshormone stünden in keiner stabilen Korrelation zur Geschlechtsrolle (Money 1955: 254).[16] Dagegen sollte das Erscheinungsbild der äußeren Genitalien nach Money und den Hampsons im Normalfall die Weichen für die psychosexuelle Entwicklung stellen, während das – normalerweise entsprechend der Genitalien festgelegte – Erziehungsgeschlecht (*sex of rearing*), d.h. die Geschlechtszuweisung und die darauf aufbauende Art der Erziehung (*assigned sex and rearing*), ausschlaggebend die Ausbildung der *gender role* beeinflusse (ebd.: 254f.).[17]

15 Die Bestimmung der Geschlechtschromosomen der im Johns Hopkins Hospital untersuchten intersexuellen Menschen wurde anhand eines Geschlechtschromatinkörperchentests von den Erfindern dieser Diagnosetechnik, den kanadischen Forschern Murray L. Barr und Keith L. Moore (University of Western Ontario), vorgenommen (Money et al. 1955b: 302, Fn. 2).

16 Allerdings hätten diese einen indirekten Einfluss, insofern sie während der embryonalen Entwicklung die Ausbildung der Geschlechtsorgane beeinflussten (Money 1955: 257).

17 In diesem Sinne erklärten Money und die Hampsons – im Vergleich zu biologischen Faktoren – das bei Geburt zugewiesene Geschlecht zum »besten Indikator« für die Ausbildung der *gender role* (Money 1955: 258). In einer späteren Veröffentlichung verwendeten sie anstelle des Begriffs Erziehungsgeschlecht nunmehr den der Geschlechtszuweisung, indem sie dessen Bedeutung ausweiteten: »[Die] Geschlechtszuweisung ist nicht mit der Registrierung des Geschlechts in der Geburtsurkunde gleichzusetzen. Die Registrierung ist ein einmaliger, klarer Akt; die Zuweisung setzt dagegen einen Erziehungsprozeß in Gang, durch den das Kind täglich in

Genitalien als Zeichen

Die äußeren Genitalien stellten nach Auffassung des Baltimorer Teams den Ausgangspunkt der psychosexuellen Entwicklung dar: Sie würden von den Eltern als Zeichen gelesen, aus welchem die Geschlechtszuordnung abgeleitet werde. Die auf dieser Grundlage erfolgende Geschlechtszuweisung sei wiederum ausschlaggebend für die Erziehung. Das heranwachsende Kind interpretiere in Interaktion mit dem Bild, das ihm seine Eltern und nächste Umgebung von seinem Geschlecht vermittelten, seine Genitalien ebenfalls als ein Zeichen, das es in seiner Geschlechtsrolle bestärke – oder aber verunsichere, sofern im Falle intersexueller Genitalien diese unkorrigiert blieben: »[I]t goes without saying that the external genitals are the sign from which parents and others take their cue in assigning a sexual status to a neonate and in rearing him thereafter, and the sign, above all others, which gives a growing child assuredness of his, or her gender.« (Money 1955: 257)[18] Zu diesem Körperbild (*body image*) trage ebenso das grammatikalische Geschlecht bei wie auch die Kleidung und andere soziale Geschlechtsindikatoren, die gemäß des binären Geschlechterschemas vom Kind sortiert und in ihrer Summierung den Ausschlag für die Selbstzuordnung zum männlichen oder weiblichen Geschlecht geben sollten.[19] Das Lesen von direkt oder indirekt auf das Geschlecht verweisenden Zeichen wurde von Money und den Hampsons als Grundlage des Lernprozesses beschrieben, durch den im Kleinkindalter die Geschlechtsrolle etabliert werde. »[A] person's gender role and awareness is founded in what, from infancy onward, he learns, assimilates and interprets about his sexual status from parents, siblings, playmates and others, and from the way he reads the signs of his own body.« (Hampson 1955: 265) Der Lernprozess wurde von Money auch als »cognitional rehearsals« umschrieben (Money 1961a: 1396), ähnlich dem Erlernen einer Theaterrolle: »[I]ndividuals establish their gender by way of impersonation [...].« (Money 1957: 151) Im Normalfall sollte dieser Lernprozess, nachdem die erste Gabelung in Richtung männlicher resp. weiblicher Geschlechtsrolle genommen worden war, linear und kumulativ verlaufen.

Während zum geschlechtlichen Körperbild eine Vielzahl von direkten und indirekten Zeichen beitragen sollten, wurde doch als wichtigstes Zeichen das Erscheinungsbild der Genitalien angesehen: »The most empathic sign of all is, of course, the appearance of the genital organs.« (Money et al. 1957: 335) Anderer-

unzähligen Formen mit seiner Jungenhaftigkeit bzw. Mädchenhaftigkeit konfrontiert wird.« (Money/Ehrhardt 1975: 28).

18 Vgl. auch Money 1963: 56f.

19 Auch die hormonabhängige Entwicklung der sekundären Geschlechtsmerkmale in der Pubertät bzw. ihr eventuelles Ausbleiben – im Verein mit der Stärke oder Schwäche der physischen Libido – liefere Zeichen, die sich bestärkend oder verunsichernd auf die Etablierung der Geschlechtsrolle auswirken, doch sei deren Fundament zu diesem Zeitpunkt bereits nicht mehr zu erschüttern (Money 1955: 257f.).

seits wurde die Bedeutung der Genitalien auch wiederum zurückgenommen – sie sollten in dem Theoriegebäude nur als ein interpretierbares Zeichen, nicht als Determinante Platz finden. So wurde anhand der Ergebnisse der Baltimorer Studien dargelegt:

»It is possible for an hermaphroditic child to grow into a gender role contradictory of chromosomal, gonadal or hormonal sex. Perhaps even more remarkably, he or she may also grow into a gender role contradicted by predominant appearance of the external genital organs. [...] [M]ost children can completely overcome the quandary of anomalous genital appearance and grow up with a sexual orientation appropriate to their assigned sex. Other children privately construe that an error has been made and can adapt themselves to a psychosexual orientation appropriate to their assigned sex only at the penalty of one or another kind of neurotic symptomatology or, at best, with an uneasy kind of adjustment to life in general.« (Hampson 1955: 265ff.)

Die Beobachtung einer eingeschränkten Bedeutung der Genitalien bei intersexuellen Menschen erlaubte dem Baltimorer Team, die ausschlaggebende Rolle des Erziehungsgeschlechts herauszuarbeiten und damit zu unterstreichen, dass die geschlechtsspezifische Erziehung den Eindruck uneindeutiger Genitalien überwiegen könne.[20] Allerdings falle die Erziehung eindeutiger aus und werde das geschlechtliche Selbstbild des Kindes vor Irritationen geschützt sowie psychische Probleme vermieden, wenn die Genitalien eindeutig erscheinen und dem Erziehungsgeschlecht entsprechen würden: »Though the sex of rearing could transcend external genital morphology in psychologic importance, absence or correction of ambiguous genital appearance was psychologically beneficial.« (Money et al. 1957: 336)[21]

Diese Gratwanderung der Theoriebildung hinsichtlich der Signifikanz der Geschlechtsmerkmale, deren wichtige, jedoch nicht determinierende Bedeutung

20 Zu diesem Ergebnis war Money auch in seiner (unveröffentlichten) Doktorarbeit von 1952 gelangt: Anhand einer umfassenden Auswertung von medizinischen Fallberichten stellte er dort fest, dass Hermaphroditen nicht in höherem Maße als andere Menschen psychische Störungen entwickeln würden, selbst dann nicht, wenn sie äußerlich uneindeutige Genitalien aufweisen würden (Money 1952).

21 In einer späteren Publikation der Hampsons wurde erneut die begrenzte Rolle der Genitalien betont: Bezüglich einer Gruppe intersexueller Menschen, die mit uneindeutigen Genitalien aufgewachsen waren und sich erst im Jugend- oder Erwachsenenalter Genitalkorrekturen unterzogen hatten, hieß es dort: »All but 2 of the 25 individuals had been able to come to terms with his or her anomalous appearance and had established a gender role.« (Hampson/Hampson 1961: 1412) Die beiden Ausnahmen wurden mit Geschlechtsneuzuweisungen jenseits des Alters von zwei Jahren erklärt. Relativierend wurde jedoch darauf hingewiesen, dass trotz gelungener Geschlechtsrollenanpassung enorme psychologische Probleme bestehen würden: »It has been our experience that more than anything else, the visible anatomic genital or bodily contradictions occasion the greatest psychologic distress. Although none of this group of patients had ever had a psychotic illness, many displayed a moderate degree of psychologic nonhealthiness.« (Ebd.).

herausgestrichen wurde, war konstitutiv für das *gender*-Entwicklungsmodell und das Baltimorer Behandlungsprogramm: Darauf basierte die Konzeptualisierung des Erziehungsgeschlechts als eines kontingenten Ensembles von Praktiken, abhängig vom Erscheinungsbild und der Interpretation der genitalen Zeichen sowie des Aktes der offiziellen Geschlechtszuweisung und schließlich vom erzieherischen Verhalten. Dieses Modell wiederum konnte es als sinnvoll erscheinen lassen, gezielt in die kontingente Etablierung des Erziehungsgeschlechts einzugreifen, um auf die Ausbildung der Geschlechtsrolle Einfluss zu nehmen.

Aus diesen Konstruktionen allein konnte jedoch auf theoretischer Ebene noch nicht verständlich werden, wieso die Genitalkorrekturen in den ersten beiden Lebensjahren erfolgen sollten und eine Geschlechtsneuzuweisung nach dieser Zeit unbedingt zu vermeiden sei. Empirisch galt es dem Baltimorer Team als belegt, dass später im Leben erfolgte Korrekturen und forcierte Geschlechtswechsel auf Kosten der psychischen Gesundheit – was, wie zu sehen war, an dem Grad der psychischen und sozialen Anpassung an Geschlechter- und Sexualitätsnormen gemessen wurde – gehen würden. Wie war dies zu erklären? Dafür bedurfte es eines weiteren Elements, das die als empirisch evident präsentierte frühkindliche Verankerung der Geschlechtsrolle zu erklären vermochte.

Soziale Prägung

»The observation that gender role is established in the course of growing up should not lead one to the hasty conclusion that gender role is easily modifiable. Quite the contrary! The evidence from examples of change or reassignment of sex in hermaphroditism, […] indicates that gender role becomes not only established, but also indelibly imprinted. Though gender imprinting begins by the first birthday, the critical period is reached by about the age of eighteen months. By the age of two and one-half years, gender role is already well established. […] So also a gender role may be changed or […] may be ambiguous, but it may also become so indelibly engraved that not even flagrant contradictions of body functioning and morphology may displace it.« (Money et al. 1955b: 309f.)

Mit dem Konzept der Prägung (*imprinting*) als eines sozial bedingten biographischen Langzeiteffekts schien es möglich, die psychosexuelle Entwicklung eines Kindes vorherzusagen: Die Geschlechtsrolle werde während einer kritischen Phase in den ersten beiden Lebensjahren durch die Erziehung dermaßen nachhaltig geprägt, dass sie ab dem Alter von zwei Jahren – ungefähr zu dem Zeitpunkt, da das Kind sprechen gelernt habe – ein fester, im Grunde unveränderbarer Bestandteil des Selbstbildes sei (University of Pennsylvania/Johns Hopkins University 1955: 782 & 785). Der Vergleich mit dem Spracherwerb sollte zudem auch die dauerhafte Verankerung der *gender role* im Urgrund des Selbst plausibilisieren, die sich auch gegen spätere Umlernprozesse behaupte: »Gender role may be likened to a native language. Once ingrained, a person's native language may fall into disuse and be supplanted by another, but it is never entirely eradicated.« (Money 1955: 258) Die Analogie zum Spracherwerb verschaffte der Theorie der sozialen Prägung der Geschlechtsrolle eine zusätzliche Legitimation, indem auf wissenschaftliche Erkenntnisse verwiesen wurde, die zeigten, dass es auch in anderen Bereichen menschlicher Entwicklung ontogenetisch notwendige (soziale) Lernprozesse gebe, deren Wirkungen dauerhaft seien.

Aber auch das Prägungskonzept selbst diente der Einschreibung der *gender*-Entwicklungstheorie in den Wissenschaftskanon: Das Konzept entlieh das Baltimorer Team von Konrad Lorenz (1903-1989), das dieser in den 1930er Jahren in der vergleichenden Verhaltensforschung an Vögeln entwickelt hatte (Money 1957: 52; Money/Ehrhardt 1975: 169). Lorenz, österreichischer Mediziner und Zoologe, prominenter Mitbegründer der Ethologie und 1973 Nobelpreisträger, kennzeichnete, kurz gesagt, mit dem Begriff der Prägung den »von außen« beeinflussten »Erwerb des Objekts angeborener Triebhandlungen« in einem »eng umgrenzten Zeitabschnitt« der Entwicklung des Jungvogels.[22] Das Baltimorer Team interessierte sich für Lorenz' Theorie, insofern diese zwei Charakteristiken hervorgehoben habe, welche die Prägung von anderen Lernformen unterscheiden würde: »(1) Imprinting is limited to a very definite and often extremely short phase of ontogeny, the ›critical period‹. (2) The result of this process of determination is irreversible.« (Hampson/Hampson 1961: 1404, Fn. 2)

---

22 Lorenz entwickelte das Konzept der Prägung anhand von experimentellen Verhaltensbeobachtungen an Graugänsen, die als frisch geschlüpfte Jungvögel isoliert von Artgenossen in menschlicher Pflege aufgewachsen waren und für die das Triebhandlungen auslösende Objekt Menschen geworden waren (Lorenz 1935/1966: 139). Unter Prägung verstand Lorenz die Erwerbung eines »Objektschemas«, das Verhaltensweisen auslösen könne, die selbst jedoch in ihrer »Motorik« angeboren bzw. instinkthaft seien. Diese Erwerbung könne nicht mit oberflächlichen Phänomenen des Lernens gleichgesetzt werden, da sie durch eine physiologische Prägungszeit sowie Irreversibilität gekennzeichnet sei: Der »Erwerb des Objekts angeborener Triebhandlungen« – durch »Beeinflussung von außen« – finde »nur zu einem eng umgrenzten Zeitabschnitt des individuellen Lebens«, während eines spezifischen »physiologischen Entwicklungszustands des Jungtiers« statt (ebd.: 142f. & 270). Während dieser »physiologischen Prägungszeit« sei bei manchen Arten nach einer ersten »induktiven Determination« auch noch eine »Umdetermination« möglich (ebd.: 144f.). Nach dieser Prägungszeit könne dann jedoch die Objektprägung nicht wieder vergessen werden. Sie sei vielmehr genauso »irreversibel«, als wenn sie angeboren sei (ebd.: 142f.). Die Objektprägung beziehe sich dabei nicht auf ein bestimmtes Individuum, sondern auf ein überindividuelles Schema von Merkmalen (ebd.: 270f.). Zudem sei das Zusammenspiel von erworbener Objektprägung und »angeborenen Kumpanschema«, welches den Rahmen für die Objektprägung abstecke, von Art zu Art sehr unterschiedlich gewichtet: »Von Arten, die, wie die Graugans, sehr zeichenarme, weite angeborene Kumpanschemata besitzen, gibt es alle Übergänge zu solchen, bei denen so gut wie alle auslösenden Schemata angeboren sind, so daß der Prägung kein Spielraum bleibt.« (Ebd.: 271) In einem Resümee seiner Forschungsergebnisse wies Lorenz auch auf eine »gewisse Analogie zu pathologisch auftretenden Fixationen des Triebobjektes im menschlichen Seelenleben« hin (ebd.: 142 & 271).

In Analogie zu Lorenz' Theorie behaupteten Money und die Hampsons, eine kritische Phase der Umweltdetermination und Fixierung, die nach den ersten beiden Lebensjahren abgeschlossen sei, existiere auch beim Menschen und kennzeichne dessen Geschlechtsrollenentwicklung (Money 1961b: 477). Diese Analogisierung mit der Entwicklung von Tieren ließ die soziale Formung als von der Natur vorgesehenen, notwendigen Entwicklungsabschnitt, als biologisches Programm, erscheinen, deren Wirkung einer natürlichen Determination gleich kam. Das Modell einer speziellen sozialen Prägungsphase in den ersten beiden Lebensjahren entsprach dabei den damaligen Ansätzen der Entwicklungspsychologie hinsichtlich der Grundvorstellung diskontinuierlicher, aufeinander aufbauender Stufen in der Ontogenese psychischer Eigenschaften, wie sie sich etwa in den Theorien des Schweizer Psychologen Jean Piaget (1896-1980) fand. Neu war jedoch die Art und Weise, wie die Prägungstheorie die Leitthese der Umweltformung des Individuums integrierte.

Mit den genannten Elementen wurde eine umfassende Theorie der psychosexuellen Entwicklung ausgearbeitet, die sowohl für die Entwicklung in Fällen uneindeutiger Genitalien als auch für die Entwicklung im Normalfall Gültigkeit beanspruchte. Nach Meinung des Baltimorer Teams überwand ihr Entwicklungsmodell die »puristische« Grenzziehung in der Debatte um die Anlage- oder Umweltbedingtheit der Psychosexualität (Money et al. 1957: 335). Tatsächlich wurde mit dem *gender*-Prägungskonzept die Differenz Natur/soziale Umwelt zugunsten einer intrinsischen Verknüpfung der Terme reartikuliert, während zugleich der bisherige Primat der Biologie aufgelöst wurde. Einerseits wurde eine vorwiegend biologische Determination der Psychosexualität bestritten: Der psychosoziale Geschlechtsunterschied erschien von seiner diskursiven Koppelung an das biologische Geschlecht und die Fortpflanzungsfunktion ablösbar, indem er primär als Resultat sozialer Praktiken der Geschlechtszuweisung und Erziehung neu situiert wurde. Andererseits wurden mit dem Prägungskonzept die Dimensionen der Natur und der sozialen Umwelt über den Zeichencharakter der Genitalien eng miteinander verknüpft: Die soziale Prägung sei von der Biologie, manifestiert vor allem in den Genitalien, vorgesehen; biologisches Wachstum und Lernen würden also aufeinander aufbauen (Money 1957: 49). Die Biologie liefere somit die Zeichen (Genitalien, sekundäre Geschlechtsmerkmale, Erregungszustände), die sodann in Kommunikationsprozessen unter Hinzuziehung verschiedener sozialer Zeichen (Vorname, Kleidung etc.) interpretiert würden: »The salient variable in the establishment of a person's gender role and orientation is neither hereditary nor environmental, in any purist sense of those terms, but is his own decipherment and interpretation of a plurality of signs, some of which may be considered hereditary or constitutional, others environmental.« (Money et al. 1957: 335) Obendrein wurde mit der Behauptung, dass soziale Faktoren den biologischen Einflüssen vergleichbare tief greifende Langzeitwirkungen hätten, Natur und soziale Umwelt analogisiert. Money formulierte in diesem Sinne: »Eradicable is not synonymous with environmental, nor ineradicable with hereditary.« (Money 1957: 48)

Der Zeichencharakter der Genitalien, die Weichenstellung durch die Zuweisung des Geschlechts und schließlich die frühkindliche Prägung durch die Erziehung: Auf dieser Grundlage wurden soziale Einflüsse nicht länger als Unterstützung bei der Entfaltung oder im Gegenteil künstliche Überformung der Anlagen und der durch diese determinierten natürlichen Reifungsphasen verstanden. In dieser, der Schlüsselkategorie *gender* zugrunde liegenden Neufassung der Differenz Natur/soziale Umwelt, kam auch eine Umwertung der gesellschaftlichen Funktion der Geschlechtsklassifikation zum Ausdruck: Wie auch andere Stimmen im Hermaphroditismus-Diskurs, die sich insbesondere nach dem Zweiten Weltkrieg artikulierten, stellte die Baltimorer Forschungsgruppe den Erhalt bzw. die Herstellung der Fortpflanzungsfähigkeit gegenüber dem Ziel zurück, die Geschlechterrollen zu bewahren und auf diese Weise für psychische und soziale Stabilität zu sorgen. Gleichzeitig verstand das Baltimorer Team aber unter sozialen Einflüssen nur das, was aus der Perspektive der Behandelnden im individuellen Fall gezielt steuerbar erschien: Das Soziale umfasste die Geschlechtszuordnung, die Erziehung durch die Eltern und das durch sie vermittelte Körperbild. Insofern ging das Baltimorer entwicklungspsychologische *gender*-Konzept von einem reduzierten Verständnis sozialer Praxis aus. Was heute in der kritischen Geschlechterforschung und den Queer Studies mit dem Ausdruck der sozialen Konstruktion von *gender* zu erfassen gesucht wird – nämlich Machtverhältnisse in Form von hegemonialen Diskursen, sozioökonomischer und rechtlich-administrativer Institutionalisierung etc., durch die die alltägliche Praxis des zweigeschlechtlichen Klassifizierens forciert wird – wurde von der Baltimorer *gender*-Theorie ausgeblendet bzw. stillschweigend affirmiert (vgl. dazu auch Dietze 2006). Daher ist es unhaltbar, das entwicklungspsychologische Konzept der frühkindlichen sozialen Prägung von *gender* einfach mit den heutigen sozial- oder dekonstruktivistischen *gender*-Theorien gleichzusetzen (so jedoch z.B. Rothärmel 2006: 275, Fn. 15).

1.3 »Practical applications« und »theoretical considerations«: Verknüpfung von Behandlungsmodell und *gender*-Theorie

Welche wesentlichen Veränderungen trugen die Baltimorer Konzepte in den medizinischen Hermaphroditismus-Diskurs hinein? In Übereinstimmung mit dem seinerzeitigen medizinisch-psychologischen Diskurs richtete sich das Baltimorer Behandlungsprogramm wie auch die *gender*-Entwicklungstheorie an tradierten Geschlechter- und Sexualitätsnormen aus. Dabei überwog das Behandlungsziel der psychosozialen Normalisierung der Hermaphroditen die Orientierung an der Fortpflanzungsfähigkeit. Die darin implizierte Herabsetzung der Bedeutung des biologischen Geschlechts wurde durch die Baltimorer Entwicklungstheorie vertieft, indem diese eine frühkindliche soziale Prägungsphase der *gender role* konzeptualisierte – ein Konzept, das zugleich behandlungstechnisch übersetzt wurde als optimale Phase für korrigierende Eingriffe. Damit wurde *gender* mehr Gewicht als *sex* zugesprochen. Solche radikalen Konsequenzen hatte der medizinische Diskurs bis dahin noch nicht aus den Diskussionen über eine stärkere Ausrichtung des Behandlungsvorgehens am subjektiven psychosexuellen Empfinden gezogen. Kein Arzt, keine Ärztin war je so weit gegangen, die chirurgisch-hormonelle Vereindeutigung des Körpers des intersexuellen Kindes als unerlässliche Behandlungsmaßnahme zu propagieren und als planmäßige Manipulation der psychosexuellen Entwicklung darzustellen: Die Vorstellung, die Entwicklung der Psychosexualität durch die chirurgisch-hormonelle Normierung des Körpers normalisieren zu können, war tatsächlich etwas Neues.

Insbesondere sorgte aber die Verknüpfung des Behandlungsmodells mit der psychologischen Entwicklungstheorie und dem Forschungsprogramm unter der Klammer des *gender*-Konzepts für weitreichende Transformationen, wie in den folgenden Kapiteln zu sehen sein wird: Denn die Theorie der sozialen Prägung der *gender role*, die behauptete, dass die Psychosexualität in den ersten beiden Lebensjahren sozial determiniert werde, legte die Möglichkeit einer willkürlichen Beeinflussung nahe. Insofern konnte die *gender*-Prägungstheorie dazu herangezogen werden, das neue Behandlungsmodell der frühkindlichen Genitalkorrekturen als ein rationales Vorgehen zur gezielten Steuerung der Geschlechtsrollenentwicklung zu begründen. Umgekehrt sah man in dem durch die Begleitstudien belegten Erfolg der Behandlung, eine eindeutige psychosexuelle Entwicklung gemäß des zugewiesenen Geschlechts sogar bei entgegenstehenden biologischen Geschlechtsmerkmalen herbeiführen zu können, eine Bestätigung der Prägungstheorie. Deshalb untermauerten nach Ansicht des Baltimorer Teams ihre klinischen Studien das neue Behandlungsvorgehen und die Prägungstheorie gleichermaßen, was darin zum Ausdruck kam, dass als doppelter Zweck dieser Forschung die *practical applications* und *theoretical considerations* bezeichnet wurden (Money et al. 1957: 334). Diese zirkuläre Verknüpfung von Theorie und Praxis unter dem Schlüsselkonzept *gender* brachte als entscheidende Neuerung das Axiom einer aktiven, individuellen Steuerbarkeit der psychosexuellen Entwicklung hervor.

1.4 »Emergence of gender in relation to developing medical technologies«? Überlegungen zur Entstehung der Baltimorer Konzepte

Unter welchen Bedingungen und in welchem Kontext konnten die Baltimorer Konzepte entstehen? Bernice Hausman hat dazu in ihrer interessanten Analyse US-amerikanischer Publikationen (insbesondere der Baltimorer Forschungsgruppe) zur Geschichte des *gender*-Konzepts eine dezidierte These vertreten: »I focus on the conceptual emergence of ›gender‹ in relation to developing medical technologies and the clinical practices made possible by those technologies.« (Hausman 1995, S. 9) Waren tatsächlich die technischen Möglichkeiten der Medizin in den 1950er Jahren die entscheidende Voraussetzung für die Entstehung des *gender*-Konzepts? Zu dieser Frage eine eigene Quellenanalyse vorzulegen, würde den Rahmen meiner Studie sprengen. Stattdessen möchte ich die verschiedenen Thesen der Sekundärliteratur zu den Entstehungsbedingungen der Baltimorer Konzepte diskutieren.

Anne Fausto-Sterling und andere AutorInnen verorten die Entstehung des bezüglich Geschlechter- und Sexualitätsnormen rigiden Behandlungsmodells im Kontext des konservativen gesellschaftlichen Klimas der 1950er Jahre in den USA (Fausto-Sterling 2000a: 46 & 72; Findlay 1995: 35f.). Wie die Historikerin Joanne Meyerowitz gezeigt hat, hatte allerdings der Konservatismus in Fragen des Geschlechterverhältnisses und der Sexualität, der auch von großen Teilen der MedizinerInnen, PsychoanalytikerInnen und PsychologInnen unterstützt wurde, mit der parallelen Entwicklung einer zunehmenden öffentlichen Präsenz sexueller Themen und sexualisierter Bilderwelten, aber auch mit medialen Präsentationen von Weiblichkeit zu kämpfen, die nicht dem Bild der Hausfrau und Mutter entsprachen. Die konservativen Bemühungen äußerten sich z.B. in Kampagnen gegen Abtreibung und in einer Ratgeberliteratur, die stereotype Geschlechterrollen propagierte. Aber auch in diesem Bereich gab es Publikationen, die für flexiblere Geschlechterrollen eintraten (Meyerowitz 2002). Auf die Kinsey-Berichte zum Sexualverhalten der amerikanischen Bevölkerung, die u.a. die große Häufigkeit vor- und außerehelicher sowie gleichgeschlechtlicher Sexualkontakte aufzeigten und schnell zu einem Bestseller wurden,[23] reagierten ein Großteil der

23 Der Biologe Alfred Kinsey (1894-1956) veröffentlichte 1948 und 1953 zwei Forschungsberichte, die offenbarten, dass das Sexualverhalten der amerikanischen Bevölkerung nicht den gängigen Moralvorstellungen entsprach. Alfred Kinsey und seinen Mitarbeitern wurden nach der Veröffentlichung des zweiten Berichts die weitere finanzielle Unterstützung für ihre Forschungen versagt (Haeberle 2007: III. Moderne Sexualforschung). Die Kinsey-Berichte wurden im Übrigen auch vom Baltimorer Team in einem Resümee ihrer Intersex-Studien herangezogen, um zu belegen, dass homosexuelle Praktiken ein zeitloses Phänomen seien. Andererseits bezeichneten die AutorInnen Homosexualität – konform mit der psychiatrischen Sichtweise ihrer Zeit – als »Störung des psychischen Geschlechts« (Hampson/Hampson 1961: 1425ff.).

Medien sowie die Regierung empört und inszenierten eine homophobe Panikstimmung. In der Ära des Kalten Krieges wurden homosexuelle Frauen und Männer denunziert, vom FBI verfolgt, von der Polizei drangsaliert, sie verloren ihre Arbeitsplätze etc. Als Reaktion darauf formierte sich während der 1950er Jahre allmählich eine Homosexuellenemanzipationsbewegung, die sich in den 1960er Jahren radikalisierte, doch die Repressalien hielten noch lange an (D'Emilio 1989).

Vor diesem Hintergrund scheint es plausibel, dass das Baltimorer Team, dem gesellschaftlichen Klima gemäß, konservativen Normvorstellungen bezüglich Geschlechterrollen und Sexualität anhing. Aber sind damit die wesentlichen Entstehungsbedingungen erfasst? Der Verweis auf den verbreiteten Konservatismus in Geschlechterfragen sowie auf die Homophobie macht zwar deutlich, dass die Baltimorer Leitlinien zur Hermaphroditismus-Behandlung mit ihren Normierungsmotiven die Heteronormativität der dominierenden psychiatrisch-psychologischen Auffassungen zu Geschlecht und Sexualität fortführten. Es wird jedoch nicht verständlich, wie es zu den Neuerungen, die die Baltimorer Konzepte im Vergleich zum bisherigen medizinischen Hermaphroditismus-Diskurs mit sich brachten, kommen konnte. Insbesondere bleibt die Frage offen, welche Kontextbedingungen die Annahme einer aktiven Steuerbarkeit der Geschlechtsrolle begünstigten.

Der theoretische Hintergrund, auf dem die *gender*-Entwicklungstheorie entstand, bietet dazu Anhaltspunkte. Dieser war außer durch Lorenz' Ethologie nach Moneys eigenen Angaben durch kultur- und sozialanthropologische Relativierungen (u.a. von Magaret Mead[24]) einer biologischen Determination geschlechtsdifferenten Verhaltens beeinflusst. Vor allem aber amalgamierte die Entwicklungstheorie (neo-)psychoanalytische und behavioristische Versatzstücke, womit an zwei seinerzeit in den USA einflussreiche psychologisch-

24 Die amerikanische Ethnologin Mead (1901-1978) betonte aufgrund ihrer Forschungen die kulturelle Variabilität geschlechtsdifferenten Verhaltens, die den großen Einfluss des Lernens zeige. Andererseits wies sie aber auch auf kulturübergreifende Invarianzen dieses Verhaltens hin und stellte diese als Ausdruck der »biologischen Erbschaft« des Menschen dar (Mead 1949/1985: 26). Zur Erklärung der Genese von geschlechtlichen Verhaltensunterschieden erarbeitete Mead einen anthropologisch-psychoanalytischen Ansatz: Diesem zufolge setzt die Verhaltensentwicklung mit einem primären geschlechtlichen Identifikationsakt des Kindes durch Vergleichung seines Körpers mit den Körpern anderer Menschen ein. Darauf aufbauend biete die Geschlechtseinordnung durch die Umwelt, die sich dem Kind durch die Verhaltensweisen seiner Bezugspersonen mitteilen würde, Orientierung für die weitere Entwicklung. Vergleichung und Selbstklassifizierung des Kindes hinsichtlich geschlechtlicher Verhaltensweisen und -ideale, die es in Bezug zur Wahrnehmung und Erfahrung seines eigenen Körpers bzw. seiner körperlichen Erfahrungen deute, würden schließlich zur Ausbildung geschlechtsdifferenter Verhaltensweisen führen (ebd.: 131 & 142f.).

psychotherapeutische Strömungen angeknüpft wurde (Money 1995: 22f.).[25] Die Verknüpfung von (Neo-)Psychoanalyse und Behaviorismus konnte darauf aufbauen, dass beide Strömungen mit ihrer Grundannahme einer sozialen Formung der menschlichen Psyche eine Alternative zu psychiatrischen Lehren darstellten, welche Psyche und Verhalten allein auf die biologischen Anlagen zurückführten. Eine Studie von Anne Lovell, Françoise und Robert Castel zur US-amerikanischen Entwicklung der Psychiatrie im 20. Jahrhundert hat hervorgehoben, dass die beiden Schulen seit der zweiten Dekade des 20. Jahrhunderts zusammenwirkten und sich gegenseitig begünstigten. Das sei möglich geworden, »weil beide eine bestimmte Formbarkeit des Menschen postulieren (die im Fall des Behaviorismus eine absolute, im Fall der Psychoanalyse eine relative ist …). Beide, wie auch die Bewegung für Psychohygiene und die gesamte Präventionsströmung, präsentieren […] eine Alternative zum Organizismus, zu den Theorien des Angeborenseins […].« (Castel et al. 1982: 65f.) Die aus diesen Schulen hervorgegangenen ambulanten Angebote an diversen Einzel- oder Gruppentherapien zeichneten sich außerdem dadurch aus, so die Studie, dass sie sanftere Technologien gegenüber den harten Praktiken der Ausgrenzung sozial unerwünschter Individuen installierten: Sie boten flexiblere Lösungen an, da sie nicht auf Spezialanstalten angewiesen waren, sondern an Ort und Stelle modifizierend eingreifen konnten (ebd.).

In diesem Kontext müssen m.E. die Baltimorer Konzepte verortet werden: Während das normative Differenzierungs- und Vergleichsraster des Forschungsprogramms als Kontrollraster für rigide korrigierende Behandlungseingriffe fungierte, wurde mit dem Modell der psychologischen Führung auch eine weiche Kontrolltechnik geschaffen, die eher auf integrative, flexible Selbst-Steuerungstechniken setzte. Das Behandlungskonzept des Johns Hopkins Hospitals trat also als eine vermischte Kontrolltechnologie aus sanften und rigiden Praktiken an. Dabei waren die harten Praktiken der chirurgisch-hormonellen Korrekturen zur Beseitigung geschlechtlicher Ambiguität gegenüber dem von Money und seinen KollegInnen aufgenommenen psychoanalytisch-psychologischen Wissenschaftstrend, der die soziale Formbarkeit betonte, keineswegs nur ein Anhängsel. Vielmehr kam den chirurgisch-hormonellen Korrekturen eine große Bedeutung für die Neuerungen zu, welche die Baltimorer Konzepte mit sich brachten, insofern sie die spezifische Theorie-Praxis-Verknüpfung des Baltimorer Behandlungs- und Forschungsprogramms (mit) ermöglichten. Ich möchte allerdings gegen eine gewisse technikdeterministische Tendenz in der Sekundärliteratur, die insbesondere bei Hausman deutlich zutage tritt, argumentieren, dass den Behandlungs-

25 Die Theorie sozialen Lernens, in welche die Konzepte des Baltimorer Teams aus der Zeit der 1950er Jahre retrospektiv von manchen Autoren eingereiht wurden (z.B. Bräutigam 1979: 74; Diamond 1982), gewann erst in den 1960er Jahren mit den Studien des amerikanisch-kanadischen Psychologen Albert Bandura (insbesondere *Social learning through imitation* von 1962) an Profil.

techniken nicht isoliert, sondern nur zusammen mit weiteren Elementen diese konstitutive Rolle zukam.

Hausman vertritt die These, dass die technischen Entwicklungen im Bereich der plastischen Genitalchirurgie und Hormontherapien wesentlich die Entstehung des *gender*-Konzepts wie auch der neuen Behandlungsleitlinien ermöglicht hätten: »[T]he technical practices made available through developments in endocrinology and plastic surgery had a discernible impact on the discourses and clinical practices of psychiatric sexology and the medical management of intersexual subjects. […] [T]he development of these technologies directly contributed to the production of the concept of gender.« (Hausman 1995: 70) Grundsätzlich sieht Hausman in der Betonung »materieller Technologien« eine notwendige Korrektur des »antitechnologisches Denkens« feministischer Analysen, die *gender* als rein »ideologisches« Produkt betrachten würden (ebd.: 15). Demgegenüber betont Hausman: »[D]evelopments in technology make new discursive situations possible, open up new subject positions.« (Ebd.: 14) Sie misst also der technischen Entwicklung für die Entstehung des *gender*-Konzepts entscheidenden Einfluss zu (ebd.: 9, 14f. & 77). Das wird auch deutlich in ihrer Charakterisierung der (amerikanischen) medizinischen Literatur vor 1955 als »struggles of physicians to come up with a language about sex that would be appropriate to the new treatment practices available to them through advancements in endocrinology and plastic urologic surgery.« (Ebd.: 74)

Kann der Fortschritt der Entwicklung chirurgischer und hormoneller Behandlungsmöglichkeiten tatsächlich als entscheidender Entstehungsgrund der Baltimorer Konzepte angesehen werden, wie Hausman behauptet? Dagegen ist zunächst einmal einzuwenden, dass fast alle Behandlungstechniken, auf denen die Leitlinien des Johns Hopkins Hospital beruhten, nicht erst Mitte der 1950er Jahre verfügbar waren, worauf auch Hausman selbst hinweist.[26] Die Geschlechtsumwandlungsoperationen in Fällen von Transsexualität, die ab 1952 (also zwei Jahre nach der Veröffentlichung von Wilkins Empfehlung, genitalchirurgische Eingriffe bei Intersexualität bereits im Kleinkindalter vorzunehmen) weltweit großes

26 Um Missverständnissen vorzubeugen, sei darauf hingewiesen, dass hier vor allem Hinweise zusammengetragen werden, seit wann die verschiedenen komplexeren Operationstechniken als Routineoperationen (im Allgemeinen und an Kindern), d.h. also nicht nur in Einzelfällen, durchgeführt wurden. Wie in den Kapiteln I.2.3 (S. 215f.) & I.3.5 (S. 280ff.) bereits dargelegt, wurden chirurgische Eingriffe an den Genitalien, vor allem Klitorisamputationen und Hypospadie-Operationen, vereinzelt auch schon in der Frühen Neuzeit von Medizinern praktiziert. Konkrete Hinweise auf Genitaloperationen in Fällen von ausgewiesenem Hermaphroditismus sind allerdings rar. Viel häufiger liest man Empfehlungen zu solchen Operationen, d.h. es ist nicht klar, ob die Ratschläge tatsächlich in die Praxis umgesetzt wurden. Insbesondere galten in aller Regel die Empfehlungen nicht speziell für Kinder; vgl. allerdings Burghart 1763: 18.

Medieninteresse erregten,[27] wurden in Berlin schon 1912 und mit einer gewissen Routine bereits gegen Ende der 1930er Jahre durchgeführt (Herrn 2005a: 104f. & Kap. 6.5). Viele komplexere Techniken der Genitalplastik waren bereits in den 1920er und 1930er Jahren verfügbar.[28] Sogenannte Klitorisamputationen bei Hermaphroditen wurden seit dieser Zeit immer häufiger vorgenommen, und zwar auch im Kindesalter (siehe die Fall-Übersichten in Hinman 1951).[29] Ebenso war es üblich, Hypospadie-Operationen an Kindern durchzuführen, wie Diskussionen aus den 1930er Jahren über die optimalen Operationstechniken belegen. Doch obwohl man frühkindliche Hypospadie-Operationen aus behandlungstechnischen Gründen für empfehlenswert erachtete, waren einige Mediziner und sogar Chirurgen dagegen, solche Eingriffe durchzuführen, wenn es Anhaltspunkte gab, dass der Hypospadie Intersexualität zugrunde liegen könnte. Denn bei Hermaphroditen sei nicht absehbar, wie sich die Psychosexualität im Jugendalter entwickle. Chirurgische Korrekturen seien daher nur angebracht bei eindeutig männlichen Kindern.[30]

Sexualhormonpräparate waren bereits seit längerer Zeit mit mehr oder weniger Erfolg für verschiedene Anwendungsbereiche in Erprobung, etwa gegen Menstruations- und Klimakteriumsbeschwerden (Ratmoko 2007: 79ff.; 129ff. & 169 ff.), zur Verjüngung (Stoff 2004) und auch zur Behandlung von Hermaphroditen (Wagner 1927; Naujoks 1934; Jores 1939: 296).[31] Diesen Umstand hatte

27 Anlass war die 1952 in Kopenhagen durchgeführte medizinische Geschlechtsumwandlung (Mann-zu-Frau) von Christine Jorgensen, einer Amerikanerin dänischer Herkunft. Die amerikanische Botschafterin in Dänemark erkannte den Geschlechtswechsel offiziell an, indem Jorgensen einen entsprechenden Ausweis ausgestellt bekam. Weltweit bekannt wurde Jorgensens Umwandlung durch die New Yorker *Daily News*, die titelte: »Ex-GI becomes blonde beauty – operations transform bronx-youth« (zit. nach Hirschauer 1993a: 101). Daraufhin erhielten die Dänischen Operateure eine Flut von Zuschriften, in denen um eine Geschlechtsumwandlung nachgesucht wurde (ebd.: 101f.; Hausman 1992: 277ff.).

28 Nach Justine Schobers Recherchen wurde bereits 1817 ausprobiert, eine Neovagina anzulegen. Weitere Berichte über Vaginalplastiken wurden Ende des 19. Jahrhunderts veröffentlicht (Schober 1998: 41; siehe auch die Hinweise in Nagel 1897: 619; Herrn 2005a: 195).

29 Schober hat eine Chronologie verschiedener chirurgische Techniken zur Amputation oder Reduktion der »vergrößerten Klitoris« (bzw. des »Mikropenis«) zusammengestellt. Diese Chronologie setzt allerdings erst 1939 ein (Schober 1998: 40). In Kapitel I.2.3 (S. 215f.) habe ich darauf hingewiesen, dass manche Ärzte bereits im 18. Jahrhundert Amputationen empfahlen und solche Operationen in Einzelfällen auch durchgeführt wurden. Im Laufe des 19. Jahrhunderts mehrten sich dann die Berichte über Fälle von Hermaphroditismus, bei denen Klitorisamputationen vorgenommen wurden (siehe die Fallsammlung in Neugebauer 1908: 723).

30 Vgl. z.B. Moszkowicz 1929b & 1934; siehe auch die an letzteren Beitrag anschließende Diskussion in: Der Chirurg, Jg. 6, H. 11: 402f. & 631f.; Büttner 1950: 198.

31 Nachdem der französische Neurologe und Physiologe Charles Édouard Brown-Séquard (1817-1894) 1889 über die positiven verjüngenden Auswirkungen eines Selbstversuches mit injizierter Hodensubstanz berichtet hatte, entwickelten Pharmafirmen Hodenextraktpräparate (Stoff 2004: 26ff.). Ovarialpräparate wurden eben-

übrigens Money bereits hervorgehoben (Money 1955: 255). Zwar könnte bei oberflächlicher Betrachtung für das Argument des technischen Fortschritts sprechen, dass 1950 in der Baltimorer Kinderklinik durch Wilkins und seine Kollegen die Cortisontherapie beim AGS eingeführt wurde. Der Erfolg der Cortisonbehandlung beeindruckte seinerzeit die internationale Medizin.[32] Sicherlich kann man zugestehen, dass mit der Cortisonbehandlung die technische Entwicklung einen Höhepunkt erreichte, der in der Ärzteschaft einen gewissen Machbarkeitsglauben beflügelt haben könnte, eine Normalisierung der Psychosexualität mittels medizinischer Eingriffe herbeizuführen. Allerdings hatte Wilkins bereits kurz vor der Erprobung der Cortisontherapie in Grundzügen die Behandlungsempfehlungen bezüglich Intersexualität niedergeschrieben, die auf der systematischen Anwendung der Genitalchirurgie im Kleinkindalter basierten, während er im gleichen Lehrbuch die Cortisontherapie für das AGS noch nicht erwähnte (Wilkins 1950a: 223f. & 274). Im Vergleich der Positionen des Baltimorer Teams mit denen deutschsprachiger MedizinerInnen zur Vorgehensweise bei Hermaphroditismus bleibt vor allem die Frage offen, woher man am Johns Hopkins Hospital im Unterschied zur damals verbreiteten Skepsis in der Ärzteschaft die Überzeugung nahm, mit der äußerlichen Anpassung der Betroffenen an Geschlechternormen – im Verein mit einer schnellen definitiven Geschlechtszuweisung und einer eindeutigen Erziehung – die psychosexuelle Entwicklung bzw. die Ausrichtung der Geschlechtsrolle aktiv steuern zu können.

Die Behandlungstechniken selbst können also, isoliert betrachtet, schwerlich als ausschlaggebend für die Entstehung der Baltimorer Konzepte angesehen werden. Demgegenüber muss auch die diskursive Einbettung der Techniken berücksichtigt werden. Dazu liefert ein zweiter Strang der Analyse von Hausman zum US-amerikanischen öffentlichen Diskurs über die kosmetische Chirurgie wertvolle Hinweise. Hausman selbst scheint allerdings das Ergebnis dieser Analyse zu unterschätzen, da sie dennoch den »Fortschritt der Technik« wiederholt als wichtigste Ermöglichungsbedingung der Baltimorer Konzepte herausstreicht und als zentrale Triebkraft darstellt. Hausmans Analyse zeigt jedoch sehr gut die diskursiven Voraussetzungen auf, welche die Techniken der kosmetischen plastischen Chirurgie annehmbar machten. Sie stellt dar, wie die positive Verankerung der kosmetischen Chirurgie in der öffentlichen Wahrnehmung im Laufe des Zweiten Weltkriegs an die Erwartung gekoppelt wurde, dass diese auch bei psychischen Problemen Abhilfe schaffen könne (Hausman 1995: 58). Da ihre Skizze des Aufstiegs der kosmetischen Chirurgie in den USA zum Verständnis der Entstehung der Baltimorer Konzepte beiträgt, soll sie hier nachvollzogen werden.

falls bereits um 1900 eingesetzt. Dabei handelte es sich allerdings um qualitativ und quantitativ schwer zu bestimmende Organextrakte. Mitte der 1930er Jahre kamen auch synthetisch hergestellte männliche und weibliche Sexualhormone auf den Markt (Oudshoorn 1991; Ratmoko 2007: 225ff. & 240ff.).

32 Bis dahin wurde beim weiblichen AGS mit chirurgischen Abtragungen der Nebennierenrindenvergrößerung experimentiert (z.B. noch Büttner/Titze 1948: 399).

Die kosmetische plastische Chirurgie kam mit dem Ersten Weltkrieg zu Ansehen durch ihre Leistungen in der Wiederherstellung entstellter oder zerstörter Körperteile Kriegsverletzter. Dies verdrängte die Debatten darüber, ob chirurgische Eingriffe zu rein kosmetischen Zwecken von der medizinischen Profession unterstützt und ausgeübt werden sollten. Zur Legitimierung der kosmetischen Chirurgie wurde ins Feld geführt, dass Patient_Innen mit sichtbaren Deformationen in signifikanter Weise psychisch von solchen Eingriffen profitieren oder sogar in schweren Fällen von psychischen Krankheiten geheilt würden. Damit wurde der bereits im psychiatrisch-kriminologischen Diskurs des 19. Jahrhunderts postulierte Zusammenhang zwischen äußerer Erscheinung und Persönlichkeit bzw. Verhalten affirmiert, nunmehr aber unter dem Fokus, dass diese Beziehung technisch, nämlich durch chirurgische Eingriffe modifizierbar sei. Zur Argumentationsfigur, wie sie nach Hausman insbesondere in populären Medien vor und nach dem Zweiten Weltkrieg verbreitet gewesen sein soll, gehörte auch, sichtbare Deformationen als ein Hindernis sozialer Integration darzustellen. Absehbare Folgen seien soziale Stigmatisierung, eine gestörte Persönlichkeitsentwicklung und womöglich asoziale oder auch kriminelle Verhaltensweisen. Daher liege es nicht nur im Interesse der betroffenen Personen selbst, sondern auch in dem der Gesellschaft, mit Hilfe der kosmetischen Chirurgie soziale Desintegration abzuwenden (ebd.: 52-58).

Auch Frauenmagazine stellten gesichtskosmetische chirurgische Eingriffe als probates Mittel dar, um auf dem Heiratsmarkt die Chancen zu verbessern. Solche Magazine propagierten zudem die Auffassung, dass solche Eingriffe möglichst bereits im Kindesalter (auch bei Jungen) durchgeführt werden sollten, um einer Schädigung der psychischen Entwicklung vorzubeugen (ebd.: 53f.). Hausman ergänzend lässt sich zum Motiv der Prävention im Kindesalter hinzufügen, dass in den Zeitraum des Aufstiegs der kosmetischen Chirurgie auch die »Psychiatrisierung der Kindheit« in den USA fiel: Die psychiatrische Problematisierung der Kindheit konzentrierte sich zunächst auf die Jugendkriminalität, nach dem Ersten Weltkrieg dann in einem erweiterten Sinne auf die sozial schlecht angepassten Kinder und mündete in dem Aufbau eines Systems spezialisierter kinder- und jugendpsychiatrischer Kliniken und Ambulanzen bis zum Zweiten Weltkrieg (Castel et al. 1982: 52). Somit kann konstatiert werden, dass der Aufstieg der kosmetischen Chirurgie, die sich auch allmählich in Krankenhäusern etablieren konnte, von der gesteigerten Aufmerksamkeit für die Vulnerabilität der kindlichen psychischen Entwicklung, die als Grundlegung der sozialen Integrationsfähigkeit ins Auge gefasst wurde, befördert wurde. Die kosmetischen chirurgischen Eingriffe, so resümiert Hausman, wurden in ihren Auswirkungen auf soziale Normen nicht reflektiert. Der Fokus der plastischen Chirurgie habe aber von Beginn an auf der Transformation dessen gelegen, was als Normalität galt, indem mit Verbesserung der chirurgischen Techniken die Standards des Normalen immer enger an ästhetischen Idealen orientiert worden seien (Hausman 1995: 50, Fn. 2 & 56ff., 61f.).

Mit diesen Hinweisen zur Geschichte der kosmetischen Chirurgie lässt sich verstehen, woraus sich die Vorstellung gespeist haben könnte, dass chirurgische Eingriffe bei intersexuellen Kindern der Prävention unangepassten Verhaltens und psychischer Beeinträchtigungen diene. Ungeklärt bleibt auf dieser Grundlage dennoch, wie das Baltimorer Team zu der Auffassung kam, dass die medizinischen Eingriffe, zusammen mit der Befolgung der anderen Leitlinien, eine aktive Steuerbarkeit der psychosexuellen Ausrichtung ermöglichten. Man muss sich daher auch den Stand der damaligen medizinischen Hermaphroditismus-Debatten vergegenwärtigen: Dazu gehörte die verbreitete Vorstellung einer weitreichenden sozialen Beeinflussbarkeit der Psychosexualität im Sinne einer Überformung der Anlagen, verbunden mit der Ausrichtung der Behandlungsempfehlungen am subjektiven Geschlechtsempfinden. Diese Sichtweise scheint auch den US-amerikanischen medizinischen Diskurs zur Intersexualität beherrscht zu haben, in welchem das Baltimorer Team seine Konzepte in erster Linie aggregierte und platzierte, wofür hier nur einige Anhaltspunkte zusammengetragen werden können:

Einige US-amerikanische MedizinerInnen und PsychologInnen vertraten bereits vor 1955 die Auffassung, dass sich das psychosoziale Geschlecht (bezeichnet z.B. als *psychological sex*) von Hermaphroditen gemäß dem zugewiesenen Geschlecht entwickeln würde.[33] In einem viel diskutierten Artikel unternahm der amerikanische Psychologe und Psychotherapeut Albert Ellis (geb. 1913) eine synoptische Auswertung von bereits veröffentlichten Fällen von Hermaphroditismus, um zu demonstrieren, dass i.d.R. Zuweisungs- und Erziehungsgeschlecht und nicht etwa körperliche Faktoren die *sex role* und *libido* (hetero-, homo- oder bisexuell) bestimmen würden (Ellis 1945). Auch galten offenbar bereits vor dem Bekanntwerden der Baltimorer Konzepte nicht das Keimdrüsengeschlecht, sondern die *psychosexual desires and orientation* vielen amerikanischen AutorInnen als Orientierungspunkt des Behandlungsvorgehens: 1950 wurde diesbezüglich auf der XII. Jahresversammlung der *South Atlantic Association of Obstetricians and Gynecologists* in Roanoke in Virginia von einem »gegenwärtigen Konsens« gesprochen (Hamblen et al. 1951: 1f.). In diesem Zusammenhang wurde allerdings zumeist dafür plädiert, Genitaloperationen bis in die Pubertät aufzuschieben, da sich bis dahin die sekundären Geschlechtsmerkmale und parallel dazu die Psychosexualität entgegen dem zugewiesenen Geschlecht verändern könnten (ebd.: 2 & 16f.; Hinman 1951: 483 & 486). Money und die Hampsons konnten also hinsichtlich der prioritären Ausrichtung des Behandlungsvorgehens an dem Ziel der Herstellung einer stabilen Psychosexualität sowie der Distanzierung vom Gonadenkriterium durchaus auf einem relativ breiten Konsens der amerikanischen Medizin über die Priorität aufbauen. Sie befanden sich in vielerlei Hinsicht in Kontinuität mit dem damaligen Diskurs – allerdings nicht in Bezug auf die von ihnen favorisierte frühzeitige Behandlung.

33 Vgl. Finesinger et al. 1942: 316; Hinman 1951: 486; Hamblen et al. 1951; Greenblatt 1955: 1173ff. & 1179.

Zwar vermittelt Hausman selbst hilfreiche Einblicke in den US-amerikanischen medizinischen Diskurs zu Intersexualität vor 1955, doch unterschätzt sie die Kontinuität der Baltimorer Konzepte zu demselben (Hausman 1995: 82-93). Stattdessen übernimmt sie in den Grundzügen die Selbstdarstellung des Baltimorer Teams, die einen fundamentalen Bruch zur bisherigen Praxis verkündete (ebd.: 78f.; Kessler 2000: 105): Nach Darstellung von Money und den Hampsons sahen MedizinerInnen bis in die 1950er Jahre die Keimdrüsen oder Geschlechtschromosomen als ausschlaggebend für die psychosexuelle Entwicklung an, weshalb die Geschlechtszuweisung und Behandlung – egal in welchem Alter – am wahren Geschlecht ausgerichtet worden sei. Das habe zu tragischen psychischen Problemen der Betroffenen geführt, welche nunmehr durch die in Baltimore praktizierte Zuweisung gemäß des Erscheinungsbilds der äußeren Genitalien vermieden würden (Money et al. 1955a: 284f.; Wilkins et al. 1955: 257).[34] Auch in der gegenwärtigen medizinisch-psychologischen Literatur wird diese Darstellung eines Paradigmenwechsels, charakterisiert als Ablösung der *true sex policy* durch die *optimal gender policy*, ungeprüft fortgeführt (Meyer-Bahlburg 1998: 2). Zwar weist Hausman darauf hin, dass sich ein solcher Paradigmenwechsel Ende der 1930er Jahre in zahlreichen Artikeln angekündigt habe (Hausman 1995: 82ff.). Doch muss man es wohl deutlicher sagen: Die Behauptung, das Baltimorer Team habe sich gegen Leitlinien durchsetzen müssen, die auf dem Kriterium des Keimdrüsengeschlechts aufbauten, entspricht schlicht nicht dem, was sich an den Quellen nachvollziehen lässt; es handelt sich dabei einfach um eine rhetorische Profilierungsstrategie des Baltimorer Teams (vgl. dazu auch Fausto-Sterling 2000a: 67, Fn. 85). Die entscheidende Neuerung der Baltimorer Leitlinien liegt nicht in der Abkehr vom wahren Geschlecht und der Orientierung am *best sex* (Hausman 1995: 79), sondern in der systematischen Einbeziehung der chirurgischen und hormonellen Mittel der Geschlechtsanpassung in Kombination mit dem Axiom, dass die psychosexuelle Entwicklung nach Plan steuerbar sei.

Weitere Bedingungen müssen berücksichtigt werden, um die Entstehung der Baltimorer Konzepte nachzuvollziehen. So ist sicherlich die Idee, im frühesten Kindesalter bereits Genitalkorrekturen durchzuführen, auch dem Umstand zu verdanken, dass die medizinische Überwachung der Geburt nach 1945 zunahm. MedizinerInnen bekamen nun häufiger Fälle von Neugeborenen mit intersexuellen Genitalien zu Gesicht. Zudem bestand eine Besonderheit der Kinderklinik des

34 Das Baltimorer Team distanzierte sich wiederholt in seinen Veröffentlichungen vom angeblichen »traditional medical and surgical approach which prevailed until recently, whereby gonadal sex is the *real sex* […]. Our findings do not justify the choice of this gonadal criterion as the *exclusive*, or even as the *primary* criterion, from the standpoint of psychologic and behavioral study, nor for purposes of wise clinical practice.« (Money et al. 1956: 44) In einem Rückblick von 1985 legitimierte Money das Baltimorer Behandlungskonzept implizit als humaner, indem er die frühere Praxis als aufgezwungene Geschlechtszuweisung gemäß dem Keimdrüsengeschlecht anprangerte (Money 1985a: 73).

Johns Hopkins Hospitals darin, dass dort vergleichsweise viele intersexuelle Kinder von ihren Eltern vorgestellt wurden.[35] Die Kinderklinik in Baltimore hatte sich um 1950 auf die Behandlung von Hermaphroditismus spezialisiert, was durch die Einführung der Cortisontherapie durch Wilkins befördert wurde (Money 2002: 10).

Was lässt sich also als Resümee dieser Diskussion des Entstehungskontextes der Baltimorer Konzepte festhalten? Sicherlich war die Entwicklung verschiedener Behandlungstechniken eine wichtige Bedingung der Entstehung des Baltimorer *gender-* und Behandlungskonzepts. Jedoch ist eine isolierte oder privilegierte Berücksichtigung der materiellen Techniken keinesfalls ausreichend, da diese, obwohl früher bereits verfügbar, erstmals im Rahmen des Baltimorer Behandlungs- und Forschungsprogramms umfassend ausgeschöpft, theoretisch und klinisch legitimiert sowie forschungsmethodisch eingebunden wurden. Ebenso bedeutend wie der Stand der Technik war der Diskurs um die kosmetische Chirurgie für die Entstehung der Baltimorer Konzepte, insofern dieser die Vorstellung transportierte, eine äußerliche körperliche Normanpassung wirke sich positiv – rehabilitierend oder präventiv – auf die Psyche aus. Außerdem bot auch der seinerzeitige medizinische Hermaphroditismus-Diskurs mit seiner Ausrichtung am Geschlechtsempfinden und seiner Betonung der sozialen Überformbarkeit der Psychosexualität eine wichtige Voraussetzung für das Baltimorer Behandlungsmodell. Und schließlich spielten die klinischen Möglichkeiten, die sich aus der Spezialisierung der Kinderklinik des Johns Hopkins Hospitals auf Intersexualität ergaben, eine Rolle. Es war mithin eine disparate Gemengelage diskursiver, technischer und institutioneller Bedingungen, welche die Entstehung der Baltimorer Konzepte ermöglichten.

Nachdem nun in diesem Kapitel das *gender-* und Behandlungskonzept vorgestellt, die ihm inhärenten diskursiven und nicht-diskursiven Praktiken herausgearbeitet und seine Entstehungsbedingungen diskutiert worden sind, wird es im Folgenden um die allmähliche Durchsetzung des Baltimorer Behandlungs- und Forschungsprogramms in der Medizin des deutschen Sprachraums gehen. Die Baltimorer Konzepte wurden auf internationalen Kongressen, etwa im Juli 1956 auf dem *VIII. International Congress for Pediatrics* in Kopenhagen (Money et al.

35 Es gab aber auch andere amerikanische Kliniken, die im Laufe der 1950er Jahre auf ähnlich hohe Fallzahlen wie das Johns Hopkins Hospital kamen. So berichteten 1954 auf der Jahrestagung der *American Academy of Pediatrics* Robert E. Gross und Irving A. Meeker, tätig in der Chirurgischen Abteilung der Harvard Medical School und dem Chirurgischen Dienst des Bostoner Kinderkrankenhauses, über ihre Erfahrungen, die sie mit der Behandlung von 75 Fällen von »abnormalities of sexual development« gemacht hatten. Die meisten dieser Fälle hatten sie bereits im Kindes- und Jugendalter behandelt. Gross und Meeker nahmen den Vortrag zum Anlass, ihre frühere Behandlungsleitlinie für Intersexuelle, die Geschlechtszuweisung gemäß dem gonadalen Geschlecht vorzunehmen, explizit zu revidieren. Stattdessen übernahmen sie nun die Behandlungsempfehlungen von Wilkins (Gross/Meeker 1955: 320).

1957), vorgestellt sowie durch zahlreiche Publikationen u.a. in Fachzeitschriften, einflussreichen medizinischen Sammelwerken oder Enzyklopädien bekannt gemacht (z.B. Hampson/Hampson 1961; Money 1961a & b). 1956 erhielten Money und seinen KollegInnen für ihre Forschungen den Hofheimer Preis der *American Psychiatric Association* verliehen (Money 1995: 23). Schon Anfang der 1950er Jahre nahm man im deutschen Sprachraum Wilkins' Empfehlungen zur Behandlung intersexueller Kinder und bald nach ihrer ersten Veröffentlichung 1955 auch die *gender*-Theorie von Money und den Hampsons zur Kenntnis. Wie wurden die Konzepte im deutschen Sprachraum, insbesondere in der BRD und der DDR, aufgenommen? Dem soll in den folgenden Kapiteln nachgegangen werden.

2. Orientierung am subjektiven Geschlecht des Hermaphroditen: Praxisempfehlungen in Nachkriegsdeutschland

Auf welchen Diskussionsstand trafen die Baltimorer Konzepte im deutschen Sprachraum? In diesem Kapitel richtet sich der Blick zunächst auf die ÄrztInnen der BRD und der DDR (die der Schweiz und Österreich werden nur am Rande berücksichtigt), die zwischen 1945 bis 1980 Beiträge zu praktischen Fragen der Intersexualität veröffentlichten. Dabei ist der Gesichtspunkt leitend, ob sich eine Vernetzung sowie ein bestimmtes fachliches, akademisches und institutionelles Profil der MedizinerInnen erkennen lassen. Dies dient zugleich einer ersten medizingeschichtlichen Einordnung des Hermaphroditismus-Diskurses (1). Anschließend werden die Empfehlungen zur ärztlichen Vorgehensweise bei Hermaphroditismus aus den 1950er (z.T. auch aus den 1960er) Jahren betrachtet, wobei hier der Meinungsstand vor der Etablierung der Baltimorer Konzepte deutlich werden soll. Zwei Positionen lassen sich unterscheiden: Die Mehrheit der MedizinerInnen empfahl, das praktische Vorgehen am ›subjektiven Geschlecht‹, d.h. am entwickelten Geschlechtsempfinden der Betroffenen, zu orientieren (2). Eine Minderheit plädierte indessen für die Ausrichtung des ärztlichen Handelns am biologischen, ›objektiven Geschlecht‹ (3). Die Minderheitenposition wurde aber keineswegs ignoriert, vielmehr lässt sich zeigen, dass die beiden Positionen trotz ihrer Unterschiedlichkeit argumentativ eng aufeinander bezogen waren (4). Das Kapitel schließt mit einer historischen Verortung der Richtlinie des ›subjektiven Geschlechts‹ im Verhältnis zu den Praxisempfehlungen, die in der Zeit des Nationalsozialismus veröffentlicht wurden (5).

2.1 »Wir haben uns in der Freude an der Erforschung eines neuen großen Gebietes der Medizin zusammengefunden«: Vernetzung, institutionelles und fachliches Profil der MedizinerInnen

»Wir haben uns hier in der Freude an der Erforschung eines neuen großen Gebietes der Medizin zusammengefunden«, schrieb 1961 der Endokrinologe Claus Overzier (geb. 1918), Oberarzt der II. Medizinischen Universitätsklinik Mainz, im Vorwort zu dem umfangreichsten Sammelband, der bis dahin in deutscher Sprache zum Thema Intersexualität erschienen war (Overzier 1961a, Vorwort). »Wir«, das waren die 18 Autoren der Buchbeiträge, Mediziner verschiedener medizinischer Fachrichtungen, die in unterschiedlichen medizinischen Institutionen in Westdeutschland, angloamerikanischen Ländern und auch der Schweiz tätig waren. Die breite Streuung der fachlichen und institutionellen Zugehörigkeit der Autoren des Sammelbandes ebenso wie ihre männliche Geschlechtszugehörigkeit waren typisch für die von mir zusammengestellte Gruppe der MedizinerInnen, die zwischen 1945 und 1980 zu Intersexualität in deutscher Sprache publizierten.[1] Was lässt sich über das institutionelle, akademische und fachliche Profil und die Vernetzung dieser Gruppe im Einzelnen sagen?

Zunächst einmal ist festzuhalten, dass die Mehrheit der hier betrachteten MedizinerInnen an Universitätskliniken und nur eine Minderheit in Städtischen Krankenhäusern tätig war; niedergelassene ÄrztInnen waren – bis auf eine Ausnahme (der Berliner Psychiater Johann Heinrich Schultz) – nicht vertreten. Generell konzentrierte sich im 20. Jahrhundert die medizinische wissenschaftliche Tätigkeit auf die Universitäten, insofern bestätigte der große Anteil an Universitätsangehörigen unter den ÄrztInnen, die über den Hermaphroditismus schrieben, dieses allgemeine Bild. Zum anderen hatten HochschulmedizinerInnen mehr Gelegenheiten als ihre KollegInnen außerhalb der Universität, Erfahrungen mit intersexuellen Patient_Innen zu sammeln, denn Kinder und Erwachsene, bei denen eine geschlechtliche Besonderheit festgestellt worden war, wurden viel häufiger als noch zu Beginn des 20. Jahrhunderts zur speziellen Diagnostik und Behandlung in Universitätskliniken überwiesen. Dort war nicht nur medizinische Expertise versammelt, sondern es waren auch die entsprechenden technischen Voraussetzungen für aufwendige diagnostische Tests, chirurgische Eingriffe und Hormonbehandlungen vorhanden. Hermaphroditismus war zudem auch in der zweiten Hälfte des 20. Jahrhunderts ein Thema, mit dem sich der akademische Ruf profilieren ließ. Indem sich MedizinerInnen mit kasuistischen Auswertungen, Übersichtsdarstellungen und Empfehlungen dem Problem der praktischen

1 Unter den ungefähr 50 MedizinerInnen aus der BRD und DDR waren nur sechs Frauen. Über die in diesem Teil der Untersuchung angeführten MedizinerInnen waren biographische Informationen schwer zu erhalten. Die biographischen Angaben habe ich aus unterschiedlichsten Quellen zusammengetragen. Belege im Einzelnen unterlasse ich, da dies den Rahmen der Arbeit sprengen würde.

Vorgehensweise bei Hermaphroditismus widmeten, empfahlen sie sich als klinische ExpertInnen. Intersexualität eignete sich darüber hinaus als Studienobjekt für die Grundlagenforschung, z.B. der pädiatrischen Endokrinologie, was u.a. zu einschlägigen Qualifikationsarbeiten führte (Prader 1957; Bierich 1958).

Viele der mit dem Hermaphroditismus befassten MedizinerInnen waren renommierte, mehrfach mit Preisen und anderen Ehrungen ausgezeichnete WissenschaftlerInnen, darunter Träger des Bundesverdientskreuzes der BRD (Reinwein 1962, Lenz 1972, Mueller 1973, Borelli 1976, 1986 und 1991, Hammerstein 1998, Dörner 2002[2]) und des Nationalpreises der DDR (Kraatz 1960, Dörner 1965). Mehrere erhielten mit der Ernennung zum Mitglied der *Deutschen Akademie der Naturforscher Leopoldina* eine der höchsten Auszeichnungen auf dem Gebiet der Naturwissenschaften: die Professoren der Humboldt-Universität Helmut Kraatz, Otto Prokop, Friedrich Hartmut Dost, Günter Dörner und der Rostocker Pädiatrie-Professor Lothar Pelz; in der BRD die Ordinarien August Mayer, Werner Catel, Heinrich Martius, Berthold Mueller, Ernst Philipp, Otmar Freiherr von Verschuer, Hans-Rudolf Wiedemann, Widukind Lenz und Jürgen Bierich; in der Schweiz die Professoren Manfred Bleuler, Guido Fanconi und Andrea Prader. Diese Mediziner beeinflussten die wissenschaftliche Entwicklung häufig auch als Wissenschaftsorganisatoren, etwa als Vorstände bzw. Präsidenten medizinischer Fachgesellschaften oder als Herausgeber von Fachzeitschriften.

So waren die bundesdeutschen Ordinarien Heinrich Martius (1885-1965), Direktor der Göttinger Frauenklinik von 1926 bis 1954, und Ernst Philipp (1893-1961), Direktor der Frauenklinik der Universität Kiel von 1937 bis 1961, Präsidenten der *Deutschen Gesellschaft für Gynäkologie* im Jahre 1951 resp. 1962/63. Als 1953 die *Deutsche Gesellschaft für Endokrinologie* gegründet wurde, gehörte Philipp zum ersten Vorstand. Der erste Präsident der Gesellschaft (bis 1963) war Arthur Jores (1901-1982). Jores wurde nach dem Krieg als Professor für Psychosomatik auf den Lehrstuhl für Innere Medizin der Universität Hamburg berufen und zum Direktor der II. Medizinischen Universitätsklinik und Poliklinik ernannt. 1950 trat er auch das Rektorat der Universitätsklinik an.[3]

2 Unberücksichtigt blieben die Proteste von Homosexuellen-Organisationen gegen Dörners Nominierung (http://www.hirschfeld.in-berlin.de/frame.html?http://me.in-berlin.de/~magnus/aktuell/bundespraesident_doerner.html, Stand 17.04.2009). Die Initiativen kritisieren die Auszeichnung, weil Dörner in den 1970er Jahren Studienergebnisse vorlegte (von denen er sich auch später nie ernsthaft distanziert hat), die angeblich nachwiesen, dass Homosexualität pränatal hormonell verursacht sei, und er als Gegenmaßnahmen gehirnchirurgische Eingriffe, pränatale Hormontherapie oder Abtreibung empfahl (Dörner 1972: 232-236); vgl. dazu Mildenberger 2006.

3 Nachdem Jores 1935 von den Nationalsozialisten der Lehrauftrag entzogen worden war, weil er seine antifaschistische Haltung nicht versteckt hatte, arbeitete er bis zum Kriegsbeginn als Leiter der pharmakologischen Abteilung des Arzneimittelherstellers *Promonta* in Hamburg. 1943 wurde er aufgrund kritischer Äußerungen zum Nationalsozialismus verhaftet. Das Verfahren endete 1944 mit einem Freispruch (Bettendorf 1995b: 268).

Mehr als zwei Jahrzehnte später, 1979, wurde der Gynäkologe Jürgen Hammerstein (geb. 1925) Präsident der *Deutschen Gesellschaft für Endokrinologie*. Hammerstein, der sich erstmals als Assistent von Felix von Mikulicz-Radecki (1892-1966) in der Frauenklinik der Freien Universität Berlin mit Intersexualität beschäftigte, begann seine Laufbahn 1964 als Leiter der Abteilung für Gynäkologische Endokrinologie. 1966 erhielt er eine außerplanmäßige Professur und 1972 wurde er Direktor des *Collaborating Centre for Clinical Research in Human Reproduction* der Weltgesundheitsorganisation am Klinikum Steglitz. Er arbeitete in Fachausschüssen der Bundesärztekammer mit, war für das Bundesgesundheitsamt tätig und übernahm zahlreiche weitere Aufgaben in der akademischen und ärztlichen Selbstverwaltung. Auf dem Gebiet der Kinderheilkunde hatte sich Hans-Rudolf Wiedemann (1915-2006) bereits Mitte der 1950er Jahre, als er noch Chefarzt der Städtischen Kinderklinik Krefeld war, auf Chromosomengeschlechtsbestimmungen u.a. bei Intersexualität spezialisiert. Auf dem Kieler Lehrstuhl für Kinderheilkunde, den er 1961 übernahm, führte er seine humangenetischen Forschungen fort. In Anerkennung dieser Tätigkeit wurde er 1965 zum Präsidenten der *Gesellschaft für Konstitutionsforschung* ernannt. 20 Jahre lang war er Herausgeber der *Zeitschrift für Kinderheilkunde* bzw. der Nachfolgezeitschrift *European Journal of Pediatrics*. Zu nennen in dieser Reihe ist z.B. auch der langjährige Direktor des Instituts für gerichtliche Medizin der Universität Heidelberg, Berthold Mueller (1898-1976): Mueller, der in seinem weltweit anerkannten Lehrbuch *Gerichtliche Medizin* auch auf den Hermaphroditismus einging, fungierte mehrfach ab 1935 bis in die Nachkriegszeit als Vorsitzender der *Deutschen Gesellschaft für gerichtliche und soziale Medizin*.[4]

In der DDR waren es hauptsächlich die Professoren der Berliner Humboldt-Universität bzw. der Universitätsklinik Charité, die solche einflussreichen Positionen innehatten. So bekleidete Walther Stoeckel (1871-1961), der bis 1950 die I. Universitäts-Frauenklinik leitete, das Amt des Präsidenten der *Wissenschaftlichen Gesellschaft für Geburtshilfe und Gynäkologie* (bis 1953).[5] 48 Jahre lang gab er das *Zentralblatt für Gynäkologie* und 34 Jahre lang die *Zeitschrift für Geburtshilfe und Gynäkologie* heraus, beides Zeitschriften, in denen auch in den 1950er Jahren wiederholt Beiträge zum Hermaphroditismus erschienen. 1951 wurde Helmut Kraatz (1902-1983), der bereits in den 1930er Jahren Stoeckels Mitarbeiter gewesen war, die Leitung der Frauenklinik der Charité übertragen. Auch in seiner Amtszeit wurden in der Klinik einige Fälle von Intersexualität be-

4 Mueller war von 1937 bis 1940 und erneut von 1948 bis 1968 Direktor in Heidelberg. Zwischenzeitlich war er Professor für Gerichtsmedizin an der Universität Königsberg.

5 Stoeckel war bereits 1907 zum ordentlichen Professor berufen worden. Nachdem er Lehrstühle in Marburg, Kiel und Leipzig bekleidet hatte, nahm er 1926 den Ruf nach Berlin an. Seine Emeritierung stand 1936 an, wurde jedoch immer wieder verschoben.

handelt.[6] Kraatz übernahm 1959 zusammen mit Gustav Döderlein für die nächsten zwölf Jahre die Herausgabe des *Zentralblatts für Gynäkologie*.[7] Kraatz war seit Mitte der 1950er Jahre Mitglied der *Deutschen Akademie der Wissenschaften zu Berlin*. 1962 wurde er zum Präsidenten des Rates für Planung und Koordination der medizinischen Wissenschaft beim Ministerium für Gesundheitswesen und 1966 zum Leiter der Gruppe Medizin beim Forschungsrat der DDR, dessen Vorstand er gleichzeitig angehörte, ernannt (Kraatz 1977: 400f.). In diesen höchsten Gremien der Wissenschaftssteuerung der DDR waren auch weitere der für meine Untersuchung relevanten Professoren der Humboldt-Universität zu verschiedenen Zeiten Mitglied, so Friedrich Hartmut Dost (1910-1985), Direktor der Kinderklinik von 1951 bis zu seiner Berufung an die Universität Gießen Ende 1959,[8] und Günter Dörner (geb. 1929), der ab 1962 das Institut für experimentelle Endokrinologie leitete.[9] Dost war Mitherausgeber der *Klinischen Wochenschrift*, Dörner Chefredakteur der Zeitschrift *Experimental and Clinical Endocrinology*. In diese Reihe gehört auch Otto Gerhard Prokop (1921-2009), der – aus der Gerichtsmedizin der Universität Bonn kommend – 1957 Direktor des Instituts für Gerichtliche Medizin der Charité wurde. Er war über viele Jahre Vorsitzender der 1967 gegründeten *Gesellschaft für Gerichtliche Medizin* der DDR und Mitherausgeber der *Zeitschrift für Rechtsmedizin*.

Wie in Bezug auf die Ostberliner Humboldt-Universität und für die BRD vor allem für die Universitätskrankenhäuser Kiel, Hamburg, Westberlin, Göttingen und München festzustellen ist, arbeiteten einige der MedizinerInnen, die sich mit Intersexualität beschäftigten, in der gleichen medizinischen Einrichtung. Für manche Universitätsstandorte sind klinik- bzw. institutsübergreifende Kooperationen in der Betreuung intersexueller Menschen dokumentiert, so z.B. die Zusammenarbeit zwischen Pädiatrie, Gynäkologie, Endokrinologie, Psychiatrie und Medizinischer Psychologie an der Universität Hamburg (Napp 1995: 401f.; Bierich 1995: 53) oder der Universität Leipzig (Thieme 1957; Hoepffner/Sandig 1971: 361). Ein weiteres Beispiel ist die Mitwirkung verschiedener Kliniken und

6 Das schilderte Kraatz in seiner 1977 veröffentlichten Autobiographie. Gleich auf der ersten Seite des Buches zitierte er aus dem Dankesbrief eines ehemaligen Patienten, dem er 1954 die Geschlechtsumschreibung vom weiblichen zum männlichen Geschlecht ermöglicht und bei dem Kraatz auch chirurgische »Geschlechtskorrekturen« durchgeführt hatte, die den Patienten zeugungsfähig machten (Kraatz 1977: 7 & 196f.).

7 Kraatz war von 1949 bis 1951 Professor für Frauenheilkunde an der Martin-Luther-Universität Halle. Zum Nachfolger Stoeckels an der Humboldt-Universität wurde er erst nach persönlicher Intervention von Otto Grotewohl (1894-1964), dem ersten Ministerpräsidenten der DDR, ernannt (Ernst 1997: 355f.). 1960 erhielt Kraatz einen Ruf nach Westdeutschland, den er jedoch ablehnte, nachdem ihm Grotewohl finanzielle Zugeständnisse gemacht hatte (ebd.: 359).

8 Bis 1953 leitete Dost das Institut kommissarisch. Das Ministerium für Gesundheitswesen bemühte sich 1959 sehr darum, Dost zu halten, doch ohne Erfolg (David 2004: 533ff.).

9 Bis 1964 hatte Dörner die Institutsleitung kommissarisch inne.

Institute der Ostberliner Charité an einer humangenetischen Studie zu Intersexualität, die Anfang der 1960er Jahre von zwei Ärztinnen der Hautklinik, Rosi Zabel und Regine Witkowski (geb. 1934), durchgeführt wurde (Zabel/Witkowski 1966; Zabel 1965).[10] Wissenschaftliche Zusammenkünfte in medizinischen Fachgesellschaften gaben Gelegenheit zu institutionsübergreifendem Austausch über verschiedene Aspekte der Intersexualität, wie Berichte über Diskussionen anlässlich von Symposien der *Deutschen Gesellschaft für Endokrinologie*, Versammlungen der *Deutschen Gesellschaft für Gynäkologie* oder der *Deutschen Gesellschaft für Kinderheilkunde* zeigen.[11] Manchmal finden sich auch Hinweise darauf, dass bestimmte MedizinerInnen, so z.B. Overzier in Mainz, Bierich in Hamburg oder Prader in Zürich, von FachkollegInnen anderer Krankenhäuser aufgrund ihrer Expertise bezüglich Intersexualität konsultiert wurden (z.B. Wiedemann 1965: 437; Hoepffner/Sandig 1971: 361). Zieht man in Betracht, dass informelle Kooperations- und Austauschbeziehungen eher selten in publizierten Quellen dokumentiert sind, so ist insgesamt von einem hohen fachlichen Vernetzungsgrad der mit dem Hermaphroditismus befassten MedizinerInnen auszugehen.

Austausch zwischen ost- und westdeutscher Ärzteschaft

Nach dem Mauerbau 1961 ließ allerdings der Austausch zwischen der ost- und westdeutschen Ärzteschaft nach. Dennoch riss der Faden nie völlig ab und die Veröffentlichungen zu Intersexualität von diesseits und jenseits der Mauer wurden gegenseitig zur Kenntnis genommen. Allerdings nahmen die MedizinerInnen der BRD deutlich seltener Bezug auf die Veröffentlichungen ihrer KollegInnen aus der DDR als umgekehrt. Zum besseren Verständnis der Situation möchte ich hier kurz skizzieren, wie sich die Beziehungen zwischen ost- und westdeutscher Ärzteschaft in der Nachkriegszeit im Allgemeinen gestalteten. Anna-Sabine Ernst hat die diesbezüglich wichtige Rolle der bereits vor dem Zweiten Weltkrieg gegründeten medizinischen und naturwissenschaftlichen Fachgesellschaften dargelegt: Bis 1961 fand der wissenschaftliche Austausch zwischen MedizinerInnen der DDR und der BRD vor allem über Tagungen und Kongresse dieser Fachgesellschaften statt. Obwohl fast alle Gesellschaften ihr Sekretariat in der BRD hatten, präsentierten sie sich für das jeweilige Fach als gesamtdeutsche Vereinigungen und verwiesen dafür auf den großen Anteil ostdeutscher Mitglieder. Außerdem wurden DDR-Ordinarien in die Leitungsgremien der Gesellschaften gewählt, um die gesamtdeutsche Perspektive der medizinischen Wissenschaft, die auch die staatliche Wiedervereinigung einschloss, zu demonstrieren.

10 Witkowski beschäftigte sich auch in den Folgejahren immer wieder mit Chromosomenanalysen bei Intersexualität (Witkowski/Ullrich 1979).

11 Vgl. Deutsche Gesellschaft für Endokrinologie 1955; Deutsche Gesellschaft für Endokrinologie 1957; Deutsche Gesellschaft für Gynäkologie 1962; Deutsche Gesellschaft für Kinderheilkunde 1956; Deutsche Gesellschaft für Kinderheilkunde 1971.

Die Zusammenkünfte dieser Gesellschaften fanden i.d.R. in Westdeutschland statt. Obwohl dies Gelegenheit für die mit einer Reisegenehmigung ausgestatteten ostdeutschen WissenschaftlerInnen bot, eine Übersiedelung in den Westen vorzubereiten, tolerierte die DDR-Führung bis 1961 die Situation. Mit dem Mauerbau nötigte sie allerdings die MedizinerInnen zum Austritt aus den Fachgesellschaften und zur Bildung DDR-eigener Vereinigungen. Dennoch behielten einige der international renommierten Professoren ihre Mitgliedschaften in westlichen Fachgesellschaften bei (Ernst 1997: 74-77). Die wissenschaftliche Publikationstätigkeit wurde in der DDR Kontrollen unterworfen, aber da Veröffentlichungen in westlichen Fachzeitschriften oder Sammelwerken auch aus Sicht der politischen Funktionäre einen Prestigegewinn darstellten, wurden sie nicht grundsätzlich behindert. So erschienen auch Beiträge ostdeutscher Ärzte über Intersexualität in westlichen Fachzeitschriften oder Sammelbänden (z.B. Pelz et al. 1968; Dörner 1977). Allerdings wurde der Bezug westlicher Literatur in der DDR ab 1961 eingeschränkt (Ernst 1997: 295). Fachzeitschriften waren jedoch weiterhin über die Universitätsbibliotheken zugänglich (Igel 1995: 253).

Ideologische Differenzen zwischen dem sozialistischen Osten und dem kapitalistischen Westen spielten für den Hermaphroditismus-Diskurs kaum eine Rolle. Versuche, die medizinische Lehre und Praxis *direkt* politisch zu beeinflussen, gab es in der DDR, doch wirkten sich diese nicht unbedingt in der gewünschten Weise aus. Zu diesen Versuchen gehörte zuallererst die Politik der sozialistischen Umerziehung und Umgestaltung der Hochschulen. Zur Politisierung der Studierenden und der Lehrkörper im Sinne der marxistisch-leninistischen Lehre war u.a. 1951 ein Gesellschaftswissenschaftliches Grundstudium mit obligatorischen Vorlesungen für Studierende aller Fachrichtungen eingeführt worden. Der Vorlesungsbesuch wurde jedoch an der medizinischen Fakultät vielfach umgangen (David 2004: 489). Der sozialistischen Umgestaltung sollten in der Medizin die Auflösung der überkommenen Berufsorganisationen der Ärzteschaft und die Übertragung ihrer Funktionen auf die staatliche Administration sowie die Platzierung von politischen Funktionären in wichtigen Hochschulgremien dienen. Doch obwohl über Stellenberufungen das Staatssekretariat für Hochschulwesen wachte, konnte sich in der DDR die Ärzteschaft insbesondere über die alleinige wissenschaftliche Prüfungskompetenz und über informelle Wege die Kontrolle des Zugangs zum Beruf weitgehend erhalten (Ernst 1997: 78f., 105 & 210ff.). Bei Stellenbesetzungen pflegten die Ordinarien der DDR nicht nur ihre ost-, sondern auch ihre westdeutschen KollegInnen nach geeigneten KandidatInnen zu fragen, was von der Administration trotz mancher Polemiken der Sozialistischen Einheitspartei Deutschlands (SED) letztlich gebilligt wurde (ebd.: 294). Eine SED-Mitgliedschaft war Ernsts Studie zufolge innerhalb der Ärzteschaft eher verpönt und konnte sogar angesichts der Einflussmöglichkeiten der Ordinarien bei Stellenbesetzungen und der Abhängigkeitsbeziehungen zwischen AssistentInnen und ProfessorInnen im Institutsalltag ein Karrierehindernis bedeuten (ebd.: 340ff.).

Die Politik der sozialen Gegenprivilegierung, welche an den Hochschulen Arbeiter- und Bauernkinder befördern, Kinder aus akademischen Familien hingegen zurückdrängen sollte, wurde in der Medizin nicht durchgehalten. Die Rücknahme dieser Politik und finanzielle Sonderleistungen waren Zugeständnisse an die Ärzteschaft angesichts reihenweiser »Republikfluchten« (ebd.: 45-54 & 336f.). Noch bis Mitte der 1950er Jahre waren ostdeutsche ÄrztInnen im Vergleich zu ihren westdeutschen KollegInnen finanziell besser gestellt gewesen, so Ernst. Dann allerdings löste sich in der BRD das bisherige Überangebot an MedizinerInnen auf und die Einkommenschancen verbesserten sich dort stark (ebd.: 61 & 337). Manche westdeutsche MedizinerInnen nahmen während der Zeit des Überangebots Stellen in der DDR an, um so bald wie möglich einem Ruf zurück an eine West-Universität zu folgen. Umgekehrt fanden »republikflüchtige« DDR-MedizinerInnen in der BRD i.d.R. eine ihrer vorherigen Position entsprechende Stelle. Außerdem wurden auch offizielle Berufungen für in der DDR beschäftigte MedizinerInnen von westdeutschen Universitäten ausgesprochen und einige folgten einer solchen Berufung ungeachtet dessen, dass dies seit 1958 offiziell verboten war (ebd.: 296).

Anfang der 1950er Jahre wurde von der DDR-Führung ein unverhohlener Versuch einer inhaltlichen Beeinflussung der medizinischen Wissenschaft unternommen: Mittels einer groß angelegten Kampagne sollte die Physiologie des russischen Mediziners und Nobelpreisträgers Iwan Petrowitsch Pawlow (1849-1936) bzw. die auf seinen Theorien aufbauenden Ergebnisse der sowjetischen Wissenschaft in der medizinischen und psychologischen Forschung und Lehre der DDR installiert werden. Die Sowjetwissenschaft der 1950er Jahre deutete im Anschluss an Pawlow organische und psychische Prozesse als Ergebnis materieller Reflexketten. Im Zuge der Pawlow-Kampagne wurden die Psychoanalyse und ganzheitliche Psychosomatik, die in der Medizin der BRD einige Bedeutung hatten und auch in der frühen DDR von manchen MedizinerInnen vertreten wurden (Parnitzke 1952; Lammers 1956), als idealistische Lehren verworfen. Nachhaltige Effekte hatte die Kampagne allerdings nicht, denn von Beginn an wurde sie durch die ablehnende Haltung eines großen Teils der Ärzteschaft unterlaufen und schließlich Ende der 1950er Jahre zum Scheitern gebracht (Ernst 1997: Kap. 6.4; David 2004: 482f.).

Eine weitere inhaltliche Einflussnahme auf die medizinische Wissenschaft lässt sich am Umgang der DDR und im Kontrast dazu der BRD mit der Vererbungswissenschaft bzw. der Humangenetik aufzeigen; darauf gehe ich weiter unten im Zusammenhang mit der Fächerentwicklung näher ein.

Medizinische Fachrichtungen

Um die Entwicklung des Hermaphroditismus-Diskurses in der Nachkriegszeit einordnen zu können, soll nun ein Blick auf die Veränderungen der medizinischen Fächer und Spezialisierungen in der zweiten Hälfte des 20. Jahrhunderts geworfen werden. Welche medizinischen Fachrichtungen waren nach 1945 in den Hermaphroditismus-Diskurs involviert? Zunächst einmal ist festzuhalten, dass eine Reihe medizinischer Fächer beteiligt waren: von der Gynäkologie über die Pädiatrie, Chirurgie, Psychiatrie, Innere Medizin mit Schwerpunkt Endokrinologie, Rechtsmedizin, Pathologie, Humangenetik bis hin zur Urologie (im Unterschied zu den US-amerikanischen Veröffentlichungen wurden Beiträge deutschsprachiger PsychologInnen im medizinischen Diskurs erst um 1980 in nennenswerter Weise rezipiert, weshalb ich an dieser Stelle auf die Psychologie nicht weiter eingehe). Die Fächer, die sich mit dem Hermaphroditismus in erster Linie unter den Aspekten Diagnostik und Grundlagenforschung beschäftigten, waren die Endokrinologie, die Pathologie und die Humangenetik.

Betrachtet man den Teil des medizinischen Hermaphroditismus-Diskurses, der sich auf Fragen des praktischen Umgangs mit Intersexualität richtete, so lassen sich für die Nachkriegszeit gegenüber früheren Dekaden, in denen die Gynäkologie tonangebend war, Verschiebungen der fachlichen Gewichtung feststellen: Es kam nun häufiger vor, dass eine psychiatrische Untersuchung die Entscheidung über eine Geschlechtsneuzuweisung absichern sollte, und so stieg die Zahl psychiatrischer Diskussionsbeiträge leicht an. Ebenso erschienen vermehrt endokrinologische und chirurgische Veröffentlichungen. Die stärkere Involvierung der Endokrinologie und Chirurgie lässt sich zum Teil damit erklären, dass die Hormonpräparate und die Techniken der plastischen Chirurgie weiterentwickelt worden waren. Wie sich aus medizinischen Fallschilderungen ableiten lässt, stieg zudem die ›Nachfrage‹ an nach geschlechtsangleichenden hormonellen und chirurgischen Eingriffen von Seiten intersexueller Erwachsener, insbesondere aber auch von Eltern intersexueller Kinder, die offenbar an solche Behandlungen die Hoffnung auf eine psychische Entlastung und Normalisierung knüpften. Die gestiegene ›Nachfrage‹ charakterisierten 1972 zwei Ärzte der Medizinischen Akademie Erfurt folgendermaßen:

»Zu einem *grundlegenden Wandel* muß zwangsläufig das *Bewußtwerden* einer *realen Chance* führen, durch eine *operative* und/oder hormonale *Korrektur* [des Erscheinungsbilds der Genitalien] die den gesamten Lebensablauf beeinträchtigende Isolierung sowie die Neigung zur Depression und andere Folgen zu beseitigen. Die in zunehmendem Umfang einem wachsenden Anteil der Hausärzte und Eltern zur Kenntnis gelangende entscheidende Verbesserung der Erfolgsaussichten findet in den bestehenden Zentren bereits in der progredienten Vergrößerung des einschlägigen Krankengutes ihren Niederschlag.« (Dieterich/Nitschke 1972: 137)

Wie der Urologe Ferdinand Dieterich (1928-2006) und der Endokrinologe Udo Nitschke hier andeuteten,[12] hatten sich bis in die 1970er Jahre gewisse Kliniken

12 Nitschke leitete in den 1970er Jahren die Endokrinologische Abteilung, Dieterich (seit 1972) die Urologische Abteilung der Chirurgischen Klinik der Medizinischen

zu spezialisierten Zentren für die Behandlung intersexueller Kinder entwickelt. Wie kam diese Verschiebung der Aufmerksamkeit auf das intersexuelle Kind, die mit einem Bedeutungszuwachs der Pädiatrie im Hermaphroditismus-Diskurs einherging, zustande?

Kinderheilkunde und pädiatrische Spezialisierungen

Bemerkenswert ist, dass sich PädiaterInnen erst in den 1950er Jahren in einem nennenswerten Umfang in die Diskussion zu praktischen Fragen des Hermaphroditismus einzumischen begannen, obwohl die Kinderheilkunde zu diesem Zeitpunkt bereits seit mehr als 30 Jahren ein fest etabliertes Fach war.[13] Im Unterschied zur Baltimorer Situation fällt dabei auf, dass sich in den Publikationen des deutschen Sprachraums für den Zeitraum bis Mitte der 1960er Jahre keine Hinweise auf eine bevorzugte Behandlung intersexueller Kinder in Kinderkliniken finden. Im Gegenteil berichteten über ihre Erfahrungen mit der Diagnostik und/oder Behandlung intersexueller Neugeborener und Kinder auch nicht pädiatrisch spezialisierte Gynäkologen (in der BRD etwa Philipp und Paul August König, in der DDR Heinz Pockrandt und Heinz Brunkow), Endokrinologen (z.B. Jores und Overzier in Westdeutschland), Chirurgen (z.B. der Universitäten Göttingen oder Halle) sowie PsychiaterInnen (z.B. in Westberlin Herta Lange-Cosack); ihre Empfehlungen fanden dabei ein großes Echo. Auch die Gerichtsmediziner äußerten sich i.d.R. zur Vorgehensweise beim intersexuellen Neugeborenen oder Kind. Allerdings spielten ihre Beiträge in den Diskussionen der anderen medizinischen Fachrichtungen kaum eine Rolle. Während in Lehr- und Handbüchern der Kinderheilkunde der 1950er Jahre der Hermaphroditismus nur selten ausführlich dargestellt wurde, änderte sich dies ab den 1960er Jahren (z.B. Thieme 1965; Prader 1963; Dost 1964). Diejenigen PädiaterInnen, die bereits in den 1950er Jahren Einfluss auf den klinischen Hermaphroditismus-Diskurs nahmen, arbeiteten in den Kinderkliniken der Universitäten Zürich, Leipzig, Ostberlin, Hamburg sowie in der Städtischen Kinderklinik in Krefeld. Ab den späten 1960er Jahren publizierten zudem Kinderärzte der Universitäten Rostock, München, Tübingen und Essen zu Intersexualität. Insgesamt lässt sich feststellen, dass sich im Verlauf der 1960er Jahre die Problematisierung des intersexuellen Kindes kontinuierlich intensivierte, was mit einer zunehmenden Zuständigkeit der Pädiatrie für die Behandlung von Intersexualität korrelierte.

Eine weitere Differenz zu Baltimore bestand darin, dass im deutschen Sprachraum bis Mitte der 1960er Jahre keine Institutionen existierten, die sich in

---

Akademie Erfurt. 1974 folgte Dieterich einem Ruf auf den Lehrstuhl für Urologie der Universität Leipzig.

13 1885 war in Wien der erste europäische Lehrstuhl für Kinderheilkunde eingerichtet worden. 1918 wurde die Kinderheilkunde als Prüfungsfach in die ärztliche Staatsprüfung aufgenommen und etablierte sich danach sehr schnell an allen deutschen Universitäten (Wunderlich 1986: 1612; Peiper 1971: 14).

einer der Kinderklinik des Johns Hopkins Hospitals vergleichbaren Weise als Behandlungszentren für Intersexualität profiliert hätten. Das zeigt sich vor allem an den Zahlen der an den jeweiligen Kliniken gesehenen Fälle von Hermaphroditismus (soweit über diese in wissenschaftlichen Publikationen berichtet wurde): Sie beliefen sich, Erwachsene und Kinder zusammengenommen, allenfalls auf ungefähr ein Dutzend. Nur zwei Kliniken hatten bereits in den 1950er Jahren höhere Fallzahlen vorzuweisen: An der Züricher Universitäts-Kinderklinik waren anscheinend mehr als 30 Fälle (Prader berichtete 1955 allein von 20 behandelten AGS-Fällen; Deutsche Gesellschaft für Endokrinologie 1955) und an der Freien Universität Berlin mehr als 20 Fälle von Hermaphroditismus beobachtet worden (Mikulicz-Radecki 1959: 8). Dennoch waren diese Zahlen im Vergleich zu den rund 100 Patient_Innen des Johns Hopkins Hospitals mager. Von Seiten der MedizinerInnen des deutschen Sprachraums wurde daher anerkennend auf das »reichhaltige Material« der Baltimorer Kinderklinik hingewiesen (Thieme 1957: 430; Wallis 1960a: 421). Insgesamt stiegen um 1970 die Fallzahlen bestimmter Kliniken an, so etwa der Pädiatrie der Universitätsklinik Hamburg-Eppendorf. Doch der ›Vorsprung‹ des Baltimorer Teams wurde nicht eingeholt.[14] Der relative Anstieg der Fallzahlen muss in Verbindung mit dem Umstand betrachtet werden, dass seit den 1960er Jahren die Diagnose Intersexualität immer häufiger bereits in den ersten Lebensjahren gestellt wurde; das konstatierte etwa Overzier auf der Grundlage umfangreicher kasuistischer Auswertungen (Overzier 1961c: 198). Der Hauptgrund für die frühere Diagnosestellung wiederum ist vermutlich in der Etablierung der medizinischen Überwachung der Geburt bzw. des Neugeborenen zu erblicken: Der Anteil der Klinikgeburten an der Gesamtzahl der Geburten stieg ab Mitte der 1950er Jahre dermaßen rapide an, dass er 1970 bereits bei fast 100% in der DDR und bei 95% in der BRD lag (Major 2003; Frasch 1987).[15] Im Zusammenhang mit der früheren Diagnosestellung wurde in

14 In der DDR wurde Ende der 1970er Jahre eine Umfrage an neun Kinderkliniken durchgeführt, um einen Überblick über die Häufigkeit von Intersexualität zu erhalten. Die Umfrage ergab, dass in den 15 Jahren zuvor an allen Kliniken zusammen 82 intersexuelle Kinder beobachtet worden waren (Sandig et al. 1978a: 35).

15 Während um die Jahrhundertwende so gut wie alle Geburten in Privathaushalten statt fanden, wuchs der Anteil der Klinikentbindungen bis in die 1930er Jahre auf ungefähr 50% an (wobei ein großes Stadt-Land-Gefälle zu verzeichnen war). In den ersten Jahren des Wiederaufbaus und bis Anfang der 1950er Jahre spielten Hausgeburten und die Hebammenbetreuung wieder eine größere Rolle. Ob das ein Grund dafür war, dass in diesem Zeitraum deutsche MedizinerInnen anders als ihre US-amerikanischen KollegInnen selten intersexuelle Neugeborene, Säuglinge und Kleinkinder zu Gesicht bekamen, darüber lässt sich nur spekulieren. Jedenfalls wurden Hebammen auch in der Nachkriegszeit durch die Hebammenordnung angewiesen und durch ärztliche Schulung dahingehend angehalten, bei Zweifeln am Geschlecht eines Kindes MedizinerInnen hinzuziehen (Hebammenlehrbuch 1947: 513; König 1960b). Ab den 1950er Jahre verlor dann allerdings die Hausgeburt stetig an Bedeutung. Sabine Majors Auswertung der Statistischen Jahrbücher der DDR und BRD verweist dabei auf wichtige Differenzen: Denn während der Anteil der

den 1970er Jahren gefordert, dass »[d]ie Betreuung von Kindern mit intersexuellen Organbildungsfehlern [...] immer in subspezialisierten Zentren erfolgen« solle (Pelz 1975: 501). Als solche Zentren profilierten sich die Leipziger Kinderpoliklinik, in der seit 1971 eine Spezialsprechstunde »Pubertätsstörungen/ Intersexualität« angeboten wurde,[16] oder auch die Kinderkliniken der Universitäten Hamburg, München und Zürich. Eine deutlich dominante Stellung in der Behandlung von Intersexualität oder in der klinischen Diskussion erlangten diese Zentren allerdings nicht.

Die Intensivierung der Diskussion über das intersexuelle Kind während der 1950er und 1960er Jahre korrespondierte mit der Entstehung neuer medizinischer Fächer bzw. Spezialisierungen über den Berührungspunkten der Endokrinologie, Chirurgie und Gynäkologie mit der Kinderheilkunde. Diese fachlichen Differenzierungen waren eng verbunden mit dem Werdegang einiger der MedizinerInnen, die den Hermaphroditismus-Diskurs mitbestimmten, weshalb diese hier kurz skizziert werden sollen.

Die pädiatrische Endokrinologie entwickelte sich Anfang der 1950er Jahre aus der Pädiatrie. Ihre Begründung wird u.a. auf das Engagement von Lawson Wilkins zurückgeführt, den Leiter der Kinderklinik des Baltimorer Johns Hopkins Hospitals. Andrea Prader (1919-2001) hospitierte 1950 bei Wilkins und führte nach seiner Rückkehr an die Universitätskinderklinik Zürich, wo er 1951 Oberarzt wurde, die Cortisontherapie des Adrenogenitalen Syndroms sowie das neue Behandlungsmodell für intersexuelle Kleinkinder ein. 1962 wurde er als Nachfolger des bisherigen Klinikdirektors Guido Fanconi (1892-1979) auf den Lehrstuhl für Kinderheilkunde berufen. Ebenfalls 1962 initiierte Prader die Gründung des *European Club of Pediatric Endocrinology* (später umbenannt in *European Society for Pediatric Endocrinology*, ESPE). Unter seiner Leitung erwarb sich die Züricher Kinderklinik den Ruf als das wichtigste europäische Zentrum für pädiatrische Endokrinologie (Fanconi 2001: 50). Es wird berichtet, dass viele junge europäische KinderärztInnen an der Züricher Klinik eine endokrinologische Weiterbildung absolvierten (Knorr 2001). Jürgen Bierich (1921-1994), Kinderarzt an der Universität Hamburg, der 1959 ebenfalls bei Wilkins hospitiert hatte, war 1962 ein weiteres Gründungsmitglied der ESPE. 1964 wurde er zu ihrem Präsidenten gewählt. Er entfaltete eine rege Publikationstätigkeit auf dem Gebiet der pädiatrischen Endokrinologie. Mehrere dieser Veröffentlichungen befassten sich mit dem Adrenogenitalen Syndrom und anderen Formen von Intersexualität. Anfang der 1960er Jahre organisierte Bierich ein Gemeinschaftskolleg Endokrinologie an der Universität Hamburg, an dem ÄrztInnen der

Klinikentbindungen 1952 in der DDR mit 48,2% und der BRD mit 47% aller Geburten noch fast gleich hoch war, steigerte sich in Ostdeutschland der Anteil bis Mitte der 1950er Jahre auf 71% und bis 1960 sogar auf 89,3% im Vergleich zu 66,3% in Westdeutschland (Major 2003: 66f.).

16 Siehe dazu http://www.uni-leipzig.de/~kikli/willkommen/geschichte5.html, Stand 05.04.2006.

II. Medizinischen Klinik sowie der gynäkologischen Klinik teilnahmen; im Rahmen dieser Sitzungen wurde unter anderem über die Vorgehensweise in Fällen von Intersexualität beraten (Bierich 1995: 53; Bettendorf 1995a: 44). Bierich, der 1968 schließlich Direktor der Kinderklinik der Universität Tübingen wurde, gilt als »Nestor der deutschen Pädiatrischen Endokrinologie«.[17]

Die Kinderchirurgie entwickelte sich zur eigenständigen Facharztausbildung aus der Chirurgie. In seinem *Lehrbuch der Kinderchirurgie*, das 1957 erstmals erschien, ging der als Begründer der Schweizer Kinderchirurgie geltende Max Grob (1901-1976) (Naef 1999: 782), Leiter der Chirurgischen Abteilung der Kinderklinik der Universität Zürich, auch auf chirurgische Aspekte der Intersexualität ein. Die Etablierung der Kinderchirurgie in der BRD wurde maßgeblich von Waldermar Hecker (1922-2008) betrieben. Hecker publizierte mehrfach Beiträge zum Hermaphroditismus. Nachdem er bereits 1962 in der Chirurgie der Universität Heidelberg eine kinderchirurgische Abteilung eingerichtet hatte, wurde er 1969 auf den ersten ordentlichen Lehrstuhl für Kinderchirurgie an die Universität München berufen. 1963 war er Gründungsmitglied der *Deutschen Gesellschaft für Kinderchirurgie* und von 1973 bis 1976 auch Präsident der Vereinigung. 1992 kam es, u.a. aufgrund von Heckers Engagement (sein Vorsitz in der Bayerischen Landesärztekammer trug sicherlich dazu bei), zur Anerkennung einer eigenständigen kinderchirurgischen Facharztausbildung (Joppich 2008).

Die Entstehung der Kinder- und Jugendgynäkologie wird gewöhnlich auf die ersten Veröffentlichungen spezifischer Monographien ab 1939 sowie die 1940 erfolgte Eröffnung einer Bettenstation für Kinder mit gynäkologischen Erkrankungen an der Frauenklinik der Karls-Universität in Prag durch den tschechischen Gynäkologen Rudolf Peter (1900-1966) zurückgeführt.[18] 1953 wurde für Peter der weltweit erste Lehrstuhl für Kindergynäkologie eingerichtet. In der DDR erschien 1966 eine deutsche Übersetzung des kindergynäkologischen Lehrbuchs von Peter und seinem Schüler Karel Vesely. Das Buch enthielt auch einen Abschnitt zum Adrenogenitalen Syndrom sowie zur sogenannten Testikulären Feminisierung[19]. 1967 wurde eine Sprechstunde für Kinder- und Jugendgynäkologie an der Universitäts-Frauenklinik Rostock und im folgenden Jahr auch an der Frauenklinik des Oskar-Ziethen-Krankenhauses in Berlin-Lichtenberg eingerichtet. Dort entstand zudem 1969 die (ost- und west-)deutschlandweit erste Station für Kinder- und Jugendgynäkologie. Die Leiterin der Station, Marlene Heinz, beschäftigte sich in einem Kapitel des von ihr 1972 zusammen mit ihrem

17 Von 1983 bis 1986 war Bierich auch Mitglied im *Deutschen Forschungsrat* (http://www.medizin.uni-tuebingen.de/cgi-bin-all/pm.cgi?mode=detail&id=117; Stand 03.07.2007).

18 Eine kritische Auseinandersetzung mit den Gründungserzählungen der Kinder- und Jugendgynäkologie findet sich in Lauggas 2007: Kap. 3.

19 1953 führte der amerikanische Mediziner John McLean Morris (geb. 1914) die Bezeichnung Testikuläre Feminisierung für den Pseudohermaphroditismus masculinus mit vollständiger äußerlicher Feminisierung ein (Hauser 1961: 261f.).

Chef Siegfried Hoyme (geb. 1920) herausgegebenen Fachbuchs *Gynäkologie des Kindes- und Jugendalter* auch mit Fragen der Intersexualität. Heinz war 1974 zudem Gründungsmitglied der Arbeitsgemeinschaft *Gynäkologie des Kindes- und Jugendalters*. In Österreich bot ab 1967 der Gynäkologe Alfons Huber (1914-1985) eine spezielle kindergynäkologische Sprechstunde an. In der BRD wurde erst 1970 eine kindergynäkologische Ambulanz in Mainz geschaffen und 1978 eine spezielle Arbeitsgemeinschaft begründet (Schüßler/Bode 1992: 40f.).[20]

Humangenetik

Auf der Grundlage der neuen Methoden der humangenetischen Forschung der zweiten Hälfte des 20. Jahrhunderts veränderten sich die Diagnostik des Hermaphroditismus und die ätiologischen Modelle. Zum besseren Verständnis soll hier der Wandel der deutschen Vererbungsforschung zur Humangenetik nach 1950 skizziert werden.

In den westlichen Besatzungszonen bzw. der BRD kehrten mit den ersten Besetzungen von Professuren und Dozentenstellen auf dem Gebiet der Humangenetik mehrere ehemalige Rassenhygieniker an die Universität zurück: Der ehemalige Rassenhygieniker Fritz Lenz (1887-1976) wurde 1946 Extraordinarius für menschliche Erblehre an der Universität Göttingen und auf den neu eingerichteten Lehrstuhl für Humangenetik an der Wilhelms-Universität Münster wurde 1951 Otmar Freiherr von Verschuer (1896-1969) berufen. In den 1948 resp. 1949 wiederbegründeten Fachgesellschaften, der *Deutschen Gesellschaft für Anthropologie* und der *Gesellschaft für Konstitutionsforschung*, erhielten sie wichtige Ämter: So wurde Verschuer zum ersten Vorsitzenden der *Deutschen Gesellschaft für Anthropologie* gewählt und fungierte als Herausgeber der *Zeitschrift für menschliche Vererbungs- und Konstitutionsforschung* (Kröner 2000: 656f.). Die Rehabilitation von Lenz und Verschuer löste internationale Proteste aus und führte zum informellen Ausschluss der westdeutschen Humangenetiker aus internationalen Forschungszusammenhängen (Ash 1995: 917ff.).

Gleichzeitig war in den 1950er Jahren in der BRD und erst recht in der DDR die Vererbungswissenschaft bzw. Humangenetik nur dürftig institutionalisiert und zwar sowohl im internationalen Vergleich und als auch im Vergleich zu den zwölf Ordinariaten, die bis Kriegsende an deutschen Universitäten existiert hatten (Kröner 2000: 656). Das beruhte vor allem auf der politischen Diskreditierung der menschlichen Vererbungslehre, denn viele ihrer VertreterInnen hatten das rassistische und eugenische Programm des Nationalsozialismus begrüßt und mitgetragen (Kröner 1997: 33).

20 Nach dem Mauerfall wurde die DDR-Organisation mit der *Arbeitsgemeinschaft für Kinder- und Jugendgynäkologie* der BRD fusioniert. Seit einigen Jahren ist Heinz die 1. Vorsitzende (http://www.kindergynaekologie.de/html/mitglieder.html; Stand: 14.04.2009). Auf der Website der AG findet sich ein historischer Rückblick (http://www.kindergynaekologie.de/html/rueckblick.html, Stand 26.11.2009).

In der BRD wurde die Humangenetik dann allerdings im Zusammenhang mit dem nationalen Atomforschungsprogramm ab 1956 systematisch ausgebaut: Die amerikanischen Atombombenabwürfe in Hiroshima und Nagasaki und nachfolgende Kernwaffentests hatten Befürchtungen entstehen lassen, dass mit der Erhöhung der Umweltradioaktivität eine größere Rate an (sogenannten) Fehlbildungen beim Menschen auftreten könnte. Deshalb empfahl ein Bericht einer Tagung der Weltgesundheitsorganisation von 1956 in Übereinstimmung mit einer Resolution des kurz zuvor in Kopenhagen abgehaltenen *I. International Congress of Human Genetics*, »Fehlbildungsregister« anzulegen, um mögliche Veränderungen der natürlichen Mutationsrate abschätzen zu können. In der BRD begann das Bundesministerium für Atomkernenergie und Wasserwirtschaft sowie die Deutsche Forschungsgemeinschaft, Forschungen zur Mutationsratenschätzung an den Universitäten Münster, Göttingen, Berlin und Marburg zu fördern. Von den Mitteln konnten Labore eingerichtet und neue MitarbeiterInnen eingestellt werden, deren Stellen nach Auslaufen der Forschungsförderung Ende der 1960er Jahre von den Universitäten weiterfinanziert wurden. Auf diese Weise wurde das Münsteraner Institut von Verschuer zur damals größten westdeutschen humangenetischen Forschungseinrichtung ausgebaut (Weingart et al. 1988: 589ff.; Müller, N. 1998: 21 & 37; Kröner 1997: 32ff.). Verschuer äußerte sich im Zusammenhang humangenetischer Studien zur »Sexualkonstitution« auch über Intersexualität. Andere Institutsmitarbeiter befassten sich ebenfalls mit Intersexualität, so Rudolf Arthur Pfeiffer (geb. 1931), der 1965 die Leitung der Abteilung für Klinische Genetik und Cytogenetik des Instituts übernahm.[21] Auch der Sohn von Fritz Lenz, Widukind Lenz (1919-1995), der den 1961 neu geschaffenen Lehrstuhl für Humangenetik der Universität Hamburg verließ, um in Münster 1965 die Nachfolge Verschuers anzutreten, beschäftigte sich mit Fragen der Ätiologie von und Chromosomenanalysen bei Intersexualität.[22]

Die Entwicklung der ostdeutschen Humangenetik verzögerte sich um einiges mehr: Die Sowjetische Militäradministration förderte zwar in der Nachkriegszeit die biologische (pflanzen- und tier-)genetische Forschung, nahm aber bei Wiedereröffnung der Universitäten die ihr als faschistische Wissenschaft geltende menschliche Vererbungslehre nicht in den Studienplan der Medizin auf (Weingart et al. 1988: 566ff.). Die Genetik wurde auf Betreiben der SED Anfang der 1950er Jahre unter das Paradigma der Lehre des sowjetischen Biologen und Agronomen Trofim D. Lyssenko (1898-1976) gestellt, welche auf der These der Vererbung von – unter speziellen Umwelteinflüssen – erworbenen Eigenschaften

21 1973 nahm Pfeiffer den Ruf auf die neugeschaffene Professur für Humangenetik an der Medizinischen Akademie Lübeck an. Von 1978 bis 1999 leitete er schließlich das Institut für Humangenetik und Anthropologie der Friedrich-Alexander-Universität Erlangen-Nürnberg.

22 Widukind Lenz wurde in der allgemeinen Öffentlichkeit insbesondere dafür bekannt, dass er frühzeitig, nämlich 1961, die Schädigungen Neugeborener durch Contergan erkannte.

aufbaute. Erste international anschlussfähige humangenetische Forschungsarbeiten, bei denen sich auch die Gerichtsmedizin der Humboldt-Universität hervortat, entstanden in der DDR nach dem 1956 abgehaltenen *I. International Congress of Human Genetics* (Weisemann 1997: 28f.). Bis 1968 bildete sich aus der *Sektion Genetik* der *Deutschen Akademie der Wissenschaften* eine *Forschungsgemeinschaft Humangenetik*, welche eine Bestandsaufnahme zur Lage der Humangenetik und Vorschläge für ihre Weiterentwicklung verfasste. Eine zentrale Forschungsförderung für die Humangenetik setzte schließlich 1971 ein. 1977 wurde in Leipzig der erste Lehrstuhl für Humangenetik gegründet und die entsprechende Facharztausbildung eingeführt (ebd.: 37). 1972 wurde die *Arbeitsgemeinschaft Klinische Genetik* der *Gesellschaft für Pädiatrie der DDR* und 1978 die *Gesellschaft für Humangenetik der DDR* ins Leben gerufen. Jeweils zu den ersten Vorstandsmitgliedern gehörte Lothar Pelz (geb. 1934), der seit 1972 Oberarzt in der Kinderklinik der Universität Rostock war und 1974 Leiter der dort neu eingerichteten Abteilung für Neonatologie und Klinische Genetik wurde.[23] Pelz wie auch mehrere der Mediziner, die der *Arbeitsgemeinschaft Klinische Genetik* angehörten, befassten sich auch mit praktischen und wissenschaftlichen Fragen der Intersexualität. Im Namen der Arbeitsgemeinschaft wurden zudem 1977/78 in der Zeitschrift *Kinderärztliche Praxis* drei Artikel veröffentlicht, die für die DDR Behandlungsstandards bei Intersexualität formulierten.

Im Zusammenhang mit Intersexualität ist auch ein Blick auf die historische Entwicklung der freiwilligen humangenetischen Beratung nötig: In den 1950er Jahren bereits projektiert (Verschuer 1953: 798-803), etablierte sich in der BRD die humangenetische Beratung in den 1960er Jahren. Besonderen Aufschwung nahm sie, nachdem um 1970 pränataldiagnostische Techniken verfügbar waren. Die neu geschaffenen humangenetischen Beratungsstellen legten Wert darauf, sich vom Zwangscharakter der eugenischen Maßnahmen im Nationalsozialismus zu distanzieren. Stattdessen betonten sie die Freiwilligkeit als Grundprinzip ihres Beratungsangebots (Kröner 1997: 36-42). Allerdings traten manche prominente Stimmen der westdeutschen Humangenetik weiterhin für eugenische Zwangsmittel ein, was sich in Debatten um eine Wiederaufnahme der Zwangssterilisation niederschlug (Bussche 1989: 442-446; Weingart et al. 1988: 594-602).

Als Anfang der 1970er Jahre die breite Förderung der Humangenetik in der DDR einsetzte, war es ein vordringliches Ziel der Verantwortlichen, die humangenetische Beratung zu etablieren. Entsprechende Beratungsstellen wurden bis 1980 flächendeckend eingerichtet. Manche der Beratungsstellen konnten in Kooperation mit Frauenkliniken auch pränataldiagnostisch arbeiten (Weisemann 1997: 30-34). 1974 erschien in der DDR ein Handbuch mit dem Titel *Genetik*

23 Seine humangenetische Spezialisierung trug Pelz 1986 eine Berufung zum außerordentlichen Professor für Medizinische Genetik ein. 1990 wurde er schließlich Direktor der Kinderklinik. Außerdem amtierte er bis 1994 als Senator der Universität und von 1996 bis 2000 als deren Vizepräsident. Von 1997 bis 1999 war Pelz Präsident der *Deutschen Gesellschaft für Kinder- und Jugendmedizin*.

erblicher Syndrome und Missbildungen: Wörterbuch für die genetische Familienberatung, das bis heute mehrere Neuauflagen erlebt hat.[24] Das Buch hatte Witkowski zusammen mit Prokop, der am Institut für Gerichtliche Medizin der Humboldt-Universität schon früh mit humangenetischen Forschungen begonnen hatte, verfasst.[25] In dem Handbuch waren u.a. die verschiedenen Formen der Intersexualität sowie auch Homosexualität mit einer Einschätzung ihres jeweiligen sogenannten »Krankheitswertes« aufgelistet.

Parallel zur Etablierung der humangenetischen Beratung wurden in vielen Ländern die Abtreibungsgesetze verändert. 1976 wurde in der BRD die Strafbarkeit der Abtreibung neu geregelt. Aborte konnten nunmehr aufgrund eugenischer Indikationen legal durchgeführt werden. Allerdings war es auch bereits zuvor möglich gewesen, eugenische als medizinische Indikationen auszugeben. Letztere waren als Ausnahmetatbestand straffrei, sofern begründet werden konnte, dass eine akute Lebensgefahr oder schwere Gesundheitsschädigung – und dazu zählte auch eine Gesundheitsschädigung aus psychischen Gründen – von der Schwangeren abgewendet werden müsse (Berg 2005: 7f.). In der DDR war eine Abtreibung aus eugenischer Indikation seit 1950 legal, und spätere Regelungen erhielten diese Indikation als Ausnahmelage bei (ebd.: 11-19).

Abschließend seien hier die wichtigsten Punkte zur Vernetzung und zum fachlichen, akademischen und institutionellen Profil der MedizinerInnen, die zwischen 1945 bis 1980 zum Hermaphroditismus publizierten, zusammengefasst: Wie schon in der Vergangenheit so beschäftigten sich auch in der zweiten Hälfte des 20. Jahrhunderts viele renommierte und einflussreiche WissenschaftlerInnen mit dem Hermaphroditismus, was erneut das hohe Interesse der Medizin an den Fällen uneindeutigen Geschlechts belegt. Die MedizinerInnen waren untereinander – auch über die Grenzen der BRD und DDR hinweg – gut vernetzt und manche kooperierten bei der Behandlung intersexueller Patient_Innen. Im Zuge der Etablierung der pädiatrischen Endokrinologie, der Kinderchirurgie und der Kinder- und Jugendgynäkologie verstärkte sich im Hermaphroditismus-Diskurs die Problematisierung des intersexuellen Kindes. Die Pädiatrie stieg – anstelle der Gynäkologie – im Verlauf der 1960er Jahre zur Leitdisziplin in Fragen des Behandlungsvorgehens bei Hermaphroditismus auf. Parallel bildeten sich spezialisierte Behandlungszentren heraus, die jedoch keine Monopolstellung erlangten. Mit der Etablierung der Humangenetik veränderten sich die ätiologischen Erklärungen der Intersexualität und die Diagnostik; außerdem erhielt die Idee neue Nahrung, das Auftreten bestimmter erblicher Formen der Intersexualität mit Hilfe der humangenetischen Familienberatung zu verhüten.

---

24 Bis zur vierten Auflage 1991 erschien das Werk unter dem Titel *Wörterbuch für die genetische Familienberatung*. Mit der fünften Auflage 1991 wurde es zu einem dreibändigen *Lexikon der Syndrome und Fehlbildungen* erweitert.

25 Witkowski übernahm in den Folgejahren die Leitung der in der Nervenklinik der Charité neu eingerichteten Abteilung für Medizinische Genetik. 1988 war sie Gründungsdirektorin des Instituts für Medizinische Genetik der Humboldt-Universität.

2.2 »Was sie fühlen und was sie sein wollen, das sind sie, und die Wege dahin soll man ihnen ebnen«: Richtlinie des subjektiven Geschlechts

Wie sahen nun die Empfehlungen zur praktischen Vorgehensweise in Fällen von Hermaphroditismus in der medizinischen Literatur der Nachkriegszeit aus? Eine für die 1950er Jahre typische Empfehlung lautete:

»Wird man bei Zwitterbildungen von Kindern von den Eltern um Rat gefragt, so ist es zweckmäßig, die Verhältnisse zunächst auf sich beruhen zu lassen und die Pubertät abzuwarten. Dann erst wären die einschlägigen Untersuchungen vorzunehmen, und dann kann man auch erst das psychische Verhalten des Zwitters bei der Beratung berücksichtigen. Wird man bei Säuglingen um Rat gefragt und läßt sich bei einer äußeren Inspektion zunächst nichts sagen, so ist es eine reine Zweckmäßigkeitsfrage, wie das Kind zunächst aufwächst.« (Mueller 1953: 863)

Muellers gerichtsmedizinisches Lehrbuch, aus dem die zitierte Passage stammt, wurde in den Veröffentlichungen anderer MedizinerInnen zum Hermaphroditismus nicht erwähnt, doch das lag nicht etwa daran, dass zwischen der Gerichtsmedizin und den anderen medizinischen Fächern Uneinigkeit über die Empfehlungen bestanden hätte. Vielmehr gab es einen fächerübergreifenden Konsens, wie ich in diesem Kapitelabschnitt zeigen werde. In einem häufig zitierten Artikel der Göttinger Chirurgen Adalbert Büttner (geb. 1907), Ordinarius in der Chirurgischen Universitätsklinik, und Gotthard Titze, der 1948 im *Archiv für klinische Chirurgie* erschien, wurden zur praktischen Vorgehensweise in Fällen uneindeutigen Geschlechts folgende Ratschläge erteilt:

»Im Regelfall sind wir im Kindesalter auch nach Bestimmung der Geschlechtszugehörigkeit [anhand der Keimdrüsen] nicht berechtigt, an den äußeren Geschlechtsorganen entscheidende Korrekturen vorzunehmen, da die psychische Entwicklung nicht vorausbestimmt werden kann. […] [D]iese Überlegung führt also dazu, jeden formverändernden Eingriff hinauszuschieben, bis die seelische Einstellung erkennbar ist. […] So kann schließlich nur der Kranke selbst entscheiden, welchem Geschlecht er sich zugehörig fühlt und unsere Eingriffe werden dem Rechnung tragen müssen.« (Büttner/Titze 1948: 382)

Und an anderer Stelle des Beitrags hieß es:

»Die Feststellung der Keimdrüsenart (Hoden oder Eierstock) durch feingewebliche Untersuchung, reicht nicht als Grundlage für die Auswahl der Operationsverfahren aus, da Psyche und Keimdrüsenart sich nicht regelmäßig entsprechen. Eingreifende Operationen dürfen daher erst ausgeführt werden, wenn die seelische Entwicklung abgeschlossen ist.« (Ebd.: 401)

Die Priorität, die Büttner und Titze dem Geschlechtsempfinden für die endgültige Geschlechtszuweisung einräumten, bedingte den Aufschub von Behandlungsmaßnahmen bis zur Pubertät (Büttner 1950: 198). Denn die Autoren gingen zum einen davon aus, dass das Geschlechtszugehörigkeitsgefühl sich erst mit der Pubertät deutlich äußere und – bei Hermaphroditen – nicht immer dem Keimdrüsengeschlecht entspreche. Daher waren die Keimdrüsen, obwohl sie konventionell als entscheidendes Kriterium der Geschlechts*diagnose* galten, für die praktische Geschlechts*zuordnung* in Fällen von Hermaphroditismus nicht ohne wieteres ausschlaggebend – in dieser Hinsicht führte die medizinische Diskussion der Nachkriegszeit die bereits um die Jahrhundertwende ausgesprochenen Praxisempfehlungen fort. Büttner und Titze vertraten zudem den Standpunkt, dass sich das Geschlechtsempfinden nicht durch chirurgische Eingriffe an den Genitalien beeinflussen lasse, die vielmehr einen schwerwiegenden Schaden verursachen könnten, wenn die Psyche sich nicht dem Behandlungsplan gemäß entwickle. Über die Ausrichtung des Geschlechtsempfindens könne nur die betroffene Person selbst verlässlich Auskunft geben, wofür den Autoren offenbar eine gewisse Reife, die sie frühestens im Jugendalter gegeben sahen, als Voraussetzung galt.

Diese Orientierung am ›subjektiven Geschlecht‹ und der Behandlungsaufschub bis zur Pubertät kennzeichneten einen tiefen Unterschied gegenüber der Baltimorer Leitlinie der geschlechtlichen Normierung. Denn jene setzte statt auf Behandlungsaufschub auf eine chirurgische und hormonelle Anpassung an das zugewiesene Geschlecht im Kleinkindalter als Voraussetzung einer eindeutigen psychosexuellen Entwicklung. Auch bei später Diagnose der Intersexualität, d.h. jenseits der ersten beiden Lebensjahre, konnten nach Auffassung des Baltimorer Teams chirurgisch-hormonelle Behandlungsmaßnahmen angebracht sein, um die körperliche Erscheinung mit der zugewiesenen Geschlechtsrolle in Einklang zu bringen. In diesen Fällen hatte eine psychologische Untersuchung anhand von Verhaltensbeobachtung, bei älteren Kindern auch mit Hilfe psychologischer Tests und Befragungen, abzusichern, dass das Kind sich auch tatsächlich dem Zuweisungsgeschlecht gemäß entwickelte. Die psychologische Prognose und planmäßige Steuerung durch Behandlungsmaßnahmen trat damit an die Stelle dessen, was deutsche MedizinerInnen unter der spontanen Entwicklung des Geschlechtszugehörigkeitsgefühls verstanden. Während das Baltimorer Behandlungskonzept beim Neugeborenen, Säugling und Kleinkind ansetzte, gingen die am ›subjektiven Geschlecht‹ orientierten Praxisempfehlungen von intersexuellen Menschen im entscheidungsreifen Alter aus. Anders als die Baltimorer Leitlinie rieten daher die Chirurgen Büttner und Titze, nur auf Wunsch der Betroffenen Genitaloperationen und Hormontherapien vorzunehmen. Eine geschlechtsangleichende Behandlung gehörte also nicht notwendig zum praktischen Vorgehen bei Hermaphroditismus.

Dem Primat des entwickelten Geschlechtsempfindens der Betroffenen und dem damit verbundenen Behandlungsaufschub fühlte sich ein Jahrzehnt später die neue Generation in der Göttinger Chirurgie weiterhin verpflichtet: Zusammen mit ihrem Kollegen Hans-Ulrich Anton aus der Frauenklinik schrieben Heinz Gelbke (1917-1991) und Rütger Hasche-Klünder (1913-2001) in einem Artikel für die *Zeitschrift für Urologie* mit dem Titel *Klinischer Beitrag zum Zwitterproblem* über den Hermaphroditismus verus: »Die Behandlung hängt nicht nur von anatomischen und endokrinen Befunden, sondern auch von der Psyche und den soziologischen Umweltfaktoren des Individuums ab. Chirurgische Eingriffe in Form plastischer Maßnahmen sind bei echten Zwittern vor Beginn des Erwachsenenalters zu unterlassen.« (Hasche-Klünder et al. 1958: 290) Ebenso verfuhren sie praktisch auch beim sogenannten Scheinzwittertum, wie aus den Schilderungen über zwei Fälle im Kindesalter hervorgeht (ebd., 276f. & 282f.). Bei diesen Empfehlungen handelte es sich keineswegs um eine Göttinger Spezialität. Aus der chirurgisch-urologischen Abteilung des Oldenburger Pius-Hospitals hieß es, dass sich die Geschlechtszuordnung von Hermaphroditen sowie eventuelle plastische Operationen und Hormongaben nach dem äußerem Genitalaspekt zu richten hätten, »allerdings sollen dabei die Wünsche des betreffenden Individuums, seine Umgebung und soziale und psychologische Einzelheiten berücksichtigt werden. [...] Man soll aber erst die Pubertätsentwicklung abwarten, da bis dahin die Möglichkeit der Fehldiagnose gegeben ist.« (Crone-Münzebrock/Leibecke 1960: 927 & 930)[26] Diese Richtlinie galt für den Hermaphroditismus verus ebenso wie für Pseudohermaphroditen. Davon nahmen die Oldenburger Ärzte jedoch das weibliche Adrenogenitale Syndrom aus, für das sie stattdessen eine Behandlungsweise vorschlugen, die den Baltimorer Leitlinien entsprach:

> »Je früher die Behandlung durchgeführt wird, desto sicherer erreicht man eine entsprechende weibliche Entwicklung. Die Clitorishypertrophie bildet sich auf Cortison nicht zurück. Deshalb exstirpiert man den Phallus und erweitert operativ die enge Vagina, so daß ein durchaus weibliches äußeres Genitale und eine kopulationsfähige Scheide entsteht.« (Ebd.: 927)

Die Position, AGS bzw. Pseudohermaphroditismus femininus im Kleinkindalter chirurgisch-hormonell zu behandeln, bei allen anderen Formen von Intersexualität solche frühzeitigen Eingriffe jedoch nicht vorzunehmen, wurde in den Veröffentlichungen des deutschen Sprachraums ab etwa 1953 immer häufiger vertreten. Dies hing mit Berichten über die Effektivität der Cortisonbehandlung gegen sogenannte Vermännlichungserscheinungen beim weiblichen AGS zusammen (Bierich 1956). Auf die therapeutische Sonderstellung des AGS wird in Kapitel

26 Allerdings findet sich bei Crone-Münzebrock und Leibecke auch die Position der definitiven Geschlechtsfestlegung im Kindesalter wiedergegeben, wie sie das Baltimorer Team vertrat (Crone-Münzebrock/Leibecke 1960: 855). Doch referierten sie damit offenbar die Auffassung anderer Mediziner, während sich ihre eigene Vorgehensweise eher am ›subjektiven Geschlecht‹ orientierte.

II.5 noch genauer einzugehen sein, doch hier soll zunächst die Richtlinie des ›subjektiven Geschlechts‹ vertiefend dargestellt werden.

Nicht nur Chirurgen, auch Gynäkologen vertraten den Grundsatz des ›subjektiven Geschlechts‹ (z.B. Dieke 1956: 925; König 1960a: 177). Besonders der Kieler Gynäkologie-Ordinarius Philipp war als Verfechter dieser Position bekannt. In einem Beitrag von 1953 für die *Deutsche Medizinische Wochenschrift* hatte er in Bezug auf die Keimdrüsengeschlechtsbestimmung bei Hermaphroditismus geschrieben:

»*Die Möglichkeit einer Fehldiagnose besteht bis zur Pubertät.* Es ist wichtig, daß man sich dessen bewußt ist, um sich nicht vorzeitig zu falschen therapeutischen Maßnahmen verleiten zu lassen. [...] *Die Diagnose wird leichter in der Zeit der Pubertät*, und in oder bald nach dieser Zeit sollte die endgültige Orientierung gelingen, die auch für die Psyche und Charakterbildung erforderlich ist. Natürlich muß man sehr behutsam und vorsichtig vorgehen und neben der exakten anatomischen Diagnose die Neigung des Patienten weitgehendst berücksichtigen.« (Philipp 1953: 1530)

Obwohl Philipp zunächst die Diagnose der Keimdrüsen für die Frage der praktischen Geschlechtszuordnung in den Vordergrund zu stellen schien, machte der Fortgang der Passage deutlich, dass nicht etwa aufgrund des Keimdrüsenbefunds (oder des Geschlechtschromosomenbefunds) *gegen* die Neigungen über Genitaloperationen und/oder eine Geschlechtsumschreibung zu entscheiden sei (Philipp 1958: 133 & 1959: 55). Vor verfrühten kosmetischen bzw. umgestaltenden Genitaloperationen warnte der Kieler Gynäkologe wiederholt (Philipp/Staemmler 1959: 660f.).[27] Dass diese Leitsätze für die Kieler Gynäkologen auch tatsächlich praxisleitend waren, bestätigten Fallberichte, die Philipp und seine Mitarbeiter veröffentlichten (Philipp 1953; Philipp et al. 1955).

Welche Empfehlungen für die praktische Vorgehensweise in Fällen von Intersexualität gaben MedizinerInnen der DDR? Kraatz, der Direktor der Gynäkologie der Charité, schrieb in einem Bericht über einen Fall von Hermaphroditismus, der 1956 in dem von ihm mitherausgegebenem *Zentralblatt für Gynäkologie* erschien: »Man soll mit [chirurgischen] Eingriffen bis nach der Pubertät warten, [...] weil man sich dann nach der gesamten Einstellung des Patienten und seinen sexuellen Neigungen richten kann.« (Kraatz 1956: 203) Der Tenor in der Chirurgischen Klinik der Humboldt-Universität war gleichlautend (Kühnel 1961: 2225). Heinz Pockrandt (1916-2005) und Heinz Brunkow, die in der Frauenklinik bei Kraatz arbeiteten, positionierten sich in einem noch im selben Jahr

27 Bezüglich des angemessenen Zeitpunkts der operativen »Abtragung der vergrößerten Clitoris« in Fällen von weiblichem AGS, bei denen auch Philipp zu einem möglichst frühzeitigen Beginn der Cortisontherapie riet, offenbarte er eine schwankende Meinung: 1958 schrieb er, diese Operation solle so früh wie möglich erfolgen. Hingegen empfahl er in einer Veröffentlichung von 1959, den Eingriff auf einen Zeitpunkt nach der Pubertät zu verschieben (Philipp 1958: 133 & 1959: 56 & 58).

wiederum im *Zentralblatt für Gynäkologie* erschienen Übersichtsartikel zum Hermaphroditismus in ähnlicher Weise: »Entscheidend für die endgültige Geschlechtszuteilung schon erwachsener Menschen ist nicht der somatische, operative oder histologische Befund, sondern nur ihre psychische und sexuelle Einstellung. Man soll ihnen zu dem, was sie sein wollen, verhelfen und ihnen die Wege dahin ebnen.« (Pockrandt/Brunkow 1956: 929)

Bezüglich des Vorgehens bei erwachsenen Hermaphroditen waren die Aussagen von Kraatz' Mitarbeitern eine nahezu wortwörtliche Wiederholung der Empfehlungen, die der frühere Klinikdirektor Stoeckel in einem Abschnitt über *Hermaphroditismus und Pseudohermaphroditismus* seines *Lehrbuchs der Gynäkologie* dargelegt hatte: »Für die endgültige Geschlechtszuteilung schon erwachsener Menschen ist nicht der somatische oder operative oder histologische Befund, sondern nur ihre psychische und sexuelle Einstellung maßgebend und entscheidend. Was sie fühlen und was sie sein wollen, das sind sie, und die Wege dahin soll man ihnen ebnen.« (Stoeckel 1956: 73)[28] Pockrandt und Brunkow affirmierten diesen Leitsatz, allerdings wollten sie im Einzelfall auch davon abweichen können: Solche Fälle seien Kinder und Jugendliche, bei denen sich herausstellte, dass die Geschlechtszuordnung dem Keimdrüsenbefund, und damit dem, wie sie sich ausdrückten, »wahren Geschlecht«, entgegenstand, u.U. ein sozialer Geschlechtswechsel angezeigt sein könne: »Bei jüngeren Menschen kann versucht werden, durch Aufklärung, Umstellung der Lebensgewohnheiten auf das wahre Geschlecht und Wechsel der Umgebung sowie durch entsprechende Therapie eine Lösung zu finden.« (Pockrandt/Brunkow 1956: 929) Im Fortgang ihrer Argumentation schränkten sie diese an den Keimdrüsen orientierte Empfehlung über die Geschlechtszuordnung indessen wieder sehr weitgehend ein:

»Die Möglichkeit einer Fehldiagnose [des Keimdrüsengeschlechts] besteht bis zur Zeit der Pubertät. Man muß sich darüber vollkommen im klaren sein, um sich nicht vorzeitig zu falschen therapeutischen Maßnahmen verleiten zu lassen. [...] In dieser Zeit [der Pubertät] sollte dann auch die endgültige Klärung durchgeführt werden, die auch für die Charakterbildung und Psyche erforderlich ist. Neben der exakten, anatomischen Diagnose muß die Neigung der Patienten weitestgehend berücksichtigt werden.« (Ebd.: 931)

Diese Passage war offensichtlich eine getreuliche Wiedergabe der oben zitierten Empfehlung von Philipp (der im Übrigen ein Stoeckel-Schüler war). Die nahezu wortwörtliche Wiedergabe der Leitsätze von Stoeckel und Philipp durch die Mitarbeiter der Frauenklinik unterstreicht, welches Gewicht der Richtlinie des ›subjektiven Geschlechts‹ zukam.

---

28 Das Lehrbuch erschien 1924 zum ersten Mal. Die Ausgabe von 1956 war ein unveränderter Nachdruck der zwölften Auflage von 1951. In der siebten Auflage von 1940 war die zitierte Passage noch nicht enthalten. Hingegen äußerte sich Stoeckel ähnlich bereits in einem Fallbericht für das *Zentralblatt für Gynäkologie* (Stoeckel 1940b: 667).

Die Maxime, die Geschlechtszuordnung und eventuelle Behandlungsmaßnahmen am Geschlechtszugehörigkeitsgefühl der Hermaphroditen auszurichten, vertrat auch der Psychiater Hans-Jörn Lammers (geb. 1926), der Mitte der 1950er Jahre in der Frauenklinik der Universität Rostock und ab 1957 in der Nervenklinik der Universität Greifswald arbeitete.[29] In einer Abhandlung über Intersexualität, die 1956 in der von Stoeckel herausgegebenen Reihe *Sammlung von Abhandlungen aus dem Gebiete der Frauenheilkunde und Geburtshilfe* erschien, schrieb er: »Bei dem Vorliegen einer zygotischen Intersexualität[30] kommt es in erster Linie darauf an, den Menschen dem von ihm selbst gewählten (bzw. empfundenen oder anerzogenen) Geschlecht so weit wie möglich zu nähern.« (Lammers 1956: 119) Da der »Wunsch des Patienten« maßgebend sei, könne in vielen Fällen auf eine genaue Bestimmung des Keimdrüsengeschlechts in Form einer Laparotomie verzichtet werden (ebd.: 119 & 1957: 1489). Hormonbehandlungen und Genitalkorrekturen sollten »möglichst nicht vor dem Ende der Pubertät vorgenommen werden, um erst die körperlichen und psychischen Gegebenheiten klar zu übersehen.« (Ebd.: 121f.) Aber auch in und nach der Pubertät müsse der Arzt in Fragen der Geschlechtszuordnung vorsichtig vorgehen, um den intersexuellen Menschen »nicht in eine Richtung« zu drängen (ebd.: 119, Fn. 5). Es könne u.U. auch Personen geben, die sich weder dem männlichen noch dem weiblichen Geschlecht zugehörig fühlten.[31] Ganz im Gegensatz zu den Baltimorer Empfehlungen, wonach die Beratung der Patient_Innen und ihrer Familien am Erklärungsmodell der unvollendeten Geschlechtsdifferenzierung ausgerichtet werden sollte, riet Lammers, intersexuellen Menschen die Theorie der konstitutionellen Bisexualität und des Kontinuums der Geschlechtlichkeit als positive Grundlage ihres Selbstverhältnisses zu vermitteln: Der Arzt solle ihnen erklären, »daß in jedem Menschen Männliches und Weibliches enthalten ist, in [ihrem] Falle eine Seite hiervon etwas mehr als in der Norm überwiegt – usw.« (Ebd.: 126) Indessen fand Lammers mit diesen Beratungsvorschlägen, welche die zweigeschlechtlichen Normvorstellungen sprengten, im medizinischen Diskurs keine

29 Lammers ging in der zugespitzten Ost-West-Krise nach Westdeutschland. Dort wurde er 1962 Oberarzt in der Nervenklinik der Universität Giessen und in den 1970er Jahren auch Direktor des dortigen Zentrums für Psychiatrie.

30 Der Begriff der zygotischen Intersexualität, den ich im Kapitel II.3.4 genauer erläutere, umfasst alle Formen der Intersexualität bis auf das AGS.

31 Bei solchen Personen könne der Wunsch vorherrschen, so Lammers indem er Manfred Bleuler zitierte, »ein Mensch zu sein, wie er eben ist und nicht wie andere sind« (Lammers 1956: 116) Außerdem führte Lammers aus, dass die »seelische Betreuung« eine der »wichtigsten therapeutischen Maßnahmen« sei. Darunter verstand er »schonende Gespräche, in denen der Patient einigermaßen über seine Situation aufgeklärt wird.« (Ebd.: 125) Des Weiteren sollten »Fragen der Cohabitation, der Zeugungsfähigkeit, der Ehemöglichkeit« besprochen werden: »Ratschläge für die weitere Lebensführung, Hinweise über Sinn und Zweck des Sexuellen, über das Dasein überhaupt usw. können angebracht sein. Auch eine Unterredung mit dem betreffenden Partner des Patienten kann notwendig werden.« (Ebd.: 126).

Resonanz. Doch insgesamt lässt sich feststellen, dass sich die Empfehlungen von DDR-MedizinerInnen zum praktischen Vorgehen bei Hermaphroditismus am Leitsatz des ›subjektiven Geschlechts‹ ausrichteten, und sich darin nicht von ihren westdeutschen KollegInnen unterschieden.

Wie positionierten sich die PädiaterInnen im deutschen Sprachraum? Betrachtet man das für diesen Untersuchungsteil zugrundegelegte Quellenkorpus unter quantitativen Aspekten, so ist eine zwiespältige Situation festzustellen: Von den zwölf in Kinderkliniken arbeitenden MedizinerInnen, die in den 1950er Jahren zum Hermaphroditismus publizierten, nahmen sieben Stellung zur praktischen Vorgehensweise bei den verschiedenen Formen der Intersexualität.[32] Von diesen vertraten vier, nämlich Prader und Fanconi aus Zürich, Waltraute Thieme aus Leipzig und Hedwig Wallis aus Hamburg, ab Mitte der 1950er Jahre im Großen und Ganzen das Baltimorer Behandlungsvorgehen – auf ihre Positionen gehe ich in Kapitel II.5 ein. Die anderen drei PädiaterInnen bezogen Stellung im Sinne der Richtlinie des ›subjektiven Geschlechts‹: Einer von diesen war Dost, der Direktor der Kinderklinik der Ostberliner Humboldt-Universität. Er befasste sich 1957 in einem Beitrag mit dem Titel *Grundsätze beim ärztlichen Entscheid über die rechtliche Geschlechtszuordnung neugeborener Intersexe* für die *Münchener medizinische Wochenschrift* eingehend mit der Frage der bestmöglichen Geschlechtszuordnung. Der Beitrag legte – außer für das AGS – keine frühzeitigen Behandlungsmaßnahmen nahe. Vielmehr verwies Dost auf das Problem, dass die Geschlechtszuordnung später eventuell revidiert werden müsse, weshalb bei Unsicherheit hinsichtlich der offiziellen Geschlechtszuordnung ein geschlechtlich neutraler Vorname empfehlenswert sei (Dost 1957: 1055).[33] In der BRD vertraten 1955 Wiedemann und seine Mitarbeiterin Marlis Tolksdorf (1924-1997), beide damals noch in der Städtischen Kinderklinik Krefeld tätig, eindeutig dem ›subjektiven Geschlecht‹ verpflichtete Praxisleitlinien:

»Beim Zwittertum aller Formen ist, was die Frage etwa vorzunehmender (z.B. operativer) Korrekturen oder gar grundsätzlicher Umstellungen betrifft, stets das subjektive Geschlechtszugehörigkeitsgefühl der betreffenden Person (soweit eindeutig vorhanden) und – bei Erwachsenen – die Richtung des Geschlechtstriebes, insgesamt also die Grundtendenz der psychophysischen Persönlichkeit als ausschlaggebend zu berücksichtigen. [...] Bei – insbesondere echt hermaphroditischen – Kindern ist jedoch zu bedenken, daß die um die Pubertätszeit entstehende Gefühlsrichtung und das dann im Erwachsenenalter gegebene bzw. dominierende psychologische Geschlecht keineswegs

32 Die restlichen vier AutorInnen äußerten sich ausschließlich zum AGS.

33 Dost empfahl 1964 weiterhin, intersexuelle Kinder demjenigen Geschlechtsstatus zuzuweisen, »welche[r] sowohl bei Abwägen des gegenwärtigen Befundes als auch bei Berücksichtigung der weiteren individuellen Entwicklung des geschlechtlichen Charakters das denkbar geringste Wagnis darstellt gegenüber der späteren Einsicht eines Irrtums und der hieraus folgenden Notwendigkeit einer Korrektur des früheren Entscheids.« (Dost 1964: 148).

sicher vorauszusagen sind, daß also einem früh und mit aller Sorgfalt entworfenen Plan in späteren Jahren verwirrende Schwierigkeiten entstehen können – weshalb es wahrscheinlich besser ist, manche eingreifende Operationen (z.B. im Sinne von Plastiken) bis zur oder nach der Pubertät zu verschieben. […] [D]ie gewaltsame psychotherapeutische Umstellung eines bzgl. Geschlechtsgefühls und Lebensform ›eingestellt‹ lebenden Zwitters auf sein chromosomales (›wahres‹) Geschlecht [sollte] außer Diskussion sein […].« (Tolksdorf et al. 1955: 1033)

Wie Tolksdorf und Wiedemann wiesen die VertreterInnen der am ›subjektiven Geschlecht‹ orientierten Vorgehensweise immer wieder auf die Möglichkeit hin, dass die Psychosexualität von Hermaphroditen sich nicht wunsch- und plangemäß entwickeln könnte. Sie waren also im Unterschied zum Baltimorer Team nicht davon überzeugt, dass die psychosexuelle Identifikation als Mann oder Frau durch eine frühzeitige Behandlung gesteuert werden könne.

Geschlechtszuweisung Neugeborener

Die Regel des Aufschubs eingreifender Behandlungen bis in die Pubertät bedeutete gleichwohl nicht, dass ÄrztInnen die Entscheidung über die Geschlechtszuweisung bei Diagnosestellung in den ersten Lebensjahren als Provisorium betrachteten. Vielmehr sollte der Geschlechtsstatus so optimal zugewiesen werden, dass sich eine spätere Umstellung erübrigte: »[B]ei der Deklarierung des Geschlechtes Neugeborener [gilt es] denjenigen Entscheid zu treffen, der in Zweifelsfällen für die Betroffenen die den Umständen am besten angepasste Lösung darstellt, oder bei welchem doch die Wahrscheinlichkeit des Irrtums am geringsten ist.« (Dost 1957: 1052) An welchen Kriterien sich jedoch konkret eine optimale Geschlechtszuweisung Neugeborener ausrichten sollte, darüber herrschten unterschiedliche Vorstellungen und z.T. auch große Unsicherheit, so auch bei Dost: Er maß einerseits den Gonaden großes Gewicht bei, was daraus hervorging, dass er sich sorgte, eine irrtümliche Geschlechtszuweisung entgegen dem Keimdrüsengeschlecht könne in der Pubertät »zum Herauslösen des jungen Menschen aus seiner bisherigen Geschlechtssphäre auffordern.« (Ebd.) Andererseits richteten sich seine für die einzelnen Formen der Intersexualität differenzierten Empfehlungen, wie die Geschlechtszuweisung vorzunehmen sei, weniger nach dem Keimdrüsenkriterium als vielmehr nach dem äußeren Erscheinungsbild der Genitalien. Entsprechend hob er in der Zusammenfassung seines Artikels hervor:

»Unter Hinweis auf eine Reihe von Intersexen, bei denen der geschlechtliche Phänotyp in fast vollendetem Gegensatz zum ererbten, genotypischen Geschlecht steht, wird dargetan, daß es auch bei den verschiedenen Erscheinungsformen von Pseudohermaphroditismus nur der Phänotyp sein darf, der in erster Linie zum rechtsgültigen Entscheid über die Geschlechtszuordnung eines Neugeborenen herangezogen werden sollte.« (Ebd.: 1051f.)

Dost war nicht der einzige, der das genitale Erscheinungsbild als ausschlaggebend betrachtete (z.B. König 1960b: 8f). Überwiegend empfahlen jedoch die MedizinerInnen, die Geschlechtszuweisung intersexueller Kinder vom Keimdrüsengeschlecht abhängig zu machen. In Einschränkung dieser Empfehlung gaben sie allerdings zu bedenken, dass ein sicheres Urteil häufig nicht möglich sei, da die Keimdrüsen bei Hermaphroditen des Öfteren in der Bauchhöhle versteckt liegen könnten (z.B. Hansen 1959: 218). In diesen Fällen einen Bauchschnitt vorzunehmen, um die Gonaden zu bestimmen, wurde von vielen ÄrztInnen angesichts der Risiken eines solchen Eingriffs abgelehnt. Die Einführung von Testmethoden zur Bestimmung des chromosomalen Geschlechts Mitte der 1950er Jahre weckte Hoffnungen, das Keimdrüsengeschlecht indirekt diagnostizieren und die Geschlechtszuweisung intersexueller Kinder darauf gründen zu können (Philipp 1959: 132; Kühnel 1961: 2220). Allerdings wurde die Annahme, dass sich das chromosomale und das Gonadengeschlecht immer entsprechen würden, bei zunehmender Anwendung der neuen Testmethoden erschüttert, so dass die Keimdrüsendiagnostik weiterhin wichtig blieb; außerdem konnte die Chromosomenbestimmung nicht ausschließen, dass eventuell ein Ovotestis vorhanden war.

In unklaren Fällen rieten daher einige Ärzte in Fortführung des alten Leitsatzes *in dubio pro masculo* (vgl. Kap. I.2.2, S. 201ff.), eine männliche Geschlechtszuweisung vorzunehmen: »In Zweifelsfällen ist es immer richtig, sich zunächst für das männliche Geschlecht zu entscheiden, da Zwitter mit Hoden häufiger sind als solche mit Eierstöcken.« (Philipp 1953: 1530)[34] Martius führte als weitere Begründung für den Leitsatz an: »Auch ist es für den Zwitter im späteren Kampf ums Dasein günstiger, wenn er als Mann und nicht als Weib durch das Leben geht.« (Martius 1949: 332) Ein ähnliches Argument des Gerichtsmediziners Mueller legte den Akzent stärker auf die Geschlechternormen: »Da es sich in der großen Mehrzahl der Zwitter um Männer handelt, bietet ein Aufwachsenlassen als Knabe die geringere Gefahr eines Geschlechtsirrtums. Doch wird auch zu berücksichtigen sein, daß die Unmöglichkeit des Urinierens als Knabe den Heranwachsenden dem Spott der Umgebung aussetzen kann.« (Mueller 1953: 863) Diese Begründungen stellten – in allerdings affirmativem Duktus – in Rechnung, dass die Geschlechtszuweisung angesichts der sozialen Hierarchie der Geschlechter und verschiedener normativer Erwartungen eine Zuteilung unterschiedlicher Lebenschancen bedeutete. Mueller argumentierte mit seiner Warnung vor den möglichen Folgen einer Verunsicherung der psychosexuellen Entwicklung aufgrund eines den Normen nicht genügenden Genitales vordergründig in eben derselben Weise wie das Baltimorer Team, das daraus den Schluss zog, dass mit Hilfe chirurgischer Korrekturen der Genitalien einer solchen Verunsicherung vorgebeugt werden müsse. Anders als das Baltimorer Team teilte Mueller aber diese Schlussfolgerung offensichtlich nicht, da er sich

34 Vgl. auch Büttner 1950: 197; Lammers 1956: 116; Pockrandt/Brunkow 1956: 930; Hasche-Klünder et al. 1958: 272; Hansen 1959: 218; Gelbke 1961: 476.

klar für einen Behandlungsaufschub und eine am ›subjektiven Geschlecht‹ orientierte Vorgehensweise aussprach.

Interessanterweise sollte sich mit der Übernahme der Baltimorer Konzepte die Formel, im Zweifelsfall eine männliche Geschlechtszuweisung vorzunehmen, erledigen, denn von da an wurde es üblich, die meisten Fälle von Hermaphroditismus dem weiblichen Geschlecht zuzuweisen. So schrieb etwa 1959 der Direktor der Frauenklinik der Freien Universität Berlin, Mikulicz-Radecki: Es wird »fast immer richtig sein, einen Hermaphroditen mit intersexuellem Genitale zum Mädchen zu erklären.« (Mikulicz-Radecki 1959: 20) In dem 1961 erschienenen Sammelband *Die Intersexualität*, der von der allmählichen Durchsetzung der Baltimorer Konzepte zeugte, riet Overzier den KlinikerInnen, sich bei Neugeborenen mit Pseudohermaphroditismus masculinus und »mangelhafter Entwicklungsfähigkeit der Hoden« für eine »Eintragung als ›Mädchen‹ [zu] entschließen; als Frauen kommen diese hormonell schlecht versorgten Personen meist besser durchs Leben und können sich auch eher schamhaft verbergen.« (Overzier 1961d: 258)[35] Geringe Triebstärke aufgrund Sexualhormonmangels, auf die Overzier hier hindeutete, erschien dem Autor offenbar unvereinbar mit einer männlichen Geschlechtsrolle. Die Bevorzugung der weiblichen Geschlechtszuweisung hatte aber im Rahmen der Durchsetzung der Baltimorer Leitlinien und damit der Prämisse, dass das Erscheinungsbild der Genitalien im Kleinkindalter vereindeutigt werden müsse, vor allem einen technischen Grund, was ein Zeitschriftenbeitrag mit dem programmatischen Titel *Im Zweifelsfall: weiblich* klar erkennen ließ: »Da das männliche Genitale hinsichtlich Bau und Funktion wesentlich komplizierter als das weibliche ist, wird sich letzteres leichter operativ hinsichtlich seines Aussehens und seiner Funktion nachbilden lassen.« (Hauser/Schmid-Tannwald 1977: 660)[36] Mit solchen hauptsächlich technischen Argumenten setzte sich im Gefolge der Übernahme des Baltimorer Behandlungsprogramms der Leitsatz, »im Zweifelsfall weiblich«, für die nächsten Jahrzehnte durch (z.B. Kirchner et al. 1984: 165; Günther 1985: 103; Tscherne 1987: 76).

Um nun auf die am ›subjektiven Geschlecht‹ orientierten Empfehlungen in der Nachkriegszeit zurückzukommen: Letztlich unterschieden sich in praktischer Sicht die Zuweisungsregeln für intersexuelle Neugeborene – nach dem Erscheinungsbild der Genitalien oder dem (wahrscheinlichen) Keimdrüsengeschlecht – nur bezüglich des sogenannten Pseudohermaphroditismus masculinus mit unvollkommener Verweiblichung. Denn Differenzen machten sich weder beim Klinefelter- noch beim Turner-Syndrom bzw. Agonadismus bemerkbar, die zumeist ohnehin als Sonderfälle aus den allgemeinen Empfehlungen zu Intersexualität ausgeklammert wurden, da i.d.R., so jedenfalls die vorherrschende Auffassung,

35 Vgl. auch Overzier 1963: 356; Thieme 1965: 322.

36 Als weitere Begründung führten die Autoren an, dass selbst bei männlichen Pseudohermaphroditen die pränatale Androgenisierung des Gehirns zu schwach ausfalle, um eine normale männliche Psychosexualität zu gewährleisten (Hauser/Schmid-Tannwald 1977: 661).

bei ihnen kein auffällig uneindeutiges Genitale vorliege. Bei ihnen erscheine, so Dost, die »Zuweisung zu diesem oder jenem Geschlecht als allein naturgegeben [...], wie eigentümlich die wissenschaftliche Problematik ihrer Intersexualität auch sein mag.« (Dost 1957: 1053) Die meisten ÄrztInnen teilten sich auch in die Ansicht, dass Kinder mit weiblichem AGS, sofern die Virilisierung nicht extrem war, mittels Cortisontherapie verweiblicht werden konnten und daher dem weiblichen Geschlecht zugewiesen werden sollten. Da fast alle Fälle von Pseudohermaphroditismus femininus auf das AGS zurückgeführt wurden und der Hermaphroditismus verus als so selten galt, dass er praktisch kaum eine Bewandtnis hatte (ebd.: 1052), blieb eigentlich nur der Pseudohermaphroditismus masculinus als Problemfall der Geschlechtszuweisung übrig. Davon ausgenommen waren wiederum die Fälle von Pseudohermaphroditismus masculinus mit phänotypisch vollkommener Verweiblichung, weil diese fast nie bei Geburt, sondern meistens erst im Pubertätsalter überhaupt diagnostiziert wurden. Sofern in den Fällen von Pseudohermaphroditismus masculinus mit unvollkommener Verweiblichung Hoden in den Labien bzw. Scrotum tastbar waren, herrschte weitgehend Einigkeit darüber, dass diese Kinder dem männlichen Geschlecht zugewiesen werden sollten (ebd.: 1054). Nur wenn ein solcher Tastbefund nicht möglich war, gingen die Meinungen auseinander, ob die Entscheidung über die Geschlechtszuweisung vom Erscheinungsbild der äußeren Genitalien abhängig gemacht oder grundsätzlich das männliche Geschlecht gewählt werden sollte. Hinzu kamen natürlich in der Praxis noch solche Fälle, die differentialdiagnostisch ›verkannt‹ und als Pseudohermaphroditismus masculinus eingestuft wurden, was z.B. beim AGS mit stark virilisiertem Genitale manchmal vorkam.

Zusammenfassend ist zur Nachkriegsliteratur festzuhalten, dass bezüglich der Orientierung am ›subjektiven Geschlecht‹ und des Behandlungsaufschubs bis in die Pubertät ein breiter Konsens herrschte: Bis ca. 1960 vertrat die große Mehrheit der AutorInnen die Richtlinie des Behandlungsaufschubs und unter diesen waren mehrere in Fachkreisen höchst angesehene MedizinerInnen.[37] Für Herm-

37 Von den AutorInnen der bis ca. 1960 veröffentlichten Beiträge, die auf intersexuelle Kinder eingingen, sprachen sich mehr als die Hälfte dafür aus, die ärztliche Vorgehensweise vom ›subjektiven Geschlecht‹ abhängig zu machen. Einige wenige empfahl für alle Formen von Intersexualität chirurgisch-hormonelle Eingriffe im Kleinkindalter. Für dieses Behandlungsvorgehen optierten auch diejenigen MedizinerInnen, die allein zum Sonderfall des AGS Stellung nahmen. Auch in der Schweiz stellten sich einige MedizinerInnen auf den Standpunkt, sich bei Intersexuellen an deren Geschlechtszugehörigkeitsgefühl zu orientieren: Bei Neugeborenen, so empfahl Carl Müller (geb. 1903), Privatdozent an der Berner Universitäts-Frauenklinik, solle das Geschlecht entsprechend der Beschaffenheit des äußeren Genitales zugewiesen werden. Im Zweifelsfall könne auch eine Biopsie der Gonaden angebracht sein. »Zweckentsprechender« sei es jedoch, erst in der Pubertät letztgültig über die Geschlechtszuordnung zu entscheiden (Müller 1947: 75) Wenn die psychosexuelle Orientierung dies nahe lege, sei in diesem Alter sogar eine Geschlechtszuordnung entgegen dem Gonadengeschlecht vertretbar: »Nach Guggisberg ist der Arzt berechtigt, die Zuteilung des Geschlechts sogar gegen den anatomischen Charakter

aphroditen jenseits der Pubertät galt es als allgemein akzeptierte Regel, nichts zu unternehmen, was ihr Geschlechtszugehörigkeitsgefühl stören könnte (z.B. Hansen 1959: 219; auf zwei abweichende Positionen gehe ich im folgenden Abschnitt ein). So schrieben etwa der Chirurg Friedrich Pirner (geb. 1912) und der Dermatologe Siegfried Borelli (geb. 1924) von der Universität München: »Heute ist das Ziel, wenn es nur irgendwie geht, dem Kranken das Leben in dem von ihm erwünschten Geschlecht zu ermöglichen.« (Pirner/Borelli 1953: 342) Und der Göttinger Neuropathologe Hans Orthner empfahl, »dem Fühlen und dem Wunsch des Zwitters bei der gesellschaftlichen Einordnung weitgehend Rechnung zu tragen.« (Orthner 1955: 323) Wie konsequent die Richtlinie des ›subjektiven Geschlechts‹ tatsächlich umgesetzt wurde, lässt sich schwer abschätzen. Die veröffentlichten Fallberichte geben darüber nur bedingt Aufschluss, weil die konkreten Entscheidungen häufig sehr ungenau beschrieben sind. Immerhin sprechen solche Berichte eher für die Umsetzung als dagegen (vgl. z.B. die Fallberichte in Pockrandt/Brunkow 1956). Allerdings ist diese Frage für meine Analyse auch nicht entscheidend, die sich vielmehr auf die Praxisreflexionen als handlungsorientierende und -regulierende diskursive Prozesse konzentriert.

2.3 »In erster Linie haben wir uns von dem objektiven Befund leiten zu lassen«: Richtlinie des objektiven Geschlechts

Während die am ›subjektiven Geschlecht‹ orientierten Praxisempfehlungen in den 1950er Jahren vorherrschend waren, gab es doch auch andere Positionen: Neben einer Handvoll MedizinerInnen, die frühzeitig das Baltimorer Behandlungskonzept adaptierten und auf die ich in Kapitel II.5 eingehe, sprachen sich einzelne Ärzte dafür aus, dass bei Hermaphroditen wenn irgend möglich die Geschlechtszuweisung gemäß des sogenannten wahren Geschlechts erfolgen solle. Soweit ich es überblicke, vertraten nur zwei Mediziner, August Mayer (1876-1968) in der BRD und Hans-Joachim Serfling (1913-2004) in der DDR, offensiv das Prinzip, die Geschlechtszuweisung von Hermaphroditen und ggf. Behandlungsmaßnahmen von der Diagnose des ›objektiven Geschlechts‹, d.h. vor allem vom Keimdrüsenbefund, abhängig zu machen.

vorzunehmen, wenn das allgemeine Interesse des Individuums dies verlangt und der Allgemeinheit daraus keine Nachteile erwachsen. Ausschlaggebend ist vor allem das psycho-sexuelle Verhalten; es ist dem Geschlecht der Keimdrüsen oft direkt entgegengesetzt.« (Ebd.) Der hier referierte Direktor der Frauenklinik der Universität Bern, in dessen *Lehrbuch der Gynäkologie* der Beitrag von Müller erschien, hatte bereits 1934 in einem Artikel für die *Schweizerische Medizinische Wochenschrift* die Richtlinie des ›subjektiven Geschlechts‹ vertreten (Guggisberg 1934). Ein Kollege der Berner Chirurgischen Universitätsklinik unterstützte zeitgleich diese Position (Wolf 1935: 231f.).

Eugenische Begründung des Kriteriums des objektiven Geschlechts

Mayer, ehemaliger Direktor der Universitätsfrauenklinik Tübingen,[38] veröffentlichte 1956 im *Zentralblatt für Gynäkologie* einen Artikel mit dem Titel *Sexualpsychologische Bedenken gegen die operative Korrektur von genitalen Bildungsstörungen.* Dieser richtete sich mehr oder minder unverhohlen gegen die im selben Jahr im *Zentralblatt für Gynäkologie* veröffentlichten Positionen der Gynäkologen Kraatz, Pockrandt und Brunkow von der Ostberliner Humboldt-Universität, die ich oben bereits zitiert habe. Hinsichtlich des Pseudohermaphroditismus, so riet Mayer, übe man »bei plastischen Eingriffen zur Umgestaltung der äußeren Genitalien die allergrößte Zurückhaltung, ehe das Geschlecht sicher bestimmt ist.« (Mayer 1956: 1890) Letzteres zielte auf die Diagnose des objektiven, nämlich des Keimdrüsengeschlechts und nicht etwa auf das Geschlechtsempfinden. Mayer setzte hierbei in die neuen Techniken der indirekten Geschlechtschromosomenbestimmung die Hoffnung, dass diese die Zahl der Irrtümer bei der Diagnose des Keimdrüsengeschlechts verringern könnten (ebd.: 1891). Eine bei späterer Aufdeckung eines »Irrtums« hinsichtlich des biologischen Geschlechts u.U. vorzunehmende Geschlechtsumstellung sei »eine besonders ernste, ärztliche Aufgabe«. Denn eine »falsche«, d.h. nicht dem Keimdrüsengeschlecht entsprechende, Geschlechtszuweisung bedeute, davon war Mayer überzeugt, für die allermeisten Pseudohermaphroditen ungeheures Leid. Wenn auch noch zusätzlich die Genitalien chirurgisch an den »falschen« Geschlechtsstatus angeglichen worden seien, berge dies die Gefahr, dass eine homosexuelle Partnerschaft (gemessen am Keimdrüsengeschlecht) eingegangen werde. Daher kritisierte Mayer die Schaffung einer Neovagina durch Kraatz bei einem als Frau verheirateten männlichen Scheinzwitter (Kraatz 1956: 203): »Es sind also *2 Männer miteinander verheiratet*, so daß unter dem Schutz der bürgerlichen Trauung gegen Paragraph 175 des Strafgesetzbuches verstoßen wird.« (Mayer 1956: 1891) Aber auch Genitalplastiken, die das Erscheinungsbild gemäß dem Keimdrüsengeschlecht formten, waren Mayer suspekt. Er warnte, »daß man Menschen mit körperlich mangelhafter sexueller Differenzierung durch Bildung einer künstlichen Vagina oder durch operative Umformung der äußeren Genitalien nicht zu vollwertigen Geschlechtspartnern machen und daher auch nicht die Voraussetzungen zu einer sexuell harmonischen Ehe künstlich schaffen kann.« (Ebd.: 1892) Die fragliche Voraussetzung für eine »harmonische Ehe« war für Mayer die Fortpflanzungsfähigkeit: »In einer gesunden Ehe ist das Kind früher oder später ein natürliches Bedürfnis beider Eheleute; der *bewußte und aufgezwungene Verzicht auf ein Kind ist deswegen eine Vergewaltigung der Natur.*« (Ebd.: 1889f.) Mayer unterstellte, dass seine normativen Vorstellungen vom natürlichen Geschlechtskörper, »vollwertiger«, nämlich fortpflanzungsdienlicher

38 Mayer war von 1918 bis 1954 Direktor der Universitäts-Frauenklinik Tübingen.

Sexualität und »harmonischer« Partnerschaft, die für ihn nur in der Form der Ehe vorstellbar waren, einem »natürlichen Bedürfnis« aller Menschen bzw. »der Natur« Ausdruck verliehen. Auf diese Weise suchte er seine Wertmaßstäbe, die deutlich von seinem strenggläubigen Katholizismus geprägt waren, zu naturalisieren.

Mayers Ablehnung von Genitalplastiken reihte sich zudem in seine generelle Kritik der Operationsfreudigkeit in der Gynäkologie ein, die seiner Orientierung an einer psychosomatischen Frauenheilkunde, welche die Konstitution in den Mittelpunkt stellte, geschuldet war (Schlünder 2007: 42; Prill 1986: 348). Als Vertreter gynäkologischer Konstitutionslehren hatte er 1949 die *Gesellschaft für Konstitutionsforschung* mitbegründet. Sein Verständnis der Konstitution verknüpfte sich mit eugenischen Positionen, wie nicht zuletzt seine Stellungnahme zu Genitalplastiken 1956 im *Zentralblatt für Gynäkologie* erkennen ließ: Die Verwendung des Begriffs »vollwertig« musste bei den LeserInnen im Zusammenhang mit einer Erwähnung der Bevölkerungspolitik der Nationalsozialisten die eugenischen Vorstellungen der »vollwertigen« versus »minderwertigen« Konstitution evozieren. Allerdings wurden diese Ausdrücke im Text so nicht verwendet. Im Subtext forderte der Beitrag jedoch dazu auf, Ehen konstitutionell »vollwertiger« Partner mit »minderwertigen«, womöglich fortpflanzungsunfähigen Partnerinnen, durch die Anlage einer Scheidenplastik nicht noch zu unterstützen, da damit aus eugenischer Sicht unzweckmäßige sexuelle Verbindungen gefördert würden (Mayer 1956: 1889). Mit dieser Position setzte sich Mayers eugenisches Engagement aus der Zeit des Nationalsozialismus fort: Im Vorfeld des 1934 erlassenen nationalsozialistischen *Gesetzes zur Verhütung erbkranken Nachwuchses* hatte sich Mayer für solche eugenischen Zwangsmaßnahmen ausgesprochen (Klee 2001: 66), während er gleichzeitig die Ärzteschaft dazu aufrief, die »vollwertigen« deutschen Ehefrauen zu größerer Gebärfreudigkeit anzuhalten und ihrer angeblichen »Abortwilligkeit« entgegenzutreten (Mayer 1940; vgl. dazu Bröer 2004: 219f.).[39] Dass er mit seiner ablehnenden Haltung gegenüber Scheidenplastiken an die eugenische Programmatik des Nationalsozialismus anknüpfte, stellte Mayer 1956 sogar explizit fest, ohne dabei die Notwendigkeit zu empfinden, sich deutlich zu distanzieren (Mayer 1956: 1889).

In der Zeit des Nationalsozialismus waren allerdings die Positionen zur künstlichen Scheidenbildung keineswegs einheitlich. Das macht eine Kontroverse aus den Jahren 1937/38 deutlich, die einen Niederschlag in einem Artikel von Kraatz fand, der zeitgleich im *Zentralblatt für Gynäkologie* und in der *Zeitschrift für Geburtshülfe und Gynäkologie* veröffentlicht wurde. Der Artikel war die Schriftfassung eines Vortrags, den Kraatz 1937 über die Indikation zur künstlichen Scheidenbildung in einer Sitzung der *Gesellschaft für Geburtshilfe*

---

39 Allerdings geriet der Katholik Mayer mit seiner strikten Ablehnung von Aborten stellenweise in Konflikte mit dem nationalsozialistischen Regime, da er sich weigerte, eugenisch indizierte Abtreibungen vorzunehmen (Schlünder 2007: 43).

und Gynäkologie in Berlin hielt, die unter dem Vorsitz von Stoeckel abgehalten wurde. Kraatz stellte sich in diesem Vortrag auf den Standpunkt, dass Vaginalplastiken berechtigt seien, um das »seelische Leid« der Betroffenen zu lindern, welches er als »Gegensatz zwischen dem sexuellen Empfinden so gezeichneter Mädchen und Frauen und dem Bewusstsein, diesen Empfindungen wegen der Mißbildung nie einen Ausgleich schaffen zu können«, beschrieb (Kraatz 1938: 934). Kraatz hatte für diese Position offenbar Rückendeckung von Stoeckel (Kraatz 1977: 200).[40] Im Anschluss an den Vortrag war auch ein Diskussionsbeitrag von Georg August Wagner (1873-1947), Direktor der Frauenklinik der Berliner Charité, abgedruckt. Wagner lehnte die Auffassung von Kraatz ab, wofür er vor allem eugenische Gründe geltend machte (Berliner Gesellschaft für Geburtshilfe und Gynäkologie 1937).[41] Da Mayer diese an prominenter Stelle publizierte

40 Auch Benno Ottow (1884-1975), ärztliches Mitglied des Erbgesundheitsgerichts Berlin und ab Juni 1936 auch des Erbgesundheitsobergerichts Berlin, Gynäkologie-Professor und Direktor der Brandenburgischen Landesfrauenklinik Berlin-Neukölln, plädierte für eine Einordnung von *Scheidenatresien* (Fehlen oder Unterentwicklung der Vagina) als »leichter« erblicher Belastung, die dem Erbgesundheitsgericht nicht zur Anzeige gebracht werden müssten, zumal die Patient_innen häufig aufgrund von Uterusmangel oder rudimentärem Uterus steril seien. Außerdem sei in solchen Fällen unabhängig von ihrer Einstufung nach dem *Gesetz zur Verhütung erbkranken Nachwuchses* »die Möglichkeit und Notwendigkeit der helfenden und heilenden Operationen« gegeben (Ottow 1936: 57f.). Tatsächlich wurden Vaginalplastiken in der Zeit des Nationalsozialismus auch in Berlin durchgeführt, wie Fallberichte belegen (Krückmann 1937). Auch in einem gerichtsmedizinischen Handbuch wurden 1940 Vaginalplastiken als angemessenes Mittel dargestellt, um »beischlafsähnliche Akte« zu ermöglichen, durch die »eine gefährdete Ehe wiederhergestellt« werden könne (Schackwitz 1940: 959).

41 Wagner argumentierte: »Unserer jetzigen Einstellung entsprechend müssen wir in einer Reihe von Fällen aber doch Bedenken gegen die künstliche Scheidenbildung bei Fehlen des Uterus haben. So sehr in manchen Fällen das Geschick der Trägerin dieser Hemmungsbildung als wahrhaft tragisch zu bezeichnen ist, so gern solche Frauen auch ihr Leben riskieren, nur um den geliebten Mann wegen des angeborenen Defektes nicht zu verlieren, so steht doch in manchen Fällen ein schweres Bedenken der Ausführung der Operation entgegen: An die sicher unfruchtbare Frau wird ein Mann mit vielleicht sehr wertvollem Erbgut gebunden, der sich damit nicht fortpflanzen kann. [...] In anderen Fällen mag das Erbgut des Mannes weniger wertvoll erscheinen, so daß an der Fortpflanzung nicht viel gelegen ist; da schadet die Bindung an eine unfruchtbare Frau nichts. In jenen Fällen aber, in welchen wir sehen, daß der Mann ein prachtvoller und wertvoller Mensch ist, bei dem das Abreißen der Kette der Entwicklung einen Schaden für das Volksganze bedeuten würde, sollten wir alles daransetzen, den Mann und die Frau im Interesse des Volksganzen zu einem Verzicht zu bewegen. Dies mag manchmal ganz grausam erscheinen. Ohne Härte geht es nun einmal nicht immer ab.« (Berliner Gesellschaft für Geburtshilfe und Gynäkologie 1937: 174) Kraatz kommentierte die Kontroverse rückblickend 1977: »Wir schrieben das Jahr 1938, das fünfte Jahr des ›Blut und Boden‹-Reiches. Was galt individuelles Glück? Härte und Grausamkeit mußte es eben manchmal geben. Wie oft war bald ›manchmal‹! Ich stehe nach wie vor dazu: Wenn eine genitale Verkrüppelung einen Menschen an der Entfaltung seiner Persönlichkeit hindert, schwere depressive Reaktionen oder gar einen Selbstmord

Kontroverse vermutlich bekannt war, liest sich seine 1956 veröffentlichte Polemik gegen Kraatz' Durchführung der Vaginaloperation im Falle des als Frau verheirateten männlichen Scheinzwitters als eine verspätete Replik und zugleich als aktueller Angriff auf die in den Augen des Tübinger Ordinarius zu laxe Haltung der Ostberliner Gynäkologen gegenüber Genitalplastiken.

Mayer scheute sich mithin auch nach 1945 nicht, in der Frage der Genitalplastiken eine ärztliche Bevormundung der Betroffenen zu propagieren. Diese paternalistische Haltung zeigte er auch in der Frage der Geschlechtszuweisung von Hermaphroditen, die seiner Meinung nach gemäß dem Keimdrüsengeschlecht erfolgen sollte. Mayers Artikel im *Zentralblatt für Gynäkologie* gab allerdings nicht zu erkennen, ob er mit diesem Prinzip sogar nahelegen wollte, nicht nur Kinder, sondern selbst erwachsene oder heranwachsende Hermaphroditen entgegen ihrem Geschlechtszugehörigkeitsempfinden zu zwingen, ihren Geschlechtsstatus gemäß des Keimdrüsengeschlechts umzustellen. Das wäre zumindest die logische Konsequenz seiner eugenisch-paternalistischen, am Grundsatz des ›objektiven Geschlechts‹ ausgerichteten Praxisempfehlungen gewesen.

Objektiv im Grundsatz, pragmatisch in der Praxis

Im Kapitel *Der Hermaphroditismus und Pseudohermaphroditismus* einer 1956 in der DDR erschienenen Monographie über Hypospadie vertrat auch Serfling, der damals Oberarzt der Chirurgischen Klinik der Martin-Luther-Universität Halle war, die Position, dass sich das praktische Vorgehen nach der Diagnose des ›objektiven Geschlechts‹ richten müsse.[42] Für die objektive Geschlechtsdiagnose sollte das Keimdrüsengeschlecht ausschlaggebend sein. Er problematisierte die Richtlinie, grundsätzlich Behandlungen bis in die Pubertät aufzuschieben, mit der

befürchten läßt, dann soll man ihm helfen, soweit die Möglichkeit besteht.« (Kraatz 1977: 200) Dennoch zeigten die Positionen von Wagner und Kraatz auch Gemeinsamkeiten. Einig waren sich die Kontrahenten etwa darin, dass eine Scheidenplastik nicht indiziert sei, wenn diese »›nur‹ der Befriedigung der sexuellen Gelüste« diene (Kraatz 1938: 934). Außerdem hatte auch Wagner durchaus bereits künstliche Scheidenbildungen vorgenommen – an »Ausländerinnen« aus Staaten, »in welchen diese [eugenischen] Bedenken nicht die große Bedeutung haben, wie bei uns in Deutschland. Bei ihnen können wir die Operation ohne Bedenken ausführen, wenn die Indikationen dazu da sind.« (Berliner Gesellschaft für Geburtshilfe und Gynäkologie 1937: 174) Letztlich teilte Kraatz die »eugenischen Bedenken« Wagners bis zu einem gewissen Grad: In einem von ihm im Anschluss an die Darlegung seiner Indikationsrichtlinien zur künstlichen Scheidenbildung dargestellten Fall lehnte er die Operation deswegen ab, weil der Eingriff aufgrund der anatomischen »Verwachsungen« angeblich »lebensgefährlich« geworden wäre. Allerdings deutete sich darüber hinaus in seinen Worten auch eine eugenisch motivierte Ablehnung des Wunsches der Patientin an: Die Patientin sei mit »Schiefhals«, »Skoliose« und ihren Folgeerscheinungen »belastet« und »durch ihr ganzes Wesen scheu« geworden, weshalb eine Operation fragwürdig sei (Kraatz 1938: 935).

42 Serfling übernahm 1962 die Leitung der Chirurgie der Humboldt-Universität.

Begründung, dass auch in diesem Alter die Diagnose des wahren Geschlechts nicht unbedingt einfacher und zuverlässiger sei. Mit dieser Argumentation sah er darüber hinweg, dass der Behandlungsaufschub im Allgemeinen weniger aus Gründen einer einfacheren Diagnostik des Keimdrüsengeschlechts empfohlen wurde, als vielmehr deshalb, weil man sich bei adoleszenten und erwachsenen Hermaphroditen nach dem entwickelten Geschlechtszugehörigkeitsempfinden richten konnte. Serfling ignorierte dies jedoch und riet stattdessen: »In erster Linie haben wir uns von dem objektiven Befund leiten zu lassen und danach unsere chirurgischen Maßnahmen zu treffen. Wir stellen uns in diesem Punkt bewußt den Meinungen anderer Autoren entgegen.« (Serfling 1956: 64) Es sei falsch, die »Psyche« und »die Beschwerden, Wünsche und Hoffnungen eines Zwitters weitgehendst zu berücksichtigen« (ebd.: 63). Daher seien »Gefälligkeitsoperationen«, d.h. Genitaloperationen entgegen dem Keimdrüsenbefund, zu unterlassen. Dagegen sollten, sobald im Verlauf der Kindheit das Gonadengeschlecht deutlich feststellbar sei, entsprechende plastische Operationen durchgeführt und der Geschlechtseintrag geändert werden.

Doch dann gab Serfling zu bedenken: Je später eine Geschlechtsumstellung veranlasst werde, mit desto größerer Umsicht müsse sie vorgenommen werden, und grundsätzlich sei dieser Schritt nur dann einzuleiten, »wenn das Individuum auf Grund einer ›unsicheren Instinktrichtung‹ der beabsichtigten Korrektur zustimmt.« (Ebd.: 65) Mithin sah Serfling keine von ärztlicher Seite aufgezwungene Geschlechtsumstellung vor. Auch in zwei weiteren Hinsichten schränkte er die Richtlinie des ›objektiven Geschlechts‹ ein: Bei Feststellung eines Hermaphroditismus verus solle man sich »nicht nur nach dem objektiven anatomischen Befund«, der bei Vorliegen gleicher Anteile testikulären und ovariellen Gewebes der Keimdrüsen ohnehin nicht eindeutig ausfallen könne, sondern auch »nach dem psychischen Verhalten und den Neigungen des Individuums« richten (ebd.: 56 & 65). Das gleiche machte er für die Testikuläre Feminisierung geltend: In solchen Fällen sei es ausnahmsweise angezeigt, eine Kastration vorzunehmen und eventuell anschließend eine Neovagina anzulegen, vorausgesetzt, »daß der Pseudohermaphrodit psychisch weiblich ausgerichtet ist.« (Ebd.: 65, Fn. 1) Aufgrund solcher Einschränkungen von der Regel des Keimdrüsengeschlechts schwand der Unterschied zur Richtlinie des ›subjektiven Geschlechts‹: Im Grunde bestand eine Differenz nur noch hinsichtlich der männlichen Pseudohermaphroditen mit unvollkommener Verweiblichung und »unsicherer Instinktrichtung«, bei denen nach Serfling nicht abzuwarten, sondern das männliche Geschlecht sobald wie möglich zuzuweisen war. Obwohl also in pragmatischer Hinsicht die Nähe groß war, insistierte Serfling selbst auf der Differenz der Richtlinien. Er stellte seinen Standpunkt explizit als eine unprominente Minderheitenposition dar, denn die meisten Ärzte würden sich gegenwärtig keineswegs nach dem objektiven anatomischen Befund bei geschlechtsangleichenden Maßnahmen richteten, wie dies noch von älteren Autoritäten gefordert worden sei (ebd.: 62). Serfling fasste die divergierenden Positionen in einem Zitat seines Kollegen Karl

Herbert Parnitzke (1910-1992), der damals Privatdozent an der Psychiatrischen und Nervenklinik der Universität Halle war,[43] zusammen: »Strenge Objektivität und extremste Subjektivität konkurrieren.« (Ebd.: 64)[44]

2.4 »Strenge Objektivität und extremste Subjektivität konkurrieren«: Spannungsfeld von objektivem und subjektivem Geschlecht

Folgt man Serflings Behauptung einer »Konkurrenz«, so weist dies darauf hin, dass die Minderheitsposition, die auf dem Grundsatz des ›objektiven Geschlechts‹ beharrte, von der Mehrheit der MedizinerInnen, welche die Richtschnur des ›subjektiven Geschlechts‹ vertrat, zumindest ernst genommen wurde. In der Tat waren Darlegungen zur Praxisrichtlinie des ›subjektiven Geschlechts‹ häufig dadurch gekennzeichnet, dass sie sich explizit oder implizit mit der Regel des ›objektiven Geschlechts‹ auseinandersetzten.

Aufschlussreich dafür ist, in welcher Weise Serfling und Parnitzke aufeinander in ihren jeweiligen Texten Bezug nahmen: Serfling stellte sich in seiner Monographie von 1956 einer Kritik Parnitzkes an seiner Vorgehensweise in Fällen uneindeutigen Geschlechts, die jener 1952 in einem Artikel für das *Archiv für Psychiatrie und Zeitschrift für Neurologie* dargelegt hatte. Dabei ging es um einen von ihnen gemeinsam betreuten Fall von Pseudohermaphroditismus masculinus, der in der Klinik wegen eines Leistensbruchs vorstellig geworden war. Der_die Jugendliche B. H. war als Mädchen aufgewachsen und Serfling hielt fest, dass »die weibliche Psyche des Individuums« deutlich erkennbar gewesen sei. Dennoch schlug er aufgrund des Hodenbefunds vor, eine Umstellung des Geschlechts, unterstützt durch eine chirurgische Umformung der Genitalien, vorzunehmen. Laut Serfling reagierte B. H. zunächst ablehnend, indem sie_er »wiederholt« äußerte, »daß er auf jeden Fall als Mädchen und nicht als Knabe weiterleben möchte.« (Serfling 1956: 68) Doch letztlich habe B. H. »die erforderlichen Operationen zur Geschlechtskorrektur [nicht] mit Entschiedenheit abgelehnt […]. B. H. hatte noch keine sichere geschlechtliche Instinktrichtung. Er war froh darüber, daß eine Möglichkeit bestand, sein Zwittertum, dessen er sich sehr wohl bewußt war, abzulegen.« (Ebd.: 71)

Parnitzke wurde zu diesem Fall offenbar erst hinzugezogen, als es sich darum handelte, nach der Geschlechtsumstellung die schulische Reintegration von B. H. vorzubereiten. Er kritisierte in seinem Artikel, dass Serfling es versäumt habe, vor der angesetzten Operation eine psychologische Untersuchung durchführen zu

43 Parnitzke wechselte 1955 an die Medizinische Akademie Dresden, wo er 1956 einen Lehrauftrag für Psychiatrie und Neurologie bekam. 1958 wurde er Direktor der Klinik für Neurologie der Medizinischen Akademie Magdeburg, 1959 erhielt er dort eine ordentliche Professur und wurde Prorektor.

44 Der zitierte Satz findet sich in Parnitzke 1952: 441, Fn. 2.

lassen. Außerdem hätte die Geschlechtsumstellung psychotherapeutisch begleitet werden müssen (Parnitzke 1952: 457). Denn eine chirurgische Umformung der Genitalien allein könne keinen psychischen Geschlechtswechsel induzieren, auch dann nicht, wenn diese im Sinne des Keimdrüsengeschlechts erfolge (ebd.: 457, Fn. 1). Mit Büttner und Titze betonte Parnitzke, dass »Psyche und Keimdrüsenart sich nicht regelmäßig entsprechen«, da die Psyche auch durch die Gesellschaft geprägt werde (ebd.: 441, Fn. 2 & 457, Fn. 1). Parnitzke wies zudem darauf hin, dass Selbstmorde nach Geschlechtsumstellung vorgekommen seien, so auch in zwei ihm bekannten Fällen: »Von dieser Möglichkeit her ergibt sich über die wissenschaftlich-theoretische Erkenntnis hinaus die ärztlich verpflichtende psychologische Beachtung dieses Eingriffs, der das ganze soziologische Verhältnis des Probanden polar verändert und erotisch-sexuell für sein ›In der Welt stehen‹ andere Perspektiven schafft.« (Ebd.: 442) Er plädierte daher für die gründliche Untersuchung des Geschlechtsbewusstseins der Betroffenen, bevor einschneidende Maßnahmen veranlasst würden: »Es scheint [...] entgegen der streng chirurgisch-objektivistischen Auffassung geboten, beim geschlechtsbewußten Schein- und echten Zwitter das therapeutische Handeln seinen eigenen Wünschen und Neigungen [...], seiner psychischen Struktur entsprechend einzustellen.« (Ebd.: 457) Serfling suchte in seinem Buch von 1956 seinerseits, diese prinzipielle Kritik Parnitzkes durch die Schilderung des Behandlungserfolgs im besagten Fall zu entkräften: B. H. habe sich letztlich schnell umgestellt und schon bald nach der Operation »einen vollkommen ausgeglichenen und glücklichen Eindruck« gemacht. Auch die drei Jahre später erfolgte Nachuntersuchung habe dies bestätigt. Somit habe es sich bewährt, dass er sich in seinem Handeln nach dem »objektiven anatomischen Befund und nicht allein nach der Psyche des Kranken« gerichtet habe (Serfling 1956: 67ff.). Offenbar bestärkte Serfling diese Erfahrung in der Überzeugung, dass sich die Psychosexualität natürlicherweise dem Keimdrüsengeschlecht gemäß entwickle.

Serflings Position wurde durch Parnitzkes Artikel der west- und ostdeutschen Fachöffentlichkeit bekannt. Zumindest die bereits erwähnten Göttinger Chirurgen Gelbke und Hasche-Klünder sowie ihr Kollege aus der Frauenklinik, Anton, glaubten, den von Serfling vertretenen Standpunkt des ›objektiven Geschlechts‹ nicht einfach ignorieren zu dürfen und argumentierten:

> »Wir sind zwar mit Serfling einer Meinung, daß man operative Maßnahmen zur entgültigen Geschlechtsbestimmung von Scheinzwittern ausschließlich nach dem objektiven somatischen Befund ausrichten sollte, halten aber [...] bei zwittrigen Individuen mit überwiegend weiblicher Geschlechtsanlage nichts von operativen Korrekturen im Sinne einer endgültigen weiblichen Determinierung, wenn diese sich psychisch und in ihrer sozialen Lebensstellung als Mann fühlen und bewährt haben.« (Hasche-Klünder et al. 1958: 283)

Letzten Endes wichen die Göttinger Mediziner deutlich von Serflings Linie ab. Zwar drängten sie in dem Fall einer an ihrem weiblichen Geschlechtsstatus zweifelnden Person gegen deren anfängliche Widerstände auf eine Geschlechtsumstellung, weil der Hodenbefund dafür sprach. Doch habe die betroffene Person von Anfang an eine männliche psychische Einstellung erkennen lassen und schließlich dem Geschlechtswechsel zugestimmt (ebd.: 273f.). Die Position von Gelbke, Hasche-Klünder und Anton entsprach daher jenseits des rhetorischen Bekenntnisses zu Serfling den am ›subjektiven Geschlecht‹ orientierten Empfehlungen, was sich auch in folgender Bemerkung äußerte: »Die Praxis zeigt nun, daß postnasale [gemeint waren wohl postnatale] Einflüsse, wie Umwelt, Gewöhnung und Erziehung, die körperlich augenfälligen Geschlechtsmerkmale glatt überspielen und häufig entscheidend für das therapeutische Handeln werden können.« (Ebd.: 272) Wie bei den Göttinger Medizinern erweist sich auch die in ein paar der anderen von mir gesichteten Veröffentlichungen zu findende Bekenntnis zu einer am Keimdrüsenbefund ausgerichteten Vorgehensweise bei näherem Hinsehen als vordergründige Behauptung, die keine dezidierte Position im Sinne Serflings oder Mayers begründete.

Letztlich waren es somit nur zwei Mediziner, der eine aus Ost-, der andere aus Westdeutschland, die aus jeweils unterschiedlichen Motiven in einigermaßen konsequenter Weise dem ›objektiven Geschlecht‹ Geltung verschaffen wollten. Insofern handelte es sich hier um eine randständige Position gegenüber der dominierenden Orientierung am Geschlechtsempfinden. Dennoch wurde Serflings Standpunkt nicht einfach ignoriert, sondern verschiedentlich diskutiert. Das weist darauf hin, dass sich die vom Großteil der MedizinerInnen geübte Distanz zum Grundsatz des ›objektiven Geschlechts‹ nicht von selbst verstand. Vielmehr stand dahinter eine Debatte, in der um objektive Kriterien der Geschlechtsdiagnose und -zuweisung in demselben Maße gerungen wurde, wie diese zugleich in Frage gestellt wurden. Auf diese Diskussionen, die um die Geschlechtszuordnung, ihre wissenschaftlichen Kriterien und praktischen Aspekte geführt wurden, und die eine tiefe Diskrepanz zwischen theoretischen und praktischen Auffassungen und Problemen zum Ausdruck brachten, gehe ich in den nächsten zwei Kapiteln vertiefend ein.

2.5 »Damit ist natürlich nicht gesagt, daß wir diesen unglücklichen Wesen unsere Hilfe verweigern«: Bruch oder Kontinuität mit der Medizin vor 1945?

Zum Abschluss des Kapitels möchte ich nahe liegende Vermutungen zu den Motiven der MedizinerInnen, die der Orientierung der ärztlichen Vorgehensweise am Geschlechtszugehörigkeitsgefühl zugrunde gelegen haben könnten, diskutieren. Dies dient zugleich dazu, die Richtlinie des ›subjektiven Geschlechts‹ in die Diskursentwicklung bis 1945 historisch einzuordnen. Zunächst ließe sich ja annehmen, dass diese Richtlinie in erster Linie auf einer ernsthaften Anerkennung der Bedürfnisse von Hermaphroditen bzw. ihres Subjektstatus beruht haben könnte. Eine solche Annahme ignoriert aber, dass MedizinerInnen der Nachkriegszeit durchaus den Anspruch aufrecht erhielten, die praktische Vorgehensweise bei Hermaphroditismus auf objektive Kriterien zu gründen, sich aber aus klinischen Erwägungen dagegen entschieden. Immerhin lässt sich anführen, dass manche der am Hermaphroditismus-Diskurs aktiv beteiligten ÄrztInnen VerfechterInnen einer ganzheitlichen Medizin waren oder zumindest eine Nähe zu solchen Ansätzen zeigten, so etwa in der DDR die Psychiater Parnitzke und Hans Jörn Lammers oder in der BRD der Gynäkologe Paul August König. Ganzheitliche Ansätze wurden gegen eine überbetont rationalistische Wissenschaft in Stellung gebracht, insofern diese mit der Entmenschlichung der Medizin im Nationalsozialismus assoziiert wurde. Könnte es also sein, dass die am ›subjektiven Geschlecht‹ orientierten Empfehlungen Ausdruck ganzheitlicher Auffassungen waren, zu denen ÄrztInnen der Nachkriegszeit in Reaktion auf die Verbrechen der Medizin im Nationalsozialismus tendierten?

Hierzu ist zunächst einmal anzumerken, dass Ganzheitslehren auch während des Nationalsozialismus gepflegt wurden. Von einer klaren Gegnerschaft der VertreterInnen ganzheitlicher Ansätze zum Nationalsozialismus kann jedenfalls keine Rede sein (Harrington 2002). Zudem konnte sich, von einer Minderheit abgesehen, das Gros der deutschen Ärzteschaft in der Nachkriegszeit nicht zu einer deutlichen Verurteilung der nationalsozialistischen Verbrechen und Verstrickungen von MedizinerInnen entschließen. Hinzu kommt, dass auch einige derjenigen Ärzte, die in der Nachkriegszeit das ›subjektive Geschlecht‹ für das Vorgehen in Fällen von Hermaphroditismus für ausschlaggebend erklärten, die nationalsozialistische Arisierungspolitik mitgetragen hatten und z.T. an Zwangssterilisationen, manche sogar an verbrecherischen Menschenversuchen, Krankenmorden und den rassenhygienisch-eugenischen »Euthanasie«-Programmen beteiligt waren: Zu nennen sind etwa der Pädiater Werner Catel[45], die Vererbungswissenschaftler

45 Catel (1894-1981) war während seiner Amtszeit als Direktor der Pädiatrie der Universität Leipzig einer der hauptverantwortlichen Gutachter bei der Selektion für die – geheim gehaltene – sogenannte »Kindereuthanasie« (Petersen/Zankel 2008). Es wird vermutet, dass sein damaliger Oberarzt Friedrich Hartmut Dost, der Mitglied der NSDAP, SA und des NS-Ärztebundes war, zumindest Mitwisser war (Klee

Otmar Freiherr von Verschuer[46] und Widukind Lenz[47], der Gerichtsmediziner Berthold Mueller[48], die Göttinger Professoren Hans Orthner[49], Heinrich Martius und Adalbert Büttner[50], die Gynäkologen Ernst Philipp[51], Felix von Mikulicz-

2005: 117; Buhl 2001: 45; Topp 2008: 238). 1948 wurde Catel auf die Berufungsliste für das Ordinariat der Kinderheilkunde der Hamburger Universität gesetzt, obwohl gleichzeitig beim Landgericht ein Strafverfahren gegen ihn lief, das seine Rolle als einer der drei Hauptgutachter der »Kindereuthanasie« beleuchtete. Das Verfahren blieb, wie auch ein zweites, juristisch ohne Erfolg (Bussche 1989: 433f.). Unbehelligt leitete Catel von 1954 bis 1960 die Kinderklinik der Universität Kiel.

46 Verschuer profilierte sich unter den Nationalsozialisten als einer der führenden Rassenhygieniker. Er war Herausgeber der ab 1934 erschienen Zeitschrift *Der Erbarzt* und Mitglied der für Zwangssterilisierungen zuständigen Erbgesundheitsgerichte. 1935 wurde er Direktor des Universitätsinstituts für Erbbiologie in Frankfurt am Main und 1942 des Kaiser-Wilhelm-Instituts für Anthropologie, menschliche Erblehre und Eugenik in Berlin. Unter seiner Leitung wurden dort rassenanthropologische Forschungen durchgeführt, deren Untersuchungsmaterial von Opfern der Konzentrationslager stammte (Ash 1995: 916; Weiss 2004: 41f.). In der Nachkriegszeit gelang es Verschuer, seine Reputation mit Hilfe früherer Kollegen wiederherzustellen (Weingart et al. 1988: 573f.; Kröner 2000: 653).

47 Lenz war während seines Studiums Junggruppenführer der Hitlerjugend, außerdem gehörte er dem NS-Studentenbund und der SA an (Klee 2005: 367).

48 Mueller war 1933 in die NSDAP und die SA eingetreten. Er sprach sich für die rassenhygienische »Vernichtung lebensunwerten Lebens« aus (http://catalogus-professorum-halensis.de/muellerberthold.html, Stand 20.03.2009). Ein gerichtsmedizinisches Lehrbuch, das Mueller gemeinsam mit dem Vorstand des Würzburger gerichtsmedizinischen Instituts, Kurt Walcher (1891-1973), verfasste, war ganz im Geiste der nationalsozialistischen Eugenik geschrieben. Es wurde mehrfach wiederaufgelegt (Mueller/Walcher 1944).

49 Der Neuropathologe Orthner war SS-Hauptsturmführer und 1942 in der Abteilung Gehirnforschung des Luftfahrtmedizinischen Forschungsinstituts des Reichsluftfahrtministers in Berlin-Buch tätig, in der auch Unterdruckexperimente an epileptischen Kindern durchgeführt wurden (Klee 2005: 445; Schmuhl 2000: 45, Fn. 148).

50 Martius galt nach nationalsozialistischer Definition als »Vierteljude«. Er durfte als einziger der »jüdischen« Hochschullehrer in Göttingen seine Position behalten. In der Frauenklinik wurden unter seiner Leitung Zwangssterilisierungen durchgeführt (Klee 2005: 393). In der Chirurgischen Klinik wurden Männer zwangssterilisiert und kastriert (Koch 1994: 22 & 44). Büttner war als Assistenzarzt in der Chirurgie der Universität Göttingen an Zwangssterilisierungen beteiligt. In einem Fachartikel schrieb er, dass bis Ende 1935 in Göttingen 347 Männer »auf Grund rechtskräftiger Beschlüsse der Erbgesundheitsgerichte unfruchtbar gemacht« worden seien. Er stellte sich dabei auf den Standpunkt, den Willen des »Gesetzgebers« auszuführen bzw. »die von den Erbgesundheitsgerichten erlassenen Beschlüsse in die Tat umzusetzen.« (Büttner 1936: 49f.) Auch in der Nachkriegszeit konnte Büttner in den Zwangssterilisierungen offenbar kein Unrecht erkennen: Mehrmals lehnte er das Ansinnen eines Betroffenen auf Refertilisierung mit der Begründung ab, der Beschluss der Zwangssterilisierung nach dem Erbgesundheitsgesetz sei weiterhin rechtskräftig. Er beharrte auf diesem Standpunkt, obwohl ein Schreiben der englischen Militärverwaltung vorlag, welches die Angemessenheit und Unbedenklichkeit des Eingriffes bescheinigte (Koch 1994: 73f.).

51 Philipp war NSDAP-Mitglied. Als damaliger Direktor der Universitäts-Frauenklinik Greifswald war er für Zwangssterilisationen verantwortlich (Klee 2005: 460).

Radecki[52], Walther Stoeckel und Helmut Kraatz[53], die Psychiater Johann Heinrich Schultz[54] und Hermann Stutte[55].

52 Mikulicz-Radecki war NSDAP- sowie SA-Mitglied. Er führte als Direktor der Universitäts-Frauenklinik in Königsberg im großen Maßstab Zwangssterilisierungen durch. Wie die meisten seiner Kollegen aus der Gynäkologie billigte er die Ziele des *Gesetzes zur Verhütung erbkranken Nachwuchses*. Er nahm das recht hohe Mortalitätsrisiko der Zwangssterilisationen in Kauf und führte die Operationen notfalls unter Anwendung von Täuschung und Gewalt durch. Gabriele Czarnowski hat gezeigt, dass Mikulicz-Radecki an den zu sterilisierenden Frauen Studien zur normalen Funktionsweise der inneren weiblichen Genitalorgane betrieb. Er bediente sich ihrer auch zur Sterilitätsforschung (Czarnowski 2001: 235-241). In der Nachkriegszeit wurde Mikulicz-Radecki zum Ehrenmitglied der *Nordwestdeutschen Gesellschaft für Geburtshilfe und Gynäkologie* ernannt.

53 Stoeckel trat nicht in die NSDAP ein im Unterschied zu dem ab 1939 als stellvertretender Klinikdirektor amtierenden Kraatz, der außerdem Mitglied der SA und des Nationalsozialistischen Dozentenbundes war. In den ersten Jahren des nationalsozialistischen Regimes stellte sich Stoeckel schützend vor den jüdischen Leiter des pathologischen Instituts der Frauenklinik der Universität Berlin, Robert Meyer (1864-1947), der sich allerdings 1939 doch zur Emigration gezwungen sah. Stoeckel trug aber prinzipiell die Arisierungspolitik der Nationalsozialisten mit (Schneck 1994: 123). Außerdem finden sich in der 1940 erschienenen Auflage von Stoeckels *Lehrbuch der Gynäkologie* einige Passagen, die seine Nähe zur nationalsozialistischen eugenischen Programmatik offenbaren (z.B. Stoeckel 1940a: 112). Tatsächlich wurden unter Stoeckels Leitung in der I. Universitäts-Frauenklinik Zwangssterilisationen durchgeführt (diese Angabe verdanke ich Susanne Doetz, die an einem Dissertationsprojekt mit dem Titel *Praxis und Alltag der Zwangssterilisation. Die Berliner Universitätsfrauenklinik Walter Stoeckels 1942-1944* arbeitet).

54 Schultz (1884-1970), der in der Nachkriegszeit als niedergelassener Nervenarzt in Berlin praktizierte und als Begründer des autogenen Trainings bekannt geworden ist, war Professor am 1936 in Berlin gegründeten Deutschen Institut für psychologische Forschung und Psychotherapie. Dieses wurde von dem überzeugten Nationalsozialisten Matthias Heinrich Göring (1879-1945) geleitet. Schultz amtierte als stellvertretender Direktor des Instituts. Er war kein Mitglied der NSDAP, da ihm die Parteimitgliedschaft aufgrund seiner früheren Ehe mit einer Jüdin nicht erlaubt war. Doch trat er 1933 in das Nationalsozialistische Kraftfahrerkorps ein, das 1935 von der SA übernommen wurde. Schultz begrüßte das *Gesetz zur Verhütung erbkranken Nachwuchses*. Ebenso stellte er sich hinter das »Euthanasie«-Programm der Nationalsozialisten: 1940 schrieb er im Zentralblatt für Psychotherapie, dass sich die »Idiotenanstalten« durch die »Vernichtung lebensunwerten Lebens« bald »leeren« würden (zit. nach Brunner/Steger 2006: 18-21). Da Schultz psychiatrischer Gutachter war, wird vermutet, dass seine Gutachtertätigkeit dazu beitrug, dass Menschen in Konzentrationslager verschleppt wurden (Cocks 2001: 239f.; Bröer 2002).

55 Stutte begann 1934 seine medizinische Laufbahn mit erbbiologischen Forschungen an »Fürsorgezöglingen« und als psychiatrischer Gutachter in Erbgesundheitsgerichtsverfahren in Gießen und Tübingen. Er war Mitglied der SA, des NS-Ärztebunds und der Reichsdozentenschaft. 1937 beantragte er die Aufnahme in die NSDAP. Auch nach 1945 hielt Stutte an erbbiologischen Erklärungsmodellen für abweichendes Verhalten fest (Klee 2001: 113f.; http://www.geschichtswerkstatt-marburg.de/projekte/psych.htm, Stand 20.03.2009).

Diese in die Hermaphroditismus-Behandlung und/oder -forschung involvierten Mediziner wurden für ihre nationalsozialistischen Verstrickungen nicht belangt oder gerieten erst Jahrzehnte später in die öffentliche Kritik.[56] Generell konnte in den 1950er Jahren bezüglich des akademischen medizinischen Personals in Ost- wie in Westdeutschland von einer deutlichen Zäsur gegenüber den alten Strukturen keine Rede sein. Die Medizin war ein akademisches Fach, dessen VertreterInnen sich der nationalsozialistischen Politik in besonderem Maße geöffnet hatten.[57] Zwar führte die noch 1945 begonnene Entnazifizierung des universitären Personals, das sich hauptsächlich nach dem formalen Kriterium der NSDAP-Mitgliedschaft richtete, zunächst zu systematischen Massenentlassungen, die in der Sowjetischen rigoroser als in den westlichen Besatzungszonen ausfielen. Doch als bereits zwei Jahre später die Entnazifizierung durch die Militärverwaltungen der Besatzungszonen offiziell für beendet erklärt wurde, begann die allmähliche Wiedereinsetzung der als »Mitläufer« eingestuften WissenschaftlerInnen, aber auch ehemaliger NSDAP-Mitglieder (Ash 1995: 907f.). Die Wiedereinsetzung wurde dadurch begünstigt, dass es einen starken Bedarf an Fachpersonal zum Zwecke des Wiederaufbaus des gesundheitlichen Versorgungssystems und des Universitätsbetriebs gab. Das Gesundheitssystem der SBZ bzw. DDR war durch die massenhafte Abwanderung von WissenschaftlerInnen in den Westen zusätzlich geschwächt (David 2004: 483). Viele der in den Nationalsozialismus vertrickten MedizinerInnen reklamierten, dass ihre Forschungen wissenschaftlich und damit politisch neutral gewesen seien. Sie suchten sich dabei gegen die allzu offensichtlich an verbrecherischen Menschenexperimenten beteiligten WissenschaftlerInnen abzugrenzen, indem sie diesen Unwissenschaftlichkeit vorwarfen (Weingart et al. 1988: 581f.). Die solchermaßen argumentierenden MedizinerInnen fanden Unterstützung durch die kollegialen Netzwerke der im Amt belassenen oder bereits wieder eingesetzten Ordinarien, aber auch durch deutsche Behörden und Richter (Kröner 2000; Ash 1995: 914f.). Letztlich stieg der Anteil wieder eingesetzter ehemaliger NSDAP-Mitglieder unter den ProfessorInnen der DDR und BRD auf ca. ein Drittel und mehr an (ebd.: 912f.).

Wenn nun festgestellt werden muss, dass die personelle Kontinuität zum Nationalsozialismus unter denjenigen älteren Medizin-Ordinarien, die sich in der Nachkriegszeit mit Intersexualität beschäftigten, nicht unbedeutend war, so ist zu fragen, ob sich auch eine Fortführung der ärztlichen Praktiken im Umgang mit Hermaphroditen feststellen lässt (zur Anknüpfung an Klassifikations- und Erklärungsmodelle vgl. Kap. II.3). In Bezug auf die Positionen und Empfehlungen, die dazu *veröffentlicht* wurden, lässt sich, abgesehen vom nationalsozialistischen

56 Ein weiterer Mediziner, der ebenfalls die Politik der Nationalsozialisten aktiv stützte, aber für den Hermaphroditismus-Diskurs keine solch zentrale Bedeutung hatte, war z.B. der Kieler Internist Helmuth Reinwein (1895-1966) (Klee 2005: 489f.).

57 Rund 45% der Ärzteschaft insgesamt und 75% der HochschulmedizinerInnen waren NSDAP-Mitglieder; damit hatten sie – verglichen mit anderen Professionen – den höchsten Mitgliederanteil (Ernst 1997: 145).

Vokabular, eher eine Fortschreibung als eine Zäsur feststellen – wobei aber zu beachten ist, dass die kontinuierliche Linie über die Zeit des Nationalsozialismus hinaus bis zur Jahrhundertwende zurückverfolgt werden kann. Das gilt insbesondere für die Richtlinie des ›subjektiven Geschlechts‹. In einem gerichtsmedizinischen Standardwerk, das in dritter Auflage 1944 erschien, hieß es:

»Wenn kein dringender Anlaß zur Änderung der Geschlechtsbezeichnung vorliegt, kommt nicht selten die Beibehaltung der bisherigen, wenn auch nunmehr als nicht ganz richtig erkannten Geschlechtsbezeichnung in Betracht. Jedenfalls darf es nicht vorkommen, daß ein Arzt bei einer derartigen Untersuchung sein Erstaunen und den Grund dazu hemmungslos der untersuchten Person preisgibt. In anderen Fällen freilich ist durch die Änderung der Geschlechtsbestimmung von der betroffenen Person eine ungeheure seelische Belastung wegzunehmen.« (Mueller/Walcher 1944: 280f.)

Berthold Mueller, einer der beiden Verfasser dieser Passage, vertrat auch noch in der Nachkriegszeit dieselbe Auffassung, wie oben bereits zu sehen war. Wie die Gerichtsmediziner empfahlen in der Zeit des Nationalsozialismus auch viele andere ÄrztInnen, die Entscheidung über Geschlechts(neu-)zuweisungen oder Behandlungsmaßnahmen in Fällen von Hermaphroditismus am entwickelten Geschlechtszugehörigkeitsempfinden der Betroffenen auszurichten (Jores 1939: 296; Priesel 1940: 968f.; Marx 1941: 306). In der *Zeitschrift für Geburtshilfe und Gynäkologie* sprach sich zwar ein Gynäkologe im »Volksinteresse« gegen chirurgische oder hormonelle »Maßnahme[n] zur Förderung der Fertilität« von Hermaphroditen aus, da »[i]n die Vollwertigkeit dieser Nachkommenschaft […] doch einige Zweifel gesetzt werden« müssten (Naujoks 1934: 160). Andererseits führte er aus:

»Damit ist natürlich nicht gesagt, daß wir diesen unglücklichen Wesen unsere Hilfe verweigern sollten. Die meisten [Hermaphroditen] sind ja infolge der verschiedensten Mißbildungen von vornherein von jedem Fortpflanzungsgeschäft absolut sicher ausgeschlossen. Auch bei den anderen, die vielleicht eine gewisse Hoffnung nach dieser Richtung hin haben, ist die Gefahr der minderwertigen Nachkommenschaft dann nicht allzu groß, wenn in der Aszendenz und in der Verwandtschaft keinerlei Mißbildungen und erbliche Anomalien festzustellen sind. Liegen aber noch Komplikationen nach dieser Richtung hin vor, dann soll sich der Arzt nur auf die Hilfe für das Individuum beschränken, aber keine Maßnahme zur Förderung der Fertilität unternehmen.« (Ebd.: 151)

Die eugenische Forderung, Eingriffe zur Förderung der Fortpflanzungsfähigkeit zu unterlassen, betraf also hier spezielle Fälle, während die am ›subjektiven Geschlecht‹ orientierte Vorgehensweise die Grundregel blieb. Wenn somit festgestellt werden kann, dass die am entwickelten Geschlechtsempfinden der Hermaphroditen orientierte Vorgehensweise im Grundsatz auch in der Zeit des Nationalsozialismus empfohlen wurde, so sagt dies noch wenig über die Umsetzung aus. Die Frage nach der konkreten Praxis kann auf der Grundlage des hier untersuchten Quellenkorpus, d.h. auf der Basis von Fachpublikationen, nur äußerst unzulänglich eingeschätzt und daher nicht beantwortet werden.[58]

Vereinzelt setzten medizinische Publikationen aus der Zeit des Nationalsozialismus allerdings doch auch ein generelles Eheverbot und Zwangssterilisierungen für Hermaphroditen auf die Agenda:

»Namentlich bei Verdacht auf noch vorhandene Zeugungsmöglichkeit sollten Eheschließungen unbedingt verboten werden, da auch diese Mißbildungen vererbt werden können. Und schon deshalb ist vom Standpunkt der Eugenik gegen die operative Entfernung der Keimdrüsen bei Zwittern nichts einzuwenden. Es ist ernsthaft zu erwägen, ob nicht überhaupt grundsätzlich bei Anwesenheit von Fehlbildungen an den äußeren Geschlechtsteilen Sterilisierung der betreffenden Individuen durchzuführen wäre.« (Priesel 1940: 969)

Solche radikalen Forderungen, wie sie vereinzelt in der Literatur zum Ausdruck kommen (Rogal 1942: 502), entsprachen aber nicht den vorherrschenden medizinischen Einschätzungen – zumindest soweit diese aus Publikationen abgelesen werden können: Hermaphroditismus galt laut der überwiegenden Zahl der von mir gesichteten medizinischen Publikationen aus der Zeit des Nationalsozialismus – und diesen Standpunkt vertrat auch prominent Verschuer in *Der Erbarzt* (Verschuer 1936) – nicht an und für sich als vererbbare sogenannte »schwere körperliche Missbildung« im Sinne des 1934 erlassenen *Gesetzes zur Verhütung erbkranken Nachwuchses*, das bei einem solchen Befund die Zwangssterilisierung verfügte. Im konkreten Einzelfall gelangten aber vermutlich behandelnde und begutachtende ÄrztInnen zu sehr unterschiedlichen Urteilen.

58 Auch veröffentlichte Fallberichte geben über die Frage der Praxis nur bedingt Aufschluss, weil die Behandlungsentscheidungen zumeist nur sehr oberflächlich dargestellt sind. Die von mir gesichteten Fallberichte sprechen überwiegend dafür, dass die am ›subjektiven Geschlecht‹ orientierten Empfehlungen auch umgesetzt wurden (Naujoks 1934: 153-160; Serfling 1956: 63; Büttner/Titze 1948: 383). Ein retrospektiver Bericht schilderte allerdings den Fall eines als Mädchen aufgewachsenen Hermaphroditen (spätere Diagnose: AGS), bei dem in der Zeit des Nationalsozialismus aus eugenischen Gründen die Gebärmutter entfernt worden war (ebd.: 391ff.). In einem anderen Fallbericht über einen Hermaphroditen, dessen Jugendjahre in die Zeit des Nationalsozialismus fielen, hieß es, dieser habe mitbekommen, »daß hinter den Kulissen Verhandlungen geführt wurden, ob er zum ›lebensunwerten Leben‹ zu rechnen sei.« (Kraus 1972: 79) Um sich der Frage des konkreten Umgangs mit Hermaphroditen unter der nationalsozialistischen Herrschaft anzunähern, wäre eine aufwendige Krankenakten- und andere Archivrecherche notwendig. Dabei muss auch bedacht werden, dass die am ›subjektiven Geschlecht‹ orientierte Vorgehensweise ohnehin nur für diejenigen intersexuellen Menschen Geltung hatte, die nicht in Konzentrationslager verschleppt wurden oder in Fürsorge- und psychiatrischen Anstalten untergebracht waren, wo sie der Willkür der Anstaltsleitung anheim gegeben waren.

Angesichts dieser Situation war auch die Eheschließung für Hermaphroditen theoretisch nicht unmöglich, praktisch aber sicherlich stark eingeschränkt: Nach § 2 des 1935 erlassenen *Gesetzes zum Schutze der Erbgesundheit des deutschen Volkes* war vorgesehen, dass generell vor einer beabsichtigten Eheschließung sogenannte Ehetauglichkeitszeugnisse, auszustellen vom Gesundheitsamt, erbracht werden müssten, die nach § 1 u.a. nachzuweisen hatten, dass keine »Erbkrankheit« im Sinne des *Gesetzes zur Verhütung erbkranken Nachwuchses* vorliege; andernfalls sollte nur die Eheschließung mit einer unfruchtbaren Person zulässig sein. Allerdings wurde § 2 des Gesetzes – im Unterschied zu den anderen Bestimmungen – nicht in Kraft gesetzt. Die Standesbeamten wurden stattdessen angewiesen, nur im Falle von Zweifeln an der Ehetauglichkeit ein medizinisches Zeugnis einzufordern. Außerdem wurde auf der Grundlage von Verordnungen ab 1936 bei beabsichtigter Eheschließung routinemäßig eine Überprüfung der HeiratsanwärterInnen durch die Gesundheitsämter vorgenommen. Diese Überprüfung erfolgte jedoch i.d.R. auf der Basis vorhandener Unterlagen und nicht wie beim Ehetauglichkeitszeugnis auf eigens zu dem Zwecke durchgeführten ärztlichen Untersuchungen (Czarnowski 1991: 175-180).[59] Somit mussten intersexuelle Menschen, sofern die Standesbeamten über ihre Besonderheit auf informellem Wege Kenntnis erlangten oder in Unterlagen, die den Gesundheitsämtern zugänglich waren, eine entsprechende Diagnose vermerkt war, damit rechnen, dass ihnen womöglich mit der Begründung einer vorliegenden »Erbkrankheit« eine Eheschließung mit einer fortpflanzungsfähigen Person verweigert werden konnte (Mueller/Walcher 1944: 66ff. & 280f.).[60]

Zuletzt muss man auch fragen, ob im Rahmen des rassenhygienisch-eugenischen »Euthanasie«-Programms intersexuelle Kinder systematisch den Gesundheitsämtern durch Hebammen und leitende Ärzte von Geburtshilfestationen gemeldet wurden. Denn 1939 wurde eine Meldepflicht für schwere »Missbildungen« durch streng vertraulichen Runderlass des Reichsministers des Innern im Zuge der sogenannten »Kindereuthanasie«, der bis 1945 mehr als 5.000 Kinder zum Opfer fielen, eingeführt (Schmuhl 1992: 182-189). Auch die Hebammenordnung von 1943 verfügte eine solche Meldepflicht.[61] Allerdings findet sich, wie oben bereits gesagt, in den von mir gesichteten Publikationen kein Hinweis darauf, dass Hermaphroditismus (bzw. bestimmte Formen desselben) tatsächlich generell als (vererbbare) schwere Missbildung und damit als meldepflichtig eingestuft wurde.

Nach 1945 gab es keinen staatlich organisierten Krankenmord mehr. Das Ehegesundheitsgesetz wurde unwirksam. Die Erbgesundheitsgerichte wurden

59 Regelmäßig angefordert wurden Ehetauglichkeitszeugnisse hingegen, wenn Ehestandsdarlehen beantragt wurden (Blasius 1987: 192).

60 Eine entsprechende Fallgeschichte findet sich in Mayer 1956: 1892.

61 Die Dienstordnung verpflichtete, wie bereits einige der älteren Reglements, die Hebammen dazu, bei Zweifeln am Geschlecht eines Kindes einen Arzt hinzuziehen (Dienstordnung für Hebammen 1943: § 15 (3); Hebammenlehrbuch 1943: 351).

aufgelöst und das *Gesetz zur Verhütung erbkranken Nachwuchses* nicht mehr angewandt (wenn es auch in manchen westdeutschen Bundesländern zunächst nicht ausdrücklich aufgehoben wurde). Während somit eugenische Zwangsmittel nicht mehr legal waren, wurden allerdings in der Nachkriegszeit eugenische Zielsetzungen unter dem Gesichtspunkt »freiwilliger« Maßnahmen durchaus wieder aufgenommen. Darauf wird in Kapitel II.4 genauer einzugehen sein.

Um nun zu der Ausgangsfrage zurückzukommen, ob die am ›subjektiven Geschlecht‹ orientierten Empfehlungen der Nachkriegsliteratur eine Zäsur zur entmenschlichten Medizin im Nationalsozialismus markierten, so ist dies klar zu verneinen. Vielmehr standen die Empfehlungen in Kontinuität zu den Verlautbarungen von Medizinern vor 1945. Menschenfreundlichkeit und Ganzheitlichkeit in Abgrenzung zum Nationalsozialismus reichen also als Erklärungsmomente nicht aus, um zu verstehen, wieso ÄrztInnen in der Nachkriegszeit die Richtlinie des ›subjektiven Geschlechts‹ vertraten. Im Folgenden soll zum Zwecke eines tieferen Verständnisses nachgezeichnet werden, wie sich der Hermaphroditismus-Diskurs zwischen der Orientierung am ›subjektiven Geschlecht‹ und Objektivierungsbestrebungen, zwischen Wissenschaft und Praxis aufspannte. Da die Diskussionen um wissenschaftliche Problemstellungen und klinische Fragen jeweils eine eigentümliche Entwicklung nahmen, verdienen sie eine getrennte Darstellung, wobei aber ihre wechselseitigen Bezüge verdeutlicht werden sollen. Im folgenden Kapitel beginne ich mit der Rekonstruktion der wissenschaftlichen Problematisierung.

3. Problematisierung des objektiven Geschlechts: Diskussionslinien, 1945 bis 1980

Welche wissenschaftlichen Problematisierungen waren für den Hermaphroditismus-Diskurs des deutschen Sprachraums in den Nachkriegsjahrzehnten kennzeichnend? Im Unterschied zu Ansätzen einer wissenschaftlichen Erfassung der Psychosexualität entwickelten sich Diskussionen, die anhand des Hermaphroditismus über die wissenschaftlich korrekte Definition und die Klassifizierungskriterien des biologischen Geschlechts, die Theorien der Geschlechtsdetermination und -entwicklung geführt wurden, nahezu ohne Bezug zu praktischen Problemstellungen. Sie bildeten daher einen recht eigenständigen Diskursstrang, weshalb es sich aus darstellungstechnischen Gründen empfiehlt, die Problematisierungen der wissenschaftlichen Kodifikationen des biologischen Geschlechts in diesem Kapitel bis in die 1970er Jahre hinein zu verfolgen. Um in die Analyse einzusteigen, bieten sich die Veröffentlichungen über Intersexualität von Hans-Jörn Lammers aus den 1950er Jahren an, denn selten kam die epistemologische Problematisierung uneindeutigen Geschlechts in solch verdichteter Form zum Ausdruck wie in seinen Publikationen (1). Darauf aufbauend rekonstruiere ich die Diskussionen, die im Hermaphroditismus-Diskurs um zentrale wissenschaftliche Geschlechtskodifikationen geführt wurden: Zur Debatte standen insbesondere die Geschlechtsdiagnosekriterien der Keimdrüsen (2) und der Geschlechtschromsomen (3) sowie die Theorie der genetischen Geschlechtsdetermination (4). Diese Diskussionen gingen mit Verschiebungen der Geschlechtsdefinitionen und -entwicklungsmodelle, ätiologischen und pathogenetischen Erklärungen der Intersexualität wie auch der Klassifikationssysteme einher. Hingegen ignorierten solche Diskussionen i.d.R. Fragen der praktischen Vorgehensweise bei Hermaphroditismus, weshalb allenthalben die Diskrepanz zwischen klinischen Erfordernissen und wissenschaftlichen Bemühungen um die Kodifikation des biologischen Geschlechts konstatiert wurde, wie zum Abschluss des Kapitels deutlich werden wird (5).

3.1 »Sie ist vom medizinisch-theoretischen Standpunkt aus weder eine männliche noch eine weibliche Person«: Problematisierung der Geschlechtskodifikationen

1956 veröffentlichte Lammers die Monographie *Über die Intersexualität beim Menschen.* Einerseits berichtete der Psychiater darin detailliert über einen Fall von Hermaphroditismus, der in der Rostocker Universitäts-Frauenklinik behandelt worden war. Andererseits handelte es sich um eine allgemeine Abhandlung über den Hermaphroditismus. Seine Auffassung zu Intersexualität formulierte Lammers folgendermaßen:

»Auch heute wird allgemein das Vorhandensein von Hoden für das männliche, und das Vorhandensein von Ovarien für das weibliche Geschlecht als entscheidend betrachtet. Wozu soll danach aber z.B. ein Mensch mit einem Ovotestis gerechnet werden? [...] Ein Individuum mit dem XY-Mechanismus [...] wird genetisch als ein männlicher Mensch anzusprechen sein. Finden sich dabei aber neben den Testes im Bereich des Genitalapparates typisch weibliche Merkmale (Vagina usw.), so wird man vom medizinischen Standpunkt aus diesen Menschen als Gesamtpersönlichkeit schwer als eine männliche, sondern eben als eine intersexuelle Person bezeichnen müssen. Besonders gilt dieses beim Vorliegen eines Ovotestis bzw. Testovariums. (Entsprechend anders liegen die Verhältnisse beim Vorliegen eines XX-Mechanismus). [...] Ein Individuum, bei welchem eine zygotische Intersexualität vorliegt, ist u. E. [...] vom medizinisch-theoretischen Standpunkt aus weder eine männliche noch eine weibliche, sondern eben eine intersexuelle Person.« (Lammers 1956: 112ff.)

Aus dieser Passage geht hervor, dass die Keimdrüsen zwar gemäß alter Konvention als das distinkte Kennzeichen des Geschlechts angesehen wurden. Jedoch sei, so Lammers, aus »medizinisch-theoretischer« Sicht dieses Kriterium, ebenso wie eine Geschlechtsklassifikation anhand der Chromosomen, nur begrenzt verwendbar. Für die praktische Geschlechtszuweisung von Hermaphroditen gestand man den Keimdrüsen und auch den Geschlechtschromosomen ohnehin nur einen eingeschränkten Wert zu. Lammers' Problematisierung warf darüber hinaus aber auch die Frage auf, ob es angemessen sei, die Keimdrüsen oder auch die Geschlechtschromosomen als primäres und alleiniges Kriterium einer wissenschaftlich fundierten Geschlechtsdiagnose anzusetzen. Gleichzeitig bezweifelte er, dass es adäquat sei, Geschlecht als dichotome Differenz zu definieren. Seine Argumentation entfaltete sich auf zwei Ebenen: Indem er das Problem der Geschlechtsdiagnose bei echtem Hermaphroditismus herausstellte, verwies er implizit darauf, dass auch eine histologische Untersuchung der Keimdrüsen nur zutage fördern kann, ob der Eierstocks- oder Hodengewebsanteil im Ovotestis überwiegt. In solchen Fällen ließe sich, so die Quintessenz seiner Argumentation, mit dem Keimdrüsenkriterium keine eindeutige Zuordnung zum männlichen oder weiblichen Geschlecht treffen. Ergänzend stellte Lammers fest, dass auch die Geschlechtshormone kein absolutes Kriterium darstellen könnten, denn: »Bekanntlich finden sich bei Männern sowohl wie bei Frauen Hormone des anderen Geschlechts.« (Ebd.: 13) In dieser Argumentationsweise kam Lammers' auf Max Hartmanns (1876-1962) »allgemeiner Theorie der Sexualität« und Richard Goldschmidts (1878-1958) genetischer Theorie der Geschlechtsdetermination beruhende Geschlechtsdefinition zum Tragen: Zwar bestehe prinzipiell ein bipolarer Geschlechtsunterschied, doch manifestiere sich dieser aufgrund der bisexuellen Potenz aller Organismen bloß als quantitative, relative Differenz (ebd.: 10ff.).

Hartmann, der wie Goldschmidt von 1914 an am Kaiser-Wilhelm-Institut für Biologie arbeitete und nach dessen erzwungener Emigration 1935 die Leitung übernahm (er blieb bis 1955 Direktor), publizierte 1943 eine Monographie mit dem Titel *Die Sexualität: das Wesen und die Grundgesetzlichkeiten des Geschlechts und der Geschlechtsbestimmung im Tier- und Pflanzenreich.*[1] Darin formulierte er drei Gesetze, auf die in der Hermaphroditismus-Literatur häufig, wenn auch zumeist nur sehr oberflächlich, Bezug genommen wurde. Diese lauteten: »1. Das Gesetz der allgemeinen bipolaren Zweigeschlechtlichkeit. 2. Das Gesetz der allgemeinen bisexuellen Potenz und 3. [...] Das Gesetz der relativen Stärke der männlichen und weiblichen Determinierung.« (Hartmann 1943: 360) Hartmann verwendete den Begriff der »bipolaren Zweigeschlechtlichkeit« im engeren Sinne zur Bezeichnung aller Fortpflanzungsarten, bei denen zwei unterschiedene Gameten unmittelbar beteiligt sind, was auch dann der Fall sein sollte, wenn deren Differenz nur geringfügig und wesentlich graduell sei (ebd.: 19). Unter dem Gesetz der »allgemeinen bisexuellen Potenz« verstand er »die Fähigkeit des Organismus und jeder Keimbahnzelle, sich entweder nach der männlichen oder nach der weiblichen Richtung zu entfalten.« (Ebd.: 360) Das dritte Gesetz bezog sich auf die genetische Determinierung des Geschlechts bzw. der Geschlechtsdifferenzierung durch das balancierte Kräfteverhältnis weiblichkeitsresp. männlichkeitsbestimmender Erbfaktoren (ebd.). Hartmann kodifizierte mit seinen Leitsätzen im Grunde Geschlechtertheorien, die bereits seit geraumer Zeit, so etwa auch von Goldschmidt, formuliert und diskutiert worden waren.

Goldschmidts Theorie führte Lammers gegen die Annahme, die Geschlechtschromosomen würden direkt das Geschlecht bestimmen, ins Feld: Die Entwicklung des geschlechtlichen Phänotypus werde vielmehr von der bei der Befruchtung festgelegten quantitativen Mischung der über die Hetero- und Autosomen verteilten genetischen Männlichkeits- und Weiblichkeitsbestimmungsfaktoren gesteuert, deren individuelle Gewichtung die Differenzierung der Organanlagen auch in die dem chromosomalen Geschlecht entgegengesetzte Richtung dirigieren könne. Chromosomales und genetisches Geschlecht konnten aus dieser Sicht also divergieren (Lammers 1956: 32ff. & 114, Fn. 1).

1 Dabei handelte es sich um eine Neuauflage der Abhandlung *Das Wesen und die stofflichen Grundlagen der Sexualität* von 1940 (Hartmann 1940).

Auf einer zweiten Ebene besagte Lammers' Kritik, dass eine Zuordnung gemäß den Gonaden oder Geschlechtschromosomen, welche in reduktionistischer Weise das geschlechtliche Erscheinungsbild ignoriere, nicht das Wesentliche der geschlechtlichen »Gesamtpersönlichkeit« erfasse. Diesbezüglich erwies er sich als Adept von Karl Jaspers' (1883-1969) ganzheitlicher, phänomenologisch-existentialistischer Betrachtungsweise der Geschlechtlichkeit. Jaspers bestimmte die Geschlechtlichkeit als nicht in einzelne »Kausalfaktoren« zerlegbare, ursprüngliche Vitalität des Menschen: »Daß aber in der Geschlechtsdifferenzierung viel mehr sich zeigt als bloße partikulare Organverschiedenheit, [...] ist nicht durch gleiche Methoden wie Einzelbefunde zu beweisen, sondern das ist im Ganzen gegenwärtig, wenn wir es durch das Besondere hindurch suchen und doch nie endgültig haben.« (Jaspers 1946: 518)[2] Aus der ganzheitlichen An-

2 Jaspers, der seine Laufbahn als Psychiater begann, 1916 dann zum Professor für Psychologie und 1920 zum Professor für Philosophie an der Universität Heidelberg berufen wurde, hatte in seinem psychiatrischen Hauptwerk *Allgemeine Psychopathologie* Geschlecht als eine »Grundpolarität alles Lebendigen« bestimmt. Während die ungeschlechtliche Fortpflanzung entweder Tendenzen zur »Degeneration« zeige oder das Immergleiche reproduziere, so seine Behauptung, erlaube die »Geschlechtlichkeit« bzw. die geschlechtliche Fortpflanzung die Hervorbringung von Neuem: »Die Geschlechtlichkeit scheint die Quelle des Schöpferischen zu sein, die geschlechtliche Fortpflanzung ein Kunstgriff der Natur, Mannigfaltigkeit zu erzeugen, die Phantasie des Lebens in der Verwirklichung neuer Möglichkeiten zu entwickeln.« (Jaspers 1946: 522) Erst mit der Geschlechtlichkeit sollte jener Qualitätssprung ins Spiel kommen, den Jaspers mit dem Begriff des Lebendigen verband. Jaspers Resümee lautete deshalb, »Leben und Geschlechtlichkeit scheinen zusammenzugehören.« (Ebd.: 523) Entsprechend bestimmte er die »Geschlechterpolarität« – neben und in Interdependenz mit sogenannten »Konstitutionstypen« und »Rassenunterschieden« – als vitale Grundlage und Wesenszug des Menschen (ebd.: 518f.). Da Jaspers die Geschlechterpolarität als die treibende Kraft des Spannungsbogens von Vermischung und Differenzierung begriff, waren diejenigen Menschen, die nach dem bipolaren Schema eine mittlere Position zwischen den Geschlechtern oder auch zwischen verschiedenen »Rassen« und »Konstitutionstypen« einnahmen, nicht von vornherein abqualifiziert, sondern konnten im Gegenteil den schöpferischen Part der Menschheitsentwicklung verkörpern: Der Mensch, so erläuterte Jaspers, ist »entweder das eine oder das andere. Oder er ist ein drittes, das ein Mittleres, eine Mischung oder ein Übergang heißt, und das je nach den Zusammenhängen seines darin gegründeten vitalen Schicksals das minderwertige, verkümmerte, untergehende oder das hochwertige, umfassende, lebendig-harmonische, in der Entwicklung vorantreibende sein kann, daher entweder Zwitter, Bastard und Durchschnitt heißt oder gerade als ein voller Mensch mit gesteigerten Möglichkeiten gelten muß.« (Ebd.) In dieser Weise benötigte Jaspers' Lebensbegriff und -vision die Konstruktion distinkter Klassen von Menschen – denen gegenüber er im Namen des »hochwertigen« Lebens bestimmte Erscheinungen als unwillkommene »Mischungen« zurückweisen konnte.
Die vierte Auflage von Jaspers' *Allgemeiner Psychopathologie* sollte eigentlich 1942 erscheinen, wurde aber von den Nationalsozialisten verboten. Jaspers erhielt Lehrverbot, weil er mit einer Jüdin verheiratet war. Nach 1945 übernahm er wieder seinen Lehrstuhl in Heidelberg. Aus Enttäuschung über die politische Entwicklung in Deutschland wechselte er jedoch 1948 an die Universität Basel. Bemerkenswert

schauung leitete sich auch Lammers' Bekenntnis zur Einheit von Körper und Psyche ab, was er u.a. mit Begriffen wie dem der »Daseinsweise« zum Ausdruck brachte (Lammers 1956: 30f.). 1959, in einem Aufsatz für die *Beiträge zur Sexualforschung*, legte Lammers erneut seine Auffassungen zur Intersexualität unter Bezugnahme auf Jaspers, Hartmann und Goldschmidt dar und konkludierte: »Sehen wir im ›Leib-Seele-Verhältnis‹ eine organische Ganzheit, so werden theoretisch bei einer intersexuellen Person im körperlichen sowie im psychosexuellen Bereich gewisse Abweichungen von der Norm – eine ›intersexuelle Daseinsweise‹ – erwartet werden können.« (Lammers 1959: 18) Aus wissenschaftlichen Gründen bestand Lammers also darauf, dass Intersexuelle neben Männern und Frauen Anspruch auf eine eigene Geschlechtskategorie hätten. Für die Praxis sah er allerdings Probleme, diese Erkenntnis umzusetzen, da eine dreigliedrige Geschlechtsklassifikation juristisch nicht zulässig und eine amtliche Eintragung als intersexuell für die Betroffenen auch »vom menschlichen Standpunkt« nicht zumutbar sei (Lammers 1956: 114f.). Die hieran anknüpfenden praktischen Problemstellungen werden im folgenden Kapitel ausführlich behandelt.

Hinsichtlich Lammers' wissenschaftlicher Problematisierungsweise lässt sich zusammenfassend festhalten, dass er die konventionellen Geschlechtskodifikationen mit Fällen uneindeutigen Geschlechts konfrontierte, die nach diesen Lehrsätzen nicht korrekt eingeordnet und erklärt werden konnten. Als Antwort auf die von ihm aufgezeigten Probleme präsentierte er eine Theorie, die von einer relativen und ganzheitlichen – Physisches und Psychisches ›organisch‹ verbindenden – Definition von Geschlecht ausging, drei ineinander übergehende Klassen männlich/intersexuell/weiblich postulierte und dies mit einem genetisch balancierten Geschlechtsentwicklungsmodell begründete. Solch eine theoretisch ausgearbeitete Position blieb allerdings in der Hermaphroditismus-Literatur des deutschen Sprachraums eine Ausnahmeerscheinung. Dagegen nahmen viele MedizinerInnen auf das eine oder andere Versatzstück der bei Lammers zusammengeführten theoretischen Ansätze Bezug, wenn auch häufig nur in Andeutungen: so etwa auf die ganzheitliche Perspektive (mal mit, mal ohne Bezug auf Jaspers); auf die drei- oder auch viergliedrige Geschlechtsklassifikation; auf die quantitative Geschlechtsdefinition Hartmanns bzw. Goldschmidts und die damit verbundene Entwicklungstheorie, welche die Balancierung der geschlechtsdeterminierenden und -differenzierenden Faktoren in den Mittelpunkt stellte.

---

ist, dass Lammers 1956, als er an der Rostocker Universität tätig war, sich dermaßen offen auf Jaspers' Axiome bezog (Lammers 1956: 10; ebenso Parnitzke 1952: 457; Dost 1957: 1052). Denn zu jener Zeit wurde Jaspers' Werk in der DDR im Zuge der Pawlow-Kampagne als idealistische, den Kapitalismus stützende Lehre gebrandmarkt (zur Pawlow-Kampagne vgl. Kap. II.2.1, S. 344). Der Grund für die Agitation gegen Jaspers war nach Anna-Sabine Ernst weniger sein medizinisch-psychiatrisches Theoriegebäude, als vielmehr sein Einfluss als Philosoph, der wegen seiner antifaschistischen Haltung geachtet wurde, zugleich aber auch antikommunistisch argumentierte (Ernst 1997: 320).

Solche Andeutungen standen oftmals in unschlüssiger oder sogar widersprüchlicher Weise neben konkurrierenden Geschlechtskodifikationen. Diese Inkohärenz korrespondierte mit theoretischen Problemen hinsichtlich der ontogenetischen, geschlechts- und differentialdiagnostischen Einordnung des Hermaphroditismus. Im Folgenden soll ausgehend von den zentral verhandelten Geschlechtskodifikationen und ihrer (häufig impliziten) Problematisierung das Fluktuieren der medizinisch-theoretischen Standpunkte im Hermaphroditismus-Diskurs verdeutlicht werden.

3.2 »Irgendetwas sollte man doch als Kennzeichen des Geschlechtes gelten lassen«: Problematik des Keimdrüsengeschlechts

Insbesondere die Konvention, nach der die Keimdrüsen als binär diskriminierendes Kriterium einer wissenschaftlichen Geschlechtsdiagnose galten, wurde seit ihrer Formulierung im 19. Jahrhundert ebenso häufig wiederholt wie in Frage gestellt. So bezeichneten auch in der Nachkriegszeit Mediziner, die für Fälle von Hermaphroditismus empfahlen, die ärztlichen Maßnahmen am ›subjektiven Geschlecht‹ zu orientieren, häufig die Keimdrüsen als entscheidendes Kennzeichen oder sogar als »Wesen« des Geschlechts: »Maßgebend für die Zuteilung zu einem Geschlecht ist ausschließlich die Beschaffenheit der Keimdrüse«, schrieben etwa Friedrich Pirner und Siegfried Borelli von der Universität München, um gleich darauf diejenigen Menschen, bei denen zugleich »männliche und weibliche Keimzellen oder wenigstens die geschlechtsspezifischen Vorstufen der fertigen Sexualzellen« nachweisbar seien, als »Vollzwitter« zu bezeichnen (Pirner/Borelli 1953: 329). Im weiteren Verlauf des Textes platzierten sie Zwitter als eigenständige Geschlechtskategorie zwischen Mann und Frau. In ähnlicher Weise sprach der Heidelberger Gerichtsmediziner Berthold Mueller vom Keimdrüsengeschlecht als der »medizinisch-naturwissenschaftlichen Wahrheit« mit der Konsequenz, dass die ärztliche Geschlechtsdiagnostik nicht nur das Vorkommen echter Hermaphroditen einräumen müsse, sondern auch, »wenn auch außerordentlich selten, völlig ungeschlechtliche[r] Wesen, bei denen sich Keimdrüsen überhaupt nicht nachweisen lassen.« (Mueller 1953: 861) Ausgerechnet jene Mediziner, die die Keimdrüsen als das entscheidende Kriterium des Geschlechts präsentierten, erweiterten die Geschlechtsklassifikation um eine dritte oder sogar vierte Kategorie und entfernten sich somit von einer streng dimorphen Definition (z.B. Guggisberg/Neuweiler 1952: 285). Die Geschlechtsdiagnose auf den Gonaden zu basieren, führte in ein Dilemma zwischen dem konventionellen Anspruch einer binären Geschlechtsklassifikation und der wissenschaftlich begründeten Erweiterung des Klassifikationsschemas. Das wurde besonders deutlich in einem Beitrag über Zwitterbildungen, den der an der Universität Wien tätige Pathologe

Gottfried Hartmann (geb. 1913) für die zweite Auflage des bekannten Handbuchs *Biologie und Pathologie des Weibes* verfasst hatte. Hartmann stellte heraus,

»daß heutzutage als führendes Kennzeichen der Geschlechtszugehörigkeit eines Individuums die Keimdrüse gilt [...], doch wird mancher mit derartigen Vorkommnissen [von Hermaphroditismus] vertraute Arzt unter Umständen auch von dieser neuen These nicht ganz befriedigt sein. Es fragt sich nämlich, ob man den Dingen nicht vielleicht Gewalt antut, wenn man eine Person von weiblichem Aussehen und mit ausgesprochen femininen Neigungen nur deshalb als Mann klassifiziert, weil sie (oft nur rudimentäre) Hoden besitzt, obwohl sie erst Zufriedenheit und Lebensglück findet, wenn sie operativ von ihren Testikeln befreit wurde. [...] Hält man eine solche Stellungnahme dem mit seinem Patienten fühlenden Arzt zugute, so muß doch im allgemeinen die führende Bedeutung der Gonade bei der Frage der Geschlechtsdiagnose unterstrichen bleiben, da man sonst Gefahr läuft, jeden Halt in dieser Frage zu verlieren.« (Hartmann 1957: 461)

Zustimmend zitierte er die Aussage eines bekannten Wiener Gynäkologieordinarius aus den 1920er Jahren: »Irgend etwas sollte man doch als Kennzeichen des Geschlechtes gelten lassen. Wie unterscheidet man sonst überhaupt Männchen und Weibchen?« (Ebd.) Allerdings müsse man einräumen, so Hartmann, dass die auf dem Keimdrüsenkriterium basierte wissenschaftliche Geschlechtsdiagnostik außer mit dem Problem der echten Zwitter mit Fällen konfrontiert werden könne, bei denen »entweder völliger Mangel der Gonaden oder nur Keimdrüsenrudimente ohne jegliche Keimzellenproduktion« vorliegen. Diese Fälle müssten mit Rudolf Virchow streng genommen als geschlechtslose Menschen eingestuft werden (ebd.: 461).

Wie in Kapitel I.3 zu sehen war, war die Keimdrüsenregel entgegen der Darstellung Hartmanns in der Nachkriegszeit keineswegs eine neue These, sondern war bereits zu Beginn des 19. Jahrhundert aufgestellt worden. Der Primat der Gonaden gründete sich, neben ihrer Verabsolutierung als wesentlichste Organe der Fortpflanzung, auf ihrer Bedeutung für die Geschlechtsentwicklung, da man davon ausging, dass die Art der Keimdrüsen die Ausbildung der übrigen Geschlechtsmerkmale bestimme. Doch bereits in der zweiten Hälfte des 19. Jahrhunderts war die entwicklungsphysiologische Bedeutung der Keimdrüsen wieder eingeschränkt worden zugunsten der These, dass die Differenzierung der Geschlechtsmerkmale wie auch die der Gonaden selbst bereits zum Zeitpunkt der Befruchtung festgelegt sei. Allerdings blieb ihnen die »protektive« Funktion zuerkannt, für die volle Ausprägung der Geschlechtsmerkmale zu sorgen.

Bedeutung der Hormone für die Geschlechtsentwicklung

Auch in der Nachkriegszeit wurde den Keimdrüsen einhellig nur noch die Rolle der Unterstützung der genetisch determinierten Geschlechtsdifferenzierung zugesprochen (z.B. Pirner/Borelli 1953: 331; Stange 1959: 790). Eine weitere Relativierung der Bedeutung der Keimdrüsen für die Geschlechtsentwicklung kam hinzu: Sie betraf vor allem die Funktion der Ovarien.

Sie ging von einer in den späten 1940er Jahren von dem französischen Embryologen Alfred Jost (1916-1991) ausgearbeiteten Theorie der Geschlechtsentwicklung aus. Jost zufolge bedurfte die Entwicklung eines Fötus zum männlichen Geschlecht der Aktivierung durch Hodenhormone, während bei Ausbleiben dieser Hormonsekretion autonom bzw. passiv eine weibliche Entwicklung erfolge, und zwar selbst dann, wenn keine Ovarien existieren (Fausto-Sterling 2000a: 199-203).[3] Diese Theorie wurde in der Nachkriegsliteratur des Öfteren referiert (Tolksdorf et al. 1955: 1033; Hammerstein 1958: 298f.; Kühnel 1961: 2220). Ebenso häufig finden sich aber auch Einwendungen wie die von Hans-Herbert Stange (1920-2002), Assistent der Frauenklinik der Universität Kiel,[4] der Josts Theorie präsentierte und dann ohne weiteres die These seines Chefs Ernst Philipp hinzusetzte, nach der »möglicherweise durch die im Mutterkuchen in großer Menge gebildeten weiblichen Hormone« die weibliche Genitaldifferenzierung ktiv unterstützt werde (Stange 1959: 792).[5] Diese These schränkte die Bedeutung der Keimdrüsen für die Geschlechtsentwicklung ein.

Hinzu kam die Feststellung einer indirekt regulierenden Einwirkung der Hypophyse. Außerdem wurde als weitere Einschränkung der Bedeutung der Keimdrüsen die Hormonproduktion der Nebennierenrinde diskutiert. Dabei handelte es sich um eine Diskussion, die wiederum aus dem Hermaphroditismus-Diskurs hervorging. Sie nahm ihren Ausgang von den seit den 1920er Jahren systematisch analysierten Fällen, bei denen eine Kombination von intersexuellen Genitalien und Hyperplasie (Überentwicklung) der Nebennierenrinde gefunden wurde. Solche Fälle firmierten anfangs unter den Begriffen genito-adrenales Syndrom, Interrenalismus oder Virilismus, später dann unter dem Terminus Adrenogenitales Syndrom (z.B. Klapproth 1923; Spehlmann 1924; Schmidt 1924).[6] Nachdem Anfang der 1930er Jahre auch die als männlich bezeichneten Sexualhormone Androsteron und Testosteron isoliert worden waren (Oudshoorn 1991), war man sich bald darüber einig, dass die Nebennierenrinde ebenfalls ein dem Androsteron verwandtes androgenes Hormon bilde, das sich bereits während der frühen Embryonalentwicklung auf die Geschlechtsdifferenzierung auswirke. Auf dieser Basis wurde die Entstehung des weiblichen Adrenogenitalen Syndroms durch eine Überproduktion androgener Nebennierenrindenhormone, die eine Virilisierung entweder bereits pränatal oder in den ersten Lebensjahren

3 Fausto-Sterling kommentiert: »[T]he phrase ›sexual differentiation‹ really meant ›male differentiation‹.« (Fausto-Sterling 2000a: 203).

4 Stange wurde in den 1960er Jahren Chefarzt des Evangelischen Krankenhauses Oberhausen.

5 Vgl. auch Philipp 1953: 1534; Catel 1956: 1559; Mikulicz-Radecki 1959: 15; Crone-Münzebrock/Leibecke 1960: 853.

6 Erste Erklärungsversuche werden für gewöhnlich Felix Marchand zugeschrieben, der sich bereits Anfang der 1890er Jahre mit solchen Fällen befasste.

bewirke, erklärt (Jores 1939: 276 & 297). Anhand detaillierter Untersuchungen der Hormonwerte und Anatomie der Nebennierenrinde u.a. bei AGS und Nebennierentumoren wurde in der Folgezeit das Modell eines hormonellen Regulierungssystems zwischen Nebennierenrinde und Hypophyse entwickelt. Da beim AGS der seit 1950 erprobte therapeutische Einsatz von Cortison einen Rückgang der Virilisierung herbeizuführen vermochte, wurde Anfang der 1950er Jahre zur Entstehung desselben die These aufgestellt, dass die erhöhte Androgenausschüttung der Nebennierenrinde durch Cortisolmangel bewirkt werde (Wilkins et al. 1954: 341f.; Prader 1957: 361ff.).

Interesse der Differentialdiagnostik und Grundlagenforschung an der Gonadengeschlechtsbestimmung

Während mit solchen endokrinologischen Forschungen der Stellenwert der Keimdrüsen für die Geschlechtsentwicklungstheorien und die wissenschaftliche Geschlechtsdefinition weiter erschüttert wurde, gehörte es dennoch zum Standard einer klinischen Untersuchung, bei Verdacht auf Hermaphroditismus nach Möglichkeit die Art des Keimdrüsengewebes zu ermitteln. 1964 resümierte der Endokrinologe Henryk Nowakowski (1913-1992), Oberarzt in der II. Medizinischen Universitätsklinik Hamburg, den Untersuchungsgang folgendermaßen:[7]

»Jeder Zweifel am Geschlecht eines Individuums, speziell bei Neugeborenen, setzt die Prüfung aller in Betracht kommenden somatischen Kriterien des Geschlechts voraus, dazu gehören also der Chromatinbefund (notfalls die Chromosomenanalyse), die histologische Untersuchung der Gonaden (evtl. im Serienschnitt), der Zustand des äußeren und inneren Genitale sowie der Sekundärmerkmale und schließlich die Analyse der Hormonausscheidungen im Harn.« (Jores/Nowakowski 1964: 187)[8]

In dieser Aufzählung standen die Keimdrüsen bereits nicht mehr an erster Stelle des Untersuchungsgangs, der insgesamt auch weniger auf die Geschlechtsdiagnostik denn auf die Differentialdiagnostik zielte: Die feingewebliche mikroskopische Analyse »zur Unterscheidung der häufig mißgebildeten Hoden oder Eierstöcke« im Verhältnis zum Erscheinungsbild der Genitalien und der sekundären Geschlechtsmerkmale war für die differentialdiagnostische Zuordnung eines Falls zu einer der bekannten Intersex-Formen wichtig. Deshalb gehörte die Keimdrüsendiagnostik zum klinischen Untersuchungsgang, obwohl man davon ausging, dass »bei einzelnen Zwitterformen« mit dieser »kein eindeutiges Ergebnis zu erzielen« sei (König 1960b: 8). Die Keimdrüsenuntersuchung als Grundlage der Differentialdiagnose hatte auch für die Geschlechtszuweisung im Falle einer Entdeckung der Intersexualität im Kindesalter eine gewisse Bewandtnis,

7 Nowakowski amtierte mehrere Jahre als Sekretär der *Deutschen Gesellschaft für Endokrinologie*.

8 Vgl. auch Prader 1957: 652f.; Hasche-Klünder et al. 1958: 289; Overzier 1961b.

war dagegen bei erwachsenen Intersexuellen – außer im Falle einer rechtlich relevanten Begutachtung (vgl. dazu Kap. II.6.3) – von untergeordneter Bedeutung. Darüber hinaus war die Differentialdiagnostik die Basis für eventuelle Behandlungsmaßnahmen, wie z.B. eine Hormontherapie. Und sie war wichtig für die Grundlagenforschung. Daher wurde sie auch in solchen Fällen mit Akribie betrieben, in denen die praktische Geschlechtszuordnung und das Behandlungsvorgehen aufgrund der Ausrichtung am Geschlechtszugehörigkeitsgefühl der Betroffenen ohnehin feststanden.

Als einzig sichere Methode der Keimdrüsendiagnostik galt schon seit dem späten 19. Jahrhundert die Untersuchung eines den Gonaden entnommenen Gewebsstücks auf Keimzellen (oder deren »Vorstufen«) unter dem Mikroskop, während eine anatomische Beurteilung anhand der Lage oder der Morphologie der Keimdrüsen als ungenügend angesehen wurde. Claus Overzier vertrat sogar die strenge Auffassung, dass bei der Untersuchung intersexueller Menschen immer auch an das Vorliegen eines echten Hermaphroditismus (auf diese Form der Intersexualität hatte er sich spezialisiert) gedacht werden müsse. Diese Möglichkeit könne aber nur durch eine genaue histologische Untersuchung der Keimdrüsen ausgeschlossen werden. Und Overzier setzte hinzu, dass »letzte Klarheit über den Aufbau der Gonaden nur durch vollständige Schnittserien zu erlangen ist […].« (Overzier 1961c: 195) Doch schon im Nachsatz schränkte er ein, dass dies eine Forderung sei, »die bei lebenden Patienten selten erfüllt werden kann.« (Ebd.) Die Forderung, dass zum Nachweis des Hermaphroditismus verus eine vollständige Schnittserie der Gonade erforderlich sei, zielte darauf zu überprüfen, ob etwa Einsprengsel testikulären Gewebes im ovariellen Gewebe oder umgekehrt existierten. Diese Art der Feindiagnostik war bereits in der Weimarer Zeit zum Maßstab einer letztgültigen Geschlechtsdiagnose erhoben worden (z.B. Halban 1927: 428; Priesel 1931: 151f.). Auch einzelne Mediziner der Nachkriegszeit wollten diesen strengen Maßstab angesetzt sehen, doch in den meisten Fachpublikationen spielte dies keine Rolle. Denn zum einen war der Serienschnitt letztlich allein zur differentialdiagnostischen Abklärung des als äußerst selten geltenden Hermaphroditismus verus interessant (Jores/Nowakowski 1964: 188). Zum anderen war eine Entnahme von Keimdrüsengewebe angesichts der bei Hermaphroditismus häufig im Bauchraum liegenden Gonaden zumeist nur durch einen als riskant angesehenen Bauchschnitt möglich (Büttner/Titze 1948: 381; Dost 1957: 1053; König 1960b: 8).

Daher waren andere Bestimmungsmethoden gefragt. Dazu gehörte der Nachweis von Spermien (Overzier 1955c: 68). Allerdings war dies sehr selten möglich. Außerdem ließ sich damit, wie für verschiedene Fälle gezeigt worden war (Pirner/Borelli 1953: 351), nicht mit Sicherheit ausschließen, dass eine Person nicht doch etwa ein echter Hermaphrodit sei und neben Hoden- auch Ovarialgewebe besitze. Periodische Blutungen kamen als Hilfsindikator zur Diagnose der Keimdrüsenart zwar in Frage, aber andererseits gab man zu bedenken, dass solche Blutungen auch vorkommen könnten, wenn keine weiblichen Keimzellen vorhanden waren: »Es lässt sich [...] über die Berechtigung streiten, von einer regelmässigen Periode auf ein Ovar zu schließen. Wurden doch Pseudohermaphroditen beschrieben, deren Hoden weibliche Hormone produzierten.« (Overzier 1955c: 68) Es dürfe aber, so Pirner und Borelli, bei über Jahre hinweg bestehenden periodischen Blutungen die Existenz von Ovarialgewebe als nahezu sicher angenommen werden (Pirner/Borelli 1953: 341f.).

Sexualhormonanalysen

In der Spezialliteratur zum Hermaphroditismus spielte allgemein die Untersuchung der Sexualhormone zur Klärung des Gonadengeschlechts nur eine untergeordnete Rolle. Dennoch behauptete der in der Frauenklinik der Freien Universität Berlin mit endokrinologische Forschungen befasste Jürgen Hammerstein: »Die Ansicht, daß das Geschlecht eines intersexuellen Individuums auf Grund einmaliger Sexualhormonanalysen leicht [...] zu erkennen sei, ist ebenso weit verbreitet wie falsch.« (Hammerstein 1959: 24) Er belehrte seine angeblich ignoranten KollegInnen, dass vielmehr eine »hormonale Bisexualität« Grundlage der (normalen) Physiologie sowohl des männlichen als auch weiblichen Körpers sei. Tatsächlich war diese Auffassung, mit der die Theorie der antagonistischen Geschlechtsspezifik der Hormone in ein quantitatives Balancemodell überführt wurde, längst anerkannt, nachdem 1927 weibliche Sexualhormone in den Hoden und im Urin normaler Männer und 1934 auch männliche Sexualhormone im weiblichen Organismus nachgewiesen worden waren (Oudshoorn 1991: 48f.).[9] So wurde etwa in dem von dem Berner Gynäkologie-Ordinarius Hans Guggisberg (1880-1977) herausgegebenen *Lehrbuch der Gynäkologie* 1947 festgehalten: »Interessanterweise ist auch für den Menschen festgestellt worden, daß von beiden Geschlechtern sowohl männliche als auch weibliche Genitalhormone gebildet werden.« (Hintzsche 1947: 78) Zwar ging man davon aus, dass – bei fließenden Übergängen – geschlechtstypische Sexualhormonkonstellationen existierten. Jedoch war bekannt, dass die meisten Formen des Hermaphroditismus mit einer Vielfalt hormoneller Befunde einhergingen (Zander/Henning 1961: 140f.). Deshalb zog man im Allgemeinen Sexualhormonuntersuchungen nicht zur Geschlechtsdiagnostik heran.

Hammerstein führte indes nach seiner Erklärung zur Bisexualität der Sexualhormone aus, eine differenzierte Hormonanalyse mit Stichproben über einen gewissen Zeitraum könne die Funktionsfähigkeit von vermuteten Ovarien (anhand typischer hormoneller Zyklusschwankungen) resp. Hoden (nach vorheriger Stimulation mit Choriongonadotropin) nachweisen (Hammerstein 1959: 26ff.).

9 Bereits 1934 kommentierte der Gynäkologe Hans Naujoks die an einem Hermaphroditen durchgeführten Hormonanalysen folgendermaßen: »Wir sind also in unserem Falle mit den Hormonanalysen nicht recht weiter gekommen. Sie sind offenbar nicht geeignet, aufzuklären, ob ein Zwitterwesen mehr dem einen oder mehr dem anderen Geschlecht zuneigt, resp. zugehört.« (Naujoks 1934: 156).

Wenn die Funktionsfähigkeit nicht belegt werden könne, dürfe daraus aber nicht auf das Vorliegen der jeweils anderen Keimdrüsenart geschlossen werden, denn man müsse immer mit dysfunktionalen Gonaden rechnen. Der Sexualhormonstatus war also nicht als Geschlechtsindikator, sondern für die Funktionsprüfung der Gonaden interessant. Das konnte u.a. für die Differentialdiagnostik (z.B. zur Abgrenzung gegen Gonadendysgenesien), für eine Prognose über die spontane Pubertätsentwicklung sowie für eine Sexualhormonbehandlung von Bedeutung sein. Nicht nur für Hammerstein galt der Hormonstatus als ein zu unsicherer Indikator, um für die Geschlechtsdiagnostik bei Intersexualität herangezogen werden zu können. Dagegen wurde unterstrichen, wie wichtig die Analyse der Sexual- wie auch der Nebennierenrindenhormone für die Differentialdiagnostik sei, so z.B. auch von Overzier: »Hormonuntersuchungen tragen im allgemeinen wenig zur Diagnose der Intersexualität im engeren Sinn bei, sind aber zur Differenzierung des Status erforderlich.« (Overzier 1961b: 185)[10]

Die Verfeinerung der differentialdiagnostischen Klassifikation durch Hormonanalysen war wiederum nicht nur für das praktische Vorgehen, sondern auch für die Grundlagenforschung interessant, wie Overzier festhielt: »Neue endokrinologische Erkenntnisse haben das Problem der Intersexualität wieder aktuell werden lassen, weil prinzipielle Rückschlüsse auch auf physiologische Vorgänge zu erwarten sind.« (Overzier 1955c: 63) Dabei interessierte er sich besonders für die Frage, in welcher Weise sich ein genbedingter Gonadenmangel im Vergleich zu »frühembryonalem Gonadenuntergang« und Ovotestis auf die Geschlechtsdifferenzierung der inneren Genitalgänge auswirke, ob deren Entwicklung initial oder dauerhaft in die Wege geleitet (»induziert«) werde, ob dabei die »als Induktorsubstanzen wirkenden Stoffe«, von denen er annahm, dass sie von den frühembryonalen Gonaden abgesondert würden, »mit den späteren Sexualhormonen identisch sind oder ob sie sich chemisch von diesen unterscheiden.« (Ebd.: 70) Overzier forderte deshalb seine KollegInnen auf, »[e]inheitlichere, vielseitigere und häufigere Untersuchungen« des Hormonstatus von Hermaphroditen vorzunehmen (ebd.: 75).

Alles in allem erfuhr die Konvention des Keimdrüsengeschlechts eine merkliche Transformation: Nachdem die Behauptung des Primats der Keimdrüsen für die Geschlechtsdifferenzierung, wie in Kapitel I.3 gezeigt, bereits seit Jahrzehnten zugunsten der Theorie der Determination durch die Erbanlagen aufgegeben worden war, wurde nun auch die These der Unterstützungsfunktion der Gonaden aus endokrinologischer Sicht weiter eingeschränkt. Im Zuge solcher Diskussionen kam die Keimdrüsenart nicht mehr unbedingt als alleiniges oder primäres Kriterium der Geschlechtsdiagnose in Betracht. Sie war hingegen wichtig für die

10 Zur Analyse des Hormonstatus gehörte insbesondere der Nachweis erhöhter Ketosteroidausscheidung als ein Hilfsmittel für die Differentialdiagnose zwischen weiblichen und männlichen Pseudohermaphroditen (Büttner 1950: 199). Ende der 1950er Jahre kam außerdem die Bestimmung der Nebennierenrindenhormone zur Abgrenzung des AGS hinzu (Overzier 1961b: 186).

Differentialdiagnose. Die Differentialdiagnose hatte zwar für die praktische Geschlechtszuordnung nur eine begrenzte Bedeutung, war aber für eine gezielte Behandlung sowie für die Grundlagenforschung zur Geschlechtsentwicklung interessant. Alles in allem verlor das Gonadenkriterium an Gewicht für die wissenschaftliche Geschlechtskodifikation, die von einem monofaktoriell-dimorphen Modell abrückte.

3.3 »In Anbetracht der Vielschichtigkeit der menschlichen Geschlechtlichkeit gibt es kein sicheres Kriterium für das wahre Geschlecht«: Problematik des chromosomalen Geschlechts

Welche Rolle spielten die Geschlechtschromosomen für die Diagnostik? Darüber wurde in den 1950er Jahren angesichts neuer diagnostischer Verfahren zur Bestimmung des chromosomalen Geschlechts viel diskutiert. Eine Arbeitsgruppe um Hans-Rudolf Wiedemann und Marlis Tolksdorf an der Städtischen Kinderklinik Krefeld beschäftigte sich frühzeitig mit diesen Diagnosetechniken und ihrer Anwendung bei Intersexualität.[11] Diese Forschungsgruppe verkündete, dass die auf Gewebeproben der Epidermis, d.h. der Oberhaut, anwendbaren Tests die Chance bieten würden, die Geschlechtsdiagnostik in Fällen von uneindeutigem Geschlecht zu vereinfachen: »Während die Bestimmung des wahren Geschlechts mancher Pseudohermaphroditen früher eine Laparotomie [zur Entnahme von Keimdrüsengewebe] erforderte, besteht seit einigen Jahren die Möglichkeit der Geschlechtsbestimmung durch bioptische Untersuchung von Epidermis der Probanden.« (Tolksdorf et al. 1955: 1029) Die Geschlechtsdiagnose anhand der Chromosomen könne die aufwendige Bestimmung des Keimdrüsengeschlechts weitgehend ersetzen, denn, so hieß es zuversichtlich, »chromosomales, mittels bioptischer Epidermisuntersuchung festgestelltes Geschlecht und ›Gonadengeschlecht‹ der Pseudozwitter decken sich.« (Ebd.: 1031) Hingegen räumte die Krefelder Arbeitsgruppe ein, dass die Bestimmungsversuche des chromosomalen Geschlechts bei Hermaphroditismus verus uneinheitliche Ergebnisse erbracht hatten, weshalb eine »histologische Prüfung der Gonaden bei Verdacht auf echten Hermaphroditismus bis heute das Entscheidende« sei (ebd.: 1032). Weitere klinische Untersuchungen führten zudem zu der Erkenntnis, dass bei sogenannter Gonadendysgenesie und Klinefelter-Syndrom die überprüften Indikatoren des chromosomalen Geschlechts und die Art des Keimdrüsengewebes vielfach nicht übereinstimmten (Philipp 1958: 129f.; Mikulicz-Radecki 1959: 6ff.). Zudem war

11 Als Wiedemann den Ruf an die Universität Kiel annahm, ging auch Tolksdorf nach Kiel, wo sie von 1961 bis zu ihrer Pensionierung 1985 die Leitung des neu eingerichteten zytogenetischen Labors im Rahmen der *Arbeitsgruppe Klinische Genetik und Cytogenetik* übernahm. Dieses war zunächst in der Kinderklinik untergebracht und wurde 1975 in das Humangenetische Institut integriert (Müller, N. 1998: 37f.).

der Wert der Geschlechtschromosomenbestimmung für die praktische Geschlechtszuordnung von Hermaphroditen jenseits des Kindesalters von untergeordneter Bedeutung, da in den 1950er Jahren im Allgemeinen eine am ›subjektiven Geschlecht‹ orientierte Vorgehensweise empfohlen wurde, so auch von der Krefelder Arbeitsgruppe. Ausdrücklich wies deshalb das Team darauf hin, »daß die Feststellung des chromosomalen Geschlechts einer abartigen Person seitens des Arztes nur im Rahmen der Gesamtbefunde und Gesamtbeurteilung berücksichtigt und gegebenenfalls verwertet werden darf.« (Wiedemann et al. 1955: 1736) Auch andere Ärzte erteilten diesen Rat (Orthner 1955: 323; Lammers 1959: 17f.).[12] Dagegen wurde das hohe »theoretische Interesse« betont, die neuen Testmethoden bei Intersexualität auszuprobieren, weshalb die Chromosomengeschlechtsbestimmung »möglichst in jedem einschlägigen Fall durchgeführt« werden solle (Tolksdorf et al. 1955: 1032). Von einer monofaktoriellen Geschlechtszuordnung distanzierten sich damit ausgerechnet MedizinerInnen, die sich seit Einführung der neuen Testmethoden Mitte der 1950er Jahre auf die Diagnostik des chromosomalen Geschlechts spezialisiert hatten. Betrachtet man die Diskussion um die Testmethoden genauer, so zeigt sich, dass die Techniken keineswegs dazu führten, die praktischen und wissenschaftlichen Probleme geschlechtlicher Uneindeutigkeit zu lösen; vielmehr wurde eine Reihe von neuen Problemen aufgeworfen. Im Folgenden sollen die Auswirkungen für die Diagnostik, die Entwicklungstheorien und das Klassifikationssystem in den Blick genommen werden.

Welche Verfahren wurden zur Bestimmung der Geschlechtschromosomen eingeführt und auf welche Grenzen stießen sie? Bei den neuen Methoden, die sich in der zweiten Hälfte der 1950er Jahre sehr schnell als Standarddiagnoseverfahren bei (Verdacht auf) Intersexualität etablierten, handelte es sich um den Geschlechtschromatinkörperchen- bzw. Barr-body-Test, den Drumstick-Test und die Karyogramm-Darstellung.

12 Auf die »Grenzen der chromosomalen Geschlechtsdiagnostik« aus klinischer Sicht kam Mikulicz-Radecki folgendermaßen zu sprechen: »Inwieweit nützt – und inwieweit stört die Feststellung des genetischen Geschlechts? [...] Selbstverständlich hat die Möglichkeit, durch Beobachtung des Geschlechtschromatins im Zellkern bzw. der ›drumsticks‹ der Leukozyten das genetische Geschlecht zu bestimmen, die Forschung über die einzelnen Varianten des Hermaphroditismus erweitert und bereichert; ja, in einzelnen Fällen brauchen wir sogar diese Methode, um zu einer einwandfreien und rechtzeitigen Diagnose zu kommen [...].« (Mikulicz-Radecki 1959: 11) Doch bei manchen Hermaphroditismus-Formen helfe die Diagnose des chromosomalen Geschlechts, so beim Hermaphroditismus verus, hinsichtlich praktischer Fragen nicht weiter; sie könne sogar »eine klinische Entscheidung erschweren« wie etwa beim Pseudohermaphroditismus masculinus mit totaler Verweiblichung oder beim Klinefelter-Syndrom (ebd.: 12ff.): »Man ersieht aus allem: So interessant und wissenschaftlich fördernd die genetische Geschlechtsdiagnostik ist, sie hilft nicht in allen Fällen weiter!« (Ebd.: 15).

Geschlechtschromosomen-Diagnostik

1949 war es den kanadischen Forschern Murray Llewellyn Barr (1908-1995) und Ewart George Bertram (geb. 1923) gelungen, mittels verschiedener Präparationstechniken ein kleines Feulgen-positives Körperchen (Chromatinkörperchen) in den Zellkernen weiblicher Säugetiere sichtbar zu machen, das bei männlichen Individuen nur selten zu finden sein sollte (Moore et al. 1953: 648). Das Chromatinkörperchen wurde als ein geschlechtstypischer morphologischer Unterschied der Interphasenkerne beschrieben, der Rückschlüsse auf den XX oder XY-Karyotyp erlauben sollte. Als Hintergrund dazu muss man sich vor Augen führen, dass die Chromosomenstruktur des Menschen zum damaligen Zeitpunkt nur unter großem Aufwand untersucht werden konnte, weshalb eine Chromsomengeschlechtsanalyse bis dahin nur äußerst selten vorgenommen worden war.[13] Insofern arbeiteten Barr und seine KollegInnen – durchaus in Übereinstimmung mit dem Wissensstand ihrer Zeit – mit der Annahme, dass bei eindeutigen phänotypischen Geschlechtsparametern entsprechend entweder ein XX oder XY-Karyotyp zugrunde liege. Da sie zeigen konnten, dass das Chromatinkörperchen positiv mit einem weiblichen Phänotyp korrelierte, folgerten sie, dass es auch als Index eines weiblichen Chromsomengeschlechts gelten könne. Doch stand ein direkter Nachweis, dass das Chromatinkörperchen tatsächlich von den XX-Chromosomen herrührte, noch aus.[14] Und so kommentierte 1957 der Anatomie-Ordinarius Emil Tonutti (1909-1987) skeptisch: »Es ist unbewiesen, daß das Geschlechtschromatin identisch mit Geschlechtschromosomen ist.« (Deutsche Gesellschaft für Endokrinologie 1957: 37)[15]

13 Um die Chromosomen unter dem Mikroskop erkennen zu können, musste gemäß der älteren Methode ein per Biopsie gewonnener Gewebsschnitt untersucht werden, der Zellen im Zustand der Teilung aufwies. Wegen der höheren Anzahl von sich teilenden Zellen griff man dafür bevorzugt auf Hodengewebsproben zurück. Dieses ›Material‹ war indes nicht leicht zu erhalten, insbesondere nicht Gewebsproben von Menschen. Letzteres erhielten die Wissenschaftler u.a. von zwangskastrierten Insassen psychiatrischer Anstalten (Martin 2004: 927 & 933). Anhand der Untersuchung von Gewebeschnitten aus Biopsien von Säugetieren wurde Anfang der 1920er Jahre gezeigt, dass weibliche Tiere einen XX-Karyotyp, männliche einen XY-Karyotyp besitzen, wobei letzterer auch für den Menschen unter dem Mikroskop dargestellt werden konnte (Painter 1924). Dabei war die Frage, ob beim Menschen männliche Individuen die Geschlechtschromosomen XY oder nur X0 besitzen, eng mit dem damaligen Forschungsstreit über die korrekte Anzahl der menschlichen Chromosomen verwoben. Der Nachweis des XY-Karyotyps ging von der Behauptung aus, dass der Mensch 48 Chromosomen besitze; diese Zählung verdichtete sich in der Folge zu einem Fakt. 1956 wurde jedoch diese lange Zeit als unzweifelhaft geltende Tatsache zugunsten der Anzahl von 46 Chromosomen korrigiert (Martin 2004).

14 Er wurde allerdings später doch noch erbracht (Overzier 1970: E 124a).

15 Ähnlich skeptisch äußerten sich Lammers 1959: 4; Overzier 1959: 101; Prokop 1960: 282.

1953 entwickelten Barr und seine KollegInnen von der University of Western Ontario einen auf Hautproben applizierbaren Test für das nun auch als Barr-body bezeichnete Chromatinkörperchen. Um den Test für die klinische Verwendung zu vereinfachen und die kleine Operation zur Gewinnung einer Hautbiopsie zu vermeiden, wurde 1955 auch eine Mundschleimhautabstrichmethode eingeführt, die allerdings im Vergleich zum Hauttest weniger zuverlässig war (Barr 1961: 68f.). Bereits in der ersten Veröffentlichung zum Hauttest von 1953 wurde dieser als Beitrag zur Lösung des »schwierigen Problems« der Geschlechtszuweisung in Fällen von Hermaphroditismus präsentiert (Moore et al. 1953: 641). Gleichzeitig wurde über seine Anwendung in zwei Fällen berichtet. Bei diesen stimmte das anhand des Bar-body-Tests erschlossene chromosomale Geschlecht mit dem Gonadengeschlecht überein. Die ForscherInnen unterstrichen allerdings den Unterschied zwischen chromosomalem und genetischem Geschlecht, da die Gene u.U. eine vom chromosomalen Geschlecht abweichende Entwicklung verursachen könnten. Da der Chromatinkörperchentest nur über die Art der Geschlechtschromosomen Aufschluss geben konnte, nicht aber über die heterosomal und autosomal lokalisierten geschlechtsbestimmenden Gene, blieb die Aussagekraft einer solchen Diagnostik begrenzt. Deswegen sprach die Forschungsgruppe von den Geschlechtschromosomen nur als Indikator des »dominanten« und nicht etwa des wahren Geschlechts. Dennoch betonte das kanadische Team den Nutzen des Chromatinkörperchentests als Beitrag zur Geschlechtsdiagnose bei Intersexualität und rief zur breiten Erprobung an Hermaphroditen auf (ebd.: 647f.).[16] In einem Artikel von 1954 – mittlerweile hatte man 27 weitere Hermaphroditen (u.a. auch vom Johns Hopkins Hospital; Money et al. 1955b: 302, Fn. 2) untersucht – warnte Barr explizit davor, das durch den Chromatinkörperchentest indizierte chromosomale Geschlecht in jedem Fall zur Grundlage der Geschlechtszuweisung von Hermaphroditen zu machen, besonders dann, wenn der Phänotyp nicht dem chromosomalen Geschlecht entspreche. Der Wert des Tests liege vielmehr, so Barr, in der Differentialdiagnostik (Barr 1954: 186).

Ein weiteres Testverfahren wurde 1954 von den Engländern William M. Davidson und Robertson D. Smith eingeführt. Dieses bestand in einer zellmorphologischen Beurteilung der Leukozytenanreicherung aus einem Blutabstrich. Die so sichtbar zu machenden Anhängsel an bestimmten Leukozyten, die eine trommelschlegelähnliche Form hatten (daher wurde die Methode auch als Drumstick-Test benannt), galten als charakteristisch für das weibliche Geschlecht. Es mussten jedoch ebenfalls Grenzfälle eingeräumt werden, bei denen anhand der Leukozyten das Geschlecht nicht eindeutig klassifizierbar war (Davidson/Smith 1961; Mikulicz-Radecki 1959: 7).

---

16 »The extension of this study to other cases of intersexuality is urged in the hope of clarifying the complex problem of hermaphroditism. The potential importance of the skin biopsy technique lies in the possibility that it may prove to be a simple method of detecting the dominant sex in infancy, in cases of doubt.« (Moore et al. 1953: 648).

1956 wurde am Institut für Genetik in Lund (Schweden) ein Verfahren entwickelt, mit dem auf der Grundlage von Kulturen aus einfachen Körperzellen eine photographische Darstellung des menschlichen Chromosomensatzes als sogenanntes Karyogramm möglich wurde (zur Entstehung der Technik vgl. Martin 2004). Dadurch wurde die morphologische Bestimmung der Geschlechtschromosomen entscheidend erleichtert. Um ein Karyogramm zu erstellen, muss eine Zellkultur angesetzt und zu einem bestimmten Zeitpunkt der Zellteilungsprozess gestoppt werden, da die Chromosomen nur in einer bestimmten Teilungsphase (der Metaphase) mit Hilfe von Färbetechniken sichtbar gemacht werden können. Das machte die Methode aufwendig, weshalb der Chromatinkörperchentest und der Drumstick-Test für die Erstdiagnostik weiterhin bevorzugt wurden. Ab etwa 1958, nachdem die Technik der Karyogramm-Erstellung an verschiedenen Forschungsstandorten verfügbar geworden war, wurden nach und nach verschiedene Kombinationsmöglichkeiten der Geschlechtschromosomen, bezeichnet und bewertet als *Aberrationen*, zum Vorschein gebracht, so etwa der X0-Karyotyp als Grundlage des Turner-Syndroms oder verschiedene geschlechtschromosomale Mosaike, z.B. mit einer XXY/XX-Kombination (Ford 1961; Zabel/Witkowski 1966). Diese Entdeckungen zerstörten die bisher gepflegte Grundannahme eindeutig männlicher oder weiblicher Heterosomen.[17] Zwar behielten MedizinerInnen auch in der Folgezeit trotz der gefundenen komplexen Verhältnisse die Konvention bei, nach der die Präsenz bereits eines einzelnen Y-Chromosoms, selbst wenn mehrere X-Chromosomen vorhanden waren, es gestattete, das *chromosomale* Geschlecht als männlich zu bezeichnen (Jörgensen et al. 1972: 17 & 35).[18] Jedoch konnte auch diese Konvention nicht als definitives Kriterium für die wissenschaftliche Geschlechtsklassifizierung von Hermaphroditen gelten, was insbesondere bezüglich solcher Fälle deutlich wurde, bei denen ein Mosaik mit nur einem Y-Chromosom (z.B. X0/XY) vorlag oder bei denen aufgrund »strukturelle[r] Veränderungen der Geschlechtschromosomen […] rein morphologisch keine Entscheidung zugunsten des Y- oder X-Chromosoms möglich ist.« (Ebd.: 45) In solchen Fällen könne »die ›zytologische Geschlechtsdiagnostik‹ keine selbständige Aussage mehr bringen; sie muß sich dann an den klinischen Befunden orientieren.« (Ebd.: 45ff.)

Angesichts der durch die neue Visualisierungstechnik zutage geförderten Vielfalt der Geschlechtschromosomenkonstellationen wurden der Barr-body- und der Drumstick-Test stärker als zuvor problematisiert und die bereits als gesichert geltenden wissenschaftlichen Geschlechtszuordnungen von bestimmten Fällen

17 Zwar wurde schon früher über die Möglichkeiten verschiedener *Aberrationen* der Geschlechtschromosomen nachgedacht (z.B. Barr 1954: 185), jedoch wurde dies in der breiten Diskussion kaum beachtet.

18 Hintergrund dafür war die einflussreiche Theorie, nach der dem Y-Chromosom die Schlüsselrolle für die männliche Geschlechtsdifferenzierung zukommen sollte, während die weibliche Entwicklung in Abwesenheit des Y-Chromosoms selbsttätig verlaufe.

von Hermaphroditismus wieder umgestoßen. Eine Reihe von Medizinern warnten, der Barr-body-Test eigne sich »nicht für alle Fälle, weil sich, wie vor allem die morphologischen Chromosomenanalysen ergeben haben, hinter einem positiven oder auch negativen Chromatinbefund abnorme Chromosomenkombinationen verbergen können, die man nur mit Hilfe subtiler Technik, als der Chromosomenanalyse selbst erkennen kann.« (Jores/Nowakowski 1964: 185; Abb. 8)[19]

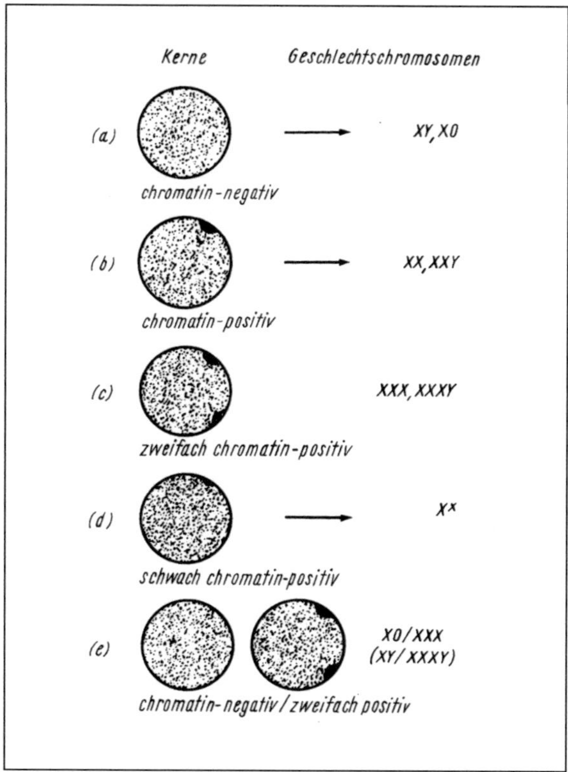

Abb. 8: Schema der Beziehungen zwischen Geschlechtschromatin und Zahl der X-Chromosomen aus Arthur Jores und Henryk Nowakowski: Praktische Endokrinologie und Hormontherapie nichtendokriner Erkrankungen *(1964)*

19 Vgl. auch Martius 1960: 344; Hiersche 1977: 73. Eine Forschergruppe schrieb: »Da die Barr-body-Diagnostik nur in zahlenmäßigen und strukturellen Relationen zu den X-Chromosomen steht, kann man nicht auf das chromosomale Geschlecht rückschließen. Noch viel weniger zutreffend wäre es, eine Einteilung in ›männliche‹ (Barr-body-negative) und ›weibliche‹ (Barr-body-positive) Zellkerne vornehmen zu wollen, wie dies leider noch oft im Klinikssprachgebrauch üblich ist.« (Jörgensen et al. 1972: 97).

Klinefelter-Syndrom und Grundlagenforschung an Chromosomenaberrationen

Im Mittelpunkt dieser Problematisierung stand vor allem das 1942 definierte Klinefelter-Syndrom, als dessen Kennzeichen unterentwickelte Hoden bei männlichem Erscheinungsbild galten. Nach Einführung des Barr-body-Tests stellte sich heraus, dass ein Großteil der Menschen, bei denen ein Klinefelter-Syndrom diagnostiziert wurde, chromatin-positiv waren, woraus man schloss, dass sie trotz Hoden chromosomal weiblich sein müssten (z.B. Illchmann-Christ 1959; Stange 1959: 795).[20] Aufgrund des »Widerspruchs zwischen diesem Kernbefund und dem männlichen Phänotyp« wurde das Klinefelter-Syndrom der Intersexualität zugeordnet (Overzier 1961e: 284). 1959 wurde dann allerdings mittels Karyogramm-Darstellungen gezeigt, dass dem Klinefelter-Syndrom bei chromatin-positivem Befund ein XXY-Karyotyp zugrunde liege (Zabel/Witkowski 1966: Vorwort). Auch diese Feststellung musste bald wieder eingeschränkt werden, denn bei einer Reihe von als Klinefelter-Syndrom eingestuften Fällen wies der Karyotyp ein Mosaik auf. Overzier kommentierte:

»Nach letzten Erkenntnissen scheint aber das Chromosomenbild des Klinefelter-Syndroms nicht ganz einheitlich zu sein. [...] Diese Befunde stellen die Humangenetik vor ganz neue Probleme. Wie das XXY entsteht, woher es sich ableitet (aus einem XX + Y oder einem X + XY), womit der Befund eines Mosaiks XXY/XX [...] zu erklären ist (als Mutation zurück zur Norm)?), das sind die zur Zeit diskutierten, großenteils noch offenen Fragen.« (Overzier 1961e: 285)

Während Overzier Fragen zur Entstehung des XXY-Karyotyps und damit im weiteren Sinne zu humangenetischen Mechanismen klären wollte, zogen andere Forscher das Klinefelter-Syndrom heran, um Thesen zur embryonalen Hodeninduktion zu überprüfen und weiterzuentwickeln (z.B. Ford 1961: 113). Insbesondere erhofften MedizinerInnen, Erkenntnisse über die Geschlechtsentwicklung aus dem Vergleich verschiedener Formen der Intersexualität erzielen zu können, so auch der Pädiater und Humangenetiker Widukind Lenz: »[V]on einer näheren Aufklärung der Genetik und der Geschlechtschromosomen-Konstitution der echten Hermaphroditen sowie der eigentümlichen Fälle, bei denen Ovarien oder rudimentäre Gonaden mit Eifollikeln bei chromatin-negativen Personen gefunden wurden, [ist] wertvoller Aufschluß über den ersten Schritt der embryonalen Geschlechtsdifferenzierung, nämlich die Entwicklung der Gonaden, zu erwarten.« (Lenz 1960: 273) Lenz betonte, dass die »pathogenetische Aufklärung« der »Anomalien der geschlechtlichen Differenzierung« ganz »wesentlich zum Verständnis der normalen Geschlechtsdifferenzierung beigetragen« habe

20 Overzier korrigierte daher für eine 1959 erschienene Publikation – offenbar in letzter Minute, wie eine eingefügte Berichtigung zeigt – seine tabellarische Übersicht über die verschiedenen Intersex-Formen (Overzier 1959: 121).

(ebd.: 268). Solchen »Naturexperimenten«, so ließ sich auch eine Gruppe von Medizinern der Medizinischen Akademie Erfurt vernehmen, gelte »ein besonders großes wissenschaftliches Interesse«, da »grundsätzliche Aufschlüsse über physiologische Effekte der Gonadenfunktion und deren Steuerung, vor allem jedoch über die Induktion der Geschlechtsgangsentwicklung während der Embryonalperiode erhalten [werden] können.« (Dieterich et al. 1969: 921) Die Grundlagenforschung zu verschiedenen Geschlechtsmerkmalen der Hermaphroditen und ihrer Pathologie diente also immer auch der Gewinnung von Erkenntnissen über die Vorgänge der Geschlechtsentstehung und -entwicklung im Normalfall.

Klinefelter-Syndrom und die Neufassung der Klassifikationssysteme

Angesichts der neuen Chromosomenstudien standen auch die Klassifikationsschemata des Hermaphroditismus (erneut) zur Debatte. Während der 1950er Jahre wurde zunächst noch die traditionelle, anatomische Einteilung in Pseudohermaphroditismus femininus, Pseudohermaphroditismus masculinus und Hermaphroditismus verus als Leitschiene beibehalten. So legte etwa der Züricher Pädiater Andrea Prader diese Dreiteilung weiterhin seinem Klassifikationsschema zugrunde, doch er bemühte sich um eine Ausdifferenzierung desselben, indem er darunter – basierend auf den neuesten, vor allem durch das Barr-body- und Drumstick-Testverfahren gewonnenen Erkenntnissen – die verschiedenen Syndrome der Intersexualität einordnete. Dabei machte er die Klassifikation als Pseudohermaphroditismus masculinus oder femininus davon abhängig, welches chromosomale Geschlecht vorlag bzw. vermutet wurde, statt wie bisher primär das Gonadengeschlecht dafür heranzuziehen (ebd.: 652). Diese Prioritätenverschiebung machte sich insbesondere bemerkbar bezüglich der Klassifizierung des Klinefelter-Syndroms: »Ist der Klinefelter-Patient mit weiblichem Chromosomensatz eine Frau oder wegen seiner Hoden ein Mann?« (Philipp 1960: 826) Prader ordnete das Klinefelter-Syndrom als Pseudohermaphroditismus femininus ein (Prader 1957: 656). Das erschien hingegen dem Westberliner Gynäkologie-Ordinarius Felix von Mikulicz-Radecki klinisch keine sinnvolle Klassifizierung zu sein. Obwohl er wie Prader ebenfalls noch davon ausging, dass das Klinefelter-Syndrom i.d.R. mit einem XX-Karyotyp einhergehe, wollte er für dessen Klassifizierung die Keimdrüsen in den Vordergrund stellen: Aufgrund des männlichen Gonadengeschlechts reihte er das Klinefelter-Syndrom unter den Pseudohermaphroditismus masculinus ein (Mikulicz-Radecki 1959: 6ff.).

Nachdem 1959 mittels der Karyogramm-Darstellung gezeigt worden war, dass das Klinefelter-Syndrom mit einem XXY-Karyotyp oder auch Chromosomen-Mosaiken einhergehe, erschien den meisten MedizinerInnen die männliche Geschlechtszugehörigkeit der Betroffenen nicht mehr strittig (Philipp 1960: 826). Die Klassifizierung des Klinefelter-Syndroms als Pseudohermaphroditismus (ob nun femininus oder masculinus) wurde schließlich völlig aufgegeben.

Die Klassifikationsschemata gingen nun überwiegend dazu über, das Klinefelter-Syndrom zusammen mit Gonadendysgenesien (z.B. dem Turner-Syndrom) in einer vom Pseudohermaphroditismus masculinus und femininus gesonderten Kategorie zusammenzufassen. Charakterisiert wurde diese Kategorie dann – je nachdem, ob die Geschlechtschromosomen oder die Gonaden als aussagekräftiger für die wissenschaftliche geschlechtliche Zuordnung erachtet wurden – entweder als chromosomale Intersexualität[21] oder aber als gonadale Störung.[22] Der Hermaphroditismus verus wurde von manchen AutorInnen, die dieses neue Klassifikationsschemata verwendeten, als eigenständige Kategorie geführt,[23] von anderen wiederum unter die Keimdrüsendefekte gerechnet.[24]

Bei dieser Skizze des umfangreichen Gebiets der Chromosomenforschung zu Intersexualität und seinen Auswirkungen will ich es bewenden lassen, um mich nicht allzu weit von dem unter meiner Fragestellung interessierenden Theorie-Praxis-Problemen zu entfernen. Es sollte jedoch deutlich geworden sein, wie mit der Erprobung der neuen Diagnosetechniken an Hermaphroditen die zunächst geweckten Hoffnungen auf ein eindeutiges biologisches Geschlechtsunterscheidungskriterium wiederum unterlaufen wurden. Und so konstatierte Hammerstein auch nach Einführung dieser Techniken,

»daß es in Anbetracht der Vielschichtigkeit der menschlichen Geschlechtlichkeit *kein sicheres Kriterium* für das ›wahre‹ Geschlecht gibt. Weder die Geschlechts-Chromosomen-Konstellation, noch der Keimdrüsenbefund, noch die Zeugungs- bzw. Konzeptionsfähigkeit, noch die hormonale Situation, noch der Zustand der äußeren und inneren Genitalien können in dieser Hinsicht allein verbindliche Aufschlüsse vermitteln.« (Nevinny-Stickel/Hammerstein 1967: 664)

Indessen wurden anhand der Techniken der Chromosomenbestimmung die Klassifikationsschemata des Hermaphroditismus sowie die Geschlechtsentwicklungsmodelle resp. die pathologischen Theorien problematisiert, womit neuen Forschungsaktivitäten Raum gegeben wurde. Dem möchte ich im Folgenden in Bezug auf die Transformation der Theorien der genetischen Geschlechtsdetermination vertiefend nachgehen.

21 Vgl. z.B. Jores/Nowakowski 1964: 188; Nevinny-Stickel/Hammerstein 1967: 665; Knorr 1974: 1782; Bierich 1975.

22 So z.B. Crone-Münzebrock/Leibecke 1960: 855; Zuppinger 1969: 656; Prader 1971: 730.

23 Vgl. z.B. Crone-Münzebrock/Leibecke 1960: 855; Jores/Nowakowski 1964: 188; Nevinny-Stickel/Hammerstein 1967: 665.

24 Vgl. z.B. Zuppinger 1969: 656; Prader 1971: 730.

3.4 »Der tiefste Wesensunterschied von Mann und Frau liegt im Quantitativen«: Theorien der genetischen Geschlechtsbestimmung

Die Frage der Genese des Geschlechtsunterschieds und des Hermaphroditismus wurde in der deutschen Literatur (in Ost- und Westdeutschland gleichermaßen) bis Ende der 1950er Jahre von der sogenannten Intersexualitätslehre Goldschmidts dominiert. Wie bereits anhand von Lammers' Adaption der Intersexualitätslehre deutlich wurde, implizierte diese die prinzipielle Möglichkeit einer Divergenz zwischen chromosomalem und genetischem Geschlecht sowie ein quantitatives Geschlechtermodell. Zwar wurde die Theorie beständig problematisiert und modifiziert, jedoch nicht grundsätzlich in Frage gestellt – allerdings steht zu vermuten, dass dieses Festhalten an der Goldschmidt'schen Intersexualitätslehre auf den Hermaphroditismus-Diskurs des deutschen Sprachraums beschränkt war. Erst Ende der 1950er Jahre kam es hier zur Ablösung der Intersexualitätslehre durch Geschlechtsentstehungs- bzw. Geschlechtsentwicklungstheorien und entsprechende pathologische Erklärungsmodelle, die ein (im Prinzip) linear-hierarchisches Genkonzept zugrunde legten, ohne dass es darüber zu einer tiefergehenden Stabilisierung der Geschlechtskodifikationen insgesamt gekommen wäre: Die Definition der Kategorie Geschlecht und die geschlechtsdiagnostischen Kriterien standen vielmehr erneut zur Diskussion. Im Folgenden soll diese Wende der humangenetischen Diskussion zum Hermaphroditismus nebst ihren Auswirkungen nachgezeichnet werden. Das erfordert allerdings eine Darstellung der Theorie Goldschmidts sowie der Geschichte ihrer Rezeption durch die Weimarer Republik und die Zeit des Nationalsozialismus hindurch. Denn erst die Rezeptionsgeschichte mit ihrem (auch politisch motivierten) selektiven Zugriff auf die Intersexualitätslehre lässt die humangenetische Diskussion der Nachkriegszeit verständlich werden.

Goldschmidts Intersexualitätslehre

Goldschmidt war von 1914 an Abteilungsleiter für die Genetik der Tiere am neu gegründeten Kaiser-Wilhelm-Institut für Biologie in Berlin-Dahlem und von 1919 bis 1935 dessen zweiter Direktor. Er beschäftigte sich wie viele Biologen und Mediziner anhand der Frage der Geschlechtsentstehung mit allgemeinen Vererbungsmechanismen und trug so zur Ausarbeitung der kurz nach der Jahrhundertwende etablierten Genetik bei (Maienschein 1984). Über zwei Jahrzehnte hinweg arbeitete er seine Theorie der »zygotischen Geschlechtsbestimmung« und die damit verbundene Intersexualitätslehre aus. Ihren pronanciertesten Niederschlag fand sie in der Publikation *Die sexuellen Zwischenstufen* von 1931. Da zumeist diese Monographie in der deutschen medizinischen Hermaphroditismus-Literatur der Nachkriegszeit zitiert wurde, wird sie in den folgenden Ausführungen hauptsächlich berücksichtigt werden. Die Intersexualitätslehre beruhte auf Goldschmidts Kreuzungsexperimenten mit unterschiedlichen »Rassen« japanischer Schwammspinner (einer Schmetterlings- bzw. Mottenart).[25] Mit diesen Experimenten ließe sich, so behauptete Goldschmidt, »nach Belieben jede geschlechtliche Zwischenform erzeugen, die in lückenloser Reihe von einem Weibchen zu einem Männchen und umgekehrt führen. Und weiter kann ich natürlich auch das Extrem erreichen, daß alle Tiere, die konstitutionell Weibchen sein sollten, zu richtigen Männchen werden.« (Goldschmidt 1916: 5) Goldschmidt deutete diese Experimente als Beleg dafür, dass die geschlechtsbestimmenden Gene nicht diskret auf dem Y- und X-Chromosom, sondern gemischt, in quantitativ unterschiedlichen Gewichtungen auf beiden Heterosomen und zusätzlich auch auf den Autosomen verteilt seien. Dazu erklärte er, dass die relative Stärke der genetischen »Männlichkeits- und Weiblichkeitsfaktoren« die geschlechtliche Entwicklungsrichtung bestimme. Die normale geschlechtliche Differenzierung beruhe darauf, dass die Potenz einer der beiden Geschlechtsfaktoren deutlich überwiege (ebd.: 3ff.; Goldschmidt 1931: 413). Für dieses ausbalancierte ›Überwiegen‹ führte Goldschmidt den Begriff der Epistase ein. Er nahm zudem an, dass die genetische Determinierung die graduell abgestufte Geschlechtsdifferenzierung derjenigen Zellgruppen und Organe steuere, die mit einer doppeltgeschlechtlichen Erbanlage im Sinne einer alternativen Reaktionsnorm ausgestattet seien.[26] Die mehr oder weniger männliche resp. weibliche Ausformung der Zellgruppen bzw. Organe hänge davon ab, wann diese ihren »Determinationspunkt« der Geschlechtsdifferenzierung erreichten (ebd.: 10). Auf dieser Grundlage formulierte Goldschmidt die »Drehpunkttheorie« zur Pathogenese der Intersexualität. Doch bevor ich darauf eingehe, möchte ich ein paar Bemerkungen zu dem von ihm geprägten Begriff der Intersexualität vorwegschicken.

Den Begriff Intersexualität führte Goldschmidt 1915 ein, um die Ergebnisse seiner genetischen Forschungen zu resümieren, die er während eines Aufenthalts in den USA angestellt hatte. Im *Biologischen Centralblatt* definierte er ihn folgendermaßen: »Ich werde in Zukunft die sexuellen Zwischenstufen als Intersexe bezeichnen und von männlichen oder weiblichen Intersexen reden, je nachdem es

25 Den Begriff »Rasse« verwendete Goldschmidt zur Bezeichnung geographisch unterscheidbarer Populationen bzw. »Lokalformen« einer Tierart (Goldschmidt 1915: 565, Fn. 2).

26 Goldschmidt schrieb dazu: »Die gesamte genetische Konstitution des Organismus, also seine Reaktionsnorm auf Grund des gesamten Genschatzes bringt es mit sich, daß gewisse Zellgruppen, ja vielleicht alle, in ihrer Differenzierung eine alternative Entwicklungsmöglichkeit haben, nämlich nach weiblichem oder männlichem Typ. Welcher von beiden Wegen eingeschlagen wird, hängt von der vorhandenen Proportion der Geschlechtsgene ab, von denen das eine oder das andere die Kontrolle der Differenzierung an sich reißt entsprechend dem Wert von F:M. Die Geschlechtsgene rufen also nicht die Geschlechtsunterschiede hervor, sondern bewirken nur die Entscheidung über die durch die gesamte genetische Beschaffenheit bedingte Alternative der geschlechtlichen Differenzierung.« (Goldschmidt 1931: 87).

sich um Männchen auf dem Weg zur Weiblichkeit oder Weibchen auf dem Weg zur Männlichkeit handelt; die Erscheinung selbst hieße dann Intersexualität.« (Goldschmidt 1915: 566) Wichtig war ihm, den Begriff der Intersexualität gegen Phänomene eines mosaikartigen Nebeneinanderbestehens von männlichen und weiblichen Merkmalen, die er als Gynandromorphismus bezeichnete, abzusetzen. Demgegenüber betonte er, dass bei veritabler *Zwischen*geschlechtlichkeit, d.h. bei Intersexualität, eine innige Mischung der Geschlechtsmerkmale vorliege.[27] Gynandromorphismus und Intersexualität unterschied Goldschmidt auch als »genetisch verschiedene Gruppen von Phänomenen«: »Während bei Intersexen alle Zellen des Körpers den gleichen Chromosomenbestand haben, genetisch identisch sind, wird ein Gynandromorph dadurch charakterisiert, daß er aus genetisch männlichen und weiblichen Teilen zusammengesetzt ist.« (Goldschmidt 1931: 15) Explizit schloss er aus dem Begriff der Intersexualität auch solche hermaphroditischen Erscheinungen aus, die als physiologischer Normalfall existierten. Der Terminus sei auf diejenigen Arten zu beschränken, bei denen die diskrete Zweigeschlechtlichkeit der Normalzustand, die sexuellen Zwischenstufen hingegen abnorm seien (ebd.: 1).

Goldschmidts Ausdruck der Intersexualität umfasste damit – insbesondere für den Menschen – auf der deskriptiven Ebene die gesamte Bandbreite der geschlechtlichen Abweichungen, dargestellt als kontinuierliche Übergänge zwischen den beiden Polen weiblich und männlich (Goldschmidt 1916: 5). In dieser Hinsicht glich er dem von Magnus Hirschfeld geprägten Begriff der sexuellen Zwischenstufen. Pikiert schrieb Hirschfeld 1923, dass wenn auch der Name neu erscheinen möge, die Bedeutung keinesfalls so neuartig sei, wie von manchen Rezipienten Goldschmidts behauptet:

»Im Grunde ist es doch wirklich einerlei, ob Erscheinungsformen als ›Intersexuelle‹, ›sexuelle Zwischenstufen‹ oder ›Geschlechtsübergänge‹ bezeichnet werden; der einzige Unterschied liegt doch nur darin, daß die eine Wortbildung lateinischer, die andere deutscher zusammengesetzt ist. In Wirklichkeit haben die verschiedenen Ausdrücke schon seit Jahren eine ganz gleichbedeutende Anwendung gefunden; ich erinnere nur an das große Werk ›*The Intersexes*‹, das *Xavier Mayne* 1908 dem Andenken *Krafft-Ebings* widmete. Freilich gibt es Universitätslehrer, die grundsätzlich nur von dem, was andere Universitätslehrer geschrieben haben, Kenntnis nehmen und als Bestandteile ihrer Fachwissenschaft betrachten, was deren Fortschritt nichts weniger als förderlich ist.« (Hirschfeld 1923: 6f.)

Allerdings verkannte Hirschfeld die Besonderheit der Goldschmidt'schen Begriffsprägung. Denn diese bestand nicht darin, einen Bereich von Phänomenen in einer medizinischen Kategorie zu erfassen, sondern vielmehr darin, auf eine bestimmte Theorie ihrer genetischen Entstehung zu verweisen. Goldschmidt vertrat

27 Zuvor hatte er nach eigenen Angaben undifferenziert den gesamten Bereich der »sexuellen Abnormitäten« als Gynandromorphismus bezeichnet.

den Anspruch, die »rein deskriptiv« abgegrenzten sexuellen Zwischenstufen in »genau definierbare Einzelphänomene aufzulösen« und damit auf ihre ätio- und pathogenetischen Grundlagen zurückzuführen (Goldschmidt 1931: 1). Dass er dafür die Bezeichnung Intersexualität wählte, mochte ein seinem Forschungsaufenthalt in den USA geschuldeter Anglizismus sein, der ursprünglich wenig mehr als eine Übersetzung des Begriffs *Sexuelle Zwischenstufen* gewesen sein könnte. Vermutlich war aber auch das Konzept der sexuellen Zwischenstufen für Goldschmidts Zwecke zu eng mit Hirschfelds bekannten sexualwissenschaftlichen Forschungen verknüpft und zudem zu stark mit der Geschlechtlichkeit des Menschen assoziiert, um umstandslos auf die genetische Forschung an Insekten übertragbar zu sein. Allerdings wendete Goldschmidt seine an Schmetterlingen gewonnene Intersexualitätstheorie selbst bereits 1916 explizit auf den Menschen an und inkludierte darin alle Erscheinungen vom Hermaphroditismus bis zur konträren Sexualität bzw. Homosexualität, ja er betonte sogar, »daß das Material über menschlichen Hermaphroditismus eine wichtige Stütze unserer gesamten Beweisführung bildet.« (Goldschmidt 1916: 11) Letztlich fehlten dem Biologen Goldschmidt jedoch dieses Material und die klinische Erfahrung, um eine systematische Übertragung seiner Intersexualitätstheorie in die Humanmedizin vornehmen zu können.

Was besagte nun die Drehpunkttheorie? »Ein Intersex ist ein Individuum, das nach seiner genetischen Beschaffenheit, XX oder XY, eigentlich ein Weibchen oder Männchen sein sollte, tatsächlich sich aber nur bis zu einem bestimmten Augenblick mit seinem eigentlichen Geschlecht entwickelt, von diesem Augenblick, dem Drehpunkt, an aber seine Entwicklung mit dem anderen Geschlecht vollendet.« (Goldschmidt 1931: 12) Goldschmidt legte dar, dass sich trotz eindeutigem Chromosomengeschlecht aufgrund einer ungenügenden »Epistase« bzw. Spannung der genetischen Männlichkeits- und Weiblichkeitsbestimmer ab einem bestimmten Zeitpunkt der Entwicklung, dem »Drehpunkt«, die zunächst eingeschlagene Geschlechtsdifferenzierung ändern könne. Intersexualität lasse sich insofern als »ein Mosaik in der Zeit« analysieren (ebd.: 13).

Zygotische und hormonale Intersexualität

Neben dieser genetischen Ätiogenese sollte es aber auch eine hormonal bedingte Intersexualität geben: Aufbauend auf dem Mechanismus der »zygotischen Geschlechtsbestimmung« komme bei »höheren Tieren« der »Hormonapparat« als »Zentralstelle« hinzu, die teilweise »die Aufgabe der Entscheidung über die alternative Determination« der geschlechtlichen »Entwicklungsmöglichkeit« bestimmter Zellgruppen anstelle der geschlechtsbestimmenden Gene übernehme (ebd.: 11). Goldschmidt führte in diesem Zusammenhang eine Unterscheidung in genetische bzw. zygotische und hormonale Intersexualität ein: »Bei der genetischen Intersexualität sind zwar die ihr Geschlecht wechselnden Individuen XX oder XY, aber sie sind nicht genetisch Männchen oder Weibchen, da besondere

Verhältnisse [...] ihrer genetischen Beschaffenheit, z.B. besondere Zustände ihrer X-Chromosomen [...] sie genetisch zur Intersexualität vorbestimmen.« (Ebd.: 13f.) Mit dem Begriff der hormonalen Intersexualität bezeichnete er dagegen Individuen, »die nicht nur nach ihren Geschlechtschromosomen, sondern auch wirklich genetisch Weibchen oder Männchen sind«, bei denen aber »ausschließlich durch Einwirkung der entgegengesetzten Hormone Intersexualität entsteht.« (Ebd.: 14) Allerdings müsse immer abgeklärt werden, ob die abgeänderte Hormonkonstellation womöglich »selbst erst die Folge eines rein genetisch bedingten Geschlechtsumschlags« sei, in welchem Fall es sich doch um genetische Intersexualität handeln würde (ebd.). Auf diese Weise räumte Goldschmidt der Sexualhormonforschung seiner Zeit einen – wenn auch begrenzten – Platz in seinem Theoriegebäude ein. Er widerstand damit dem in der amerikanischen Genetik vorherrschenden Reduktionismus, phänotypische Merkmale allein auf genetische Ursachen zurückzuführen (vgl. dazu Fox Keller 1998: 56f.).

Die Aufforderung, genau zwischen hormonaler und zygotischer Intersexualität zu differenzieren, konnte in Bezug auf den Menschen nur ein theoretisches Postulat sein, denn seinerzeit gab es keine Methoden, um solche Nachweise zu erbringen. Die Erfahrungen und Grenzen der Humanmedizin berücksichtigte der Biologe Goldschmidt nicht – ihm war vielmehr ausdrücklich daran gelegen, das Gebiet des menschlichen Hermaphroditismus ausgehend von biologischen Erkenntnissen systematisch zu ordnen (Goldschmidt 1931: 408). Diese Diskrepanz zwischen biologischer Theorie und humanmedizinischen klinischen Erfordernissen verschärfte sich zusätzlich dadurch, dass Goldschmidt in seiner Publikation von 1931 jene Form des Pseudohermaphroditismus femininus, die auf Veränderungen der Nebennieren zurückgeführt wurde (und später allgemein als AGS benannt wurde), nicht zur Intersexualität, auch nicht zur hormonal bedingten rechnete. Diese Form bezeichnete er stattdessen als Virilismus. Da also das AGS von ihm nicht zur Intersexualität gerechnet wurde, andere Formen eines hormonal bedingten Hermaphroditismus in der Humanmedizin aber nicht diskutiert wurden, konnte Goldschmidt behaupten, dass für den Menschen »noch kein Fall hormonaler Intersexualität [...] aufgefunden worden« sei (ebd.). Goldschmidts terminologische Unterscheidung zwischen Virilismus und hormonaler Intersexualität verwischte sich jedoch in der Rezeption der Intersexualitätslehre, bedingt durch verschiedene Kritiken, Uminterpretationen und Neubestimmungen derselben (z.B. Jores 1939: 297). Im ersten Nachkriegsjahrzehnt vollzogen die meisten RezipientInnen die terminologische Ausgliederung des AGS nicht nach; diesbezügliche Vorstöße (z.B. Serfling 1956: 51) setzten sich nicht durch. Vielmehr wurde das AGS einfach als hormonale Intersexualität eingestuft, während für alle anderen Formen des Hermaphroditismus der Begriff der zygotischen Intersexualität Anwendung fand.[28]

28 Vgl. etwa Büttner/Titze 1948: 379; Breitner 1951: 17; Guggisberg/Neuweiler 1952: 292; Pirner/Borelli 1953: 331; Jores 1955b: 369; Lammers 1956: 45f.

Genetische Geschlechtsumwandlung

Nach der zeitlichen Lage des Drehpunkts in der Geschlechtsentwicklung entwarf Goldschmidt eine Stufenfolge der zygotischen Intersexualität, die bis zur völligen »Geschlechtsumwandlung« – im Verhältnis zu den Geschlechtschromosomen – reichen sollte. Die »Geschlechtsumwandlung« könne allerdings »morphologisch kaum diagnostiziert werden«, warnte Goldschmidt, da es sich um ein äußerlich nahezu unauffälliges Phänomen handle. Sie sei derzeit nur indirekt über eine Stammbaumanalyse, welche die Geschlechtsverteilung der Nachkommenschaft untersuche, feststellbar (Goldschmidt 1931: 411f.): Um einen Umwandlungsmann mit weiblichen Geschlechtschromosomen und männlichem Phänotyp von einem echten Mann zu unterscheiden, müsste nachgewiesen werden, daß »ein solcher Intersex« keine »Söhne erzeugen« könne. Goldschmidt setzte allerdings hinzu: »Mir ist aber kein sicherer Fall der Fruchtbarkeit eines solchen Typs bekannt.« (Ebd.: 421) Eine vollständige Geschlechtsumwandlung, so erklärte er, sei auf einen sehr frühen Drehpunkt zurückzuführen; je später der Drehpunkt erfolge, desto geringfügiger würden die Genitalien, sekundären Geschlechtsmerkmale und die Psyche vom chromosomalen Geschlecht abweichen. Aus entwicklungsphysiologischen Gründen seien allerdings zumindest bei den Säugetieren (vollkommene wie auch unvollkommene) Umwandlungen nur vom weiblichen zum männlichen Geschlecht denkbar, während männliche Intersexualität nicht vorkommen könne: Denn das Ovar sei im Unterschied zur frühzeitigen geschlechtlichen Fixierung der übrigen inneren Geschlechtsorgane und auch im Unterschied zum Hoden ein »weiter differenzierungsfähiges Organ« (ebd.: 422).[29] Es könne sich, wie an Tieren belegt worden sei, selbst dann noch in einen Ovotestis oder sogar Hoden umwandeln, wenn der Drehpunkt im Erwachsenenalter liege. In diesem Falle könne es auch zu einer Hodenhormonbildung kommen, welche eine »äußerliche Vermännlichung (Haare, Stimme, Psyche)« selbst noch im Erwachsenenalter nach sich ziehen könne (ebd.: 410).

29 Eine Umwandlung des Hodens in einen Eierstock sei, wenn überhaupt, dann nur zu einem »ganz frühen Drehpunkt zur Zeit des Vorhandenseins des Keimepithels« oder zu einem etwas späteren Zeitpunkt als »ovarielle Umwandlung der Medullarstränge« denkbar (Goldschmidt 1931: 412): »Wir wissen ja, daß der Hoden kein wachstumsfähiges Keimepithel mehr hat, so daß für die Gonade nur eine Umbildung auf den frühesten Entwicklungsstadien in Betracht käme.« (Ebd.: 425) Ein späterer Drehpunkt würde hingegen keine Intersexualität, sondern nur einen chromosomal und gonadal männlichen Kastratentyp hervorbringen (Ebd.: 412) Dann könnten sich allenfalls noch die Geschlechtsgänge weiblich weiterentwickeln, jedoch nicht das äußere Genitale, da ohne Ovarbildung die Eierstockshormone fehlen würden, die normalerweise für eine weibliche Ausbildung der »äußeren und psychischen Charaktere« sorgen würden (ebd.). Den auf eine eingeschränkte Hodenbildung zurückführbaren Kastratentyp rechnete Goldschmidt nicht zur Intersexualität. Somit konnte er den Schluss ziehen, dass es beim Menschen keine männliche Intersexualität geben könne (ebd.: 425f.).

Zusammenfassend lässt sich zur Goldschmidt'schen Intersexualitätslehre festhalten, dass mit dieser Theorie die genetische Steuerung der Geschlechtsdifferenzierung als zeitlich gestaffelt begriffen und auf das Zusammenwirken mehrerer, über den gesamten Chromosomensatz verteilter Gene mit ihren jeweiligen mehr oder weniger männlichen resp. weiblichen Potenzen zurückgeführt wurde. Nach diesem Modell wirkten also Gene (oder auch Koppelungsgruppen von Genen) nicht unabhängig voneinander. Verantwortlich für die Geschlechtsdifferenzierung war vielmehr das *Verhältnis* der genetischen Männlichkeits- und Weiblichkeitsbestimmungsfaktoren.[30]

Konkurrierende Genkonzepte und politische Entwürfe zu »Rasse«, Geschlecht und Sexualität

Goldschmidts relationales Genkonzept unterschied sich deutlich von demjenigen des führenden US-amerikanischen Genetikers Thomas Hunt Morgan (1866-1945), für den Gene korpuskuläre, diskrete, auf den Chromosomen linear (in Koppelungsgruppen) angeordnete Erbeinheiten waren, die, weitgehend kontextunabhängig, in selbständiger und stabiler Weise vermittels Enzymen die erblichen Merkmale der Zelle bestimmen sollten (Enzyklopädie Medizingeschichte 2005: »Genetik«; Satzinger 2004: 10).[31] Die Morgan'sche Schule wurde auch im Deutschen Reich von Wissenschaftlern aufgegriffen und gegen Goldschmidts genetisches Modell ins Feld geführt. Helga Satzinger hat diese Opposition gegenüber Goldschmidts Genetik anhand des sich als Rassenhygieniker und -anthropologe gerierenden Fritz Lenz nachgezeichnet, wobei sie in ihrer Studie überzeugend darlegt, wie die konkurrierenden Genkonzepte mit unterschiedlichen rassen- und geschlechterpolitischen Prämissen einhergingen:[32] Für Lenz' Rassenanthropologie und seine auf einer Hierarchie der »Rassen« und Geschlechter gründenden politischen Vorstellungen sei ein Konzept unerlässlich gewesen, nach dem Gene in eindeutiger Weise diskrete Unterschiede determinierten (ebd.: 26). Gleichzeitig seien jedoch Goldschmidts Experimente zur Intersexualität, die auf Kreuzungen verschiedener geographischer »Rassen« von

30 Goldschmidt entwickelte sein Konzept der Genwirkung im Laufe der Jahre weiter; insbesondere ging er ab 1944 von einem zeitlich gestaffelten Zusammenspiel verschiedener hierarchisch geordneter Gene aus (Satzinger 2004: 6 & 12f.). Diese Differenzierung spielte allerdings für den Hermaphroditismus-Diskurs keine Rolle.

31 Satzinger hat dargelegt, dass die Mitte der 1920er Jahre aufgestellte These des Positionseffekts, nach der der Ort eines Gens für dessen Funktion entscheidend ist, in den nächsten Jahrzehnten zu einer Modifikation des Morgan'schen Genkonzepts geführt habe, ohne dass jedoch dessen Grundannahmen aufgegeben worden seien (Satzinger 2004: 10, Fn. 18).

32 Satzinger hat zu den von ihr untersuchten Ansätzen der Genetik die interessante These aufgestellt, dass in diesen die Kategorien »Rasse« und Geschlecht nicht lediglich als »analoge Kategorien zur Klassifikation von Menschen« fungierten, sondern sich vielmehr wechselseitig bedingten.

Schmetterlingen basierten, zur Unterstützung der eugenischen Forderung nach »Rassenreinheit« vereinnahmt worden. Lenz habe die Kreuzungsexperimente herangezogen, da sie seiner Darstellung nach die Gefahr der Auflösung der Geschlechtergrenze und damit der »Degeneration« der »nordischen Rasse« veranschaulichen würden, die durch »Rassenmischung« drohe (ebd.: 14).[33]

Goldschmidt selbst ließ sich dagegen nicht so einfach vom rassenhygienischen und rassenanthropologischen Diskurs vereinnahmen. Auch in sexualpolitischen Fragen positionierte er sich – gemessen an den damaligen politischen

33 In ebendieser Weise hatte Lenz bereits 1912 in seiner Dissertation über die genetische Geschlechtsdetermination und geschlechtsgebundene Vererbung, in der er sich gegen Goldschmidts Theorie noch nicht ganz so entschieden abgrenzte (Lenz 1912: 82), die Intersexualitätsexperimente durch »Rassenkreuzung« aufgegriffen und auf den Menschen angewendet: »Die pathologische Geschlechtsdisposition ist nur eines der vielen Zeichen des nahenden Rassentodes, und wenn man dem zukünftigen Leben einen Wert beilegt, so ist es die höchste Zeit, aus der Narkose zu erwachen.« (Ebd.: 166) In seiner eugenischen Bewertung der Intersexualität trafen schon damals Rassenideologie und Antifeminismus zusammen: »Insbesondere ist die Virago [das »unweibliche Weib«] ungeeignet zur Mutterschaft; auf der Mutter aber ruht das Leben der Rasse. Wenn man heute diese Charaktere nicht als pathologisch erkennt, so liegt das an dem Gleichheitsideal der demokratischen Moral, welches die virtus, die Mannhaftigkeit, der Virago als Tugend interpretiert und den Feminismus des Virgulus [der »unmännliche Mann«] als ›idealistische Gesinnung‹. Aber so wenig ein unmoralischer Charakter pathologisch zu sein braucht, so wenig braucht ein moralischer gesund zu sein; man vergißt immer wieder, daß die Naturwissenschaft abseits von Gut und Schlecht steht. Und selbst wenn uns selber diese Typen gefielen, so beweist das nichts für ihre Gesundheit, d.h. Erhaltungsgemäßheit. […] Im weiblichen Geschlecht tendieren die Selektionsprozesse des abendländischen Kulturmilieus dahin, daß in Zukunft wieder mehr das weibliche Weib den herrschenden Typus bilden wird. Die Weiber mit männlichen Anlagen entziehen sich nämlich heute mehr und mehr dem Mutterberufe und bringen eben dadurch ihre Anlage zum Aussterben. Dort liegt die wirksamste Bekämpfung der Emanzipation der Weiber. Mag auch der ›Deutsche Bund zur Bekämpfung der Frauenemanzipation‹ mancherlei Erfolge haben, definitiv ausrotten wird erst die Emanzipation sich selber.« (Ebd.: 158ff.) Dennoch befürchtete Lenz, dass die Emanzipation »die nordische Rasse vorher zugrunde« richten könnte, »weil auch viele gesunde weibliche Mädchen von physiologischer Geschlechtsdisposition, vorab solche von nordischem Blute mit in den Strudel gerissen werden, indem sie weniger ›der geistigen Not‹ als vielmehr der Suggestion des Ideals der Gehirndame erliegen […].« (Ebd.: 161) Daraus folgerte er: »Die einzige Möglichkeit der Beseitigung erblicher Krankheiten liegt in der negativen Selektion der betroffenen Stämme.« (Ebd.: 129) Unter einer solchen »Reinigung der Rasse« verstand Lenz, dass sich »belastete« Menschen nicht fortpflanzen dürften. Praktisch sei dies aber schwer zu realisieren, da z.B. Eheverbote und Zwangssterilisierung schlecht greifen bzw. nicht durchzusetzen seien. Deshalb forderte er: »Eine wirklich durchgreifende Rassenhygiene […] ist nicht durch Eheverbote und Sterilisierungen, sondern einzig und allein durch positive Selektion der gesunden Idioplasmastämme zu erreichen, d.h. dadurch, daß man den wirklich gesunden Erbeinheiten zur Sammlung und zu einer stärkeren durchschnittlichen Vermehrung verhilft, so daß sie sich im Laufe der Generationen an die Stelle der kranken setzen.« (Ebd.: 138) Lenz' Ideologie der »Rassenreinheit« und sein Antifeminismus bestärkten sich also wechselseitig.

Diskussionen – relativ liberal. Letzteres zeigte sich ausgerechnet in einem Artikel für die Zeitschrift *Archiv für Rassen- und Gesellschaftsbiologie, einschließlich Rassen- und Gesellschafts-Hygiene*, der 1916 erschien. Darin bezeichnete Goldschmidt Homosexualität als niederste Stufe der anlagebedingten Intersexualität. Damit grenzte er sich gegen die Auffassung ab, Homosexualität sei eine erworbene Psychopathie (Goldschmidt 1916: 1 & 9). In einer längeren Passage zitierte er Albert Moll, der Homosexualität als »biologische Variation« ohne Krankheitswert charakterisiert hatte. Da Goldschmidt diese Charakterisierung nicht kommentierte, muss offen bleiben, ob er sich Molls Auffassung anschließen konnte oder nicht; mindestens blieb er jedoch bezüglich der Frage, ob Homosexualität als pathologisch zu gelten habe, ambivalent, da er über Möglichkeiten der Heilung von Homosexuellen durch Gonadenextrakte spekulierte (ebd.: 14; zu angeblichen Heilerfolgen vgl. auch Goldschmidt 1920: 239).[34] Deutlicher positionierte sich Goldschmidt dann aber zur damaligen Diskussionen um die Strafwürdigkeit der Homosexualität: Er merkte an, dass die beiden Schulen in der Auffassung der Homosexualität – anlagebedingt vs. erworben – divergierende »Folgerungen juristischer Natur« implizierten (Goldschmidt 1916: 1f.). Mit dem Begriff der erworbenen Homosexualität war zu jener Zeit i.d.R. die Sichtweise verbunden, dass die Betroffenen eine mangelnde moralische Haltung zeigten, sich somit schuldhaft und strafwürdig verhielten. Da Goldschmidt sich für die Anlagebedingtheit der Homosexualität klar aussprach, bedeutete dies mit großer Wahrscheinlichkeit, auch wenn er es nicht explizit ausführte, dass er gegen die Zuschreibung einer moralischen Schuldhaftigkeit Stellung bezog und mithin eine Entkriminalisierung befürwortete. Auf der gleichen Argumentationslinie lag auch seine Forderung nach Einführung einer Kategorie »intersexuell« im Geburtenregister, die für »hochgradige Intersexe« reserviert sein sollte: Da das genetische Geschlecht bei Intersexualität weder männlich noch weiblich sei, müsse daraus folgen, dass

> »einem intersexuellen Individuum kein Gerichtshof der Welt ein Geschlecht zuweisen kann, wie dies [jedoch] bei ›erreur de sexe‹ tatsächlich geschieht; denn es gehört in seiner realen Existenz keinem der beiden Geschlechter an. Woraus folgt, daß, wenigstens für die hochgradigen Intersexe [...] besondere Rechtsnormen nötig sind, wie dies auch im alten preußischen Landrecht der Fall war, deren Grundlage nur eines sein kann: die Wohlfahrt des betreffenden Individuums, soweit sie nicht mit der Wohlfahrt der Gesellschaft interferiert.« (Ebd.: 14)

34 Dagegen behauptet Satzinger, dass Goldschmidt schlichtweg eine nicht-pathologisierende Haltung zur Homosexualität eingenommen habe. Doch ihr Beleg dafür beruht auf dem oben erwähnten Zitat Molls, das sie mit Goldschmidts eigener Position gleichsetzt (Satzinger 2004: 15). Diese Auslegung stellt in meinen Augen eine zu starke Bereinigung der sexualpolitischen Ambivalenzen Goldschmidts dar.

Goldschmidt vertrat also für seine Zeit recht liberale Auffassungen, wenn er gegen die Zwangszuweisung intersexueller Menschen zum männlichen oder weiblichen Geschlecht argumentierte und biologische ›Erkenntnisse‹ formulierte, die der Entkriminalisierung der Homosexualität dienen konnten.

Gegen Behauptungen, Intersexualität im Allgemeinen und Homosexualität im Besonderen seien »Degenerationserscheinungen«, bezog Goldschmidt ebenfalls in seinem Artikel für das *Archiv für Rassen- und Gesellschaftsbiologie, einschließlich Rassen- und Gesellschafts-Hygiene* Stellung. Er legte in Übertragung der an Insekten gewonnenen Intersexualitätstheorie auf den Menschen dar, dass auch »Mischungen« menschlicher »Rassen« theoretisch zur Entstehung der Intersexualität beitragen könnten – allerdings sei ihm keine »zuverlässige Mitteilung, daß Intersexualismus im Gefolge von Rassenkreuzungen [beim Menschen] auftritt«, bekannt geworden (ebd.: 8f.). Ohnehin sei »Rassenmischung« als Ursache keinesfalls »allein in Betracht zu ziehen«. Vielmehr beeinflussten ebenso wie bei den Schmetterlingen »gelegentliche Mutationen« die Stärke der geschlechtsdeterminierenden Faktoren, so dass die epistatische Spannung der Potenzen gestört sein könne – solche Mutationen könnten dann wiederum weitervererbt werden. Außerdem stellte es Goldschmidt als den Normalzustand dar, dass eine Bevölkerung – explizit sprach er diesbezüglich von »unserer Bevölkerung« – »rassengemischt« sei. Auf dieser Grundlage führte er sodann aus, dass »im Würfelspiel der Heiratsauswahl [manchmal] zwei Werte zusammenkommen, die so extrem sind, daß sie die abnorme Kombination ergeben, die intersexuelle Individuen bedeutet.« (Ebd.: 8) Während seine weitere Argumentation aber implizierte, dass sich solche Phänomene in »rassengemischten« Bevölkerungen wieder ausgleichen würden, sollte das Gegenteil eintreten in relativ isoliert lebenden und damit als »rassenrein« geltenden Bevölkerungen: Goldschmidt wies darauf hin, dass sich in solchen isolierten Bevölkerungen aufgrund der »Wirkungen der Inzucht« eine einmal aufgetretene, Intersexualität begünstigende »Mutation« viel leichter weitervererben könne. Als Beleg dafür referierte er u.a. Angaben Hirschfelds über einen angeblich »besonders hohen Prozentsatz von Konträrsexuellen« bei den abgeschieden lebenden »kurländischen Deutschen und Oberbayern im Gebirge« (ebd.: 9).[35] Goldschmidts Darlegungen stellten sich mithin einem Programm der »Rassenreinheit« wissenschaftlich entgegen.

35 Satzinger schreibt zur referierten Textpassage über die Konträrsexualität von 1916: »Goldschmidt [nahm] als Ursache für Homosexualität nicht die Rassenkreuzung an; für ihn sollte Homosexualität, wenngleich angeboren, so doch anders zustande kommen als der Zustand der Intersexualität.« (Satzinger 2004: 15) Diese Einschätzung kann ich so nicht teilen: Goldschmidt rechnete in der Veröffentlichung von 1916 Homosexualität eindeutig unter die Intersexualität, insofern galten dieselben ätiologischen Erklärungen für sie. Hingegen versuchte er, Intersexualität insgesamt aus dem rassenhygienisch-eugenischen Diskurs herauszuhalten, wie ich oben dargelegt habe.

Nach Satzinger erörterte Goldschmidt dann allerdings in den 1920er Jahren doch eugenische Anwendungsmöglichkeiten seiner Forschungsergebnisse. Auch war er 1932 am Entwurf eines Gesetzes zur »freiwilligen« eugenischen Sterilisation beteiligt (Satzinger 2004: 13). 1931 nahm Goldschmidt seine frühere Einordnung der Homosexualität in die Intersexualitätslehre explizit zurück mit der Begründung, dass ihre Entstehung durch andere Erbvorgänge zu erklären sei; einer sexualpolitischen Stellungnahme enthielt er sich nun völlig.[36] Auf der anderen Seite versuchte Goldschmidt den Auswüchsen rassenideologisch restriktiver Interpretationen seiner genetischen Lehre entgegenzusteuern, indem er gegen die angeblich physisch und sittlich negativen Folgen von »Rassenmischungen« beim Menschen argumentierte. In seinen späteren Publikationen verzichtete er schließlich darauf, den Begriff der »Rassenkreuzung« in Verbindung mit der menschlichen Intersexualität zu verwenden (ebd.: 24f.). Satzinger gelangt angesichts dieser Wendung zu der Einschätzung, dass Goldschmidt, der selbst aus einer jüdischen Familie stammte, letztlich politisch auf eine »liberale Koexistenz verschiedener Menschen ohne rassistische Trennungslinien« gezielt habe. Sein Genkonzept sei ungeeignet gewesen, um eine Rassenanthropologie zu stützen, wie sie Lenz betrieb. Lenz wurde 1923 auf den ersten Lehrstuhl für Rassenhygiene in Deutschland berufen. Die von ihm maßgeblich profilierte deutsche Rassenanthropologie, die sich schließlich mit der rassistischen Auslesepolitik der Nationalsozialisten verband, habe, so das Argument Satzingers, einer universellen, kontextunabhängigen und verlässlichen Beziehung zwischen Gen und Merkmal bedurft (ebd.: 7). Goldschmidt wurde nach der Machtübernahme der Nationalsozialisten 1935 in die Emigration gezwungen. Er ging in die USA, wo er in Berkeley Professor für Genetik und Zytologie an der University of California wurde. Nach 1945 kehrte er nicht nach Deutschland zurück. Lenz erhielt hingegen 1946 ein Extraordinariat für menschliche Erblehre in Göttingen. Die Zwangsemigration Goldschmidts, so das Resümee Satzingers, bedeutete das Ende der Rezeption seiner Theorie in der deutschen Wissenschaft und die Durchsetzung einer Genetik, die mit dem Morgan'schen Genkonzept übereinstimmte. Die Rezeption der Goldschmidt'schen Genetik sei auch nach 1945 nicht wiederbelebt worden (ebd.: 5f.).

Rezeption der Intersexualitätslehre in der Humanmedizin bis 1945

Kam die Rezeption der Theorie Goldschmidts mit seiner Emigration tatsächlich zu einem abrupten Ende? Dies mag für die deutsche Tier- und Pflanzengenetik und eventuell auch für bestimmte Kreise der Humangenetik zutreffen, doch für

36 Er spekulierte nun, »ohne selbst mein Urteil für sachverständig zu halten«, dass die »sicher angeborene« Homosexualität durch eine »erblich veränderte Reaktionsfähigkeit« des »Gehirns« auf Geschlechtshormone erklärt werden könne (Goldschmidt 1931: 432).

die humangenetischen Erörterungen in der (ost- und west-)deutschen Hermaphroditismus-Literatur der Nachkriegszeit ist eindeutig das Gegenteil der Fall.[37] Im Hermaphroditismus-Diskurs zirkulierte zudem Goldschmidts Theorie auch während des Nationalsozialismus und sein Genkonzept verhinderte nicht per se, dass es als Grundlage rassenhygienisch-eugenischer und geschlechterpolitisch restriktiver Argumentationen herangezogen wurde. Dem ging voraus, dass seine Theorien im Laufe der 1920er und Anfang der 1930er Jahre in der Medizin zwar zunehmend rezipiert, doch anfangs recht selektive Bezüge hergestellt wurden. So fand etwa der Begriff Intersexualität Eingang in die humanmedizinische Literatur, doch wurde er häufig bloß in einem deskriptiven Sinne verwendet, während Goldschmidts genetische Erklärung der Intersexualität in Bezug auf den Menschen ignoriert oder sogar abgelehnt wurde (vgl. dazu Moszkowicz 1936b: 548). Der Berliner Psychiater und Psychologe Arthur Kronfeld (1886-1941), ein wichtiger Mitarbeiter am Berliner Institut für Sexualwissenschaft, wies frühzeitig auf diese Entwicklung hin: »Der Begriff ›*Intersex*‹ ist auf zwei Weisen abgrenzbar: erstens *deskriptiv*, zweitens *konstruktiv-genetisch.*« (Gesellschaft für Sexualwissenschaft und Konstitutionsforschung 1924: 102) Er selbst verwendete den Begriff – ganz im Sinne Hirschfelds – in deskriptiver Bedeutung, da ihm Goldschmidts Intersexualitätslehre zu einseitig erschien: In ihrem Gefolge würde die »genotypische Präformation« für den Menschen überbewertet, während »epigenetische« Faktoren der Geschlechtsdifferenzierung, insbesondere »endokrine Determinanten«, vernachlässigt würden (Kronfeld 1926: 776-781). In der Tat wurde in manchen Veröffentlichungen Goldschmidt en passant als wissenschaftlicher Gewährsmann für die »Resultate der Chromosomenlehre« bezüglich der »zygotischen Geschlechtsbestimmung« angeführt, wobei er ungeachtet der theoretischen Differenzen in einem Atemzug mit Morgan genannt wurde (Halban 1927: 426). Selektiv wurden auch die als »Rassenkreuzung« bezeichneten Schmetterlingsexperimente herausgegriffen, um im simplen Analogieschluss zu behaupten, »Rassenkreuzungen« seien auch für den menschlichen Hermaphroditismus verantwortlich (z.B. Kermauner 1924: 593). Dann wiederum wurde das Konzept der quantitativen Wirkung der Geschlechtsgene übernommen, jedoch die Drehpunkttheorie abgelehnt (vgl. dazu Moszkowicz 1936b: 547f.).

Manche MedizinerInnen zogen dagegen Goldschmidts Intersexualitätslehre bereits in den 1920er Jahren zur umfassenden Erklärung des menschlichen Hermaphroditismus heran.[38] Besonders die Adaption der Intersexualitätslehre durch

37 Auf eine unterschiedliche Rezeption in der Humangenetik einerseits, der Tier- und Pflanzengenetik andererseits verweist auch ein Beitrag mit dem Titel *Das Problem der Geschlechtsdifferenzierung und der Hermaphroditismus*, der 1952 erschien. Darin wurde die Einschätzung vorgelegt, dass Goldschmidts Theorie »in Ärztekreisen weitgehend akzeptiert« sei, hingegen »von zoologischer Seite« nach wie vor »schärfstens abgelehnt« würde (Keller 1952: 1899).

38 Vgl. etwa Weil 1923; Wolff 1924; Mathes 1924; Reis 1926: 877. Auch die niedergelassene Ärztin Agnes Bluhm (1862-1943) legte 1926 im *Handwörterbuch der*

den Wiener Chirurgen Ludwig Moszkowicz (1873-ca. 1945), die dieser in mehreren zwischen 1927 und 1936 erschienen Publikationen darlegte (Moszkowicz 1929a; 1932; 1936a & b), beeinflusste die spezielle humanmedizinische Rezeption der Goldschmidt'schen Theorie noch bis in die Nachkriegszeit. Deshalb soll hier Moszkowicz' Lesart kurz vorgestellt werden: Moszkowicz sah in Goldschmidts Intersexualitätslehre die Chance, den vielen ungeordneten, z.T. widersprüchlichen Befunden zu den verschiedenen Erscheinungsformen der menschlichen Zwitter eine einheitliche Erklärungsgrundlage zu geben. Außerdem könnten mit der These einer anormalen Gewichtung der genetischen Geschlechtsbestimmer, die einen Geschlechtsumschlag in der embryonalen Entwicklung verursache, sogar die Beobachtungen einer Diskrepanz zwischen dem Keimdrüsengeschlecht und den übrigen Geschlechtsmerkmalen erklärt werden (Moszkowicz 1929a: 338). Die Intersexualitätslehre sei durch »exakte« Züchtungsexperimente zumindest für niedere Tiere bewiesen, so Moszkowicz. Bei der Übertragung der Theorie auf den Menschen stelle sich das Problem, dass »Züchtungsversuche« wie beim Tier als »exakter Nachweis« der genetischen Determination des menschlichen Hermaphroditismus nicht möglich seien.[39] Doch komme als Ersatz des Züchtungsexperiments die Familienforschung in Frage (ebd.: 337). Die Familienforschung habe bei Intersexualität allerdings in Rechnung zu stellen, dass Intersexualität in aufeinanderfolgenden Generationen in verschiedenen Formen auftrete, etwa als Hypospadie oder Retentio testis (in der Bauchhöhle verbliebene Hoden).[40] Sehr schwierig sei es, die »Umwandlungsmänner und Umwandlungsweiber« zu erkennen, da sie äußerlich nahezu unauffällig seien: »Individuen, die geschlechtlich scheinbar normal sind, können doch intersexuell sein. Ihre geschlechtliche Minderwertigkeit wird nur in den Krisenzeiten des Lebens (Pubertät, Gravidität, Klimakterium bzw. Seneszenz des Mannes) manifest, und zwar durch Auftreten heterosexueller Merkmale und pluriglandulärer Störungen der

Sexualwissenschaft im Artikel *Geschlechtsbeeinflussung, Geschlechtsbestimmung, Geschlechtsbildung und Geschlechtsvererbung* ausführlich die Intersexualitätslehre Goldschmidts dar. Sie brachte aber auch ein paar kritische Einwände vor, die sie allerdings nicht als Generalkritik verstanden wissen wollte (Handwörterbuch der Sexualwissenschaft 1926/2001: »Geschlechtsbeeinflussung, Geschlechtsbestimmung, Geschlechtsbildung und Geschlechtsvererbung«).

39 Zytologische Chromosomenanalysen wurden zwar bereits vorgenommen, doch war das Verfahren sehr aufwendig. Deutsche Mediziner, die sich in den 1930er und 1940er Jahren mit der Intersexualitätslehre befassten, ließen nicht erkennen, dass sie dieses Verfahren überhaupt kannten.

40 Außerdem gab Moszkowicz zu bedenken, dass die Vererbung seltener nachgewiesen werden könne, da viele Hermaphroditen aufgrund der Bildung ihrer Genitalien nicht zeugungsfähig seien und »die schwach intersexuellen Sprößlinge sehr viel öfter durch Abortus und Kinderkrankheiten ausgeschaltet werden.« (Moszkowicz 1929a: 341) Zudem könne eine bestehende genetische Intersexualität durch eine günstige »Kreuzung« ausgeglichen werden, so »daß in der Deszendenz von Intersexuellen durch zufällig bessere Zusammenstellung der Geschlechtsgene normale oder scheinbar normale Individuen auftreten.« (Ebd.: 337).

Blutdrüsen.« (Moszkowicz 1936a: 444) Daraus folgte für Moszkowicz, dass die klinische Aufmerksamkeit auch geringfügige geschlechtliche Abweichungen erfassen und bei der Erstellung von Familienanamnesen registrieren müsse.[41] Somit seien alle

»Zeichen unvollkommener Männlichkeit beim Manne, wie Hypospadie, Kleinheit der Hoden, Anomalien der Psyche, der Behaarung, der Stimme, Hochwuchs [zu] beachten. Bei der Frau werden uns die entsprechenden männlichen Zeichen auffallen, wie tiefe Stimme, männlich-energisches Wesen, Grobknochigkeit, Amastie, Behaarung im Gesicht und am Stamm, Muskelstärke usw.« (Moszkowicz 1929a: 341)

Anders als Goldschmidt ging Moszkowicz davon aus, dass Umwandlungen auch vom männlichen zum weiblichen Geschlecht möglich seien, weshalb er eine Tabelle intersexueller Umwandlungsstufen in beide Richtungen entwarf (Abb. 9). Danach repräsentierten die Umwandlungsmänner und -frauen die stärkste Form der Intersexualität, insofern der Drehpunkt dazu der früheste sei, während der wahre Hermaphroditismus aufgrund des angenommenen späten Drehpunkts die schwächste Intersexualität darstelle (ebd.: 340).

Goldschmidt übernahm zwar diese Tabelle in seiner 1931 publizierten Monographie und begrüßte Moszkowicz' Bemühungen um die Übertragung seiner Lehre auf den Menschen. Doch kritisierte er, dass die Annahmen bezüglich der männlichen Intersexualität (bzw. des Pseudohermaphroditismus femininus) nicht den entwicklungsphysiologischen Erfahrungen bezüglich der Umwandlungsfähigkeit der Keimdrüsen entsprechen würden, weshalb die Tabelle bloß »Erwartungen« und nicht der empirischen Erfahrung Ausdruck gebe (Goldschmidt 1931: 410 & 413). Doch Moszkowicz ließ sich von dieser Kritik nicht beeindrucken. Er räumte zwar ein, dass das hormonal bedingte AGS in der Tat nicht dem Formenkreis der männlichen Intersexualität (bzw. weiblichen Pseudohermaphroditismus) zugehöre. Dagegen gebe es aber eine Reihe sogenannter weiblicher Pseudohermaphroditen, bei denen er die Existenz einer Prostata habe nachweisen können. Dies lasse sich nur so erklären, dass es sich in diesen Fällen um chromosomal männliche Individuen handle, die eine weitgehende Umwandlung in weiblicher Richtung durchlaufen hätten (Moszkowicz 1936b: 549f.).

41 Auch Goldschmidt rief die Gynäkologie dazu auf, in Familienanamnesen intersexueller Patient_innen darauf zu achten, ob sich unter den Vorfahren »auffallend weibische Männer« oder »amenorrhöischc«, d.h. nicht-menstruierende Frauen, die »der Intersexualität dringend verdächtig« seien, befänden. Außerdem sei »auf geschlechtsgebunden vererbte Eigenschaften (Farbenblindheit in der Familie usw.) zu achten, die eindeutige Auskunft über das genetische Geschlecht geben könnten.« (Goldschmidt 1931: 417).

		Weibliche Intersexualität						Männliche Intersexualität						
		Drehpunkt im ersten Embryonalmonat	Drehpunkt im zweiten Embryonalmonat		Drehpunkt im dritten Embryonalmonat			Drehpunkt im dritten Embryonalmonat		Drehpunkt im zweiten Embryonalmonat		Drehpunkt im ersten Embryonalmonat		
Normaler Mann	Umwandlungsmann	Hypospadia glandis	Hypospadia penis	Hypospadia penoscrotalis	Hypospadia perinealis	Penis gespalten oder geschlossen			Hypospadia perinealis	Gemeinsamer Sinus urogenitalis	Verklebung der Schamlippen	Klitorishypertrophie	Umwandlungsweib	Normales Weib
		Prostata	Prostata hypoplastisch	Vulva	Vagina	Vagina in die Pars prostatica mündend	Vagina in die Pars prostatica mündend	Vagina in die Pars prostatica mündend	Sinus prostaticus	Prostata?	Vagina eng	Vagina normal		
		Vesic. semin. Vasa defer.	Vesic. semin. Vasa defer.	Vesic. semin. Vasa defer.	Gartnersche Gänge	Vesic. semin. Vasa defer.	Vesic. semin. Vasa defer.	Vesic. semin. Vasa defer.	Gartnersche Gänge	Gartnersche Gänge	Gartnersche Gänge	—		
		—	—	—	Uterus Tuben	Uterus Tuben	Uterus Tuben	Uterus Tuben	Uterus Tuben	Uterus Tuben	Uterus Tuben	Uterus Tuben		
		Testis mit Spermatogenese	Testis hypoplastisch	Testis hypoplastisch	Testis hypoplastisch	Testis hypoplastisch	Bald Hoden bald Ovar mehr hypoplastisch	Ovarium hypoplastisch	Ovarium hypoplastisch	Ovarium hypoplastisch	Ovarium hypoplastisch	Ovarium mit zureichender Funktion		
		Testis im Scrotum	Testis in inguine	Testis in abdomine	Testis am Tubenende in inguine	Testis am Tubenende	Testovar am Tubenende	Ovarium in inguine?	Ovarium in inguine?	Ovarium an normaler Stelle				
		Männliche Pseudohermaphroditen					Sog. wahre Hermaphroditen	Weibliche Pseudohermaphroditen						
100 M — 60 F	100 M — 65 F	100 M — 70 F	100 M — 75 F	100 M — 80 F	100 M — 85 F	100 M — 90 F	100 M — 95 F 100 M — 100 F 100 M — 105 F	100 M — 110 F	100 M — 115 F	100 M — 120 F	100 M — 125 F	100 M — 130 F	100 M — 135 F	100 M — 140 F

Abb. 9: Intersexuelle Umwandlungsstufen nach Ludwig Moszkowicz: Intersexualitätslehre und Hermaphroditismus und ihre Bedeutung für die Klinik *(1929)*

Auch bezüglich der Ätiologie ignorierte Moszkowicz, dass sich Goldschmidt von der Idee, »Rassenvermischungen« könnten für die menschliche Intersexualität verantwortlich sein, distanziert hatte. Stattdessen schrieb er: »Was die Ursache der Intersexualität bei Säugetieren und Menschen betrifft, so wäre auch hier in erster Linie an die Folge von Kreuzung von zu weit entfernten Rassen zu denken.« (Moszkowicz 1929a: 341) Aus der »Rassenkreuzungs«-These folgerte er ganz im Sinne rassenhygienisch-eugenischer Programmatiken: »Eine große Zahl von konstitutionell krankhaften Individuen hätte, wenn die Annahme richtig ist, ihr leidvolles Dasein nicht pathologischen Erbfaktoren, sondern nur der biologisch ungünstigen Gattenwahl der Eltern zu verdanken.« (Ebd.: 342)[42]

Einige Mediziner fanden zur Intersexualitätslehre offenbar erst durch Moszkowicz' systematische Übertragungen auf den Menschen Zugang (z.B. Günther 1930; Priesel 1931: 157ff.). Auf die von Moszkowicz geprägte Variante der Goldschmidt'schen Intersexualitätslehre bezogen sich auch in der Zeit des Nationalsozialismus eine ganze Reihe deutschsprachiger Publikationen zum Hermaphroditismus aus dem Gebiet der Gynäkologie, Pathologie, Chirurgie, Inneren Medizin, Gerichtsmedizin, Rassenanthropologie und Konstitutionsforschung. Die Autoren verwendeten sie als Grundlage der pathologischen Erörterungen, nahmen allerdings auch kritische Einschränkungen bezüglich ihrer Reichweite vor.[43] Daneben wurde die Drehpunkttheorie aber auch dezidierter Kritik unterworfen (vor allem durch Czapnik 1942).

Rezeption der Intersexualitätslehre nach 1945

In der unmittelbaren Nachkriegszeit bis ungefähr Ende der 1950er Jahre setzten fast alle Veröffentlichungen, die auf die Frage der Geschlechtsentwicklung und der Entstehung des Hermaphroditismus eingingen, Goldschmidts Lehre als Grundlage voraus, wenn es auch an einschränkenden Kritiken nicht mangelte.[44]

42 Moszkowicz' Bekenntnis zur Rassenhygiene und Eugenik (er riet aus eugenischen Gründen auch von Hypospadie-Operationen ab; Moszkowicz 1934: 402) bewahrte ihn nicht davor, selbst Opfer des nationalsozialistischen Rassenwahns zu werden. Er unterrichtete noch bis Anfang 1938 an der Wiener medizinischen Fakultät u.a. Vererbungslehre, dann wurde ihm jedoch aufgrund seiner jüdischen Herkunft die Lehrbefugnis entzogen. Er überlebte den Terror der Nationalsozialisten in Wien als jüdischer Krankenbehandler für Chirurgie. Die biographischen Angaben zu Moszkowicz verdanke ich den Recherchen von Prof. Michael Hubenstorf (Institut für Geschichte der Medizin, Universität Wien).

43 Vgl. etwa Guggisberg 1934: 183f.; Naujoks 1934: 138ff.; Bosselmann 1936/37: 76f.; Geissler 1937: 322ff.; Polzer/Priesel 1937; Pich 1938; Berner 1938: 89-93; Priesel 1940: 962f.; Marx 1941: 290f.; Conrad 1941: 211f.; Kovács 1942: 429. Auch die Genese der Homosexualität (Lang 1939; vgl. dazu Nieden 2005) und des Transvestismus (Engelmann 1933) wurde mit Hilfe der Goldschmidt'schen Intersexualitätslehre zu erklären versucht.

44 Vgl. Müller 1947; Hintzsche 1947; Büttner/Titze 1948; Martius 1949; Breitner 1951; Guggisberg/Neuweiler 1952; Keyserlingk 1952; Pirner/Borelli 1953; Over-

Anhand der Veröffentlichungen des Direktors der II. Medizinischen Universitätsklinik und Poliklinik in Hamburg, Arthur Jores, lässt sich die typische Rezeptionsweise der Goldschmidt'schen Lehre einschließlich der kritischen Abstriche an ihrer Reichweite aufzeigen. Jores hatte bereits 1939 in seinem Lehrbuch der Endokrinologie Goldschmidts Intersexualitätslehre referiert, wobei er wie Moszkowicz »Rassenmischungen« für die menschliche Intersexualität verantwortlich machte: »Wir können also heute sagen, daß die Zwittrigkeit die Folge der Kreuzung von in ihren Epistasen ungleichwertigen Rassen ist und daß der Grad des Mischungsverhältnisses zwischen männlichen und weiblichen Faktoren von der Zeit des Drehpunktes abhängt.« (Jores 1939: 293) Diese Passage behielt Jores selbst noch in der vierten überarbeiteten Auflage seines Lehrbuchs von 1949 bei (Jores 1949: 344); wie Jores führten aber auch andere Mediziner in der Nachkriegszeit weiterhin »Rassenkreuzungen« als Ursache der Intersexualität an.[45] 1955 nahm Jores dann eine kritischere Haltung gegenüber der Intersexualitätslehre ein und von »Rassenkreuzungen« war nun keine Rede mehr. Zwar referierte er die Drehpunkttheorie wiederum als Basiserklärung der Pathogenese der zygotischen Intersexualität, doch gab er zu bedenken, dass damit nicht zu erklären sei, wieso die »gelungenere Umwandlungsform« des Pseudohermaphroditismus masculinus häufiger vorkomme als die »weniger gelungene« des Hermaphroditismus verus.[46] Insbesondere könne der laterale Hermaphroditismus, eine Variante des Hermaphroditismus verus mit halbseitig weiblichen, auf der anderen Seite männlichen Geschlechtsanlagen, nicht erklärt werden, wenn ein einheitlicher Drehpunkt angenommen werden müsse.[47] Außerdem müssten auch hormonale ätiogenetische Faktoren stärker berücksichtigt werden: So habe Lawson Wilkins dargelegt, dass sich während der pränatalen Entwicklung vorübergehende Überfunktionszustände der Nebennierenrinde auf die Geschlechtsdifferenzierung auswirken könnten. Zudem habe Wilkins darauf aufmerksam gemacht, dass in der Entstehung mancher Fälle auch eine »starke Herabsetzung der Ansprechbarkeit der Erfolgsorgane gegenüber der Norm« eine Rolle spielen könnte (Jores 1955b: 371f.). Trotz dieser Kritikpunkte, die in ähnlicher Weise in vielen medizinischen Schriften angeführt wurden, legten weder Jores noch seine KollegInnen Goldschmidts Intersexualitätslehre zu den Akten; sie blieb in den 1950er Jahren der Ausgangspunkt aller Diskussionen über die Ätio- und Pathogenese.

zier 1955a; Tolksdorf et al. 1955; Pockrandt/Brunkow 1956; Lammers 1956; Serfling 1956; Hartmann 1957; Stange 1959; Crone-Münzebrock/Leibecke 1960. Die Intersexualitätslehre wurde auch dem Artikel *Zwitter* des Brockhaus zugrunde gelegt (Brockhaus 1957: »Zwitter«).

45 Vgl. Breitner 1951: 1 & 68f.; Guggisberg/Neuweiler 1952: 298; Hartmann 1957: 516; Stange 1959: 790.

46 Dieser Einwand ging auf eine Argumentation des Osloer Pathologen Ole Berner (1874-1944) zurück (Berner 1938).

47 Diese Sonderfälle wurden daher von schwedischen Medizinern gemäß der Goldschmidt'schen Lehre als Gynandromorphismus, d.h. als genetisches Mosaik, eingestuft (Lindvall/Wahlgren 1936 & 1940: 75-79).

Intersexuelle Konstitution und eugenische Problematisierung der geringfügigen Abweichungen in den 1920er Jahren

Eine Variante der Rezeption der Intersexualitätslehre, die ebenfalls bis in die Nachkriegszeit hineinreichte, sich aber weitgehend losgelöst von ätiologisch-pathogenetischen Erörterungen entwickelte, ging vom Konzept der intersexuellen Konstitution aus. Mit diesem Konzept verband sich eine gynäkologische Problematisierung der geringfügigeren Abweichungen vom weiblichen Idealtypus. Es wurde maßgeblich durch Paul Mathes (1871-1923), Ordinarius der Universitäts-Frauenklinik in Innsbruck und 1922 Präsident der *Deutschen Gesellschaft für Gynäkologie*, geprägt. Mathes legte das Konzept der intersexuellen Konstitution in einem Text dar, der 1924, ein Jahr nach seinem Tod, unter dem Titel *Die Konstitutionstypen des Weibes, insbesondere der intersexuelle Typus* als ein Kapitel des bekannten gynäkologischen Handbuchs *Biologie und Pathologie des Weibes* publiziert wurde. Mathes schlug vor, den intersexuellen Typus als eigenständige Kategorie in die gynäkologische Konstitutionslehre einzuführen. Unter Intersexualität verstand er im deskriptiven Sinne – ähnlich dem Spektrum des Hirschfeld'schen Begriffs der sexuellen Zwischenstufen – jede, auch geringfügige Abweichung von der männlichen oder weiblichen körperlichen und psychischen Norm. Die Norm bezeichnete dabei nicht etwa den Durchschnitt: Mathes betonte vielmehr, dass alle Menschen irgendwelche »intersexuellen Stigmen« aufweisen würden, wobei er insbesondere auf die häufig zu findende Behaarung an den Unterschenkeln von Frauen verwies. Leichtere Grade der Intersexualität seien daher das »Gewöhnliche« (Mathes 1924: 63). Dabei wollte es Mathes aber nicht bewenden lassen: Schließlich könnten dem allgemeinen Verständnis nach männlich behaarte Frauen nicht als normal gelten. Um aus dem Dilemma zwischen normativen Erwartungen und dem statistisch Normalen herauszufinden, forderte Mathes, der als Gynäkologe vor allem den Frauenkörper im Blick hatte, dass eine »autoritative Gesellschaft«, wie es die *Deutsche Gesellschaft für Gynäkologie* sei, eine »Norm, einen Kanon des Weibes für alle Lebensabschnitte« verbindlich festlegen und »den Zustand der Chromosomen, der zur Bildung dieser Idealgestalt führt, als normale Konstitution des Weibes« definieren solle (ebd.: 8ff.).[48]

---

48 »Es ist nicht ein Drittel der Frauen, deren Unterschenkel ganz frei von Haaren sind. [...] [U]nd doch wird kein erwachsenes weibliches Wesen Anspruch darauf erheben können, für sexuell vollkommen eindeutig differenziert genommen zu werden, wenn sie Haare auf den Unterschenkeln hat. [...] Es kann doch nicht schwer fallen, alle die Eigenschaften aufzusuchen und aufzuzählen, die wir als dem Weibe eigentümlich ansehen und alle diese Eigenschaften auf ein gedachtes, wenn auch nicht existierendes Weib zu übertragen, das wir dann als normal ansehen. Die Beschaffenheit der Chromosomen, die sich zu diesem idealen Phänotypus ausgestalten, hätten wir dann als normale Konstitution des Weibes zu bezeichnen. [...] Es wäre zu begrüßen, wenn auch da wieder eine autoritative Gesellschaft, in diesem Falle könnte es die Deutsche Gesellschaft für Gynäkologie sein, sich die Aufgabe stellte,

Ausgehend von einer solchen »fiktiven Norm« sah es Mathes als seine Aufgabe an, »Konstitutionstypologien« der Abweichung zu konstruieren, zu welchem Zweck es nötig sei, vor allem »intuitiv« vorzugehen, denn mittels des »schöpferischen Künstlerblicks« lasse sich am schnellsten »die ungestalte Masse des Gegebenen bewältigen und ordnen« (ebd.: 14). Auf diese Weise beschrieb er zwei entgegengesetzte Frauentypen: einerseits die »unproblematische Pyknika mit geringen sexuellen Bedürfnissen, aber körperlich hoher sexueller Leistungsfähigkeit (große Fruchtbarkeit, leichte Geburten)«, andererseits die »körperlich und seelisch Intersexuelle«, bei der das »Verstandesleben« gegenüber dem »Gemütsleben« überwiege, die häufig berufstätig sei, wobei sie diszipliniert arbeite (ebd.: 77 & 80). Mathes' Charakterisierung des »Status psychicus« der intersexuellen Konstitution ließ dabei einen antifeministischen Tonfall nicht missen. »Konstitution« definierte Mathes – ganz im Tenor der damaligen internistischen Konstitutionsforschung, die sich von der Fixierung auf das einzelne kranke Organ lösen und sich stattdessen dem ganzen Menschen zuwenden wollte (Bröer 2004: 216) – als die Gesamtheit der »unveränderlichen«, »angeborenen« Bedingungen, welche die »Eigentümlichkeit« eines Menschen »in Bau und Leistung« prägen würden (Mathes 1924: 1-6). Die »Leistung«, auf die es Mathes besonders ankam, war die Fruchtbarkeit und diese erschien als das größte Manko des intersexuellen Typus von Frauen, der ansonsten sehr attraktiv und begehrenswert sein könne (ebd.: 81ff.). Dazu präsentierte er Zahlenmaterial, das belegen sollte, dass Frauen im gebärfähigen Alter umso seltener schwanger würden, je stärker ihre Unterschenkel behaart seien (ebd.: 76). In der intersexuellen Konstitution und der damit angeblich einhergehenden Tendenz zur Unfruchtbarkeit sah Mathes eine bevölkerungspolitische Gefahr, die zudem durch ungehinderte »Rassenvermischung« immer größer werde: Indem er Goldschmidts »Rasse«-Begrifflichkeit von den Kreuzungsexperimenten an Schmetterlingen auf den Menschen übertrug, erklärte Mathes, dass »die starke Rassenvermischung [...] dem Zunehmen der Intersexualität Vorschub leistet [...].« (Ebd.: 75) In dieser Weise fügte sich Mathes' Konzept der intersexuellen Konstitution in die eugenischen und rassenhygienischen Entwürfe seiner Zeit ein.

Mathes suchte nun mit der Goldschmidt'schen Genetik die Konstitutionstypologie und insbesondere sein Konzept der intersexuellen Konstitution auf ein biologisches Fundament zu stellen, indem er eine spezielle genetische Anlage für den intersexuellen Typus reklamierte: Dazu stellte er eine Auswahl seiner Patient_Innen vor, bei denen die Eierstöcke voll funktionsfähig waren, die seiner Meinung nach jedoch deutlich ins Männliche hineinspielende Geschlechtsmerkmale aufwiesen. Mathes behauptete, dies könne allein durch ein Missverhältnis der genetischen Geschlechtsbestimmung und nicht etwa durch hormonelle Ein-

eine Norm, einen Kanon des Weibes für alle Lebensabschnitte zu formulieren und den Zustand der Chromosomen, der zur Bildung dieser Idealgestalt führt, als normale Konstitution des Weibes zu bezeichnen.« (Mathes 1924: 8f.).

flüsse des Eierstocks erklärt werden. Schwankungen der Eierstockhormone könnten allenfalls den Grad der Ausbildung weiblicher Charakteristiken bestimmen, während hingegen die männliche Ausprägung nur genetisch bedingt sein könne. Mathes ging in Übereinstimmung mit dem Wissensstand seiner Zeit davon aus, dass im Regelfall Individuen mit Eierstöcken (solange es sich nicht um Ovotestis handelte) allein von feminisierenden Hormonen beherrscht würden. Eugen Steinachs Theorie, derzufolge Einsprengsel gegengeschlechtlicher Zwischenzellen in den Keimdrüsen als experimenteller oder pathologischer Zustand eine Art »Hermaphrodisierung« erzeugen sollten, als Normalzustand aber ebenfalls in geringem Grade für bisexuelle Geschlechtsmerkmale sorgen würden (Stoff 2004: 444f.), war nach Mathes' Darstellung umstritten. Deshalb berücksichtigte er Steinachs Theorie nicht bzw. nicht systematisch (Mathes 1924: 61 & 71).

Die These der primär genetischen, nicht hormonellen Bedingtheit der Ausprägung der Geschlechtsmerkmale führte Mathes in dem Fall einer Patient_in, die bei einem insgesamt femininen Erscheinungsbild der Genitalien und des gesamten Körpers Hoden aufwies und die sozusagen das Gegenstück zu seinen vermännlichten Patient_Innen darstellte, zu radikalen praktischen und theoretischen Schlussfolgerungen (die vorwegnahmen, was Goldschmidt selbst 1931 u.a. mit Bezug auf Mathes' Fall darlegen sollte[49]): Er bestand darauf, »daß das *fragliche Wesen trotz der Hoden ein Weib ist.*« (Ebd.: 71) Auf Wunsch seiner Patient_in wurden die in den großen Labien gelegenen Hoden entfernt mit dem Ergebnis, dass sich die femininen Merkmale noch deutlicher ausprägten, wie dies Mathes wortreich beschrieb und durch die abgedruckten Vorher-Nachher-Photos zu belegen suchte. In dieser Weise klinisch und wissenschaftlich gerüstet, zog er die Konsequenz, dass die Diagnose des Geschlechts nicht in erster Linie von den Gonaden abhängig gemacht werden dürfe, da diese gegenüber der genotypischen Geschlechtsdetermination eine nachgeordnete Bedeutung besäßen (ebd.: 75):

> »Entscheidend für unser Urteil, ob es sich um Mann oder Weib handelt, kann nur sein, welche Merkmale die zahlreicheren, überwiegenderen und wesentlicheren sind, d.h. welchen Gesamteindruck das fragliche Wesen auf den Beschauer macht. Und da will es mir scheinen, daß die Keimdrüse zu diesen Merkmalen nicht gehört, denn diese können ja, wie in unserem Falle sogar entfernt werden.« (Ebd.: 71f.).[50]

49 Goldschmidt rechnete den Pseudohermaphroditismus masculinus beim Menschen zur weiblichen Intersexualität (mit XX-Chromosomen). Fälle mit äußerlich weiblichem Körperbau und Genitalien könnten nur dadurch erklärt werden, dass die Hoden aus der Umwandlung von Ovarien entstanden seien, wobei quasi als weibliche Reminiszenz anstelle von Hodenhormonen Ovarialhormone produziert würden: »Das ist zunächst erstaunlich, aber wir kommen um diesen Schluß angesichts der Tatsachen nicht herum.« (Goldschmidt 1931: 418).

50 In der Formulierung des ersten Satzes kam wiederum Mathes' Votum für die intuitive Erkenntnis des Arztes zum Ausdruck.

Die Entfernung der Hoden, so Mathes, »befreie« nur die weibliche Grundtendenz und schütze »die Entwicklungs- und Erhaltungsarbeit des Organismus« vor der Störung durch die »illegitimen« hormonellen »Sendlinge« der Keimdrüsen, diesen »Plagegeistern« (ebd.: 74)!

Rezeption des Konzepts der intersexuellen Konstitution in der Nachkriegszeit

Mathes' Geschlechtsdiagnose und sein chirurgisches Eingreifen wurde seinerzeit von einigen Ärzten heftig kritisiert, so z.B. von Fritz Kermauner (1872-1931), der die Nicht-Berücksichtigung der Hoden für die diagnostische Zuordnung des Falls mit ebenjenen Worten kommentierte, die noch in den 1950er Jahren, wie oben gezeigt, von Gottfried Hartmann für zitatwürdig befunden werden sollten: »Irgend etwas sollte man doch als Kennzeichen des Geschlechtes gelten lassen. Wie unterscheidet man sonst überhaupt Männchen und Weibchen?« (Kermauner 1924: 563) Trotz solcher Kritiken fand das Konzept der intersexuellen Konstitution in der Weimarer Zeit und während des Nationalsozialismus große Resonanz – vor allem in der Gynäkologie und Geburtshilfe (z.B. Weibel 1944: 648; vgl. dazu Bröer 2004), jedoch auch in anderen Fachgebieten (z.B. Handwörterbuch der Sexualwissenschaft 1926/2001: »Sexualkonstitution«; Stigler 1934).

Stellvertretend sei hier auf Walther Stoeckel verwiesen, der 1928 in der zweiten Auflage seines *Lehrbuchs der Gynäkologie* im Abschnitt über die Sterilität der Frau auf Mathes' Publikation einging. Zwar wisse man darüber noch nicht genug, aber es sei doch aufgrund der »sehr guten Beobachtungen« von Mathes, den Stoeckel als »exakten und gründlichen Forscher« pries, sehr wahrscheinlich, dass »Konstitutionsanomalien und bei der Frau besonders häufig ausgesprochene psychische und somatische Zeichen von Intersexualität und von Hypoplasie, d.h. von geschlechtlicher Unterentwicklung, oft mit Sterilität einhergehen würden. Solche Formen von konstitutionell bedingter Sterilität seien »therapeutisch überhaupt nicht beeinflußbar«, beklagte er (Stoeckel 1928: 588). 1940, in der siebten Auflage seines Lehrbuchs, hatte Stoeckel den Abschnitt über die intersexuelle Konstitution[51] überarbeitet und in das Kapitel *Die gynäkologische Diagnostik* verlagert. Nunmehr definierte er:

> »Beim *Status intersexualis* (Mannweib) treten körperliche und psychische Stigmata des anderen Geschlechts mehr oder minder deutlich hervor, eine zweideutige Geschlechtlichkeit, mit deren disharmonischen Impulsen die Intersexuelle bei der Entwicklung ihrer körperlichen und geistigen Persönlichkeit in stetem Kampfe liegt. [...] Die Intersexualität ist ein absolutes Minus an geschlechtlicher Eindeutigkeit im gesamten Organismus [...].« (Stoeckel 1940a: 110 & 112)

51 Unter Konstitution verstand Stoeckel mit Mathes die »durch die Beschaffenheit der elterlichen Keimzellen verursachte persönliche Eigenart« (Stoeckel 1940a: 108).

Diese Definition der intersexuellen Konstitution sollte Stoeckel auch noch in der 13. Auflage seines Lehrbuchs, erschienen 1956, beibehalten ebenso wie die an die Intersexualitätslehre angelehnte pathogenetische Erklärung (Stoeckel 1956: 713f.). In ähnlicher Weise verwendeten in der Nachkriegszeit auch andere Gynäkologen das Konzept (Guggisberg 1947: 98ff.; Guggisberg/Neuweiler 1952: 294-300). Heinrich Martius z.B. behielt das Konzept der intersexuellen Konstitution auch in den überarbeiteten Auflagen seines *Lehrbuchs der Gynäkologie* bis Anfang der 1960er Jahre bei (Martius 1949: 4f. & 1960). Psychiatrische Konstitutionslehren unterstellten z.T. in diffuser Weise femininen Männern und maskulinen Frauen, die sie als intersexuelle Varianten einstuften, eine erhöhte Disposition für Psychopathologien, insbesondere für Neurosen (Kretschmer 1959: 57).

Mit dem Konzept der intersexuellen Konstitution knüpfte die Gynäkologie in der Zeit der Weimarer Republik und des Nationalsozialismus an den rassenhygienisch-eugenischen Diskurs an, indem nun die geringfügigsten geschlechtlichen Abweichungen problematisiert und unter den Verdacht gestellt wurden, in besonderem Maße den Geburtenrückgang und die »Degeneration« der »Kulturnationen« zu beschleunigen. Denn im Unterschied zum manifesten Hermaphroditismus sollten gerade die unauffälligeren Intersexuellen gute Heiratschancen haben. Einmal verheiratet, würden sie dann entweder durch ihre Unfruchtbarkeit einen potenten Partner an der Fortpflanzung hindern oder aber, bei doch vorhandener Fruchtbarkeit, ihre Konstitution weitervererben. Daher sei ihre Verehelichung aus eugenischer Sicht nicht wünschenswert. 1940 schrieb Stoeckel:

> »Die Intersexuelle in starker Ausprägung soll der Ehe fernbleiben. [...] Wäre der Züchterblick, d.h. der Blick für konstitutionelle ›vererbte‹ Minderwertigkeit, besser geschult oder wenigstens der Instinkt für sie in genügendem Maße vorhanden, so gäbe es sehr viel weniger unglückliche Ehen und sehr viel weniger konstitutionell verkümmerte Kinder! Die neue Zeit [d.h. der Nationalsozialismus] scheint das begreifen und verwerten zu wollen, indem sie das Verständnis für die eugenische Forschung auch bei den Laien zu fördern sucht.« (Stoeckel 1940a: 110 & 112)

In den 1950er Jahren reduzierte Stoeckel diese Passage auf einen Satz und verzichtete auf Begriffe wie »Züchterblick« oder »eugenisch«, die im öffentlichen Diskurs nach 1945 diskreditiert waren. Doch den eugenischen Grundgedanken nahm er nicht zurück.[52]

Die eugenischen und rassenhygienischen Anknüpfungen an das Konzept der intersexuellen Konstitution traten insgesamt in den 1950er Jahren seltener zutage, aber sie waren auch nicht verschwunden: Zwar ohne explizite Bezugnahme auf Mathes, aber dennoch im gleichen Tenor spekulierte der Chirurg Burghard

52 Der Satz lautete 1956: »Wäre der Blick für konstitutionelle Minderwertigkeit besser geschult oder wenigstens der Instinkt für sie in genügendem Maße vorhanden, so gäbe es sehr viel weniger unglückliche Ehen und sehr viel weniger konstitutionell verkümmerte Kinder!« (Stoeckel 1956: 115).

Breitner über Zusammenhänge zwischen geschlechtlichen Abweichungen, »Rassenvermischung« und Krankheitsdisposition. Er behauptete, die Anfälligkeit für somatische Erkrankungen, aber auch für Psychopathologien wie die Schizophrenie erhöhe sich in Abhängigkeit vom Grad der, wie er es nannte, »bisexuellen Konstitution«, wobei er sich augenscheinlich in erster Linie für die ererbten Dispositionen seiner männlichen Patienten interessierte (Breitner 1951: 25). Den Begriff der Bisexualität verwendete er synonym mit dem von Goldschmidt geprägten Begriff der Intersexualität. Breitner war seit 1932 Leiter der Chirurgischen Universitätsklinik Innsbruck und seit 1950 Präsident des Österreichischen Roten Kreuzes. 1951 veröffentlichte er eine Monographie mit dem Titel *Das Problem der Bisexualität* und zwar just in dem Jahr, in dem er (erfolglos) für den *Verband der Unabhängigen* (VdU)[53] für die österreichische Bundespräsidentenwahl kandidierte. Politik und Medizin verknüpften sich nicht nur biographisch, sondern auch programmatisch in seiner Monographie. Breitner stellte darin seine u.a. Hauttyp- und Hormonspiegelbestimmungen umfassenden Untersuchungsreihen zur »Positionsbestimmung für das einzelne Individuum auf der Linie M-W [Männlich-Weiblich]« vor. Diese sollten dem Zweck dienen zu überprüfen, ob ausgeprägte Grade der Bisexualität (bzw. Intersexualität) eine erhöhte Disposition für Krankheiten, insbesondere für Carcinome (d.h. Krebs) und speziell den Prostatakrebs, mit sich brachten: »Es muß als ein Ziel der Forschung erscheinen, den Anteil von M und W im einzelnen Individuum festzustellen und aus dem Mischungsverhältnis eine Konstitutionsformel der Carcinomdisposition abzuleiten.« (Ebd.: 68) Darüber hinaus verstand Breitner solche Untersuchungen als Teil eines umfassenden, von Medizin und Naturwissenschaft gemeinsam betriebenen Projektes, das dieses empirischen Materials bedürfe, »um einmal den Vorgang der ›Mischung‹ aufdecken zu können und die Auffassung, als wäre ›männlich und weiblich launenhaft von der Natur durcheinander geworfen‹, durch eine erwiesene Gesetzmäßigkeit abzulösen.« (Ebd.: 31)[54] Sein Projekt verschrieb sich damit einer Fixierung der Geschlechtergrenzen.[55] Dafür wählte er aber nicht den

53 Der 1949 gegründete VdU verstand sich als Interessenvertretung ehemaliger Nationalsozialisten, Heimatvertriebener, Heimkehrer und politisch Unzufriedener. 1955 wurde er von der Freiheitlichen Partei Österreichs absorbiert (http://aeiou.iicm.tugraz.at/aeiou.encyclop.v/v143369.htm, Stand 19.07.2007).

54 »Ein Mysterium [das ›Geheimnis‹ der Bisexualität] fordert seine Entschleierung. Eines, das tiefer, und dunkler hinter der farbigen Fläche des Lebens steht als viele andere Geheimnisse der Natur. Es ruft den Biologen. Es ruft den Vererbungsforscher, den Eugeniker. Aber die praktische Medizin antwortet. In ihrem Bereich drängen sich die Erscheinungen, die durch Jahrtausende nur in der Welt der Ideologien Heimat hatten. Die Antwort ist zur Stunde schüchtern und tastend. Sie bedarf der Klarheit und Festigkeit. Dazu reichen die bisherigen Erfahrungen der praktischen Medizin nicht aus. Darum versucht es dieser Entwurf, die gesamte naturwissenschaftliche Forschung zur Mitarbeit aufzurufen.« (Breitner 1951, Einführung).

55 »Das Überschneiden morphologischer und funktioneller Merkmale bedarf einer genauen Fixierung.« (Breitner 1951: 31).

Weg, das quantitative Geschlechtermodell zu verwerfen und durch ein dichotomes zu ersetzen. Stattdessen sollte die Stabilisierung der Grenzen durch Ermittlung derjenigen Zäsuren im Kontinuum der geschlechtlichen Phänotype erreicht werden, an denen die normale, durchaus auch durch gegengeschlechtliche Einschläge gekennzeichnete Männlichkeit resp. Weiblichkeit in pathologische, »lebensuntüchtige« Bisexualität umschlage. Diese Grenzen verstärkte Breitner zudem, indem er sie mit Sexualmoral und rassenhygienischen Postulaten auflud: Er behauptete, dass die bisexuellen Phänomene umso ausgeprägter vorkämen, je stärker sich die »Rassen« aufgrund erhöhter »Promiskuität« vermischen würden (ebd.: 1). Im Schlusskapitel seiner Abhandlung, das den Titel *Bisexualität, Altern, Tod* führte, amalgamierte er dies zu einer eugenischen Perspektive: »Müßte es für die Rasse biologisch entsprechender sein, die möglichst reinen M- und die möglichst reinen W-Individuen zu erhalten oder ist die höhere Lebenstüchtigkeit von den Mittelstufen zu erwarten? Es lag nahe, den Geschöpfen der gesteigerten Promiskuität die höhere Anfälligkeit zuzusprechen.« (Ebd.: 68f.) »Naheliegend« mochte diese Behauptung vor allem jenen erscheinen, die wie Breitner ein nationalkonservatives Weltbild pflegten und auch nach 1945 keinerlei Distanz zur rassenhygienisch-eugenischen Programmatik hatten. Und unter diesen waren offenbar nicht wenige MedizinerInnen zu finden.

Im Laufe der 1950er Jahre verschwand das Konzept der intersexuellen Konstitution aus den gynäkologischen Lehrbüchern und von »Rassenvermischungen« als Ursache der Intersexualität war schließlich keine Rede mehr. Ralf Bröer hat in seiner Studie zur Karriere des Krankheitskonzepts der *Genitalhypoplasie* in der ersten Hälfte des 20. Jahrhunderts gezeigt, wie dieses sich mit dem Diskurs über die intersexuelle Konstitution verband; diese Karriere fand ihren Höhepunkt im Nationalsozialismus und endete gegen Ende der 1950er Jahre wieder. Was Bröer als Hintergrund für die Konjunktur des Konzepts der *Genitalhypoplasie* herausgearbeitet hat, kann auch – vielleicht etwas weniger zugespitzt – für die intersexuelle Konstitution geltend gemacht werden: Die Problematisierung der intersexuellen Konstitution richtete sich mit der Pathologisierung der selbstbewussten, berufstätigen, verstandesgeleiteten Frau gegen zeitgenössische Emanzipationsbestrebungen und verband dies mit rassenhygienischen und eugenischen Warnungen vor Geburtenrückgang und Degeneration. Außerdem konnte die Gynäkologie im Zuge dieser Problematisierung neue Studienobjekte sowohl für die Grundlagenforschung als auch für die neue Behandlungsmethode der Sexualhormontherapie (insbesondere zur Bekämpfung von Menstruationsstörungen und Sterilität) gerieren und neues Terrain auf psychosomatischem und eugenischen Gebiet gewinnen. In den Nachkriegsjahrzehnten entfielen diese Motive allmählich: Die konservative Reduktion der Frau auf Mutterschaft wurde in Ärztekreisen nicht mehr so selbstverständlich als Leitbild akzeptiert; Rassenhygiene und Eugenik waren zumindest im öffentlichen Diskurs einigermaßen diskreditiert, so dass MedizinerInnen, die rassenhygienisch-eugenische Überlegungen vorbrachten, zurückhaltend formulieren und sich um Anerkennung ihrer Ziele bemühen mussten; und schließlich konnten die Sexualhormontherapie sowie die neuen Arbeitsgebiete der Gynäkologie als etabliert gelten (Bröer 2004; auf das Frauenbild in der Nachkriegszeit gehe ich im folgenden Kapitel ein).

Ein weiterer Grund, der speziell für den Aufstieg und den Fall des Konzepts der intersexuellen Konstitution wichtig gewesen sein dürfte, war die Verbindung mit der Goldschmidt'schen Intersexualitätslehre. Die Rezeption dieser Theorie wurde dadurch begünstigt, dass sie es erlaubte, alle sogenannten geschlechtlichen Abweichungen – von den behaarten Frauen über die Homosexualität bis hin zum Hermaphroditismus – in einer einzigen umfassenden Vererbungstheorie unterzubringen, worin rassenhygienische und eugenische Entwürfe eine einheitliche Begründung für ihre negativen und positiven Selektionskriterien finden konnten: Nicht der gewöhnliche, durchschnittliche Mensch, sondern der Idealtypus sollte sich vermehren; umgekehrt galt die eugenische Sorge weniger dem manifesten Hermaphroditismus als vielmehr den geringfügigeren intersexuellen Abweichungen, da bei diesen Menschen Fortpflanzungsfähigkeit eher zu erwarten war. Außerdem fungierte das Kontinuum der genetisch bedingten geschlechtlichen Abweichungen als eine produktive Matrix für die anthropologische Vererbungsforschung: Insbesondere mittels einer Stammbaumforschung, die alle der Intersexualität verdächtigen Fälle erfasste, konnten konkurrierende Theorien verhandelt und neue Thesen über Vererbungsmechanismen aufgestellt werden.

Humangenetische Wende Ende der 1950er Jahre

Die Goldschmidt'sche Intersexualitätslehre – und mit ihr das Konzept der intersexuellen Konstitution – wurde Ende der 1950er Jahre aufgegeben. Das bedeutete allerdings nicht, dass eugenische Bestrebungen sowie die Problematisierung auch geringfügiger geschlechtlicher Abweichungen einfach entfielen. Doch eugenische Entwürfe wurden unter dem Vorzeichen der Freiwilligkeit fortgeführt (darauf werde ich im folgenden Kapitel genauer eingehen), während das Kontinuum der Abweichungen und ihre einheitliche Pathologie nun (wieder) in verschiedene selbständige Krankheitseinheiten aufgelöst wurde: So wurde etwa die ›männliche‹ Behaarung der Beine, die noch 1952 von Hans Guggisberg im Handbuch *Biologie und Pathologie des Weibes* als »Stigma« des intersexuellen Konstitutionstyps eingeordnet worden waren (Guggisberg/Neuweiler 1952: 295), unter dem Begriff »nicht-symptomatischer Hirsutismus« zunehmend als eigenes Störungsbild gegen die Formen der »Intersexualität im engeren Sinne« bzw. des Hermaphroditismus abgegrenzt – immerhin wurden noch Überschneidungen mit den Formen des leichten oder postpuberalen AGS diskutiert.[56] Homosexualität, ebenfalls in Guggisbergs Handbuchkapitel noch als ein Symptom der intersexuellen Konstitution benannt (Guggisberg/Neuweiler 1952: 300), wurde auf der

56 Vgl. etwa Prader 1957: 359 & 388ff.; Meyer 1963; Jores/Nowakowski 1964: 187; Dapunt/Gleispach 1968.

Grundlage der neuen Methoden der Chromosomenbestimmung aus der ätiologisch-pathogenetischen Einheit mit dem Hermaphroditismus herausgelöst (Bleuler/Wiedemann 1956). Ursächlich sollten stattdessen entweder eine rein psychische Dynamik (ebd.: 17; Lüers/Schultz 1957: 254) oder aber spezifische, noch unerforschte genetische Mechanismen sein (z.B. Verschuer 1956: 324f.; Bräutigam 1964: 179).[57] In der zweiten Hälfte der 1960er Jahre kamen jedoch erneut Diskussionen über eine gemeinsame pathologische Erklärung von Hermaphroditismus und Homosexualität auf: Im Raum stand die These einer pränatalen Androgenisierung bestimmter Gehirnregionen resp. des Ausbleibens dieser endokrinen Prägung, die sich als männliche resp. weibliche Disposition der Psychosexualität auswirken sollte. Im pathologischen Falle sollte dies dazu führen, dass die geschlechtliche Gehirndifferenzierung nicht mit der morphologischen Differenzierung übereinstimmte (Dörner 1972: 203-207; Wörterbuch für die genetische Familienberatung 1974: »Homosexualität«; Money/Ehrhardt 1975[58]).

Auch auf der deskriptiven Ebene wurde Homosexualität von manchen MedizinerInnen weiterhin unter dem weitgefassten Begriff der Intersexualität, etwa als »psychogener Intersexualismus«, subsumiert (Dost 1964: 147). Diese deskriptive Verknüpfung mit dem Hermaphroditismus speiste sich vor allem daraus, dass nach wie vor Homosexualität nicht als Spielart nur der sexuellen Orientierung, sondern als pathologische Uneindeutigkeit im Hinblick auf das geschlechtliche Gesamtbild aufgefasst wurde. Analog wurde auch Transvestismus bzw. Transsexualität als Form der Intersexualität eingeordnet, weil das Geschlechtszugehörigkeitsempfinden nicht isoliert, sondern in Bezug zur gesamten Geschlechtlichkeit betrachtet wurde (Hansen 1959: 217; Nevinny-Stickel/Hammerstein 1967: 665). Homosexualität und Transsexualität als Intersexualität zu deklarieren, fand aber keinesfalls ungeteilte Zustimmung in der Medizin. Hingegen wurden verschiedene, primär somatische Phänomene, nämlich Hirsutismus, Gynäkomastie, Virilisierung und Feminisierung, als erworbene Intersexformen, die erst postnatal auftreten, klassifiziert. Versehen mit dem Zusatz »Intersexualität im weiteren Sinne« wurden sie den pränatal entstandenen Formen der »Intersexualität im engeren Sinne« gegenübergestellt (Prader 1957: 645; Jores/Nowakowski 1964:

---

57 In ähnlicher Weise hat Florian Mildenberger die These vertreten, dass die Verknüpfung der ätiologischen und pathogenetischen Erklärungen zur Homosexualität und zum Hermaphroditismus bis in die 1950er Jahre anhielt, sich dann aber auflöste (Mildenberger 2005). Allerdings sind seine Darstellungen zum medizinischen Hermaphroditismus-Diskurs und im Speziellen zur Rezeption der Intersexualitätslehre Goldschmidts in vielen Einzelheiten nicht nachvollziehbar; ein Vergleich meiner und Mildenbergs Quellenanalysen wird Interessierten die Probleme vor Augen führen. Auch die Auseinandersetzung um die auf der Intersexualitätslehre beruhenden Theorien zur Homosexualität in der Zeit des Nationalsozialismus, auf die Mildenberger eingeht, war komplexer, als er es darstellt, wie eine Studie von Susanne zur Nieden zeigt (Nieden 2005).

58 Money und Ehrhardt vertraten allerdings eine Interaktionsthese pränataler hormoneller Dispositionen und postnataler Erfahrungen (Money/Ehrhardt 1975: 224).

187; Zabel/Witkowski 1966: 14).[59] Damit war erneut die Möglichkeit einer umfassenden medizinischen Problematisierung geschlechtlicher Uneindeutigkeit geschaffen. Doch anders als unter dem Blickwinkel der intersexuellen Konstitution unterstellten die meisten MedizinerInnen nun nicht mehr von vornherein, dass eine gemeinsame Ätiologie und Pathogenese vorliege; vielmehr wurde deutlich differenziert zwischen pränataler und postnataler Pathogenese.

Die Abkehr von der Intersexualitätslehre implizierte eine Transformation, welche die einheitliche Pathologie der Intersexualität auflöste, und zwar auch die der Intersexualität im engeren Sinne, d.h. der verschiedenen Formen des Hermaphroditismus mit pränataler Pathogenese. Der Umschlag bezüglich der Intersexualitätslehre Ende der 1950er Jahre zeichnete sich markant im *Lehrbuch der Gynäkologie* von Martius ab. Während in der Auflage von 1949 zur Erklärung der Genese des Hermaphroditismus noch die Drehpunkttheorie dargelegt wurde (Martius 1949: 329f.), erwähnte die sechste Auflage von 1960 Goldschmidts Drehpunkttheorie nicht mehr. Zur Entstehung der »Störungen der geschlechtlichen Entwicklung mit dem Ergebnis von Zwitterbildung« hieß es nun stattdessen: »Durch die neuesten genetischen und zytologischen Untersuchungen sind Chromosomenaberrationen beim Menschen festgestellt worden, die die Geschlechtschromosomen betreffen.« (Martius 1960: 342) Außerdem sei für manche Formen der Intersexualität wie das AGS und die Testikuläre Feminisierung eine spezifische, auf den Autosomen lokalisierte genetische Störung anzunehmen (ebd.: 343). 1970 ließ Overzier in ähnlicher Weise verlauten: »Die Ätiologie der großen Intersexformen ist jetzt durch den Nachweis typischer Chromosomenaberrationen geklärt […].« (Overzier 1970: E 124e) Für die Testikuläre Feminisierung sei eine genetisch bedingte Beeinträchtigung der Ansprechbarkeit der Erfolgsorgane auf Testosteron anzunehmen. Das AGS sei hingegen rein hormonal bedingt (ebd.).

Wie kam es zu dieser Abkehr von der Intersexualitätslehre? Obwohl es von Martius und auch anderen AutorInnen so dargestellt wurde (z.B. Thieme/Brüning 1959: 182), waren es nicht die neuen Techniken der Chromosomenbestimmung per se, die zu einer grundsätzlichen Kritik führten: So referierte 1956 die mit Chromosomenstudien an Hermaphroditen befasste Forschungsgruppe um Wiedemann weiterhin die Intersexualitätslehre als Grundlage der ätiologisch-pathogenetischen Überlegungen, bedachte sie aber auch mit den üblichen Einschränkungen (Tolksdorf et al. 1955: 1031). Die tiefer gehende Kritik speiste

59 1971 differenzierte Prader diese Begrifflichkeiten etwas, ohne sie jedoch aufzugeben: »Unter Intersexualität im engeren Sinne versteht man das Vorliegen eines intersexuellen äußeren Genitale, d.h. eines Genitale, das weder eindeutig männlich noch eindeutig weiblich ist. Im weiteren Sinne gehören aber zur Intersexualität alle Störungen der pränatalen Geschlechtsdifferenzierung. […] Schließlich kann man zur Intersexualität im weiteren Sinne auch die *erworbenen Intersexformen*, bei denen postnatal heterosexuelle [gegengeschlechtliche] Symptome auftreten, zählen.« (Prader 1971: 730).

sich dagegen zunächst aus Bestrebungen, die ätiologisch-pathogenetische Einheit der Intersexualität aufzulösen: Eine der ersten grundsätzlicheren Kritiken an der Intersexualitätslehre, die ab Mitte der 1950er Jahre im Zusammenhang mit der Diskussion über den Hermaphroditismus von deutschsprachigen MedizinerInnen veröffentlicht wurden, stammt von Otmar Freiherr von Verschuer, Leiter des Münsteraner Instituts für Humangenetik. Er hatte allerdings ursprünglich selbst Goldschmidts Lehre als »genial ausgebaute Theorie« begrüßt und in einer Veröffentlichung von 1932 ausgiebig referiert (Verschuer 1932: 40ff.).[60] In den 1950er Jahren erklärte er hingegen die Drehpunkttheorie für widerlegt. Die für die Goldschmidt'sche Lehre zentrale Annahme, dass alle männlichen Pseudohermaphroditen chromosomal weiblichen Geschlechts sein müssten, treffe nicht zu: Aus Studien zur »Geschlechtsproportion in den Geschwisterschaften der Hermaphroditen« gehe eindeutig hervor, »daß die Hodenzwitter genetisch nur männlichen Geschlechts sein können.« (Verschuer 1956: 320) Die Stammbäume würden zudem zeigen, dass der Pseudohermaphroditismus masculinus als selbständige pathologische Erbanlage von Generation zu Generation weitergegeben werde (Abb. 10; Verschuer 1956: 320).[61] Allgemein müsse aufgrund der Stammbaumforschung bzw. Familienbeobachtung zu verschiedenen Formen der sexuellen Zwischenstufen geschlussfolgert werden, dass »einzelne Erbanlagen [...] jeweils zu einer charakteristischen Anomalie der Sexualkonstitution führen.« (Ebd.: 325) Daher könne Intersexualität nicht als ein einheitliches Phänomen aufgefasst werden, deren Spielarten sich bloß hinsichtlich der »quantitativ abgestuften« Relation von Männlichkeits- und Weiblichkeitsbestimmern unterschieden; vielmehr zerfalle sie in »verschiedene Erbtypen« (ebd. 326).

Verschuers Kritik an der Intersexualitätslehre war zwar vergleichsweise fundamental, doch gründete sie sich wesentlich auf der Methode der Stammbaumforschung, während er neuere zytologische Untersuchungsmethoden und darauf basierende Studien nicht zu kennen schien (oder aber aus unbekannten Gründen ignorierte). Zwar verwies er auf eine amerikanische Veröffentlichung von 1942, die als Ergebnis einer aufwendigen zytologischen Analyse einer Gonadenbiopsie eines männlichen Pseudohermaphroditen ein XY-Chromosomenpaar präsentiert hatte (Severinghaus 1942). Doch die neuere, in Kanada entwickelte Technik der indirekten Chromosomendiagnostik vermittels des Barr-body-Tests, die seit 1949 in der Diskussion war und seit 1953 relativ einfach auf Epidermisproben angewendet werden konnte, erwähnte Verschuer nicht, obwohl mit Hilfe dieses Verfahrens ebenfalls nachgewiesen worden war, dass männliche Pseudohermaphroditen nicht, wie von Goldschmidt angenommen, XX-Chromosomen besitzen;

60 Im gleichen Aufsatz behauptete er, dass »Rassenmischungen« den »Verfall von Völkern und Kulturen« hinsichtlich ihrer »psychischen Leistungen« begünstigen würden (Verschuer 1932: 55).

61 1936 hatte Verschuer dagegen eine unentschiedene Haltung zur Frage der Vererbung des Pseudohermaphroditismus masculinus eingenommen (Verschuer 1936: 192).

Veröffentlichungen dazu waren bereits 1953/54 erschienen (Moore et al. 1953: 646f.; Barr 1954: 185). Auch in der BRD beschäftigten sich schon kurze Zeit nach der Einführung des Barr-body- und Drumstick-Tests Forschungsgruppen mit den neuen Techniken; erste Publikationen erschienen hier 1955 (Wiedemann et al. 1955; Tolksdorf et al. 1955). Verschuer beschränkte sich hingegen in der Frage der »Anomalien der Sexualkonstitution« auf die Stammbaumforschung: Er empfahl sie als wichtiges Instrument nicht nur für den Fortschritt der humangenetischen Forschung, sondern auch für die Verbesserung der humangenetischen Beratung (Verschuer 1956: 328). Diese Fixierung Verschuers auf die Stammbaumforschung zeigt, dass er die neuesten Diskussion nicht nachvollzog. Das könnte in seinem speziellen Falle darin begründet gewesen sein, dass er aufgrund seiner Vergangenheit als führender Rassenhygieniker der Nationalsozialisten international relativ isoliert war und somit einer wichtigen Quelle der wissenschaftlichen Fortbildung entbehrte (Kröner 2000: 661ff.).

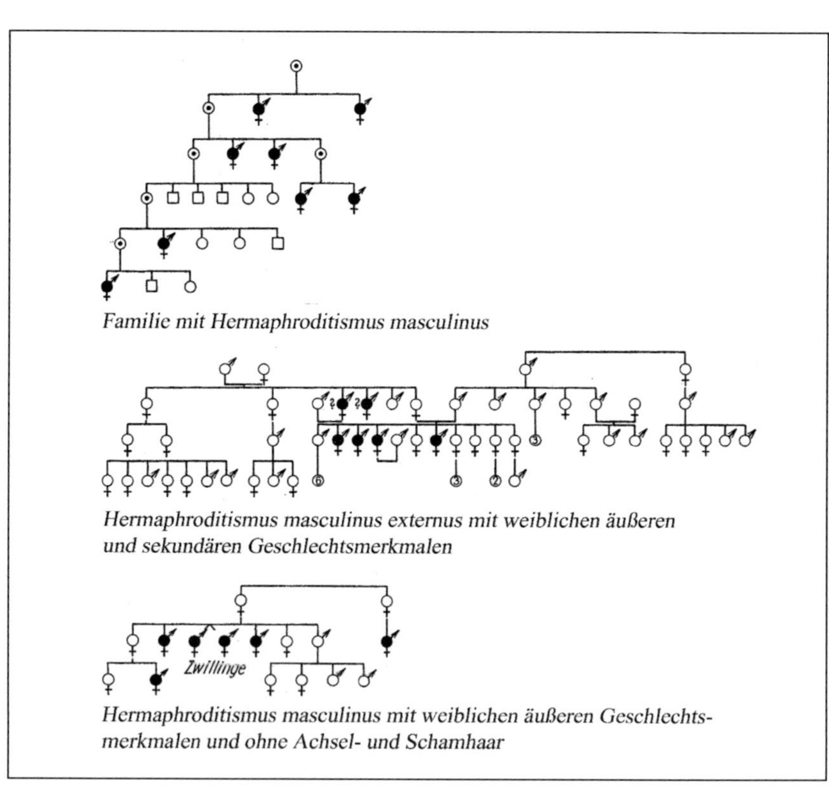

Familie mit Hermaphroditismus masculinus

Hermaphroditismus masculinus externus mit weiblichen äußeren und sekundären Geschlechtsmerkmalen

Hermaphroditismus masculinus mit weiblichen äußeren Geschlechtsmerkmalen und ohne Achsel- und Schamhaar

Abb. 10: Geschlechtsproportion in den Geschwisterschaften von Hermaphroditen nach Otmar Freiherr von Verschuer: Die genetischen Grundlagen der Sexualkonstitution des Menschen *(1956)*

Gegen Ende der 1950er Jahre häuften sich die kritischen Stellungnahmen zur Intersexualitätslehre. Lammers, der 1956 noch die Goldschmidt'sche Theorie vertreten hatte, erklärte diese ein Jahr später auf der Grundlage von Ergebnissen der neuen Geschlechtschromosomentests für »unhaltbar« (Lammers 1957: 1485).[62] 1959 führte er aus: »Gegen diese Theorie, die bis in die jüngste Zeit wohl den meisten Autoren als Grundlage ihrer Erörterungen über die Probleme der Intersexualität gedient hatte, sind [...] schon früher Bedenken geäußert worden.« (Lammers 1959: 2) Damit spielte er auf jene Kritiker an, die auf der Grundlage von Stammbaumforschungen gegen Goldschmidts Theorie argumentiert hatten – die entsprechenden Publikationen Verschuers von 1955 und 1956 hatte Lammers offenbar gelesen. Anders als Verschuer nahm Lammers aber die neueren Untersuchungen mittels des Barr-body- und des Drumstick-Tests zur Kenntnis. Diese Untersuchungen hätten ergeben, »daß die Theorie von Goldschmidt betreffs der [weiblichen] genetischen Ausgangsbasis beim menschlichen Pseudohermaphroditismus masculinus im allgemeinen nicht zutrifft, da [...] nach den bisher vorliegenden Mitteilungen diese Personen anscheinend ausschließlich den männlichen XY-Chromosomenmechanismus besitzen.« (Ebd.: 4) Das habe Goldschmidt auch selbst zugestanden: »Im Juni 1956 hat Richard Goldschmidt [...] zum Verfasser freundlicherweise in einer persönlichen Mitteilung geäußert, daß die neuerdings bekannt gewordenen Tatsachen gegen seine Theorie sprächen.« (Ebd.: 2)

Geschlechtermodelle und Definition von Intersexualität nach der humangenetischen Wende

Lammers wollte dennoch nicht einfach die Intersexualitätslehre zu den Akten legen und bemühte sich darum, pathogenetische Thesen zu formulieren, die wenn schon nicht die Drehpunkttheorie, so wenigsten das Prinzip der relativen Abstimmung von genetischen Männlichkeits- und Weiblichkeitsbestimmern aufrechterhielten (ebd.: 6). Sein Motiv, auf diesem Prinzip zu insistieren, formulierte der Psychiater deutlich: »Zum Verständnis der Intersexualitätsphänomene ist die Vorstellung einer allgemeinen Bisexualität der Geschlechter unerlässlich. Der tiefste Wesensunterschied von Mann und Frau liegt im Quantitativen.« (Ebd.: 18) Das quantitative Geschlechtermodell wurde, wie bereits verschiedentlich deutlich geworden ist, in den 1950er Jahren häufig zugrunde gelegt. Nach 1960 wurde es allerdings eher selten dermaßen offensiv vertreten (so etwa von Nevinny-Stickel/Hammerstein 1967: 664f.; Stutte 1966: 241; Sandig et al. 1978b: 258ff.). Nunmehr fanden sich auch deutliche Absagen an ein solches Geschlechter-

62 Lammers hatte auch bereits in der Einleitung zu seiner Publikation von 1956 angemerkt, dass aufgrund der neuen Testverfahren und der »modernsten Forschung (1954-56)« Zweifel an der Goldschmidt'schen Intersexualitätslehre aufgekommen seien, doch habe er Veröffentlichungen dazu erst nach Drucklegung der eigenen Arbeit einsehen können (Lammers 1956: 8).

modell: So kritisierte Widukind Lenz die seiner Aussage nach »ziemlich verbreitete« Auffassung, »nach der die beiden Geschlechter nur quantitativ voneinander verschiedene Mischungen von ›männlich‹ und ›weiblich‹ sind.« (Lenz 1960: 268) Besonders das quantitative Genmodell Goldschmidts gehe fehl, da die Vorstellung fließender Übergänge intersexueller Zustände die Lokalität und Spezifik der genetisch bedingten Störungen der Geschlechtsdifferenzierung ignoriere – mit spürbaren Folgen für Praxis und Theorie: »Jede Verwischung der Grenzen zwischen den einzelnen klinischen Zustandsbildern führt zu diagnostischer Unsicherheit und theoretischer Verwirrung.« (Ebd.: 268) Ein quantitatives Geschlechtsmodell könne sich aber auch nicht auf die Bisexualität der Sexualhormone berufen:

»Richtig ist natürlich, daß Androgene auch bei der normalen Frau, Östrogene auch beim normalen Mann vorkommen, aber deshalb wird doch niemand mehr das Wesen der Geschlechter einfach in einem bestimmten Mischungsverhältnis zwischen androgenen und östrogenen Hormonen sehen wollen. Die Bezeichnung ›männlich‹ oder ›weiblich‹ sollte möglichst nicht auf die einzelnen Teilkomponenten, sondern nur auf die morphologisch und funktionell komplexe Gesamtstruktur der Geschlechtlichkeit angewandt werden.« (Ebd.: 268)

Lenz bestand in dieser Weise auf dem Dimorphismus als Ordnungsprinzip der Geschlechtlichkeit, der sich jedoch nicht an einem einzelnen Kriterium festmache, sondern sich als Gesamteindruck aus den morphologischen und physiologischen Einzelbefunden ergebe.

Diese Auffassung begrüßte wiederum Walter Bräutigam (geb. 1920) vom Institut für Allgemeine Klinische Medizin der Universität Heidelberg, da er offenbar fand, dass sich Lenz' Geschlechtsdefinition gut in die psychosomatisch-ganzheitliche Perspektive einpassen ließ, aus der er selbst die existentielle Situation intersexueller Menschen betrachtete (Bräutigam 1964: 172): Der Dimorphismus des Geschlechts, der »tief in der Natur, die auch den Menschen in ihre Gesetze zwingt, verwurzelt« sei, offenbare seine enorme Bedeutung als umfassende Entwicklungsherausforderung des Menschen insbesondere in Fällen von Intersexualität (ebd.: 181). Bräutigam fuhr fort:

»Es gibt nichts Einschneidenderes für den Menschen und nichts, was seine Existenz so grundlegend bestimmt, wie die Frage, welchem Geschlecht er angehört. Der Unterschied geht durch alle Lebensbereiche, er betrifft nicht nur die körperlichen Gegebenheiten, er formt die interpersonalen Beziehungen, er färbt die sublimste geistige Stellungnahme. […] Die Urgegebenheit des biologischen Geschlechtsdimorphismus ist mit dieser Entwicklung von objektivem und subjektivem Geschlechtsbewußtsein mehr als eine bloße Tatsache, sie ist eine soziale und personale Aufgabe.« (Ebd.: 172)

Für Bräutigam war diese Auffassung auch ein Jahrzehnt später, problemlos mit der Erkenntnis vereinbar, dass kein bestimmtes Geschlechtsmerkmal allein die Geschlechtszugehörigkeit »körperlich begründet« (Bräutigam 1979: 52).[63] Die Vorstellung eines »Geschlechtsantagonismus« bezeichnete er als »Irrweg«. Demgegenüber hielt er fest, dass es sich bei der »Bezeichnung männlich und weiblich [...] um komplexe Endgestalten der Entwicklung« handle (ebd.: 63).

In dieser Weise standen sich zwei Geschlechtermodelle gegenüber, die bei näherer Betrachtung so gegensätzlich nicht waren: Einerseits ging die quantitativ-graduelle Konzeption von einer Bipolarität der Geschlechtlichkeit aus, in deren Mittelfeld Intersexualität zwar als dritte Geschlechtskategorie einen Platz erhalten konnte, dennoch aber nur als abgeleitete Mischform der Männlichkeits- und Weiblichkeitsnormen begriffen wurde. Andererseits aggregierte das dimorphe Geschlechtsmodell physische und psychische »Teilkomponenten«, die jeweils nur eine relative Geschlechtsdifferenzierung erlaubten. Das Raster der Zweigeschlechtlichkeit bildete somit für beide Modelle die Grundlage. Daher verwundert es nicht, dass die Formen des Hermaphroditismus, deren unterschiedliche Entstehung nunmehr so sehr betont wurde, weiterhin als fließend ineinander übergehende Grade der Störung der binär angelegten embryonalen Geschlechtsdifferenzierung in einem einheitlichen pathophysiologischen Grundschema zusammengehalten wurden (Abb. 11). Schließlich strebte die Medizin an, universale genetische Geschlechtsdeterminations- und embryologische Geschlechtsentwicklungsgesetze zu finden, die dem Grundgesetz der Zweigeschlechtlichkeit gehorchen sollten.

1957 listete Prader, dessen Veröffentlichungen zu Intersexualität noch bis in die 1990er Jahre großen Einfluss hatten, fünf »Ursachen für die Entstehung der verschiedenen Intersexformen« auf, nämlich »abnorme Gen- oder Chromosomenmischung«, »genetisch oder exogen bedingter frühembryonaler Ausfall der Hypophyse oder der Testes«, fehlende hormonelle Ansprechbarkeit der fötalen Genitalien, »abnorm starke endogene oder exogene Androgeneinwirkung auf den weiblichen Fetus« sowie »Genitalmißbildungen«, die durch keine der vorstehenden Ursachen bedingt seien (Prader 1957: 651). Zusammenfassend wurden diese unterschiedlichen Entstehungswege von ihm als »Störung der embryonalen Gonaden- und Genitalentwicklung« (ebd.: 645) bzw. »Störungen der pränatalen Geschlechtsdifferenzierung« (Prader 1971: 730) eingeordnet. Das pathophysiologische Grundschema der Geschlechtsdifferenzierungsstörung etablierte sich in der zweiten Hälfte des 20. Jahrhunderts und findet bis heute Verwendung. Von einer Störung zu sprechen, impliziert eine Abwertung, was z.B. zeitgenössisch in der Verwendung von Gegensatzpaaren wie »mangelhafte sexuelle Differenzierung« versus »vollwertige Geschlechtspartner« zum Ausdruck kam (Mayer 1956: 1892).

63 Bräutigam war mittlerweile Direktor der Psychosomatischen Universitätsklinik in Heidelberg.

Phänotyp	Streubreite	Kerngeschlecht	Diagnose	Hoden	Ovarien	Menses	Gonadotropine	17-Ketosteroide	Androgene	Östrogene	Weitere Merkmale	Familiäres Auftreten	Häufigkeit unter Intersexen	Klin. Befund s. S.
"Frau"		♂	Testikuläre Feminisierung	+	—	—	↕	↑F ↓M	↑F	↓F	anmutig-weiblich mit Brüsten; meist ohne Scham- und Axillarbehaarung	nicht selten	nicht ganz selten	261
		1 : 1	Gonadendysgenesie	Rudimente			↑	↓	↓	↓	ohne Mißbildungen	beobachtet	seltener?	305
		♂ : ♀ 3 : 1	Turner-Syndrom								Minderwuchs, Breithals, Schildbrust, Cubitus valgus usw.		häufig	337
		♀	Weibliches adrenogenitales Syndrom	—	+	— (+)	↕	↑	↑F	↓F	Kinder: groß Erwachsene: klein Typen wie Abb. 68	nicht selten	häufig	353
		♀	Weiblicher, (nichtadrenaler) Pseudohermaphroditismus	—	+	— (+)	↕	↕F	↕	↕	schwere Formen haben doppelte Urethra (klitorale und vaginale)	noch nicht beobachtet	sehr selten	251
		♂; (♀?)	Echter Agonadismus	—	—	—	↑	↕F			kein Genitale	beobachtet	sehr selten	348
		♀ : ♂ ≈ 4 : 1	Echter Hermaphroditismus	+	+	+ —	↕ ↑	↑F ↓M	↑F ↓M	↓F ↑M	Urogenitaltypen (s. Abb. 68, S. 189)	beobachtet	selten	188
		♂	Männlicher Pseudohermaphroditismus	+	—	—	↕ ↑	↑F ↓M	↓M	↕M		nicht selten	nicht - selten	241
		♂	Sog. männliches Turner-Syndrom	+	—	—	↕	↓M	↓M	↕M	Minderwuchs, Breithals, Schildbrust, Genu valgum usw.	noch nicht beobachtet	sehr selten	337
"Mann"		♀	Klinefelter-Syndrom	+	—	—	↑	↓ M	↓ M	↕M	dysplastischer Typ, Gynäkomastie, vermehrt, Leydig-Zellen, Basalmembran hyalin	beobachtet	häufig, bes. bei Debilen	283

Abb. 11: Differentialdiagnostische Übersicht zur Intersexualität aus Claus Overzier: Die Intersexualität *(1955)*

In Verbindung mit dem Begriff der Differenzierung oder Entwicklung führte der Störungs-Begriff dazu, Intersexualität als Stehenbleiben auf einer frühen embryonalen Entwicklungsstufe (z.B. Breitner 1951: 7) oder als primitivere evolutionäre Stufe zu interpretieren (z.B. Lammers 1956: 34). Der Gynäkologe Ludwig Seitz (1872-1961) sah im Hermaphroditismus gar »[e]in ausgesprochen in das Krankhafte gesteigertes Versagen«, denn, so verkündete er in dem von ihm mitherausgegebenen Handbuch *Biologie und Pathologie des Weibes*, die Natur sei »sichtlich bemüht [...], je höher die Geschöpfe auf der Entwicklungsstufe stehen, desto schärfer die Differenzierung in männliche und weibliche Vertreter durchzuführen« (Seitz 1953: 6) Der Begriff der Geschlechtsdifferenzierungsstörung war also durchaus anschlussfähig an die früheren Konzepte, die im Hermaphroditismus einen evolutionären Atavismus sehen wollten (vgl. Kap. I.3.1). Gleichzeitig bot er sich als ›produktive Matrix‹ an, um Phänomene mit unterschiedlicher Ätiologie und Pathogenese im Hinblick auf allgemeine Gesetzlichkeiten der Geschlechtsentstehung und -entwicklung zusammenführen zu können.

Theorie des Hoden-determinierenden Faktors

Im Mittelpunkt solcher synoptischer Forschungen stand ab den 1960er Jahren vor allem die Annahme, dass die männliche Differenzierung durch einen auf dem Y-Chromosom lokalisierten »Hoden-determinierenden Faktor« (*testis-determining factor*, TDF) aktiviert werde. Dies ging auf eine 1957 von dem Engländer Charles Edmund Ford (1912-1999) formulierte These zurück. Sie besagte, dass die auf dem Y-Chromosom liegenden Gene die Entwicklung der embryonalen Gonadenanlagen zu Hoden sowie – vermittels der Aktivität der fötalen Hoden – die Ausbildung eines männlichen Phänotyps induzieren würden, während ohne Y-Chromosom ›automatisch‹ eine weibliche Differenzierung erfolgen würde (Ford 1961). Die These belebte das klassische Modell des Geschlechterdualismus wieder, indem Weiblichkeit mit Passivität, Männlichkeit mit Aktivität gleichsetzt wurde, doch die Klischeehaftigkeit dieser Annahme schien die allermeisten ForscherInnen nicht zu irritieren, im Gegenteil. In der Folge widmete sich die einschlägige humangenetische Forschung der Suche nach der Identifizierung des TDF auf dem Y-Chromosom, wofür die verschiedenen Formen der Intersexualität als Studienobjekte herangezogen wurden (Burren/Rieder 2000: 107-122). Die Theorie der Schlüsselrolle des Y-Chromosoms wurde in der deutschsprachigen Hermaphroditismus-Literatur häufig referiert (z.B. Jores/Nowakowski 1964: 183; Knorr 1974: 1779f.). Allerdings gab es auch ein paar MedizinerInnen, die auf die Möglichkeit hinwiesen, dass die weibliche Differenzierung auf eine »aktive genetische Induktion über das X-Chromosomenpaar« (Pelz 1975: 495) oder auch eine Interaktion genetischer mit nicht-genetischen Entwicklungsmechanismen zurückführbar sein könnte (z.B. Prader 1971: 731).

Die humangenetischen Theorien und Forschungsprämissen, die sich nach der Verabschiedung der Goldschmidt'schen Intersexualitätslehre im Hermaphroditismus-Diskurs des deutschen Sprachraums etablierten, legten ein linear-hierarchisches Genkonzept zugrunde. Dessen Basisannahme über die Genaktivität besagte, dass Gene als autonome Hauptakteure die Entwicklung des Phänotyps determinieren würden. Die komplexe biochemische Dynamik des Zytoplasmas sollte sich somit darauf reduzieren, Befehle der Gene bzw. der DNA zu empfangen und weiterzugeben; eine Auffassung, die später auch von GenetikerInnen selbst kritisiert werden sollte: Diese Kritik betont die Abhängigkeit der DNA von dem Kommunikations- und Regulationssystem des Zytoplasmas, in welchem die genetischen Codes erst Bedeutung erlangen können (Keller 1998). Zudem ging die humangenetische Forschung, die sich der Identifizierung des TDF verschrieb, von einem hierarchischen Kontrollmodus auch auf der Ebene der Gene selbst aus. Zwar wurde in Betracht gezogen, dass verschiedene, auch autosomal lokalisierte Gene an der Geschlechtsdetermination beteiligt seien. Doch ging diese Forschung im Unterschied zum relationalen Genkonzept der Intersexualitätslehre Goldschmidts davon aus, dass die Polygenie von dem TDF als binärer Schaltstelle kontrolliert werde. Auf der Ebene der Gene sollte somit das binäre Raster, innerhalb dessen Geschlechtsentstehungs- und Geschlechtsentwicklungsmodelle konzipiert wurden, eine weitere Bestätigung finden (Burren/Rieder 2000: 115f.).

Während auf der Grundlage des linear-hierarchischen Genkonzepts und des Rasters der Zweigeschlechtlichkeit die Diskussion über die Geschlechtsentstehung und -entwicklung sowie die Pathologie des Hermaphroditismus für die nächsten Jahrzehnte in relativ stabile Bahnen gelenkt wurde, kam es zu keiner allgemein akzeptierten Kodifikation der Geschlechtsdefinition und der geschlechtsdiagnostischen Kriterien. Somit besaßen Mediziner auch nach der humangenetischen Wende Ende der 1950er Jahre keine definitive Antwort auf die drängendsten wissenschaftlichen Probleme, die sie sich selbst anhand der Fälle uneindeutigen Geschlechts gestellt hatten.

3.5 »Die wissenschaftlich interessante, praktisch aber nicht so wichtige Frage nach dem wahren Geschlecht«: Missverhältnis wissenschaftlicher und klinischer Probleme

»Welches ist das wahre Geschlecht? Diese wissenschaftlich interessante, praktisch vorerst aber nicht so wichtige Frage wollen wir hier nicht weiter betrachten.« (Hauser/Schmid-Tannwald 1977: 653) Wie dieses Zitat aus der Einleitung zu einem sexualmedizinischen Artikel der Gynäkologen Georges A. Hauser (geb. 1921) und Ingolf Schmid-Tannwald (geb. 1944) von 1977 markant zeigt, schätzten KlinikerInnen die wissenschaftlichen Diskussionen über die somatischen Geschlechtskriterien auch nach der humangenetischen Wende als eher irrelevant für die Lösung der praktischen Probleme des Hermaphroditismus ein. Auf eine

Theorie-Praxis-Diskrepanz machten aber auch humangenetische Spezialisten wie Lenz aufmerksam:

»Die Neuartigkeit und Aktualität dieser Methoden [der Chromosomenanalyse] und ihre Bedeutung für die Grundlagenforschung könnten leicht vergessen lassen, daß für den Patienten mit abwegiger sexueller Differenzierung das zentrale Problem die psychosexuelle Anpassung ist. Die Untersuchung der Familie, des Chromatins und der Chromosomen sollte deshalb dem Ziel untergeordnet sein, dem Patienten mit seinen Problemen zu helfen.« (Lenz/Pfeiffer 1963: 343)

Ähnlich problematisierte mehr als zehn Jahre später der an der Universität Rostock tätige, humangenetisch spezialisierte Pädiater Lothar Pelz:

»Zwischen einer medizinischen Diagnose und einer alternativen Klassifizierung in ›Mann‹ und ›Frau‹ besteht ohnehin keine conditio sine qua non. Auch werden Kinder mit intersexuellen Organbildungsfehlern von ihren Eltern nicht deshalb in der ärztlichen Sprechstunde vorgestellt, damit der Stellenwert im pathogenetischen System so genau wie möglich bestimmt wird. Sie erwarten durch ärztliche Hilfe für ihr Kind vielmehr eine Linderung des Leids und eine weitgehende Eingliederung in die menschliche Gesellschaft.« (Pelz 1975: 496)

Diese Äußerungen machen deutlich, wie sehr die wissenschaftlichen und die klinischen Diskussionen voneinander entfernt waren. Die wissenschaftlichen Diskussionen über die Definition, die entscheidenden Klassifizierungsmerkmale und die Entwicklung des biologischen Geschlechts sowie die Pathologie und Differentialdiagnose der Intersexualität mussten aus klinischer Sicht als eine Art »Scholastik« (wie dies Rudolf Virchow so treffend auf den Punkt gebracht hatte) erscheinen, die zudem nicht dazu geeignet war, zu definitiven Geschlechtskodifizierungen zu finden, sondern eher für verwirrende Komplexität sorgte: Weder die Keimdrüsen noch die Chromosomen taugten danach noch als eindeutige Geschlechtsdiagnosekriterien. Wie andererseits eine Geschlechtsdiagnose nach allgemein akzeptierten Kriterien gestellt werden sollte, wenn die komplexe Gesamtstruktur der Geschlechtlichkeit zu berücksichtigen war, blieb ebenfalls offen. Zwar wurde die Differentialdiagnostik verfeinert. Aber die den einzelnen Formen der Intersexualität zugeordneten pathogenetischen Verlaufsmodelle ermöglichten auch nach der humangenetischen Wende für die Mehrzahl der Fälle nicht, die körperliche, geschweige denn die psychische Entwicklung so exakt zu prognostizieren, dass über die Frage der Geschlechtszuweisung und eventuelle Behandlungsmaßnahmen nicht doch individuell hätte entschieden werden müssen. Welche Überlegungen wurden demgegenüber vom klinischen Standpunkt aus angestellt? Darum wird es im folgenden Kapitel gehen.

4. Problematisierung des Geschlechtsempfindens von Hermaphroditen: Diskussionslinien, 1950er Jahre

»Bei unseren diagnostischen und therapeutischen Bemühungen steht die Gesamtpersönlichkeit mit ihrem Schicksal im Vordergrund, das wissenschaftliche Interesse hat bei praktischen Entscheidungen immer zurückzutreten.« (Lammers 1956: 127) Hans-Jörn Lammers brachte mit dieser Mahnung zum Ausdruck, dass der Psychiater von der (üblichen) wissenschaftlichen Beschäftigung mit dem Hermaphroditismus nicht nur keine Hilfe für die ärztliche Praxis erwartete, sondern diese sogar eher als hinderlich betrachtete. Der Hintergrund für diese Einschätzung war, dass sich das Forschungsinteresse an Hermaphroditen nach wie vor auf das biologische Geschlecht – seine Klassifizierungskriterien, genetische Determination, Ontogenese und Pathologie – konzentrierte, während bezüglich der praktischen Fragen der Geschlechtszuweisung und Behandlung die Psyche bzw. im engeren Sinne die Psychosexualität im Mittelpunkt stand. Die wissenschaftliche Beschäftigung mit der Psyche von Hermaphroditen war nämlich auch in der ersten Hälfte der 1950er Jahre – fasst man nur den deutschen Diskurs und die Forschungen, die in diesem rezipiert wurden, ins Auge – immer noch marginal, obwohl die Psychosexualität bereits um die Jahrhundertwende als gegenüber dem biologischen Geschlecht eigenständiger Forschungsgegenstand geltend gemacht worden war. Immerhin mehrten sich nun, wie in diesem Kapitel dargestellt werden soll, die Bemühungen, die Psychosexualität und ihre Entwicklung systematischer zu erforschen und auf diese Weise zu wissenschaftlich fundierten Kodifikationen zu gelangen (1), während parallel dazu aus klinischer Sicht die Authentizität des Geschlechtszugehörigkeitsgefühls von Hermaphroditen problematisiert wurde: Insbesondere Psychiater suchten nach Verfahren, das Geschlechtsempfinden im konkreten Fall zu objektivieren. Auf diesem Wege sollte sichergestellt werden, dass eine eindeutige und stabile affektive Bindung an den männlichen resp. weiblichen Geschlechtsstatus erfolgte – die aus der Sicht der Ärzte zugleich die Anpassung des Hermaphroditen an gesellschaftliche Rollenerwartungen garantierte (2). Dass der Spielraum der ärztlichen Einflussnahme auf die Psychosexualität von Hermaphroditen und insgesamt auf den

Zustand der Intersexualität als unbefriedigend angesehen wurde, lässt sich an einzelnen Publikationen aufzeigen, in denen einerseits eugenische Maßnahmen, andererseits genitalchirurgische Korrekturen als Mittel der Vorbeugung andiskutiert wurden (3). Auf solchen Überlegungen zu vorbeugenden Eingriffen und den Diskussionen, die auf eine wissenschaftliche und klinische Objektivierung der Psychosexualität zielten, konnten spätere Diskursentwicklungen aufbauen, indem diese Ansätze produktiv miteinander verknüpft wurden. Doch was den Stand des Hermaphroditismus-Diskurses in der ersten Hälfte der 1950er Jahre angeht, so bleibt zum Abschluss des Kapitels zu konstatieren, dass die Bemühungen um die Verbesserung der ärztlichen Praxis im Umgang mit Hermaphroditen einerseits und die wissenschaftlichen Anstrengungen zur Erfassung der Psychosexualität andererseits zwar gemeinsame Gegenstandsbereiche aufwiesen, jedoch kein Setting existierte, in welchem Synergieeffekte hätten erzielt werden können (4).

4.1 »Leider kann man im Psychischen keinen objektiven genetischen Geschlechtstest vornehmen«: Ansätze einer wissenschaftlichen Objektivierung der Psychosexualität

In der medizinischen Hermaphroditismus-Literatur der 1950er Jahre sucht man vergeblich nach verbindlichen Termini für die psychische Dimension der Geschlechtszugehörigkeit. Gebräuchliche Begriffe waren u.a. seelische bzw. psychische und sexuelle Einstellung, Geschlechtszugehörigkeitsgefühl, Geschlechtsbewusstsein, Sexual- bzw. Geschlechtsempfinden, psychische oder sexuelle Neigungen, Sexualität, psychisches Verhalten oder Psychosexualität. Diese Begriffe wurden zumeist synonym und in einem unpräzisen, weitausgreifenden Sinne verwendet. Auch der Ausdruck sexuelle Triebrichtung bezeichnete i.d.R. die psychische Ebene der Geschlechtszugehörigkeit in einer sehr allgemeinen Bedeutung. Ein paar Publikationen unterschieden immerhin diffus zwischen Geschlechtstrieb und Geschlechtszugehörigkeitsgefühl« (z.B. Tolksdorf et al. 1955: 1033). Daneben finden sich auch weitere vereinzelte Versuche einer systematischeren Differenzierung der Psychosexualität[1] nach verschiedenen Aspekten. Um 1960 nahmen immer mehr AutorInnen eine dreigliedrige Unterscheidung vor. Die begriffliche Ausdifferenzierung, die sich im Laufe der 1950er Jahre abzeichnete, stand im engen Zusammenhang mit einer vertieften Diskussion über die Einflussfaktoren der psychosexuellen Entwicklung und dem Ruf nach einer objektiven Erfassung psychischer Geschlechtsunterschiede, wie im Folgenden zu sehen sein wird.

1 Da der Terminus Psychosexualität (bzw. die entsprechenden Wortverbindungen) auch in den nächsten Jahrzehnten noch in der oben genannten umfassenden Bedeutung gebräuchlich war, verwende ich ihn auch in diesem Untersuchungsteil bevorzugt als Allgemeinbegriff für die psychische Dimension des Geschlechts.

Forschungsansätze zur Frage der Plastizität der Sexualpsyche

Ebenso unspezifisch wie die Terminologie waren zunächst auch die Annahmen über die psychosexuelle Entwicklung und die sie bestimmenden Faktoren. Nach wie vor hielten viele MedizinerInnen die biologischen Anlagen für die primären Determinanten der Psychosexualität, während der Erziehung nur ein überformender Einfluss zugestanden wurde (z.B. Hartmann 1957: 496). Die »Psyche«, so schrieb z.B. 1959 der Mainzer Internist Claus Overzier mit Bezug auf die psychosexuelle Entwicklung intersexueller Menschen, »wird von der Hormonanlage und der Erziehung geformt.« (Overzier 1959: 120) Dagegen hielt die Krefelder humangenetische Forschungsgruppe um Hans-Rudolf Wiedemann – in einem Abschnitt mit Empfehlungen zur praktischen Vorgehensweise bei Intersexualität – fest: »Das Gefühl der Geschlechtszugehörigkeit ist vielfach wesentlich von der Erziehung […] abhängig.« (Tolksdorf et al. 1955: 1033)

Wiedemann konnte seine Behauptung auch auf eine Studie stützen, die er zusammen mit Manfred Bleuler (1903-1994), Psychiatrie-Ordinarius an der Universität Zürich,[2] zur Genese der »psychischen Zwischengeschlechtlichkeit«, zu der sie Homosexualität und Transvestismus zählten, durchgeführt hatte. Während zu Beginn der 1950er Jahre allgemein akzeptiert wurde, dass psychosexuelle Abweichungen i.d.R. mit einer normalen Keimdrüsenfunktion einhergingen, stand – unter Berufung auf die Intersexualitätslehre Richard Goldschmidts[3] – doch immer noch die These im Raum, dass ein Missverhältnis zwischen Chromosomen- und Somageschlecht für die psychische Zwischengeschlechtlichkeit verantwortlich sein könnte. Wiedemann und Bleuler nutzten die neuen Methoden der Chromosomengeschlechtsbestimmung, um diese These zu überprüfen. Sie gelangten zu dem Ergebnis: »Unseren bisherigen Kenntnissen nach ist […] anzunehmen, daß das Chromosomengeschlecht die Psychosexualität nicht direkt beeinflußt; die Psychosexualität kann völlig unabhängig vom Chromosomengeschlecht variieren.« (Bleuler/Wiedemann 1956: 17) Auch eine in Berlin durchgeführte Chromosomenstudie an Homosexuellen, die auf Pseudohermaphroditen und »gonadenlose Individuen« ausgeweitet wurde, kam zu dem Resultat, »daß offenbar die psychische Sexualkonstitution weder durch die Art der Keimdrüsen noch durch die hormonale Situation noch durch das chromosomale Geschlecht festgelegt ist, sondern in einem nicht für möglich gehaltenem Maße durch die Art und Weise der Aufzucht bestimmt wird.« (Lüers/Schultz 1957: 254) Man müsse daher, so verallgemeinerten die AutorInnen, von einer »*außerordentlichen Plastizität der menschlichen Sexualpsyche*« ausgehen (ebd.).

2 Er war der Sohn des bekannten Psychiaters Eugen Bleuler (1857-1939).

3 Diese Rezeption kümmerte sich nicht darum, dass Goldschmidt selbst in seiner bekannten Monographie *Die sexuellen Zwischenstufen* von 1931 seine frühere Auffassung, Homosexualität als eine Form der Intersexualität zu erklären, revidiert hatte (vgl. dazu Kap. II.3).

Während es im Großen und Ganzen in der Folge solcher Studien als entschieden galt, dass eine direkte Determination der Psyche durch die Geschlechtschromosomen und die Keimdrüsen nicht in Frage komme (Philipp 1960: 831), blieb es umstritten, ob nicht indirekte Wirkungen der Keimdrüsen oder andere somatische Faktoren doch eine Rolle spielen könnten. Die Erziehungsthese wurde zwar nicht unbedingt abgelehnt, aber dennoch mit gewisser Skepsis betrachtet, da direkte Belege ihrer Gültigkeit fehlten. MedizinerInnen, die Hoffnungen hegten, Erkenntnisse zur psychosexuellen Entwicklung aus den Erfahrungen mit Intersexuellen ableiten zu können, sahen sich auch noch Anfang der 1950er Jahre damit konfrontiert, dass es zu ihrer psychischen Verfassung kein systematisch dokumentiertes »Beobachtungsgut« gab. Selbst in den Kliniken, in denen sich die Erfahrungen mit Hermaphroditen summierten, wurden keine einheitlichen Erhebungen zur Psychosexualität vorgenommen. Die von Klinikern unterschiedlichster fachlicher Provenienz veröffentlichten Berichte über Fälle von Hermaphroditismus waren selbst im Hinblick auf die somatischen Befunde äußerst heterogen abgefasst und zur Psyche der Hermaphroditen lagen, wenn überhaupt, in aller Regel nur oberflächliche Beschreibungen – unter Verwendung uneinheitlicher Begriffe – vor. In dieser Weise las sich z.B. der Bericht eines Oberarztes der Chirurgischen Abteilung der Krankenanstalt des Mutterhauses der Barmherzigen Schwestern in Trier über einen echten Hermaphroditen: »Schon von Jugend auf hatte er sich als Junge gefühlt und alle Jungenstreiche mitgemacht. Dieses Fühlen wurde mit Einsetzen der Menses nicht anders. Ja er hat sich sogar in dieser Zeit eine Freundin erworben, da er sich schon immer zu dem weiblichen Geschlecht hingezogen fühlte.« (Haberkorn 1948: 313) Betont wurde, dass »das psychische Verhalten ganz und gar masculin und nach Angaben des Jungen nicht anerzogen« war. Doch mit diesen allgemeinen Aussagen ließ es der Fallbericht auch schon bewenden (ebd.: 314).[4]

Angesichts solcher oberflächlicher Beschreibungen war das Interesse an Fallberichten, die sorgfältige Betrachtungen zur Psychosexualität der Hermaphroditen anstellten, groß. In der Tat gab es vereinzelte Schilderungen, denen

4 »Er wollte absolut männlich werden und drängte auf die Beseitigung der femininen Züge. […] Diesem Wunsche gemäß führten wir auch die weitere operative Behandlung durch, mit dem Ziele, eine Geschlechtsdifferenzierung bei diesem echten Zwitter hervorzurufen.« (Haberkorn 1948: 314) Der Hermaphrodit besaß sowohl Penis als auch Vagina und zeigte eine starke Brustbildung. Im Hodensack wurde ein Hode und im Bauchraum ein Ovar sowie ein Uterus von normaler Größe gefunden. Neben der regelmäßigen Menstruation konnte Ejakulat nachgewiesen werden, womit die Möglichkeit nahe lag, der Hermaphrodit könne sowohl befruchtungsfähigen Samen besitzen als auch schwanger werden. Eine solche Entdeckung wäre eine wissenschaftliche Sensation gewesen. Aber dies schien sich nicht zu bestätigen: »Bis heute konnten allerdings im Ejakulat noch keine Spermien gefunden werden. Doch ist es nicht ausgeschlossen, daß eine Spermiogenese noch einsetzt, wenn erst einmal eine längere Zeit verstrichen ist und die gesamte Hormonkonstellation sich nach Entfernung der weiblichen Keimdrüse masculin eingespielt hat.« (Ebd.).

man anmerken konnte, dass den Verfassern dieses Interesse sehr wohl bewusst war. Diese Fallberichte warteten mit detaillierten Angaben zur Psychosexualität auf, die u.a. mit Hilfe von psychologischen Testverfahren erhoben worden waren; die Autoren waren fast alle Psychiater (z.B. Parnitzke 1952; Keyserlingk 1952). So widmete sich etwa Lammers in seiner Publikation von 1956 ausführlich dem »psychischen Befund« seiner intersexuellen Patient_in: Dazu gehörte u.a. die Schilderung des äußeren Eindrucks, den die Patient_in auf den Untersucher machte, des Weiteren eine allgemeine Persönlichkeitsbeschreibung, Intelligenztest, Darstellung der sexuellen und allgemein der sozialen Beziehungen, Handschriftuntersuchung, Rohrschachtest etc. (Lammers 1956: T. 2). Schließlich ordnete Lammers seine Patient_in – vor und nach der chirurgischen Hodenverlagerung von den Labien in den Bauchraum sowie der Bekämpfung des Bartwuchses zum Zwecke der Feminisierung des Äußeren – anhand verschiedenster Merkmale wie der Lieblingsfarbe, bevorzugten Lektüre, emotionaler Reaktionen usw. in ein Schema mit den Kategorien »typisch männlich«, »weder M[ännlich] noch W[eiblich] eindeutig zuzuordnen« und »typisch weiblich« ein (ebd.: 98ff.).[5]

Karl Herbert Parnitzke beschrieb 1952 unter dem Titel *Zur psychologischen Problematik eines Scheinzwitters nach operativer Geschlechtskorrektur* ausführlich jenen von seinem Hallenser Kollegen Hans-Joachim Serfling behandelten jugendlichen Hermaphroditen, den er selbst in der letzten Phase der Geschlechtsumstellung psychiatrisch begleitet hatte. Seine Schilderung verband er mit einer Problematisierung des Wissensstands zur Psychosexualität: Psychologische Untersuchungen, so hob er an, würden in den meisten Fallberichten über Hermaphroditen fehlen oder seien unzulänglich. Parnitzke notierte: »Das ist eine Bilanz, die einmal auf eine zu geringe Bewertung der seelischen Seite dieses Problems hinweisen könnte und weiter die *methodischen Schwierigkeiten* bei der Beurteilung der psychologischen Geschlechtsunterschiede aufzeigt.« (Parnitzke 1952: 442) Die methodischen Schwierigkeiten liefen nach Parnitzke auf das generelle Problem hinaus, eine wissenschaftliche Definition der typisch männlichen resp. weiblichen Psyche vorzulegen, die als Maßstab der psychologischen Beurteilung konkreter Fälle dienen könnte. Die »wissenschaftliche Erkenntnis über die Psychologie der Geschlechter« sei aber »über gewisse Anfänge noch nicht hinausgekommen«, weil sie sich zu sehr auf statistische Untersuchungen konzentriere. Die Definition des typisch Männlichen und typisch Weiblichen dürfe sich jedoch nicht auf statistische, also durchschnittliche Angaben belaufen, sondern müsse ideale Typen bestimmen, die allein als Beurteilungsmaßstab taugen könnten. Aber auch die idealen Typen würden »in dem historischen Wandel nie konstant bleiben«, weshalb wiederum die Statistik nicht per se unbrauchbar sei. Für Parnitzke spitzte sich also das wissenschaftliche Anliegen

5 Die Liste der Merkmale entnahm Lammers aus den in den ersten zwei Jahrzehnten des 20. Jahrhunderts entstandenen geschlechterpsychologischen Untersuchungen des Berliner Psychologen Otto Lipmann (1880-1933).

einer Geschlechterpsychologie auf das Problem zu, wie die empirische Erhebung des Durchschnittlichen und die Erkenntnis des Wesentlichen miteinander verbunden werden könnten:

»Was nun mit Hilfe statistischer Vergleiche bisher erreicht wurde, sind Differenzen zwischen empirischen Geschlechtergruppen, wobei noch dahingestellt bleibt, ob die untersuchte männliche oder weibliche Population sich tatsächlich aus typischen Vertretern beider Geschlechter rekrutiert. Eine Auslese des Untersuchungsmaterials im Sinne der typischen Geschlechtswesenheit setzt aber schon wieder eine Kenntnis dessen voraus, was untersucht werden soll.« (Ebd.: 443)

Parnitzke glaubte, mit der »Ganzheits- und Strukturpsychologie« das Problem lösen zu können. Diese könne anstelle des beziehungslosen Nebeneinanders statistisch bedeutsamer Einzelmerkmale »seelische Strukturzusammenhänge«, d.h. ganzheitliche Wirkungsgefüge, herausarbeiten, »in denen vielleicht mehr die Geschlechterunterschiede zutage treten.« (Ebd.) Männlichkeit und Weiblichkeit sollten somit nicht als isolierte Verhaltensweisen und psychische Merkmalskonstellationen analysiert werden, sondern als integrierter Teil der gesamten Psyche bzw. der Persönlichkeitsstruktur.

Aus dieser wissenschaftlichen Perspektive stellte Parnitzke zwei Forderungen für psychologische Untersuchungen von Hermaphroditen auf: Zum einen sollten diese darlegen, »wieweit überhaupt das Geschlechtliche in das Gesamtseelische hineinwirkt.« Zum anderen müsse deutlich gemacht werden, »wie der Anschluß an das eigentliche Geschlecht vollzogen wird […].« (Ebd.: 442) Damit warf Parnitzke die Frage auf, wie sich die Psychosexualität im Verhältnis zum biologischen Geschlecht entwickelt – die ontogenetische und die ganzheitliche Betrachtung des psychischen Geschlechts hingen für ihn offenbar eng zusammen. Hinsichtlich der Frage der psychosexuellen Entwicklung gab er zu bedenken, dass biologische Faktoren »allein nicht von ausschlaggebender Bedeutung« sein könnten, da die Psyche auch durch die Gesellschaft geformt werde (ebd.: 457, Fn. 1): Die seelische geschlechtliche Entwicklung unterliege »sozialpsychologischen Prägungen individueller und gesellschaftlicher Art« (Ebd.: 443) Allerdings stünden die diesbezügliche Forschung wie auch die Untersuchungen in konkreten Fällen von Hermaphroditismus vor großen Schwierigkeiten: »Gerade dieses Problem – wieweit die menschliche Lebensgeschichte feminine oder maskuline Züge im Sinne bewußter Angewöhnungen oder unbewußter geschlechtlicher Geformtheiten entwickelt hat – ist methodisch schwer zu entwirren.« (Ebd.: 443f.) Zwar hatte Parnitzke keine Lösung für dieses Problem parat. Aber so, wie er das Problem stellte, war klar, dass er sich von gründlicheren psychologischen Untersuchungen von Hermaphroditen eine Erweiterung der Erkenntnisse über die psychosexuelle Entwicklung und einen Beitrag zu einer ganzheitlichen »Psychologie der Geschlechter« versprach. Umgekehrt würden psychologische Studien an Hermaphroditen von solch einem Erkenntniszuwachs profitieren.

Den Fragen der psychosexuellen Entwicklung im Allgemeinen und von Hermaphroditen im Besonderen ging auch Lammers aus ganzheitlicher Perspektive nach, aber anders als Parnitzke argumentierte er gegen eine Verallgemeinerbarkeit der an Hermaphroditen gewonnenen Erkenntnisse auf die Psychosexualität unter normalen Verhältnissen. Zudem vertrat er im Unterschied zu der häufig in der Hermaphroditismus-Literatur zitierten Darlegung Parnitzkes, welche die Umweltabhängigkeit betonte (z.B. Dost 1957: 1052), eher die Position der Anlagebedingtheit. Seine Argumentation entwickelte er folgendermaßen: Lammers war, wie schon im vorigen Kapitel zu sehen war, ein eifriger Vertreter der Goldschmidt'schen Intersexualitätslehre und eines ganzheitlichen Ansatzes. Auf dieser Basis folgerte er aus dem Prinzip der »Leib-Seele-Einheit«, dass bei intersexuellen Menschen ebenso wie auf der körperlichen auch auf der psychischen Ebene eine genuine Zwischengeschlechtlichkeit bestehen müsse: »[D]as Individuum ist in seiner lebendigen Gesamtpersönlichkeit nicht einfach Weibliches neben Männlichem, sondern es ergibt eben dieses Weibliche in seiner Konstellation zum Männlichen wieder etwas Ganzes: eine Intersex-Persönlichkeit.« (Lammers 1956: 43) Sowohl die mehr männliche oder weibliche Betonung der »Intersex-Persönlichkeit« als auch das homologe oder heterologe Verhältnis zu den Keimdrüsen und dem äußeren Habitus hänge, so Lammers noch 1956, primär von der genetisch determinierten »zeitlichen Lage des ›Drehpunktes‹« in der Geschlechtsentwicklung ab (ebd.: 42f.).

Den Entwicklungsprozess stellte er sich folgendermaßen vor: Ebenso wie sich aus einem ersten Stadium geschlechtlicher Indifferenz des Embryos erst allmählich die morphologischen Unterschiede entwickelten, müsse aufgrund des Prinzips der »Leib-Seele-Einheit« auch die »Säuglingspsyche« anfänglich »sozusagen homogen« sein: »[E]s findet sich nur wenig polare Gliederung.« (Ebd.: 105)[6] Er führte dazu aus, dass in der ersten Phase der kindlichen Entwicklung die Psychosexualität innerhalb eines gewissen genetisch festgelegten »Differenzierungsablaufs« in die eine oder andere Richtung beeinflusst werde (ebd.: 105, Fn. 4). Dabei bestehe ein »gewisser Spielraum freier Möglichkeiten der späteren Realisierung«, in den soziale Einflüsse eingreifen könnten: »Äußere Umstände wie Erziehung und andere Umwelteinflüsse werden gewissermaßen als Realisatoren die Verhaltensweise in die eine oder andere Richtung beeinflussen können.« (Ebd.: 107) Doch wollte er der Erziehung auch nicht allzu viel Macht einräumen: Zum einen, so gab er zu bedenken, wirkten der »Körperbau und bestimmte körperliche Besonderheiten [...] ihrerseits auf das Verhalten und damit auch auf die Daseinsweise im psychischen Bereich zurück [...].« (Ebd.) Zum anderen könnten »Umwelteinflüsse (Erziehung zum Manne bzw. zur Frau usw.)« die genetisch determinierten psychischen Verhältnisse bestenfalls »überdecken« (ebd.: 43).

6 Lammers stützte sich mit dieser These auf eine psychiatrische Arbeit zur Konstitutionstypenlehre aus der Zeit des Nationalsozialismus (Conrad 1941).

Endothymer Grund, noetischer Oberbau

Lammers führte in diesem Zusammenhang eine topologische Unterscheidung zwischen einem primär genetisch festgelegten »endothymen Grund« der »Gesamtpersönlichkeit« einerseits, dem Verhalten, Geschlechtszugehörigkeitsgefühl und der sexuellen Triebrichtung andererseits ein (ebd.: 106ff.). Den Ausdruck endothymer Grund hatten bereits die Münchener Mediziner Friedrich Pirner und Siegfried Borelli zur psychologischen Charakterisierung eines von ihnen beschriebenen echten Hermaphroditen verwendet, um die »mehr feminine«, affektiv-triebhafte Basis seines Charakters von dem »mehr virilem noetischen Oberbau«, d.h. den bewussten Denkleistungen, zu unterscheiden (Pirner/Borelli 1953: 353). Die Bezeichnung endothymer Grund für die innerste, aus einfachen Gefühlen, Trieben und Affekten zusammengesetzte körperliche Schicht des Charakters sowie der Begriff Oberbau für die geistige Schicht, welcher die Strebungen, das bewusste Denken (»noëtischer Oberbau«) und den Willen umfassen sollte, stammten aus der Persönlichkeitstheorie des an der Universität München tätigen Psychologie-Professors Philipp Lersch (1898-1972),[7] einem einflussreichen Vertreter der damals in Westdeutschland noch dominierenden »verstehenden, ganzheitlichen und charakterologisch orientierten Psychologie« (Mattes 1985: 209-212). Obwohl diese Richtung der Psychologie antikommunistisch auftrat, nahmen in der DDR der 1950er Jahren Parnitzke und Lammers offen auf diese westdeutschen Lehren Bezug.[8] Übrigens zitierten westdeutsche ÄrztInnen ihrerseits in ihren Publikationen zum Hermaphroditismus die Beiträge von Parnitzke und Lammers.

Lammers verwendete den Ausdruck endothymer Grund, um darauf hinzuweisen, dass die gesamte affektive Grundlage des Charakters intersexueller Personen durch die besondere genetische Konstellation spezifisch zwischengeschlechtlich geprägt sei. Tatsächlich müsse von einer »Intersex-Persönlichkeit« gesprochen werden, so der Autor. Zu dieser basalen Ebene der Persönlichkeit setzte Lammers die verschiedenen psychischen Komponenten des Verhaltens, des Geschlechtszugehörigkeitsgefühls und des Geschlechtstriebs in Beziehung. Während er zugestand, dass Verhalten und Geschlechtszugehörigkeitsgefühl durch die Erziehung weitgehend beeinflusst werden könnten, behauptete er, dass die Triebrichtung, wenn sie auch wahrscheinlich nicht allein durch die Gonadenhormone[9] oder direkt genetisch determiniert sei, so doch in einer besonders engen Beziehung zum Somatischen stehe (Lammers 1956: 44 & 106f.). Vermutlich hänge die Triebrichtung vom Zentralnervensystem (ZNS) ab, doch sei die Ursachenfrage »ein noch immer ungelöstes Problem« der Forschung. Eingehende

7 Lersch hatte ab 1939 eine Professur in Leipzig und nach 1945 in München inne.

8 Lammers reiste später in die BRD aus.

9 Die Keimdrüsenhormone sollten allerdings eine Antriebsvermehrung bewirken können, d.h., sie beeinflussten die Stärke oder Schwäche des Geschlechtstriebs (Lammers 1956: 16 & 107).

Forschungen zu dieser Frage würden, so meinte Lammers ganz im Einklang mit dem im medizinischen Diskurs seiner Zeit gängigen, weitgefassten Intersexualitätsbegriff, nicht nur in Bezug auf den Hermaphroditismus interessante Aufschlüsse bringen, sondern gleichfalls für die »Probleme der Homosexualität und des Transvestitismus« (ebd.: 16 & 108, Fn. 2). Da bei intersexuellen Menschen das ZNS in Abhängigkeit vom Intersexualitätsgrad geprägt werde und daher nicht scharf männlich oder weiblich sei, sei auch die Trieb*richtung* eher »schwach entwickelt«, und zwar unabhängig von der Trieb*stärke*. Der Zusammenhang von Triebrichtung und Zentralnervensystem spiegelte sich nach Lammers auf psychischer Ebene in der engen Beziehung des Geschlechtstriebs zum affektiven, endothymen Grund der Gesamtpersönlichkeit wider. Insofern erschien es auch folgerichtig, dass einer Intersex-Persönlichkeit eine »amorphe« Triebrichtung entspreche (ebd.: 108ff.). Auf der Basis solcher Ausführungen zur primären Anlagebedingtheit der Triebrichtung und des endothymen Grundes ordnete Lammers soziale (»exogene«) Faktoren, d.h. vorderhand die Erziehung, als sekundäre Überformung ein, welche die »endogenen« Anlagen nur »verschleiern« bzw. »überdecken« könnten (ebd.: 44, Fn. 4 & 110).

Diese Sichtweise behielt Lammers auch noch in seiner Publikation von 1959, in der sich die humangenetische Wende und mit ihr kritische Einschränkungen der Intersexualitätslehre Goldschmidts markant abzeichneten, im Großen und Ganzen bei. Im Hinblick auf die Frage der psychosexuellen Entwicklung äußerte sich diese Wende dahingehend, dass Lammers die Drehpunkttheorie nun nicht mehr hervorkehrte und nur ganz allgemein von einer genetischen Determination sprach (Lammers 1959: 15).[10] Bedauernd merkte er zu den diesbezüglichen Grenzen der Forschung an: »Nur kann man leider – im Gegensatz zum Körperlichen – im Psychischen keinen objektiven genetischen Geschlechtstest vornehmen.« (Ebd.: 16) Aufschluss über die Psychosexualität intersexueller Menschen sei stattdessen in erster Linie von »psychischen Untersuchungen« zu erwarten, wobei insbesondere systematische Untersuchungen einer größeren Patient_Innengruppe bislang fehlen würden. Psychologische Untersuchungen Intersexueller sähen sich allerdings mit einem grundsätzlichen Problem konfrontiert: »Der Umwelteinfluß, den eine solche Person erfährt, läßt sich ja nie sicher von den endogenen Komponenten der Persönlichkeit scheiden.« (Ebd.: 10) Lammers problematisierte also, wie schon vor ihm Parnitzke, dass eine isolierte Untersuchung potentieller Einflussfaktoren – wie im Experiment – nicht möglich sei. In dieser Problematisierung klang die grundsätzliche Distanz zwischen der ganzheitlich-verstehenden deutschen Psychologietradition und der naturwissenschaftlicher ausgerichteten quantifizierend-experimentellen Psychologie US-amerikanischer Prägung an (letztere hielt ab der zweiten Hälfte der 1950er Jahre

10 Allerdings spekulierte er weiterhin, dass »vielleicht« unter den verschiedenen Formen der Homosexualität doch »eine kleine Gruppe von Umwandlungsmännchen beim Menschen existieren« könnte (Lammers 1959: 17).

in Westdeutschland gegen einige Widerstände der älteren Generation der Psychologieprofessoren Einzug; Métraux 1985). Zudem müssten psychologische Untersuchungen berücksichtigen, so Lammers weiter, dass die Psychosexualität intersexueller Menschen wenig differenziert bzw. wenig entwickelt und sogar infantil sei, weshalb Intersexuelle sich leichter als normale Menschen in die zugewiesene Geschlechtsrolle fügen würden. Da die Adaptionsfähigkeit der geschlechtlichen Indifferenz der Hermaphroditen geschuldet sei, dürfe sie nicht voreilig auf Umwelteinflüsse zurückgeführt werden. Lammers betonte nun stärker als noch in seiner Publikation von 1956 die psychosexuelle Indifferenz von Hermaphroditen, zumal er seine eigene diesbezügliche Beobachtung durch eine 1954 veröffentlichte Untersuchung Bleulers bestätigt sah (Lammers 1956: 11-15).

Auch andere MedizinerInnen machten in den 1950er Jahren mit oder ohne Bezug auf Bleuler auf die (angebliche) Indifferenz der Psychosexualität von Hermaphroditen aufmerksam (z.B. Philipp 1953: 1530ff.; Overzier 1955c: 75; Lange-Cosack 1958: 29 & 33). Dieser Diskurslinie kam im deutschsprachigen Kontext eine besondere Rolle im Hinblick auf die Durchsetzung der Baltimorer Konzepte zu, weshalb ich sie nicht hier, sondern in Kapitel II.5 ausführlicher darstellen werde. Hier sei nur soviel dazu gesagt, dass es Lammers – und anderen AutorInnen – mit dem Argument der psychosexuellen Indifferenz wie auch mit dem Hinweis auf die prinzipiellen Probleme empirischer psychologischer Untersuchungen zur Psychosexualität offensichtlich darum ging, einem Trend »jüngerer Autoren« entgegenzusteuern, der zugunsten des Einflusses der Erziehung auf die Verneinung einer somatischen Disposition der Psychosexualität hinauszulaufen schien. Die These der Erziehungsbedingtheit sollte generell, d.h. unterschiedslos für Hermaphroditen wie auch für alle anderen Menschen, Gültigkeit besitzen (Lammers 1959: 11). Für diesen Trend machte Lammers insbesondere eine Studie des amerikanischen Psychologen Albert Ellis verantwortlich.

Diese 1945 veröffentlichte und in den USA häufig referierte kasuistische Studie wurde in der Tat neuerdings auch von Medizinern des deutschen Sprachraums rezipiert. Ellis hatte auf der Basis einer synoptischen Auswertung von 83 Fallberichten über Hermaphroditen die These aufgestellt, dass nicht etwa biologische, sondern wesentlich soziale und psychosomatische Faktoren die Psychosexualität determinieren würden: Die meisten der Hermaphroditen der kasuistischen Literatur zeigten

»a heterosexual libido and sex role that accords primarily not with his or her internal and external somatic characteristics, but rather with his or her masculine or feminine upbringing. […] On the basis of these facts, the conclusion is drawn that heterosexuality and homosexuality in hermaphrodites are primarily caused not by direct hormonal or other physiological factors but by environmental ones. Since, however, the hermaphrodite's environment conspicuously includes his somatic anomalies, it is also concluded that the problem of ›normal‹ and ›abnormal‹ sexual behavior among hermaphrodites is importantly a psychosomatic one; as is, too, the broad problem of psychosexuality in normal human beings.« (Ellis 1945: 120)

Ellis' Studie diente z.B. dem Heidelberger Spezialist für Psychosomatik, Walter Bräutigam, als Grundlage für die Aussage: »Die Geschlechtsrolle des Menschen entwickelt sich entscheidend unter Umwelt- und Erziehungseinflüssen.« (Walter/Bräutigam 1958: 361) Ähnlich äußerte sich auch Jores (Jores 1955a: 255). Lammers zweifelte hingegen die generalisierenden Schlussfolgerungen von Ellis an. Er argumentierte dazu mit der anlagebedingten psychosexuellen Indifferenz von Hermaphroditen, welche deren größere Fähigkeit begründe, die zugewiesene Geschlechtsrolle zu adaptieren. Außerdem gebe es im Unterschied zu den von Ellis zusammengestellten Fällen auch Hermaphroditen, bei denen »Geschlechtsempfinden und Erziehung einander eindeutig widersprechen.« (Lammers 1959: 11)

Zwischen der Behauptung der Erziehungsabhängigkeit der Psychosexualität und dem Beharren auf einer wie auch immer gearteten somatischen Prädisposition wurde im Verlauf der 1950er Jahren die Diskussion über die psychosexuelle Entwicklung lebhafter. Im Zuge dessen wurde nun immer häufiger zwischen dem Geschlechtsempfinden (bzw. Geschlechtszugehörigkeitsgefühl, sexueller Identifikation oder ähnlichen Ausdrücken), dem Sexualtrieb und dem geschlechtstypischen Verhalten unterschieden, wobei allerdings die Begrifflichkeiten und ihre näheren Bedeutungen noch recht variabel waren. Eine derart differenzierte Terminologie verwendeten z.B. Pirner und Borelli, um die Psychosexualität der Person zu beschreiben, bei der sie einen echten Hermaphroditismus diagnostiziert hatten:

»Gehaben und geschlechtliche Zuneigung [nämlich zu Frauen] bestand im Sinne eines Mannes. [...] Zuweilen fehlt in den [psychologischen] Tests die eindeutige sexuelle Identifikation und die Klarheit über die männliche sexuelle Rolle. [...] Eine Identifikation mit Frauen ist jedoch *nicht* zu objektivieren [...]. [D]er mehr feminine endothyme Grund [hat] unter dem mehr virilem noetischen Oberbau keine Entwicklung gefunden [...].« (Pirner/Borelli 1953: 351ff.)

Lammers sprach 1959 außer vom endothymen Grund der Gesamtpersönlichkeit von der Triebrichtung, Geschlechtsrolle und psychosexuellen Geschlechtsidentifikation. Letzteren Terminus gebrauchte er synonym mit dem des Geschlechtsempfindens. Der Begriff Geschlechtsrolle verwies in Lammers Text von 1959 auf die Realisierung des zugewiesenen Geschlechtsstatus durch konkrete Individuen (Lammers 1959: 13). Auch wenn die Terminologie nicht einheitlich war, so kreisten die Autoren doch offenbar darum, zwischen einer tiefer verwurzelten, inneren und einer oberflächlicheren, äußerlicheren Dimension der Psychosexualität zu differenzieren.

Für diese äußerliche Dimension etablierte sich um 1960 der Begriff der Geschlechtsrolle im Hermaphroditismus-Diskurs. In der deutschsprachigen medizinischen und psychologischen Literatur war der Begriff in dieser Bedeutung schon früher vereinzelt im Zusammenhang mit Intersexualität verwendet worden, so z.B. 1926 von Max Reis, der darlegte, dass bei manchen Menschen das Sexualempfinden der bei Geburt zugewiesenen Geschlechtsrolle nicht entspreche (Reis 1926: 878ff.; ähnlich auch Kronfeld 1926: 787). Mit dem Ausdruck Geschlechtsrolle wurde seinerzeit in der Individualpsychologie darauf hingewiesen, dass der Geschlechtsstatus in der kindlichen Entwicklung internalisiert werden müsse, was nicht immer reibungslos geschehe. Bereits 1910 arbeitete der Wiener Arzt, Psychotherapeut und Begründer der Individualpsychologie, Alfred Adler (1870-1937), mit dem Begriff der Geschlechtsrolle in diesem Sinne: Ihm ging es darum, die »Unsicherheit in der Geschlechtsrolle« (bezeichnet auch als psychischer Hermaphroditismus), die zumeist durch »Organminderwertigkeiten« bedingt sei, als pathogenetische Phase herauszuarbeiten. Aus dieser könnten Neurosen, wie z.B. Homosexualität, resultieren (Adler 1910/1994). In Übereinstimmung mit dem psychiatrischen Diskurs betrachtete Adler Homosexualität als eine psychische Krankheit. Der Begriff der Geschlechtsrolle war für ihn ein Hilfskonzept, mit dessen Hilfe er Homosexualität auf halbem Weg zwischen körperlicher und psychischer Pathogenese ansiedeln konnte.

Als der Terminus Geschlechtsrolle Ende der 1950er Jahre, vielleicht sogar angestoßen durch Ellis' Studie und den darin zentralen Begriff der *sex role*, in der deutschen Hermaphroditismus-Literatur aufgegriffen wurde, hatte der Begriff der sozialen Rolle gerade in der Soziologie und Sozialpsychologie Konjunktur. Die soziologisch-sozialpsychologische Diskussion wurde in Westdeutschland 1958 durch Ralf Dahrendorfs (geb. 1929) Schrift *Homo Sociologicus. Ein Versuch zur Geschichte, Bedeutung und Kritik der Kategorie der sozialen Rolle* angestoßen. In der Debatte über das Konzept kristallisierte sich die Auffassung heraus, dass unter sozialer Rolle in erster Linie äußerliche Verhaltensanforderungen und deren Erlernung und Umsetzung in der sozialen Interaktion zu verstehen seien (Grundbegriffe der Soziologie 2006: »Rolle, soziale«). Wenn auch der Hermaphroditismus-Diskurs der 1950er Jahre kein elaboriertes Rollenkonzept vorlegte, so ist doch nicht zu übersehen, dass die frühen (noch nicht vom Baltimorer Konzept der *gender role* beeinflussten) Verwendungen des Begriffs der Geschlechtsrolle den Aspekt des Äußerlichen und Erlernten stark betonten.

Soweit es mir ersichtlich ist, hielt der Ausdruck Identifikation – im Sinne einer Identifikation mit dem zugewiesenen Geschlechtsstatus bzw. der gelebten Geschlechtsrolle – erst Ende der 1950er Jahre in die deutsche medizinische Hermaphroditismus-Literatur Einzug (zu Beginn der 1960er Jahre verwendeten dann immer mehr AutorInnen Begriffszusammensetzungen wie »Identifikation mit der angenommenen Geschlechtsrolle«; z.B. Wallis 1961: 157). Der Terminus der Identifizierung hatte in der psychoanalytischen Theorie einen festen Platz. Nach der Freud'schen Lehre bezog er sich auf einen basalen Vorgang der Konstituierung des Subjekts, der die Affektivität, Sexualität und Persönlichkeit formte (Laplanche/Pontalis 1991: »Identifizierung«). Die Verwendung des Begriffs der

Identifikation in der deutschsprachigen Hermaphroditismus-Literatur um 1960 stützte sich dagegen zumeist nicht auf ein deutlich psychoanalytisches Verständnis. Vorderhand wurde er einfach als Synonym für die älteren Begriffe Geschlechtsempfinden oder Geschlechtszugehörigkeitsgefühl eingesetzt. Der neue Terminus kreiste jedoch stärker als seine Vorläufer eine tiefe affektive Bindung an den zugewiesenen Geschlechtsstatus ein und stand somit für den innersten Kern der Psychosexualität. Es lässt sich dabei vermuten, dass das Aufkommen des Identitätsbegriffs in der Hermaphroditismus-Literatur Ende der 1950er Jahre als ein konzeptuelles Gegengewicht zur Betonung der äußerlichen und erlernten Aspekte der Geschlechtsrolle notwendig erschien.

Was den Ausdruck Geschlechtstrieb anbetrifft, der ja auch im 18. Jahrhundert bereits geläufig war, so tauchte dieser zwar ebenfalls in der Nachkriegsliteratur häufig auf. Doch da gemäß der vorherrschenden Heterosexualitätsmatrix ein auf Frauen gerichtetes Begehren als männliche, ein auf Männer orientiertes als weibliche Triebrichtung eingeordnet wurde, wurde der Begriff Geschlechtstrieb in den 1950er Jahren zumeist umstandslos dem des Geschlechtsempfindens subsumiert oder gar gleichgesetzt.

Nach vorherrschender Auffassung galt als anlagebedingt bzw. biologisch prädisponiert, was tiefer verwurzelt war, während die oberflächlichere Dimension der Psychosexualität auf soziale Einflüsse zurückgeführt wurde. Somit konnten terminologische Differenzierungen, wie sie z.B. bei Lammers zu finden waren, dazu dienen, die These der Anlagebedingtheit der Psychosexualität nicht einfach aufzugeben, sondern auf den Identitätskern der Psychosexualität zu beziehen, während bezüglich der oberflächlicheren Dimension der Geschlechtsrolle zugestanden wurde, dass diese erziehungsbedingt sei; die Erziehung konnte aber gemäß diesem Modell den biologischen Kern nur überformen. Demgegenüber hatte Parnitzke die Auffassung vertreten, dass die Psychosexualität so grundlegend durch die Erziehung und gesellschaftlichen Einflüsse geformt bzw. »geprägt« werde, dass i.d.R. eine sehr tiefgehende Verwurzelung in dem zugewiesenen Geschlecht erwartet werden dürfe (Parnitzke 1952: 457).

Diskussionen über die soziale Prägung der Psychosexualität in anderen wissenschaftlichen Kontexten

Parnitzkes Auffassung war Anfang der 1950er Jahre zumindest in der Diskussion zum Hermaphroditismus noch singulär (das änderte sich allmählich ab Mitte der 1950er Jahre). Doch in anderen wissenschaftlichen Zusammenhängen wurde die These einer weitreichenden sozialen »Prägung« der Psyche lebhaft erörtert: 1954, auf dem III. Kongress der *Deutschen Gesellschaft für Sexualforschung* in Königstein mit dem Titel *Sexualität und Sinnlichkeit: Beiträge zum Problem der Prägung* wurde diese These von Psychiatern und Psychologen breit diskutiert. Mehrere Kongressredner wandten sich gegen den mit dem Terminus der Prägung einhergehenden »Erziehungsoptimismus«, indem sie auf die angeborene biologische Determination der psychosexuellen Entwicklung verwiesen (z.B. Leyhausen 1955). Ein Wiener Psychiater knüpfte dagegen positiv an die Konzeptualisierung des Prägungsbegriffs durch Konrad Lorenz an und diskutierte die Übertragbarkeit desselben auf die Entwicklung der Sexualität des Menschen. Er bejahte schließlich die Möglichkeit einer »Prägung« des Sexualobjekts in einer »sensiblen Phase«, wobei seine zeitliche Eingrenzung dieser Phase unscharf blieb (Lhotsky 1955). Ernst Michel (1889-1964), katholischer Theologe, Sozialpsychologe und Psychotherapeut an der Universität Frankfurt am Main, betonte in seinem Vortrag, dass der Mensch, anders als das Tier, als ein »offenes System« angesehen werden müsse, weshalb er für »die jeweils ausgebildeten menschlich-kulturellen Erziehungsbilder« hochempfänglich sei:

»Daß der Mensch erst in langen, schmerzhaften Lehr- und Wanderjahren herausgebildet wird zum Kinde seiner geschichtlichen Zeit und seines Volkes, dies eben führt ihn über die Natur, über das Biologische hinaus, führt ihn in die geschichtliche Rolle ein, die ihm seine geschichtliche Mitwelt einlehrt und überliefert. Es ist somit eine zweite, spezifisch menschliche Natur, die er durch diese Bildung und Prägung empfängt. Die Triebkräfte dieser zweiten Natur aber regen sich im werdenden Menschen mit derselben Ursprünglichkeit wie die der ersten Natur, nur vermögen sie sich nicht aus dem Menschen selber zu entfalten, sondern bedürfen der Kontrapunktik der geschichtlich-sozialen Mächte in ihren verschiedenen wirksamen Bildungen. Denn des Menschen zweite Natur ist kultureller, geschichtlicher Art und wird nur in der Einfügung und Eingebundenheit in die geschichtliche Zeit gezeugt und entfaltet.« (Michel 1955: 30)

Die Charakterisierung des Resultats der erzieherischen und gesellschaftlichen Prägung als »zweite Natur«, die notwendig die »erste Natur« ergänze und analoge Kräfte entfalte (»ursprüngliche Triebkräfte«), war eine argumentative Strategie, die auch (wie in Kap. II.1.2, S. 323f. zu sehen war) in den Publikationen des Baltimorer Teams angewendet wurde, welche ab 1955 erscheinen sollten.

Das Konzept der Prägung erlangte in den 1950er Jahren offenbar eine solche Bedeutung in der Psychologie, dass ihm 1959 in dem von Hans Thomae (1915-2001) herausgegebenen Band *Entwicklungspsychologie* des *Handbuchs der Psychologie* ein eigener Beitrag gewidmet wurde. Thomae, damals Professor am Psychologischen Institut der Universität Erlangen, verfasste den Beitrag selbst. Darin hieß es, dass Lorenz' ethologisches Konzept in der Humanpsychologie – unter Einbeziehung von Lerntheorien und der von tiefenpsychologischen, ethnologischen und sozialpsychologischen Schulen in den Vordergrund gerückten These der Umweltabhängigkeit der psychischen Entwicklung – ausgebaut worden sei. Danach verweise das Prägungskonzept darauf, »daß die Gesellschaft, d.h. soziale Tatbestände im weitesten Sinne des Wortes, den wesentlichsten prägenden Faktor für jede individuelle menschliche Existenz bilden.« (Thomae 1959: 243) Das Phänomen der Prägung äußere sich in einer »überdauernden Veränderung eines Gesamtverhaltens bzw. bestimmter, mehr oder minder umfangreicher Ausschnitte desselben.« (Ebd.: 242) In der Entwicklungspsychologie stehe der Begriff der Prägung für eine besondere Art und Weise des Lernens: »Entwicklung als Prägung betrachten hieße [...], sie als einen Fall unwillkürlichen, ›natürlichen‹ Lernens zu betrachten, wobei nicht so sehr die Angliederung von bestimmten Wissensinhalten an eine bestimmte Verhaltensstruktur, sondern die Festlegung des Verhaltens auf bestimmte ›Verhaltensmuster‹ im Vordergrund stünde.« (Ebd.) Auch in Thomaes Darstellung klang dabei an, dass die menschliche Entwicklung natürlicher- und notwendigerweise der sozialen Formung bedürfe.

Offenbar reiften vielerorts in den sozialwissenschaftlichen, psychologischen und psychiatrischen Diskursen solche Überlegungen heran, die das Verhältnis von Natur und sozialer Umwelt/Kultur reartikulierten, und zwar auch in Bezug auf die psychosexuelle Differenz der Geschlechter. Prominent ging 1955 der damals an der Universität Hamburg lehrende Soziologe Helmut Schelsky (1912-1984) in einem Aufsatz für das sexualmedizinische Handbuch *Die Sexualität des Menschen* auf die »soziale Formung« der »Rollen der Geschlechter« ein: »Die Rolle der Geschlechter wie die sozialen Formen der Geschlechtlichkeit überhaupt sind [...] zutiefst historische Erscheinungen und den geschichtlichen Wandlungen und Entscheidungen einer Gesellschaft mit unterworfen.« (Schelsky 1955: 251) Der Soziologe sah in den Geschlechterrollen weder eine bloße Entfaltung des biologisch Vorgezeichneten, noch eine Verformung der natürlichen Vorgaben. Vielmehr seien die »biologisch bedingten Antriebe« – so auch der Geschlechtstrieb – »weitgehend unspezialisierte Grundbedürfnisse«, denen keine bestimmte Form innewohne. Daher bedürften sie notwendig der »Formung und Führung durch soziale Normierung und Stabilisierung zu konkreten Dauerinteressen in einem kulturellen Überbau von Institutionen [...], damit die Erfüllung [...] des biologischen Zweckes, so im Falle der Sexualität etwa die Fortpflanzung, sichergestellt ist.« (Ebd.: 241) Die Biologie lieferte nach Schelsky also nur das Rohmaterial, das dann sozial bearbeitet werden musste, um für gattungserhaltende Zwecke dienlich zu sein. Demgegenüber war für den Soziologen »[d]er Glaube an die ›Natürlichkeit‹ der Geschlechtsunterschiede und des daraus folgenden unterschiedlichen sozialen und kulturellen Verhaltens [...] selbst nur eine spezifisch moderne Form der sozialen Sanktionierung der Grundlagen der eigenen Kultur und Gesellschaftsverfassung.« (Ebd.: 245) Mittels dieser Naturalisierung der Geschlechterrollen würden die historisch-kulturell gegebenen Geschlechtscharaktere bzw. geschlechtlich differente Erlebens- und Verhaltensmuster »aus dem Bereich der verfügbaren Verhaltensveränderungen ausgeblendet« (ebd.). Die Naturalisierungs-Analyse, die ja auch noch aus der Perspektive der heutigen Gender Studies relevant erscheint, führte Schelsky dann allerdings nicht zu sexualpolitisch liberalen Schlussfolgerungen.

Während Schelskys These der ontogenetisch notwendigen sozialen Formung der menschlichen Psychosexualität immerhin von einzelnen MedizinerInnen aufgegriffen wurde (Illchmann-Christ 1959: 62; Wallis 1960b: 655), fand seine Analyse zur Naturalisierung der Geschlechterrollen im zeitgenössischen medizinischen Hermaphroditismus-Diskurs des deutschen Sprachraums so gut wie keinen Niederschlag.[11] Doch die Diskussion über die Erziehungsabhängigkeit versus Anlagebedingtheit, die äußerliche Dimension und den inneren Kern der Psychosexualität von Hermaphroditen, an die sich die – von manchen AutorInnen kritisch bewerteten – Bestrebungen knüpften, zu verallgemeinerungsfähigen Erkenntnissen über die menschliche Psyche zu gelangen, zeugte insgesamt davon, dass sich die Auffassungen bezüglich des Verhältnisses von Natur und Kultur allmählich verschoben.

4.2 »Die verantwortungsvolle Frage des echten oder unechten Beheimatetseins im männlichen oder weiblichen Geschlecht«: Ansätze einer klinischen Objektivierung der Psychosexualität

Ob die Psychosexualität anlage- oder umweltbedingt sei, wurde auch im Zusammenhang mit den praktischen Fragen der Geschlechts(neu-)zuweisung und Behandlung von Hermaphroditen diskutiert. Denn schließlich wurde ja die Richtlinie des ›subjektiven Geschlechts‹ vor allem damit begründet, dass Prognosen über die psychosexuelle Entwicklung nicht möglich seien (z.B. Tolksdorf et al. 1955: 1033). Eingreifende Behandlungen, so hieß es etwa bei Adalbert Büttner, sind bis in die Pubertät aufzuschieben, »[d]a beim Hermaphroditen die für das spätere Leben allein entscheidende seelische Einstellung (selbst bei bekannter Keimdrüsenart) nicht vorauszusagen ist […].« (Büttner 1950: 198) Um Prognosen zu erstellen, hätte es eines allgemein akzeptierten Modells der psychosexuellen Entwicklung bedurft. Zwar gingen viele MedizinerInnen in den Nachkriegsjahrzehnten weiterhin implizit und explizit davon aus, dass es irgendeine somatische Prädisposition der Psychosexualität geben müsse, wenn allenthalben betont wurde, wie wichtig die korrekte Differentialdiagnose – und damit die Diagnose des Keimdrüsengeschlechts resp. des chromosomalen Geschlechts – für die Geschlechtszuweisung sei, damit die psychosexuelle Entwicklung nicht mit dem offiziellen Geschlechtsstatus kollidiere: »Das Krankheitsbild [richtig zu erkennen] ist […] sehr wichtig, weil die dabei mögliche, falsche Geschlechtseingruppierung oft schweres Unglück und schwere psychische Konflikte für den Patienten mit sich bringt.« (Pockrandt/Brunkow 1956: 927) Jedoch war ebenfalls klar, dass eine Geschlechtsumstellung jenseits des Kleinkindalters, die aus rein medizinischer Sicht aufgrund des Keimdrüsengeschlechts und weiterer morphologischer Befunde sinnvoll erscheinen mochte, äußerst kritisch war, da man annahm, dass in diesem Alter die psychosexuelle Entwicklung bereits durch die Erziehung in recht feste Bahnen gelenkt worden war (z.B. Dost 1957: 1052). Die

11 Nur Bräutigam äußerte sich dazu, allerdings ablehnend (Bräutigam 1964: 176).

diffusen Annahmen über die Anlagebedingtheit versus Erziehungsabhängigkeit der Psychosexualität vermischten sich in den Empfehlungen angesichts der dominierenden Orientierung der ärztlichen Praxis am Geschlechtszugehörigkeitsgefühl der Betroffenen auch mit Versuchen, die Autorität des medizinischen Expertenurteils zu restaurieren: Wenn die vom Arzt aufgrund einschlägiger somatischer Befunde empfohlene Option einer Geschlechtsumstellung durch die Betroffenen selbst abgelehnt werde, so solle dies nicht umstandslos akzeptiert werden. Vielmehr sei zu prüfen, ob die Ablehnung womöglich nur dem Wunsch geschuldet sei, kein Aufsehen durch die Geschlechtsumstellung zu erregen. Umgekehrt müsse die Initiative eines Hermaphroditen, der an den Arzt herantrat mit dem Wunsch, den Geschlechtsstatus zu wechseln, mit einer gehörigen Skepsis betrachtet werden: Denn möglicherweise täuschten sich ja die Betroffenen über sich selbst bzw. über ihr wahres, psychisches und sexuelles Empfinden! Aus solchen Erwägungen heraus erschienen Kriterien und Techniken zur objektiven Beurteilung des Geschlechtszugehörigkeitsgefühls dringlich. Auf diese Weise begannen klinisch tätige Ärzte vor dem Hintergrund der wissenschaftlichen Unsicherheit bezüglich der Einflussfaktoren der psychosexuellen Entwicklung die Richtlinie des ›subjektiven Geschlechts‹ zu problematisieren: Sie hinterfragten die Authentizität der Äußerungen der Betroffenen über ihr Geschlechtsempfinden. Das gab neuen Bemühungen um eine klinische Objektivierung der Psychosexualität Raum, die normative Maßstäbe und Zielvorgaben deutlich hervortreten ließ. Diese diskursive Entwicklung soll hier nun genauer dargestellt werden.

Problematisierung der Authentizität des Geschlechtsempfindens

Besonders Parnitzke brachte diese klinische Problematisierung in seiner vielfach zitierten Veröffentlichung von 1952 zum Ausdruck. Er kritisierte, dass Serfling den jugendlichen Hermaphroditen, den er aufgrund des Keimdrüsenbefunds zu einer Geschlechtsumstellung gedrängt hatte, nicht zuvor psychologisch untersuchen ließ: »Bei Patienten mit noch nicht sicherer geschlechtlicher Instinktrichtung wie im vorliegenden Falle, der anfänglich aus Angst vor der Umstellung den Wunsch hatte, weiter als Mädchen seinem bisherigen Geschlechtskreise zugehörig zu bleiben, erscheint es grundsätzlich geboten, die schwierige und verantwortungsvolle Frage des echten oder unechten Beheimatetseins im männlichen oder weiblichen Geschlechte zu stellen.« (Parnitzke 1952: 457) Eine genaue psychologische Untersuchung sei vor eingreifenden medizinischen Maßnahmen nötig, um zu entscheiden,

> »ob der Proband aller Wahrscheinlichkeit nach diesem Eingriff in das ›Urphänomen der Geschlechtlichkeit‹ (Jaspers) seelisch gewachsen sein wird, d.h. ob es aus der Kenntnis seiner seelischen Struktur überhaupt zu verantworten ist, ihn aus seiner bisherigen Lebensform herauszulösen. Mit einem gewissen Recht wird man sagen dürfen, daß die seelische Differenziertheit, Kompliziertheit oder Robustheit des Probanden ganz

wesentliche Faktoren für das Gelingen oder Mißlingen des Experimentes chirurgischer Geschlechtsumwandlung sein können.« (Ebd.)

Parnitzke evozierte mit der Metapher des »Beheimatetseins« das Bild einer starken emotionalen Verbundenheit mit dem Ort und der Umgebung, in der ein Mensch aufwächst; im übertragenen Sinne verwies dies auf die (im Normalfall zu erwartende) stabile innere Bindung an den Geschlechtsstatus, dem der Hermaphrodit bei Geburt zugewiesen und dem gemäß er erzogen worden war. Allerdings konnte es Parnitzke zufolge in Ausnahmefällen passieren, dass diese Bindung von Anfang an nicht zustande kam: In diesem Falle müsse man mit einem »unechten Beheimatetsein« im zugewiesenen Geschlecht rechnen. Parnitzke versuchte mit solcher Metaphorik, die tief und dauerhaft in der Persönlichkeitsstruktur verankerte Dimension der Psychosexualität gegenüber oberflächlicheren psychischen Anpassungsleistungen (»Angewöhnung«) abzugrenzen, um ein Kriterium für das authentische Geschlechtsempfinden zu gewinnen. Da eine Analyse der Tiefendimension der Psychosexualität nach Parnitzke eine Erfassung der gesamten Persönlichkeitsstruktur erforderte, lag es für ihn auf der Hand, dass dies eine Aufgabe für einen erfahrenen Psychiater oder Psychologen war. Nur auf der Basis einer solchen Untersuchung sollte bei Hermaphroditen jenseits des Kleinkindalters über eine Geschlechtsumstellung entschieden werden.

Ähnlich wie Parnitzke sorgte sich auch der Psychiater Hugo von Keyserlingk (1909-1980), der Assistent in der Klinik für Psychiatrie und Neurologie der Universität Jena war,[12] darum, dass das authentische Geschlechtsempfinden verkannt werden könnte:

»Praktisch wird man die Entscheidung über die Geschlechtszugehörigkeit dem betreffenden Individuum überlassen und nicht ausschließlich vom Befund [des Keimdrüsengewebes] abhängig machen. Es dürfte empfehlenswert sein, bei Zweifeln über die Geschlechtszugehörigkeit die betreffende Person einer psychiatrischen Beobachtung zu unterziehen, denn nicht in allen Fällen ist sich das einzelne Individuum seiner sexuellen Triebrichtung bewußt, besonders wenn es sich um jüngere Menschen handelt. In solchen Fällen haben die eingehenden psychiatrischen Explorationen und Aussprachen die Aufgabe, dem Pat[ienten] über seine körperliche Anomalie und sein geschlechtliches Triebleben die notwendige Klarheit zu verschaffen, dadurch wird er in die Lage versetzt, selbständig in freier Entscheidung sich für das Geschlecht zu entscheiden, zu dem er sich nach reiflicher Überlegung in seiner ganzen psychischen Struktur zugehörig fühlt.« (Keyserlingk 1952: 85)

Keyserlingk stellte die Frage, ob eine Geschlechtsumstellung vorgenommen werden solle oder nicht, zwar als eine »freie Entscheidung« des betroffenen

12 Keyserlingk wurde, nachdem er zwischenzeitlich in Dresden und Magdeburg gearbeitet hatte, 1958 ordentlicher Professor in der Klinik für Psychiatrie und Neurologie der Universität Jena.

Hermaphroditen dar. Doch sollte diese Entscheidung auf einem professionell angeleiteten Prozess der Selbsterkenntnis beruhen. In der von Keyserlingk ins Auge gefassten Form entsprach dieser ziemlich genau dem von Michel Foucault als wesentliche Machttechnik des Sexualitätsdispositivs analysierten Ritual des Geständnisses (Foucault 1991a: Kap. 3): Das Sprechen über sexuelle Wünsche, Erlebnisse und Verhaltensweisen im Angesicht eines unbestechlich prüfenden Gegenübers sollte es Keyserlingk zufolge ermöglichen, die authentischen Gefühle aus den verworrenen Regungen und Strebungen herauszufiltern und von solchen Denk- und Verhaltensmustern zu befreien, die allein den Eltern oder den Konventionen zuliebe angeeignet worden waren. Der Psychiater würde dabei helfen, Wahres von Künstlichem zu unterscheiden, die Gefühle und Triebe beim richtigen Namen zu nennen und sie korrekt geschlechtlich zu klassifizieren. Schließlich sollte die Bekenntnis- und Reinigungsprozedur das Individuum dazu führen, sich rückhaltlos als Subjekt dieser nunmehr geschlechtlich geordneten Erfahrungen anzuerkennen und sich ein für allemal mit diesen zu identifizieren. Nur unter der Bedingung der Unterwerfung unter dieses Subjektivierungsverfahren, so ließe sich Keyserlingks Empfehlung zuspitzen, war die »freie Entscheidung« des Hermaphroditen über seine Geschlechtszugehörigkeit anerkennungswürdig. Das Subjektivierungsverfahren war somit ein Mittel, der Gefahr »extremster Subjektivität«, wie Parnitzke dies ausgedrückt hatte, zu begegnen. Zugleich erlaubte diese Technik dem prüfenden Psychiater, sich ein exakteres Bild von der Psychosexualität des Hermaphroditen zu verschaffen. Subjektivierung und klinische Objektivierung der Psychosexualität gingen also Hand in Hand.

Das psychiatrisch-psychologische Erkenntnisverfahren, wie es von Parnitzke und Keyserlingk anvisiert wurde, ging allerdings immer noch davon aus, dass die psychosexuelle Entwicklung wesentlich spontan verlief und daher nur sekundär geläutert werden könne. Es kam ihnen nicht in den Sinn, die psychosexuelle Entwicklung von Anfang an planmäßig zu steuern. Indessen machte die Problematisierung der Authentizität des Geschlechtsempfindens von Hermaphroditen deutlich, dass die ÄrztInnen eine größere Kontrolle über die psychosexuelle Entwicklung anstrebten mit dem Ziel, eine eindeutige und stabile innere Bindung an den männlichen oder weiblichen Geschlechtsstatus zu erreichen.

Stabiles Geschlechtszugehörigkeitsgefühl als sozialregulatives Ideal

Die psychologisch-psychiatrische Objektivierung des Geschlechtszugehörigkeitsgefühls, die als Stütze für praktische Entscheidungen bei Hermaphroditismus dienen sollte, zielte darauf, dass »der Patient nicht an einer schweren seelischen Fehleinstellung oder Existenzaufgabe menschlich zerbricht.« (Parnitzke 1952: 457) Dabei war das, was unter psychischer Stabilisierung im Kontext des medizinischen Hermaphroditismus-Diskurses verstanden wurde, gleichbedeutend damit, die affektive Bindung der Hermaphroditen an den männlichen resp. weiblichen Geschlechtsstatus, ihre Anpassung an die existierenden Geschlechter- und Sexualnormen und damit ihre stabile Integration in die bestehende Geschlechter- bzw. allgemein in die Sozialordnung sicherzustellen.

An Lammers' Fallbericht von 1956 lässt sich gut zeigen, wie sehr das therapeutische Ziel, eine Verbesserung des psychischen Befindens intersexueller Menschen zu erreichen, mit dem Ziel einer Anpassung der Hermaphroditen an Geschlechter- und Sexualitätsnormen vermengt wurde: Die von Lammers betreute intersexuelle Patient_in, die ungeachtet des Hodenbefunds weiter als Frau leben wollte, litt nach seiner Darstellung insbesondere unter der Sekundärbehaarung, weshalb der Bartwuchs chemisch bekämpft wurde (Lammers 1956: 101). Außerdem wurde eine Verlagerung der Hoden in den Bauchraum vorgenommen.[13] Lammers Bewertung der Ergebnisse dieser therapeutischen Schritte drehte sich vor allem um die Frage, inwieweit sich die Patient_in, die – reiselustig, »ungebunden«, »fern« von »typisch weiblicher Beschäftigung« – in der »charakterologischen Struktur« zunächst »mehr auf der männlichen Seite zu stehen« schien, infolge der Behandlung psychosexuell dem weiblichen Typus angenähert hatte. In der äußeren Erscheinung, im Gang, Auftreten und mit ihrem Schmuck habe sie indes bereits vorher einen überwiegend weiblichen Eindruck gemacht (ebd.: 54f. & 87). Besonders sorgte sich Lammers um ihren Sexualtrieb, der sich zwar auf Männer richtete, jedoch – angeblich ausgelöst durch die Hodenverlagerung – eine Steigerung erfahren hatte: »Dieser neu erlebte Sexualtrieb wirkt in seiner scharfen Umgrenztheit und verhältnismäßig starken Triebhaftigkeit im quantitativen Sinne mehr männlich betont.« (Ebd.: 109) Hinzu kam, dass die Patient_in nach Lammers einen »klitoridalen Orgasmus« erlebte, aber keinen »echten weiblichen Orgasmus«, der »vom hinteren Drittel der Vagina ausgehen« sollte (ebd.: 88). Mit Sigmund Freud müsse aber die aktive »Klitorissexualität« als Relikt einer frühkindlichen männlichen sexuellen Identifikation angesehen werden (ebd.: 109). Lammers hatte offenbar klare Vorstellungen davon, dass sich die weibliche Psychosexualität durch heterosexuelle Anziehung sowie, im Gegensatz zur männlichen Psyche, durch geringere Triebhaftigkeit, passive Sexualziele, tiefere Emotionalität, Bindungswünsche, geringeres Aktivitätsbedürfnis, den Drang, sich zu schmücken und zu gefallen etc. auszeichne. Angesichts des »männlich betonten« Sexualtriebs seiner Patient_in beruhigte Lammers sich und seine LeserInnen letztlich damit, dass »die neue Triebhaftigkeit von der Patient_in selber als die, dem weiblichen Bereich zukommende Erscheinung aufgenommen«, d.h., in die infolge der Operation nunmehr deutlich weibliche Charakterstruktur integriert worden sei (ebd.: 109f.).

Die Frage, ob Sexualität, Verhalten und Charakter der Patient_in den männlichen resp. weiblichen Normen genügen, stand im Zentrum von Lammers psychologischem Resümee. Inwieweit dieses Problem, das den Arzt umtrieb, auch

13 Weitere Eingriffe wurden für einen Zeitpunkt nach Drucklegung von Lammers Bericht anvisiert.

ein genuines Problem der Patient_in war, legte er nicht offen. In Lammers Darstellung schien die individuelle Hilfe für die Patient_in wie selbstverständlich deckungsgleich mit der Normanpassung bzw. der Einpassung in die Geschlechterordnung zu sein. Das wurde auch daran offenbar, in welcher Weise er die generelle Frage, ob Genitalplastiken ärztlich zu befürworten seien, diskutierte: Lammers stellte die Frage, ob künstliche Scheidenbildungen einem promisken Sexualleben Vorschub leisten könnten, so dass eine intersexuelle Patient_in womöglich als »Puella publica« enden mochte, was »neben der Gefahr der venerischen Infektion [d.h. von Geschlechtskrankheiten] auch ethische Fragen« der »Lebensführung« aufwerfe. Doch kam er zu dem Schluss, dass die ärztliche Hilfe nicht aufgrund »moralischer Werturteile« unterlassen werden dürfe: »Die Verantwortung für die persönliche Lebensführung muß letzten Endes die intersexuelle Person, wie jeder männliche oder weibliche Mensch, allein übernehmen.« (Ebd.: 128) Somit riet Lammers zwar zur Besinnung auf die ärztliche Kernaufgabe individueller Hilfe, doch die Erörterung machte deutlich, dass der Problemhorizont, in welchem er klinische Fragen diskutierte, von der Sorge um die Bewahrung der Geschlechterordnung mitbestimmt wurde.[14]

Wie sehr die Sorge um eine mangelnde Integration intersexueller Menschen in die Geschlechter- und damit die soziale Ordnung aus ärztlicher Sicht berechtigt war, schien ein Fallbericht des an der Universität Marburg tätigen Kinder- und Jugendpsychiaters Hermann Stutte (1909-1982) zu bestätigen. Stutte beschrieb den Lebenslauf eines Hermaphroditen, dessen Geschlechtsstatus im Jugendalter geändert worden war. In der Abhandlung *Grenzen der Sozialpädagogik: Ergebnisse einer Untersuchung praktisch unerziehbarer Fürsorgezöglinge* stellte Stutte diesen Fall vor. Er platzierte den Bericht in einem Abschnitt des Buches, in dem er endokrine Störungen als Ursache der Entstehung »dissozialen« Verhaltens diskutierte. Stutte schilderte, dass der Hermaphrodit lange im Rahmen der Fürsorgeerziehung in Heimen, und zwar zunächst in einem Mädchenheim, untergebracht gewesen sei. Er fuhr fort:

»Nach Feststellung des in Wirklichkeit männl. Geschlechtscharakters mit 15 J. entsprechende Genitaloperation, Namensänderung, Verlegung in ein Jungenheim. In den folgenden Jahren laufende (17mal!) Entweichungen (bis ins Ausland) und zahlreiche Diebstähle in diesen Phasen. Begründete seine Entweichungen damit, daß Kameraden und Erzieher um seine Mißbildung wüßten und er deshalb nicht für voll genommen werde. Im Heim chronisch unzufrieden, mißmutig, kompensiert seine Insuffizienzgefühle durch rohes, quälfreudiges Verhalten gegenüber den Kameraden (zu denen er kaum Kontakt hat) und durch abenteuerlich-phantastische Zukunftspläne. Gegenüber den Erziehern freundlich und devot. Neben dem in diesem Fall nicht restlos geklärten Mitwir-

14 In seiner Publikation von 1959 sprach sich Lammers allerdings eindeutiger für eine individuelle Hilfe entsprechend der »Lebensperspektive intersexueller Personen« aus, welche der Arzt nicht mit den eigenen »Wertungen und Lebensidealen« verwechseln dürfe (Lammers 1959: 14).

ken hormoneller Faktoren (echtes oder Scheinzwittertum?) dürfte hier eine erlebnisbedingte Fehlreaktion auf die wechselnde Geschlechtsrolle, wie sie bei den Trägern derartiger genitaler Fehlbildungen oft beobachtet wird, von entscheidender Bedeutung gewesen sein für die dissoziale Entwicklung des Prob[anden]. Dieser Junge hätte sicherlich einer intensiveren und persönlicheren psychotherapeutischen Führung bedurft vor und nach dem ›Geschlechtswechsel‹.« (Stutte 1958: 61)

Hier wurde also in expliziter Weise ein enger Zusammenhang zwischen der (fehlenden) psychischen Bindung an den Geschlechtsstatus und der (mangelnden) sozialen Anpassung behauptet. Wenn auch die meisten Mediziner sich nicht so deutlich äußerten wie Stutte, so lassen doch ihre verstreuten Bemerkungen die Erwartungshaltung erkennen, dass eine stabile Geschlechtsidentifikation automatisch Konformität mit den Geschlechter- und Sexualnormen und eine unauffällige soziale Einordnung nach sich ziehe. Dergestalt bildete sich im Zuge der klinischen Problematisierung uneindeutigen Geschlechts allmählich das sozialregulative Ideal der Geschlechtsidentität heraus.

Die an Hermaphroditen angelegten Maßstäbe für Verhalten, Gefühle und Sexualität waren in medizinischen Veröffentlichungen aus der BRD und der DDR in etwa die gleichen. Dabei korrespondierten die Auffassungen von MedizinerInnen, die in den Hermaphroditismus-Diskurs involviert waren, mit den Geschlechter- und Sexualitätsnormen der west- wie auch der ostdeutschen Nachkriegsgesellschaft. Die folgende Skizze soll einen Eindruck des geschlechter- und sexualpolitischen Klimas der Zeit vermitteln.

Geschlechter- und Sexualitätsnormen in den deutschen Nachkriegsgesellschaften

Während die ersten Nachkriegsjahre in den westlichen Besatzungszonen in sexuellen, allerdings nur in heterosexuellen Angelegenheiten »freizügig-debattierfreudig« waren, wie Dagmar Herzog in einer kulturgeschichtlichen Studie zum gesellschaftlichen Umgang mit Sexualität in West- und Ostdeutschland dargelegt hat, beherrschten in den 1950er Jahren konservative Auffassungen von den Geschlechter- und sexuellen Beziehungen die politische und mediale Bühne der BRD (Herzog 2005: Kap. 2 & 3; Eder 2008). Das äußerte sich in der Bundesrepublik u.a. in weitgehenden Einschränkungen des Vertriebs von Verhütungsmitteln, in der Fortführung des Abtreibungsverbots, der Ablehnung vorehelicher sexueller Beziehungen und der Propagierung patriarchaler Geschlechter- und Familienbilder durch Massenmedien und in einer konservativen Ratgeberliteratur. Letztere wurde nach der 1953 erfolgten Einführung des Gesetzes über die Verbreitung »jugendgefährdender Schriften«, das auch eine Zensur für Publikationen der seriösen Sexualforschung nach sich zog, marktbeherrschend. Konservative christliche Vorstellungen, gepaart mit bevölkerungspolitischen Bemühungen um eine Geburtensteigerung, privilegierten die heterosexuelle Kernfamilie als natürliche Stätte, Kinder zu zeugen und aufzuziehen (Herzog 2005: 127f.; Stümke 1989: 139ff.). Solche Ansätze verdichteten sich im Leitbild der Ernährer-Hausfrauen-Ehe, das durch ehe- bzw. familienrechtliche Gesetze gestützt wurde.

Nach einer Studie von Kathrine Pence war das Leitbild der Ernährer-Hausfrauen-Ehe bereits dem Lohn- und Rationierungssystem, welches von den westlichen Besatzungsbehörden in der Zeit der Mangelwirtschaft nach Kriegsende eingeführt wurde, eingeschrieben, da dieses System Hausarbeit – und das war weiterhin wie selbstverständlich Frauenarbeit – minderbewertete. Zudem bekleideten erwerbstätige Frauen i.d.R. die schlechter bezahlten Arbeitsplätze. Mit der Währungsreform von 1948 verschwanden allmählich die Schwarzmärkte und damit alternative Existenzsicherungsstrategien, so dass mehr Frauen nach regulärer Erwerbsarbeit nachsuchten. Gleichzeitig kehrten viele Männer aus der Kriegsgefangenschaft zurück. Das dadurch entstandene Überangebot an Arbeitskräften führte letztlich zur Verdrängung von Frauen aus der Erwerbstätigkeit und verstärkte ihre Abhängigkeit von einem männlichen Ernährer (Pence 1996). Frauen wurden zuallererst aus den traditionell männlichen Erwerbsarbeitssegmenten wie dem Baugewerbe, wo sie in der unmittelbaren Nachkriegszeit z.T. Beschäftigung gefunden hatten, zurückgedrängt. Dazu trugen u.a. die nun wieder schrittweise verschärften, geschlechtsspezifischen Arbeitsschutzmaßnahmen bei, die von einem Diskurs über die »artgemäße Beschäftigung der Frauen« flankiert wurden (Budde 2000: 611f.). Die Wirtschafts- und Sozialpolitik der frühen Bundesrepublik affirmierte diese Struktur zusätzlich: So wurden z.B. öffentliche Kinderbetreuungseinrichtungen kaum gefördert. Das sogenannte Gleichberechtigungsgesetz von 1957 billigte der Frau zwar das Recht auf Erwerbstätigkeit zu, jedoch unter der Bedingung, dass sich ihre Pflichten in Ehe und Familie damit vereinbaren ließen (Helwig 1993: 13). Das Modell der Ernährer-Hausfrauen-Ehe begrüßten indessen offenbar auch viele Frauen, da es Stabilität und Normalität zu versprechen schien. Auf privater Ebene ging dies allerdings nicht ohne Spannungen zwischen der sozio-ökonomischen Realität und dem Wunschbild der Ernährer-Hausfrauen-Ehe vonstatten (Meyer-Lenz 2000: 27ff.).

In der Sowjetischen Besatzungszone (SBZ) waren Hausfrauen, die in keinem Erwerbsarbeitsverhältnis standen, durch das Rationierungssystem anfänglich noch stärker benachteiligt als in den westlichen Besatzungszonen (Pence 1996: 214). Andererseits nahmen im Vergleich zum Westen die politischen Führungsorgane der SBZ bzw. der DDR die Einbeziehung der Frauen in die Erwerbsarbeit und ihre Entlastung von der Hausarbeit und Kindererziehung als politisches Ziel viel ernster, zumal dieses Anliegen bereits von Vordenkern der Arbeiterbewegung zur notwendigen Voraussetzung der Befreiung der Arbeiterklasse erklärt worden war (Dölling 1993: 26). Außerdem musste dem durch Abwanderungswellen in den Westen ausgelösten Arbeitskräftemangel begegnet werden (Budde 2000: 617). Die DDR-Führung unternahm daher in den 1950er Jahren einige Anstrengungen, Frauen in die Erwerbstätigkeit, auch in traditionell männliche Arbeitsdomänen, zu bringen. Dafür wurden u.a. schrittweise die Arbeitsschutzbestimmungen gelockert. Umschulungsmaßnahmen wurden eingerichtet, für die speziell Frauen angeworben wurden. Frauen und Männer erhielten für gleiche Arbeit gleiche Bezahlung; allerdings blieb das Lohnniveau von Frauen aufgrund des insgesamt niedrigeren Qualifikationslevels dennoch niedriger (ebd.: 610f.; Pence 1996: 214f. & 225). Allmählich wurden öffentliche und betriebliche Kinderbetreuungseinrichtungen aufgebaut. Programmatische Erklärungen der DDR-Führung sahen die Aufstellung betrieblicher Frauenförderungspläne vor (Helwig 1993: 10f.). Andererseits wurden die geschlechtsspezifischen Zuschreibungen von Erwerbsarbeit und Hausarbeit nicht aufgelöst, sondern wiederum affirmiert: So wurde etwa der männliche Schwerindustriearbeiter zum Prototyp der staatlich organisierten »Aktivisten-Bewegung« stilisiert, die als Vorbild für die sozialistische ArbeiterInnenschaft dienen sollte (Pence 1996: 226). Für die idealtypische Arbeiterin galten andere Standards, wie Gunilla-Friederike Budde für die DDR-Politik der 1950er und 1960er Jahre gezeigt hat: Sie sollte »ihren Mann« im Beruf stehen und gleichzeitig Frau bleiben, d.h. häusliche Familienpflichten erledigen und bei alledem gepflegt und attraktiv aussehen (Budde 2000: 613-620). Während in den 1950er Jahren eher stillschweigend vorausgesetzt wurde, dass sich Frauen um Kinder und den Haushalt kümmern, wurde in den 1960er Jahren das Frauenleitbild – deutlicher als zuvor – um die Mutterrolle ergänzt: Gisela Helwig hat darauf hingewiesen, dass materielle Unterstützungssysteme spezifisch für Mütter eingeführt wurden, während an andere Angehörige, vor allem Väter, welche die alltägliche Betreuung der Kinder ebenso hätten übernehmen können, von vornherein nicht gedacht wurde (Helwig 1993: 10f.). Wie Irene Dölling dargelegt hat, war das Frauenleitbild ökonomisch und sozialpolitisch funktional ausgerichtet und zielte nicht auf eine umfassende Emanzipation der Frau: So wurde die Arbeitsteilung in Erwerbsarbeit und Hausarbeit bzw. ihre hierarchische Bewertung nicht aufgelöst. Stattdessen bestand das Emanzipationsziel darin, Frauen an den männlichen Standard der Erwerbstätigkeit anzugleichen, während die Lösung der konkreten Probleme der Vereinbarkeit von Familien- bzw. Hausarbeit und Beruf den Frauen überlassen blieb. Die Lebenslagen von nichterwerbstätigen Hausfrauen, kinderlosen Frauen oder Rentnerinnen ignorierte diese Politik weitgehend (Dölling 1993: 27ff.).

Formal verfügten die Verfassung der DDR wie auch das Grundgesetz der BRD die Gleichberechtigung von Mann und Frau, doch wurde in beiden Staaten das hierarchische Geschlechterverhältnis faktisch nicht aufgehoben. Geschlechterstereotype Vorstellungen, insbesondere die starke Assoziation von Frau-Sein und Mütterlichkeit, wirkten fort. Trotz der in der DDR stärkeren staatlichen Bemühungen, Frauen auf dem Feld der Erwerbsarbeit die gleichen Chancen wie Männern zu bieten und sie von der Kinderbetreuung zu entlasten, blieb, wenn auch nicht im gleichen Ausmaß wie in der BRD, das Berufstätigkeitsprofil von Frauen deutlich von dem der Männer verschieden (Budde 2000: 621f. & 625; Helwig 1993: 15ff.).

Herzogs Untersuchung zufolge prägte auch die DDR in den 1950er Jahren und der ersten Hälfte der 1960er Jahre ein konservatives Verhältnis zur Sexualität, allerdings in einer spezifisch sozialistischen Variante. So wurde z.B. das Abtreibungsverbot (wieder) eingeführt, was von der SED mit bevölkerungspolitischen Argumenten begründet wurde. Das soziale Klima war von der Forderung nach Normenkonformität beherrscht, was insbesondere für Parteimitglieder galt. Andererseits wandte sich die DDR-Führung nicht nur formal – wie die Regierung der BRD – gegen die Diskriminierung lediger Mütter, sondern auch mit deutlichen Stellungnahmen. Außerdem billigte sie voreheliche sexuelle Aktivität und förderte eine liberale Sexualaufklärung. Diese Aufklärung bezog sich allerdings nur auf Heterosexualität. In Sexualratgebern wurde Homosexualität als pathologisch dargestellt (Herzog 2005: 232-242; Thinius 2006: 17ff.).

Die strafrechtliche Verfolgung männlicher Homosexualität erfolgte in der DDR in weitaus geringerem Ausmaß als in der BRD, wie verschiedene Studien gezeigt haben: Einerseits wurde kurz nach der Konstituierung der DDR die in der Weimarer Zeit gültige Fassung des § 175 StGB wieder eingeführt, so dass »beischlafähnliche« sexuelle Handlungen zwischen Männern strafbar waren. Wie in der BRD auch wurde zudem der § 175a StGB, der 1935 von den Nationalsozialisten erlassen worden war, übernommen: § 175a sah harte Gefängnisstrafen für Männer vor, die gleichgeschlechtlicher sexueller Beziehungen mit unter 21-Jährigen, der Ausnutzung eines Abhängigkeitsverhältnisses oder homosexueller Prostitution für schuldig befunden wurden. Begründet wurde die Übernahme des Paragraphen in der DDR mit dem Schutz der Gesellschaft – insbesondere der Jugend – vor »sozialschädlichen« Verhaltensweisen, die »das Sittlichkeitsgefühl unserer Werktätigen« verletzen könnten (zit. nach Grau 1999: 14). Andererseits wurde in den 1950er Jahren die Strafverfolgung einvernehmlicher homosexueller Handlungen unter Erwachsenen eingestellt, vermutlich zunächst auf diskrete Anweisung der SED und ab 1957 gestützt auf § 8 des Strafrechtsergänzungsgesetzes (StrEG), das eine Einstellung von Verfahren bei Geringfügigkeit und mangelnder »schädlicher Folgen für die Deutsche Demokratische Republik« ermöglichte (Wasmuth 2002: 178). Das neue Strafgesetzbuch von 1968 enthielt die §§ 175 und 175a nicht mehr; stattdessen wurde der § 151 eingeführt, der gleichgeschlechtliche sexuelle Beziehungen erwachsener Männer ebenso wie erwachsener Frauen zu unter 18-Jährigen unter Strafe stellte (für heterosexuelle Beziehungen galt dagegen eine Grenze von 16 Jahren). 1988 wurde dieser Paragraph ersatzlos gestrichen (Grau 1999: 9f.).

In der neu gegründeten BRD wurde nicht nur der § 175a StGB, sondern auch die von den Nationalsozialisten ausgeweitete Fassung des § 175 beibehalten, nach der jegliche sexuelle Handlungen unter Männern, bezeichnet als Unzucht, strafbar waren.[15] In einigen Regionen der BRD, besonders in Frankfurt am Main,

---

15 Für die Erkennung auf Unzucht waren noch nicht einmal gegenseitige Berührungen erforderlich.

kam es auf dieser Grundlage zu einer Verhaftungs- und Verurteilungswelle ungeheuren Ausmaßes (Schiefelbein 1992). In anderen Regionen wurden dagegen ›mildere‹ Strafen verhängt oder von Verurteilungen gänzlich Abstand genommen, weil die Richter dem § 175, zumindest in seiner verschärften Fassung von 1935, kritisch gegenüber standen. Die 1950 gegründete *Deutsche Gesellschaft für Sexualforschung* (DGfS) führte unter der Koordination von Hans Giese (1920-1970) eine Kampagne zur Aufhebung der prinzipiellen Strafbarkeit männlicher Homosexualität durch. Auch der Deutsche Juristentag empfahl 1951 die Straffreiheit für sexuelle Handlungen zwischen volljährigen Männern. Doch eine Verfassungsbeschwerde gegen den § 175 wurde 1957 zurückgewiesen. Die Bemühungen um eine Entkriminalisierung blieben ohne Erfolg, wofür nicht zuletzt die kirchliche Gegnerschaft sorgte (Stümke 1989: 132-135; Sommer 1998: 347ff.; Wasmuth 2002: 174ff.). Bundesdeutsche Gerichte wie auch das Justizministerium, das Reformen noch Mitte der 1960er Jahre ablehnte, argumentierten u.a., männliche Homosexualität sei widernatürlich, gefährde das (ungeschriebene) Sittengesetz, das Ansehen von Ehe und Familie, den auf Heterosexualität gegründeten gesellschaftlichen Zusammenhalt, die Volksgesundheit sowie insbesondere die leicht verführbare männliche Jugend (ebd.: 180ff.; Stümke 1989: 136). Lesbische sexuelle Beziehungen galten dagegen in strafrechtlicher Hinsicht weiterhin als unproblematisch, da weibliche Sexualität grundsätzlich als zurückhaltender und schamhafter angesehen wurde: Letztlich strebe der weibliche Organismus nach Mutterschaft, weshalb auch in Bezug auf lesbische Beziehungen davon auszugehen sei, dass eine große Bereitschaft zu quasimütterlicher Hingabe bestehe, die anstelle sexueller Promiskuität für stabile Bindungen sorge. Aus solchen Gründen sollte die lesbische Sexualität nicht das den Schwulen unterstellte Potential zu öffentlichen Affronts besitzen (ebd.: 134). Der § 175 führte in der Bundesrepublik bis zu seiner ersten Reform im Jahre 1969, der die Strafbarkeit der »einfachen« Homosexualität aufhob, dazu, dass jährlich Tausende Männer polizeilich erfasst und auch verurteilt wurden. Da die Reformen 1969 und 1973 auf einer »Schutzaltersgrenze« bestanden – mit der Begründung, dass Männer unter 21 bzw. unter 18 Jahren vor der sexuellen »Verführung« durch ältere Männer »geschützt« werden müssten – gab es auch weiterhin Hunderte Verurteilungen nach § 175 StGB. Der Paragraph wurde erst 1994 abgeschafft (Sommer 1998: 354ff.). Auch nach den Gesetzesreformen Ende der 1960er Jahre in der BRD und DDR erlitten allerdings bei Bekanntwerden homosexueller Beziehungen Betroffene Diskriminierungen wie etwa den Verlust ihres Studienplatzes. Nicht wenige wurden gedrängt, sich in psychiatrische oder psychologische Behandlung zu begeben.[16]

16 Dies lässt sich für die DDR z.B. an den Krankenakten der Nervenklinik der Charité nachvollziehen (z.B. Akte Nr. 133/72 & 15/75, Historisches Krankenblattarchiv der Psychiatrischen und Nervenklinik der Charité). In der Klinik wurden immer wieder Menschen allein aufgrund ihrer Homosexualität ›behandelt‹, wobei manche von ihnen auch zwangsbehandelt wurden.

Bei dieser Skizze zum gesellschaftlichen Klima in der Nachkriegszeit, die gezeigt hat, dass sich die Unterschiede der politischen Systeme hinsichtlich der tief verwurzelten Geschlechterstereotype und (Hetero-)Sexualitätsnormen nicht entscheidend bemerkbar machten, möchte ich es bewenden lassen. Damit wird deutlich, dass der medizinische Hermaphroditismus-Diskurs der 1950er Jahre das im Osten wie im Westen eher konservative sexual- und geschlechterpolitische Klima bediente: Die gängigen Geschlechterstereotype und sexuellen Normvorstellungen beeinflussten den Vorstellungshorizont der Mediziner (und sicherlich auch den intersexueller Menschen und ihrer Angehörigen), sie reproduzierten diese Normen in ihren psychiatrisch-psychologischen Untersuchungen und schließlich bemühten sie sich auch auf praktischer Ebene darum, dass intersexuelle Menschen möglichst normenkonform lebten.

4.3 »Den Fehler beseitigen, bevor er dem Kind seelisch belastend zum Bewusstsein kommt«: Präventionsansätze und Eugenik

Wie zu sehen war, konzentrierte sich die Sorge der Medizin um eine den Geschlechter- und Sexualnormen angepasste Lebensweise intersexueller Menschen darauf, eine stabile affektive Bindung der Hermaphroditen an den standesamtlich registrierten Geschlechtsstatus zu befördern. Wie ließ sich dies jedoch – abgesehen von den psychiatrisch-psychologisch angeleiteten Subjektivierungsverfahren – im Rahmen der Richtlinie des ›subjektiven Geschlechts‹ praktisch umsetzen? Im Hinblick auf intersexuelle Neugeborene beschränkten sich die ärztlichen Eingriffsmöglichkeiten auf die Geschlechtszuweisung: Die Wahl des Geschlechts hatte optimalerweise so zu erfolgen, dass es dem Hermaphroditen auch im Verlauf der Pubertätsentwicklung nicht schwer fallen sollte, sich mit dem zugewiesenen Geschlechtsstatus zu identifizieren. In Bezug auf Hermaphroditen, die in oder nach der Pubertät beim Arzt vorstellig wurden, orientierten sich die therapeutischen Bemühungen am bereits entwickelten Geschlechtsempfinden, was bedeutete, dass alle eventuell zu ergreifenden Maßnahmen das Zugehörigkeitsgefühl unterstützen sollten. Das Geschlechtszugehörigkeitsgefühl in diesem Alter noch »umstimmen« zu wollen, galt dagegen als aussichtslos. Daher blieb Ärzten nur übrig dafür zu sorgen, dass der Hermaphrodit sich über sein Geschlechtsempfinden nicht täuschte, und dass er dem authentifizierten Zugehörigkeitsgefühl gemäß leben konnte – ggf. hieß das, eine vom Betroffenen gewünschte Änderung des amtlichen Geschlechtseintrags durch entsprechende Gutachten zu unterstützen. Insbesondere war man überzeugt, dass eine Umstimmung des Geschlechtsempfindens mit Hilfe chirurgisch-hormoneller Eingriffe nicht zu erreichen sei: So erschien es aus endokrinologischer Sicht als ausgemacht, dass »[e]ine Wirkung auf die Triebrichtung […] von den Sexualhormonen nicht zu erwarten [ist].« (Jores 1955b: 372) Und der Psychiater Keyserlingk schrieb: »Operative Eingriffe und die Hormonbehandlung haben meist keinen entscheidenden Einfluß und führen selten eine Umstimmung [des geschlechtlichen Empfindens] herbei [...].« (Keyserlingk 1952: 85) Streng genommen war damit also allenfalls eine dem Patient_Innenwunsch Folge leistende Behandlung indiziert. Aus Sicht der Ärzte waren daher ihre therapeutischen Möglichkeiten stark eingeschränkt.

In den 1950er Jahren finden sich allerdings im Hermaphroditismus-Diskurs des deutschen Sprachraums gelegentlich Beiträge, die medizinische Eingriffsformen, denen eine vorbeugende Wirkung zukommen sollte, erörterten. Das lässt erahnen, dass das Repertoire ärztlicher Praktiken in Fällen von Hermaphroditismus unter therapeutischen Gesichtspunkten durchaus als unbefriedigend wahrgenommen wurde. Im Folgenden möchte ich zeigen, wie im ersten Nachkriegsjahrzehnt unter dem Gesichtspunkt der Vorbeugung zum einen eugenische Maßnahmen und zum anderen – von Vertretern einer am ›subjektiven Geschlecht‹ orientierten Vorgehensweise – genitalchirurgische Eingriffe im Kleinkindalter in den Blick genommen wurden. Dabei werde ich auch skizzieren, wohin sich diese Diskussion in den folgenden Jahren entwickelte.

Von der eugenischen Frage zur genetischen Familienberatung

Angesichts der Diskreditierung der Eugenik in der ostdeutschen und Teilen der westdeutschen Nachkriegsöffentlichkeit als nationalsozialistisches Gedankengut, das zu menschenverachtenden Verbrechen geführt hatte, fielen eugenische Überlegungen zur potentiellen Fortpflanzungsfähigkeit von Hermaphroditen und zur Weitervererbung der Intersexualität, wenn sie überhaupt in Publikationen geäußert wurden, typischerweise sehr knapp aus. Zudem wählten die AutorInnen dafür gerne die Frageform, so auch Lammers: »Weiter können bei der Behandlung von intersexuellen Personen auch eugenische Fragen auftreten. Da jedoch die meisten dieser Personen ohnehin zur Vermehrung nicht fähig sind, soll hier auf diese, sowieso sehr umstrittene Problematik, nicht weiter eingegangen werden.« (Lammers 1956: 127) Aufgrund des Zitats darf man annehmen, dass Lammers dem eugenischen Grundgedanken nicht prinzipiell ablehnend gegenüberstand. Wie hätte er sich wohl positioniert, wenn er die Möglichkeit einer Fertilitätsbehandlung hätte ernsthaft in Betracht ziehen müssen?

Letzteres wurde mit der Etablierung der Cortisontherapie zu einer relevanten Aussicht für Menschen mit weiblichem Adrenogenitalem Syndrom. Im Kinderspital der Universität Zürich wurde in den 1950er Jahren im Rahmen von »Stammbaumerhebungen bei verschiedenen Erbkrankheiten« die Vererbung des AGS untersucht.[17] Der in der Kinderklinik tätige Andrea Prader schrieb dazu:

17 Bei dieser 1958 durch die *Julius Klaus-Stiftung für Vererbungsforschung, Sozialanthropologie und Rassenhygiene* geförderten Erhebung handelte es sich zunächst um ein kleineres Forschungsprojekt (Universität Zürich 1958/59: 74f.). 1963 rich-

»Man kann sich fragen, ob die Fortpflanzung solcher Patienten erwünscht ist. Dieses Problem kann nur individuell entschieden werden, und außerdem liegen bisher keine Erfahrungen in dieser Frage vor. Da es sich wahrscheinlich um ein rezessives Erbleiden handelt und da bei der großen Seltenheit der Erkrankung der gesunde Ehepartner wahrscheinlich nicht Merkmalsträger ist, können theoretisch gesunde Kinder erwartet werden.« (Prader 1953: 418)

Man müsse jedoch bedenken, so führte Prader in einer Veröffentlichung von 1963 aus, dass die »klinisch gesunden« Kinder wiederum »heterozygote Genträger« seien, d.h., in ihrem Erbgut schlummerten die Anlagen für das AGS. Da heterozygote Genträger nicht sicher erkannt werden könnten, könne es passieren, dass zufällig zwei Menschen mit dieser Anlage zusammen Kinder zeugten, womit das AGS wieder klinisch in Erscheinung treten könne (Prader 1963: 328). Diese ›Gefahr‹ der Weitervererbung »defekter« genetischer Anlagen hatte also Prader vor Augen, als er die eugenische »Frage« stellte, ob die Fortpflanzung von Menschen mit AGS bevölkerungspolitisch »erwünscht«, d.h., im Hinblick auf die Pflege der Gesundheit der Bevölkerung überhaupt zu verantworten sei. Offenbar hatte der Züricher Pädiater nicht an und für sich Bedenken gegen den eugenischen Grundgedanken der Fortpflanzungsselektion. Doch wollte er die Verantwortung dafür in die Hände der jeweils behandelnden ÄrztInnen und der Betroffenen selbst legen. Er delegierte somit eugenische Bedenken gegen die Fortpflanzung bestimmter Genträger in die individuelle ärztliche Beratung zur Familienplanung, wo sie nun nicht als Direktive, dafür aber als lenkende Problemstellung die Entscheidungsprozesse von ÄrztInnen und Betroffenen beeinflussten.

In ähnlicher Weise warfen auch in den Folgejahren einzelne westdeutsche und ostdeutsche medizinische Veröffentlichungen zum Hermaphroditismus explizit oder implizit die »eugenische Frage« auf – in Bezug auf die Fertilitätsbehandlung und Familienplanung bei AGS und bei Gonadendysgenesien (Jores/Nowakowski 1964: 194), oder aber bei sogenannter intersexueller Konstitution (Stoeckel 1956: 115; Breitner 1951: 68f.).[18] 1972 wurde in der BRD eine Aufstellung »medizinischer Indikationen zum therapeutischen Schwangerschaftsabbruch« im Auftrag des Wissenschaftlichen Beirats der Bundesärztekammer veröffentlicht, die auch auf das weibliche AGS einging: Wenn bei einer Schwangeren ein AGS und starke Virilisierung vorliege und das Geschlecht der Frucht weiblich sei, sei eine Abtreibung »absolut« angezeigt, da das Kind der

tete Prader dann am Züricher Kinderspital ein Laboratorium für Genetik ein (Koelbing 1983: 402).

18 Die tschechischen Gynäkologen Rudolf Peter und Karel Vesely nahmen in ihrem kindergynäkologischen Handbuch, das auch in der DDR verlegt wurde, eine dezidiert eugenische Position im Hinblick auf die potentielle Fortpflanzung von Menschen mit AGS ein: »[D]ie *Fortpflanzung* dieser Geschöpfe im Hinblick auf die Erblichkeit des familiären Syndroms [ist] *kaum wünschenswert.*« (Peter/Vesely 1966: 139).

»Gefahr intersexueller Missbildungen (Virilisierung, Pseudohermaphroditismus) ausgesetzt« sei. Hierbei handelte es sich offensichtlich um eine eugenische Begründung, die als medizinische Indikation dargestellt wurde, um eine legale Abtreibung zu ermöglichen (Wolff 1972: 51; zur eugenischen Indikation und legaler Abtreibung vgl. ebd.: Kap. II.2[19]). In solcher Weise kam es parallel zur Etablierung der freiwilligen genetischen Familienberatung in der BRD und der DDR in den 1970er Jahren zu einer verstärkten Problematisierung der (potentiellen) Vererbung intersexueller Gendefekte, vor allem im Hinblick auf das AGS – mit dem Effekt, dass diese Problemstellung bis heute die medizinische Literatur durchzieht (z.B. Knorr et al. 1994: 224; Petersen 2003: 21).

Eine prominente ostdeutsche, auch im Westen rezipierte Veröffentlichung, die Intersexualität Mitte der 1970er Jahre auf die Agenda der Familienplanungsberatung setzte, war das von Regine Witkowski und Otto Prokop publizierte *Wörterbuch für die genetische Familienberatung*. Dieses wurde mit dem Anliegen präsentiert, mittels handhabbarer Informationen für die Beratungspraxis zur »Prophylaxe« schwerer »Erbschäden« beizutragen, um das »Leid« und die »Tragödie, die mit der Geburt eines schwer geschädigten Kindes verbunden sind«, zu vermeiden. Als Mittel der »Prophylaxe« standen die Vermeidung einer genetisch ungünstigen Partnerwahl bzw. Konzeption sowie der (legale) Schwangerschaftsabbruch nach entsprechenden pränataldiagnostischen Befunden, die eine medizinische oder eugenische Indikationsstellung erlaubten, im Vordergrund (Wörterbuch für die genetische Familienberatung 1974: 12f., 34 & 42).

In diesem Wörterbuch wurden die verschiedenen Formen der Intersexualität mit ihrem Erbgang und »Krankheitswert« aufgelistet. So hieß es etwa zum »Krankheitswert« des Pseudohermaphroditismus masculinus: »Gewöhnlich starke psychische Belastung im Zusammenhang mit Problemen bei der sozialen Einordnung.« (Ebd.: 613) Hingegen hoben Witkowski und Prokop hervor, dass das AGS mit »sehr gutem Erfolg« mit Cortison behandelbar sei. Darüber hinaus machten sie aber auch auf die neue Möglichkeit der Pränataltherapie mittels Hormongaben aufmerksam – eine Option, die es »in Zukunft eventuell« auch für Homosexualität geben werde (ebd.: 58 & 329). Dafür verwiesen die AutorInnen auf Günter Dörner, Endokrinologie-Professor an der Charité, der auf der Grundlage von Rattenexperimenten zu hormonellen Einflüssen auf die pränatale Gehirndifferenzierung die vorgeburtliche hormonelle »Prophylaxe« der Homosexualität wie auch des Pseudohermaphroditismus ins Auge gefasst hatte (Dörner 1972: 232). Die Angaben zum Vererbungsgang und »Krankheitswert« bzw. Möglichkeiten der Therapie verstanden Witkowski und Prokop als wertfreie Informationen, auf deren Grundlage ÄrztInnen individuell beraten und potentielle Eltern »eigenverantwortliche« Entscheidungen treffen sollten. Von eugenischen Direktiven distanzierten sich die AutorInnen explizit (Wörterbuch für die genetische Familienberatung 1974: 12f. & 37). Doch das kann nicht darüber

19 Ich danke Ariane Fenger für diesen Literaturhinweis.

hinwegtäuschen, dass im Falle einer absehbaren Vererbung eines genetischen »Defekts« von »hohem Krankheitswert« als »eigenverantwortliche« Entscheidungen eigentlich nur solche *für* »prophylaktische« Maßnahmen verstanden wurden.

Erste Diskussionen über Vor- und Nachteile genitalchirurgischer Eingriffe bei intersexuellen Kleinkindern

Insgesamt betrachtet blieb allerdings bis Ende der 1970er Jahre (und damit meines Untersuchungszeitraums) die »Prophylaxe« sogenannter intersexueller Gendefekte ein eher seltenes Thema medizinischer Publikationen. Das stellte sich ganz anders hinsichtlich der Diskussion genitalchirurgischer Eingriffe im Kleinkindalter als Mittel der Vorbeugung gegen befürchtete Störungen der psychischen und psychosexuellen Entwicklung dar, die bereits Ende der 1950er und Anfang der 1960er Jahre stark Raum greifen sollte. Um 1950 empfahlen hingegen die allermeisten MedizinerInnen des deutschen Sprachraums noch, abzuwarten und das ärztliche Handeln am entwickelten Geschlechtsempfinden der Betroffenen auszurichten. Umso interessanter erscheint im Rückblick, in welcher Weise auch zu diesem Zeitpunkt bereits über mögliche präventive Wirkungen frühzeitiger Genitalchirurgie in Ansätzen nachgedacht wurde. Dafür findet sich zwar nur ein Beispiel in der von mir untersuchten Literatur, immerhin handelt es sich aber um die Zeitschriftenbeiträge von Büttner und Titze aus den Jahren 1948 und 1950, durch welche die Göttinger Chirurgen zu häufig zitierten Vertretern einer am ›subjektiven Geschlecht‹ orientierten Vorgehensweise wurden. In den Artikeln besprachen sie nämlich recht ausführlich die Frage, ob Genitaloperationen im Kleinkindalter womöglich doch eine sinnvolle therapeutische Maßnahme sein könnten: Zum einen würden »manche Gründe operativ-technischer Art für Operation vor Abschluß der Entwicklung sprechen [...].« (Büttner/Titze 1948: 381) Zum anderen hätten sie die Erfahrung gemacht, dass die »Träger solcher [genitalen] Mißbildungen [...] von den besorgten Eltern meist schon im frühen Kindesalter dem Chirurgen zugeführt [werden] mit dem Wunsch, den Fehler zu beseitigen, bevor er dem Kind seelisch belastend zum Bewußtsein kommt.« (Ebd.: 378) Die Autoren würdigten dies als »verständlichen Wunsch der Eltern«, die ihren Kindern ersparen wollten, im Schulalter diskriminierende Erfahrungen aufgrund ihres körperlichen Andersseins machen zu müssen (ebd.: 381; Büttner 1950: 198). Doch während aus solchen Gründen bei isolierten, örtlichen Missbildungen der Genitalien, so insbesondere der Hypospadie, frühzeitige chirurgische Eingriffe angezeigt seien, komme diese Behandlungsoption nicht in Frage, wenn es sich um Hermaphroditismus handle: »Die seelische Belastung mag für den Augenblick dadurch gemildert werden, beseitigt wird der Konfliktstoff nicht: Denn früher oder später stehen diese unglücklichen Wesen [Hermaphroditen] vor dem schweren Konflikt ihrer Einordnung.« (Ebd.) Dem lag, worauf ich schon mehrfach hingewiesen habe, das Argument zugrunde, dass die psychosexuelle Entwicklung bei Hermaphroditismus nicht vorhersagbar sei, und zwar auch nicht anhand des Keimdrüsengeschlechts. Auf dieser Basis zogen Büttner und Titze ein im Verhältnis zu ihren therapeutischen Aspirationen resigniert anmutendes Fazit: »Wir werden der Erkenntnis Raum geben müssen, daß wir zwar örtlich an dem einen oder anderen Organ operative Korrekturen vorzunehmen vermögen, daß es sich aber [bei der Intersexualität] letztlich um einen unbeeinflußbaren Zustand handelt.« (Büttner/Titze 1948: 380)

Eine bis in die Schlussfolgerungen ähnliche Erörterung hatte bereits Moszkowicz 1929 vorgelegt (Moszkowicz 1929b & 1934; ebenso Naujoks 1934). Deutlicher als dieser formulierten Büttner und Titze jedoch – unter Rekurs auf elterliche Wünsche, denen die beiden Ärzte grundsätzlich beipflichteten – den Grundgedanken einer *präventiv* wirksamen Genitalchirurgie in dem Sinne, dass die frühzeitige chirurgische Beseitigung einer Anomalie absehbare psychische Belastungen des Kindes *vermeiden* helfen könne. Die Genitalchirurgie wurde hier also als Mittel zur Vorbeugung gegen psychische Beeinträchtigungen näher ins Auge gefasst; zugleich wurde jedoch die Idee, dass sich damit auch das Geschlechtsempfinden beeinflussen lasse, verworfen, weshalb letztlich chirurgische Eingriffe bei Hermaphroditismus grundsätzlich abzulehnen waren: Denn wenn die Psyche sich nicht dem Behandlungsplan gemäß entwickle, stelle die Genitalchirurgie keine Prävention mehr dar, sondern verursache im Gegenteil schwerwiegende psychische Schäden.

Mit dieser Argumentation wurden zwar Genitaloperationen im frühen Kindesalter vorerst abgelehnt, doch der Grundgedanke, mit den Mitteln der Chirurgie präventiv in die psychische Entwicklung einzugreifen, hatte in den Hermaphroditismus-Diskurs Einzug gehalten; in der Behandlung sogenannter lokaler genitaler Missbildungen wie der Hypospadie wurde der Leitgedanke der Vorbeugung gegen Belastungen der psychischen Entwicklung ohnehin schon seit längerem realisiert. Somit war klar: Sollten die wissenschaftlichen und klinischen Bemühungen um die Objektivierung der Psychosexualität eines Tages soweit gediehen sein, dass die psychosexuelle Entwicklung von Hermaphroditen einigermaßen sicher prognostizierbar wäre, dann könnten auch die letzten Bedenken gegen genitalchirurgische Eingriffe fallen gelassen werden. In der ersten Hälfte der 1950er Jahre wagten jedoch Ärzte i.d.R. nicht, Prognosen über die psychosexuelle Entwicklung von Kindern mit uneindeutigen Genitalien aufzustellen (eine Ausnahme war allerdings das AGS, worauf ich im nächsten Kapitel näher eingehe): Ein allgemein akzeptiertes Modell der psychosexuellen Entwicklung existierte nicht.

4.4 »Es bestehen in psychologischen Fragen noch zahlreiche ungelöste Probleme«: Projekt einer gemeinsamen wissenschaftlichen und klinischen Lösung

Was lässt sich als Resümee der Diskussionen über die Psychosexualität in der ersten Hälfte der 1950er Jahre festhalten? Die wissenschaftliche Diskussion beschäftigte sich vor allem mit der Frage der Einflussfaktoren der psychosexuellen Entwicklung. Diesbezüglich stand die Annahme einer biologischen Prädisposition – im Sinne einer genetischen (nicht unbedingt mit dem chromosomalen Geschlecht gleichgerichteten) Determination – weiterhin hoch im Kurs. Doch räumte man auch der Erziehungsthese mehr Gewicht ein. Das äußerte sich auch in einer topologischen Differenzierung zwischen einer inneren (Geschlechtsidentifikation und Sexualtrieb) und einer oberflächlicheren Dimension (Geschlechtsrolle) der Psychosexualität. Dabbei sollte der affektive Kern biologisch prädisponiert sein, während geschlechtstypisches Verhalten, Gebärden, Kleidungsstil etc. als erlernt gelten durften. Allerdings sahen ein paar Stimmen im medizinischen Hermaphroditismus-Diskurs (für die stellvertretend Albert Ellis' Studie stand) den Einfluss der Erziehung als weitaus fundamentaler an. Damit gaben sie einem Trend zur Verschiebung des Verhältnisses von Natur und sozialer Umwelt Ausdruck, der auch in anderen wissenschaftlichen Kontexten zum Tragen kam und für den das Konzept der sozialen Prägung bezeichnend war. Angesichts der im Hermaphroditismus-Diskurs aufgebrochenen Diskussion über die Einflussfaktoren der Psychosexualität waren elaboriertere psychologische Untersuchungen, womöglich an einer größeren Patient_Innengruppe, gefragt (eine kasuistische Auswertung wie die von Ellis befriedigte dieses Bedürfnis nicht). Von psychiatrischer Seite wurde allerdings problematisiert, dass es an einer Methode fehle, um eine isolierte Untersuchung potentieller Einflussfaktoren vornehmen zu können, zumal die »Psychologie der Geschlechter« erst noch einer methodologischen Grundlegung bedürfe. Grundsätzliche Vorbehalte gegen die als amerikanisch betrachtete quantifizierend-experimentelle Psychologie klangen darin an. Ein anderes Problem war, inwieweit die an Hermaphroditen gewonnenen Erkenntnisse verallgemeinert werden durften und umgekehrt, inwieweit Erkenntnisse, die für normale Menschen gültig waren, auch auf Hermaphroditen übertragbar waren.

In der klinischen Diskussion wurde die Authentizität des Geschlechtszugehörigkeitsgefühls von Hermaphroditen problematisiert. Psychiater suchten nach Techniken, um die subjektive geschlechtliche Selbstklassifizierung der Hermaphroditen, an der sich nach den vorherrschenden Empfehlungen das ärztliche Handeln auszurichten hatte, besser kontrollieren zu können. Ziel ihrer Bestrebungen war es, eine eindeutige und stabile innere Bindung an den männlichen oder weiblichen Geschlechtsstatus sicherzustellen. Damit verband sich die Erwartung, dass die Hermaphroditen auf der Grundlage einer solchen affektiven

Bindung auch ein Verhalten an den Tag legten, das den Geschlechter- und Sexualnormen entsprach. Die Identifikation mit dem Geschlechtsstatus erhielt somit die Funktion eines sozialregulativen Ideals.

Obwohl die wissenschaftlichen und klinischen Diskussionen um die Psychosexualität von Hermaphroditen weitgehend von den gleichen MedizinerInnen bestritten wurden, gab es zwischen diesen kaum Synergieeffekte. Dabei traten die potentiellen Anschlussstellen nun bereits deutlich hervor: Der Leitgedanke, dass sich die ärztlichen Maßnahmen am ›subjektiven Geschlecht‹ orientieren sollten, weil die psychosexuelle Entwicklung von Hermaphroditen nicht vorhersagbar sei, gab neuen Bemühungen um eine wissenschaftliche Objektivierung der Einflussfaktoren der Psychosexualität Raum. Positive Ergebnisse würden, so die Hoffnung der ÄrztInnen, für die klinische Praxis neue, objektiv begründete therapeutische Perspektiven auftun. Allerdings sah man in den 1950er Jahren noch keine Möglichkeit, den Einfluss der Erziehung isoliert zu untersuchen. Umgekehrt ließ sich aus den wissenschaftlichen Problematisierungen ableiten, dass die Forschung zur Psychosexualität davon profitieren könnte, wenn aus der Klinik mehr fundierte und vor allem systematische psychologische Untersuchungen an Hermaphroditen beigebracht würden. Allerdings sperrten sich manche WissenschaftlerInnen auch dagegen, Hermaphroditen als geeignete Studienobjekte der psychologischen Grundlagenforschung anzuerkennen. Sie äußerten grundsätzliche Bedenken gegen die Generalisierbarkeit der an Hermaphroditen gewonnenen Erkenntnisse. Bis Ende der 1950er Jahre beharrten viele deutsche MedizinerInnen darauf, dass diese Bedenken und Probleme prinzipiell nicht ausgeräumt werden könnten und so resümierte Lammers: »Es bestehen in der Intersexualitätsforschung, besonders in psychologischen Fragen, noch zahlreiche ungelöste Probleme.« (Lammers 1959: 18) Andererseits waren die Diskussionen zur Psychosexualität soweit vorangeschritten, dass es kaum übertrieben scheint, von einer diskursiven Vakanz einer gemeinsamen Lösung für die wissenschaftlichen und klinischen Probleme zu sprechen. Wie diese offene Stelle schließlich besetzt wurde, darauf gehe ich im folgenden Kapitel ein.

5. Etablierung des Baltimorer *gender*- und Behandlungskonzepts gegen Widerstände: Transformationslinien, 1960 bis 1980

1961 schrieb die Psychiaterin Hedwig Wallis (1921-1997):

»Mit Wilkins sind heute nahezu alle Autoren der Ansicht, daß die Beschaffenheit des äußeren Genitale bestimmend sein soll für die Wahl des bürgerlichen Geschlechts, in welchem man das Kind aufzieht. Alle weiteren therapeutischen Maßnahmen sollen dann dem Ziel dienen, die körperliche Entwicklung des betroffenen Kindes dem gewählten bürgerlichen Geschlecht anzugleichen. [...] Es sichert den betroffenen Kindern die Möglichkeit einer weitgehend reibungslosen Angleichung an die einmal übernommene Geschlechtsrolle und damit eine störungsfreie Anpassung an die Gemeinschaft. [...] Aufgrund der Untersuchungen von Money, Hampson und Hampson lehnen Wilkins und viele andere eine Änderung des bürgerlichen Geschlechts jenseits des 3. Lebensjahres ab [...]. Es wird postuliert, daß die prägende Kraft der Erziehung in diesem Alter bereits eine so weitgehende Identifikation mit dem anerzogenen Geschlecht bewirkt hat, daß eine Geschlechtsumwandlung zu irreparablen psychischen Störungen führt, die katastrophaler sind als alle Folgen der körperlichen und genitalen Fehlentwicklung.« (Wallis 1961: 156)

Wallis war Mitarbeiterin (und ab 1965 Leiterin) der psychosomatischen Abteilung der Hamburger Universitäts-Kinderklinik, die sich in den 1950er und 1960er Jahren zu einem Zentrum der Behandlung intersexueller Kinder entwickelte. Aufgrund ihrer Darstellung erhält man den Eindruck, als ob die Baltimorer Konzepte zum damaligen Zeitpunkt bereits allgemein akzeptiert gewesen seien. Doch das traf, zumindest für den deutschen Raum, nicht zu. Auch Wallis selbst zeigte sich in Artikeln von 1960/61 (und auch in der Publikation, aus der das obige Zitat stammt) durchaus skeptisch. Erst in der zweiten Hälfte der 1960er Jahre etablierten sich – wenn auch z.T. mit Abweichungen im Detail – die Baltimorer Behandlungsleitlinien und die Theorie der frühkindlichen sozialen Prägung von *gender* in der medizinischen Literatur der BRD und DDR. Wie konnte es dazu kommen?

Zunächst schildere ich, welche MedizinerInnen des deutschen Sprachraums sich bereits in den 1950er Jahren – zu einer Zeit, als noch allgemein empfohlen wurde, essentielle ärztliche Eingriffe bis in die Pubertät zurückzustellen, und eine Mehrheit der ÄrztInnen der Erziehungsthese eher distanziert gegenüber stand – mit den Baltimorer Konzepten befassten (1). Sodann möchte ich darlegen, auf welchen Wegen die Baltimorer Konzepte trotz der ihnen in der deutschen Medizin anfänglich von vielen Seiten entgegengebrachten Ignoranz oder Kritik schließlich doch Akzeptanz finden konnten: Diese Transformationen nahmen ihren Ausgang erstens von unterschiedlichen Auslegungsmöglichkeiten des Konstrukts der psychosexuellen Indifferenz von Hermaphroditen (2), zweitens einer Reintegration der Biologie in die Baltimorer *gender*-Theorie in Verbindung mit der Einführung des Konzepts der *gender identity* (3) und drittens der Experimentalisierung der Grundlagenforschung zur psychosexuellen Entwicklung (4). In den späten 1960er und 1970er Jahren übernahmen dann in der Tat die medizinischen Publikationen des deutschen Sprachraums nahezu durchgängig – explizit oder implizit – die Baltimorer Konzepte. Damit konzentrierten sich sowohl das wissenschaftliche Interesse an Intersexuellen als auch die sozialregulativen Bestrebungen endgültig auf die Geschlechtsidentität; letzteres wird zum Abschluss des Kapitels im Kontext zeitgenössischen gesellschaftlichen und wissenschaftlichen Wandels zu betrachten sein (5).

5.1 »Ich habe erst große Bedenken gehabt«: Baltimorer Konzepte zwischen früher Adaption und Kritik

Wie wurde man im deutschen Sprachraum auf die Baltimorer Konzepte aufmerksam? Die Wege der Adaption lassen sich für die DDR anhand der Publikationen und biographischer Informationen nur schwer nachvollziehen, weshalb ich im Folgenden MedizinerInnen der Schweiz und der BRD in den Vordergrund stelle, obwohl zeitgleich auch in der DDR erste Veröffentlichungen erschienen, die sich im Großen und Ganzen an den US-amerikanischen Behandlungsleitlinien und dem *gender*-Konzept orientierten. Im Kontrast zu den frühen Adaptionen gehe ich anschließend auf die explizite Kritik ein, die manche MedizinerInnen an den Baltimorer Konzepten übten.

Cortisonbehandlung als Türöffner

Andrea Prader war bereits kurz nach den von Lawson Wilkins 1950 durchgeführten Behandlungsversuchen mit Cortison gegen Vermännlichungserscheinungen beim weiblichen Adrenogenitalen Syndrom mit der Erprobung dieser Therapie an der Züricher Universitäts-Kinderklinik befasst (Prader 1953). Sein damaliger Chef, Guido Fanconi, holte für die erste Cortisonbehandlung in der Klinik konkret den Rat von Wilkins ein, als dieser sich im Juli 1950 in Zürich zum *VI. International Congress for Pediatrics* aufhielt und von seinen Erfahrungen mit der neuen AGS-Therapie berichtete (Fanconi in Prader 1950). Noch im selben Jahr hospitierte Prader bei Wilkins und hatte somit Gelegenheit, nicht nur die Cortisontherapie des AGS näher kennenzulernen, sondern auch das Baltimorer Behandlungsvorgehen bei Intersexualität im Kindesalter.

In seiner Habilitationsschrift beschäftigte sich Prader ausführlich mit dem Thema Intersexualität: Er ging darin auf die klinischen Bilder der einzelnen Formen, die Entstehung, Diagnostik, Klassifikation, Behandlung und die psychosexuelle Entwicklung ein. Die Habilitationsschrift wurde 1957 als Teil des von Alexis Labhart herausgegebenen endokrinologischen Handbuchs *Klinik der inneren Sekretion*, verteilt auf zwei Kapitel, veröffentlicht. In den 1960er Jahren gehörte sie zu den wichtigsten Referenzen medizinischer Publikationen über Intersexualität im deutschen Sprachraum, was sicherlich auch dadurch begünstigt wurde, dass Prader eine führende Rolle bei der Etablierung der pädiatrischen Endokrinologie in Europa spielte. Im Abschnitt *Therapie und Wahl des Geschlechts* unterbreitete Prader Leitlinien, die in allen wesentlichen Punkten dem Baltimorer Behandlungsmodell entsprachen (im Literaturverzeichnis wurden dazu die einschlägigen Publikationen von Wilkins angeführt): Demnach sollte die Entscheidung über die Geschlechtszuweisung Neugeborener in erster Linie anhand des Erscheinungsbilds der äußeren Genitalien bzw. den diesbezüglichen Entwicklungsprognosen und den chirurgisch-hormonellen Korrektur-Möglichkeiten getroffen werden (Prader 1957: 666f.).[1] Nach dem dritten Lebensjahr, so Prader, dürfe der Geschlechtsstatus nicht mehr revidiert werden. Ausnahmen von dieser Regel seien nur annehmbar, wenn »eine starke Psychosexualität sich eindeutig

1 Praders Empfehlung, beim Pseudohermaphroditismus femininus, d.h. beim AGS und der (seltenen) nicht adrenalen Form, immer eine weibliche Zuweisung vorzunehmen, wie sie bereits bei Wilkins in ähnlicher Weise formuliert worden war, stellt nur auf den ersten Blick eine Ausnahme von dieser Regel dar. Zur Begründung schrieb Prader: »Die sekundären Geschlechtsmerkmale werden sich bei der nicht adrenalen Form ohnehin weiblich entwickeln. Das gleiche gilt von der adrenogenitalen Form, falls eine konsequente Cortisondauertherapie durchgeführt wird.« (Prader 1957: 667) Im Falle einer vergrößerten Klitoris könne die Feminisierung des Erscheinungsbilds problemlos durch eine chirurgische Korrektur, vorzunehmen im Kleinkindalter, vervollständigt werden. Somit wurde auch für den Pseudohermaphroditismus femininus das (technisch machbare) Erscheinungsbild als ausschlaggebend für die Geschlechtszuweisung erachtet. Die technische Machbarkeit, insbesondere der von der Cortisontherapie erwartete Effekt der Normalisierung, führte in Bezug auf das (sehr seltene) AGS mit totaler Virilisierung des äußeren Genitales bei Prader und anderen MedizinerInnen zu der Konsequenz, auch in diesem Falle entgegen dem Phänotyp eine weibliche Geschlechtszuweisung vorzunehmen. Daraus ergab es sich, dass Prader und Bierich in einem von Hans-Rudolf Wiedemann behandelten Fall eines 14 Monate alten Kindes, das bis dahin als Junge aufgewachsen war, empfahlen, eine Neuzuweisung zum weiblichen Geschlecht vorzunehmen (Wiedemann 1965: 437).

dem bisherigen Geschlecht entgegengesetzt entwickelt« habe (ebd.: 667). Chirurgische Genitalkorrekturen sollten im Kleinkindalter erfolgen. Dies umfasse ggf. auch die Entfernung der zum zugewiesenen Geschlechtsstatus nicht passenden Gonaden: »Diese zuerst drastisch anmutende Maßnahme ist für die Fertilität ohne Bedeutung, da diese Individuen ohnehin meistens steril sind.« (Ebd.) Wie bereits das Baltimorer Team, erklärte also auch Prader, dass die Frage der Fortpflanzungsfähigkeit bei der Entscheidung über die Geschlechtszuweisung zurückgestellt werden müsse. 1957 sprach im Übrigen auch der Leiter der Chirurgischen Abteilung der Züricher Universitäts-Kinderklinik, Max Grob, in seinem *Lehrbuch der Kinderchirurgie* in Bezug auf das AGS Behandlungsempfehlungen aus, die mit Praders Angaben übereinstimmten (Grob 1957: 587).

Prader wiederholte über Jahrzehnte hinweg diese dem Baltimorer Modell entsprechenden Behandlungsleitlinien ohne große Änderungen (z.B. Prader 1971 & 1990). Hingegen lehnte er es ab, die These der Erziehungsbedingtheit und damit die Theorie der psychosexuellen Entwicklung, wie sie John Money, Joan und John Hampson formuliert hatten, als allgemeingültig anzuerkennen (Prader 1957: 666). Der Pädiater Jürgen Bierich von der Universität Hamburg vertrat 1958 in einer Veröffentlichung zum AGS im Kindesalter ebenfalls die Baltimorer Behandlungsleitlinien, aber anders als Prader stellte er die Ergebnisse der psychologischen Studien von Money und Joan Hampson als harte Fakten dar – und interessanterweise distanzierte er sich in seiner Darstellung nicht von dem von Seiten des Baltimorer Teams erhobenen Anspruch auf Generalisierbarkeit:

»Money (1955) und Hampson (1955) haben an Hand einer großen Zahl hermaphroditischer Patienten [...] versucht, die einzelnen Faktoren zu analysieren und nach ihrer Wertigkeit zu bestimmen, welche für die geschlechtliche Rolle von Bedeutung sind, die diese Personen im Leben spielen. Es hat sich erwiesen, daß hierfür die organischen Gegebenheiten – die chromosomale, gonadale und hormonale Determination des Geschlechts – weitaus weniger wichtig waren als das bei der Geburt vom Arzt oder von den Eltern gefällte Urteil männlicher bzw. weiblicher Geschlechtszugehörigkeit [...]. Erziehung und Umgang entsprechen in solchen Fällen der bei der Geburt hinsichtlich der Geschlechtszugehörigkeit getroffenen Entscheidung; die Kinder wachsen so in die ihnen zudiktierte Rolle hinein. *Die psychologischen Faktoren erweisen sich in der Regel stärker als die organischen Gegebenheiten.*« (Bierich 1958: 547)

1959 war Bierich als Stipendiat in der Kinderklinik des Johns Hopkins Hospitals tätig. In einem Aufsatz zum Adrenogenitalen Syndrom, der 1961 in Claus Overziers bekanntem Handbuch *Die Intersexualität* erschien, zeigte sich Bierich umso überzeugter von den Baltimorer Konzepten und verwendete nun auch bereits den Begriff der Geschlechtsrolle als Terminus technicus (Bierich 1961: 365 & 387).

Während Prader die Notwendigkeit frühkindlicher Genitalkorrekturen nur in einem Halbsatz erläutert hatte (»weil diese Patienten um so weniger an ihrem Geschlecht irre werden, je besser ihr äußeres Genitale zum angenommenen Geschlecht passt«; Prader 1957: 667), bemühte sich Bierich, gestützt auf die Studien des Baltimorer Teams, um eine ausführlichere Begründung insbesondere der Klitorisamputation bei AGS. Er argumentierte, dass die »abnorme Erektilität der vergrößerten Clitoris« zu häufigerer Onanie beitrage, was heranwachsende Patient_innen leicht in »seelische Konflikte« stürze, »Schuldgefühle« auslöse und somit zu »psychischen Störungen« beitrage; auch würden durch die »Erektionen und dranghaften Masturbationen« bei den Heranwachsenden »Zweifel an der eigenen Femininität« hervorgerufen, die sich auch auf die sexuelle Orientierung auswirken könnten: »Auch die [bei AGS vermehrt auftretende] Homosexualität dürfte eher durch diese körperlichen Vorgänge zu erklären sein, als durch unmittelbare hormonale Wirkung auf die Psyche. Eine möglichst frühzeitige Amputation der hypertrophischen Clitoris wird dementsprechend von den meisten Autoren empfohlen.« (Bierich 1958: 547)[2] An normativen Vorstellungen von Weiblichkeit und Männlichkeit bzw. weiblicher und männlicher Sexualität orientierten sich, wie an Bierichs Begründungen sichtbar wird, die Entscheidungen über das Behandlungsvorgehen. Diese Normen durchzogen auch die Ausführungen anderer MedizinerInnen, die die Baltimorer Konzepte übernahmen, wie im Folgenden immer wieder zu sehen sein wird. Dennoch war die Bezugnahme auf heteronormative Maßstäbe bei ihnen nicht stärker ausgeprägt als bei den Vertretern einer am ›subjektiven Geschlecht‹ orientierten Vorgehensweise.

Bierich war zum Zeitpunkt seiner Veröffentlichungen zum AGS bereits seit mehreren Jahren an der Universitätsklinik Hamburg-Eppendorf tätig. Sein Interesse für die Endokrinologie hatte der Rektor der Universitätsklinik Arthur Jores geweckt. Jores legte bereits 1955 in einem internistischen Handbuch in den Grundzügen Wilkins' Leitlinien zur Behandlung von intersexuellen Kindern dar (Jores 1955b: 372). Noch 1949 hatte er allerdings in einer Neuauflage seines Lehrbuchs *Klinische Endokrinologie* eindeutig am ›subjektiven Geschlecht‹ orientierte Praxisempfehlungen vertreten (Jores 1949: 346f.). Der sechs Jahre später erschienene Handbuchbeitrag dokumentierte somit einen Positionswechsel. Jores hielt in dieser Veröffentlichung zudem fest: »Besonders hervorgehoben zu werden verdient, daß das Gefühl der Geschlechtszugehörigkeit unabhängig von der jeweils vorhandenen Gonade zu sein scheint und wesentlich abhängt von der Erziehung als männlich oder weiblich.« (Jores 1955b: 370) Diese Aussage stützte er auf Ellis' Studie von 1945 – Moneys Publikationen erschienen ja wie Jores' eigener Handbuchbeitrag erst 1955.

Neben Wilkins' Handbuch zur pädiatrischen Endokrinologie von 1950 wurden auch Jores' und Praders Publikationen von Medizinern der Kieler Universität – Endokrinologen und Gynäkologen – als Referenz angeführt, die in ihren Veröffentlichungen sukzessive die Behandlungsleitlinien aus Baltimore, zunächst für das weibliche Adrenogenitale Syndrom, dann auch für die anderen Formen von Intersexualität, adaptierten (Appel/Reinwein 1955; Stange 1959:

2 Vgl. auch Bierich 1961: 364f. & 387.

794f.; vgl. dagegen noch Philipp 1953: 1530).[3] An der Freien Universität Berlin trat 1959 der Felix von Mikulicz-Radecki, Direktor der Frauenklinik von 1955 bis 1966, dafür ein, beim Pseudohermaphroditismus masculinus gemäß der Empfehlungen von Wilkins eine weibliche Geschlechtszuweisung und chirurgische Feminisierung im Kleinkindalter vorzunehmen: »Ich selbst habe erst große Bedenken gehabt, mich diesen Vorschlägen anzuschließen, glaube aber nun doch, dies tun zu sollen: Bei den kümmerlichen Testes wird nur selten ein brauchbarer Mann aus dem Pseudohermaphroditen masc.; dann ist die passive Rolle einer Frau die bessere Lösung.« (Mikulicz-Radecki 1959: 20)[4] In dieser Begründung des neuen Behandlungsvorgehens kamen dieselben stereotypen Vorstellungen von Männlichkeit und Weiblichkeit, gleichgesetzt mit aktiver resp. passiver Sexualität, zum Vorschein, die auch bisher den medizinischen Hermaphroditismus-Diskurs geprägt hatten. Gleichzeitig referierte Mikulicz-Radecki auch die psychologischen Studien an intersexuellen Menschen von Money, Joan und John Hampson, die das »größte Material überblicken« würden und gezeigt hätten, dass »das Gefühl der Geschlechtszugehörigkeit […] von der Geschlechtsrolle und -orientierung [abhängt], in welcher das betreffende Individuum als Kind aufgewachsen und erzogen worden ist.« (Mikulicz-Radecki/Hammerstein 1958: 511) Sie hätten zudem dargelegt, dass »mit 2½ Jahren das Geschlechtsgefühl bereits weitgehend fixiert sei«, weshalb eine Geschlechtsumstellung, falls unbedingt nötig, nur vor diesem Alter durchgeführt werden dürfe (ebd.).

Auch in der DDR fanden sich bereits in den 1950er Jahren MedizinerInnen, die das Baltimorer Behandlungskonzept adaptierten: Während der Direktor der Pädiatrie der Charité, Friedrich Hartmut Dost, zwar für das AGS neben der Cortisonbehandlung auch die Klitorisamputation im Kleinkindalter empfahl, jedoch für die anderen Formen der Intersexualität den Grundsatz des ›subjektiven Geschlechts‹ vertrat, übernahmen MedizinerInnen der Universität Leipzig die Baltimorer Leitlinien für alle intersexuellen Kinder (Dost 1956: I/465 & 1957: 1054; Thieme/Brüning 1959: 180f.; Thieme 1957: 430-433). Thieme, damals

3 Den Baltimorer Leitlinien entsprach auch die Vorgehensweise bei einem von dem Pädiater Werner Catel und Philipp gemeinsam betreuten zehnjährigen, als Mädchen aufgewachsenen Kind, bei dem Hermaphroditismus verus diagnostiziert wurde. Das Kind sei »durch sein paradoxes psychisches Verhalten auf[gefallen]: bald will es mit einer Puppe, bald Fußball spielen. Der mädchenhafte Gesichtsausdruck kontrastiert mit dem burschikosen Auftreten.« (Catel 1961: 71) Man entschloss sich, keine Geschlechtsumstellung zu forcieren, sondern die Genitalien dem weiblichen Geschlechtsstatus entsprechend anzupassen.

4 In einer Veröffentlichung von 1958 hatte sich Mikulicz-Radecki noch gegen Wilkins Leitlinie, die Geschlechtszuweisung beim Pseudohermaphroditismus masculinus »nach dem Zustand des äußeren Genitale, also unabhängig vom Gonaden- und chromosomalen Geschlecht« zu treffen, ausgesprochen: »Wir selbst meinen, daß man die Pubertät abwarten und das Individuum selbst entscheiden lassen sollte.« (Mikulicz-Radecki/Hammerstein 1958: 508).

Ärztin in der Kinderklinik der Universität Leipzig,[5] zeigte sich zudem im Bilde über die im Johns Hopkins Hospital durchgeführten psychologischen Studien. Sie referierte diese 1957 in einem Beitrag für die Zeitschrift *Kinderärztliche Praxis* (das Publikationsorgan der damals noch gesamtdeutschen *Deutschen Gesellschaft für Pädiatrie*), um herauszustellen, dass sich in Fällen von AGS die *gender role* (Thieme verwendete den englischen Terminus) im Allgemeinen gemäß dem zugewiesenen Geschlecht und der äußeren Genitalform entwickle (ebd.: 434). Thieme fügte hinzu, dass sich auch anhand der Erfahrungen in der eigenen Klinik, in welcher eine Psychologin die dort behandelten intersexuellen Kinder untersuchte, bestätigt habe, dass biologisch bedingte Differenzen im Verhalten »nur bei einem Teil der Kinder vorliegen und daß dem Milieu ein wesentlicher Einfluß auf die Entwicklung zuzusprechen ist.« (Ebd.).

Überblickt man die aufgeführten frühen Adaptionen des Baltimorer Behandlungs- und *gender*-Konzepts in der BRD und DDR, dann wird deutlich, dass sich einerseits mit Prader, Bierich und Thieme die jüngere Generation der PädiaterInnen, andererseits mit den beiden erstgenannten sowie mit Jores endokrinologische Spezialisten für die neuen, amerikanischen Ansätze aufgeschlossen zeigten; Gynäkologen – Mikulicz-Radecki und Stange – waren aber ebenfalls interessiert. Zudem fanden offenbar einige MedizinerInnen über die AGS-Cortisonbehandlung Zugang zu den Baltimorer Konzepten. Auf solchen Wegen wurden die Baltimorer Ansätze bereits Ende der 1950er Jahre in der medizinischen Literatur des deutschen Sprachraums bekannt gemacht. Gleichzeitig, d.h. bis Ende der 1950er Jahre, dominierten jedoch noch in deutschen medizinischen Publikationen die am ›subjektiven Geschlecht‹ orientierten Praxisempfehlungen, wobei die VertreterInnen dieser Richtlinie die Baltimorer Konzepte häufig ignorierten. So ließ z.B. das 1961 erschienene Fachbuch *Die Intersexualität* mit Ausnahme von Bierichs Beitrag kein deutliches Bekenntnis zu den neuen Behandlungsempfehlungen erkennen.[6]

Kritik an den Baltimorer Konzepten

Um 1960 und den darauf folgenden Jahren gab es allerdings auch ein paar MedizinerInnen, die mehr oder minder offen die neuen Behandlungsleitlinien sowie das Modell der frühkindlichen sozialen Prägung der Psychosexualität kritisierten. Ausgerechnet Wallis, die wie Bierich in der Hamburger Universitäts-Kinderklinik arbeitete, gehörte zu diesen KritikerInnen, auch wenn sie in den Grundzügen das Baltimorer Behandlungsvorgehen für intersexuelle Neugeborene, Säuglinge und Kleinkinder akzeptierte (Wallis 1960b; 1961 & 1967).

5 Thieme wechselte in den 1960er Jahren in die Kinderabteilung Naunhof des Kreiskrankenhauses Grimma (Sachsen).

6 Der Herausgeber Overzier vermied es auch in späteren Veröffentlichungen, auf die Baltimorer Leitlinie der frühzeitigen Genitalkorrektur einzugehen oder diese gar zu empfehlen (z.B. Overzier 1963; 1969 & 1970).

Um 1970 gab sie jedoch ihren kritischen Standpunkt auf (Bierich [Wallis] 1971; Wallis 1974; Wallis/Dittmann 1982).[7] Wallis' Auseinandersetzung mit den Baltimorer Konzepten soll im Folgenden exemplarisch vorgestellt werden, denn einerseits bündelte ihre Argumentation die Kritikpunkte, die sich verstreut auch bei anderen AutorInnen dieser Zeit finden, andererseits lassen sich daran die Diskussionsentwicklungen der späten 1950er und der 1960er Jahre aufzeigen, die schließlich dazu führten, dass die kritischen Einwände nicht mehr verfingen.

Wie auch bereits aus dem eingangs wiedergegebenen Zitat hervorgeht, war Wallis keine Verfechterin einer am ›subjektiven Geschlecht‹ orientierten Vorgehensweise, welche einen Behandlungsaufschub bis mindestens zur Pubertät verlangte:

»Wir glauben [...], daß eine solche abwartende Haltung nicht gerechtfertigt ist. Bei derartigen Fällen [...] entsteht ein schwerer subjektiver Leidenszustand in der Pubertät (Jores), wenn die Kinder und ihre Umgebung durch die Entwicklung der sekundären Geschlechtsmerkmale auf ihre Anomalie hingewiesen werden. Die sich aus dieser Lage ergebenden Konflikte, die Isolierung, in die sich diese Menschen gedrängt sehen, können vermieden werden, wenn vor Eintritt der Pubertät dafür gesorgt wird, daß die Entwicklung der sekundären Geschlechtsmerkmale mit der Geschlechtsrolle übereinstimmt, mit welcher sich der Patient identifiziert. Dieses Vorgehen wird auch von den Eltern erwartet, die ihre Kinder einer ärztlichen Behandlung überantworten. Die Gesichtspunkte, nach welchen die operative oder hormonale Behandlung der Zwitter in der einen oder anderen Richtung vorgenommen wird, können nur psychologische sein, wobei selbstverständlich die anatomischen Gegebenheiten berücksichtigt werden müssen. [...] [S]ie [sind] im Einzelfall immer wieder erneut zu erwägen und die endgültige Entscheidung muß neben der individuellen Entwicklung und Neigung des Patienten, den biologischen Gegebenheiten auch alle diejenigen Faktoren berücksichtigen, welche von außen her wirksam sind und die Entwicklung in die männliche oder weibliche Rolle begünstigen oder hemmen.« (Wallis 1960b: 630f.)

Diese Ausführung von 1960 stammt aus einem zweiteiligen Artikel für die *Zeitschrift für Kinderheilkunde*, in welchem Wallis Ergebnisse ihrer Untersuchungen zur Psychopathologie intersexueller Kinder und Jugendlicher vorstellte. Während das Zitat vor allem zeigt, dass Wallis chirurgisch-hormonelle Korrekturen im Kindesalter befürwortete, weist der letzte Satz bereits darauf hin, dass sie es, anders als es die Baltimorer Leitlinien vorsahen, durchaus vertretbar fand, in Einzelfällen auch jenseits der ersten Lebensjahre eine Geschlechtsumstellung zu erwägen. Eindeutig ging dies aus einer Veröffentlichung von 1961 für die *Monatsschrift für Kinderheilkunde* hervor: »Unsere Beobachtungen haben dazu

7 Wann genau Wallis ihre Kritik aufgab, konnte ich anhand meines Quellenkorpus nicht eruieren. Sicherlich hatte Wallis im Laufe der 1960er Jahre Gelegenheit, Mitglieder der Baltimorer Forschungsgruppe persönlich kennenzulernen und sich mit ihnen genauer auszutauschen; so hat z.B. Money selbst berichtet, mit Wallis 1966 zusammengetroffen zu sein (Money 2002: 84).

geführt, daß wir uns nicht an die Forderung gehalten haben, jenseits des 3. Lebensjahres keine Geschlechtsumwandlung mehr vorzunehmen.« (Wallis 1961: 157)[8] Wallis schilderte zwei solche Fälle: Bei den als Mädchen aufgewachsenen Kindern hatte eine psychologische Untersuchung ergeben, dass trotz ihrer Äußerung, »daß sie sich als Mädchen fühlten«, von einer »widerspruchslosen Identifizierung mit ihrer Rolle keine Rede sein konnte«. Daher sei eine Geschlechtsumstellung durchgeführt worden, wobei nunmehr der neue Geschlechtsstatus dem männlichen Gonadengeschlecht entsprach. Die Kinder seien nach der Umstellung »in ihre Rolle voll hineingewachsen«.[9] Andere Kinder mit Pseudohermaphroditismus masculinus würden sich zwar in der Tat mit dem zugewiesenen weiblichen Geschlecht gut identifizieren, zeigten aber dennoch eine »knabenhaft, eckig, ungraziöse« Motorik: Sie verfolgten z.T. »zwar mädchenhafte, aber wie Knaben-Hobbies betriebene Sonderinteressen«, ließen es an »backfischhafter Flatterhaftigkeit« fehlen und gaben stattdessen eine »sachliche Zielstrebigkeit« zu erkennen etc. Aus der Literatur seien zudem Fälle bekannt, bei denen zwar die Persönlichkeitsentwicklung zunächst gemäß dem zugewiesenen Geschlecht zu verlaufen schien, jedoch im späteren Alter »sexuelle Strebungen, die dem biologischen Geschlecht entsprachen«, durchbrachen und zu »schweren Katastrophen« führten (ebd.: 157f.).

Ihre klinischen Indizien einer biologischen Prädisposition der Psychosexualität führte Wallis nicht nur in der Frage der richtigen Behandlungsweise ins Feld, sondern auch gegen eine theoretische »Überwertung der Prägung durch die soziale Rolle und Erziehung«:

»Offenbar ist der formende Druck sozialer Bindungen nicht so stark, daß er derartige, an die vitale Grundstruktur gebundene Eigenschaften einer Persönlichkeit völlig umzuprägen imstande wäre. Damit wird auch verständlich, daß sich in einigen Fällen im späteren Alter doch die biologisch fundierten sexuellen Antriebe entgegen der dem anerzogenen Geschlecht entsprechenden Libido fast überfallartig durchsetzen können […].« (Wallis 1960b: 656)

Zudem kritisierte sie die Baltimorer PsychologInnen dafür, dass sie das Prägungskonzept von Konrad Lorenz verwendeten, da dieses sich auf die Prägung des Objekts von Instinkthandlungen bei Vögeln beziehe und nicht auf Säuger, insbesondere nicht auf den Menschen, übertragbar sei:

8 Die Veröffentlichung basierte auf einem Vortrag, der auf der LIX. ordentlichen Versammlung der *Deutschen Gesellschaft für Kinderheilkunde* Ende September 1960 in Kassel gehalten worden war. Im Anschluss an den Vortrag wurde unter der Überschrift *Aussprache* ein Redebeitrag von Overzier abgedruckt, der Zustimmung zu Wallis' klinischem Standpunkt signalisierte (siehe den Diskussionsbeitrag von Overzier in: Wallis 1961: 157f.).

9 1967 berichtete Wallis erneut über die beiden Fälle sowie einen dritten, ähnlichen Fall. Als Resultat der (erneuten) Nachuntersuchung hielt sie fest, dass sich die Betroffenen »sozial gut eingeordnet« hätten (Wallis 1967: 109).

»Infolge einer fast völligen Instinktreduktion zeichnet sich das menschliche Sexualverhalten durch eine fast universale Variabilität und Formbarkeit (*Plastizität*, Gehlen) aus, was eine völlig andere Betrachtungsweise der menschlichen Geschlechtlichkeit erfordert. Es handelt sich bei ihr nicht mehr um ein instinktgesichertes Antriebsverhalten, sondern geht auf zunächst weitgehend unspezialisierte Grundbedürfnisse zurück, die nicht primär auf den biologischen Zweck der Fortpflanzung gerichtet sind (Schelsky). Daraus resultiert eine starke Abhängigkeit des menschlichen Sexualverhaltens von sozialen Normen, die letztlich bestimmend dafür werden, was innerhalb einer bestimmten Sozietät als ›normales‹ geschlechtsspezifisches Verhalten zu gelten hat. [...] Den Begriff der *Prägung* in dem engen Sinne, wie ihn die vergleichende Verhaltensforschung benutzt und Money übernommen hat, müssen wir für unsere Betrachtungen also fallen lassen. Die *Prägsamkeit* des menschlichen Sexualverhaltens durch soziale Bindungen, Forderungen und Normen meint etwas ganz anderes, wird aber für die Beurteilung unserer Fälle weitgehend bestimmend.« (Ebd.: 655)

Wallis wendete also gegen das Prägungskonzept von Money ein, dass er die Formbarkeit der Geschlechtsrolle auf die ersten beiden Lebensjahre beschränkte und den fortwährenden Konformitätsdruck sozialer Normen nicht berücksichtigte. Abgesehen von der theoretischen Kritik, liefen diesem Prägungskonzept auch ihre eigenen klinischen Erfahrungen mit Geschlechtsumstellungen jenseits des Kleinkindalters zuwider. Andererseits gestand sie der sozialen Formung nicht solchen Einfluss auf die psychosexuelle Entwicklung zu, wie Money dies tat, da sie weiter davon ausging, dass die biologische Prädisposition nie völlig umgeprägt werden könne. Dass bei Intersexuellen der Einfluss der Erziehung doch des Öfteren imstande sei, die biologischen Anlagen weitgehend zu überschreiben, sollte nach Wallis zumindest für die AGS-Patient_innen eine Begründung in ihrer psychosexuellen Indifferenz finden: Sie habe sich selbst anhand psychologischer Untersuchungen von sechs Mädchen mit dem Adrenogenitalen Syndrom davon überzeugen können, dass bei diesen der »Eindruck der Infantilität«, emotionalen »Undifferenziertheit«, »Angepasstheit« und »Passivität« imponiere. Darauf basiere »das verhältnismäßig komplikationslose Hineinwachsen in die anerzogene Geschlechtsrolle und das nach unseren Beobachtungen erstaunlich geringe kritische Empfinden für die Wirkung ihrer äußeren Erscheinung.« (Wallis 1960a: 448)

Wallis distanzierte sich somit deutlich von Moneys Theorie der Irreversibilität der frühkindlich erlernten Geschlechtsrolle und folglich auch von der Annahme einer sensiblen Prägungsphase in den ersten beiden Lebensjahren. Wallis trug die Kritik zwar vorsichtig vor, aber für alle mit der Diskussion Vertrauten musste sie massiv erscheinen, weil sie dem theoretischen Herzstück der Baltimorer Empfehlungen, der frühkindlichen sozialen Formung und Fixierung der *gender role*, den Boden entzog. Zudem stützte sich ihre Kritik auf (soweit dies nach den wenigen Jahren der Beobachtung ersichtlich war) gute klinische Erfahrungen mit Geschlechtsumstellungen auch jenseits der Altersgrenze des dritten Lebensjahrs – eine Praxis, die das Postulat der sensiblen Prägungsphase der ersten beiden Lebensjahre konkret unterlief. Mit demselben klinischen Argument wendete sich im Übrigen auch Wallis' Kollege Widukind Lenz in einer Publikation, die ein Jahr nach seinem Weggang aus Hamburg erschien, gegen die Baltimorer Theorie, die er als »Dogma, nach dem die subjektive Geschlechtsrolle in den ersten Lebensjahren festgelegt wird und auf keinen Fall später umgestoßen werden darf«, bezeichnete (Lenz/Pfeiffer 1966: 1730).

Wallis stand mit ihrer Kritik nicht alleine da. Auch andere Mediziner brachten in der Fachliteratur ihre Skepsis gegenüber den Baltimorer Konzepten zum Ausdruck: Die Überzeugung, dass eine (wenn auch bislang nicht aufgeklärte) biologische Prädisposition der Psychosexualität existiere, die von der Erziehung und Gewohnheit nur unvollständig überdeckt werden könne, führten z.B. auch der Kieler Gerichtsmediziner Adolf Illchmann-Christ (1914-1960) sowie der an der Universität Heidelberg tätige Spezialist für Psychosomatik, Walter Bräutigam, gegen das Baltimorer Modell der psychosexuellen Entwicklung ins Feld.[10] Beide argumentierten zudem mit der psychosexuellen Indifferenz von Hermaphroditen gegen die Verallgemeinerbarkeit der These der frühkindlichen sozialen Prägung (Illchmann-Christ 1959: 56 & 63; Bräutigam 1964: 176ff. & 181).[11] In der Auseinandersetzung mit der Baltimorer Theorie der psychosexuellen Entwicklung nahmen dabei systematische Auswertungen klinischer Erfahrungen mit Hermaphroditen einen immer wichtigeren Stellenwert ein: Verschiedene MedizinerInnen führten – mit oder ohne theoretische Schlussfolgerungen – eigene Fälle und solche aus der medizinischen Literatur an, um entgegen den Baltimorer Behandlungserfahrungen zu belegen, dass Geschlechtsumstellungen

10 Illchmann-Christ war ab 1941 Mitarbeiter und ab 1955 außerordentlicher Professor am Institut für gerichtliche und soziale Medizin der Universität Kiel.

11 Zudem führte Bräutigam gegenüber der Erziehungsthese, aber auch der einseitigen Annahme einer biologischen Determination, an, dass die individuelle Persönlichkeit in der Genese der Psychosexualität eine wichtige Rolle spiele: »Die jeweilige individuelle Aktivität, die innere Einstellung, die Neigungen, all das, was als Charaktereigenschaft normalerweise schon weit gestreut ist, wirkt sich hier aus.« (Bräutigam 1964: 180) Die individuelle Persönlichkeitsentwicklung würde im Normalfall die Geschlechtsrollenadaption begünstigen, in anderen Fällen könne sie diese jedoch auch stören. Ein Heidelberger Kollege Bräutigams, der Psychiater Alfred Kraus (geb. 1934), buchstabierte einige Jahre später diese Sichtweise anthropologisch-phänomenologisch aus: Er fasste die Genese der Psychosexualität als eine »individuelle Leistung einer Vermittlung von gesellschaftlich ausgelegter Geschlechtsrolle und Geschlechtsleib« zwischen »Geworfenheit und Freiheit« auf (Kraus 1972: 79 & 87). Diese Überlegungen formulierte er anhand der Besprechung eines von ihm psychiatrisch betreuten Falls eines Hermaphroditen, der über dem »Zwang zu einer Entscheidung«, welche Geschlechtsrolle er leben wollte, in eine Psychose geraten sei und schließlich Suizid beging. Die anthropologisch-phänomenologische Argumentation von Bräutigam und Kraus, die an die frühere Diskussion um den endothymen Grund gemahnte, fand jedoch keine nennenswerte Resonanz in der medizinischen Hermaphroditismus-Literatur der späten 1960er und 1970er Jahre, weshalb ich darauf nicht weiter eingehen werde.

auch jenseits des dritten Lebensjahres im Einzelfall durchaus vertretbar seien (ebd.: 177ff.; Pelz et al. 1968: 2774; Dieterich/Nitschke 1972).

Auf welchen Wegen konnten sich die Baltimorer Konzepte angesichts der ignoranten bis kritischen Haltung in der deutschen medizinischen Fachöffentlichkeit schließlich doch breitflächig durchsetzen? Setzt man die Kritik zu den Diskursentwicklungen der späten 1950er und der 1960er Jahre in Bezug, so lässt sich zeigen, wie ihre Ansatzpunkte nach und nach an wissenschaftlichem und klinischen Rückhalt und an Relevanz verloren. Diese Diskursentwicklungen werde ich im Folgenden nicht in ganzer Breite beschreiben. Stattdessen konzentriere ich mich darauf, aus genealogischer Perspektive Transformationslinien herauszuarbeiten, entlang derer sich die letzten Akzeptanzschwierigkeiten gegenüber den Baltimorer Konzepten auflösten.

5.2 »Die Psychosexualität der meisten Intersexe ist schwach und wenig differenziert«: Vom Exempel eines endokrinen Psychosyndroms zum sexualwissenschaftlichen Studienobjekt

Eine erste Transformationslinie nahm ihren Ausgang von der Behauptung der psychosexuellen Indifferenz von Hermaphroditen. Diese Behauptung affirmierten MedizinerInnen des deutschen Sprachraums noch bis Anfang der 1970er Jahre (z.B. Kühnel 1963: 726; Thieme 1965: 323; Glatzl 1970: 416). Häufig wurde als Gewährsmann dafür der Züricher Psychiatrie-Ordinarius Manfred Bleuler mit seinem 1954 erschienenen Buch *Endokrinologische Psychiatrie* genannt (z.B. König 1966: 1076). Bleuler war allerdings nicht der erste, der die These in den Raum gestellt hatte. So hatte z.B. bereits Franz Ludwig von Neugebauer 1908 in seiner bekannten Monographie zum Hermaphroditismus geschrieben: »In sehr vielen Fällen ist das psychosexuelle Empfinden verwischt, überhaupt nicht ausgesprochen, oder aber es unterliegt einem einmaligen oder häufigen Wechsel; viele Scheinzwitter sind sexuell absolut indifferent, gleichgültig gegen beide Geschlechter, apathisch, andere aber im höchsten Grade libidinös, und viele gingen an den Folgen sexueller Ausschreitungen zugrunde.« (Neugebauer 1908: 64) Laut Neugebauer war die Psychosexualität von Hermaphroditen also keinesfalls als normal zu bezeichnen, sondern schwankte zwischen den Extremen einer changierenden und sehr starken Sexualität oder aber einer sexuellen Indifferenz, wobei letzteres Phänomen häufiger vorkommen sollte. Nachfolgende Autoren interessierten sich jedoch nicht für Neugebauers zweiseitige Charakterisierung, sondern griffen einfach nur die eine Seite seiner Aussage auf: »Viele« Hermaphroditen seien »indifferent«, hieß es nun verkürzt. Daher sei es verständlich, dass sich ihre Psychosexualität »wohl auch den Einflüssen der Erziehung [...] leichter fügt als bei geschlechtsgesunden Wesen [...].« (Naujoks 1934: 142)

Bleuler sowie sein damaliger Mitarbeiter Walter Züblin (1919-1990) griffen diese Aussage auf, betteten sie aber in neuer Weise in den psychiatrischen Diskurs ein: Die (angebliche) Indifferenz von Hermaphroditen diente Bleuler nämlich als ein Beispiel für das »endokrine Psychosyndrom«. Diese psychopathologische Kategorie hatte er 1948 als eine zusammenfassende Bezeichnung für verschiedene psychische Symptomkomplexe eingeführt, die typischerweise als Begleiterscheinungen langdauernder hormoneller Störungen auftreten würden. Charakteristisch für diese seien »Veränderungen einzelner Triebe, der gesamten Antriebshaftigkeit und der Stimmungen«, die nicht als »eigentliche Geisteskrankheiten beeindrucken, sondern als Persönlichkeitsveränderungen im Sinne des Sonderlingshaften.« (Bleuler 1954: 43f.). Die Charakterisierung des endokrinen Psychosyndroms wurde als ein zentraler Beitrag zu dem in den 1950er Jahren konzipierten Forschungsfeld der Psychoendokrinologie wahrgenommen (von Bleuler als »endokrinologische Psychiatrie« bezeichnet). Während in den vorangegangenen Jahrzehnten nach eindeutigen Kausalbeziehungen zwischen Psyche und Hormonen geforscht worden war, waren in der Nachkriegszeit Bleuler und mit ihm eine Reihe anderer europäischer Psychiater bestrebt, neuere Erkenntnisse der Endokrinologie zu den verschiedenen hormonellen Regulationskreisen konsequent umzusetzen: Sie forderten, dass die Forschung komplexeren Bedingungsgefügen, Feedbackkreisläufen, geringfügigen Anomalien des Hormonhaushalts und einzelnen psychischen Symptomen (statt psychopathologischen Krankheitseinheiten) Rechnung tragen müsse (Reiss 1955). Mit Mitteln der *Rockefeller Foundation* und anderer Stiftungen betrieb und organisierte Bleuler in diesem Geiste eine große Anzahl psychoendokrinologischer Studien. In der 1954 erschienenen Monographie *Endokrinologische Psychiatrie* stellte Bleuler die neuesten Forschungsergebnisse zusammen, sichtete ältere Theorien und Studien kritisch und beschrieb auch die verschiedenen Formen des endokrinen Psychosyndroms. In dem Abschnitt, der sich mit der Sexualhormonkonstellation beschäftigte, ging Bleuler auch auf den Hermaphroditismus ein. Er stellte zunächst einmal allgemein fest, dass »endokrine Störungen der allerverschiedensten Art zu einem Mangel an Differenziertheit und an Zielgerichtetheit der Triebhaftigkeit und Emotionalität« führen würden (ebd.: 185). Entsprechend sei es nicht weiter verwunderlich, dass der Geschlechtstrieb und damit auch das Geschlechtsempfinden intersexueller Menschen häufig »wenig differenziert« sei:

»[Ihr] Geschlechtstrieb ließ sich viel besser demjenigen von hochgradig Infantilen vergleichen als demjenigen eines reifen Mannes oder einer reifen Frau. Wohl nahmen diese Pseudohermaphroditen auf die Frage, ob sie Knabe oder Mädchen sein wollten, im Sinne ihres gewohnten Geschlechtes Stellung – aber vor allem, weil ihnen ein Geschlechtswandel etwas Unbegreifliches und Bedrohliches erschien und sie am Gewohnten festhielten und nicht nachweisbar zufolge einer tieferen geschlechtsgerichteten sexuellen Triebhaftigkeit. – Solche Beobachtungen drängen den Verdacht auf, daß die Fragestellung ›männliches oder weibliches Geschlechtsempfinden?‹ das Wesentliche gar nicht erfassen kann […].« (Ebd.: 184)

Bleuler untermauerte diese Charakterisierung mit klinischen Beobachtungen, die er und Züblin im Kontext der Behandlung intersexueller Menschen in der Kinderklinik der Universität Zürich sammeln konnten.

Das Bild der psychosexuellen Indifferenz schien insbesondere eine von Züblin zu Beginn der 1950er Jahre durchgeführte psychiatrische Studie an zwölf Patient_Innen mit AGS zu bestätigen, die von Prader seit kurzem nach den Empfehlungen von Wilkins mit Cortison behandelt wurden. Als Ergebnis seiner Studie stellte Züblin 1953 fest: »Die Mehrzahl der Fälle zeigte eine Infantilität. Auch die psychische Sexualität […] blieb […] schwach und unreif.« (Züblin 1953: 132) Züblin machte nur knappe Angaben dazu, worauf er sein Urteil der sexuellen »Unreife« gründete: Bis auf einen erwachsenen Patienten habe keiner der Untersuchten die Erfahrung »sexueller Beziehungen zu andern« Menschen gemacht, und nur zwei Mädchen der Gruppe der Jugendlichen (es waren maximal fünf Personen diesen Alters) hätten zugegeben, überhaupt »ein Interesse an Knaben zu haben.« (Ebd.: 126) Züblin zog offenbar nur heterosexuelle Kontakte als reife Sexualität in Betracht. Schaut man sich die Studie genauer an, dann fällt zudem auf, dass mindestens fünf der zwölf Untersuchten noch nicht zehn Jahre alt waren (zwei der Kinder hatten noch nicht einmal das Alter von fünf Jahren erreicht), was Züblin in seinem Resümee im Hinblick auf die Charakterisierung infantil und »unreif« jedoch nicht berücksichtigte. »Infantilität« bedeutete offenbar für ihn, dass eine altersgemäße Norm nicht erreicht worden war; dabei wurde die Studie ohne Kontrollgruppe durchgeführt. Genaue Angaben zu den Kriterien, welche Verhaltensmuster und Eigenschaften als altersgemäß und welche als infantil einzustufen seien, blieb Züblin schuldig – er begnügte sich stattdessen mit kursorischen Beispielen. Bewusst verzichtete er in seiner Untersuchung – bis auf den Rohrschachtest – auf psychologische Testmethoden: »Auf die Verwendung einer Testbatterie verzichteten wir absichtlich, weil wir nicht glauben, daß dadurch Wesentliches erfaßt würde.« (Ebd.: 123) Die LeserInnen der Studie mussten also ganz auf Züblins professionelle Urteilskraft vertrauen, wenn sie seinen Befund der psychosexuellen Indifferenz akzeptieren wollten – und das zu tun, war im Hermaphroditismus-Diskurs der 1950er Jahre nichts Ungewöhnliches, zumal im Hintergrund Bleuler für die Zuverlässigkeit der Beurteilungen bürgte.[12]

Während der Befund für Züblin somit ohne eingehende Diskussion feststand, ließ er sich ausführlicher über mögliche Erklärungen desselben aus: Zunächst einmal stellte er fest, dass die Ansichten über die Frage, ob die psychosexuelle

12 Viele MedizinerInnen bezogen sich auf Züblins Untersuchung, ohne die Ergebnisse zu hinterfragen (z.B. Lange-Cosack 1958; Walter/Bräutigam 1958; Bierich 1958; Mikulicz-Radecki/Hammerstein 1958: 511; Wallis 1960a; Stutte/Leuner 1961).

Indifferenz wie auch weitere psychische Besonderheiten beim Adrenogenitalen Syndrom »rein psychoreaktiv«, d.h. als Reaktion auf die körperliche Verunstaltung, entstünden, oder aber durch die hormonale Störung direkt verursacht seien, weit auseinander gingen (Züblin 1953: 122f.). Über erstere These könne ggf. ein Vergleich mit »irgendwie verunstalteten Kindern mit normalen hormonalen Verhältnissen« Aufschluss geben (ebd.: 131). Doch hielt er offenbar einen solchen Vergleich angesichts der eigenen Studienergebnisse für unnötig: »Dafür, daß bei unsern Patienten aber die Hormonstörung direkt und nicht bloß über die körperliche Verunstaltung und die Reaktion der Umgebung auf diese die Psyche mitgeformt hat und weiter mitformt, spricht [...] die Tatsache, daß sich alle Patienten innerhalb eines recht engen Rahmens gleich entwickelten, und zwar sowohl die schwer entstellten Mädchen wie auch die relativ wenig auffallenden männlichen Patienten.« (Ebd.) Diese Ausführung enthüllt, dass eine etwa nach dem Alter differenzierte Betrachtung der Untersuchten nicht in Züblins Argumentationsschema passte, das vielmehr darauf abzielte, die Homogenität ihrer psychischen Entwicklung hervorzuheben.

Die Behauptung der hormonbedingten psychosexuellen Indifferenz im Rahmen einer charakterlichen Infantilität diente wiederum Züblin wie auch Bleuler dazu, die als amerikanisch titulierte These der Abhängigkeit der psychosexuellen Entwicklung vom Milieu bzw. der Erziehung auszuhebeln. Dabei hatten sie insbesondere Ellis' 1945 erschienene Auswertung von Fallberichten über Hermaphroditen im Visier. Zwar sei es richtig darauf hinzuweisen, so Bleuler, dass es keine konstanten »Beziehungen zwischen Keimdrüsen und Richtung des Geschlechtsempfindens« gebe, die vielmehr hochgradig variabel seien (Bleuler 1954: 182). Aber »die Bedeutung des Milieus« sei unzulässig generalisiert worden:

> »In der Tat ist bereits die Behauptung, die Erfahrungen an Hermaphroditen bewiesen den entscheidenden Einfluß der sozialen Beziehungen für die geschlechtliche Triebrichtung, in unverantwortlicher und überschematisierter Form in der halbwissenschaftlichen und populären psychologischen Literatur verbreitet. Es ist der endokrinologischen Psychiatrie zur Pflicht geworden, in den Beobachtungen über den Einfluß der Erziehung auf die Hermaphroditen Skepsis und Vorsicht zur Geltung zu bringen.« (Ebd.: 184)

So würden einige Fallberichte über Hermaphroditen vorliegen, bei denen »das Geschlechtsempfinden der Erziehung und der Erwartung der Umgebung widersprach.« (Ebd.: 182) Tatsächlich »systematische und nach einheitlichen Gesichtspunkten durchgeführte psychiatrische Untersuchungen an großen Reihen von Hermaphroditen« würden allerdings bislang nicht existieren (ebd.). Zukünftige Studien müssten in Rechnung stellen, dass die besonderen endokrinen Verhältnisse beim Hermaphroditismus einer Verallgemeinerung der Untersuchungsergebnisse entgegenstünden:

»Aus dem, was die Umwelt aus einem endokrin geschädigten Menschen macht, ergibt sich noch nichts Bestimmtes über ihren Einfluß auf den Gesunden. Auch zufolge des Erlebens seiner Abnormität ist der Hermaphrodit ein anderer Mensch als der Normale: Das Erleben seiner körperlichen Andersartigkeit, die allen sozialen Voraussetzungen ins Gesicht schlägt, ist etwas Gewaltiges. Es muß die Empfänglichkeit des Kranken für Umwelteinflüsse verändern. Man darf deshalb auch aus seiner Reaktion auf die Umwelt nicht auf die Umweltempfindlichkeit eines Gesunden schließen.« (Ebd.: 185)

Um die Unvergleichbarkeit von Hermaphroditen und Gesunden zu unterstreichen, behaupteten Bleuler und Züblin, dass Hermaphroditen und insbesondere Menschen mit AGS eine verstärkte soziale Anpassungs- und Unterordnungsbereitschaft zeigten. Diese beruhe auf ihrem teils hormonell, zum kleineren Teil auch psychoreaktiv bedingten infantilen Charakter: »Es sind scheue, zurückgezogene, in Gesellschaft gehemmte, beherrschte Menschen, die im engen Kreis leben, dort sozial angepaßt, gutmütig und fleißig sind, die häufig infantile Züge tragen und deren Hauptsorge die Anpassung an den unauffälligen Durchschnitt ist.« (Züblin 1953: 130f. [im Original ganzer Satz kursiv]). Nur aufgrund dieser speziellen Anpassungsbereitschaft habe bei Hermaphroditen das »Milieu« einen »Anteil an der Richtungsbestimmung« der Psychosexualität, gleichzeitig könne jedoch die Erziehung bloß ein »Hängen am Gewohnten bei undifferenzierter Sexualität« bewirken, nicht aber eine »reife Geschlechtsrichtung« induzieren (Bleuler 1954: 182ff. & 260). In dieser Weise lief die Argumentationsstrategie der Unvergleichbarkeit darauf hinaus, Hermaphroditen als Abnormität aus der Variationsbreite des Normalen auszuschließen: Der Hermaphrodit galt Bleuler als ein »außerordentliches Wesen«, als »ein psychisch und oft auch endokrin abnormer Mensch […], der sich eine abnorme Umgebung schafft und von derselben in abnormer Art beeinflußt wird.« (Ebd.: 185f.).

Auf Basis dieses Urteils empfahl Bleuler den behandelnden ÄrztInnen therapeutische Zurückhaltung:

»Nur von der Mentalität des normal entwickelten Menschen aus gesehen wird die Behebung eines äußeren Kennzeichens […] einer Zwiegeschlechtlichkeit glückhaft empfunden. In Worten wird das zwar auch […] der Zwiegeschlechtliche angeben, wenn man nicht in einem ganz engen Vertrauensverhältnis zu ihm steht. Subjektiv aber kann in ihm neben der Tendenz nach Normalisierung auch eine andere Einstellung vorherrschen: der Wunsch, ein Mensch zu sein, wie er eben ist und nicht wie andere sind. […] Der Pseudohermaphrodit ist innerlich durchaus nicht immer so eingestellt, daß er entweder Mann oder Frau sein möchte. Wenn er dies auch nicht zugibt, ist es manchmal doch so, daß das Dasein als Zweigeschlechterwesen für ihn sein adäquates Dasein ist und daß es ihn erschüttert, wenn ihm plötzlich künstlich ein Kennzeichen des einen oder andern Geschlechtes angehängt wird, mit dem er nichts anfangen kann.« (Ebd.: 109)[13]

---

13 Auch an anderer Stelle hieß es: »Man muß dem Hermaphroditen zu dem Geschlecht verhelfen, das seiner inneren Welt entspricht«, ohne jedoch »spekulativ« vorauszu-

Bleuler ermahnte seine KollegInnen, »daß sich der Therapeut hüten muß, seine eigene Freude an der Schaustellung der körperlichen Wirkung seines therapeutischen Rüstzeuges mit derjenigen seiner Patienten zu verwechseln!« (Ebd.: 108) Immerhin empfahl er die von Wilkins eingeführte AGS-Cortisonbehandlung »zur Verminderung des abstoßenden und auffälligen Aussehens, verbunden mit einer väterlich oder mütterlich führenden Psychotherapie.« (Ebd.: 176) Doch von stärker eingreifenden Korrekturmaßnahmen riet Bleuler ab. Insbesondere seien »chirurgische Eingriffe zur Herstellung einer Potentia coeundi [Beischlaffähigkeit] als Mann oder Frau« nicht angezeigt, denn »die Übernahme reifer Verantwortung in der Ehe liegt ihnen nicht.« (Ebd.) Bleulers Kritik an Genitalplastiken und Sexualhormonbehandlung beim Hermaphroditismus basierte nicht etwa auf einem grundsätzlichen Misstrauen in diese Techniken oder auf einer positiven Vorstellung eines dritten Geschlechts, sondern im Gegenteil auf einer extremen Entwertung der Betroffenen als menschlich unterentwickelt und absolut abnorm, als sexuell nicht ernst zu nehmen und eheuntauglich. Letztlich war für ihn der Hermaphrodit kein sozial intelligibles Wesen.

Bleulers und Züblins Argumentation, die von der Behauptung der psychosexuellen Indifferenz ausging, wurde, wie nun schon verschiedentlich deutlich geworden, von einigen MedizinerInnen aufgegriffen. Besonders Prader sorgte mit seiner 1957 publizierten Habilitationsschrift für die Weiterverbreitung der Auffassungen Bleulers, die er der von Ellis sowie 1955 nun auch von Money, Joan und John Hampson vertretenen These der Umweltabhängigkeit der Psychosexualität entgegensetzte. Er schrieb:

> »Diese Auffassung mag für manche Patienten zutreffen, doch gibt es sicher auch Ausnahmen. Gefährlich wäre die Verallgemeinerung, daß auch beim Gesunden die Psychosexualität nur von exogenen Faktoren, also nur von der Erziehung und von der Umgebung, bestimmt sei. Von größter Bedeutung sind die Beobachtungen, daß die Psychosexualität der meisten Intersexe nicht einfach als männlich oder weiblich bezeichnet werden kann, sondern daß sie häufig [...] überhaupt schwach und wenig differenziert ist. [...] Diese Erkenntnis erklärt, warum derartige Patienten sich so oft in das Geschlecht, in das sie von der Umgebung hineingestellt wurden, und an das sie selbst glauben, auch dann recht gut einpassen, wenn es dem genetischen und gonadalen Geschlecht widerspricht.« (Prader 1957: 666)

Bleulers Argumentationslinie stand in Opposition zu den Baltimorer Konzepten, von denen er durch Wilkins' Publikationen Kenntnis hatte. Sehr wahrscheinlich hatte er durch Prader auch von den am Johns Hopkins Hospital laufenden psychologischen Untersuchungen erfahren, bevor diese 1955 erstmals veröffentlicht

setzen, »*daß der Hermaphrodit Männlichkeit oder Weiblichkeit wünscht und auf das eine oder andere gerichtet ist.* [...] Er kann seine eigene Existenz haben.« (Bleuler 1954: 186) Züblin erlaubte sich hingegen in seiner Publikation von 1953 zur Frage der Therapie keine eigene Meinung.

wurden. Im Gegensatz zur Forschungsgruppe um Money, die psychische Anomalien von Hermaphroditen vornehmlich als Reaktion auf ein uneindeutiges Körperbild – vermittelt durch Eltern, die bezüglich der Geschlechtszugehörigkeit ihres Kindes Zweifel hegten – deutete, sah Bleuler diese als primär hormonell bedingt an. In Zürich ebenso wie in Baltimore wurden Intersexuelle für die jeweiligen Forschungsinteressen instrumentalisiert: Bleuler nahm Hermaphroditen als klinisch interessante Exempel des endokrinen Psychosyndroms im Rahmen seiner Bemühungen um die Etablierung der endokrinologischen Psychiatrie bzw. Psychoendokrinologie in Beschlag. Hingegen reklamierte die Baltimorer Forschungsgruppe Intersexuelle als Studienobjekt für ihre Grundlagenforschung zur psychosexuellen Entwicklung, die sie, nach einer gewissen Kurskorrektur in den 1960er Jahren, ebenfalls als psychoendokrinologisches Forschungsgebiet profilierten. Für Bleuler mussten Intersexuelle daher außerordentliche Fälle bleiben, während sie Money als psychisch unauffällige Individuen innerhalb der Streubreite des Normalen betrachtete, sofern ihre Körper in früher Kindheit normalisiert worden waren.

Diese Oppositionsstellung blieb der Fachöffentlichkeit nicht verborgen, wie z.B. das Protokoll einer Diskussion belegt, die während des 1957 abgehaltenen V. Symposiums der *Deutschen Gesellschaft für Endokrinologie* im Anschluss an einen Vortrag der Westberliner Psychiaterin Herta Lange-Cosack (1907-2005) stattfand. Das Symposium war dem Hauptthema »Hormone und Psyche« gewidmet und Manfred Bleuler hielt – gleich nach dem Einleitungsvortrag von Jores – ein Referat über das endokrine Psychosyndrom. Das Protokoll der Diskussion zum Vortrag von Lange-Cosack führt als aktive TeilnehmerInnen u.a. Wallis, Bierich und Jores auf. Bierich stellte an die Vortragende die Frage,

> »welche Faktoren es nach ihrer Ansicht letztlich sind, die die psychischen Veränderungen beim AGS bewirken. In der Literatur stehen sich im wesentlichen zwei Meinungen gegenüber, einerseits die von amerikanischen Autoren vertretene Ansicht, daß die Störungen reaktiv bedingt seien (Ellis; Hampson und Money, u.a.); andererseits die Ansicht der Bleulerschen Schule (Züblin), daß sie unmittelbare Folgen der hormonalen Stoffwechselstörungen seien. Nach den eigenen Erfahrungen an einem großen Krankengut glauben wir, daß hier keine Alternativen aufgestellt werden sollten; pathogenetisch greifen vielmehr hormonale und reaktive Wirkungen ineinander.« (Deutsche Gesellschaft für Endokrinologie 1957: 35)

Wie Bierich und Lange-Cosack bemühten sich im Übrigen auch andere MedizinerInnen um eine Synthese (Stutte/Leuner 1961: 109f.; König 1966: 1076).[14]

---

14 Thieme führte z.B. die Auffassungen Bleulers und des Baltimorer Teams in dem simplen Satz zusammen: »Bleuler sowie Hampson und Money [haben] festgestellt, daß Hermaphroditen sich gut in die Rolle des Geschlechtes einleben, in dem sie erzogen worden sind, weil ihre Sexualität infantil und wenig differenziert bleibt.« (Thieme/Brüning 1959: 181).

Bierich erlaubte diese Synthese, die Baltimorer Konzepte sowohl auf praktischer als auch auf theoretischer Ebene zu adaptieren. So affirmierte er zwar in Bezug auf das AGS das Konstrukt der psychosexuellen Indifferenz (Bierich 1961: 364). Doch indem er diese teils als »Reaktion« auf das uneindeutige körperliche Erscheinungsbild, teils als Resultat einer zerebralen Stoffwechselstörung aufgrund des Cortisolmangels erklärte, konnte eine chirurgisch-hormonelle Behandlung, die zur Vereindeutigung des Erscheinungsbilds beitrug und zugleich den Cortisonmangel und seine psychischen Begleiterscheinungen ausglich, geeignet erscheinen, um die Indifferenz aufzuheben, zumal ja von einer erhöhten sozialen Anpassungsbereitschaft der betroffenen Menschen ausgegangen wurde. Es ist daher nahe liegend, dass Bierich in dem Konstrukt der psychosexuellen Indifferenz eine Rechtfertigung fand, das Baltimorer Behandlungskonzept anzuwenden und Erfahrungen damit zu sammeln. In ähnlicher Weise dürfte sich auch Prader seine Begründung zurechtgelegt haben, warum er Bleulers Rat zu therapeutischer Zurückhaltung nicht Folge leistete, obwohl er gleichzeitig mit dessen Argumenten die Allgemeingültigkeit der These der Umweltabhängigkeit der Psychosexualität ablehnte: Das Konstrukt der Indifferenz erlaubte Prader die Erprobung des Baltimorer Behandlungsvorgehens bei Beibehaltung der Opposition auf theoretischer Ebene (so auch noch Prader 1971: 758).

Bierich näherte sich hingegen recht früh im Zuge seiner Erfahrungen mit dem neuen Behandlungsmodell an die Baltimorer Theorie der sozialen Prägung der Psychosexualität an, wie ich weiter oben bereits ausgeführt habe. Zusammen mit Wallis gelangte er offenbar im Laufe der Jahre immer mehr zu der Überzeugung, dass die These der Umweltabhängigkeit der psychosexuellen Entwicklung in der Tat generalisierbar sei, wie deutlich aus dem Kapitel *Intersexualität* hervorgeht, das 1971 als Teil eines bekannten pädiatrischen Handbuchs erschien. Als Hauptautor des Kapitels firmierte Bierich, doch Wallis hatte dafür den Abschnitt *Psychopathologie* verfasst. Darin hieß es unter Bezugnahme auf die Studien von Money, Joan und John Hampson: »[H]eute wissen [wir], daß die psychosexuelle Ausrichtung des Individuums weniger von der Konstitution seiner Geschlechtschromosomen und seinem gonadalen Geschlecht als von seiner anerzogenen bzw. ›erlernten‹ Geschlechtsrolle abhängt, ferner, daß der Geschlechtstrieb bei vielen Intersexen nur schwach ausgeprägt ist.« (Bierich [Wallis] 1971: 506) Dass mit dem ersten Teil des Zitats in der Tat eine allgemeingültige Aussage intendiert war, macht zum einen der Nachsatz zur psychosexuellen Indifferenz deutlich, der explizit auf Intersexuelle eingeschränkt wurde. Zum anderen wurde die Aussage an anderer Stelle des Kapitels in ganz ähnlicher Weise wiederholt (ebd.: 503). Ein starker Grund dafür, dass Bierich und die anfänglich kritische Wallis von der Baltimorer Theorie überzeugt wurden, war durch die scheinbar so erfolgreiche Anwendung des neuen Behandlungsvorgehens im Johns Hopkins Hospital ebenso wie in der Hamburger Kinderklinik gegeben: Die therapeutischen Erfolge der körperlichen und psychischen »Normalisierung«[15] konnten nämlich ihrerseits dafür herangezogen werden, Bleulers Argument gegen die Verallgemeinerbarkeit der Ergebnisse der Baltimorer Intersexualitätsforschung zu begegnen, denn je frühzeitiger und besser die Behandlung erfolgt war, desto ähnlicher waren sich intersexuelle und gesunde Menschen in körperlicher und psychischer Hinsicht von den ersten Lebensjahren an. Bleulers Argument der Unvergleichbarkeit erledigte sich in dem Maße, da die speziellen endokrinen, phänotypischen und psychischen Verhältnisse des Hermaphroditismus bereits im Kleinkindalter normalisiert wurden. Die Überzeugungskraft, die aus dem (scheinbaren) Erfolg des neuen Behandlungsvorgehens für die Theorie der sozialen Prägung der psychosexuellen Entwicklung erwuchs, wird im weiteren Verlauf dieses Kapitels genauer beleuchtet.

Hier möchte ich zunächst festhalten, dass die Behauptung der psychosexuellen Indifferenz von Hermaphroditen, obschon diese zunächst von Bleuler in Opposition zu den Baltimorer Konzepten vorgebracht worden war, MedizinerInnen wie Bierich und Wallis letztlich eine Annäherung sowohl an die neuartigen Behandlungsleitlinien als auch an das *gender*-Entwicklungsmodell erlaubte.

5.3 »The simple dichotomy of innate versus acquired is conceptually outdated«: Reintegration der Biologie unter dem Primat der *gender identity*

Während Wallis zu Beginn der 1960er Jahre darauf beharrt hatte, dass die soziale Prägung, d.h. die Erziehung und das durch sie vermittelte Körperbild, die biologischen Anlagen nicht vollständig überschreiben könne, schränkte sie Anfang der 1970er Jahre diese These entscheidend ein. 1971 hielt sie mit Hinweis auf die Forschungen von Money und seinen KollegInnen fest, dass für die Genese der Psychosexualität die biologische Ausstattung nur eine untergeordnete Rolle gegenüber frühkindlichen Lernprozessen spiele. Das gelte insbesondere für die »innere Übereinstimmung der Patienten mit ihrer sozialen Rolle«. Dazu führte sie aus: »Neben der Erziehung mit ihren zahlreichen, stetigen, direkten und indirekten Einflüssen auf die sich entwickelnde Persönlichkeit scheint dieser Prozeß in zweiter Linie von der Beschaffenheit der äußeren Genitalien beeinflusst zu werden, besonders von dem Vorhandensein oder Nichtvorhandensein eines Phallus.« (Bierich [Wallis] 1971: 503) Allerdings fügte Wallis hinzu: »Sie [die biologische Ausstattung] beeinflusst dagegen offenbar das psychomotorische Verhalten.« (Ebd.) Wallis nannte als Referenz für letztere Aussage ihre eigene, 1960 veröffentlichte Studie. Damit differenzierte sie retrospektiv die Aussage

15 Der Begriff der Normalisierung wurde auch bereits in den 1950er Jahren in mehreren deutschsprachigen Publikationen verwendet (Züblin 1953: 118; Bleuler 1954: 109 & 185; Wallis 1967: 104; Prader 1971: 758f.).

dieser Studie, denn 1960 hatte sie noch recht variabel von »biologisch fundierten sexuellen Antrieben« oder »bestimmten Eigenschaften, besonders [des] motorischen Antriebsverhaltens und gefühlsmäßigen Reagierens, die stärker an das biologische Geschlecht gekoppelt zu sein scheinen«, gesprochen (Wallis 1960b: 656).

Die Unterscheidung zwischen dem biologisch beeinflussten geschlechtsspezifischen Verhalten und der erziehungsbedingten Geschlechtsidentifizierung bot indessen einen Kompromiss in der Debatte über Anlage- versus Umweltabhängigkeit (*nature/nurture*-Debatte) der psychosexuellen Entwicklung: Beide Positionen erhielten ein eigenes Terrain der Psychosexualität zugeteilt, für das sie jeweils zutreffende Erklärungen bieten sollten. Die Kompromissformel war allerdings keine Erfindung von Wallis. Vielmehr entsprach sie ziemlich exakt einer von Money und seiner Forschungsgruppe im Laufe der 1960er Jahre vorgenommenen Neuordnung der Theorie der psychosexuellen Entwicklung, die schließlich in der Differenzierung zwischen *gender role* und *gender identity* mündete. Dieser Transformationslinie möchte ich im Folgenden genauer nachgehen.

Organizational/activational model und die Hinwendung zur psychoendokrinologischen Grundlagenforschung

Die (erneute) Auseinandersetzung des Baltimorer Teams mit der Frage biologischer Einflüsse stellte implizit eine Antwort auf den Vorwurf des Sozialdeterminismus dar, gegen den sich Money und die Hampsons bereits in den 1950er Jahren verwahrt hatten (z.B. Money et al. 1955a: 285). Anlass für ihre Beschäftigung mit der Biologie war nach Anne Fausto-Sterling der Aufschwung einer Richtung der tierexperimentellen Verhaltensforschung um 1960, die sich dadurch auszeichnete, dass Sexualhormoneinwirkungen in der Phase der vorgeburtlichen Entwicklung des Zentralen Nervensystems als entscheidend für das spätere Sexualverhalten dargestellt wurden: Insbesondere William C. Youngs (1899-1965) tierexperimentelle Studien beeinflussten diese Forschungsrichtung, die großzügig durch Gelder des *Committee for Research in Problems of Sex* (CRPS) unterstützt wurde.[16] Ihre Vertreter formulierten das sogenannte *organizational/activational model*, demzufolge ein pränataler Androgeneinfluss auf das Gehirn eine Prädisposition für maskuline Verhaltensweisen schaffe, die unter postnataler Androgeneinwirkung aktiviert würden. Im Unterschied dazu entwickle sich weibliches Verhalten passiv, d.h. ohne spezifische hormonelle

16 Das 1921 gegründete CRPS wurde seit Anfang der 1930er Jahre direkt von der *Rockefeller Foundation* finanziert. 1961 und 1962 lud das CRPS zu zwei Konferenzen über Forschungen zur Geschlechtsentwicklung ein, bevor es seine Förderung in diesem Bereich wieder einstellte, weil sich die *National Science Foundation* sowie das *National Institute of Mental Health* auf diesem Gebiet immer stärker engagierten (Fausto-Sterling 2000a: 195 & 216, Fn. 100). Letztere Institution unterstützte auch mehrere von Moneys Forschungsprojekten (z.B. Money 1963).

Einflüsse; mit dieser Interpretation wurde Josts These zur embryonalen Geschlechtsdifferenzierung für das Sexualverhalten adaptiert. In ihren Forschungsberichten postulierten die Wissenschaftler zudem die Übertragbarkeit des *organizational/activational model* auf die menschliche Entwicklung. Wie Fausto-Sterling dargelegt hat, wurde mit der Etablierung des *organizational/activational model* die Diskussion über mögliche Einflussfaktoren geschlechtsdifferenten Verhaltens von Tieren (erneut) auf die Hormone reduziert.[17] Zwar wurden soziale Einflüsse auch von der neu ausgerichteten tierexperimentellen Verhaltensforschung nicht vollständig ignoriert, aber die Schlüsselrolle sprach sie eindeutig der pränatalen hormonellen Prägung des Gehirns zu. Das *organizational/ activational model* wurde in den 1960er Jahren in wichtigen Zeitschriften (z.B. 1964 in einem Leitartikel von *Science*) dargelegt und tierexperimentelle Forschungen, die mit diesem Modell arbeiteten, fanden großzügige finanzielle Unterstützung (Fausto-Sterling 2000a: 205-219).

Das Baltimorer Team sah sich mit diesem Forschungstrend spätestens 1961 auf einer Konferenz des CRPS direkt konfrontiert (Young 1961). Sowohl Money als auch die Hampsons bestanden bei dieser Konferenz in Absetzung der Verhältnisse beim Menschen gegenüber der tierexperimentell gestützten These einer hormonellen Prädisposition des Sexualverhaltens weiterhin darauf, dass die empirische »Evidenz« ihrer Studien darauf hinweise, »that, among other incongruities in [human] hermaphrodites, the gender role and erotic orientation as man or woman may be independent of hormonal sex.« (Money 1961a: 1385) Es sei davon auszugehen, dass die menschliche Psychosexualität bei Geburt undifferenziert bzw. neutral sei, bevor sie sich unter sozialen Einflüssen differenziere, was jedoch nicht bedeute, »that the animal organism, human or subhuman, is merely a blank slate to be written upon by the capricious finger of life experiences. Quite the contrary, for there are now many studies in the literature dealing with genetic constitution and the inheritance of basic capacities affecting later learning, temperament and personality.« (Hampson/Hampson 1961: 1403) Wie aus diesem Zitat hervorgeht, suchten die Hampsons (und man darf davon ausgehen, dass Money einer Meinung mit ihnen war) die biologischen Anlagen im Sinne einer allgemeinen genetischen Konstitution der Intelligenz, des Temperaments und der Persönlichkeit zu berücksichtigen.

Während die Konstitution 1961 noch als geschlechtsunspezifische Prädisposition aufgefasst wurde, zeichnete sich bereits an einer 1963 erschienenen Veröffentlichung Moneys eine Kursänderung ab. Darin hieß es:

17 Fausto-Sterling hat dazu ausgeführt, dass die Konzentration auf die Hormone weitgehend die in den 1940er Jahren angesehenen tierpsychologischen Studien von Frank Ambrose Beach (1911-1988) verdrängte. Beach war von einem bisexuellen neurologischen Potential aller Tiere ausgegangen. Er hob die Verhaltensvariabilität innerhalb derselben wie auch verschiedener Arten hervor und zeigte mehrdimensionale Interaktionen unterschiedlichster Milieu- und biologischer Faktoren auf (Fausto-Sterling 2000a: 206-211).

»It is not for a moment claimed that psychosexual differentiation as male or female is a simple-minded matter of environmental determinism. Rather, the environment is viewed as an integral and essential constituent of [psychosexual] differentiation, more profoundly contributory than has often been allowed. Nonetheless [...] there are some psychosexual differences that go deeper. Their roots lie [...] apparently in the endocrine and nervous system.« (Money 1963: 57)

Nunmehr folgte Money dem neuen Forschungstrend dahingehend, dass auch er für den Menschen von einer genetisch festgelegten hormonalen geschlechtsspezifischen Vorprägung des ZNS – im Sinne von Schwelleneffekten (*threshold effects on the nervous system*) – ausging. Allerdings wies er zugleich darauf hin, dass die Auswirkungen dieser biologischen Prädisposition beim Menschen beschränkt seien: Die genetisch-hormonelle Prägung des ZNS lege eine »Reaktionsnorm«, d.h. einen Spielraum, fest, innerhalb dessen sich konkrete Verhaltensweisen unter dem Einfluss der Umwelt ausbilden könnten; ein solches Erklärungsmuster wurde seinerzeit im psychiatrischen Diskurs auch von anderen AutorInnen vertreten, wie in Kap. II.4 zu sehen war. Money setzte nun aber hinzu, dass umgekehrt auch die Umwelt den Spielraum für genetisch determinierte Verhaltenscharakteristiken einschränke. Auf dieser Basis definierte er sein Interaktionskonzept:

»The simple dichotomy of innate versus acquired is conceptually outdated in analysis of developmental differentiation of femininity and masculinity [...]. Rather, one needs the concept of a genetic norm of reaction that defines limits within which genetics may interact with environment and, vice versa, of an environmental norm of reaction that defines limits within which environment may interact with genetics.« (Ebd.: 51)

Die hormonelle Prädisposition würde sich, so Money weiter, in erster Linie auf das Aktivitäts- und Aggressionsniveau des Verhaltens, die Stärke des Sexualtriebs, die sexuelle Ansprechbarkeit (auf visuelle Stimuli) sowie erotische Muster (promisk oder romantisch) auswirken, d.h. auf Eigenschaften, welche typischerweise männliches resp. weibliches Verhalten qualifizieren würden (ebd.: 57-62). Diese typisch männlichen resp. typisch weiblichen Eigenschaften könnten jedoch sehr wohl auch in die entgegengesetzte Geschlechtsrolle und -identität integriert werden, so dass die Biologie einen eher indirekten als direkten Einfluss auf die Psychosexualität besitze:

»Psychosexually [...] genetics and innate determinants ordain only that a gender role and identity shall differentiate, without directly dictating whether the direction shall be male or female. In fact, the expected norm of reaction may be completely reversed by factors that come into play after birth. As gender role and identity become fully differentiated, they become permanently indelible and imprinted, and subsequently as irreversible and powerful in influencing behavior as if innately preordained *in toto*. This idea of the indelibility of the products of the interaction of heredity with experience and learning is rather novel in psychology, but profoundly important. The evidence from hermaphroditic cases of sex reassignment is that the critical period for gender imprinting is in early childhood […].« (Money 1963: 57)

In dieser Weise schlug Money also den Bogen von der Biologie zurück zum Primat der sozialen Prägung der Psychosexualität und betonte erneut deren irreversible Effekte nach Abschluss der kritischen Periode der ersten Lebensjahre.

Doch innerhalb dieses Rahmens interessierten sich Money und die WissenschaftlerInnen, mit denen er zusammenarbeitete, mehr und mehr für die hormonale pränatale Prägung bestimmter psychosexueller Eigenschaften. Money gründete am Johns Hopkins Hospital im Department of Psychiatric and Behavioral Sciences die *Psychohormonal Research Unit*, deren in Kooperation mit der Klinik für pädiatrische Endokrinologie entstandene Forschungsarbeiten im Laufe der Jahre von verschiedenen staatlichen Förderinstitutionen und Privatstiftungen finanziert wurden. Einige dieser Studien untersuchten, ob das *organizational/ activational model* auch für den komplexeren, sich weniger automatisiert verhaltenden Menschen zutreffend sei. Die Ergebnisse wurden ab 1968 in einer Reihe von Publikationen vorgestellt (z.B. Ehrhardt et al. 1968a; Money et al. 1968; Ehrhardt 1971). Sehr viele medizinische und psychologische Veröffentlichungen zitierten die Studienergebnisse in der Folgezeit und z.T. noch in den 1990er Jahren als Beleg für einen, wenn auch nicht deterministischen, Einfluss pränataler Hormone auf die Entwicklung geschlechtsdifferenten Verhaltens.[18]

Diese Studien von Money und seinen KollegInnen markierten den Beginn einer psychoendokrinologischen Grundlagenforschung zur psychosexuellen Entwicklung, die sich nicht auf den von Bleuler (und anderen zeitgenössischen Psychiatern) vorgezeichneten Pfad der psychiatrisch interessierten Psychoendokrinologie, die sich vor allem der Aufklärung hormonell bedingter psychopathologischer Störungen widmete, beschränken wollte.[19] Die psychoendokrinologische Wendung, welche Money und seine KollegInnen im Laufe der 1960er Jahre vollzogen, kann als Antwort darauf gelesen werden, dass die biologische Verhaltens- bzw. Sexualforschung im Begriff war, der Psychologie und Psychiatrie die Grundlagenforschung zur psychosexuellen Entwicklung des Menschen streitig zu machen. Zugleich konnte die Forschungsgruppe um Money damit

18 Vgl. Wallis 1974; Maccoby/Jacklin 1975; Bräutigam 1979; Merz 1979; Rubin et al. 1981; Müller et al. 1982; Appelt 1988; Dittmann 1993; Neumann 1995; Kuhnle et al. 1997; Sinnecker 1999.

19 Money selbst hat den Beginn seiner psychoendokrinologischen Forschungstätigkeit auf seine ersten Studien an intersexuellen Menschen Anfang der 1950er Jahre zurückdatiert (Money 2002: 10, 53 & 77). Doch berücksichtigt seine Darstellung nicht, dass die Baltimorer Forschungsarbeiten in den 1950er Jahren nachzuweisen suchten, dass die Sexualhormone *keinen* direkten Einfluss auf die Entwicklung psychosexueller Geschlechtsdifferenzen hätten, während die Psychoendokrinologie ihren Ausgang von der These nahm, dass es direkte Beziehungen zwischen dem endokrinen System und spezifischen psychologischen Zuständen gebe.

rechnen, dass am Menschen durchgeführte Untersuchungen von der wissenschaftlichen Reputation des *organizational/activational model* und der finanziellen Unterstützungsfreudigkeit für diese Forschungsrichtung profitieren konnten.

Stollers Konzept der gender identity und die Wiederbelebung der biologischen Prädisposition

Trotz ihrer psychoendokrinologischen Wendung ließen Money und sein Team immer auch erkennen, dass sie einem biologischen Determinismus keinesfalls das Wort redeten. Vielmehr integrierten sie die Biologie in die Theorie der sozialen Prägung der psychosexuellen Entwicklung mithilfe einer Differenzierung zwischen *gender role* und *gender identity*. Money hat selbst darauf hingewiesen, dass diese terminologische Differenzierung durch die Studien einer 1958 im Department of Psychiatry an der University of California, Los Angeles (UCLA), gegründeten psychoanalytischen Forschungsgruppe angestoßen wurde, in deren Kontext das Konzept der *(core) gender identity* entstand (Money 1995: 23f.). Die Neuerung bestand dabei nicht so sehr in der Begriffsfindung selbst, denn von Identität bzw. Identifikation im Zusammenhang mit der psychosexuellen Entwicklung war in den 1950er Jahren sowohl im amerikanischen als auch im deutschen Diskurs immer häufiger die Rede und das Baltimorer Team verwendete ebenfalls verschiedentlich den Begriff *psychosexual identity* in Veröffentlichungen (z.B. University of Pennsylvania/Johns Hopkins University 1955). In einer Publikation von Joan und John Hampson von 1961 findet sich zudem in einer Fußnote der Ausdruck *gender identity*, allerdings dem Sinn nach gleichgesetzt mit *gender role* (Hampson/Hampson 1961: 1416, Fn. 10; siehe auch die oben zitierte Passage aus Money 1963: 57). Das deutet darauf hin, dass die Baltimorer Forschungsgruppe es bis zu diesem Zeitpunkt nicht für nötig gehalten hatte, ihr umfassendes Konzept der *gender role* nach verschiedenen Aspekten der Psychosexualität auszudifferenzieren.

Um 1960 begannen Mitglieder der psychoanalytischen Forschungsgruppe an der UCLA zur Frage der psychologisch-psychiatrischen Betreuung intersexueller Menschen zu publizieren, wobei sie einerseits explizit und positiv auf die Baltimorer Konzepte Bezug nahmen, andererseits jedoch mit einer Unterscheidung zwischen geschlechtsdifferenten Verhaltensnormen und der Geschlechtsidentität, die nach freudianischer Anschauung durch Objektbesetzung und Identifizierung mit einem Elternteil erworben wurde, aufwarteten. Zu den Autoren gehörten der Psychiater und Psychoanalytiker Robert Stoller (1925-1991) und der Soziologe Harold Garfinkel (geb. 1917). 1962 verwendeten sie in einer Veröffentlichung den Ausdruck *core sexual identity*, um zu unterstreichen, dass das Geschlechtszugehörigkeitsgefühl durch soziale Einflüsse geformt und nach Abschluss der ersten Lebensjahre tief und permanent verankert sei (Stoller et al. 1962: 32ff.). Stoller schien in dieser Publikation mit der These der Erziehungsabhängigkeit völlig einverstanden zu sein.

1963 hielt er jedoch einen Vortrag auf dem *XXIII. International Psycho-Analytical Congress* in Stockholm, in welchem er die These wieder entscheidend einschränkte. Der Vortrag wurde unter dem Titel *A Contribution to the Study of Gender Identity* im *International Journal of Psychoanalysis* veröffentlicht. Stoller bemühte sich nunmehr um eine klare Definition: »Gender identity is the sense of knowing to which sex one belongs, that is, the awareness ›I am a male‹ or ›I am a female‹.« (Stoller 1964: 220) Er erläuterte, er ziehe *gender identity* dem Begriff *sexual identity* vor, weil dieser Terminus mit seinem Anklang an Sexuelles missverständlich sei. Interessanterweise reformulierte Stoller mit dem solchermaßen definierten Begriff der *gender identity* die Forschungsergebnisse von Money und seinen KollegInnen von 1955, für die diese den Terminus *gender role* entwickelt hatten. Ohne diese Begriffssubstitution zu explizieren und zu erläutern, schrieb Stoller: »Most intersexed patients develop the gender identity appropriate to the sex that is ascribed to them at birth.« (Ebd.) Im Folgenden ging es ihm jedoch anders als Money, Joan und John Hampson darum herauszuarbeiten, dass diese Aussage zwar auf »viele«, aber keineswegs auf alle Fälle zutreffe: »[A]mong the intersexed patients I have seen are rare individuals in whom neither the external genitalia nor the gender role assignment and attitudes of the parents determined the individual's gender identity, but in whom some other factor seemed to be of decisive importance and overrode both these considerations.« (Ebd.) Er stellte zwei von ihm selbst behandelte, als intersexuell eingestufte Fälle vor, eine jugendliche und eine erwachsene Person, die eine Geschlechtsumstellung anstrebten, um im Einklang mit ihrem Geschlechtszugehörigkeitsempfinden leben zu können. Dieses starke Zugehörigkeitsgefühl, das sich, so Stoller, entgegen der Erziehung, den Erwartungen der Umgebung und aller Konventionen durchgesetzt habe, führte er auf eine »sex-linked genetic biological tendency towards masculinity in males and femininity in females« zurück, die »vielleicht« mit einer pränatalen hormonellen Differenzierung des ZNS zusammenhänge. Diese biologische Kraft (*biological force*) werde nach der Geburt durch Umwelteffekte überdeckt (*overlaid*), mit denen sie im Normalfall »harmonisch« zusammenwirke, in Fällen »unglücklicher Kombinationen« jedoch gegen diese arbeite – letzteres sei wiederum auch davon abhängig, wie stark die biologische Kraft sei (ebd.: 224f.). Damit schwächte Stoller die These der Umweltbedingtheit zugunsten der Biologie entscheidend ab.

In Stollers Vortragstext von 1963 stand der Begriff *gender role* für den zugewiesenen Geschlechtsstatus und die daran gekoppelten Verhaltensnormen. Er bezog ihn also auf äußerliche Anforderungen und deren Umsetzung im Verhalten. Mit *gender identity* bezeichnete er hingegen die innerliche Erfahrung der Geschlechtszugehörigkeit. Diese im Vergleich zu Moneys ursprünglicher Definition reduzierte Bedeutung des Terminus *gender role* reflektierte, wie Bernice Hausman dargelegt hat, die Karriere des Rollenbegriffs in der Sozialpsychologie um 1960: Der Begriff der Rolle stand in Anlehnung an die Theaterrolle für interaktiv zugeschriebene bzw. sozial erwartete und entsprechend dargebotene Verhaltensweisen. Demgegenüber wollte Stoller auf die Möglichkeit der Dissoziation der innerlichen Überzeugung von der Rolle aufmerksam machen. Nach Hausman war diese begriffliche Differenzierung notwendig, um das Behandlungsvorgehen bei Inter- und Transsexualität zu begründen: »[A] theory of gender ›identity‹ was necessary to make the protocols for the case management of intersexual subjects and transsexuals coherent [...].« (Hausman 1995: 103f.).

Hausmans Darstellung hat einige Berechtigung in Bezug auf Stollers Studien Ende der 1960er Jahre. Sie berücksichtigt jedoch nicht, dass es Stoller, als er 1963 den Begriff *gender identity* profilierte, primär darum zu tun war, einen Wechsel des Geschlechtsstatus von Hermaphroditen in und nach der Pubertät theoretisch zu rechtfertigen, wofür er sich vom Baltimorer Behandlungsvorgehen bei intersexuellen Kleinkindern und dessen Legitimierung durch das Modell der frühkindlichen sozialen Prägung der *gender role* distanzierte. Zudem grenzte Stoller den Geschlechtswechsel Intersexueller scharf gegen diesbezügliche Bestrebungen von Transsexuellen, d.h. in der damaligen Terminologie: Transvestiten, ab (der Begriff Transsexualität etablierte sich erst nach Harry Benjamins (1885-1986) Publikation *The Transsexual Phenomenon* von 1965[20]): Transvestiten unterstellte er, im »Kern« keine völlig eindeutige und feste Geschlechtsidentität zu entwickeln, obwohl sie selbst behaupteten »to be females trapped in male bodies« (und umgekehrt): »[T]heir core identities have so many openly bisexual components that these people clinically look very different from the patients here discussed.« (Stoller 1964: 224) In diesem Zusammenhang führte er die Differenzierung zwischen *gender identity* und *core gender identity* ein. Diese sollte deutlich machen, dass das allgemeine Gefühl, männlich oder weiblich zu sein, noch nicht unbedingt gleichbedeutend damit sein musste, eine fundamentale Überzeugung über die Geschlechtszugehörigkeit – »an unalterable sense of gender identity – a core gender identity (›I am male‹, ›I am female‹)« – zu besitzen. Während sich die Geschlechtsidentität im Laufe der Kindheit, aber auch darüber hinaus im Spiel der Identifikation mit dem bzw. den libidinösen Bindungen an den einen oder anderen Elternteil entwickeln und modifizieren würde, werde die »Kern-Geschlechtsidentität« frühkindlich geformt und fixiert: durch den Zeichencharakter der Genitalien und deren Sensationen, durch die Erwartungen der Eltern bezüglich der Geschlechtsidentität und die diesbezüglichen Lernerfahrungen des Kindes sowie durch eine – noch näher zu erforschende – »biologische

20 Die Begriffsschöpfung hatte ihre Wurzeln in Magnus Hirschfelds sexualwissenschaftlichem Werk der 1920er Jahre. Hirschfeld sprach allerdings in Abgrenzung gegen ›mildere‹ Formen zumeist von »extremen« oder »totalen Transvestiten«, während er den Begriff »seelischer Transsexualismus«, den er in einer Publikation von 1923 verwendete (Hirschfeld 1923: 15), nicht systematisch ausbaute. 1949 wurde der Terminus Transsexualität durch David Oliver Cauldwell (1897-1959) und dann erneut durch Benjamin 1953 in den USA so präsentiert, als ob es zu diesem keine Vorläuferdiskussion gegeben hätte (Hirschauer 1993a: 96f.). Dabei kannten beide Autoren Hirschfelds Arbeiten. Benjamin hatte zudem über Jahre hinweg intensiven Kontakt mit Hirschfeld gepflegt (Herrn 2005a: 219f.).

Kraft« (ebd.: 223). Intersexuelle, die eine Änderung ihres Geschlechtsstatus anstrebten, zeigten, so Stoller, eine unumstößliche Überzeugung bezüglich ihrer Geschlechtszugehörigkeit, die sich klar von der »neurotischen oder psychotischen Symptomatik« abhebe, die Transvestiten auszeichne. Sie unterscheide sich zudem deutlich von einer homosexuellen Geschlechtsidentität etwa der »masculinized gender identity [...] in ›butch‹ homosexual women«, welche die »ruhige« und »sichere« Überzeugung über die Geschlechtszugehörigkeit vermissen lasse, die intersexuelle Menschen besäßen. Während Homosexualität, Transvestismus und dergleichen »Perversionen« (so die Worte Stollers), die sich durch »neurotische« Züge und »karikaturenhaftes« Verhalten auszeichneten, auf einer pathologischen Eltern-Kind-Beziehung beruhten, sei die Dissoziation zwischen Geschlechtsrolle und Kern-Geschlechtsidentität in den beiden von ihm behandelten Fällen von Intersexualität nicht psychopathologischen Ursprungs, sondern biologisch bedingt (ebd.: 224f.).

Am Beginn von Stollers Konzeptualisierung der *core gender identity* stand also der Versuch, auf Kosten der Pathologisierung und Abwertung von Homosexuellen und Transvestiten als instabile und sozial auffällige Persönlichkeiten die psychologische und soziale Stabilität von Intersexuellen zu verdeutlichen, die sich einstelle, sofern sie offiziell den Geschlechtsstatus leben konnten, der ihrer Kern-Geschlechtsidentität entsprach. Für Stollers Auseinandersetzung Anfang der 1960er Jahre trifft es daher m.E. nicht zu, dass Homophobie, wie Hausman meint, sein zentrales Motiv gewesen sei (Hausman 1995: 4ff.). Transphobie war es mindestens ebenso sehr, was darauf verweist, dass Stoller in erster Linie alles abzuwehren suchte, worin er eine Gefahr psychischer und sozialer Desintegration erblickte; sein Motiv war ganz allgemein, zur stabilen Identifikation und sozialen Konformität der von ihm behandelten Personen beizutragen. Diese Zielsetzung forderte nicht nur die Konformität mit der Heterosexualitätsnorm und der Norm der Homologie von Geschlechtskörper und Psychosexualität, sondern auch generell mit den Normvorstellungen psychischer Gesundheit.

In einer Veröffentlichung von 1965 bemühte sich Stoller darum, seine Argumentation zu schärfen und genauere Definitionen nachzuliefern. Insbesondere erklärte er, was der Unterschied zwischen *gender* und *sex* sei, weshalb später des Öfteren Stoller als Erfinder der Unterscheidung dargestellt wurde: »The term ›gender‹ connotes psychological aspects of behavior related to masculinity and femininity. [...] A person's sex is the result of a number of [biological] factors [...]. ›Sex‹ is biological, ›gender‹ social.« (Stoller 1965: 197) Stoller zitierte zudem Wort für Wort die *gender role*-Definition von Money sowie die These der Erziehungsbedingtheit der Geschlechtsrolle, bestand aber auf der Notwendigkeit, davon die *gender identity*, also das Gefühl der eigenen Männlichkeit oder Weiblichkeit, zu unterscheiden, deren Kern die »unerschütterliche Überzeugung« sei, ein Mann oder eine Frau zu sein. Der Grund dafür war weiterhin, dass Stoller nach einer Möglichkeit suchte, den späteren Geschlechtsrollenwechsel von Hermaphroditen zu erklären: »It is possible to shift gender role, even while gender identity is constant […]. [O]ne plays a role but possesses an identity.« (Ebd.: 198) Erneut machte er für die Konstituierung der *core gender identity* neben Umweltfaktoren die »biologische Kraft« verantwortlich, eine These, die er auch in späteren Veröffentlichungen aufrechterhielt (ebd.: 200; Stoller 1968a & 1985), obwohl sich unterdessen einer der beiden intersexuellen Fälle, die 1963 als Beleg seiner Thesen hatten herhalten müssen, als transsexuell entpuppte hatte. Es handle sich, so gab Stoller 1967 in einem Vortrag auf dem *XXV. International Psycho-Analytical Congress* in Kopenhagen bekannt, um einen biologisch normalen Mann, der seit der Pubertät heimlich Östrogene genommen hatte. Das gestand die Person den Therapeuten aber erst Jahre später und nachdem sie, da sie als intersexuell galt, eine Vaginalplastik erhalten und die offizielle Umschreibung des Geschlechtsstatus erreicht hatte. In dem Vortrag, der 1968 unter dem Titel *A further Contribution to the Study of Gender Identity* im *International Journal of Psychoanalysis* veröffentlicht wurde, nutzte Stoller die Enthüllung, um diesen Fall nun im Hinblick auf die psychogenetische Ätiologie der Transsexualität zu untersuchen. Gleichzeitig hielt er seine These der biologischen Kraft ohne weitere Diskussion aufrecht (Stoller 1968b).[21]

Mittlerweile, d.h. seit 1965, wurden in manchen US-amerikanischen Bundesstaaten Geschlechtsumwandlungsoperationen an Transsexuellen legal durchgeführt, wobei das Johns Hopkins Hospital eine Vorreiterrolle spielte: Money und zwei seiner Kollegen gründeten dort mit finanzieller Unterstützung der *Erickson Educational Foundation*[22] die weltweit erste Klinik für Geschlechtsumwandlungen, die 1966 unter dem Namen *Gender Identity Clinic* eröffnet wurde (Money 1994: 23). Daraufhin gingen weitere Kliniken, so auch an der UCLA in Los Angeles, dazu über, Geschlechtsumwandlungsoperationen durchzuführen (Hirschauer 1993a: 104ff). Erst jetzt, Ende der 1960er Jahre, zog Stoller die Unterscheidung zwischen Geschlechtsrolle und (Kern-)Geschlechtsidentität dazu heran, um für das Anliegen Transsexueller, ihren Geschlechtsstatus zu wechseln und entsprechende Umwandlungsoperationen vornehmen zu lassen, ein wissenschaftliches Verständnis zu wecken, das er ihnen – im Unterschied zum Verständnis für Hermaphroditen – noch wenige Jahre zuvor verweigert hatte.

21 Der Fall wurde außerdem von Garfinkel unter dem Pseudonym »Agnes« für eine ethnomethologische Analyse der sozialen Hervorbringung von *gender* ausgewertet, worauf hier aber nicht weiter eingegangen werden kann (zu dieser Untersuchung Garfinkels und ihrer Bedeutung für die feministische Theoriebildung gibt es neben Hausmans historischer Studie eine Reihe kritischer Darstellungen; vgl. z.B. Armitage 2001; Dietze 2006).

22 Diese Stiftung wurde 1964 von dem Transmann Reed Erickson, der ein großes Vermögen geerbt hatte, gegründet (Bullough 2003: 235).

Differenzierung von gender role und gender identity als Kompromiss zwischen nature und nurture

Money und die mit ihm zusammenarbeitenden ForscherInnen konnten über Stollers Vorstoß einer Konzeptualisierung der *core gender identity* nicht nur glücklich sein. Positiv mochte es aus ihrer Sicht erscheinen, dass Stoller ihren Ansatz unterstützte, Intersexuelle als Studienobjekte der Grundlagenforschung zur psychosexuellen Entwicklung zu nutzen. Diesbezüglich war insbesondere Stollers Behauptung interessant, dass sich die Geschlechtsidentität intersexueller Geschlechtswechsler von derjenigen homosexueller oder transsexueller Menschen prinzipiell unterscheide, da sie einer gesunden und normalen Überzeugung entspringe. Damit lieferte er Argumente gegen die Unterstellung von Bleuler und anderen, dass sich Hermaphroditen durch eine spezifische psychosexuelle Indifferenz auszeichnen würden, welche ihre Situation mit der gesunder Menschen unvergleichbar mache. Stollers Argumentation lag also durchaus im Interesse von Money. Außerdem sorgte Stoller für die Weiterverbreitung der Baltimorer Konzepte einschließlich der Theorie der frühkindlichen sozialen Prägung. Im Prinzip konnten Money und seine KollegInnen die Differenzierung zwischen *gender role* und *gender identity* als Erweiterung begreifen, bot diese doch Beschreibungskategorien, mit der auch die Fälle eines selbst initiierten Geschlechtswechsels intersexueller Menschen terminologisch erfasst werden konnten. Andererseits war es aber vermutlich der Baltimorer Forschungsgruppe nicht recht, dass Stoller mit seinem Eintreten für eine biologische Determinante der psychosexuellen Entwicklung die Theorie der sozialen Prägung untergrub. Stoller und die anderen MitarbeiterInnen der 1962 an der UCLA gegründeten *Gender Identity Research Clinic* stellten eine ernstzunehmende wissenschaftliche Konkurrenz dar, weil sie in die psychoanalytische Gemeinschaft, die eine wichtige Rolle in der US-amerikanischen Psychiatrie spielte, gut eingebettet waren. Zudem war Stollers Insistieren auf einer biologischen Kraft, präsentiert im theoretischen Gewande neuester Debatten, geeignet, auch die AnhängerInnen organizistischer psychiatrischer Theorien,[23] die nach wie vor an einer biologischen Prädisposition der Psychosexualität festhielten, zu befriedigen. Nicht zuletzt knüpfte Stoller an den neuen Trend der tierexperimentellen Hormonforschung zum Sexualverhalten an und konnte allein schon dadurch auf Zustimmung in der *scientific community* rechnen. Somit lag es für die Baltimorer Forschungsgruppe durchaus nahe, sich mit seiner Theorie genauer auseinanderzusetzen.

Sie tat es, indem sie seine Differenzierung zwischen dem festen Geschlechtsidentitätskern und veränderbarem Geschlechtsrollenverhalten übernahm, jedoch der These einer biologischen Determinante der *(core) gender identity* widersprach. Das wurde bereits in mehreren ihrer Veröffentlichungen von 1968 deut-

23 Mit dieser Charakterisierung beziehe ich mich auf die bereits in Kapitel II.1.4 (S. 328) kurz referierte Studie Castel et al. 1982: 66.

lich, obwohl diese keine explizite Referenz auf Stollers Publikationen erkennen ließen. Dabei handelte es sich um die Ergebnispräsentation psychologisch-psychiatrischer Studien, die in den 1960er Jahren an intersexuellen Patient_Innen des Johns Hopkins Hospitals durchgeführt worden waren. Im Zentrum der Studien standen AGS-Patient_innen, die im Vergleich mit anderen Gruppen Intersexueller sowie einer sogenannten gesunden Kontrollgruppe untersucht wurden (z.B. Ehrhardt et al. 1968a & b). Diese Untersuchungen gingen in erster Linie der Frage nach, ob fötale Hormonwirkungen auf die psychosexuelle Entwicklung des Menschen im Sinne des *organizational/activational model* Einfluss habe. Dafür sollten sich die AGS-Patient_innen eignen, da diese zwar Eierstöcke haben, aber pränatal einem starken Androgeneinfluss unterliegen, weshalb ihre Entwicklungsbedingungen nach Ansicht der Forschungsgruppe mit denen experimentell hormonmanipulierter Tiere vergleichbar waren. Die zu überprüfende Hypothese lautete, dass das Verhalten und die Geschlechtsidentität der AGS-Patient_innen im Vergleich zur Kontrollgruppe männlicher ausfalle. Dafür wurden die Untersuchten im Alter von fünf bis 16 Jahren nach Einstellungen, Interessen, Sexualverhalten und erotischen Phantasien, Selbstbild, kindlichem Spielverhalten etc. befragt; zusätzlich wurden die Mütter interviewt. Um die Antworten als männlich oder weiblich einstufen zu können, wurden sie mit stereotypen Geschlechtsrollenerwartungen abgeglichen: »Preference of marriage over career and enjoyment of domestic and homemaking duties is traditionally the stereotype of the fulfillment of a woman's role. […] The female role in heterosexual relations is conventionally defined as more passive and receptive in comparison with the more aggressive, active and initiating role of the male.« (Ehrhardt et al. 1968b: 109 & 120) Hierbei galt offenbar die Maxime: je größer die Übereinstimmung mit dem Stereotyp, desto wasserdichter der Beweis der Weiblichkeit resp. Männlichkeit. Dass sie damit erneut Weiblichkeit und Männlichkeit auf traditionelle Stereotype reduzierten, während zeitgleich eine sexuelle Liberalisierung im Gange war und das *Women's Liberation Movement* Geschlechterklischees in Frage stellte, focht die Baltimorer ForscherInnen offenbar nicht an. Als Hauptergebnis der AGS-Studien hielten sie fest:

»The findings of this present study suggest that certain aspects of gender dimorphic behavior can be modified by fetal androgens in the human female. These modifications do not necessarily reverse the personal sense of gender identity as a female, but add a special quality to it. […] Even a strong degree of tomboyism[24] did not preclude the possibilities of future marriage, childbearing and family life […]. Their tomboyish traits included, in some cases, homosexual fantasies and dreams and, in some few cases, frank bisexualism. None believed she had been erroneously assigned as a female and should

24 Der Ausdruck *tomboy* lässt sich am ehesten mit dem Begriff Wildfang übersetzen und wird für Mädchen verwendet, deren Verhaltensweisen eher einem als typisch jungenhaft erachteten Verhalten entsprechen.

change. […] [F]etal androgenization is not inevitably incompatible with the differentiation of a fairly typical feminine gender identity role.« (Ehrhardt et al. 1968a: 166)

In einer anderen Veröffentlichung fügten sie hinzu, man dürfe aufgrund des Nachweises, dass fötale Androgene das geschlechtsdifferente Verhalten mitbestimmten, nicht den überragenden Einfluss der Geschlechtszuweisung und Erziehung für die Etablierung der *gender identity* vergessen (Ehrhardt et al. 1968b: 122). Diese Ergebnispräsentationen zeigen, welche entscheidende Rolle die Differenzierung von *gender role* und *gender identity* für das Untersuchungsraster der Studien spielte: Die Trennung ermöglichte, heterologe Tendenzen zwischen Geschlechtsrolle und -identität in ein und demselben Individuum aufzuzeigen, dabei die eine Tendenz als Ergebnis einer Beeinflussung durch eine fötale hormonelle Androgenisierung des ZNS, die andere aber als hormonell unbeeinflusst bzw. als Ergebnis frühkindlicher sozialer Prägung darzustellen. Somit integrierte das Baltimorer Team die Behauptung einer biologischen Prädisposition und beschränkte sie andererseits in ihrer Reichweite.

Diese theoretische Neuordnung, Resultat des Baltimorer psychoendokrinologischen Forschungsprogramms der 1960er Jahre, wurde 1972 sehr klar in dem zwar etwas populärwissenschaftlich aufgemachten, jedoch auch in der Medizin viel zitierten Buch *Man and Woman, Boy and Girl. Differentiation and Dimorphism of Gender Identity from Conception to Maturity* formuliert. 1975 wurde es in deutscher Übersetzung publiziert und mehrfach wieder aufgelegt. Das englische Original erlebte mindestens neun Neuauflagen bis 1996. Money hatte das Buch zusammen mit der deutschen Psychologin Anke Ehrhardt (geb. 1940) geschrieben, die von 1964 bis 1967 als Assistentin in der *Psychohormonal Research Unit* am Johns Hopkins Hospital tätig war und während dieser Zeit zu den Effekten der pränatalen Androgenisierung auf die psychosexuelle Entwicklung ihre Doktorarbeit verfasste (sie wurde 1969 an der Universität Düsseldorf eingereicht; Ehrhardt 1969). Die Tatsache, dass Ehrhardt das Buch *Männlich – Weiblich* und zuvor bereits eine Monographie Moneys mit dem Titel *Körperlich-sexuelle Fehlentwicklungen* (engl. 1968/dt. 1969) (mit-)übersetzt hatte und sie zudem eigene Beiträge in deutschen psychologischen Anthologien und Zeitschriften veröffentlichte (z.B. Ehrhardt 1971), trug mit dazu bei, dass in den 1970er Jahren die Baltimorer Konzepte im deutschen Sprachraum über die einschlägigen Kreise der Medizin hinaus einem breiten wissenschaftlichen und auch nicht-wissenschaftlichen Publikum bekannt wurden.

In *Männlich – Weiblich* wurden zum einen klare Definitionen für die *gender role* und *gender identity* gegeben, auf die sich die medizinisch-psychologische Literatur bis heute immer wieder bezieht: Die Geschlechtsrolle wurde umrissen als die gegenüber anderen Menschen zum Ausdruck gebrachte geschlechtliche Selbstverortung, die Geschlechtsidentität als die überdauernde Erfahrung der eigenen geschlechtlichen Verortung (Money/Ehrhardt 1975: 16). Die Differenzierung machte erneut die topologische Unterscheidung zwischen einer inneren und äußeren Dimension der Psychosexualität deutlich. Zur Geschlechtsrolle führten sie aus, diese könne, wenn frühkindlich eine entgegengesetzte Geschlechtsidentität entstanden sei, unter Umständen nach einer Änderung des offiziellen Geschlechtsstatus erfolgreich modifiziert werden; umgekehrt könne jedoch die Geschlechtsidentität, nachdem sie frühkindlich geprägt worden sei, nicht mehr geändert werden (ebd.: 155 & 166; Money 1974: 220). Die Idee, die eine Dimension der Psychosexualität als modifizierbar, die andere als unveränderbar zu qualifizieren, entsprach dem Modell von Stoller, der allerdings die Eigenschaft der Dauerhaftigkeit ausdrücklicher als Money und Ehrhardt an den Begriff der *core gender identity* im Unterschied zur *gender identity* gekoppelt hatte. Money und Ehrhardt referierten sein Konzept der Kern-Geschlechtsidentität in ihrem Buch, um zu unterstreichen, dass nach Ablauf der ersten 18 Lebensmonate, mit der Entwicklung des Sprachverständnisses, bereits ein geschlechtsspezifisches Selbstkonzept fixiert sei (Money/Ehrhardt 1975: 169). In ihre weiteren Ausführungen floss zudem Stollers Sichtweise ein, derzufolge sich die Geschlechtsidentität im Unterschied zur Kern-Geschlechtsidentität im Laufe des Lebens weiterentwickle. So könne z.B. eine »spezielle Version« der weiblichen Geschlechtsidentität entstehen, die jungenhaftes Verhalten integriere (ebd.: 15f., 21 & 163). Homosexualität stellte nach Money und Ehrhardt zwar eine Störung der Geschlechtsidentität dar. Doch befanden sie, dass auch eine homosexuelle Orientierung integrierbar sei, sofern eine stabile Kern-Geschlechtsidentität existiere (ebd.: 147f.; auf die Haltung des Baltimorer Teams zu Homosexualität werde ich weiter unten im Kapitel nochmals genauer eingehen).

Von Stoller setzte sich die Baltimorer Forschungsgruppe dadurch ab, dass sie die biologischen und sozialen Einflussfaktoren der psychosexuellen Entwicklung anders anordnete: Sie machte die These einer hormonalen pränatalen Prägung zwar für die Dimension des Geschlechtsrollenverhaltens geltend, lehnte sie aber für die Dimension der (Kern-)Geschlechtsidentität ab. Zur Genese der Geschlechtsidentität schrieben Money und Ehrhardt, dass »Vergleiche von Hermaphroditen, die die gleiche Diagnose, jedoch ein unterschiedliches Erziehungsgeschlecht haben, äußerst instruktiv [sind]. Solche Vergleiche belegen eindeutig die schwerwiegende Bedeutung der postnatalen Phase für die Entwicklung der Geschlechtsidentität. Pygmalion kann aus dem gleichen Lehm eine Geliebte oder einen Geliebten machen.« (Ebd.: 153) Die Interaktionsthese lautete entsprechend 1972: »Die durch die pränatalen Hormone gesetzten Verhaltensdispositionen interagieren mit sozialen Einflüssen, die die Geschlechtsidentität formen.« (Ebd.: 163) Money und Ehrhardt wiesen deshalb immer wieder darauf hin, dass die beiden Dimensionen der Psychosexualität eine Einheit darstellten. Das brachten sie z.B. mit dem Begriff Geschlechtsrollenidentität zum Ausdruck (ebd.: 147f.). In eben diesem Sinne verwendeten sie den Terminus Geschlechtsidentität auch in einer Schemazeichnung, die sie in ihrem Buch zur Verdeutlichung der verschiedenen Einflüsse und Stadien der psychosexuellen Entwicklung abdruckten (Abb. 12). Diese schematische Darstellung vermittelte ein lineares Bild der Entwicklung, das vom genetischen Ursprung bis zur Geschlechtsidentität im Erwachsenenalter über mehrere zeitlich gestaffelte »Schaltstellen« verlief. An den »Schaltstellen«, so die AutorInnen, übten die »fötalen Hormone« ebenso wie das »Verhalten [...] anderer Menschen« und das »Körperschema« Einfluss auf die Entwicklung aus. Diese Darstellung eines »Schaltkreises« erweckte den Anschein, als ob es sich jeweils um unausweichliche, elementare Ursache-Wirkungsabläufe handelte (Money/Ehrhardt 1975: 24). Im Begleittext war zudem von aufeinander aufbauenden »Programmierungen« die Rede (ebd.: 13f.). Das Ganze ließ den Eindruck einer kontrollierbaren Reaktionskette entstehen, die mit der Geburt in Form einer »sozial-biographischen Programmierung« einsetzte – und das, obwohl doch nunmehr auch pränatale biologische Dispositionen hinzugeschaltet waren. Doch schienen praktisch die pränatalen Hormone aufgrund des Gegengewichts der postnatal steuerbaren Faktoren von untergeordneter Bedeutung zu sein: »Die pränatalen Faktoren der Geschlechtsdifferenzierung können vielleicht nicht völlig ausgeschaltet werden, aber sie werden eingebettet in das postnatale Differenzierungsprogramm.« (Ebd.: 116)

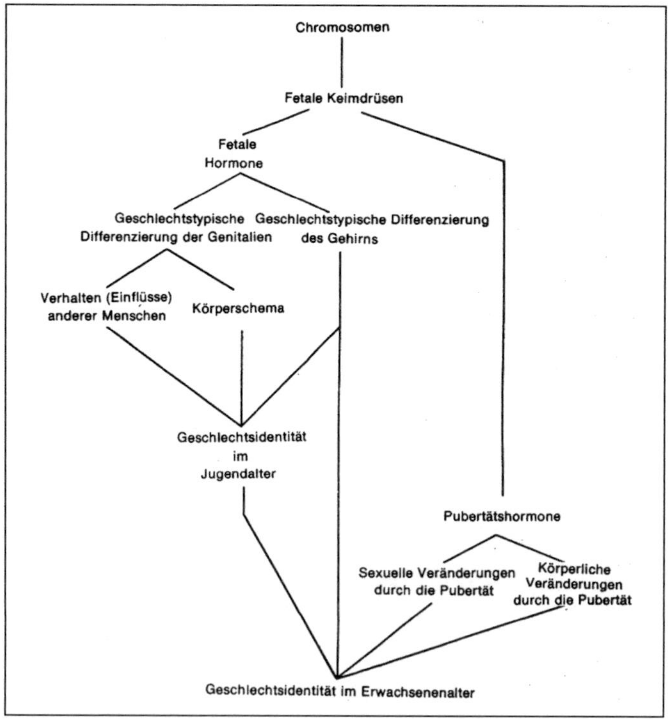

Abb. 12: Differenzierung der Geschlechtsidentität nach John Money und Anke Ehrhardt: ›Männlich – Weiblich‹. Die Entstehung der Geschlechterunterschiede *(1975)*

Damit war eine Perspektive geschaffen, in der die biologisch fundierten sexuellen Antriebe bzw. die biologische Kraft nicht mehr das eruptive, unkontrollierbare Potential besaßen, das ihnen etwa noch 1961 von Wallis oder 1963 von Stoller zugeschrieben worden war. Aus dieser Perspektive konnte es daher machbar erscheinen, die Geschlechtszuweisung intersexueller Kinder auch entgegen dem Keimdrüsengeschlecht vorzunehmen, sofern mit Hilfe der Genitalchirurgie und Sexualhormonbehandlung für ein eindeutiges körperliches Erscheinungsbild und damit für ein eindeutiges Erziehungsverhalten der Eltern gesorgt wurde. Money und seine KollegInnen schufen mit ihrer Rekonzeptualisierung der psychosexuellen Entwicklung unter Zugrundelegung der Differenzierung von *gender role* und *gender identity* einen Kompromiss zwischen der *nature-* und der *nurture*-These. Dieses Arrangement adaptierte die herkömmliche Unterscheidung zwischen einem festen Kern der Psychosexualität und anpassungsfähigerem Geschlechtsrollenverhalten, machte jedoch in Umkehrung bisheriger Auffassungen für die Geschlechtsidentität den Einfluss der sozialen Umwelt und für die Geschlechtsrolle eine biologische Disposition geltend. Damit nahm die Baltimorer Forschungsgruppe den KritikerInnen, die gegenüber ihrem 1955 veröffentlichten Modell der psychosexuellen Entwicklung auf einer biologischen Beeinflussung bestanden hatten, den Wind aus den Segeln.

5.4 »In the case of hermaphrodites we have a beautiful experimental situation all set up for us«: Experimentalisierung der Grundlagenforschung zur psychosexuellen Entwicklung

1971 bewertete Wallis die Aussagekraft ihrer klinischen Erfahrungen mit Geschlechtsumstellungen bei älteren intersexuellen Kindern und Jugendlichen völlig anders als in ihren Veröffentlichungen von 1960/61:

»Studien über die erstaunliche Bereitschaft des kindlichen Individuums, sich hinsichtlich der Rollenübernahme und psychosexueller Entwicklung dem anerzogenen Geschlecht anzupassen, auch wenn sie zu dem Chromosomensatz und der Morphologie der Gonaden und Genitalien in deutlichem Widerspruch stehen, sind inzwischen in großer Zahl veröffentlicht [...]. Es ist damit zu rechnen, daß eine verbesserte ›Behandlungsstrategie‹ (Money) dieses Phänomen noch verstärkt. Damit dürften die Ausnahmefälle weiter reduziert werden, bei welchen es im Erwachsenenalter zu sexuellen Triebdurchbrüchen kommt, die im Gegensatz zu sozialer Rolle und Geschlechtsrollenidentifikation stehen, ferner jene, bei denen später der Wunsch nach einer Geschlechtsrollenumwandlung auftaucht oder eine solche im Kindesalter wegen Rollendiffusion nötig wird.« (Bierich [Wallis] 1971: 503)

Die zuletzt genannten Fälle, die von ihr früher als klinischer Einwand gegen eine strenge Befolgung der Baltimorer Behandlungsleitlinien angeführt worden waren, waren jetzt im Gegenteil zu einem Argument dafür geworden, die Behandlungsstrategie konsequent zu befolgen:[25] Denn zum einen sei die Theorie der frühkindlichen sozialen Prägung der psychosexuellen Entwicklung mittlerweile durch systematische Studien an Hermaphroditen empirisch gut belegt. Zum anderen habe sich gezeigt, dass ein im Hinblick auf die frühzeitige und definitive Geschlechtszuweisung sowie den Zeitplan der geschlechtsangleichenden medizinischen Eingriffe optimiertes Behandlungsvorgehen die »innere Übereinstimmung der Patienten mit ihrer sozialen Rolle« und damit ihre »psychische Stabilität« unterstütze (ebd.). Die wissenschaftliche Evidenz der Grundlagenforschung zur psychosexuellen Entwicklung und die klinische Evidenz des Erfolgs einer verbesserten Behandlungsstrategie griffen in dieser Argumentation nahtlos ineinander: Denn während die betrachtete Grundlagenforschung auf klinischen Studien zum therapeutischen Vorgehen bei Intersexualität beruhte, wurde die Behandlungsstrategie ihrerseits durch die Ergebnisse der Grundlagenforschung wissenschaftlich legitimiert. Die Überzeugungskraft der Baltimorer Konzepte wuchs offenbar mit ihrer Erprobung in Forschung und Praxis. Dass dies kein selbstverständlicher Prozess war, sondern von der Etablierung eines experimentellen Dispositivs abhing, möchte ich im Folgenden zeigen.

Operationalisierung des Naturexperiments Intersexualität

Die Idee, dass intersexuelle Menschen als eine Art »Experiment der Natur« zur Erhellung der Grundlagen der somatischen Geschlechtsentwicklung herangezogen werden könnten, hatten Mediziner bereits seit einigen Jahrzehnten geäußert: »Die Natur hat in einer grossen Reihe von Experimenten bald die primären, bald die sekundären Merkmale, bald wieder beide im verschiedensten Grade variieren lassen, und jeder Abweichung des Baues und der Funktion entspricht ein gewisses Mass von Abweichung des geistigen Lebens in gleichem Sinne.« (Kurella 1896: 19) In dieser Hinsicht waren besonders diejenigen Formen von Interesse, bei denen die Keimdrüsen oder auch die Nebennieren, d.h. Organe, die entwicklungsphysiologisch als zentral erachtet wurden, stark von der Norm abwichen.

25 In einer Veröffentlichung von 1974 stellte Wallis einen Fall einer Geschlechtsneuzuweisung im Schulkindalter nunmehr als eine Art Notlösung dar, um die massive Geschlechtsrollendiffusion des Kindes aufzufangen. Diese wurde von Wallis darauf zurückgeführt, dass die anfänglich behandelnden Ärzte die Genitalien des Kindes nicht rechtzeitig korrigiert hätten. Anhand eines weiteren, von Kollegen betreuten Falls, bei dem im Alter von zwei Jahren und zwei Monaten eine Geschlechtsneuzuweisung vorgenommen worden war, wies Wallis auf die psychosozialen Schwierigkeiten hin, welche die Geschlechtsumstellung nach sich gezogen habe und kommentierte: »This case illustrates a […] recommendation first made by Wilkins, then by Hampsons and Money, and subsequently also by me and others: no sex change should be undertaken after the second year of life.« (Wallis 1974: 114).

Man hoffte, anhand der Auswirkungen auf die Ausbildung der Geschlechtsmerkmale Rückschlüsse auf die Rolle der Gonaden resp. der Nebennieren im Normalfall ziehen zu können (Halban 1903: 211; Weinstein 1906, 363; Rössle/Wallart 1930: 449; Berner 1933: 1267). Hermaphroditen als Studienobjekte für Fragen der Geschlechtsentwicklung zu betrachten, hatte eine lange Tradition, wie in Teil I des Buches zu sehen war. Demgegenüber war es eine neue Entwicklung, Intersexualität als eine Art Experiment zu begreifen. Angeregt durch Versuche wie etwa Eugen Steinachs Experimente zur »Hermaphrodisierung« von Meerschweinchen, wurde die menschliche Intersexualität nunmehr als Analogon zu den zum Zweck der Grundlagenforschung vorgenommenen Tierexperimenten dargestellt. Diese Idee erhielt zudem Nahrung durch die um die Jahrhundertwende verstärkt durchgeführten Heilversuche am Menschen mit Kastration, Einpflanzung von Keimdrüsengewebe oder Einspritzung von Keimdrüsenextrakten, die u.a. auch den Effekt der Maskulinisierung resp. Feminisierung besitzen sollten (Stoff 2004: 412-423). Alle genannten Elemente lassen sich in den Worten eines Mediziners von 1916 wiederfinden:

> »Wie dieser Zusammenhang [zwischen der Keimdrüsenfunktion und den Geschlechtsmerkmalen] ist, das hat uns die Pathologie der Mißbildungen und Ausfallerscheinungen gelehrt, sowohl der natürlich vorkommenden, als auch derjenigen, die der Mensch an Tier und Mensch absichtlich, sei es zu kultischen oder sozialen Zwecken, oder endlich neuerdings zur experimentellen Erforschung künstlich hergestellt hat.« (Boruttau 1916: 52)

Solche Überlegungen zum Hermaphroditismus reihten sich in Darlegungen von Medizinern ein, die allgemein Krankheiten und Missbildungen als physiologische Zufallsexperimente auffassen wollten. Doch war auch die Kritik zur Stelle, dass echte Experimente gerade die Zufallsereignisse ausschließen müssten zugunsten planmäßiger, durch gezielte Manipulationen hervorgerufener Ereignisse bei (weitestgehend) kontrollierten Versuchsbedingungen (Hagner 1993: 98). Die Kontrolle des Zufalls sollte potentiell ergebnisverzerrende Faktoren (Bias) ausschließen, um die Reproduzierbarkeit des Experiments und damit seinen spezifischen Erkenntniswert als objektive Methode zu gewährleisten. Als Annäherung an die methodischen Forderungen des echten Experiments kann es betrachtet werden, dass der Experimentalbiologe Richard Goldschmidt Fälle menschlicher Intersexualität zum Zwecke der Aufklärung der Mechanismen der genetischen Geschlechtsbestimmung unter dem Gesichtspunkt einer systematischen Stufenfolge zwischengeschlechtlicher Variationen zusammenstellte, weil er meinte, auf diese Weise ein Analogon zur »kontinuierlichen Variabilität der [geschlechtlichen] Erscheinung«, die im Tierversuch (an Schwammspinnern) durch gezielte Kreuzungsreihen erzeugt werden konnte, zu gewinnen. Dies sollte erlauben, das am Tier nachgewiesene Prinzip der geschlechtsdeterminierenden Vererbungsmechanismen auf den Menschen zu übertragen, und sei es auch mit gewissen Abstrichen (Goldschmidt 1916: 9).

Auf psychologischem Gebiet präsentierte 1945 Albert Ellis eine Methode, die Kasuistik zum Hermaphroditismus statistisch hinsichtlich möglicher Einflussfaktoren der psychosexuellen Entwicklung auszuwerten. Seiner Datenerhebung und -auswertung stellte er die Formulierung zweier alternativer Hypothesen über die »konstitutionelle« versus »psychogene Determination« der Richtung des Sexualtriebs voran. Indem er die Fälle – unterteilt in Pseudohermaphroditen und echte Hermaphroditen – nach heterosexuell, homosexuell, bisexuell und psychosexuell unreif klassifizierte und zu jedem Fall Daten wie das Zuweisungsgeschlecht, den Körperbau, äußere und innere Genitalien, Geschlechtsrolle (*sex role*) etc. in einer tabellarischen Übersicht auflistete, schuf er ein Korrelationsraster, das offenbar die planmäßige Variation von Faktoren, wie sie das strenge Experiment kennt, nachahmen sollte (Abb. 13). Denn Ellis bezeichnete den Hermaphroditismus als »crucial human experiment« für die Grundlagenforschung zur psychosexuellen Entwicklung: »[I]n the case of hermaphrodites we often have a beautiful experimental situation all set up for us; and all that we need is to throw added light on the question of normal and abnormal sexual behavior is to observe the sexual psychology they display.« (Ellis 1945: 108)

Case	1835: Handyside (65)	1898: Clark (33)	1911: Tuffier and Lapointe (25)	1917: Caturani (29)	1917: Wiener (158)	1919: Stein (145)	1924: Christopher (31)	1925: Bell (17)	1931: Woodman (165)	1935: O'Farrell (122)	1935: Novak (121)
Age	33	42	20	26	18	31	17	31	25	19	19
Raised as	F	F	F	F	F	F	F	F	F	F	F
Type of Hermaphrodite	MPs	MPs	MPs	MPs	MPs	MPs	MPs	FPs	MPs	FPs	MPs
Body Build	M	F	F+	F	F	M-F	F+	F+	M	M+	M
External Sex Organs	F-M	F-	M-	F-	F-	M-	F	F-	F-M	M-F	M-F
Internal Sex Organs	M	M	M-	F-	F-	M-	M-	F-	M	F-	M
Gonads	M	M	M-	M-	M	M	M	F-	M	F-	M-
Hair	F	F	...	F	...	F-M	...	M	F	M+	...
Menstruation	M	F	M	M	M	M	M	(M)	M-	M-	M
Sperm Production	M	(F)	(F)	(F)	(F)	...	(F)	(F)	(F)	(F)	(F)
Libido	F+	F	F	F-	F	F	F	F	F	F	F+
Sex Role	F	F	F	(F)	F	F	(F)	(F)	(F)	F	F+

Case	1937: Chapple (30)	1937a: Young (170)	1937b: Young (170)	1937c: Young (170)	1938: Rubovits and Saphir (134)	1938: Mishell (106)	1938: Carlisle and Geiger (26)	1939: Crossen (35)	1942a: Witschi and Mengert (164)	1942b: Witschi and Mengert (164)	1942: Finesinger, Meigs and Sulkowitch (46)
Age	18	26	21	18	39	35	20	28	26	24	17
Raised as	F	F	F	F	F	F	F	F	F	F	F
Type of Hermaphrodite	MPs	MPs	MPs	FPs	MPs	MPs	MPs	MPs	MPs	MPs	MPs
Body Build	F+	M-F	M	M	F	F+	F	M-F	F	F	M
External Sex Organs	F-M	M-F	F-M	F-M	F	F	F	F-M	M-	M-F	M-F
Internal Sex Organs	M	M	M	F-	M	M	M	M	M-	M-	M
Gonads	M-	M	M	F-	M-	M-	M	M	M-	M	M
Hair	F	F-	F	M	M	F	F	M	F	F	F-M
Menstruation	(M)	M	M	M	M-	M-	M	M-	M	M	M
Sperm Production	(F)	...	...	...	(F)	F	...	(F)	(F)	(F)	(F)
Libido	F++	F+	F	F	F+	F	F-	F+	F	F	F
Sex Role	F+	F+	F	F	(F)	F+	(F)	F	F+	F	F

HETEROSEXUAL

F = Feminine. M-F = Masculine-Feminine. MPs = Male Pseudohermaphrodite. (M) = Presumably Masculine. T = True Hermaphrodite. O = Psychosexually Immature.
M = Masculine. MF = Ovotestis. FPs = Female Pseudohermaphrodite. (F) = Presumably Feminine. ?T = ?True Hermaphrodite. F-M = Feminine-Masculine.

PSEUDOHERMAPHRODITES

Abb. 13: Beziehungen zwischen Geschlechtsmerkmalen und Psychosexualität bei Hermaphroditen nach Albert Ellis: The sexual psychology of human hermaphrodites *(1945)*

Aus methodischer Sicht waren allerdings die Bezüge, die Ellis zum Experiment aufstellte, von rein rhetorischem Wert: Seine Datensammlung beruhte nicht auf einer direkten klinischen Untersuchung, sondern auf einer Auswertung der kasuistischen Literatur, die durch unzulängliche Fallberichte und durch uneinheitliche Beschreibungskategorien gekennzeichnet war. Zwar versuchte er, die heterogenen Informationen aus der Literatur mittels einheitlicher Kategorien zu filtern, so dass Vergleiche mit statistischer Auswertung möglich erscheinen konnten. Doch auch damit wurde er das Problem nicht los, dass seine Erhebung retrospektiv angelegt war, was bedeutete, dass eine Kontrolle der Untersuchungsbedingungen, wie sie das Experiment verlangte, nicht stattfinden konnte. Ellis schien aber dennoch der Überzeugung zu sein, dass seine Studie einem Experiment entspreche. Und interessanterweise hoben nachfolgende KritikerInnen des deutschen Sprachraums – zumindest diejenigen, die ihre Stellungnahmen in Veröffentlichungen zum Hermaphroditismus vorbrachten – auch nicht etwa auf ein Methodenproblem ab, sondern wendeten Bleulers Argument an, wonach sich intersexuelle Menschen grundsätzlich nicht als Studienobjekte für die Grundlagenforschung eignen würden, da ihre Abnormität so groß sei, dass keine Schlüsse auf die normale Entwicklung gezogen werden könnten (z.B. Lange-Cosack 1958: 32f.).

Ein paar Jahre später ging Money in seiner Doktorarbeit ganz ähnlich wie Ellis vor, indem er anhand von 238 veröffentlichten Fallberichten über Hermaphroditen und zehn von ihm selbst psychologisch untersuchten Fällen analysierte, welche Faktoren für die psychosexuelle Orientierung und die psychische Anpassung verantwortlich seien. Auch er arbeitete mit Vergleichsgruppen und statistischer Korrelierung. Allerdings bezeichnete Money seinen methodischen Ansatz als »Review« und nicht als »Experiment«. Dafür legte er aber stärker als Ellis Wert darauf, den Mangel einer tatsächlichen Kontrolle der Untersuchungsbedingungen dadurch auszugleichen, dass er mögliche alternative Erklärungen bzw. potentielle Bias-Faktoren in Betracht zog und diskutierte – wenn auch nur, um ihre Irrelevanz darzulegen (Money 1952: Kap. 12).

Während Money seine Doktorarbeit fertig stellte, führte er bereits zusammen mit Joan Hampson (und später auch John Hampson) Studien zur psychosexuellen Entwicklung durch, für die sie intersexuelle Patient_Innen des Johns Hopkins Hospitals Fall für Fall psychologisch-psychiatrisch untersuchten – bis Ende der 1950er Jahre waren es mehr als 100 Personen. Bei einem klinischen interuniversitären Austausch über ein intersexuelles Kind und die Frage des besten Behandlungsvorgehens zu Beginn des Jahres 1955, an dem Mitglieder der medizinischen Fakultäten der Universität Pennsylvania und der Johns Hopkins Universität teilnahmen, stellten Money und Joan Hampson im Beisein von Wilkins und John C. Whitehorn (1894-1973) erste Studienergebnisse dar. Letzterer war der Direktor der Psychiatrischen Klinik des Johns Hopkins Hospitals, in der Hampson und Money beschäftigt waren. Whitehorn machte bei diesem interuniversitären Treffen eine Bemerkung, aus der hervorging, welchen wissenschaftlichen Stellenwert er ihren Untersuchungen zumaß:

»[I]t appeared that in Dr. Wilkins' material there would be a nice opportunity on psychiatric evaluations to find cases illustrative of endocrinological and biochemical ambiguities, even to make experimental changes in some of the biochemical and endocrinological forces – to have an opportunity there to evaluate the importance of biochemical instinctual factors and cultural environmental attitudinal factors [for personality development and growth].« (University of Pennsylvania/Johns Hopkins University 1955: 789)

Worin genau diese »experimentellen Veränderungen« bestehen sollten, erläuterte Whitehorn nicht, aber er konnte damit wohl nur Veränderungen meinen, die durch therapeutische Eingriffe im Rahmen des neuartigen Behandlungsvorgehens herbeigeführt wurden, so durch die Cortisonbehandlung oder durch die Entfernung der Gonaden und Behandlung mit gegengeschlechtlichen Sexualhormonen im Kleinkindalter.

Im Folgenden möchte ich nun zeigen, dass Money und seine KollegInnen die therapeutischen Eingriffe in das Design ihrer Grundlagenforschung zur psychosexuellen Entwicklung systematisch einbauten, so dass diese methodisch in der gleichen Weise wie dezidierte experimentelle Manipulationen analysierbar wurden. Außerdem ermöglichte das therapeutische Setting aus methodischer Sicht eine (annähernde) Kontrolle potentiell ergebnisverzerrender Einflüsse. Damit waren zentrale Elemente eines experimentellen Designs gegeben, die Ellis' Studie nicht besessen hatte. Dadurch, dass es sich bei der Baltimorer Forschung um klinische Studien handelte, welche die Erprobung eines neuartigen Behandlungsvorgehens begleiteten und evaluierten bzw. in späteren Jahren der Behandlungsoptimierung dienten, konnten die therapeutischen Maßnahmen und ihre Wirkungen als approximativer Ersatz einer kontrollierten experimentellen Manipulation »unabhängiger Variablen« zum Zwecke der Grundlagenforschung betrachtet werden. Ein solches, dem Experiment angenähertes Design lag auch deswegen nahe, weil es unmittelbar mit der Evaluierung des Behandlungsmodells verknüpft war – und Untersuchungspläne der medizinischen Therapieforschung orientierten sich schon seit längerem am experimentellen Modell, wobei die zu erprobenden Behandlungsmaßnahmen als experimentelle Stimuli aufgefasst und analysiert wurden.[26]

Bevor ich das näher ausführe, muss allerdings vorangeschickt werden, dass Money und seine KollegInnen ihre Intersex-Studien zu den Grundlagen der psychosexuellen Entwicklung nicht konsequent als Experimente bezeichneten, obwohl sie andererseits wiederholt und an signifikanten Stellen betonten, dass der Hermaphroditismus beim Menschen als »Naturexperiment« betrachtet werden könne. So schrieben 1961 Joan und John Hampson zur These einer kritischen Lern- und Prägungsphase der Psychosexualität unter Bezugnahme auf tierexperimentelle Forschungen, wie sie Lorenz durchgeführt hatte: »As yet the bulk of the experimental evidence for this has come from animal experimentation;

26 Dieses Modell, entworfen als Kontrollgruppendesign, wurde wesentlich durch Austin Bradford Hills (1897-1991) 1937 erschienene Publikation *Principles of Medical Statistics* geprägt (Hill 1937).

experimentation in humans has of necessity been limited to chance occurrences and the ›experiments of Nature‹.« (Hampson/Hampson 1961: 1402) Später, als die psychoendokrinologischen Forschungen zur pränatalen hormonellen Disposition des Geschlechtsrollenverhaltens im Vordergrund standen, stellten Money und seine KollegInnen in Veröffentlichungen über ihre Studienergebnisse bereits in der Einleitung klar, dass Intersexuelle als »Naturexperiment« aufzufassen seien. So hieß es etwa in einer Publikation von Ehrhardt: »In der Humanforschung sind Experimente mit fötalen Hormonbedingungen aus humanitären Gründen ausgeschlossen, so daß man auf spontane Fehlentwicklungen, wie sie z.B. bei Hermaphroditismus vorkommen, angewiesen ist.« (Ehrhardt 1971: 94)[27] In ihrer Dissertationsschrift hatte Ehrhardt dazu ausgeführt:

»Die Untersuchung [der] einzelnen [Geschlechts-]Faktoren ist beim Menschen sehr schwierig, da im Normalfall alle somatischen und umweltabhängigen Faktoren übereinstimmen und zusammenwirken, d.h. alle weiblich oder männlich ausgerichtet sind. So sind für diese Frage [der Determinanten der psychosexuellen Entwicklung] Individuen von besonderem Interesse, bei denen Diskrepanzen zwischen den 7 Variablen vorkommen. Bei ihnen läßt sich u.U. die Wirkung eines Einzelfaktors relativ isoliert feststellen.« (Ehrhardt 1969: 2)

Auch in der Monographie *Männlich – Weiblich* stellten Money und Ehrhardt erneut ihre Forschungen an Intersexuellen in den Kontext des Tierexperiments:

»Bei Tieren kann man Hermaphroditismus experimentell herstellen, um den Einfluß des genetischen, des hormonellen und des morphologischen Geschlechts auf geschlechtsspezifisches Verhalten zu untersuchen. Beim Menschen verbieten ethische Gesichtspunkte solche Experimente. Aus diesem Grund sind die spontan auftretenden Formen des Hermaphroditismus beim Menschen von besonderem Interesse für das Verständnis der Entstehung geschlechtsspezifischer Verhaltensweisen.« (Money/Ehrhardt 1975: 16)

Während somit der Ansatz der Studien an Intersexuellen in Analogie zum Tierexperiment vorgestellt wurde, unterließ es die Baltimorer Forschungsgruppe, den Begriff des Experiments in Bezug auf das konkrete Untersuchungsdesign anzuwenden. Stattdessen sprachen Money, Joan und John Hampson in Bezug auf ihre Forschung von einer »comprehensive psychologic investigation« (Money 1955: 264; Money et al. 1957: 335), die als »follow-up study« behandlungsbegleitend über einen längeren Zeitraum durchgeführt werde und bei der Interview-, Test- und Verhaltensbeobachtungsmethoden zum Einsatz gekommen seien (ebd.: 333; Money et al. 1956: 44). Nicht zu übersehen war, dass sie häufig mit Gruppenvergleichen zur Hypothesenprüfung arbeiteten (ebd; Money et al. 1955b). Ehrhardt bezeichnete allerdings in einem Rückblick diese Studien aus den 1950er Jahren als »psychologische Darstellungen von Einzelfällen oder Gruppen, jedoch im

27 Vgl. auch Ehrhardt et al. 1968a: 160; Ehrhardt et al. 1968b: 115.

allgemeinen ohne systematische Kontrolldaten« (Ehrhardt 1971: 98). Hingegen bemühte sich Money in späteren Jahren, auch seine ersten Untersuchungen als »matched-pair sexological outcome studies« einzuordnen: Damit waren Vergleichsstudien an paarweise zusammengestellten Einzelfällen oder aber an Gruppen gemeint, die hinsichtlich für relevant erachteter Faktoren äquivalent sein sollten – bis auf einen, nämlich den zu untersuchenden Faktor (Money 1991: 10f.). An anderer Stelle charakterisierten Money und Ehrhardt die psychoendokrinologischen Forschungen der 1960er Jahre als vergleichende »Nachuntersuchungen zur Verhaltensentwicklung und psychosexuellen Identifizierung« (Money/Ehrhardt 1975: 99). Ihre Studien bezogen aber auch Daten von früheren Untersuchungen ein, so dass sie durchaus quasi-experimentellen Vergleichsstudien ähnelten, wie noch zu sehen sein wird. Money wollte jedoch offenbar seine klinisch-sexologischen Langzeitstudien nicht als Experimentalforschung erscheinen lassen und so hob er hervor, dass diese den Anforderungen eines Experiments nicht genügen könnten: »[T]he investigator has no control over the timing of some events, nor of the variables that govern them and their consequences. He cannot design an experiment in which all variables are held constant, except in the one or two he is experimentally manipulating.« (Money 1986: 33)

Quasi-experimentelles Untersuchungsdesign der Intersex-Studien

Money betonte natürlich zu recht, dass die Baltimorer klinischen Forschungen – sowohl hinsichtlich der Behandlungsevaluation als auch der Grundlagenforschung – den strengen Vorgaben eines klassischen experimentellen Kontrollgruppendesigns, das eine planmäßige Manipulation der unabhängigen Variable bei Kontrolle potentiell ergebnisverzerrender Faktoren durch eine randomisierte, d.h. zufällige, Zuteilung zu einer Experimental- und einer Kontrollgruppe herzustellen suchte, nicht genügen konnten: Da er und seine KollegInnen darauf angewiesen waren, dass Hermaphroditen, die die Kriterien eines bestimmten Forschungsvorhabens erfüllten, im Johns Hopkins Hospital vorstellig wurden und zudem deren Lebensumstände eine systematische oder gar eine Langzeituntersuchung gestattete, war die Selektion von Proband_Innen zeitlich und biographisch kontingent (Money 1991: 10). Insbesondere war eine Randomisierung angesichts dieser Umstände nicht möglich – und ethisch in einem solchen therapeutischen Setting auch schlecht vertretbar.

Aber Money und seine KollegInnen waren offenbar mit der Bezeichnung experimentell im Verhältnis zum medizinischen und psychologischen Diskurs der 1950er und 1960er Jahre außerordentlich zurückhaltend, denn als quasi-experimentell wurden auch Untersuchungen eingestuft, die mit nicht-randomisierten Kontrollgruppen arbeiteten und z.T. methodisch viel weniger valide waren als die Baltimorer Studien: Randomisierung blieb nach der Einführung der Technik in den 1920er Jahren auch noch für die nächsten vier Jahrzehnte ein methodisches Ideal ohne breite praktische Umsetzung, worauf Trudy Dehue in einer historischen Rekonstruktion des Kontrollgruppendesigns hingewiesen hat. Zudem wurde das randomisierte Kontrollgruppendesign als Methode der Therapieforschung ohnehin von vielen klinisch tätigen ÄrztInnen aus (vorwiegend) ethischen Gründen kritisch betrachtet (Dehue 2005: 7). Wenn man ein Standardwerk zum sozialwissenschaftlichen (inkl. psychologischen) Einsatz experimenteller Methoden wie das 1963 publizierte *Experimental and quasi-experimental designs for research* (Campbell/Stanley 1963/1966) durchblättert, dann wird deutlich, dass viele Feldexperimente der 1950er und 1960er Jahre dem Ideal der Randomisierung nicht nachkamen, weil sie die Zuordnung zur Experimental- und Kontrollgruppe aufgrund eines natürlich vorhandenen Unterschieds vornehmen mussten, so dass die Forschenden nicht kontrollieren konnten, wer einem experimentellen Stimulus ausgesetzt wurde und wann. Das war gerade für Untersuchungen zu neuen Behandlungsmethoden typisch, bei denen die Zuweisung zur Gruppe derjenigen, an denen die Therapie erprobt wurde, nicht randomisiert geschehen konnte. Solche Studien behalfen sich häufig mit sogenannten gematchten Kontrollgruppen, was darauf zielte, die an die natürliche Differenz (also etwa behandelt/unbehandelt) potentiell gekoppelten weiteren Inbalancen (z.B. Zugehörigkeit der Therapierten zu einer bestimmten Altersgruppe, weil die Behandlung bei Beginn im Kleinkindalter besonders effektiv sein sollte) zwischen den Vergleichsgruppen auszugleichen, indem die Experimental- und die Kontrollgruppe nach dem Kriterium der größtmöglichen Ähnlichkeit ausgewählt wurden. Voraussetzung dafür war die Möglichkeit, kontrollieren zu können, wer in die Datenerhebung einbezogen wurde und zu welchem Zeitpunkt (also nicht etwa mit retrospektiv, nach Abschluss einer Behandlung erhobenen Daten arbeiten zu müssen; die Ähnlichkeit der Vergleichsgruppen prä-experimentell überprüfen zu können u.a.m.). Diese Methode, die fehlende Kontrolle auf Seiten der experimentellen Variable mittels größtmöglicher Kontrolle der Datenerhebung zu kompensieren, wurde als Annäherung an ein experimentelles Design verstanden. Solche Studien wurden daher als quasi-experimentell bezeichnet (ebd.: 34ff. & 47-50). Mit einem solchen Design, so hieß es, könnten zwar nicht mit der gleichen Sicherheit wie im echten Experiment Hypothesen erprobt (bzw. Nullhypothesen verworfen) werden (»interne Validität«), doch sei, da es sich zumeist um Feldexperimente handelte, die Gültigkeit für »natürliche Situationen« größer (»externe Validität«). Angesichts der schwierigeren Kontrollbedingungen mussten sich auch viele der als quasi-experimentell deklarierten Untersuchungen methodische Unzulänglichkeiten vorwerfen lassen. Doch ermunterten die Autoren von *Experimental and quasi-experimental designs for research* ausdrücklich dazu, Feldexperimente dennoch in Angriff zu nehmen, da sie trotz der Probleme zur Akkumulierung wissenschaftlichen Wissens beitragen würden und somit für den wissenschaftlichen Fortschritt unverzichtbar seien (ebd.: 1-5).

In der Tat hätten die Baltimorer Studien einen Vergleich zu Untersuchungsplänen, die als quasi-experimentell bezeichnet wurden, nicht scheuen müssen, wenn Money und seine KollegInnen Wert darauf gelegt hätten: Die Studien näherten sich, so meine Behauptung, die ich weiter unten ausführen werde, in den Grundzügen – eingedenk aller methodischen Unzulänglichkeiten, die sie wie zahlreiche andere Studien auch besaßen – einem experimentellen Design an. Aber offenbar wollten die Baltimorer ForscherInnen die Methodik ihrer Grundlagenforschung zur psychosexuellen Entwicklung, durchgeführt an intersexuellen Kindern, Jugendlichen und Erwachsenen, die zur Behandlung ins Johns Hopkins Hospital kamen, nicht als experimentell bezeichnen. Das mochte zum einen daran liegen, dass ihnen methodische Probleme nur allzu bewusst waren, weshalb sie von vornherein bescheidener auftreten wollten, zumal insbesondere ExperimentalpsychologInnen starke Vorbehalte gegenüber quasi-experimentellen Designs hegten (ebd.: 35). Ein weiterer Grund war sicherlich, dass sie quantifizierende und standardisierte Methoden für ihre Forschungsfragen zur psychosexuellen Entwicklung nicht ausreichend fanden und daher zusätzlich qualitative Verfahren verwendeten; immerhin fuhren sie diesbezüglich aber zweigleisig, denn illustrierende Einzelfallanalysen und quantifizierende statistische Auswertungen standen in ihren Veröffentlichungen nebeneinander (z.T. in derselben Publikation: Money et al. 1955b).

Eine große Rolle dürften auch ethische Bedenken gespielt haben. Dafür spricht, dass die Baltimorer Forschungsgruppe die Analogie zwischen Tierversuch und »Naturexperiment« unter dem Vorzeichen einführte, dass willkürliche experimentelle Manipulationen beim Menschen ethisch unzulässig seien. Gerade die Nachkriegsjahrzehnte brachten eine erneute Sensibilisierung für die ethischen Grenzen der medizinischen und psychologischen Forschung mit sich: Als Reaktion auf die verbrecherischen Menschenversuche der Medizin des Nationalsozialismus waren durch den *Nürnberger Kodex*, verkündet 1947 durch den I. Amerikanischen Militärgerichtshof, sowie durch die *Deklaration von Helsinki* des *Weltärztebundes* von 1964 Richtlinien zum medizinischen Menschenversuch formuliert worden (Eckart 1998: 355-361). Diese erklärten wissenschaftliche Versuche an Personen, die selbst zur Erteilung einer wirksamen Einwilligung nicht (bzw. nicht in ausreichendem Umfang) fähig sind, für unzulässig; Heilversuche an Kindern, von denen man annahm, dass sie in deren Interesse lagen und keine unverhältnismäßige Gefährdung mit sich brachten, wurden dagegen bei Einwilligung der gesetzlichen VertreterInnen (und bei älteren Kindern, die über ein entsprechendes Verständnis verfügten, mit eigener Einwilligung) erlaubt. Neben Auseinandersetzungen über medizinische Versuche entbrannten in den 1960er Jahren infolge des Milgram-Experiments[28] (1962) kritische Diskussionen über die ethischen Grenzen psychologischer Experimente. Solche Debatten trugen sicherlich dazu bei, dass das Baltimorer Team seine Studien an intersexuellen Kindern und Jugendlichen nicht direkt als (quasi-)experimentelle Grundlagenforschung präsentierte.

28 Getestet wurde die Autoritätshörigkeit. In dem Experiment setzte sich diese auch gegen die Gewissensgrundsätze der ProbandInnen durch.

Dennoch lag den Baltimorer Studien ein Design empirischer Hypothesenprüfung zugrunde, das sich am Experiment orientierte, indem Gruppen (oder paarweise Individuen) im Hinblick auf eine interessierende Variable unter ansonsten möglichst äquivalenten, kontrollierten Bedingungen verglichen wurden. Die Studien der 1950er Jahre schufen bereits in Grundzügen ein experimentelles Dispositiv, auch wenn sie methodisch in vielerlei Hinsicht unzureichender als die psychoendokrinologischen Forschungen der 1960er Jahre waren. Was waren die Elemente dieses Dispositivs? Zunächst einmal bot die Spezialisierung der pädiatrischen Endokrinologie des Johns Hopkins Hospitals die Möglichkeit einer einheitlichen Selektion und Erfassung eines verhältnismäßig großen Samples verschiedenster Formen von Intersexualität: Einheitliches Selektionskriterium war, dass es sich um Patient_Innen des Johns Hopkins Hospitals handelte. Zur allgemeinen Repräsentativität dieser Patient_Innen schrieb Ehrhardt in Bezug auf drei von ihr im Rahmen der psychoendokrinologischen Studien zusammengestellte Stichproben:

»Wie bei allen klinischen Gruppen ist die Repräsentativität der 3 Stichproben nicht garantiert. Allerdings wurde die Untersuchung in vieler Hinsicht unter optimalen Bedingungen durchgeführt. Das Einzugsgebiet der Kinder-Endokrinologie am Johns Hopkins Hospital ist unverhältnismäßig groß. Dabei ist einmal wichtig, daß die Patientenauswahl der Klinik nicht an die soziale Klasse gebunden ist, da Forschungsmittel zur Behandlung von bedürftigen Patienten zur Verfügung stehen, und zum anderen, daß es sich nicht um eine Selektion von verhaltensgestörten Kindern handelt, sondern um eine unausgelesene Stichprobe des gesamten Bereichs dieser Patienten.« (Ehrhardt 1971: 103)

Zum zweiten wurden viele Patient_Innen über einen längeren Zeitraum immer wieder im Johns Hopkins Hospital untersucht und so konnten psychologische Daten vor, während und nach Behandlungsphasen gesammelt werden (Money 1955: 255). Auf diese Weise überblickte das Baltimorer Forschungsteam zum Zeitpunkt ihrer psychoendokrinologischen Studien z.T. ein bis zwei Dekaden mehr oder minder kontinuierlicher Beobachtungen, weshalb es sich bei der Nachuntersuchung nicht einfach um eine retrospektive Datenerhebung handelte, sondern vielmehr um den (vorläufigen) Endpunkt einer *Follow-up*-Studie. Drittens wurden die körperliche Untersuchung und die differentialdiagnostische Einordnung der Patient_Innen im Wesentlichen durch die Kinderklinik des Johns Hopkins Hospitals vorgenommen, was bedeutete, dass einigermaßen einheitliche Beurteilungskriterien zur Anwendung kamen. Dasselbe galt, viertens, für die Maßstäbe der Behandlung, die den Hermaphroditen zuteil wurde: Gemäß des Baltimorer Modells sollten zumindest Kinder unter drei Jahren nach einem einheitlichen Plan behandelt werden, so dass ein abgestimmtes Vorgehen bei der Geschlechtszuweisung und der Beratung der Eltern sowie bei den chirurgischen und hormonellen Korrekturen zu erwarten war. Fünftens wurde eine einheitliche Erfassung auf psychologisch-psychiatrischer Ebene angestrebt: Die psychologisch-psychiatrischen Erhebungen, Untersuchungen und Auswertungen in den 1950er Jahren wurden offenbar hauptsächlich von Money, Joan und John Hampson persönlich durchgeführt und auch in den 1960er Jahren galt dieses Prinzip. In Ermangelung passender standardisierter Untersuchungsroutinen entwickelten sie für ihre Studien ein eigenes Datenerhebungsschema, das halbstrukturierte und offene Interviews, Test- und Verhaltensbeobachtungsmethoden kombinierte. Eine Doppelverblindung fand nicht statt, zumal die Untersuchungen häufig im Rahmen von Beratungsgesprächen durchgeführt wurden und z.T. als Routineuntersuchungen ausgegeben wurden (Ehrhardt 1971: 107). Allerdings wurden zumindest in den psychoendokrinologischen Studien unabhängige AuswerterInnen eingesetzt, die die erhobenen Daten nur anonymisiert erhielten (ebd.; Ehrhardt et al. 1968b: 118). In den 1950er Jahren war zur möglichst objektiven Einschätzung der Daten (Rating) stattdessen ein Konsensverfahren zwischen den UntersucherInnen angesetzt worden (Money et al. 1956: 44).

Gerade auf der Ebene der psychologisch-psychiatrischen Untersuchung würde eine methodenkritische Betrachtung natürlich viele Probleme ausfindig machen, doch der Punkt, der für meine Argumentation hier entscheidend ist, ist der, dass sich Money und seine KollegInnen unter den gegebenen Bedingungen einer klinischen Forschung in mehrerlei Hinsicht um eine homogene Erfassung des Samples bemühten. Unter dieser Voraussetzung konnte das Sample zur Überprüfung des Einflusses verschiedener potentieller Determinanten der psychosexuellen Entwicklung in gematchte und daher (relativ) äquivalente Untersuchungs- und Kontrollgruppen eingeteilt werden, die sich hinsichtlich eines einzigen Faktors unterschieden. Im – aus experimentalmethodischer Sicht – Idealfall war dieser Unterschied durch eine isolierbare Einwirkung hervorgerufen worden und die betroffenen Personen konnten vor und nach einem solchen manipulierten Ereignis untersucht und verglichen werden. Zwar wurde die Manipulation nicht zu experimentellen, sondern zu therapeutischen Zwecken vorgenommen und Money und seine ForschungskollegInnen hatten keine (alleinige) Entscheidungsgewalt über Art und Zeitpunkt von Eingriffen. Somit fehlte ihnen auch eine wirkliche experimentelle Kontrolle. Dafür aber war das Baltimorer Forschungsteam in der Lage, die Auswirkungen einer Manipulation anhand ausgewählter Proband_Innen (relativ) isoliert zu untersuchen und zu vergleichen.

Bei aller methodischen Unzulänglichkeit waren manche der Untersuchungen von Money, Joan und John Hampson in den 1950er Jahren bereits an ein experimentelles Design zumindest in den Grundzügen angelehnt. So hatten sie z.B. eine Untersuchung zu der Frage durchgeführt, ob es eine Altersgrenze dafür gebe, bis zu der ein Geschlechtswechsel psychisch kompensiert werden könne, was für die Baltimorer ForscherInnen selbstverständlich beinhaltete, dass die neue Geschlechtsrolle erfolgreich adaptiert wurde. Dafür untersuchte Joan Hampson zehn Intersexuelle verschiedenen Alters, die meisten davon mit der gleichen Intersex-Form, nämlich AGS, die einen Wechsel ihres Geschlechtsstatus (überwiegend von weiblich zu männlich) auf ärztliche Veranlassung oder auf eigenen

Wunsch hin vollzogen hatten. Offenbar konnte sie bei ungefähr der Hälfte der Untersuchten den Prozess der Geschlechtsumstellung und die weitere Entwicklung über mehrere Jahre mitverfolgen. Das (vorläufige) Ergebnis des Geschlechtswechsels klassifizierte sie als »adäquate« resp. »inadäquate psychologische Anpassung«. Entlang des Alters, in dem der Geschlechtswechsel vollzogen worden war, differenzierte sie das Sample, wobei sich die Altersgrenze von einem Jahr als Scheitelpunkt zwischen adäquater und inadäquater Anpassung herausstellte (Abb. 14; Hampson 1955: 268f.).

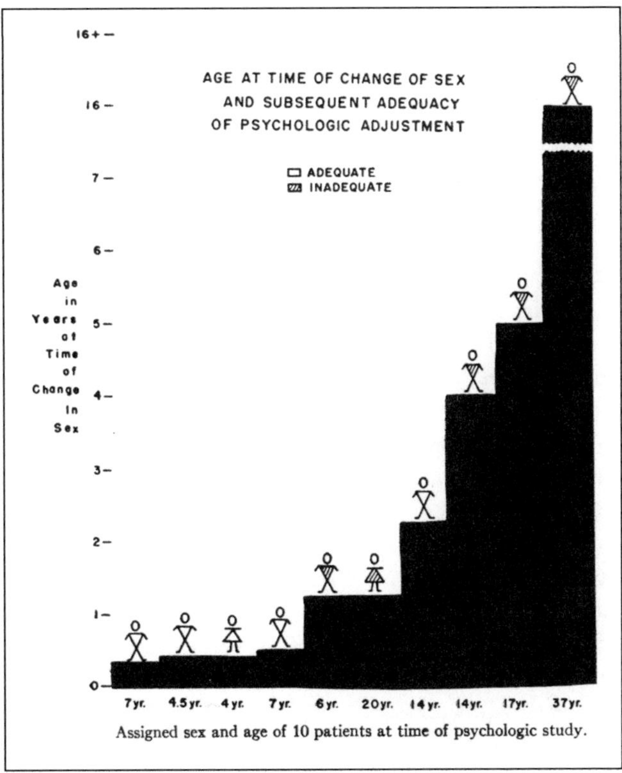

Abb. 14: Psychische Anpassung von Hermaphroditen nach einer Geschlechtsumstellung nach Joan G. Hampson: Hermaphroditic genital appearance, rearing and eroticism in hyperadrenocorticism *(1955)*

Bei diesem Untersuchungsdesign wurde der Geschlechtswechsel nach der Art eines experimentellen Ereignisses im Hinblick auf seine psychologischen Auswirkungen analysiert. Allerdings wurde kein gematchter Kontrollgruppenvergleich durchgeführt; offen blieb auch, wie die psychische Verfassung der Intersexuellen *vor* dem Geschlechtswechsel einzuschätzen war, so dass eine inadäquate psychologische Anpassung nach einem Geschlechtswechsel, der jenseits der Altersgrenze von einem Jahr erfolgt war, ebenso gut auf eine grundlegende psychische Instabilität und nicht auf den späten Zeitpunkt der Geschlechtsumstellung zurückführbar sein mochte.

In ähnlicher Weise wurden die Auswirkungen eines ambivalenten resp. eindeutigen Erscheinungsbilds der Genitalien auf die psychische Gesundheit untersucht. Als Teil dieser Untersuchung wurde demonstriert, dass auch bei entgegenstehendem gonadalen und chromosomalen Geschlecht Intersexuelle, deren Genitalien von Geburt an eindeutig aussahen (wie z.B. bei der Testikulären Feminisierung) oder aber in früher Kindheit mittels chirurgisch-hormoneller Techniken vereindeutigt worden waren, im Vergleich zu spät oder unbehandelten Hermaphroditen eine stabilere psychische Gesundheit aufwiesen (Money et al. 1956: 53). Aus klinischer Sicht unterstrich dies die positiven Effekte einer frühzeitigen Behandlung und aus wissenschaftlicher Sicht bestätigte sich der Einfluss eines eindeutigen körperlichen Erscheinungsbilds für eine stabile psychosexuelle Entwicklung und psychische Gesundheit.

Als eine Untersuchungsvariante, die zu derselben Schlussfolgerung führte, wurde ein Sample von als Mädchen bzw. Frauen lebenden Hermaphroditen, von denen einige bereits in der frühen Kindheit chirurgisch-hormonell feminisiert worden waren, analysiert. Die Korrektur-Eingriffe fungierten in diesem Setting als quasi-experimentelle Manipulationen, anhand derer relativ äquivalente Vergleichsgruppen gebildet werden konnten: Zum einen konnte so zwischen frühzeitig feminisierten und spät bzw. unbehandelten Hermaphroditen differenziert werden; zum anderen zwischen den frühzeitig genitalkorrigierten Intersexuellen und solchen, die aufgrund einer kompletten Testikulären Feminisierung äußerlich von Geburt an weiblich aussahen (ebd.: 51). Ein weiterer, auf ähnlichen Hypothesen basierender Gruppenvergleich wurde hinsichtlich der psychischen Auswirkungen einer prä- resp. postpubertär begonnenen Cortisontherapie beim weiblichen Adrenogenitalen Syndrom durchgeführt. Der Vergleich verwies erneut auf den psychologischen Vorteil einer frühzeitigen Therapie. Die Ausführungen dazu ließen keinen Zweifel darüber, dass die Untersuchungen tatsächlich behandlungsbegleitend stattgefunden hatten, weshalb die psychische Verfassung vor und nach Behandlungsbeginn verglichen werden konnte (ebd.: 54f.). Somit näherten sich die Studien den relativ kontrollierten Bedingungen eines quasi-experimentellen Designs an. Allerdings waren die Vergleichsgruppen nicht gematcht, so dass der Befund der besseren psychischen Gesundheit der Frühbehandelten womöglich auch einfach ein verzerrender Altersausleseeffekt sein konnte: Denn diese Werte wurden vor allem von Jugendlichen erreicht, die, wie Money, Joan und John Hampson selbst in zwei Sätzen andiskutierten, noch nicht lang genug gelebt hatten, um womöglich in Auseinandersetzung mit ihrer Intersexualität (und/oder mit dem Behandlungsvorgehen!) doch noch psychische Probleme zu entwickeln. Zuversichtlich nahmen aber die ForscherInnen an, dass diese Erklärung nicht korrekt sei (ebd.: 50).

Eine dritte Untersuchung galt der Hypothese, dass das Zuweisungs- und Erziehungsgeschlecht ausschlaggebend für die Ausbildung einer weiblichen resp. männlichen Geschlechtsrolle (*gender role*, hier noch in der ursprünglichen, auch die Geschlechtsidentität umfassenden Bedeutung verwendet) sei, während das Keimdrüsen- und chromosomale Geschlecht dafür keine Rolle spiele. Dazu verglichen sie Hermaphroditen mit identischer Diagnose, von denen einige als Jungen, andere als Mädchen aufgewachsen waren (Money et al. 1955b: 308). Von 55 Fällen hätten nur vier eine uneindeutige Geschlechtsrolle entwickelt, während der Rest eine dem Zuweisungs- und Erziehungsgeschlecht entsprechende Rolle adaptiert habe. Für die vier Ausnahmen brachten sie Erklärungen bei, die darauf hinaus liefen, dass die psychosexuelle Ambivalenz keine ursächliche Folge biologischer Geschlechtsfaktoren sei (ebd.: 305). Bei dieser Studie zu den Auswirkungen der Geschlechtszuweisung und frühkindlichen Erziehung war es natürlich nicht gut möglich, die Geschlechtsrolle in einem prä-experimentellen Zustand zu untersuchen, außer in den offenbar seltenen Fällen, die jenseits des zweiten Lebensjahres eine Geschlechtsumstellung durchlebten. Dafür lag die Stärke des Untersuchungsdesigns darin, Vergleichsgruppen zu bilden, die hinsichtlich der für die psychosexuelle Entwicklung nach vorherrschender medizinisch-psychiatrischer Meinung als relevant erachteten Geschlechtsmerkmale des Gonadengeschlechts, des chromosomalen Geschlechts und – mit gewissen Abstrichen, die sich durch unterschiedliche Korrektur-Behandlungen ergaben – auch des Hormonstatus gematcht waren.

Letztere Geschlechtsvariable sollten die psychoendokrinologischen Studien der 1960er Jahre nochmals genauer unter die Lupe nehmen. Diese waren methodisch weitaus ausgefeilter angelegt und wurden zudem gemäß (inzwischen) üblicher Standards präsentiert, so dass i.d.R. Hypothesen, Stichprobenauswahl, Untersuchungsplan, Erhebungsinstrumente, Auswertungsverfahren, Ergebnisse, Interpretation und Schlussfolgerungen deutlich zu erkennen waren. Besonders die Doktorarbeit von Anke Ehrhardt, die sie auch in einem Beitrag für eine deutsche psychologische Zeitschrift vorstellte, ließ mustergültig erkennen, dass die Baltimorer Forschungsgruppe der 1960er Jahre ihre Untersuchungspläne in Richtung einer stärkeren Annäherung an ein quasi-experimentelles Design überarbeitet hatte. Nunmehr arbeiteten die ForscherInnen nicht nur mit klinischen Vergleichsgruppen, sondern auch zusätzlich mit einer normalen Kontrollgruppe; die Vergleichsgruppen waren paarweise hinsichtlich der Parameter Geschlecht, »Rasse«, Alter, sozialer Status des Haushaltsvorstandes und Gesamt-Intelligenzquotient gematcht (Ehrhardt 1971: 103). Da es um eine Analyse der Wirkungen des fötalen Hormonfaktors, d.h. der Androgene, auf die Entwicklung der Geschlechtsrolle und -identität ging, konnten natürlich keine prä-experimentellen Untersuchungen angestellt werden. Stattdessen bemühten sie sich um eine möglichst optimale Kontrolle dieser quasi-experimentellen Variable durch »Isolierung des fötalen Hormonfaktors […], der von der Wirkung der postnatalen Überproduktion von androgenisierenden Hormonen unterschieden werden soll.«

(Ebd.: 98) Deswegen stand im Mittelpunkt der psychoendokrinologischen Studien vor allem eine Gruppe von »Patientinnen mit AGS […], die von frühester Kindheit an regelmäßig mit Cortisonen behandelt [worden] waren […].« (Ebd.) Der Vergleich der klinischen Gruppen ermöglichte aus Sicht des Forschungsteams, bestimmte, für Intersexualität spezifische, potentielle Bias-Faktoren auszuschließen, so etwaige Besonderheiten des elterlichen Erziehungsstils aufgrund des Patient_Innenstatus ihrer Kinder: Wenn dies der Fall gewesen wäre, so argumentierte Ehrhardt, hätte sich ein solcher Erziehungsstil für alle klinischen Gruppen gleich auswirken müssen, was aber nicht beobachtet werden konnte. Aus demselben Grunde sollte auch das Erscheinungsbild der Genitalien keine Rolle spielen: »Angesichts der geringen Anzahl und des geringen Grades unkorrigierter Genitalabweichungen in beiden fötal androgenisierten Gruppen [AGS- und GH-Patientinnen[29]] ist es sehr unwahrscheinlich, daß dieser Faktor die Ergebnisse stark beeinflußt hat.« (Ebd.: 115)

Es lässt sich festhalten, dass der Genitalchirurgie und Hormonbehandlung in diesen Studien die wichtige Funktion einer Kontrolle der Untersuchungsbedingungen wie auch der unabhängigen Variable zukam. Dabei spielten die genitalchirurgischen Eingriffe allein unter dem Aspekt ihrer intendierten kosmetischen Effekte eine Rolle, während Schmerzen, Nach- und Dauerbehandlungen, Sensibilitätsverlust, schlechte Vernarbungen oder die Möglichkeit einer Traumatisierung durch das Behandlungssetting so gut wie nicht thematisiert wurden. Genitalchirurgische Eingriffe wurden im Großen und Ganzen als nebenwirkungsfreie Behandlungstechniken mit gesicherter Wirkung aufgefasst. Die technische Verfeinerung und Routinisierung der Genitalchirurgie tat ihr Übriges dazu, diese Auffassung zu bestärken.[30] Daher konnten genitalchirurgische Eingriffe zusammen mit den anderen therapeutischen und diagnostischen Praktiken als Experimentaltechniken fungieren, die selbst als kontrolliert galten, da ihnen eine unilineare Wirkung zugeschrieben wurde. Sie ermöglichten es – im stabilen institutionellen Setting des Johns Hopkins Hospitals – die Heterogenität der intersexuellen »Experimente der Natur« weitgehend zu homogenisieren und potentielle Einflussfaktoren der *gender*-Entwicklung zu isolieren und zu variieren, um deren tatsächliches Gewicht zu analysieren.

Die Grundlagenforschung zur psychosexuellen Entwicklung, die Money und seine KollegInnen an intersexuellen Menschen durchführten, war, wie oben bereits gezeigt, zumindest in der ersten Zeit dafür kritisiert worden, dass Intersexuelle aufgrund ihrer psychophysischen Besonderheiten nicht mit gesunden,

29 Dabei handelte es sich um eine Form von Hermaphroditismus, die durch Gestagen-Medikamente, welche die Mütter während der Schwangerschaft gegen einen drohenden Abort erhalten hatten, induziert worden war. Nachdem dies bekannt geworden war, wurde diese Generation der Gestagen-Präparate nicht mehr in der Schwangerschaft eingesetzt.

30 Die Chirurgie entwickelte nach und nach Methoden der Genitalplastik, die angeblich sensibilitätsschonender sein sollten (z.B. Schmid 1961; Hecker 1972).

normalen Menschen vergleichbar seien, weshalb eine Generalisierung der Ergebnisse der klinischen Studien fehlgehe. Nun schienen allerdings die Erfolge der körperlichen und psychischen Normanpassung Intersexueller, die durch das neue Behandlungsvorgehen (angeblich) erreicht wurden, geeignet, die Vergleichbarkeit herzustellen, so dass der Kritik im Großen und Ganzen ihre Angriffsfläche genommen wurde. Dennoch musste es aus Sicht der Forschung als ein Desiderat erscheinen, einen Schlussstrich unter diese Debatte ziehen zu können, wenn sich doch – unter ethisch vertretbaren Bedingungen – die Möglichkeit ergeben sollte, an nicht-intersexuellen, gesunden Menschen analog zur quasi-experimentellen klinischen Forschung die These der frühkindlichen sozialen Prägung der Geschlechtsidentität zu überprüfen.

John/Joan-Fall

Eine solche Möglichkeit eröffnete sich Money 1967. Das Kind, das ihm im Johns Hopkins Hospital vorgestellt wurde, war 1965 zusammen mit einem eineiigen Zwillingsbruder in Kanada zur Welt gekommen. Sein Penis wurde durch einen Unfall bei der Vorhautbeschneidung vollständig versengt. Auf Empfehlung des Teams des Johns Hopkins Hopitals wuchs es als Mädchen auf. Im Alter von 22 Monaten wurde sein Genitalbereich feminisiert. Money beriet die Familie, die nach der Operation jährlich zu ihm kam (Money 2002: 72f.) Anlässlich einer Tagung im Januar 1973 berichtete Money der interessierten Öffentlichkeit über diesen Fall. Das US-amerikanische *Time Magazine* schrieb darüber:

»The experiment has apparently succeeded. Aided by plastic surgery and reared as a daughter, the once normal baby boy has grown into a nine-year-old child who is psychologically, at least, a girl. This dramatic case, cited by Medical Psychologist John Money last week at the Washington meeting of the American Association for the Advancement of Science, provides strong support for a major contention of women's liberationists: that conventional patterns of masculine and feminine behavior can be altered. […] Money […] is convinced that almost all differences are culturally determined and therefore optional.« (Time Magazine, 08.01.1973)

Kurz zuvor hatte Money seinen ersten Bericht über den Zwillingsfall als Teil eines Kapitels über geschlechtsdifferentes elterliches Erziehungsverhalten in *Man and Woman, Boy and Girl* publiziert. Darin schilderte er, wie verschieden sich die Mutter ihren Kindern gegenüber verhielt, nachdem der eine Zwilling dem weiblichen Geschlecht zugewiesen und chirurgisch feminisiert worden war. Der Fallbericht legte dar, dass das Geschlechtsrollenverhalten der Zwillinge infolge der unterschiedlichen Erziehung deutlich verschieden war (Money/Ehrhardt 1975: 117-122). Money resümierte, dass sich damit erneut die soziale Prägung der Geschlechtsidentität bestätige (ebd.: 31 & 145). Das *tomboy*-Verhalten des als Mädchen aufwachsenden Zwillings stellte er als akzeptable Spielart der weiblichen Geschlechtsrolle dar, solange die Geschlechtsidentität eindeutig weiblich war. Entsprechend ließ es sich Money in seiner nächsten Veröffentlichung über den Fall – die Zwillinge waren mittlerweile neun Jahre alt – angelegen sein zu berichten, dass das in der weiblichen Rolle erzogene Kind sich selbst eindeutig als Mädchen einordne (Money 1975: 71). Auch das Verhalten des eineiigen Zwillingsbruders wurde ausführlich beschrieben, da Money ihn als perfekt gematchte »Kontrolle« betrachtete (ebd.: 65).[31] Ein deutscher Psychologie-Ordinarius sollte ein paar Jahre später den Impuls aufnehmen: Er bezeichnete den Zwillingsfall in einem Lehrbuchbeitrag ausdrücklich als »Experiment mit Kontrollgruppe« (Merz 1979: 70). Ein Mitstreiter Moneys betonte, dass der Erfolg des Zwillingsfalls den Einwänddden gegen die Verallgemeinerbarkeit der Studien an Intersexuellen den Wind aus den Segeln nehme (Green 1976: 18).

Die Erfolgsmeldung wurde in der medizinischen und psychologischen Fachöffentlichkeit mit großem Interesse aufgenommen. Allerdings etablierte sich das Baltimorer *gender*- und Behandlungskonzept nicht erst infolge des Zwillingsfalls, wie manchmal behauptet wird (Reiner 1999: 363; Colapinto 2000: 60 & 87). Die Konzepte hatten sich vielmehr vor und unabhängig vom Zwillingsfall auf der Basis des durch die Intersex-Studien der Baltimorer Forschungsgruppe installierten experimentellen Dispositivs weitgehend durchgesetzt. Der desaströse weitere Verlauf des Falls, den 1982 Milton Diamond (geb. 1934), tätig im Department of Anatomy and Reproductive Biology der University of Hawaii, der Fachöffentlichkeit vor Augen führte und kritisch kommentierte, hatte daher keineswegs die Abdankung der Baltimorer Konzepte zur Folge (Diamond 1982). Stattdessen wurde der Zwillingsfall, der Ende der 1990er Jahre unter dem Pseudonym »John/Joan« der Öffentlichkeit bekannt wurde, weiterhin als paradigmatisches Experiment behandelt, wie ich im Schlusskapitel zeigen werde.

Verselbständigung des experimentellen Dispositivs

Diamond hatte bereits 1965 ein erstes kritisches Review der Baltimorer Forschungen verfasst, das stark vom *organizational/activational model* der tierexperimentellen Verhaltensforschung beeinflusst war (Fausto-Sterling 2000a: 67f.). Interessanterweise bemühte er sich in dieser Publikation, für seine Gegenthese der biologischen Prädisposition der Psychosexualität »experimentelle Evidenz« zu liefern, wozu er u.a. Fallberichte über Intersexualität zusammenstellte (Diamond 1965). In ähnlicher Weise akzeptierten auch deutsche MedizinerInnen, die Kritik an den Baltimorer Konzepten übten, dass Intersexuelle grundsätzlich als

31 Money schrieb in einer Rückschau zu seinen wissenschaftlichen Methoden dem Zwillingsfall eine Funktion als Testballon zu: Anhand solcher »außerordentlicher Einzelfälle« ließen sich die »Doktrinen« herausfordern und »neue Konzepte exemplifizieren«. In der Folge müsse sich die Forschung bemühen, weitere ähnliche Fälle zu sammeln, an denen die neue Hypothese einer »experimentellen Untersuchung« mit statistischer Auswertung unterzogen werden könne (Money 1991: 8ff.).

»Naturexperimente« zu betrachten seien, mit denen Thesen zur psychosexuellen Entwicklung verifiziert oder eben auch widerlegt werden könnten. Selbst Bräutigam, der in einer Publikation von 1964 die Baltimorer Konzepte auf der Grundlage ganzheitlicher Anschauungen kritisierte und auch mit Bleulers Behauptung der psychosexuellen Indifferenz auf die Schwierigkeit der Generalisierbarkeit der an Intersexuellen gewonnenen Studienergebnisse hinwies, übernahm dennoch die Grundidee des experimentellen Arrangements:

»Methodisch erschwerend bei einer Untersuchung der Determinanten der Geschlechtszugehörigkeit des Menschen ist, daß man nicht experimentieren kann. Es ist nicht möglich, körperlich und sozial anerzogenes Geschlecht getrennt zu untersuchen, beides fällt beinahe immer zusammen. Es ist naheliegend, auf die Sondersituation von Zwittern, die Experimente der Natur darstellen, zu achten.« (Bräutigam 1964: 173)

Zusammen mit einem Doktoranden, Traugott Peter Wolff, unternahm Bräutigam auf dieser Grundlage eine statistische Auswertung von 88 veröffentlichten Fallberichten über Hermaphroditen »mit entwickelter Sexualität« (also postpubertär), bei denen Gonadengeschlecht und Erziehungsgeschlecht heterolog waren. Diese Studie habe ergeben, dass fast die Hälfte der Hermaphroditen mit der Pubertät einen spontanen Geschlechtswechsel vollzog. Aber auch bezüglich der restlichen Fälle stellte Bräutigam fest, dass diese keineswegs eindeutig in der anerzogenen Geschlechtsrolle verankert gewesen seien, da sehr häufig eine »rollenkonträre Ausrichtung der sexuellen Neigung« vorgelegen habe. Daraus zog er den Schluss: »Wenn die Zusammenstellungen von Ellis und Money, Hampson und Hampson auf eine gesellschaftliche Prägbarkeit der Geschlechtsrolle hinweisen, so belegen diese Beobachtungen von uns, daß sich die sexuelle Ausrichtung in vielen Fällen der sozialen Formung entzieht.« (Ebd.: 178) Bräutigam lehnte sich mit seiner Argumentation also durchaus an das experimentelle Dispositiv an. Er tat es offenbar, um glaubwürdig der Theorie von Money, Joan und John Hampson widersprechen zu können. Hingegen verfolgte er nicht die Absicht, die Ergebnisse seiner kasuistischen Intersex-Studie ohne weiteres auf Gesunde zu verallgemeinern. In ähnlicher Weise formulierte Bräutigam auch in späteren Veröffentlichungen Einwände gegen eine uneingeschränkte Geltung der Theorie der frühkindlichen sozialen Prägung der Psychosexualität auf der Basis, dass Intersexuelle grundsätzlich als »Naturexperiment« zu betrachten seien (Bräutigam 1979: 53). Seine Kritik hatte er allerdings inzwischen soweit zurückgenommen, dass seine Ausführungen nur noch als eine Art Erweiterung der Baltimorer Theorie erschienen.

Auch Stoller hatte die von ihm 1963 präsentierten Fälle von (vermeintlicher) Intersexualität als »Naturexperimente« bezeichnet, welche die Bedeutung der biologischen Kraft für die Geschlechtsidentitätsentwicklung demonstrieren würden (Stoller 1964: 220). Seine Fallberichte konnten, ebenso wie die kasuistischen Auswertungen Diamonds, Wolfs oder Bräutigams, in experimentalmethodischer

Sicht natürlich nicht mit den Studien von Money und seinen KollegInnen mithalten. Allerdings suchte in den 1970er Jahren eine Forschungsgruppe der Division of Endocrinology der Cornell University in New York und der Pädiatrie der Universidad Nacional Pedro Henriquez Urena in Santo Domingo unter der Leitung von Julianne Imperato-McGinley und Ralph E. Peterson die These einer die psychosexuelle Entwicklung bestimmenden biologischen Kraft an einem Sample von 33 Hermaphroditen zu belegen.[32] Alle untersuchten Hermaphroditen wie auch eine Kontrollgruppe von Männern und Jungen, die als normal bezeichnet wurden, waren in zwei Dörfern der Dominikanischen Republik geboren worden. Erstere wiesen eine Spezialform des Pseudohermaphroditismus masculinus, einen sogenannten 5-Alpha-Reduktase-Mangel, auf: Bei dieser Form führt eine besondere Hormonkonstellation dazu, dass die anfänglich äußerlich eher weiblich aussehenden Kinder mit der Pubertät vermännlichen, so dass auch das Organ, das zunächst als Klitoris betrachtet wurde, schließlich einem Penis ähnelt. In der Dominikanischen Republik wurde für dieses Phänomen der Name *Guevedoces* oder auch *Guevote* (»Penis mit zwölf«) geprägt. Die Mehrzahl der älteren *Guevote*, welche die Studie erfasste, hatten in der Pubertät den männlichen Geschlechtsstatus angenommen, obwohl sie – »unzweideutig«, wie die Forschungsgruppe behauptete – als Mädchen erzogen worden waren (Imperato-McGinley et al. 1974 & 1979a). Die AutorInnen der Studie folgerten: »This experiment of nature emphasizes the importance of androgens, which act as inducers (in utero and neonatally) and as activators (at puberty), in the evolution of male-gender identity. This study also shows that gender identity is not unalterably fixed in early childhood but is continually evolving, becoming fixed with the events of puberty.« (Ebd.: 1236) Erneut fand sich damit ein Forschungsansatz, der sich an ein (quasi-)experimentelles Design mit Kontrollgruppe anlehnte. Die AutorInnen zogen einen Vergleich ihrer Ergebnisse zu den Baltimorer Studien: Den Unterschied der Resultate erklärten sie durch die Untersuchungsbedingungen. Sie wiesen darauf hin, dass die von ihnen untersuchten Hermaphroditen in einer nichtwestlichen, ländlichen Kultur aufgewachsen waren und in ihrer Kindheit nicht medizinisch feminisiert worden waren. Nach Meinung von Imperato-McGinley und ihren Kollegen konnte sich in diesem Milieu die Psychosexualität der Hermaphroditen natürlich bzw. spontan entfalten: »These subjects demonstrate that in the absence of sociocultural factors that could interrupt the natural sequence of events, the effect of testosterone predominates, over-riding the effect of rearing as girls.« (Ebd.: 1233)

32 Später veröffentlichten Imperato-McGinley und Peterson zusammen mit Stoller einen Fallbericht über einen männlichen Pseudohermaphroditen, der in der Pubertät einen Wechsel zum männlichen Geschlechtsstatus vollzog, was aus ihrer Sicht erneut die Wirksamkeit einer biologischen Prädisposition belegte (Imperato-McGinley et al. 1979b). In den 1980er Jahren führte Stoller zusammen mit Gilbert Herdt anthropologische Studien zu Intersexualität durch; vgl. dazu Eckert 2009.

Money warf der Forschungsgruppe nach ihrer ersten Veröffentlichung von 1974 prompt vor, dass sie die Eltern der Betroffenen ungerechtfertigterweise als naiv einschätzen würden, obwohl es doch wahrscheinlich sei, dass diese aufgrund der eben doch nicht ganz eindeutig weiblich erscheinenden Genitalien ihrer Kinder und im Wissen um das Phänomen der *Guevote* von Geburt an Zweifel über deren Geschlechtsstatus hegten. Die ForscherInnen hätten aber versäumt, die psychosexuelle Entwicklung der Betroffenen mittels direkter Befragungen zu untersuchen, da sie von vornherein von einer »mechanistic, hormonal hypothesis of ›male sex drive‹« ausgegangen seien (Money 1976). Mit anderen Worten, Money beanstandete, dass die Studie schlecht gemacht sei; den quasi-experimentellen Forschungsansatz selbst stellte er nicht in Frage, schließlich stand für ihn dessen methodischer Wert in Hinblick auf die eigenen Studien fest. Umgekehrt zogen sich die kritisierten ForscherInnen in ihrer Erwiderung auf Money darauf zurück, dass noch weitere »psychologische und anthropologische Untersuchungen« ausstünden, es aber doch wohl unbestreitbar sei, dass die dominikanischen Hermaphroditen ein »einzigartiges klinisches Modell« abgeben würden, um über die Einflussfaktoren der psychosexuellen Entwicklung genaueren Aufschluss zu erhalten (Imperato-McGinley et al. 1976).

In späteren, z.T. recht kritischen Reviews wurde der Ansatz der Studie, d.h. die Anlehnung an das Experiment, ebenfalls nie grundsätzlich hinterfragt, wiewohl die Datenerhebung zur psychosexuellen Entwicklung und zum elterlichen Erziehungsverhalten als unzuverlässig, da retrospektiv erhoben, bemängelt wurde (Rubin et al. 1981: 1322). Kritisch beleuchtet wurde auch die Deutung des geschlechtlichen Erscheinungsbilds der *Guevote*, die Beurteilung ihrer Sexualität und Geschlechtsidentität und vor allem des soziokulturellen »Lebensmilieus« in der Dominikanischen Republik. Die Deutungen erfolgten dabei immer im Vergleich zu den von der Baltimorer Forschungsgruppe durchgeführten Intersex-Studien. Positive Bezugnahmen auf die Studie, so etwa von Diamond, tendierten dazu, Differenzen zwischen der Dominikanischen Republik und westlichen Ländern gar nicht (bzw. nicht als signifikanter Einfluss) in Erwägung zu ziehen. Durch diese kulturelle Nivellierung konnten die Ergebnisse aus der Dominikanischen Republik generalisiert und direkt denen der Baltimorer Forschungsgruppen gegenübergestellt werden, so dass sie diese zu widerlegen schienen. Nach Diamond demonstrierte daher die dominikanische Studie die primäre »role of nature versus nurture in organzing an individual's sexual identity and partner (object) choice [...].« (Diamond 1982: 182) Die kritische Vergleichsstrategie zielte hingegen darauf, die Dominikanische Republik als traditionelles, medizinisch unterentwickeltes und in Geschlechterfragen rigides Lebensmilieu zu kennzeichnen – mit dem Effekt, dass demgegenüber der Westen implizit als komplexer, fortschrittlicher und liberaler Kulturkreis erscheinen konnte (Rubin et al. 1981: 1322f.). Aussagen über die Entwicklung der Geschlechtsidentität und Sexualität wurden in diesen Diskussionen entweder durch homogenisierende, stereotype und hierarchisierende Zuschreibungen kultureller Unterschiede oder im Gegenteil durch Nivellierung kultureller Heterogenität bzw. durch Universalisierung gestützt. Umgekehrt wurden anhand des sozialen Stellenwerts der Geschlechterdifferenz und Sexualität dichotome kulturelle Unterschiede konstruiert oder aber deren Irrelevanz behauptet. Hier wie dort kamen Strategien der Produktion und Deutung wissenschaftlicher Erkenntnisse zum Tragen, die mit einer wechselseitigen Verstärkung kultureller Zuschreibungen und den Klassifizierungspraktiken von Geschlecht und Sexualität arbeiteten. In dieser Weise trugen beide Seiten zur Essentialisierung der sozialen Konstrukte Kultur, Geschlecht und Sexualität bei, so dass es den Anschein erhielt, als ob man es bloß mit vorfindlichen, spontanen Lebensäußerungen und biologischen Gegebenheiten zu tun hätte.

Während die Studie von Imperato-McGinley und ihren Kollegen als Versuch einer Widerlegung der Theorie der frühkindlichen sozialen Prägung der Geschlechtsidentität angelegt war, wurden in der BRD ab der zweiten Hälfte der 1970er Jahre an den Universitäten Hamburg und München systematische psychologische Studien an intersexuellen Menschen, hauptsächlich an AGS-Patient_Innen durchgeführt, welche die Gültigkeit der Ergebnisse der psychoendokrinologischen Untersuchungen des Baltimorer Teams in einem anderen kulturellen Umfeld überprüfen sollten. Die Hamburger Studien erfolgten in der von Wallis geleiteten Psychosomatischen Abteilung der Kinderklinik und zwar in Kooperation mit Anke Ehrhardt, die zu diesem Zeitpunkt bereits in New York tätig war. Die erste dieser Studien wurde folgendermaßen präsentiert: »Die von uns durchgeführte Replikationsstudie verfolgte sowohl das Ziel einer klinischen Kreuzvalidierung der von anderen Untersuchern [in den USA] erhobenen Daten wie auch der Prüfung, ob sich eine transkulturelle Einheitlichkeit der Ergebnisse nachweisen läßt.« (Steinhausen et al. 1978: 154) Auch die zweite, systematischere Hamburger Studie, die 1982 unter der Leitung des Pädiaters und Psychologen Ralf Dittmann in Kooperation mit Ehrhardt und Money begonnen wurde (vgl. Kap. 2.4), war vorwiegend als »Replikationsstudie« der Baltimorer Ergebnisse in einem anderen »soziokulturellen Umfeld« angelegt (Dittmann 1989: 304). Die Replikationsstudien sollten mithin die Verallgemeinerbarkeit der Baltimorer Erkenntnisse belegen. Sowohl die Hamburger als auch die Münchener Untersuchungen, die unter der Leitung des Pädiaters und Endokrinologen Dieter Knorr (geb. 1923) durchgeführt wurden,[33] bedienten sich des (quasi-)experimentellen Untersuchungsdesigns, für das die Baltimorer Studien die Vorlage geliefert hatten, indem sie die Grundlagenforschung zur psychosexuellen Entwicklung mit der Frage der Behandlungsoptimierung verknüpften. Zumindest das Hamburger Forschungsteam wies explizit darauf hin, dass der eigene Untersuchungsplan in Anlehnung an ein experimentelles Design entworfen worden war (Dittmann 1989: 143).

In der DDR scheint eine vergleichbare klinisch-psychologische Studie nicht durchgeführt worden zu sein. Die *Arbeitsgemeinschaft Klinische Genetik*, die

33 Vgl. Mattheis/Förster 1980; Müller et al. 1982; Müller/Förster 1982.

sich 1972 in der *Gesellschaft für Pädiatrie der DDR* zusammengefunden hatte, präsentierte zwar 1977/78 als Ergebnis einer Gemeinschaftsstudie mit dem Titel *Intersexuelle Organbildungsfehler im Kindesalter* unter anderem auch psychologische Leitgedanken. Sicherlich fanden darin die Erfahrungen der MedizinerInnen Eingang, die in der *Arbeitsgemeinschaft Klinische Genetik* mitwirkten. Doch eine eigene empirische klinisch-psychologische Untersuchung lag dem offenbar nicht zugrunde. Um die psychologischen Prinzipien der medizinischen Behandlung zu belegen, stützte sich die Arbeitsgemeinschaft vielmehr auf die Erkenntnisse von Money und seinen KollegInnen sowie auf die Darlegungen in westdeutschen Veröffentlichungen, die ihrerseits die Baltimorer Studienergebnisse referierten (Sandig et al. 1977; 1978a & b).

Durchsetzung der Baltimorer Konzepte

Bevor das experimentelle Dispositiv durch klinisch-psychologische Studien repliziert wurde, richtete sich bereits der wissenschaftliche und klinische medizinische Hermaphroditismus-Diskurs des deutschen Sprachraums im Verlauf der 1960er Jahre nach diesem aus. Wenn MedizinerInnen die Frage der Einflussfaktoren bzw. des Modells der psychosexuellen Entwicklung behandelten, suchten sie nunmehr mit quantitativer empirischer Evidenz zu argumentieren, wofür quasi-experimentelle Studien an Intersexuellen, wie sie von der Forschungsgruppe um Money durchgeführt worden waren, den Maßstab setzten (Schultz 1961: 517; Nevinny-Stickel/Hammerstein 1967: 664; Glatzl 1970: 415f.). Selbst Züblin änderte seine Meinung. 1969 führte er die Baltimorer Studienergebnisse als Beleg dafür an, dass »[d]ie Entwicklung der psychischen Sexualität [...] offenbar auch beim Normalen stark vom Milieu ab[hängt], in dem der Mensch aufwächst.« (Züblin 1969: 67)[34] Mit den Untersuchungen von Money und seinen KollegInnen sah man es nun als bestätigt an, dass der Kern der Geschlechtsidentität im Alter von drei Jahren festgelegt sei (Hoepffner/Sandig 1971: 360); seine Ausbildung hänge ab vom Erscheinungsbild der Genitalien, das die Geschlechtszuweisung und Erziehung bestimme, die ihrerseits einen Prozess »sozialen Lernens« auf Seiten des Kindes steuere (Kühn et al. 1974: 2183f.; Dieterich/Nitschke 1972: 158; Hauser/Schmid-Tannwald 1977: 656).

Auch hinsichtlich klinischer Fragen verwiesen MedizinerInnen, die sich für das neue Behandlungskonzept des Johns Hopkins Hospitals aufgeschlossen zeigten, auf das empirisch »reichhaltige Material«, auf dem dieses abgestützt wurde (Thieme 1957: 430). Die klinischen Studien schienen Prognosen über die psychosexuelle Entwicklung von Hermaphroditen zu ermöglichen, sofern nur das

34 Züblin, mittlerweile Chefarzt des Kinderpsychiatrischen Dienstes des Kantons Bern, wiederholte zwar auch nochmals seine und Bleulers Behauptung der psychosexuellen Indifferenz, ohne dies jedoch als Argument gegen die Verallgemeinerbarkeit der Baltimorer Studienergebnisse zu verwenden (Züblin 1969: 68).

Behandlungsvorgehen konsequent umgesetzt wurde und nicht etwa ein Geschlechtswechsel noch jenseits des zweiten Lebensjahres vorgenommen wurde (ebd.: 433f.; Thieme/Brüning 1959: 180). 1965 verfasste die Leipziger Pädiaterin Thieme einen Beitrag über Intersexualität für ein von Josef Dieckhoff (1907-1977), dem Direktor der Kinderklinik der Charité, herausgegebenes pädiatrisches Lehrbuch, in welchem sie (erneut) die Grundsätze des Baltimorer Behandlungsvorgehens darlegte. Inzwischen hatten sich diese auch an der Berliner Charité durchgesetzt.[35] Die Gynäkologin Marlene Heinz, die in der DDR für den Aufbau der Kinder- und Jugendgynäkologie sorgte, vertrat 1972 im ersten kindergynäkologischen Fachbuch der DDR ebenfalls die Baltimorer Behandlungsleitlinien (Heinz/Hoyme 1972: 103-107). Ab Ende der 1960er Jahre äußerten sich mit gleicher Intention Mitarbeiter der Kinderklinik der Universität Rostock, unter diesen insbesondere Lothar Pelz (Pelz et al. 1968: 2773f.; Pelz 1975: 500f.), und 1977/78 auch die *Arbeitsgemeinschaft Klinische Genetik*, deren Vorstand Pelz angehörte: Die Mediziner grenzten sich gegen die am ›subjektiven Geschlecht‹ orientierte Empfehlung ab, wonach mit radikalen medizinischen Eingriffen bis zur Pubertät abgewartet werden sollte. Stattdessen plädierten sie für frühzeitige Genitalkorrekturen gemäß der Leitlinien des Baltimorer Teams (Sandig et al. 1977: 531 & 1978b: 259ff.). Diese wurden nicht nur von PädiaterInnen vertreten: Der Urologe Ferdinand Dieterich und der Endokrinologe Udo Nitschke von der Medizinischen Akademie Erfurt führten mit Referenz auf die Studien von Money, Joan und John Hampson aus, dass sich die Geschlechtszuweisung intersexueller Neugeborener nach der sich voraussichtlich als »optimal erweisenden Geschlechtsrolle« richten müsse, wofür das Erscheinungsbild der Genitalien bzw. dessen Korrekturmöglichkeiten ausschlaggebend seien; Operationen sollten nach Möglichkeit bis zum dritten Lebensjahr, bei Penisaufbauplastiken bis zur Einschulung erfolgen (Dieterich/Nitschke 1972: 141, 147 & 157ff.).

Die Behandlungsstrategie der geschlechtlichen Normierung setzte sich auch in der BRD um 1970 durch.[36] Als der in der Kinderklinik der Universität Essen tätige Herbert Stolecke (geb. 1932) zusammen mit dem Humangenetiker Rudolf Pfeiffer 1970 auf der *LXVIII. außerordentlichen Versammlung der Deutschen Gesellschaft für Kinderheilkunde* einen Vortrag über *Formen der Intersexualität bei X0/XY-Mosaizismus* hielt, fragte ihn in der anschließenden Diskussion Walter

35 »Von besonders großer Bedeutung […] ist die frühzeitig richtige Geschlechtsdeterminierung bei Kindern mit intersexem Genitale […]. Eine falsche Entscheidung sollte sobald wie möglich korrigiert werden, hängt doch nicht selten das spätere Schicksal dieser Kinder von einer verhängnisvollen Fehldiagnose ab, das heißt jedoch nicht, dass in jedem Falle der Chromosomenbefund und das Gonadengeschlecht die Geschlechtsrolle, in der das Kind leben soll, bestimmen: nach wie vor werden die anatomischen Gegebenheiten des Genitales und die davon abhängigen Möglichkeiten evtl. plastischer Operationen sorgfältig zu prüfen sein.« (Zabel/Witkowski 1966: 99f.).

36 Vgl. z.B. Schwinger 1975: 1088; Bierich 1975: 209; Hiersche 1977: 73; Bräutigam 1979: 81f.; Hecker 1982.

M. Teller (1928-1999), Direktor der Abteilung für Kinderheilkunde der Universität Ulm: »Unklare Vorstellungen herrschen noch über den Zeitpunkt der operativen Korrektur eines Pseudohermaphroditismus. Nach den Angaben von Money (Baltimore) sollte bis spätestens zum 2. Lebensjahr die Operation erfolgt sein. Wie sind Ihre Erfahrungen in dieser Beziehung, und welches Vorgehen schlagen Sie vor?« (Deutsche Gesellschaft für Kinderheilkunde 1971: 365). Stoleckes Antwort fiel eindeutig aus: »Grundsätzlich ist es wünschenswert, daß eine Korrektur möglichst früh durchgeführt wird. Ich halte das 4. Lebensjahr insbesondere mit Rücksicht auf die geistig-seelische Entwicklung des Kindes für den äußersten Termin.« (Ebd.: 366; Abb. 15)[37] In einer Publikation zum AGS, die 1973 erschien, bezeichnete es Stolecke sogar als verhängnisvolles »therapeutisches Versäumnis«, Genitalkorrekturen nicht »rechtzeitig« durchzuführen; dies könne zu einer »nachhaltigen psychologischen Belastung der Geschlechtsidentifizierung und sozialen Einordnung« führen (Stolecke/Zimmermann 1973: 410).

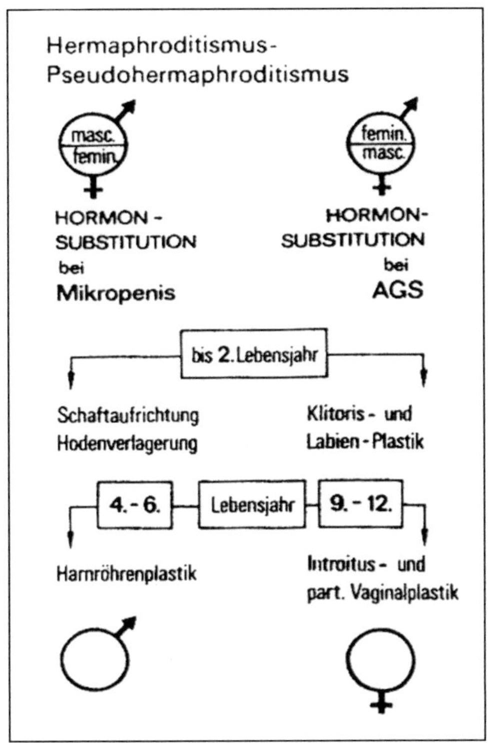

Abb. 15: Zeitplan für hormonelle und chirurgische »Korrektureingriffe« bei intersexueller Genitalbildung nach Manfred Bolkenius: Operationszeitpunkt und Verfahren *(1982)*

37 Vgl. auch Stolecke 1970: 360.

Teller hielt sich seinerseits an die Baltimorer Leitlinie der im Kleinkindalter durchzuführenden Genitalkorrekturen, wie ein Fallbericht über ein als Mädchen aufgezogenes, genetisch männliches Kind mit sogenanntem Penismangel deutlich machte. Die Erörterungen zum Vorgehen in diesem wie auch allgemein in Fällen von Penisagenesie, die Teller zusammen mit Kollegen der Pädiatrie und Psychiatrie der Universität Ulm verfasste, stützten sich auf die Baltimorer Studien, mit deren Befunden ausführlich begründet wurde, dass eine weibliche Geschlechtszuweisung die Therapie der Wahl sei (Pohlandt et al. 1974; Kühn et al. 1974). »Die schlechteste Lösung ist, abzuwarten, was jenseits der Pubertät aus dem Kind wird«, schrieb 1974 Knorr, der kurz zuvor zum Leiter der neu geschaffenen Endokrinologischen Abteilung der Pädiatrie an der Universität München ernannt worden war:

> »Jeder Wechsel der Geschlechtsrolle jenseits des frühen Kleinkindalters, welcher bewußt erlebt wird, hinterläßt bleibende schwere psychische Schäden. [...] Abzuwarten bis zur Pubertät entlastet zwar den Arzt von juristischer Verantwortung, belädt aber viele dieser Kinder mit schwersten psychosexuellen Depressionen, welche später nicht mehr ausgeglichen werden können und welche vermeidbar sind.« (Knorr 1974: 1779 & 1790)

Knorr setzte sich daher für das Behandlungsvorgehen der geschlechtlichen Normierung ein (ebd: 1779 & 1789). Dieses vertraten auch die Gynäkologen Ingolf Schmid-Tannwald von der Universität München und Georges André Hauser aus der Schweiz[38] und beriefen sich dafür auf die guten klinischen Erfahrungen des Teams des Johns Hopkins Hospitals, die durch ein großes »Zahlenmaterial« belegt seien (Hauser/Schmid-Tannwald 1977: 659ff.).

Alles in allem lässt sich festhalten, dass die Strategie der chirurgisch-hormonellen Behandlung des intersexuellen Kindes in den 1970er Jahren zur dominierenden Empfehlung in der DDR und BRD geworden war – ebenso wie in der Schweiz und in Österreich.[39] Allerdings propagierten manche AutorInnen Abweichungen in besonderen Fällen:[40] Insbesondere weichten sie die Regel auf,

38 Hauser war von 1962 bis 1977 Chefarzt der Frauenklinik des Kantonsspitals Luzern und Lehrbeauftragter für Geburtshilfe und Gynäkologie an der Universität Basel.

39 Vgl. Prader 1963: 341; Brandesky 1967: 633f.; Rosenkranz/Zimprich 1968: 633; Glatzl 1970: 414ff.

40 Abweichende Ansichten gab es bezüglich des Zeitfensters, innerhalb dessen bestimmte genitalplastische Eingriffe optimalerweise durchgeführt werden sollten. Umstritten war insbesondere, ob eine präventive, prä-pubertäre Gonadenentfernung angebracht sei oder nicht. BefürworterInnen wollten damit eine dem Erziehungsgeschlecht und der (prognostizierten) Geschlechtsidentität entgegenstehende hormonelle Entwicklung verhindern (Philipp et al. 1955: 1721; Prader 1957: 667). Eine weitere Begründung lautete, dass die Keimdrüsenentfernung notwendig sei, da ein erhöhtes Krebsrisiko im Falle von Bauchhoden, dysgenetischen Gonaden oder auch Ovotestis vorliege (ebd; Sandig et al. 1978b: 261). Als Gegenargument wurde angeführt, dass eine Kastration klimakterium-ähnliche Beschwerden hervorrufe. Das

nach der jenseits des zweiten Lebensjahrs keine Geschlechtsneuzuweisungen vorgenommen werden sollten: Ausnahmsweise könnten auch im späteren Kindesalter Geschlechtsumstellungen sinnvoll sein, wenn der individuelle Fall dies nahe legte (z.B. Züblin 1969: 67f.; Pelz et al. 1968: 2774). Dieterich und Nitschke argumentierten, dass diese Option auch durch eine Studie von Money an 14 Fällen, bei denen eine Geschlechtsneuzuweisung nach dem zweiten Lebensjahr ohne schwerwiegenden »seelischen Schaden« vonstatten gegangen sei, gestützt werde (Dieterich/Nitschke 1972: 158).[41] Abweichungen von den Baltimorer Behandlungsleitlinien wurden ihrerseits mit Ergebnissen quantitative Untersuchungen untermauert.

Experimentelle Theorie-Praxis-Verflechtung

Das experimentelle Dispositiv überzeugte offenbar dadurch, dass es empirisch-quantitativ gestützte wissenschaftliche Erkenntnisse zur psychosexuellen Entwicklung mit klinischen Prognosen für intersexuelle Kinder verknüpfte. Diesen Synergieeffekt hatten die Baltimorer ForscherInnen bereits mit ihren ersten Studien bezweckt und auch die späteren psychoendokrinologischen Untersuchungen verschrieben sich diesem Ziel:

»In theoretischer Sicht geht es um die Aufklärung eines jener Faktoren, die möglicherweise zur psychosexuellen Verhaltensdifferenzierung beitragen. In klinischer Sicht

Krebsrisiko werde hingegen überschätzt (Jores 1955b: 372; Lammers 1956: 123; Mikulicz-Radecki 1959: 13f.). Insbesondere bewirkten bei der Testikulären Feminisierung die Hoden keine unerwünschte Virilisierung, sondern eine Feminisierung, so dass bei dieser Form der Intersexualität die meisten MedizinerInnen, auch trotz angenommener Krebsgefahr dafür plädierten, die Hoden nicht generell prophylaktisch vor der Pubertät zu entfernen (Hauser 1961: 272 & 278f.; Overzier 1963: 368; Lenz/Pfeiffer 1963: 337; Heinz/Hoyme 1972: 112; Pelz 1975: 501; Hiersche 1977: 60; vgl. hingegen Jores/Nowakowski 1964: 198).

41 Money, Joan und John Hampson hatten diese Auswertung allerdings mit entgegengesetzter Absicht präsentiert: Sie wollten zeigen, dass sechs der 14 Intersexuellen, bei denen eine Geschlechtsneuzuweisung bis zu einem Lebensalter von einem Jahr stattgefunden hatte, sich allesamt psychisch gesund entwickelten, während jenseits der Altersgrenze von 15 Monaten das Risiko für psychische Probleme schlagartig anstieg. Doch andererseits wurde auch deutlich, dass keiner der betrachteten Fälle schwerwiegende »psychische Schäden« davongetragen hatte (nur vier der Fälle wurden überhaupt als »moderately nonhealthy« eingestuft; Money et al. 1956: 52). Nitschke verfasste 1974 einen Beitrag über Intersexualität für das Handbuch *Sexuologie*, in welchem er in wesentlichen Punkten wieder von den Baltimorer Empfehlungen abwich, die er mit Dieterich zwei Jahre zuvor dargelegt hatte; insbesondere riet er zu großer Zurückhaltung mit Genitalkorrekturen im Kleinkindalter, die erst »nach endgültiger Feststellung der zukünftigen Rolle« erfolgen sollten; damit meinte er vermutlich, dass solche Operationen erst zwischen dem vierten und fünften Lebensjahren durchgeführt werden dürften, da seiner Ansicht nach das Geschlechtsbewusstsein bis dahin feststehen sollte (Nitschke 1974: 352f.).

werden psychologische Untersuchungen von hormonell abnormen Gruppen dringend benötigt, da es bisher weitgehend an systematisch erhobenen Daten mangelt, die die Grundlage von Beratung und Behandlung bilden können.« (Ehrhardt 1969: 1)

Indem in Baltimore ein Modell für ein integriertes Behandlungs- und Forschungsprogramm geschaffen wurde, das die therapeutische Erprobung mit der Grundlagenforschung zur psychosexuellen Entwicklung in einem quasi-experimentellen Untersuchungsdesign verband, wurde erstmals in der Geschichte der medizinischen Beschäftigung mit Intersexualität die bis dahin vielfach problematisierte Kluft zwischen Wissenschaft und Praxis effektiv überwunden. Während die Verzahnung von Grundlagen- und Therapieforschung im Johns Hopkins Hospital – unter Ausnutzung der gegebenen diskursiven, technischen und institutionellen Möglichkeiten – in den 1950er Jahren auf den Weg gebracht worden war und durch das in den 1960er Jahren verfeinerte quasi-experimentelle Studiendesign zu wissenschaftlicher Hochform auflief, verselbständigte sich dieses Dispositiv bis in die 1970er Jahre. Das lässt sich daran ablesen, dass es argumentativ und forschungsmethodisch sowohl zur Affirmation der Baltimorer Konzepte als auch zum Zwecke ihrer Widerlegung eingesetzt werden konnte.

Von Hans-Jörg Rheinberger und Michael Hagner ist hervorgehoben worden, dass gerade das Experiment Gelegenheit gibt, den engen Verflechtungen von Theorie und Praxis in der Wissensproduktion nachzugehen. Denn Experimente dienen keinesfalls bloß der empirischen Überprüfung vorab formulierter theoretischer Annahmen. Diese Zielgerichtetheit ist eine »nachträgliche Illusion«, die den Prozess der Ausarbeitung und Routinisierung eines Experiments ignoriert, in dem sich Theorie und Praxis mannigfaltig durchdringen (Rheinberger/Hagner 1993: 17 & 24; Rheinberger 2000: 54). Die Spezifik eines Experiments, so Rheinberger, besteht vielmehr in der Erzeugung von Differenzen gegenüber dem bereits gesicherten Wissen. Das Experiment wirft Fragen auf und trägt auf diese Weise zu neuen Einsichten und zur Veränderung des Wissens bei (ebd.: 55). Das so gewonnene Wissen ist nicht vollständig von den materiellen Bedingungen seiner Produktion, also denen des Experimentalsystems, ablösbar. Ebenso schreiben sich in das Experiment Forschungsprobleme und Theorien ein; zudem ist es auf Instrumente und andere Techniken angewiesen, mit deren Hilfe kontrollierte Experimentalbedingungen geschaffen werden können, die überhaupt erst erlauben, Differenzen zu repräsentieren (Rheinberger/Hagner 1993: 9).

Dieser Ansatz gibt wichtige Hinweise für die Analyse des experimentellen Dispositivs der Forschungen zur Psychosexualität. Zunächst einmal ist hervorzuheben, dass die Experimentalisierung dieses Wissensgebiets von der Verfügbarkeit verschiedener Diagnosetechniken und insbesondere der Techniken der Genitalchirurgie und Hormonbehandlung abhängig war: Im Setting der Baltimorer Studien ermöglichten sie die Kontrolle der Untersuchungsbedingungen und der unabhängigen Variablen. Damit kann sich allerdings die Analyse noch nicht zufrieden geben, denn auch Techniken können nicht isoliert von ihrem historischen diskursiv-materiellen Kontext verstanden werden. Damit die Diagnose- und Behandlungstechniken für die experimentelle Forschung nutzbar gemacht werden konnten, war es unabdingbar, dass sich der medizinisch-psychologische Diskurs darauf verständigt hatte, sie als nebenwirkungsfreie Techniken mit uni-linearer Effektivität anzusehen. Auch wäre die Experimentalisierung wohl kaum ohne das institutionelle Setting des Johns Hopkins Hospitals bzw. dann auch anderer, auf Intersexualität spezialisierter medizinischer Zentren denkbar gewesen. Gleichfalls wichtig war eine entsprechende Forschungsförderung. Notwendige Bedingungen waren darüber hinaus die Problemstellungen, Regeln und Optionen des Hermaphroditismus-Diskurses wie auch kontextueller Diskurse: Besonders das dominierende Verständnis der Geschlechtsentwicklung als eines linearen und binär angelegten Prozesses bestärkte die Auffassung, die psychosexuelle Genese in elementare Ursache-Wirkungs-Beziehungen auflösen zu können, was der Vision ihrer Kontrollierbarkeit Vorschub leistete. Die nachdrückliche Problematisierung der Theorie-Praxis-Diskrepanz, die seit der Jahrhundertwende den Hermaphroditismus-Diskurs orientierte, bildete schließlich den Rahmen, innerhalb dessen die Experimentalisierung theoretisch und klinisch einen Sinn ergab und daher als Lösungsweg begrüßt wurde.

Vor dem Hintergrund einer analytischen Perspektive, die das Experimentieren als eine differenzerzeugende Forschungspraxis charakterisiert, lässt sich zudem verstehen, warum sich die quasi-experimentelle Anlage der Baltimorer Studien gegenüber den Intentionen von Money und seinen MitstreiterInnen sowie den konkreten Umständen ihrer Forschungen soweit verselbständigen konnte, dass nicht nur BefürworterInnen der Baltimorer Konzepte, sondern auch erklärte GegnerInnen wie die Forschungsgruppe um Imperato-McGinley die quasi-experimentellen Untersuchungen – unter anderen Bedingungen – wiederholen und nicht nur zu ähnlichen, sondern auch zu abweichenden Ergebnissen kommen konnten. Das quasi-experimentelle Setting ließ es zu, dass es mit unterschiedlichen Intentionen von den ProtagonistInnen der *nature/nurture*-Debatte genutzt wurde, was zu differenten Ergebnissen bzw. Differenzen über die korrekte Bewertung der Resultate führte. Zugleich ermöglichte es das Setting, dass die verschiedenen Ergebnisse einander direkt gegenübergestellt werden konnten. Unterdessen wurde es im medizinischen Hermaphroditismus-Diskurs im Laufe der 1960er Jahre immer wichtiger, Aussagen zur psychosexuellen Entwicklung ebenso wie Praxisempfehlungen auf quasi-experimentelle Befunde zu stützen, denen somit höchste Beweiskraft zugemessen wurde. Diese Beobachtungen haben mich dazu bewogen, von einem experimentellen Dispositiv der Forschungen zur Psychosexualität zu sprechen. In Übertragung des Foucault'schen Verständnisses des Dispositivs, das analytisch auf ein praxisleitendes Ensemble von Macht-Wissensbeziehungen verweist, welches unterschiedliche Strategien integriert, lässt sich in Bezug auf die Experimentalisierung der Grundlagenforschung zur psychosexuellen Entwicklung hervorheben, dass die spezifische Theorie-Praxis-Verknüpfung dem Hermaphroditismus-Diskurs eine neue Ausrichtung gab: Damit ging eine weitgehende Homogenisierung einher, ohne dass jedoch Differenzen und Differenzierungen verunmöglicht worden wären, die vielmehr produktiv aufeinander bezogen und so der *nature/nurture*-Debatte neue Nahrung geben konnten.

5.5 »Der Gewinn der Geschlechtsidentität ist zweifellos eine der großen Aufgaben der Entwicklung«: Behandlungsziel und zeitgenössische Geschlechternormen

Im Verlauf dieses Kapitels ist dargelegt worden, wie die Vorbehalte gegen das Baltimorer Behandlungsprogramm und die Theorie der frühzeitigen sozialen Prägung der Psychosexualität sukzessive entlang dreier Transformationslinien überwunden wurden, so dass sich schließlich für den medizinischen Intersex-Diskurs des deutschen Sprachraums um 1970 ein Wechsel der vorherrschenden Auffassungen verzeichnen lässt: Erstens erlaubte die Behauptung einer psychosexuellen Indifferenz von Hermaphroditen, obwohl sie zunächst der Kritik der Baltimorer Konzepte diente, eine pragmatische Erprobung des neuen Behandlungsvorgehens, dessen Effekte wiederum die Basis für eine theoretische Annäherung schufen. Zweitens wurde den Stimmen, die auf einem biologisch prädisponierten stabilen Kern der Psychosexualität beharrten, der Wind aus den Segeln genommen, indem sich die Forschungsgruppe um Money in den 1960er Jahren zunehmend bestrebt war. die Biologie in seine Forschungsarbeit und sein Modell der psychosexuellen Entwicklung zu reintegrieren, wozu sie nunmehr zwischen *gender identity* und *gender role* differenzierte. Drittens erzeugte das integrierte Baltimorer Behandlungs- und Forschungsprogramm, welches einerseits den Hermaphroditismus als »Experiment der Natur« für die Grundlagenforschung zur Psychosexualität operationalisierte und andererseits ein präventives Behandlungsvorgehen erprobte, eine wissenschaftliche und klinische Evidenz, der sich auch die KritikerInnen nicht mehr entziehen konnten: Die gezielten medizinischen Korrekturmaßnahmen an intersexuellen Kleinkindern versprachen einerseits eine planmäßige Steuerung der Psychosexualität, andererseits ermöglichten sie im Vergleich von behandelten und spät bzw. schlecht behandelten Intersexuellen eine quasi-experimentelle Variation der (als relevant erachteten) Entwicklungsfaktoren der Psychosexualität. Mit dieser zirkulären Verzahnung von Wissensgenerierung und Techniken der sozialen Steuerung wurden erstmals wissenschaftliche und klinische Anliegen des Hermaphroditismus-Diskurses systematisch miteinander verknüpft. Damit war ein Lösungsweg für das so dringliche Theorie-Praxis-Problem dargelegt. Das brachte selbst die unnachgiebigen KritikerInnen der Baltimorer Konzepte dazu, ihre Einwände auf einer neuen Grundlage zu rechtfertigen, nämlich der des experimentellen Nachweises. Für die klinische Medizin – und speziell für die Pädiatrie – eröffnete sich ein neues Feld der präventiven Behandlung intersexueller Menschen, die normalisierend in den ersten Lebensjahren ansetzte, um die psychosexuelle Entwicklung aktiv zu steuern. Diese Transformation kulminierte in der Ausrichtung und Fixierung sowohl der klinischen als auch der wissenschaftlichen psychiatrisch-psychologischen Problematisierung uneindeutigen Geschlechts auf das Konstrukt der Geschlechtsidentität.

Nachdem die wissenschaftliche Problemstellung nun bereits hinreichend erörtert worden ist, möchte ich zum Abschluss dieses Kapitels nochmals auf die klinische Seite eingehen, da dies Gelegenheit gibt, die Stellung des neu formierten medizinischen Hermaphroditismus-Diskurses zu angrenzenden, ebenfalls im Wandel begriffenen wissenschaftlichen Diskursen und zum gesamtgesellschaftlichen Kontext für die Zeit der späten 1960er und 1970er Jahre wenigstens schlaglichtartig zu betrachten.

Behandlungsziel stabile Geschlechtsidentität

Die klinische Problematisierung uneindeutigen Geschlechts offenbarte sich besonders deutlich in den Behandlungszielen und im Konzept der psychologischen Führung. Die Behandlungsziele, wie sie im Zuge der Durchsetzung der Baltimorer Leitlinien vertreten wurden, unterschieden sich auf den ersten Blick zwar kaum davon, was MedizinerInnen bereits in den 1950er Jahren zum Ausdruck gebracht hatten; allerdings wurden sie nunmehr in den Termini von Geschlechtsrolle und Geschlechtsidentität formuliert, was eine deutlichere Akzentsetzung auf die stabile innere psychische Bindung an den Geschlechtsstatus als Garant sozialer Integration bedingte. Zudem mussten nun die chirurgischen und hormonalen Eingriffe in die Zielstellung sinnvoll integriert werden. Daraus ergab sich folgende Argumentation: Als Nahziel der genitalchirurgischen Eingriffe wurde neben der Normanpassung des Erscheinungsbilds und der Schaffung der Möglichkeit für die dem männlichen Geschlecht Zugewiesenen, im Stehen urinieren zu können, vor allem die Herstellung »geschlechtsspezifischer Kohabitationsorgane« genannt (z.B. Pelz et al. 1968: 2773; Bierich 1975: 209; Sandig et al. 1978b: 259). Diese Angaben zu den unmittelbaren Operationszielen ließen erkennen, wie wichtig den ÄrztInnen die Anpassung an geschlechtstypische und heterosexuelle Verhaltensmuster erschien. Aus ihrer Sicht war dies die Voraussetzung für eine stabile psychische Bindung an den Geschlechtsstatus und eine unauffällige Einfügung in die bestehende gesellschaftliche Ordnung.

Das wird deutlich, wenn man sich anschaut, welche übergeordneten Ziele mit der Behandlung intersexueller Kinder nach dem Modell der geschlechtlichen Normierung angestrebt wurden: Wallis und Bierich schrieben, die Behandlungsmaßnahmen sollten »dem Patienten eine zweifelsfreie geschlechtliche Identifikation gestatte[n].« (Bierich [Wallis] 1971: 506) Dazu führten sie aus: »Die innere Übereinstimmung der Patienten mit ihrer sozialen Rolle und die psychische Stabilität hängen offenbar bei allen Formen der Intersexualität mit zwittrigem

Genitale weitgehend davon ab, in welchem Alter die endgültige Geschlechtsbestimmung erfolgte und mit welcher Konsequenz sie beibehalten, sowie durch korrigierende therapeutische Maßnahmen gefestigt wurde.« (Bierich [Wallis] 1971: 503) Dieterich und Nitschke äußerten sich ganz ähnlich über die Ziele, welche die ärztliche Geschlechtszuweisung und Behandlung leiten sollten: »Ausschlaggebend kann dabei nur sein, inwieweit voraussichtlich ein Einleben des/der Betroffenen in die präjudiszierte Geschlechtsrolle erfolgt, und ob später Zweifel an der Geschlechtsidentität ausbleiben.« (Dieterich/Nitschke 1972: 141) Und Pelz hielt fest: »Alle notwendigen therapeutischen Maßnahmen dienen dem Ziel, dem Kind mit intersexuellen Organbildungsfehlern ein sicheres Auftreten in der menschlichen Gemeinschaft und ein möglichst konfliktarmes Leben auch während des Erwachsenenalters zu ermöglichen.« (Pelz 1975: 500)[42] Über die psychische und soziale Bedeutung der Geschlechtsidentität hatte Bräutigam aufschlussreiche Bemerkungen gemacht:

»So unmerklich und unwillkürlich der Mensch in seine Geschlechtsrolle hineinwächst, der Gewinn der Geschlechtsidentität ist zweifellos eine der großen Aufgaben der Entwicklung und, wenn sie glückt, eine der großen Bestätigungen für den Menschen. Die subjektive Geschlechtsidentität rangiert in ihrer Bedeutung sicher noch vor der nationalen Identität, der Identität der sozialen Klasse, der familiären Herkunft, der Rasse etc. Zweifel an der Geschlechtszugehörigkeit bringen stets heftigste seelische Konflikte mit sich. Wünsche, eine ursprüngliche Bisexualität zu leben, sind nur in extremen Sonderfällen seelisch abnormer Entwicklungen zu beobachten.« (Bräutigam 1964: 175)

Negativ formuliert, drohten nach Ansicht der MedizinerInnen ohne frühzeitige Korrektur der Genitalien »psychische Fehlentwicklungen« (Heinz/Hoyme 1972: 103) und »Schwierigkeiten bei der sozialen Einordnung in die ›Welt der Erwachsenen‹« (Dieterich/Nitschke 1972: 159), die womöglich zu »schweren rechtlichen Komplikationen im Sinne der Wahrung des Personenstands« führen könnten (Hiersche 1977: 72). Die Identifikation mit dem zugewiesenen Geschlechtsstatus stand also im Zentrum der Behandlungsbemühungen, da sie als unabdingbare Voraussetzung psychischer Gesundheit bzw. Stabilität galt und darüber hinaus soziale Anpassung bzw. Integrationsfähigkeit zu garantieren schien.

Psychologische Führung

Diesem übergeordneten Ziel entsprechend richtete sich die psychologische Betreuung bzw. Führung der Patient_Innen und ihrer Eltern darauf aus, keine Zweifel an der Geschlechtszugehörigkeit aufkommen zu lassen. Die *Arbeitsgemeinschaft Klinische Genetik* empfahl daher: »Ausdrücke wie ›Zwitter‹ oder ›Intersex‹ sind streng zu vermeiden.« (Sandig et al. 1978b: 260) In ähnlicher Weise

42 Vgl. auch Pelz et al. 1968: 2771; Sandig et al. 1978b: 260.

riet Bräutigam: »Bei Beratungen sind Begriffe wie Mißbildungen, Zwitter usw. unbedingt zu vermeiden, es ist besser, bei Erklärungen davon auszugehen, daß das Kind ›sexuell unfertig‹ geboren wurde.« (Bräutigam 1979: S. 82) Auch Wallis empfahl diese Beratungsstrategie (Wallis 1967: 110). Das Erklärungsschema sei auch geeignet, so Hauser und Schmid-Tannwald, um den Eltern die Notwendigkeit genitalchirurgischer Eingriffe darzulegen: »Für korrigierende Operationen wird man das Verständnis der Eltern gewinnen, wenn man sie davon überzeugen kann, daß eine von der Natur nicht abgeschlossene Entwicklung operativ zu Ende geführt werden muß.« (Hauser/Schmid-Tannwald 1977: 661) Aufgrund der Bedeutung der elterlichen Erziehung für die psychosexuelle Entwicklung des Kindes hänge der Behandlungserfolg davon ab, wie Dieterich und Nitschke hervorhoben, »inwieweit eine Beruhigung der Eltern, die *Zerstreuung von Vorurteilen*, die *Ausstrahlung von Vertrauen* und die Überzeugung von der Zweckmäßigkeit des vorgeschlagenen Vorgehens gelingt.« (Dieterich/Nitschke 1972: 147)

Keinen Zweifel aufkommen lassen: Diesem Ziel musste sich auch die »verständnisvolle psychologische Führung des Patienten«, d.h. die psychologische Betreuung der betroffenen Kinder und Erwachsenen, unterordnen (Stolecke/Pfeiffer 1971: 365). In der medizinischen Literatur des deutschen Sprachraums konnte man diesbezüglich regelmäßig die Empfehlung lesen, den Betroffenen möglichst zu verschweigen, dass der ärztliche Befund auf Intersexualität lautete (Prader 1963: 341; Hiersche 1977: 55 & 60). Insbesondere dürfe ein dem Geschlechtsstatus entgegenstehender Gonaden- und Chromosomenbefund nicht mitgeteilt und nur die Pubertäts- und Sterilitätsprognose dargelegt werden.[43] Heinz erklärte dazu: »Das gonadale und das chromosomale Geschlecht sollten immer verheimlicht werden. Die Mädchen fühlen sich gesund und haben normale weibliche Empfindungen. Dieses harmonische Gleichgewicht wird durch eine aufklärende Mitteilung nur gestört, die den Betroffenen offenbaren muß, daß sie Zwitter sind.« (Heinz/Hoyme 1972: 112f.) Manche MedizinerInnen rieten sogar dazu, selbst die Eltern nicht über das Keimdrüsengeschlecht ihres Kindes zu informieren, wenn dieses in Diskrepanz zum Erziehungsgeschlecht stand: Wenn eine Entfernung der entgegenstehenden Keimdrüsen nötig sei, empfehle es sich, die Eltern über

> »die eigentlichen operativen Maßnahmen […] tunlichst nicht zu informieren, da sie die Tragweite der Problematik meist nicht erfassen und um Konflikte in der psychischen Situation der Familie zu vermeiden. Die ärztlichen Entscheidungen müssen mit aller Konsequenz darauf gerichtet sein, die Geschlechtsrolle in Familie und Gesellschaft zweifelsfrei erscheinen zu lassen.« (Hoepffner/Sandig 1971: 360)

43 Vgl. Prader 1957: 667; Thieme 1957: 431; Overzier 1961b: 181; Hauser 1961: 279; Jores/Nowakowski 1964: 197; Dieterich/Nitschke 1972: 150; Knorr 1974: 1783; Pelz 1975: 501.

In solchen Ratschlägen erschöpfte sich i.d.R. die Thematisierung der psychologischen Führung in den medizinischen Publikationen des deutschen Sprachraums. Allein Wallis setzte hinzu: »Die Eltern müssen erfahren, daß Abnormitäten der körperlichen Sexualentwicklung kein abnormes oder perverses sexuelles Verhalten erzeugen, was sie meistens für beinahe unvermeidlich halten.« (Wallis 1967: 110) Diese Bemerkung macht deutlich, dass die ÄrztInnen, gestützt auf die Baltimorer Daten, davon ausgingen, die von ihnen behandelten intersexuellen Kinder würden später keine (im Verhältnis zu dem ihnen zugewiesenen Geschlecht) homosexuellen Ambitionen entwickeln. Heterosexualität war, als ob dies selbstverständlich wäre, der Maßstab erfüllter und gesunder Sexualität und ein wichtiges Kriterium einer eindeutigen Geschlechtsrolle und stabilen Geschlechtsidentität. Trotz dieser Fixierung auf Heterosexualität wurde im medizinischen Hermaphroditismus-Diskurs der 1970er Jahre Homosexualität nicht mehr in dem Maße entwertend und pathologisierend abgehandelt, wie dies noch in den 1950er und zu Beginn der 1960er Jahre der Fall war.[44] Das hing m.E. damit zusammen, dass man sich darauf zurückzog, der Stabilität der (Kern-) Geschlechtsidentität und deren Übereinstimmung mit dem offiziellen Geschlechtsstatus oberste Priorität zuzusprechen, womit ein psychisches Fundament geschaffen werden sollte, in das ggf. auch eine homosexuelle Orientierung so integriert werden könnte, dass eine soziale Desintegrationsgefahr nicht bestand.

Geschlechter- und Sexualnormen im zeitgenössischen Kontext

Die Toleranzgrenzen der MedizinerInnen für geschlechtsuntypische Verhaltensweisen und Homosexualität erweiterten sich, wenn auch sehr langsam und erst infolge des Engagements der feministischen und Homosexuellenbewegungen, einer größeren Aufgeschlossenheit der Öffentlichkeit und der Politik sowie juristischer Reformen: Um 1965 hatte sich die US-amerikanische Homosexuellenbewegung reorganisiert (D'Emilio 1989), die bundesdeutsche Bewegung trat seit 1969, dem Jahr der ersten Reform des § 175 StGB, wieder an die Öffentlichkeit und auch in der DDR existierte seit 1973 eine Homosexuellenorganisation (Stümke 1989; Rausch 2006). Der psychiatrisch-medizinische Diskurs über Homosexualität verfügte andererseits über ein starkes konservatives Beharrungsvermögen, das sich auf den Hermaphroditismus-Diskurs sowohl in den USA als auch im deutschen Sprachraum auswirkte. Das zeigte sich auch an den Schriften der Baltimorer Forschungsgruppe: In *Männlich – Weiblich* verwendeten Money und Ehrhardt den Begriff der Perversion nicht mehr in Bezug auf Homosexualität, die stattdessen mit dem Begriff der Geschlechtsidentitätsstörung be-

44 Der Psychiater Schultz hatte beispielsweise geschrieben: »Die körperliche Mißbildung läßt bei diesen Abnormen [Hermaphroditen mit AGS] gleichgeschlechtliche Entgleisungen besonders leicht verstehen.« (Schultz 1961: 520).

legt, einmal auch mit dem Ausdruck »unübliche Ausgestaltung der Geschlechtsidentität« bezeichnet wurde (Money/Ehrhardt 1975: 148). In demselben Buch beschrieben sie positiv den allgemeinen Trend zu einer sexuellen Liberalisierung und gingen mit derselben Aufgeschlossenheit auch auf die gesetzliche Entkriminalisierung homosexueller Beziehungen ein, die in manchen Staaten, so auch in der BRD und DDR, mittlerweile durchgesetzt worden war (ebd.: 126f.). Anfang der 1970er Jahre stellten sich Money und Ehrhardt somit als verhältnismäßig liberal dar. Gleichzeitig sorgten die Baltimorer psychoendokrinologischen Studien an intersexuellen Menschen zusammen mit tierexperimentellen Untersuchungen wie denen des Ostberliner Endokrinologen Dörner dafür, dass erneut über eine pränatale hormonelle Gehirnprägung als Disposition für Homosexualität diskutiert und die Möglichkeit einer therapeutischen Abhilfe wiederum ins Auge gefasst wurde. Das bedeutete, dass Homosexualität weiterhin als Krankheit angesehen wurde. Erst 1973 konnte sich die *American Psychiatric Association* (APA) mit nur etwas mehr als der Hälfte der Stimmen ihrer Mitglieder dazu entschließen, Homosexualität nicht mehr als eigenständige psychopathologische Kategorie in ihrem diagnostischen Katalog (DSM II), der weltweit großen Einfluss auf die psychiatrische Diagnostik hatte (und auch weiterhin hat), zu führen (Hirschauer 1993a: 87).[45]

Der Konservatismus des medizinischen Hermaphroditismus-Diskurses hinsichtlich der Geschlechter- und Sexualnormen machte sich auch deutlich bemerkbar im Verhältnis zur zeitgenössischen psychologischen Forschung über geschlechtsdifferente Sozialisation. Zwar hatte sich die Psychologie vor 1970 nicht gerade durch eine kritische Haltung gegenüber Geschlechtsstereotypien ausgezeichnet. Insbesondere die bundesdeutsche psychologische Beschäftigung mit Geschlecht hatte sich vorwiegend darin geübt, Geschlechtsunterschiede im Erleben und Verhalten als naturgegeben darzustellen (vgl. dazu die Übersicht in Schmerl 1978: 134). Um 1970 entstanden dann aber sowohl in der BRD als auch in der DDR Forschungsansätze, welche die Frage der Entstehung psychischer Geschlechterdifferenzen neu aufrollten. Sie waren inspiriert durch Theorien sozialen Lernens, soziologische Rollentheorien und Sozialisationstheorien, die in den 1960er Jahren aufgekommen waren.

In der BRD war ein wichtiger Bezugspunkt der neuen geschlechterpsychologischen Forschungen die zweite Frauenbewegung. Daraus ging die feministische Psychologiekritik der 1970er Jahre hervor, für die ein wichtiges Thema die Auseinandersetzung mit Studien zur Psychologie der Geschlechter war. Die Kritikerinnen warfen den zumeist männlichen Forschern Befangenheit vor, die dazu führe, dass in den Studien stereotype Vorannahmen über Geschlecht reproduziert

45 Allerdings ist auch heute noch in der Kategorie »Nicht Näher Bezeichnete Sexuelle Störung« Homosexualität erfassbar, sofern ein »andauerndes und ausgeprägtes Leiden an der sexuellen Orientierung« diagnostiziert wird (DSM-IV TR 2003: 644). Übrigens gehörte Robert Stoller im Vorstand der APA zu denjenigen PsychiaterInnen, die sich für die Entpathologisierung der Homosexualität einsetzten.

würden. Sie forderten, gesellschaftlichen Einflüssen auf die Entwicklung geschlechtsdifferenten Verhaltens Rechnung zu tragen und Geschlechterdifferenzen im sozioökonomischen Zusammenhang zu betrachten. Aus dieser Auseinandersetzung entwickelte sich die feministische Sozialisationsforschung.[46]

In der DDR dürfte ein wichtiger Hintergrund für die neue psychologische Geschlechterforschung darin bestanden haben, dass es auf Betreiben der Frauenkommission beim Zentralkomitee der SED seit 1965 eine interdisziplinäre Forschungsgruppe *Die Frau in der sozialistischen Gesellschaft* gab, die als wissenschaftlicher Beirat in der *Deutschen Akademie der Wissenschaften zu Berlin* angesiedelt war. Sie betrieb und veranlasste Forschungen vor allem zu ökonomischen und sozialen bzw. gesellschaftlichen Fragen (Schröter/Ullrich 2005: 9f. & 27), doch später entstanden auch psychologische Untersuchungen, die psychische Geschlechtsunterschiede primär als Ergebnis tradierter ungleicher Erziehungsstile gegenüber Mädchen und Jungen dechiffrierten und sich der Gleichstellung der Frau verpflichtet fühlten (Dannhauer 1973).

Im Übrigen entdeckte auch die west- und ostdeutsche Entwicklungs- und Sozialpsychologie den Hermaphroditismus Anfang der 1970er Jahre als probates Studienobjekt der Forschung zur psychosexuellen Entwicklung, wie sich an wichtigen Fachpublikationen ablesen lässt. Allerdings war dies ein theoretisches Interesse, das sich im Großen und Ganzen auf die Rezeption der Intersexualitätsstudien der Baltimorer Forschungsgruppe beschränkte: Auf der Grundlage der Baltimorer Studien aus den 1950er Jahren wurde die Theorie der frühkindlichen sozialen Prägung der Geschlechtsrolle (bzw. im engeren Sinne der Geschlechtsidentität) durch Geschlechtszuweisung, Erziehung und Körperschema in Lehr- bzw. Fachbüchern der Entwicklungs- und Sozialpsychologie sowohl der DDR als auch der BRD zusammen mit der ausdifferenzierten *gender*-Terminologie übernommen.[47] Im Sinne einer kritischen Erweiterung dieser Theorie wiesen einige AutorInnen darauf hin, dass die Behauptung, nach den ersten beiden Lebensjahren sei die Formung der Geschlechtsidentität im Kern bereits abgeschlossen, die wichtigen Sozialisationsprozesse bis zum Alter von ca. sechs Jahren sowie die auch im weiteren Entwicklungsverlauf gegebene, wenn auch mit zunehmendem Alter eingeschränkte Fähigkeit zum Umlernen unterschätze.[48] Ein paar

46 Vgl. zu dieser Entwicklung Schmerl 1978: 134ff.; Bilden 1980: 780ff.; Hagemann-White 1984: 10ff.; Dausien 1999: 218-225.

47 Vgl. für die DDR Schmidt 1970: 285f. & 307; Dannhauer 1973: 91; für die BRD Lehr 1972: 912; Scheu 1977: 9f. & 15; Merz 1979: 70ff.; Bilden 1980: 797; und für die USA z.B. Oakley 1972: 159 & 170.

48 Vgl. Dannhauer 1973: 92; Scheu 1977: 16; Merz 1979: 73. Die Bielefelder Psychologie-Professorin Christiane Schmerl (geb. 1945) wies zudem darauf hin, dass mit dem Prägungskonzept Mechanismen der Selbstsozialisation nicht berücksichtigt würden (Schmerl 1978: 160). Ursula Lehr (geb. 1930), die ab 1972 Psychologie-Lehrstühle in Köln, Bonn und Heidelberg bekleidete, beanstandete außerdem die additive Reihung einzelner Sozialisationsvariablen in den Studien und Theorien; diese seien vielmehr in ihrer Interaktion zu untersuchen (Lehr 1972: 921 & 939).

PsychologInnen referierten auch die psychoendokrinologischen Studien der Forschungsgruppe um Money als positiven Beleg für eine hormonelle Verhaltensprädisposition, die sich in die sozial geprägte Geschlechtsidentität integrieren lasse (ebd.: 64). Andere wiederum kritisierten die psychoendokrinologischen Untersuchungen wegen ihrer willkürlichen Verallgemeinerungen (Schmerl 1978: 140ff.). Viele der genannten psychologischen Forschungen zur geschlechtsdifferenten Sozialisation, welche die Intersexualitätsstudien rezipierten, zeichneten sich durch ein emanzipatives Anliegen aus, insofern sie der vorherrschenden Auffassung entgegentraten, wonach die psychosozialen Differenzen eine natürliche Folge des biologischen Geschlechtsunterschieds seien: Die Geschlechterdifferenz sei vielmehr Resultat spezifischer bürgerlicher Machtverhältnisse, die in Strukturen der Arbeitsteilung institutionalisiert seien und vermittels Ideologie und Rollenzwänge reproduziert würden. Damit erschien die Geschlechterdifferenz nicht mehr als biologisches Schicksal, sondern als gesellschaftlich veränderbar (z.B. Dannhauer 1973: 93 & 98; Scheu 1977: 120; Schmerl 1978: 164).[49] Mit diesem Anliegen richtete sich die feministische Sozialisationsforschung darauf, Geschlechternormen zu hinterfragen und aufzulösen, statt sie zu reproduzieren, wie dies in der Intersexualitätsforschung und –behandlung der Fall war.

Das war vermutlich ein wichtiger Grund, warum die deutsche psychologische Literatur – mit Ausnahme der Publikationen von Ehrhardt – im medizinischen Hermaphroditismus-Diskurs der BRD und DDR kaum Beachtung fand (vgl. allerdings Bräutigam 1979), während die Veröffentlichungen des Psychologen Money zunehmend rezipiert wurden. Eine praktische Zusammenarbeit mit einzelnen PsychologInnen gab es allerdings in ein paar Kliniken, wie z.B. in Hamburg, aber das war bis 1980 keineswegs Standard. Trotzdem die kritische psychologische Geschlechterforschung und die medizinische Beschäftigung mit Intersexualität also einen gemeinsamen Bezugspunkt im Baltimorer *gender*-Konzept und den dazugehörigen Intersexualitätsstudien zur psychosexuellen Entwicklung hatten, war ihr Anliegen doch diametral entgegengesetzt. Gleichzeitig erwies sich die Medizin mit ihrer Abkehr von einer biologischen Begründung der Geschlechterdifferenz und ihrer Hinwendung zu einer Erklärung, welche die psychische und soziale Funktionalität einer dichotomen Geschlechtszuordnung in den Vordergrund rückte, anpassungsfähig an die gesellschaftliche Erosion der Vorstellung eines naturgegebenen Schicksals des Menschen. Diese Wandlung lässt sich gut am Verhältnis des medizinischen Hermaphroditismus-Diskurses zu einem weiteren Kontext herausarbeiten, der in diesem Teil der Untersuchung bislang noch unterbeleuchtet geblieben ist, obwohl er eine unabdingbare Grundlage des ärztlichen Handelns ist: das Recht. Darauf werde ich im folgenden Kapitel eingehen.

49 Zum weiteren Verlauf der feministischen Theoriebildung in den 1980er Jahren, den Differenzierungen und selbstkritischen Auseinandersetzungen, die schließlich zu einer Revision der *sex-gender*-Unterscheidung führten, vgl. Mehlmann 2006: 35-45.

6. Wer hat das Recht zum Geschlechtswechsel? Juristische und medizinische Grenzziehungen zwischen Inter- und Transsexualität, 1945 bis 1980

Für deutsche MedizinerInnen, die in der zweiten Hälfte des 20. Jahrhunderts über die Geschlechtszuweisung und das Behandlungsvorgehen in Fällen uneindeutigen Geschlechts schrieben, schienen rechtliche Aspekte nicht sonderlich diskussionswürdig zu sein. Indessen beeinflussten Gesetze, Verordnungen und die Rechtsprechung sehr wohl die ärztliche Vorgehensweise bei Intersexualität, so wie umgekehrt die Medizin auf das Recht einwirkte. Den Zusammenhang zwischen Medizin und Recht beleuchtet dieses Kapitel. Zum Einstieg in das Thema gehe ich auf die wenigen medizinischen Veröffentlichungen ein, die sich doch mit den rechtlich-administrativen Regelungen ausführlicher beschäftigten (1). Sodann wird die historische Entwicklung der Rechtslage bis in die 1970er Jahre hinein nachgezeichnet. Dafür stelle ich zunächst die Rechtsnormen zur Geschlechtszuweisung in Fällen von Hermaphroditismus dar (2). Deutlich wird, dass sich bezüglich der Entscheidung über den Geschlechtsstatus einer Person eine Arbeitsteilung zwischen Recht und Medizin einspielte. Dies führte allerdings auch zu Reibungen, die Anstoß zu rechtlichen Veränderungen gaben. Stein des Anstoßes war insbesondere die Frage, ob und auf welchem Wege ein Wechsel des Geschlechtsstatus möglich und vor allem, wer dazu berechtigt sein sollte. Dabei wurden definitorische Abgrenzungen zwischen Hermaphroditismus und Transvestitismus bzw. Transsexualität virulent, die mit einer Readjustierung der Grenzziehungen zwischen Natur und Artefakt sowie Körper und Psyche einhergingen. Obschon sie äußerst willkürlich sind, strukturieren diese Grenzziehungen bis heute den juridisch-medizinischen Umgang mit uneindeutigem Geschlecht. Die Transformationen der Regelungen und juridischen Praktiken bezüglich des Wechsels des Geschlechtsstatus werden für die DDR (3) und die BRD (4) getrennt betrachtet, weil sich diese Entwicklung in den beiden politischen Systemen unterschiedlich abspielte. Zum Schluss des Kapitels diskutiere ich, welche strukturellen Effekte die zwischen Medizin und Recht bestehende Arbeitsteilung in Fragen des Geschlechtsstatus hat (5).

6.1 »Wenn der Jurist mit dem Begriff Intersexualität nichts anfangen kann, so ist da eine Lücke im Gesetz«: Problematisierungen des Rechts aus medizinischer Sicht

Eine der wenigen Publikationen, die sich mit der Rechtslage zur Geschlechtszuweisung von Hermaphroditen genauer auseinandersetzten, ist Hans-Jörn Lammers' Monographie *Über die Intersexualität beim Menschen*, die 1956 in der DDR erschien. Wie bereits in den vorangegangenen Kapiteln dargelegt, kritisierte Lammers darin die konventionelle dichotome Definition von Geschlecht und argumentierte, dass aus wissenschaftlicher Sicht nur eine dreigliedrige Geschlechtsklassifikation der besonderen »Daseinsweise« intersexueller Menschen gerecht werde. Vor diesem Hintergrund problematisierte er, dass rechtlich eine binäre Geschlechtszuweisung vorgeschrieben sei: »Es gibt danach also für den Mediziner männliche, weibliche und intersexuelle Menschen, für den Juristen aber nur solche männlichen und weiblichen Geschlechts. Wenn nun der Jurist vom Mediziner eine eindeutige Stellungnahme verlangt und mit dem Begriff ›Intersexualität‹ nichts anfangen kann, so ist da eine Lücke im Gesetz.« (Lammers 1956: 114f.) Besonders entrüstete Lammers, dass Juristen behaupteten, das Recht orientiere sich am aktuellen Stand der naturwissenschaftlichen Erkenntnisse über Geschlecht. Denn seiner Meinung nach ignorierte die rechtlich vorgeschriebene Zuweisung zu einem von zwei Geschlechtern den wissenschaftlichen Diskussionsstand. Rechtlicherseits würde somit vom medizinischen Gutachter verlangt, intersexuelle Menschen nach einem unwissenschaftlichen Schema zu klassifizieren (ebd.: 111-115). Dennoch wollte Lammers nicht etwa eine dritte Kategorie intersexuell im Geburtenregister eingeführt sehen, denn dies erschien ihm »schon vom menschlichen Standpunkt aus unzweckmäßig« (ebd.: 115). Lammers führte nicht aus, wie er das meinte, aber vermutlich spielte er auf die Problematik an, dass ein Mensch, dessen Intersexualität öffentlich bekannt würde, sozial diskriminiert werden könnte. Ihm schwebte statt einer amtlichen dritten Geschlechtskategorie eine andere Lösung vor: Lammers forderte, Intersexuellen zu gestatten, selbst zu wählen, ob sie im männlichen oder weiblichen Geschlecht leben wollten. Diese Wahl müsse auch eherechtlich Vorrang vor einem etwa anders lautenden medizinischen Befund besitzen. Da aber mit einer solchen Regelung nicht so bald zu rechnen sei, solle sich vorläufig der medizinische Gutachter am ›subjektiven Geschlecht‹ orientieren:

»Da [...] eine Person zygotischer Intersexualität zunächst im praktischen Leben ›für sich selber‹ und für die gesellschaftliche Umgebung das ist, was sie selber sein will, also Mann oder Frau, so wird der Mediziner z.B. im Falle einer Eheschließung eines solchen Intersexes dort, wo der betreffende Partner (mit Erlaubnis des Intersexes) aufgeklärt und einverstanden ist, im Interesse der intersexuellen Person diese in seinem Gutachten praktisch als Mann bzw. Frau bezeichnen dürfen, obwohl die Person nach ärztlich-theoretischer Überzeugung weder ein männliches noch weibliches Individuum ist. Denn es ist nicht einzusehen, daß diese unsere Patienten, die im ›Menschsein‹ weder dem Manne noch der Frau nachstehen, unter der Lückenhaftigkeit des Gesetzes leiden sollten.« (Ebd.)

Lammers empfahl also angesichts der »Lücke im Gesetz«, die gutachterliche Feststellung der männlichen oder weiblichen Geschlechtszugehörigkeit nach der Selbstverortung der intersexuellen Person zu richten.

Außer Lammers problematisierte nur ein weiterer Autor ausdrücklich die rechtliche Lage: Dies war der Marburger Kinderpsychiater Hermann Stutte, der 1966 einen kurzen Beitrag mit dem Titel *Die rechtliche Problematik der Chromosomopathien und Intersexe* in der Zeitschrift *Acta paedopsychiatrica* veröffentlichte. In der Zusammenfassung des Artikels hieß es:

»An Hand von Beispielen aus der kinderpsychiatrischen Praxis wird aufgezeigt, daß bei gewissen Chromosomopathien (Turner- und Klinefelter-Syndrom) und bei Intersexen (adrenogenitales Syndrom) oft eine Diskrepanz besteht zwischen chromosomalem und gonadalem Geschlecht einerseits, primären und sekundären Geschlechtsmerkmalen und erzieherisch induzierter psychischer Sexusrolle andererseits. Daraus erwüchsen unter Umständen komplizierte rechtliche Probleme. Bislang ist, was die deutschen Rechtsverhältnisse betrifft, juristisch nicht eindeutig geklärt, an welchen Kriterien sich das einem Menschen zuerkannte Geschlecht orientiert.« (Stutte 1966: 243)

Stutte forderte: »Es erscheint an der Zeit, daß Juristen, Genetiker und Kliniker – und unter letzteren nicht zuletzt Kinderpsychiater – in diesem bisher rechtsfreien Raum sich auf vernünftige Gesetzes- und Entscheidungsrichtlinien einigen und die zurzeit noch bestehende Rechtsunsicherheit zu beheben versuchen.« (Ebd.) In seiner Argumentation wies Stutte auf Probleme der ärztlichen Praxis hin, die sich aus der wissenschaftlichen Entwicklung, besonders seit der Einführung der Methode der photographischen Darstellung des Chromosomsatzes (vgl. dazu Kap. II.3.3), ergeben hätten. Die »biologischen Neuerkenntnisse« über die vielfältigen Kombinationsmöglichkeiten der Geschlechtchromosomen – und dieser mit anderen Kriterien des Geschlechts – hätten zur Folge, dass in manchen Fällen eine eindeutige medizinische Geschlechtszuordnung nicht möglich sei: »Diese verschiedenen Kriterien des ›Geschlechts‹ und die Möglichkeit erheblicher Dissoziationen der Sexuskriterien implizieren im Einzelfall manche Unsicherheiten bei der Entscheidung, ob ein menschliches Wesen als Mädchen, als Junge oder als Neutrum zu bezeichnen ist.« (Ebd.: 241) Andererseits müssten streng genommen manche verheiratete intersexuelle Menschen geschlechtlich als »Neutrum« eingestuft werden. Das implizierte, dass ihre Ehe, die ja nur zwischen einem Mann und einer Frau rechtens ist, eigentlich für ungültig zu erklären war. Weitere rechtliche Probleme entstünden, wenn geschlechtlich nicht eindeutig zuzuordnende Menschen, die als Männer lebten, aufgrund »psychosexueller

Triebabweichungen« wie etwa Homosexualität in Konflikt mit dem Strafrecht kämen (ebd.: 243). Angesichts der wissenschaftlichen Entwicklung der Geschlechtsdiagnostik und den daraus resultierenden sozialen und rechtlichen Problemen der Geschlechtsregistrierung hielt Stutte es für dringend erforderlich, dass »die juristische Abgrenzung des Geschlechtsbegriffs« überarbeitet werde (ebd.: 241). Als vorläufige Lösung schlug er ähnlich wie Lammers (dessen Schrift Stutte allerdings nicht anführte und vielleicht gar nicht kannte) vor, in der Pubertät »einem gonadalen oder chromosomalen ›Zwitter‹ oder ›Neutrum‹ ein Bestimmungsrecht über seine künftige Geschlechtsrolle« einzuräumen (ebd.: 243).

Während Lammers und Stutte, der eine aus Ost-, der andere aus Westdeutschland, Reibungen zwischen rechtlichen Regelungen, wissenschaftlichen Erkenntnissen und praktischen ärztlichen Aufgaben explizit problematisierten und sich Lösungen dafür überlegten, konstatierte 1964 Friedrich Hartmut Dost zwar ein Missverhältnis, stellte dieses aber als unvermeidlich dar: Dost, der seit 1959 Ordinarius für Kinderheilkunde an der Universität Gießen war, schrieb, der Arzt sei damit konfrontiert, »zwischen zwei Diagnosen [des Geschlechts] zu wählen, die ein Tertium nicht zulassen, da die *eigentliche*, dritte Diagnose [...] in der Öffentlichkeit nicht bestehen kann.« (Dost 1964: 147) So wie Dost nahmen die meisten MedizinerInnen in den Nachkriegsjahrzehnten hin, dass Hermaphroditen als männlich oder weiblich amtlich registriert werden mussten (z.B. Stange 1959: 789; Crone-Münzebrock/Leibecke 1960: 855; Jörgensen et al. 1972: 22). Vorbei waren die Zeiten, in denen so bekannte Ärzte wie Rudolf Virchow eine Reform der standesamtlichen Geschlechtseintragung forderten. Diese Rechtsnorm wurde stattdessen in den folgenden Jahrzehnten, ohne dass von Seiten der Medizin deutlich protestiert worden wäre, durch Verordnungen und Rechtsprechung affirmiert und ausbuchstabiert.

6.2 »Entscheidend ist das überwiegende Geschlecht«: Rechtsgrundlagen der Geschlechtszuweisung in der Nachkriegszeit

Welches war der Stand der rechtlichen Regelungen zur Geschlechtszuweisung von Hermaphroditen in der Nachkriegszeit? Nach Gründung der beiden deutschen Staaten bestanden mit der Übernahme des 1900 eingeführten *Bürgerlichen Gesetzbuches* (BGB) und des *Personenstandsgesetzes* (PStG) des Deutschen Reiches (in der Fassung vom 3. November 1937) ähnliche rechtliche Regelungen zur amtlichen Geschlechtsregistrierung (PStG, RGBl. I 1937: 1146-1152).[1] Die Bestimmung zur Geschlechtsregistrierung Neugeborener hatte sich seit der Einführung des *Gesetzes über die Beurkundung des Personenstandes und die Eheschließung vom 6. Februar 1875* (ab 1937 hieß es nur noch *Personenstandsgesetz*) auf gesetzlicher Ebene nicht mehr verändert. Wie bereits im ersten Teil des Buches dargestellt, waren mit Inkrafttreten des PStG die früheren Sonderregelungen für Zwitter entfallen. Das PStG verfügte, dass für Neugeborene ein standesamtlicher Geschlechtseintrag im Geburtenbuch zusammen mit der Angabe des Vor- und Nachnamens binnen einer Woche zu erfolgen habe.[2] In der BRD

1 Wie die Situation zwischen 1945 und 1949 aussah, ist schwer zu sagen. Zwar besaß das PStG in der Fassung von 1937 nach dem Zweiten Weltkrieg zunächst noch in mehreren Besatzungszonen Gültigkeit (Entwurf PStRG 2006, Allgemeiner Teil: 2). Allerdings muss man annehmen, dass in dieser Zeit nicht Gerichte über strittige Fragen des Geschlechtseintrags entschieden, sondern in erster Linie die Besatzungsbehörden. Dafür spricht ein Bericht eines Jenaer Psychiaters über die Erfahrungen eines Hermaphroditen, die dieser mit den Besatzungsmächten gemacht hatte: Der laut Diagnose männliche Pseudohermaphrodit war als Frau aufgewachsen. Bis 1945 sei sie_er unbehelligt geblieben. Nach Kriegsende wurde sie_er jedoch von den Besatzungsbehörden interniert, weil man auf Grund des männlichen Habitus, so der berichtende Arzt, den Verdacht hatte, es könne sich um einen als Frau verkleideten Wehrmachtssoldaten handeln. »Er wurde mehrfach verhört und auch 4 Wochen inhaftiert. Schließlich bekam er von der Besatzungsmacht eine Bescheinigung, mit der er dann nicht mehr behelligt wurde. In der Folgezeit kam er in ein Durchgangslager und erhielt schließlich nach Untersuchung auf dem Gesundheitsamt Papiere als Mann.« (Keyserlingk 1952: 82) Pockrandt und Brunkow berichteten über ähnliche Erfahrungen eines Hermaphroditen mit weiblichem Geschlechtstatus, der bei den Besatzungsbehörden Verdacht erregte. Zehn Jahre später veranlasste die Person eine Geschlechtsumschreibung (Pockrandt/Brunkow 1956: 932ff.).

2 In der Erstfassung des PStG waren diese Bestimmungen in § 22 enthalten, die Fassung von 1937 fügte sie in § 21 ein. Analoge Regelungen galten übrigens für Österreich und die Schweiz (Hauser/Schmid-Tannwald 1977: 659). In der DDR wurde zudem in der 1. Durchführungsbestimmung zum PStG angeordnet: »Die Vornamen des Kindes sollen das Geschlecht des Kindes erkennen lassen.« (DB PStG, GBl. I DDR 1957: § 3 (1)). In der BRD ergingen analoge Anweisungen für die Standesbeamten (Plett 2002: 34, Fn. 8). Manche MedizinerInnen ignorierten allerdings diese Vorgabe. Sie empfahlen, Neugeborenen, bei denen die Geschlechtszuordnung sehr zweifelhaft sei, einen geschlechtsneutralen Vornamen zu geben (Dost 1957: 1055; Prokop 1960: 283 & 1975: 502; Schwinger 1975: 1088; Hiersche 1977: 73). Aller-

wurde diese Vorschrift auch in der Neufassung des Gesetzes von 1957 fortgeführt, während sie in der DDR mit der Revision von 1956 aus dem *Personenstandsgesetz* herausgenommen und stattdessen in die 1. Durchführungsbestimmung zum PStG vom 7. Januar 1957 eingefügt wurde (DB PStG, GBl. I DDR 1957: § 2 (1)).

Wie in Kapitel I.3.4 gezeigt, vertraten juristische Kommentare nach der Jahrhundertwende mehrheitlich die Meinung, dass in der Rubrik »Geschlecht des Kindes« nur die Eintragungen männlich oder weiblich zulässig sein sollten. Ein Beschluss des Kammergerichts (das Oberlandesgericht von Berlin) von 1928 unterstrich diese Auffassung: »Das BGB geht davon aus, daß jeder Mensch nur einem Geschlecht angehören kann. Es kennt nur Mann und Frau und enthält [...] keine Vorschriften über Zwitter. Zwitter sind je nach dem Befunde dem männlichen oder weiblichen Geschlechte zuzurechnen. Entscheidend ist das überwiegende Geschlecht.« (KG, JW 1931: 1495) Die Formel des »überwiegenden Geschlechts« ging auf ältere Kommentare zurück, die ihrerseits auf einen »Satz des römischen Rechtes, daß der Zwitter dem bei ihm überwiegenden Geschlechte zuzuzählen sei«, rekurrierten (Mugdan 1899/1979: 370; Hinschius 1890: 76, Fn. 42; Erichsen/Weiße 1900: 57). 1938 fasste ein juristischer Kommentator kurz und knapp zusammen: »Geschlecht des Kindes: Knabe oder Mädchen. Bei sog. Zwittern entscheidet das überwiegende Geschlecht.« (Emig 1938: 73) In der BRD wurde dieser Leitsatz Ende der 1950er und im Verlauf der 1960er Jahre mehrfach durch die Rechtsprechung bekräftigt (LG Hamburg, StAZ 1958: 128f.; KG, FamRZ 1965: 140; OLG Frankfurt, NJW 1966: 408).[3] Außerdem schrieben

---

dings musste dann laut amtlicher Vorschrift dem Kind ein zweiter Vorname gegeben werden, der nicht geschlechtsneutral sein durfte. Unabhängig vom Namen hatte aber im Geburtenbuch ein Eintrag auf männliches *oder* weibliches Geschlecht zu erfolgen. Daran änderte auch die – in der Nachkriegszeit allerdings nur vereinzelt zu findende – ärztliche Empfehlung nichts, die lautete, »[f]alls das Geschlecht bei der Geburt nicht eindeutig bestimmt werden kann, muß das bei der standesamtlichen Meldung ausdrücklich betont werden.« (Pockrandt/Brunkow 1956: 930) Vgl. auch Hiersche 1977: 73. Es muss hier offen bleiben, ob Standesbeamte solche ihnen zugetragene ärztliche Zweifel überhaupt notierten, da zusätzliche Eintragungen im Geburtenbuch streng reglementiert waren. Die Regelung zu geschlechtsspezifischen Vornamen ist neuerdings durch einen Urteilsspruch des Bundesverfassungsgerichts hinfällig geworden (BVerfG, FamRZ 2009).

3 Auch heute noch wird er affirmativ wiederholt (OLG Naumburg, FGPrax 2001). Allerdings wird die Aussage, dass das BGB nur Männer und Frauen kenne, inzwischen von manchen JuristInnen angefochten: So hat Konstanze Plett darauf hingewiesen, dass das BGB nicht etwa mit dem Entfallen des Begriffs Zwitter generell eine geschlechtsspezifische Differenzierung der Rechtspersonen in Männer und Frauen vorgenommen habe. Es sei im Gegenteil weitgehend geschlechtsneutral formuliert. Lediglich im Familien- und Erbrecht werde im Hinblick auf bestimmte Lebenszusammenhänge eine Geschlechtsspezifizierung nach Ehemännern und Ehefrauen sowie Vätern und Müttern vorgenommen (Plett 2003b: 328). Ein im Jahr 2000 gestellter Antrag eines intersexuellen Menschen auf Berichtigung der Geschlechtsregistrierung zugunsten des Eintrags »Zwitter«, der erfolglos blieb, hat

in der BRD Dienstanweisungen für Standesbeamte den Grundsatz des Überwiegens fest (Bayerische DA zum PStG 1958: § 183 (1,c); LG Frankenthal, FamRZ 1976: 215). In der 1. Durchführungsbestimmung für Standesbeamte zum in der DDR erlassenen PStG von 1957 war dagegen keine entsprechende Passage enthalten (DB PStG, GBl. I DDR 1957).

Allerdings wurde auch mit dem Leitsatz des Überwiegens nicht festgelegt, nach welchen Kriterien das Geschlecht zu bestimmen sei und wie stark diese jeweils ins Gewicht fallen sollten. Das Recht delegierte die Entscheidung darüber an die Medizin. 1907 formulierte ein Kommentator: »In zweifelhaften Fällen ist durch medizinische Sachverständige zu entscheiden, welches Geschlecht anzunehmen ist.« (Sartorius 1902: 133; zit. nach Schäffner/Vogl 1998: 228f.) Wenig später brachte ein Berliner Amtsgerichtsrat pointiert zum Ausdruck, was dies in der Konsequenz bedeutete: »Die Begriffe ›Mann, Weib‹ sind gar keine juristischen, sondern medizinische, naturwissenschaftliche. Folglich versteht auch das Gesetz darunter das, was nach dem jeweiligen Stand der Naturwissenschaft Mann und Frau bedeutet.« (Wilhelm 1909: 15) Zwar verlangte das Recht eine eindeutige Zuordnung zum männlichen oder weiblichen Geschlecht, aber die Definition der Klassifikationskriterien sowie die konkrete Geschlechtsbeurteilung in Fällen von Hermaphroditismus wurden weitgehend an die Medizin verwiesen.

Diese um 1900 neu definierte Arbeitsteilung zwischen Recht und Medizin ist bis heute bestimmend. Ihre Tragweite tritt deutlich zutage in Fällen, in denen eine Änderung der Geschlechtsregistrierung beantragt wird. Dazu werden regelmäßig Gutachten von medizinischen Sachverständigen angefragt. Zwar behalten die Gerichte das letzte Wort in der Beurteilung, weil sie den gutachterlichen Einschätzungen folgen oder aber die Gutachten entgegen der Intention der verfassenden MedizinerInnen auslegen können. Dennoch stellt die juristische Auseinandersetzung mit den Gutachten auch eine strukturelle Öffnung des Rechts für die im Fluss befindlichen Geschlechtsdefinitionen und -kodifikationen in der Medizin dar. Veränderungen des medizinischen Wissensstandes können auf diese Weise zum Anlass für Transformationen der Rechtsauffassungen werden. Das soll im Folgenden aufgezeigt werden anhand der Aushandlungen darüber, unter welchen Voraussetzungen eine Änderung des standesamtlichen Geschlechtseintrags zu gestatten sei. Dabei bestand bis Ende der 1970er Jahre der einzige formale Weg für eine Änderung der Geschlechtsregistrierung, den das *Personenstandsgesetz* einräumte, darin, einen sachlich falschen Eintrag im Geburtenbuch zu berichtigen (PStG 1875: §§ 65f.).[4] Die Änderung musste von der betreffenden Person selbst oder aber von ihren gesetzlichen StellvertreterInnen beantragt werden. In der BRD durften die Standesbeamten in solchen Fällen nur auf der Grundlage eines positiven Gerichtsbeschlusses eine entsprechende

zumindest an dem Konsens der Rechtsinterpretation bezüglich der Spielräume des Geschlechtseintrags gerüttelt (Reiter 2001 & 2005; Tolmein 2005).

4 In der Fassung des PStG von 1937 wurde die Regelung in § 47 übernommen.

Berichtigung vornehmen (PStG, BGBl. I 1957: § 47). Auch in der DDR war dies formal so vorgesehen (PStG, GBl. I DDR 1956: § 4 (2) & § 38 (1)).[5] Wie wurde aber in der Praxis verfahren?

6.3 »Im Interesse des betroffenen Individuums handeln«: Wechsel des Geschlechtsstatus in der DDR

Ich habe keine Hinweise gefunden, dass es in der DDR Gerichtsverfahren zur Umstellung der Geschlechtsregistrierung gegeben habe.[6] Eine nicht von offizieller Seite veröffentlichte, gleichwohl wirksame Verfügung des Ministeriums für Gesundheitswesen vom 27. Februar 1976 legte für transsexuelle Menschen vielmehr ein rein administratives Verfahren fest: Auf der Grundlage ärztlicher Gutachten (wofür auch eine mehrtägige stationäre Beobachtung in der Nervenklinik der Berliner Charité Voraussetzung war) hatte eine im Ministerium einberufene »Expertenkommission« über Anträge auf Änderung der Geschlechtsregistrierung zu beraten. Bei positiver Beurteilung veranlasste das Ministerium des Inneren die Umschreibung (Günther 1985: 108). Wurde bei Intersexualität ebenso verfahren? Und wurde in der DDR bereits in den 1950er und 1960er Jahren über Anträge auf eine Berichtigung des Geschlechtseintrags auf dem Verwaltungswege entschieden? Leider schweigen sich die juristischen Anzeiger und Zeitschriften der DDR zum Thema des Hermaphroditismus aus.[7] Aber auch in medizinischen Publikationen finden sich keine Hinweise, wie der Weg einer standesamtlichen Geschlechtsumschreibung konkret verlief. So existieren zwar Berichte z.B. aus der Berliner Charité über mehrere Fälle, bei denen eine Berichtigung des standesamtlich eingetragenen Geschlechts – entsprechend dem Keimdrüsengeschlecht – vorgenommen wurde (Pockrandt/Brunkow 1956; Serfling 1956: 38, 67ff. & 71). Jedoch geben die Berichte keine Auskunft darüber, wie diese Änderung formal herbeigeführt und nach welchen Regeln offiziell entschieden wurde.

Zwar schrieben zwei Mitarbeiter der Frauenklinik der Charité, Heinz Pockrandt und Heinz Brunkow, in einem Zeitschriftenbeitrag von 1956: »Die Definition des Geschlechtes wird nach heutiger Rechtsauffassung ausschließlich durch den Charakter der Keimdrüsen bestimmt.« (Pockrandt/Brunkow 1956: 929) Und ein paar Sätze später wiederholten sie, es handle sich dabei um einen

5 »Der Beauftragte für Personenstandswesen kann eine abgeschlossene Eintragung berichtigen, wenn der richtige Sachverhalt durch Personenstandsurkunden oder gerichtliche Entscheidungen nachgewiesen ist.« (PStG, GBl. I DDR 1956: § 38 (1)).

6 Es scheint, dass es überhaupt keine Rechtsprechung zu Fragen der Personenstandseintragung in der DDR gegeben hat. Dies abschließend zu klären, ist mir bei meinen Recherchen nicht möglich gewesen.

7 Gesichtet wurden *Verfügungen und Mitteilungen des Ministeriums für Gesundheitswesen*, *Neue Justiz* und *Staat und Recht*.

»Rechtsgrundsatz«. Doch einen Beleg über eine entsprechende Rechtsnorm oder ein Gerichtsurteil blieben sie schuldig. So steht zu vermuten, dass sie mit dem Ausdruck »Rechtsgrundsatz« auf eine Konvention verwiesen, derzufolge bei Anträgen auf Berichtigung des Geschlechtseintrags die Keimdrüsen ausschlaggebend für die Bewilligung sein sollten. Immerhin schien die Konvention wirkmächtig genug zu sein, denn Pockrandt und Brunkow führten aus, dass es nicht möglich sei, eine Umschreibung des Personenstandes zu bewirken, wenn ein Hermaphrodit die Änderung des Geschlechtseintrags entsprechend seiner »Sexualpsyche«, jedoch entgegen seinem Keimdrüsengeschlecht wünschte. Anstelle der Berichtigung des Geschlechtseintrags empfahlen sie, in einem solchen Fall eine besondere behördliche Bescheinigung zu beantragen:

»Wir haben versucht, bisher solche Möglichkeiten dadurch schaffen zu können, daß die Betreffenden einen Antrag an die zuständige Behörde stellten, Kleidung, Beruf und Lebensgewohnheiten des von ihnen gewünschten Geschlechts annehmen zu dürfen. Es erfolgt dann daraufhin der Auftrag der Behörde, eine gutachterliche und gerichtsmedizinische Beurteilung beizubringen. In diesem Gutachten versuchten wir, den Behörden klarzumachen, welchen seelischen Leiden, Belästigungen oder auch strafrechtlichen Gefahren die Untersuchten infolge ihrer unverschuldeten Fehlbildung ausgesetzt sind, und welch ein sozialer Gewinn darin besteht, wenn diese Menschen in die Gesellschaft eingeordnet werden können. Der Untersuchte kann dann, wenn die Behörde einsichtig genug ist, eine Bescheinigung bekommen, aus der hervorgeht, daß er berechtigt ist, als Mann oder als Frau zu leben, Kleidung und Beruf entsprechend zu wählen und einen passenden Rufnamen zu führen. Eine Änderung des Personenstandes und damit auch des Personalausweises kann allerdings nicht erfolgen.« (Pockrandt/Brunkow 1956: 929f.)

Die Bescheinigung, die Pockrandt und Brunkow hier beschrieben, glich dem durch das Engagement von Magnus Hirschfeld 1908/09 im Deutschen Reich eingeführten »Transvestitenschein«, der bestätigte, dass das Tragen der Kleidung des jeweils anderen als des amtlich registrierten Geschlechts mit den Behörden abgestimmt sei (Herrn 2005a: 139).[8] In der ostdeutschen medizinischen Literatur zum Hermaphroditismus findet sich allerdings kein Hinweis, dass diese von den Mitarbeitern der Berliner Frauenklinik propagierte und offenbar auch z.T. umge-

8 In der Weimarer Zeit sollten die »Transvestitenscheine« Personen, die sich in der Kleidung des anderen Geschlechts in der Öffentlichkeit zeigten, dagegen schützen, von der Polizei unter dem Vorwurf der »Erregung öffentlichen Ärgernisses« oder »Groben Unfugs« verhaftet zu werden. Neben solchen Bescheinigungen wurde, so die Recherchen von Rainer Herrn, seit Anfang der 1920er Jahren einzelnen Transvestiten durch das Justizministerium eine Änderung ihres Vornamens in einen »geschlechtsneutralen« gestattet. Dabei handelte es sich aber nicht um eine Umschreibung des Geschlechtseintrags oder des Vornamens im Geburtenbuch, sondern lediglich um eine Namensänderung in den Ausweispapieren (Herrn 2005a: 127ff.).

setzte Lösung andernorts in der DDR praktiziert worden wäre, jedenfalls nicht in Fällen von Hermaphroditismus.

Obwohl Pockrandt und Brunkow es so darstellten, als ob die Zuweisung des Geschlechts anhand der Keimdrüsen eine Vorschrift sei, hielten sie sich selbst nicht in jedem Fall daran. So lehnten sie es explizit ab, eine – wie sie sich ausdrückten – falsche, d.h. dem Keimdrüsengeschlecht nicht entsprechende, Geschlechtsregistrierung ohne äußere Veranlassung und gegen den Wunsch des Betroffenen den Behörden anzuzeigen (ebd.: 934). Dieses Verständnis teilte auch Otto Prokop, Direktor des Instituts für Rechtsmedizin der Humboldt-Universität (Prokop 1960: 282f.).[9] Prokop ging in seinem *Lehrbuch der gerichtlichen Medizin* auf die Belange von Personen zweifelhaften Geschlechts ein. Die Auffassungen Prokops, wie mit Operationswünschen von Hermaphroditen zu verfahren sei, offenbarten den Spielraum der Medizin gegenüber dem politisch-administrativen Zugriff: 1960 schrieb er, die Entscheidung über chirurgische Eingriffe, die der Anpassung der Genitalien an das zugewiesene Geschlecht (von Prokop als »Geschlechtserhaltung« bezeichnet) oder auch einer Geschlechtsumwandlung dienen sollten, seien in Ermangelung gesetzlich-administrativer Bestimmungen eine »persönliche Ermessensfrage« des Arztes. Da manche Hermaphroditen, die oft erst »nach jahrelanger Unruhe« zum Arzt gehen würden, nachdrücklich, auch unter Androhung von Selbstmord, solche Eingriffe verlangen würden, zwinge dies aus »humanitären Gründen irgendwie zum Handeln« (ebd.: 282f.). Prokop bemühte sich um eine indirekte juristische Objektivierung anhand der Bestimmungen des *Strafgesetzbuches* (StGB) zur Körperverletzung:

»Jede Operation, die ›den guten Sitten widerspricht‹, kann eine gefährliche Körperverletzung im Sinne des Gesetzes […] sein. Die Einwilligung des Patienten hebt die Rechtswidrigkeit des Eingriffs nicht auf. Den guten Sitten widersprechen würde eine Geschlechtsumwandlung ohne ärztliche Indikation. Sie würde außerdem unter Umständen eine schwere Körperverletzung im Sinne von § 224 des StGB darstellen: Verlust der Zeugungsfähigkeit […].« (Ebd.: 283)

Daraus leitete Prokop ab, dass bei fortpflanzungsunfähigen Hermaphroditen Genitaloperationen, Kastrationen inbegriffen, legal seien (ebenso Hansen 1959: 219).[10] Da Fortpflanzungsfähigkeit bei Hermaphroditen selten ist, bedeutete diese Rechtsauffassung eine sehr weitgehende Legitimierung von Genitaloperationen. Voraussetzung für solche Eingriffe waren die Volljährigkeit der Operationswilli-

9 Diese Auffassung vertrat außerdem Gerhard Hansen (1910-1978), der bis zu Prokops Berufung 1956/57 kommissarischer Leiter des Instituts war und anschließend Direktor des Instituts für gerichtliche Medizin und Kriminalistik der Universität Jena wurde (Hansen 1959: 219). Hansen war über mehrere Jahre Vorsitzender der *Sektion Gerichtsmedizin* der *Gesellschaft für Morphologie* der DDR.

10 Gleichzeitig bezeichnete Prokop alle chirurgischen Eingriffe entgegen dem Keimdrüsengeschlecht, auch wenn diese der »Geschlechtserhaltung« dienten, als »Verstümmelungen«.

gen, ihre umfassende Aufklärung sowie ihre durch ein psychiatrisches Gutachten bestätigte Fähigkeit »zur Abgabe einer geordneten Willenserklärung«. Außerdem müsse »der zuständige Amtsarzt« von dem geplanten Eingriff unterrichtet werden (Prokop 1960: 283f.). Anlässlich der dritten, 1975 erschienenen Auflage seines gerichtsmedizinischen Lehrbuchs überarbeitete Prokop die Passage zur chirurgischen Geschlechtsumwandlung (bzw. genitalchirurgischen Eingriffen überhaupt) dahingehend, dass solche Operationen grundsätzlich als rechtlich unbedenkliche Heileingriffe einzustufen seien (Prokop 1975: 503).[11] Damit entfiel die frühere Konstruktion, nach der geschlechtsumwandelnde chirurgische Eingriffe nur legal sein sollten, wenn keine Fortpflanzungsfähigkeit bestand.

In der Ausgabe des Lehrbuchs von 1960 äußerte sich Prokop nicht dazu, ob durch eine Kastration die Voraussetzung für eine Berichtigung des Geschlechtseintrags entgegen dem Keimdrüsengeschlecht für Hermaphroditen geschaffen werden könnte. Von den Gynäkologen der Charité war genau dies als eine Alternative zum »Transvestitenschein« beschrieben worden für diejenigen Fälle, in denen eine Ehe bestand oder angestrebt wurde. Für diese Betroffenen, so Pockrandt und Brunkow, müsse

> »in jedem Fall individuell Rat gefunden werden. Es kann beispielsweise u.a. die operative Entfernung der meist doch nicht voll funktionierenden Keimdrüsen erwogen werden, um dann ärztlich verantworten zu können, daß das so geschaffene ›Neutrum‹ sich dem Geschlecht zuwendet, das seiner Psyche oder Körperform entspricht und die Ehe gültig macht.« (Pockrandt/Brunkow 1956: 930)[12]

Die Entfernung der Keimdrüsen einerseits, behördliche Sondergenehmigungen andererseits waren Kompromisse zwischen der Konvention der Keimdrüsengeschlechtsbestimmung und der Leitlinie, ärztliche Maßnahmen am Geschlechtsempfinden der Hermaphroditen auszurichten. Weitaus radikalere Vorstellungen vertrat zur selben Zeit Lammers in Rostock mit seiner Forderung, auch für vor Gericht zu verwertende Gutachten die ärztliche Einordnung als Mann oder Frau vom Geschlechtszugehörigkeitsgefühl des intersexuellen Menschen und nicht von dessen Keimdrüsen- oder Chromosomengeschlecht abhängig zu machen (Lammers 1956: 115). Indes stimmten Lammers und die Charité-Ärzte darin

11 »Ist der Eingriff unter dem Gesichtspunkte einer Therapiemaßnahme zu sehen, bestehen keine Bedenken, da in der DDR Heileingriffe nicht wie in anderen Ländern (BRD) unter dem (zwar des Unrechtsgehalts entkleideten) Gesichtspunkte der Körperverletzung rangieren. Wie bei jedem Heileingriff sind Aufklärung und Einwilligung Voraussetzungen.« (Prokop 1975: 503) Der Titel des Lehrbuchs war bereits anlässlich der zweiten Auflage 1966 in *Forensische Medizin* geändert worden; die dritte Auflage von 1975 erschien als Sammelwerk unter der Herausgeberschaft von Prokop und Werner Göhler, doch stammte das Kapitel *Das zweifelhafte Geschlecht* weiterhin von Prokop.

12 Ein Bericht von Helmut Kraatz, Direktor der Ostberliner Universitäts-Frauenklinik, belegt, dass in einem Fall tatsächlich so verfahren wurde (Kraatz 1956: 203).

überein, dass sie die Theorie-Praxis-Diskrepanz, die den medizinischen Hermpahroditismus-Diskurs noch in den Nachkriegsjahrzehnten beherrschte, zum großen Teil für ein Problem der Rechtslage hielten.

Diese Problemstellung erfuhr eine deutliche Veränderung, als die ost- und westdeutschen MedizinerInnen im Verlauf der 1960er Jahre die Baltimorer Konzepte übernahmen. Als ein Vertreter der Baltimorer Empfehlung der chirurgischen Normanpassung uneindeutiger Genitalien im frühen Kindesalter positionierte sich Ende der 1960er Jahre Lothar Pelz von der Rostocker Universitäts-Kinderklinik. Er kritisierte die von Pockrandt und Brunkow praktizierte »Interimslösung«, intersexuellen Personen mit einer Art »Transvestitenschein« auszustatten. Diese Praxis werde nur den Bedürfnissen der Verwaltung, nicht jedoch denen der betroffenen Menschen gerecht: »Die für den Patienten so wichtige psychologische Führung durch Arzt und Rechtsprechung fehlt dabei vollkommen«, beklagte Pelz (Pelz 1968: 2337). Er forderte stattdessen:

»Oberstes Ziel bei solchen Entscheidungen [über die Geschlechtszuweisung] muß sein, daß sowohl medizinische Wissenschaft als auch Rechtsprechung im Interesse des betroffenen Individuums handeln, um dieses in seiner angenommenen und teilweise durch ärztliche Maßnahmen induzierten Geschlechtsrolle psychologisch zu festigen und dem Patienten damit das Einordnen in die menschliche Gemeinschaft (einschließlich der Ehe) zu erleichtern. Es ergibt sich daher die Frage, ob der allein auf morphologischen Befunden begründete Rechtsgrundsatz: Keimdrüsentyp = Geschlecht ohne Anerkennung weiterer somatischer und psychischer Faktoren auch heute noch aufrechterhalten werden kann.« (Ebd.: 2336)

Zwar formulierte auch Pelz es so, als ob es sich bei der Keimdrüsengeschlechtsbestimmung tatsächlich um eine Rechtsnorm handeln würde. Doch führte er dazu als Literaturreferenz lediglich die Veröffentlichung von Pockrandt und Brunkow von 1956 an sowie eine Schrift des Juristen Eugen Wilhelm von 1909, in der dieser jedoch im Gegenteil herausgestellt hatte, dass das Recht sich zur Frage der Kriterien der Geschlechtszuordnung nicht äußere (Wilhelm 1909: 15). Darauf wies Pelz selbst an anderer Stelle seines Textes hin. So verwendete er offenbar wie bereits Pockrandt und Brunkow den Ausdruck »Rechtsgrundsatz« um hervorzuheben, dass es sich bei der Keimdrüsengeschlechtsbestimmung um eine zwischen Medizin und Administration eingespielte Konvention handle.

Pelz wollte jedoch anders als die beiden Gynäkologen diese Konvention, die er schlichtweg als »veraltet« bezeichnete, in keiner Weise mehr gelten lassen, auch nicht bei einer Geschlechtsumschreibung (Pelz 1968: 2337). Der psychischen Stabilität und sozialen Integration der Betroffenen sprach er oberste Priorität zu und dafür erschien es ihm unerlässlich, intersexuelle Menschen nicht nach ihren Keimdrüsen oder ihrem Karyotyp zu beurteilen. Recht und Verwaltung müssten sich darauf beschränken, die aus medizinisch-psychologischer Sicht optimale Geschlechtszuordnung anzuerkennen. Denn schließlich definiere das

Recht die Kriterien für männliches oder weibliches Geschlecht nicht selbst, sondern richte sich nach dem aktuellen Stand des medizinischen Wissens (ebd.: 2336). Pelz wies darauf hin, dass dieses Wissen nicht zuletzt durch neue psychologische Erkenntnisse erheblich erweitert worden sei. Das implizierte, dass Entscheidungen über den standesamtlichen Geschlechtseintrag (ob nun bezüglich des Geburtseintrags oder einer Berichtigung) nicht vom Keimdrüsengeschlecht abhängig gemacht werden durften, sondern vor allem objektiven psychologischen Kriterien folgen sollten. Explizit grenzte sich Pelz von Stuttes Problematisierung der juristischen ›Lücke‹ bezüglich der amtlichen Geschlechtszuweisung von Zwittern sowie von dessen Lösungsvorschlägen ab: Er sprach sich dagegen aus, Intersexuelle amtlich als geschlechtslos zu registrieren oder ihnen zu gestatten, ihren Geschlechtsstatus selbständig zu wählen.[13] Dies würde bedeuten, so Pelz, dass die Betroffenen »sich *selbst* erkennen« müssten – und das traute er ihnen offenbar nicht zu (ebd.). Er setzte mithin nicht auf das subjektive Geschlechtszugehörigkeitsgefühl, sondern darauf, die Geschlechtsidentität auf der Grundlage objektiver psychologischer Erkenntnisse ärztlich zu steuern. Daraus, wie auch aus seinem Eintreten für das Baltimorer Behandlungsvorgehen der geschlechtlichen Normierung im Kindesalter, lässt sich ablesen, dass für Pelz nicht wie noch für Lammers zwölf Jahre zuvor die Diskrepanz zwischen Keimdrüsenkonvention und Behandlungsorientierung am ›subjektiven Geschlecht‹ das Problem war. Vielmehr thematisierte er die Unangemessenheit der Keimdrüsenkonvention ebenso wie der Leitlinie des ›subjektiven Geschlechts‹ im Vergleich zu den Vorteilen einer an objektiven psychologisch-medizinischen Kriterien orientierten Geschlechtsfestlegung und »psychologischen Führung«. Mit dieser Verschiebung der Problemstellung stellte der Artikel von Pelz zugleich eine der letzten Auseinandersetzungen mit den Vorschlägen, eine Geschlechtswahlmöglichkeit für Hermaphroditen oder auch eine dritte rechtliche Kategorie »neutrales Geschlecht« einzuführen, dar. Solche Vorschläge wurden danach in der medizinisch-psychologischen Hermaphroditismus-Literatur nicht mehr ernsthaft diskutiert.

Grenzziehung zwischen Inter- und Transsexualität in der DDR

Für die BRD lässt sich zeigen, dass die Frage, unter welchen Bedingungen ein Wechsel des Geschlechtsstatus erlaubt sein sollte, aus juristischer wie auch aus medizinischer Sicht eng mit prekären Grenzziehungen zwischen den Kategorien Hermaphroditismus und Transvestitismus/Transsexualität verbunden war – darauf wird weiter unten genauer einzugehen sein. Gab es dazu eine Entsprechung

13 Allerdings hatte Stutte in seinem Artikel nicht ausdrücklich für eine amtliche Registrierung als geschlechtslos plädiert. Pelz unterstellte dies jedoch, um darauf hinzuweisen, dass eine standesamtliche Kategorie geschlechtslos »soziologisch unzumutbar« und »in unserem Kulturkreis nicht angebracht« sei (Pelz 1968: 2337).

in der DDR? Leider gibt darüber mein Quellenkorpus für den Zeitraum 1950er bis Mitte der 1960er Jahre wenig Aufschluss. Zudem ist zu vermuten, dass bis Mitte der 1970er Jahre diesbezüglich eine rechtliche Grauzone bestand. Darum ist man zur Beantwortung der Frage auf die medizinischen Publikationen angewiesen.

Wenn sich DDR-MedizinerInnen zum Thema des Geschlechtswechsels äußerten, brachten sie durchaus Unterschiede zwischen Hermaphroditen und Transvestiten ins Spiel – der Begriff Transsexualität wurde übrigens in medizinischen Publikationen der DDR noch in den 1970er Jahren eher selten verwendet.[14] In der 1975 – und somit noch vor der oben erwähnten Transsexuellen-Verfügung des Ministeriums für Gesundheitswesen – erschienenen Auflage des gerichtsmedizinischen Lehrbuchs von Prokop, an dem AutorInnen aus allen wichtigen gerichtsmedizinischen Instituten der DDR mitwirkten, wurde einerseits wie selbstverständlich davon ausgegangen, dass Transvestiten bzw. Transsexuelle anders als Hermaphroditen nicht verlangen könnten, dass der standesamtliche Geschlechtseintrag geändert werde. Andererseits sollte ihnen im Alltag ein Leben in der bevorzugten Geschlechtsrolle erleichtert werden, weshalb bereits in den 1950er und 1960er Jahre durch Gutachten behördliche Sondergenehmigungen erteilt wurden. Das galt aber nur für Transvestiten, die die MedizinerInnen davon überzeugen konnten, dass sie sich nicht »zum persönlichen Vorteil verkleiden [...], etwa um als Prostituierte oder sonstwie ungestraft arbeiten zu können« – Prokop ließ die behördliche Genehmigung wieder rückgängig machen, wenn er den Eindruck hatte, dass sich die betreffende Person ungebührlich verhalte, indem sie z.B. in Frauenkleidern wie ein ›leichtes Mädchen‹ die Aufmerksamkeit der Männer auf sich zu ziehen suchte (vgl. die Fallberichte in Weimann/Prokop 1963: 620ff.). Spätestens ab Mitte der 1960er Jahre unterstützten die Gerichtsmediziner außerdem durch ihre Gutachten Anträge beim Standesamt, einen zweiten oder sogar einen alternativen, dem Wunschgeschlecht entsprechenden Vornamen in den Personalausweis aufzunehmen (Prokop/Dürwald 1975: 289; Prokop 1975: 503).[15] Dieser Weg wurde auch in der BRD in manchen Fällen beschritten (BGH, NJW 1972: 331).

---

14 Das *Wörterbuch der Sexuologie und ihrer Grenzgebiete* von 1964 enthielt allerdings einen Eintrag »Transsexismus«: »Transsexisten gehören emotionell nicht ihrem Geschlecht an; verlangen oft Geschlechtsumwandlung. T. gehört eher zur Intersexualität, weniger zu den Perversionen.« (Wörterbuch der Sexuologie und ihrer Grenzgebiete 1964: »Transsexismus«) Unter »Transvestitismus« wurde dagegen der starke »Drang, die Erscheinungsweise des anderen Geschlechts in Kleidung, Wohnraumgestaltung, Gebaren und Betätigung nachzuahmen« und als »Angehöriger des anderen Geschlechts anerkannt zu werden«, gefasst (ebd.: »Transvestitismus«). Der Operationswunsch schien demnach die Scheidelinie zwischen »Transsexismus« und »Transvestitismus« zu bilden; damit vollzog das sexuologische Wörterbuch die westliche Begriffsgenese, die ich weiter unten darstelle, nach.

15 Dass diese Lösung auch tatsächlich praktiziert wurde, dokumentiert eine Krankenakte der Nervenklinik der Charité, die zwischen 1972 und 1975 über ein, wie der

Die chirurgische und hormonelle Geschlechtsumwandlung wurde Transvestiten bzw. Transsexuellen in der DDR seit ungefähr Mitte der 1970er Jahre ermöglicht.[16] Prokop stellte nunmehr Genitaloperationen nicht nur an Hermaphroditen, sondern auch an Transvestiten als rechtlich unbedenkliche Heileingriffe dar: »Eine Indikation für den Heileingriff kann auch (bei körperlich Missgebildeten oder auch Normalen) aus der besonderen psychischen Situation hergeleitet werden, wenn Psychotherapie versagt und bei sonst geordneten Menschen depressive Grundhaltung auftritt und Selbsttötungsdrohungen ernst zu nehmen sind.« (Prokop 1975: 503) Ab 1976 regelte dann die Verfügung des Ministeriums für Gesundheitswesen, dass dem Wunsch volljähriger Transsexueller auf Vornamens- und Personenstandsänderung entsprochen werden könne, sofern ein psychiatrisches Gutachten ihre »Zugehörigkeit zum anderen als im Geburtenbuch eingetragenen Geschlecht« festgestellt habe und chirurgisch-hormonell eine Geschlechtsumwandlung erfolgt sei (Aresin 1985: 117).

In gleicher Weise mussten nun offenbar auch Hermaphroditen vorgehen, die ihren amtlichen Geschlechtsstatus ändern wollten, aber weder dem angestrebten

Aktendeckel besagte, »lesbisches Mädchen mit transvestitischen Neigungen (Umwandlungsoperation – Namensänderung)« geführt wurde (hiernach zum Zwecke der Anonymisierung als Fall »A.« bezeichnet). Ab 1972 wurde mehrfach in der Akte die Diagnose »Transsexualismus« für A. vermerkt. Noch 1971 hatte allerdings Prokop in einem gerichtsmedizinischen Gutachten vom 14.12.1971 über A. festgestellt, dass »der Fall erheblich von den klassischen Fällen von Transvestitismus ab[weicht]«: Zwar habe A. einen »Wunsch nach geschlechtsumwandelnder Operation« geäußert, doch halte er diesen Wunsch für »nicht dringlich«. Die Ernsthaftigkeit des Operationswunsches war offenbar für Prokop das entscheidende Kriterium dafür, ob die Person als »lesbisch« oder doch als »transvestitisch« (bzw. transsexuell) einzustufen sei. Trotz seiner Einschätzung empfahl er, dass A. gestattet werden solle, eine Vornamensänderung durchzuführen. Im weiteren Verlauf des Falls gab Prokop offenbar seine ursprüngliche Einschätzung auf (Akte Nr. 133/72 & 15/75, Historisches Krankenblattarchiv der Psychiatrischen und Nervenklinik der Charité, Karton 1975, Ka-Li; ich danke Matthias Hoheisel für den Hinweis auf diese Akte).

16 Aus der bereits erwähnten Krankenakte geht hervor, dass A. am 14.08.1974, unterstützt durch Gutachten der Nervenklinik der Charité, einen »Antrag auf Zustimmung zur chirurgischen und hormonellen Behandlung meines Transsexualismus« an das Ministerium für Gesundheitswesen der DDR stellte. Der Gesundheitsminister Ludwig Mecklinger (1919-1994) beantwortete die Eingabe persönlich mit dem Hinweis, er müsse erst noch fachliche Stellungnahmen einholen, um eine Entscheidung treffen zu können (die Durchschrift des Schreibens trägt kein Datum). Die Brustamputation wurde im März 1976 durchgeführt, nachdem im Februar desselben Jahres bereits eine Personenstandsänderung erfolgt war. 1978 wurde zudem der Uterus entfernt. Dies war vermutlich der allererste Fall in der DDR einer Frau-zu-Mann-Geschlechtsumwandlung mit Personenstandsänderung, die auf der Grundlage der eingangs erwähnten Verfügung genehmigt wurde. Allerdings stellte in einem Zeitungsinterview von 1993 eine Transsexuelle (Mann-zu-Frau) ihre 1978 an der Charité vorgenommene chirurgische Geschlechtsumwandlung als die erste derartige Operation in der DDR dar (Zander 1993). Vielleicht war dies auch tatsächlich die erste Mann-zu-Frau-Geschlechtsumwandlung, jedoch keinesfalls die erste Umwandlungsoperation an transsexuellen Menschen in der DDR überhaupt.

Geschlechtsstatus entsprechende Gonaden noch Geschlechtschromosomen nachgewiesen werden konnten. Bei Hermaphroditen, deren Gonaden oder Chromosomen dem gewünschten Geschlecht entsprachen, war hingegen eine Änderung des Personenstands rechtlich und medizinisch problemlos (Günther 1985: 108). Anzunehmen ist, dass auch in diesen Fällen die Änderung des Personenstands direkt vom Minister für Gesundheitswesen gestattet werden musste.

Die Darstellung zur rechtlich-medizinischen Grenzziehung zwischen Inter- und Transsexualität in der DDR in den 1950er und 1960er Jahren muss hier fragmentarisch bleiben; um die Lücken zu schließen, müssten andere Quellen, wie z.B. ärztliche Gutachten, ausfindig gemacht und ausgewertet werden. Es kann aber festgehalten werden, dass in der DDR Abgrenzungen zwischen Inter- und Transsexualität im Hinblick auf Unterschiede in der rechtlichen Anerkennung des Geschlechtswechsels relevant waren.

6.4 »Bei zwitterhaften Persönlichkeiten kann die seelische Neigung berücksichtigt werden«: Wechsel des Geschlechtsstatus in der BRD

Wie war es demgegenüber um die Möglichkeiten einer Änderung des Geschlechtsstatus in der BRD bestellt? Kommentare zum *Personenstandsgesetz* sowie die Rechtsprechung der 1950er und 1960er Jahre legten dar, dass eine Berichtigung des Geschlechtseintrags nur erfolgen könne, wenn durch ein ärztliches Gutachten festgestellt werde, dass der Geburtseintrag »von Anfang an unrichtig oder unvollständig« gewesen war (LG Hamburg, StAZ 1958: 128; KG, FamRZ 1965: 140; so auch bereits Wilhelm 1909: 207). Diese Auffassung wurde 1958 auch auf solche Fälle ausgedehnt, in denen »die Geburtsbeurkundung zunächst richtig war und das Geschlecht des Kindes sich erst in späteren Jahren geändert hat.« (LG Hamburg, StAZ 1958: 128) Auf diese Weise sollte auch die postnatale körperliche Geschlechtsentwicklung von Hermaphroditen berücksichtigt werden können. Das Landgericht Hamburg hatte in diesem Sinne in einem Fall von ärztlich attestiertem echtem Hermaphroditismus einen Antrag auf Änderung des Geburtseintrags positiv entschieden. Über die antragsstellende Person hieß es, dass »weibliches Keimdrüsengewebe vorhanden« sei, welches bis zum 36. Lebensjahre auch »funktionsfähig« war. In der Jugend hätten sich aber zunehmend männliche Geschlechtsmerkmale durchgesetzt. Die »männlichen Keimdrüsen« würden nun sogar »gesunde und funktionstüchtige Spermien« produzieren. Das Gutachten habe überzeugend dargelegt, »daß auch das Gefühlsleben und die seelische Haltung des Antragsstellers stark überwiegend, wenn nicht gar ausschließlich männlicher Art sind.« (Ebd.) Zwar sei ein solcher Fall vom *Personenstandsgesetz* her nicht vorgesehen: »Es liegt eine echte Gesetzeslücke vor.« (Ebd.: 129) Diese Gesetzeslücke, so das Landgericht, dürfe aber nicht zu Lasten des Betroffenen gehen, weshalb es dem Antrag stattgab. Damit erweiterte es die

Berechtigungskriterien gemäß der damals gängigen medizinischen Argumentation, wonach sich bei Hermaphroditen die wahre Geschlechtszugehörigkeit erst im Laufe der Pubertätsentwicklung zeige.[17]

Ab Mitte der 1960er Jahre erlaubten Gerichte, dass bei Anträgen auf Berichtigung des Geschlechtseintrags in die Bewertung des überwiegenden Geschlechts auch die »seelische Neigung« einbezogen werden könne. Den Weg zu dieser Auffassung bahnte ein Kommentar des Medizinalrats Georg Strassmann aus den 1930er Jahren. 1931 hatte Strassmann in seinem Lehrbuch der gerichtlichen Medizin einer seit Jahrzehnten in der medizinischen Fachöffentlichkeit geführten Diskussion Ausdruck verliehen: Er wies darauf hin, dass in medizinischen Gutachten zu einem Antrag auf Geschlechtsumschreibung auch die »psychischen Geschlechtsmerkmale, d.i. die Neigung zu männlicher oder weiblicher Betätigung, die sexuelle Neigung zum anderen Geschlecht«, berücksichtigt werden sollten. Denn »ein Zwitter, der gezwungen ist, entgegen seinen Neigungen zu leben, [wird] dadurch noch unglücklicher gemacht [...], als er es schon infolge seiner körperlichen Entwicklung ist.« (Strassmann 1931: 44) Entscheiden solle mithin »das Überwiegen der körperlichen *und* seelischen Merkmale« (ebd.; Hervorhebung U.K.).

Aufmerksam wurden die Juristen auf die Position Strassmanns durch einen Kommentar zu einem Gerichtsbeschluss des Kammergerichts von 1928, den er 1931 in der *Juristischen Wochenschrift* veröffentlichte (KG, JW 1931: 1496).[18]

---

17 Christian Säfken und Andreas Frewer haben neuerdings in einer historischen Untersuchung zur Geschlechtsumwandlung diesen Fall, der durch das Gutachten als echter Hermaphroditismus ausgewiesen wurde, umstandslos als Verhandlung über den Antrag eines transsexuellen Menschen dargestellt, ohne zu begründen, wie sie zu dieser retrospektiven Umdeutung gelangt sind. Darüber hinaus behaupten sie, dass auf der Ebene der Oberlandesgerichte in den darauf folgenden Jahren Argumentationen, die auf eine »nachträglich eingetretene Unrichtigkeit des Geschlechtseintrags« abstellten, grundsätzlich zurückgewiesen worden seien (Frewer/Säfken 2005: 148). Dieser Darstellung kann ich nicht folgen, denn in einem Verhandlungsfall von 1970 begründete das Kammergericht, d.h. das Oberlandesgericht von Berlin, sein im Prinzip positives Urteil genau damit. In verschiedenen Verhandlungen vor Oberlandesgerichten wurde vielmehr auf der Basis des anerkannten Arguments, dass sich die Geschlechtsregistrierung nachträglich als unrichtig erweisen konnte, darüber diskutiert, wie die natürliche Entwicklung von einer willkürlich herbeigeführten Veränderung des Geschlechtskörpers abgegrenzt werden könne; darauf gehe ich weiter unten genauer ein. Säfkens und Frewers Darlegungen zum Umgang mit Transvestiten in der Weimarer Zeit und während des Nationalsozialismus sowie ihre Begriffsgeschichte der Transsexualität müssen ebenfalls als ungenau bezeichnet werden; vgl. dagegen Herrn 2005a.

18 In dem vor dem Kammergericht verhandelten Fall hatte eine Person mit funktionierenden Hoden eine Abänderung des standesamtlichen Geschlechtseintrags von männlich in weiblich beantragt (zur Vorgeschichte dieses Falls vgl. Herrn 2005a: 134). Das Landgericht Flensburg hatte diesen Antrag abgewiesen, obwohl ein ärztliches Gutachten vorlag, das bescheinigte, dass die antragsstellende Person trotz einer »äußerlich völlig männlichen Körperbildung« sowie der »Betätigungsfähigkeit« der »männlichen Geschlechtsorgane« ein Zwitter mit »vorwiegend weiblicher

Doch erst drei Jahrzehnte später gingen Gerichte dazu über, Strassmanns Empfehlung zu berücksichtigen. 1965 hielt das Kammergericht unter Bezugnahme auf Strassmanns Kommentar fest: »Es kann auch durchaus in Erwägung gezogen werden, bei zwitterhaften Persönlichkeiten die seelische Neigung bei der Beurteilung der Frage zu berücksichtigen, ob dem einen oder dem anderen Geschlecht das Übergewicht gebührt.« (KG, FamRZ 1965: 140) In den folgenden Jahren wurde dieser Leitsatz affirmiert (OLG Frankfurt, NJW 1966: 408; KG, FamRZ 1971: 168f.; LG Frankenthal, FamRZ 1976: 216).

Grenzziehung zwischen Inter- und Transsexualität in der BRD

Der Weg von der medizinischen Empfehlung zu ihrer juristischen Anerkennung verlief allerdings über einen prekären Grenzziehungsprozess zwischen Hermaphroditismus und Transvestitismus bzw. Transsexualität. Mit der Berücksichtigung des Geschlechtsempfindens war nicht etwa für alle Menschen ein rechtlich anerkannter Weg zur Änderung des Geschlechtseintrags eröffnet worden. Bereits Strassmann hatte in seinem Kommentar problematisiert, dass dieser Weg von Transvestiten ausgenützt werden könnte. Transvestiten würden trotz normaler, funktionierender Keimdrüsen allein aufgrund einer ihrem körperlichen Geschlecht nicht entsprechenden »seelischen Neigung« unzulässigerweise eine Geschlechtsumschreibung verlangen: »[W]enn auch auf das seelische Verhalten, die seelische Neigung von zwitterhaften Persönlichkeiten bei der Abänderung der Geschlechtseintragung Rücksicht genommen werden soll, so kann dies doch

Artung« sei, da eine Blutuntersuchung (nach der Abderhalden'schen Methode) den Nachweis der Existenz von »Eierstockssubstanz« erbracht habe. Die Entscheidung des Landgerichts wurde allerdings vom Berliner Kammergericht zur erneuten Prüfung zurückgewiesen, da die Urteilsbegründung nicht hinreichend sei. Allerdings ging es dem Gericht offenbar weniger darum, der antragsstellenden Person doch noch zu einer Änderung des Geschlechtseintrags zu verhelfen. Vielmehr stand die Relevanz der Abderhalden'schen Blutuntersuchung für die Geschlechtsbestimmung auf dem Prüfstand (KG, JW 1931: 1495f.; entgegen der Darstellung von Säfken und Frewer hatte das Kammergericht einer Berichtigung des Geschlechtseintrags nicht statt gegeben, und es hatte auch nicht das geschlechtliche Zugehörigkeitsempfinden als allein ausschlaggebend dargestellt; Frewer/Säfken 2005: 147). Zum wissenschaftlichen Wert der Abderhalden'schen Blutuntersuchung äußerten sich in der *Juristischen Wochenschrift* sowohl der Berichterstatter als auch der Kommentator Strassmann skeptisch. Strassmann befand, der Nachweis einer »Eierstockssubstanz« mittels dieser Blutuntersuchung sei »nicht beweiskräftig«, da die Methode »keine allgemein medizinische Anerkennung gefunden« habe. Darüber hinaus argumentierte er, dass selbst in den raren Fällen von echtem Hermaphroditismus immer nur ein Gonadenanteil funktionstüchtig sein könne. Dann jedoch müsse »vom ärztlichen Standpunkt aus« dieser Keimdrüsenanteil über die Geschlechtsdiagnose entscheiden (KG, JW 1931: 1496). Strassmann ignorierte allerdings in seiner Argumentation, dass die medizinische Literatur seiner Zeit durchaus nicht einhelliger Meinung darüber war, welches die entscheidenden Kriterien der Geschlechtsdiagnose sein sollten (vgl. Kap. I.3).

nicht so weit gehen, daß ohne Rücksicht auf den körperlichen Befund [...] eine Abänderung des Geburtsregisters erfolgen dürfte.« (KG, JW 1931: 1496)

Auf dieser Argumentationslinie lag auch eine Gerichtsentscheidung des Landgerichts Berlin von 1956: Auf Antrag des Berliner Innensenators (in seiner Funktion als Aufsicht über die Standesämter der Westberliner Stadtbezirke) wurde die Gültigkeit der Eheschließung zwischen dem Schauspieler und Rundfunksprecher P. S. und seiner Frau B. N. vor Gericht auf der Grundlage von medizinischen Gutachten überprüft.[19] Diese besagten, dass der Ehegatte in Wirklichkeit weiblichen Geschlechts sei. Da das Gericht die Gutachten überzeugend fand, wurde die Ehe gegen den Willen beider Gatten annulliert – annulliert aus dem Grunde, weil die gesetzlichen Voraussetzungen, nämlich dass ein Ehegatte männlich, der andere weiblich ist, nie erfüllt gewesen seien. Zwar hatte zunächst ein Mediziner P. S. für intersexuell in körperlicher und psychischer Hinsicht erklärt.[20] Ein weiteres angefordertes medizinisches Gutachten – erstellt vom Direktor des gerichtsärztlichen Instituts der Freien Universität, Walter Krauland (1912-1988), und weiteren MedizinerInnen des Westberliner Universitätsklinikums – kam aber zu dem Schluss, dass P. S. körperlich in jeder Hinsicht eine Frau sei (KG, FamRZ 1958: 61).[21] Der juristische Bericht ging nicht darauf ein, welche körperlichen Merkmale für die Entscheidung, P. S. sei weiblichen Geschlechts, ausschlaggebend waren; vermutlich überließ man diese Frage völlig den medizinischen Experten, zumal diese vom zweiten Gutachten an einhelliger Meinung waren. Aufschluss über die Geschlechtsbeurteilung gibt dagegen ein medizinischer Fachartikel zu dem Fall, verfasst von zwei der Gynäkologen, die am Gutachten der Freien Universität mitgewirkt hatten: dem Direktor der Frauenklinik der Freien Universität Berlin, Felix von Mikulicz-Radecki, und seinem damaligen Assistenten Jürgen Hammerstein. In dem Artikel teilten sie mit, dass alle wichtigen körperlichen Merkmale von P. S. eindeutig weiblich seien, auch wenn der äußere Eindruck des Gesichts und der Habitus durchaus als männlich imponierten. Insbesondere würden die Hormonanalysen darauf schließen lassen, dass funktionsfähige Eierstöcke existierten, auch wenn P. S. abstritt, jemals menstruiert zu haben. Außerdem sei der hormonale Befund, der auf Eierstöcke schließen lasse, durch den Nachweis des chromosomal weiblichen Geschlechts, vorgenommen von Thea Lüers am Institut für Genetik der Freien Universität, bestätigt worden (Mikulicz-Radecki/Hammerstein 1957: 1141f.).

---

19 Die Trauung war 1954 vollzogen worden. Die Eltern der Ehefrau zweifelten jedoch die Rechtmäßigkeit der Ehe an und führten die behördliche Überprüfung herbei.

20 Um genau zu sein, lautete die gutachterliche Beurteilung darauf, dass P. S. ein »völlig geschlechtsloses intersexuelles Individuum« sei (KG, FamRZ 1958: 61). Der begutachtende Arzt könnte damit auf die von Virchow geprägte Kategorie der geschlechtslosen Menschen rekurriert haben.

21 Weitere, gleichlautende Gutachten wurden von dem leitenden Arzt des Landesarbeitsamts Berlin und vom Landesinstitut für gerichtliche und soziale Medizin erstellt. Auch der erste Gutachter schloss sich später der Einschätzung der nachfolgenden Gutachten an.

Zu den Hintergründen des Falls schrieben Mikulicz-Radecki und Hammerstein, dass P. S. berichtet habe, als Junge aufgewachsen zu sein. Während des Krieges sei er als Flakhelfer verpflichtet gewesen und habe sich in den Nachkriegswirren männliche Ausweispapiere verschafft. Eine fast vollständige Entfernung des Brustdrüsengewebes sei 1951 in der Chirurgischen Klinik der Freien Universität Berlin durchgeführt worden. Mikulicz-Radecki und Hammerstein stellten in ihrer Publikation dar, dass P. S. eine »Transvestitin« sei, bei dem_der ein »Mißverhältnis zwischen psychischer und körperlicher Determination« des Geschlechts bestehe (ebd.: 1141). Diese »Determination« äußere sich darin, dass die »seelische Einstellung« von P. S. seit 20 Jahren »absolut männlich« sei, was sich in seiner sexuellen Neigung zu Frauen zeige sowie in der »seelischen Grundhaltung, die in gewissem Umfang auch einen Niederschlag in der Lebensgebarung und in der Verformung des Gesichts gefunden hat.« (Ebd.: 1142f.) Der Transvestitismus wurde hier also durch die Inkongruenz von Körpergeschlecht und Geschlechtszugehörigkeitsgefühl, Fixierung des männlichen Empfindens seit der frühen Kindheit, Homosexualität und einen habituellen Niederschlag der Psychosexualität qualifiziert. Zu der vor Gericht zu entscheidenden Frage äußerten sich die Ärzte auf der Grundlage ihrer Geschlechtsdiagnose negativ: Die Ehe von P. S. könne juristisch aufgrund des biologisch weiblichen Geschlechts keinen Bestand haben. Dennoch hielten sie es für falsch, P. S. zu zwingen, nunmehr als Frau zu leben, denn die »gesamte psycho-analytische Literatur« zeige, dass diese »seelische Abnormität« nur außerordentlich selten »geheilt« werden könne: »Dieses sowieso unglückselige Geschöpf würde nur noch viel unglücklicher werden, wenn man es aus der einmal beschrittenen männlichen Lebensbahn herausrisse; und so haben wir selbst für diesen Fall dafür plädiert, es bei ›Herrn‹ Sch. zu belassen.« (Ebd.: 1143) Ob der standesamtliche Geschlechtseintrag des Schauspielers tatsächlich wieder umgeschrieben wurde, geht aus den Berichten allerdings nicht hervor.

Das Maximum an behördlichen Zugeständnissen gegenüber Transvestiten bestand in den 1950er Jahren offenbar auch in der BRD darin, ihnen eine Art »Transvestitenschein« auszustellen (Schultz 1961: 533). Die negative Haltung des Gerichts im Falle der Entscheidung über die Ehe von P. S. zeigt deutlich, dass es sich auf die Fahnen geschrieben hatte, die standesamtliche Geschlechtsregistrierung vor den Ansprüchen von Transvestiten zu verteidigen, die einen Geschlechtswechsel anstrebten. Das Gericht wehrte daher den Einwand von P. S. ab, der gegen die gutachterliche Geschlechtsdiagnose zu Bedenken gegeben hatte, dass sich die Geschlechtszugehörigkeit eines Menschen nicht allein aus seinen körperlichen Merkmalen, sondern auch aus seiner psychischen Verfassung ergebe. Die Entgegnung lautete: »Nach der hier maßgebenden allgemeinen und unbestrittenen Auffassung hängt die Geschlechtszugehörigkeit eines Menschen entscheidend von seiner körperlichen Beschaffenheit ab. Darauf, ob der Betreffende sich ungeachtet dieser Beschaffenheit als Mann oder als Frau fühlt, kommt es für die Frage seiner Geschlechtszugehörigkeit nicht an.« (KG, FamRZ 1958: 61) Die gerichtliche Aberkennung der männlichen Geschlechtszugehörigkeit (zumindest in Bezug auf die verhandelte Frage der Ehe) erfolgte also von dem Standpunkt aus, dass allein die körperlichen Merkmale ausschlaggebend für die Geschlechtszuweisung seien. Die Formulierungen waren dabei so gewählt, als ob es sich um eine uneingeschränkt gültige und unangefochtene Aussage handle. Das Gericht überging damit jedoch die in der medizinischen Fachliteratur dominierende Auffassung, wonach die Psychosexualität für die Geschlechtszuordnung von Hermaphroditen sehr wohl berücksichtigt werden sollte, besonders da dies als geeignetes Mittel erschien, die psychische und soziale Stabilität und Integration der Betroffenen zu gewährleisten und damit (präventiv potentielle) Störungen der sozialen Ordnung abzuwehren. Zudem ignorierte das Gericht, dass durchaus manche MedizinerInnen nicht nur für Intersexuelle, sondern auch für den »extremen Transvestitismus« bzw. für Transsexuelle die Möglichkeit einforderten, amtlich das Geschlecht registrieren zu lassen, dem sie sich zugehörig fühlten.

Bundesdeutsche Medizin zum rechtlichen Umgang mit Inter- und Transsexualität

Wie reflektierten umgekehrt BRD-MedizinerInnen die rechtlichen Rahmenbedingungen bezüglich des Hermaphroditismus und des Transvestitismus bzw. der Transsexualität? Wie gesagt, nahm die medizinische Hermaphroditismus-Literatur eher selten explizit Bezug auf die Rechtslage und referierten sie auch dann nur äußerst lückenhaft. Der Leitsatz der Geschlechtszuweisung nach den überwiegenden Merkmalen war allerdings bekannt.[22] Auf die Möglichkeit der Berichtigung des Geschlechtseintrags nach § 47 wurde nur vereinzelt hingewiesen (König 1960a: 177f.). Gemäß den bis in die 1960er Jahre vorherrschenden, am ›subjektiven Geschlecht‹ orientierten Empfehlungen zum Umgang mit Hermaphroditen war theoretisch ein von den Betroffenen aufgrund ihres Geschlechtszugehörigkeitsgefühls angestrebter Wechsel des Geschlechtsstatus jenseits des Kindesalters zu unterstützen. Allerdings äußerten sich MedizinerInnen so gut wie nie konkret dazu, ob sie den Wunsch eines intersexuellen Menschen, den Geschlechtsstatus zu wechseln, selbst dann unterstützten, wenn die angestrebte Änderung dem Gonadengeschlecht nicht entsprach. Immerhin geht aus Fallsammlungen hervor, dass tatsächlich Geschlechtsumschreibungen entgegen dem Keimdrüsengeschlecht durch ärztliche Gutachten ermöglicht wurden (vgl. die Hinweise in Bräutigam 1964: 177ff.). Eine Annäherung an diese heikle Frage findet sich Mitte der 1970er Jahre in einem bekannten Lehrbuch der Gerichtsmedizin. Darin hielt Eberhard Schwinger (geb. 1940), Assistent am Institut für Gerichtliche Medizin der Universität Bonn, fest, dass eine Berichtigung des Geschlechtseintrags bei Hermaphroditen ärztlich zu unterstützen und juristisch

22 Vgl. Overzier 1961f: 537; Stange 1959: 789; Bräutigam 1964: 172; König 1960b: 8; König 1966: 1072; Schwinger 1975: 1085.

akzeptabel sei, wenn die »psychische Einordnung« dafür spreche und eine medizinische Angleichung des Phänotyps erfolge (Schwinger 1975: 1085 & 1088). Ob dies auch bei entgegenstehendem Keimdrüsenbefund zu gelten habe, beantwortete aber auch er nicht eindeutig. In ähnlicher Weise hatte sich bereits Berthold Mueller in seinem 1953 publizierten Handbuch *Gerichtliche Medizin* der Frage genähert. Als Maxime aller Erwägungen, die den Geschlechtsstatus eines Hermaphroditen betrafen, hielt er fest, »daß die persönlichen Neigungen und Wünsche des Zwitters berücksichtigt werden können, sofern dadurch nicht ein Dritter geschädigt wird.« (Mueller 1953: 864) Worauf sich die Formel, dass »Dritte nicht geschädigt« werden dürften, genau bezog, ließ Mueller offen. Wie aus anderen Ausführungen deutlich wird, sorgte sich Mueller offenbar um den Fall, dass bei Diskrepanzen zwischen dem Geschlechtsstatus eines Hermaphroditen und seinem Keimdrüsengeschlecht eine heterosexuelle Partnerschaft unter dem Gesichtspunkt des Gonadengeschlechts als homosexuell eingestuft und zur Anzeige gebracht werden könnte (ebd.: 862). Offenbar auch als Lösung für dieses Problem gedacht, empfahl Mueller (ähnlich wie die Ärzte der Charité), die dem subjektiven Geschlechtsempfinden nicht entsprechenden Keimdrüsen zu entfernen, wobei er die Meinung vertrat, dass die Betroffenen nicht unbedingt »über die wirklichen Verhältnisse« aufgeklärt werden müssten (ebd.: 863). Obwohl die Konvention, derzufolge das Keimdrüsengeschlecht das wahre Geschlecht repräsentiert, wissenschaftlich seit Langem infrage stand, zeigt Muellers Empfehlung, dass dem Gonadengeschlecht doch noch eine Art letzter Ehre zuteil wurde.

Vor allem die Diskussionen über chirurgische Geschlechtsumwandlungen bei Transvestitismus bzw. Transsexualität zeugten von der nur zögerlichen Ablösung von der Keimdrüsen-Konvention: Manche MedizinerInnen befürworteten auch für Transvestiten bzw. Transsexuelle eine amtliche Geschlechtsumschreibung, insbesondere dann, wenn diese sich einer geschlechtsumwandelnden Operation inklusive einer Kastration unterzogen hatten. Ein bekannter westdeutscher sexualwissenschaftlicher Sammelband gab 1962 dieser Position mit einem Beitrag des dänischen Endokrinologen Christian Hamburger (1904-2002) Raum:

> »Wenn die ärztliche Mitwirkung an einer Geschlechtsumwandlung [...] nicht parallel durch positive Mitwirkung von behördlicher Seite unterstützt wird, ist die Behandlung vergebens. In einer geordneten Gesellschaft kann nicht einfach erlaubt werden, daß ein Mensch einem Geschlecht gesetzlich angehört und zugleich als Angehöriger des anderen Geschlechts auftritt. Daß eine solche Doppelstellung unhaltbar ist und unausweichlich zu Konflikten führen muß, liegt auf der Hand und bedarf keiner näheren Begründung. Die gesellschaftlichen Rechte und Pflichten (Versorgungspflicht, Militärdienst, Ehe, Erbschaft u. dgl.) verlangen, daß ein ›biologischer Geschlechtswechsel‹ auch mit einem gesetzlichen verbunden sein muß.« (Hamburger 1961: 883f.)

Hamburger hatte 1952 Christine Jorgensen behandelt, die in der Weltpresse als erster Fall einer Mann-zu-Frau-Umwandlung bekannt geworden war. Die westdeutsche Medizin war sich allerdings weder einig, ob geschlechtsumwandelnde Operationen legitim und angemessen seien, noch gab es einen Konsens darüber, ob die von Transvestiten angestrebte rechtliche Anerkennung des Geschlechtswechsels generell zu unterstützen sei. Bezüglich der Operationsfrage herrschte zunächst Ablehnung vor. In den 1950er Jahren veränderte sich die Situation jedoch allmählich: Dafür war eine Diskussion bezeichnend, die 1950 in der Zeitschrift *Psyche* geführt wurde. Anlass war der Bericht über eine Kastration und Penisamputation bei einem Transvestiten, die in Zürich von einem anerkannten daseinsanalytisch arbeitenden Psychotherapeuten und Psychiater, Medard Boss (1903-1990), veranlasst worden war. Zur Begründung hieß es, dies sei eine Notlösung gewesen, denn »der Patient« habe durch Psychotherapie nicht von seinem Operationsbegehren abgebracht werden können – er habe sogar mit Selbstmord gedroht. An der Diskussion beteiligten sich einige namhafte MedizinerInnen aus der Schweiz und der BRD. Als prominente Kritiker der Umwandlungsoperation traten Walter Seitz (München) und Alexander Mitscherlich (Heidelberg) auf. Andere Mediziner sahen allerdings unter der Vorraussetzung, dass mit Psychotherapie tatsächlich nichts auszurichten gewesen war, die Operation als legitim an, so z.B. Arthur Jores (Hamburg), Carl Gustav Jung (Zürich), Harald Schultz-Hencke (Berlin) und Viktor von Weizsäcker (Heidelberg). Der Züricher Psychiater Manfred Bleuler untermauerte seine Billigung des chirurgischen Eingriffs mit dem Hinweis auf seine positiven Erfahrungen, die er mit Genitalplastiken bei Hermaphroditen habe sammeln können: Bei diesen hätten solche Eingriffe einen »gewissen mildernden (nicht erlösenden) Erfolg« gezeigt (Psyche 1950/51: 458).

Die Uneinigkeit der MedizinerInnen spiegelte sich auch bezüglich der Definition des Transvestitismus wider. Einig waren sie sich lediglich darin, dass sie einen »Widerspruch« zwischen den somatischen Geschlechtsparametern und dem »Drang«, die Kleider des anderen als des amtlich registrierten Geschlechts zu tragen, als Basis des Störungsbilds betrachteten. Hingegen waren die Ansichten darüber, ob Homosexualität (im Verhältnis zum bei Geburt zugewiesenen Geschlecht) essentiell zum Bild dazu gehöre oder ob die »sexuelle Partnerwahl« keine Rolle spiele, geteilt (Overzier 1955b: 166). Manche MedizinerInnen engten die Definition ein, um sie gegen mildere Grade des »Verkleidungstriebs« abzugrenzen: Sie stellten als Charakteristikum die »absolute innere Gewißheit« der Betroffenen, dem anderen als dem zugewiesenen Geschlecht zuzugehören, heraus (z.B. Bleuler/Wiedemann 1956: 16; Walter/Bräutigam 1958: 357). Im Verlauf der Diskussionen wurde als weiteres Kriterium der »Wunsch nach operativer Geschlechtsumwandlung« benannt (ebd.: 360; vgl. dagegen noch Overzier

1955b[23]). Unter Einbeziehung dieses Kriteriums etablierte sich ab Mitte der 1960er Jahre der Begriff Transsexualität.

Nach Stefan Hirschauer fanden schließlich Geschlechtsumwandlungsoperationen in der seriösen Medizin Anerkennung, nachdem der forschungsstrategische Wert der transsexuellen Personen für Studien zur psychosexuellen Entwicklung entdeckt worden war (Hirschauer 1993a: 104). Bernice Hausman meint, dass das Interesse der Medizin an Transsexuellen auch darin begründet lag, dass an ihnen Behandlungstechniken der plastischen Chirurgie und Hormontherapie weiterentwickelt werden konnten (Hausman 1992: 274). Es lässt sich jedenfalls festhalten, dass sich auch in der BRD die Stimmen mehrten, die sich für chirurgische Geschlechtsumwandlungen aussprachen, wobei man sich zunächst sehr vorsichtig äußerte.[24] Dass nur auf dem chirurgischen Wege die psychische und soziale Stabilität und damit gesellschaftliche Integration der Betroffenen zu erreichen sei, wurde schließlich zum zentralen ärztlichen Argument für die rechtliche Anerkennung der Geschlechtsumwandlung (Nevinny-Stickel/Hammerstein 1967: 665f.). 1975 fand dafür Schwinger die Formulierung: »Nach solchen Eingriffen [...] bessert sich häufig die psychische und soziale Situation des Patienten, und es kann zu einer völlig normalen Einordnung (z.B. auch Heirat) in die Gesellschaft kommen.« (Schwinger 1975: 1088)

Rückwirkung der medizinischen Diskussion auf die bundesdeutsche Rechtsprechung

Die medizinischen Diskussionen, die von der Kategorie des Transvestitismus zur Transsexualität führten, wirkten sich mit etwas Verzögerung auf den juristischen Diskurs in der BRD aus, indem die scheinbar so klare Regel, wonach die Geschlechtszuweisung primär anhand der überwiegenden körperlichen Merkmale

---

23 Obwohl auch einige der von dem Mainzer Endokrinologen Claus Overzier untersuchten Transvestiten einen Operationswunsch geäußert hatten, hielt dieser ein solches Verlangen nicht für typisch: Das Operationsbegehren könne auch ein »Zeichen der Zeit« sein, hervorgerufen »durch die verschiedenen Nachrichten in der Tagespresse« infolge der Sensationsmeldungen über Jorgensen (Overzier 1955b: 166f.). Overzier hielt Geschlechtsumwandlungsoperationen ohnehin für »verfehlt«. Dazu führte er aus: »Ich glaube, daß hiermit weder den Pat[ienten] auf die Dauer geholfen wird, noch daß der Gemeinschaft ein Dienst erwiesen wird. Zeigen doch die zahlreichen Veröffentlichungen und Bilder in der Laienpresse zu Genüge, daß die Neigung der Pat[ienten], sich herauszustellen, eher größer wird. Man sollte auch bedenken, daß durch eine Operation der Homosexualität Vorschub geleistet wird, da sich für den operierten Pat[ienten] die Möglichkeiten in dieser Hinsicht vergrößern und letzte Hemmungen fallen.« (Ebd.: 167).

24 Mit der »überwiegenden Mehrzahl kritischer Autoren« hielt der Berliner Psychotherapeut Johann Heinrich Schultz fest, dass bei Transsexuellen Genitalplastiken »nur als in äußersten Fällen zu billigende Notlösung, nicht aber als Therapie im eigentlichen Sinne, bezeichnet werden dürfen.« (Schultz 1961: 531). Hingegen lehnte der Kieler Gynäkologe Philipp weiterhin solche Eingriffe strikt ab (Philipp 1960: 831).

vorzunehmen sei und nur bei Hermaphroditen das psychische Geschlecht berücksichtigt werden könne, immer weiter unterhöhlt wurde. Anhand von Fällen, in denen eine Geschlechtsumschreibung von männlich zu weiblich beantragt worden war, nachdem sich die Antragsstellenden feminisierenden Genitaloperationen und Hormonbehandlungen unterzogen hatten, wurde in der BRD spätestens ab Beginn der 1960er Jahre über die Abgrenzung von Inter- und Transsexualität zwischen verschiedenen Gerichten und auch zwischen Gerichten und MedizinerInnen verhandelt.[25] In zwei 1965 zurückgewiesenen Fällen hatte die Antragsbegründung darauf abgestellt, dass durch die medizinischen Eingriffe eine Änderung des anatomischen Geschlechts von männlich zu weiblich eingetreten sei, welches nunmehr dem psychischen Geschlecht (die Rede war in dem einen Fall von »seelischer Einstellung«, im anderen von »Identifizierung«) entspreche. Daher sei die Geschlechtsangabe im Geburtenregister gemäß des nun überwiegenden Geschlechts zu korrigieren. Eingefordert wurde also, analog zur Berichtigung des Geschlechtsstatus bei Hermaphroditen zu verfahren. Die jeweiligen Amtsgerichte in Berlin und Frankfurt hatten den Anträgen stattgegeben, doch Beschwerden der Aufsichtsbehörden der Standesämter führten zur Neuverhandlung vor den höheren Instanzen und letztlich zur Ablehnung der Anträge.

In beiden Gerichtsfällen wurde die Genitalplastik als Mangelzustand abqualifiziert, als »Fehlen« und »Verlust« der ursprünglichen männlichen Geschlechtsorgane (KG, FamRZ 1965: 140). Im Frankfurter Fall argumentierten die Richter,

25 Sabine Augstein verweist in einem Überblick über die Rechtsprechung in Fällen von Transsexualität auf einen positiv beschiedenen Fall von 1963, in dem eine Berichtigung des Geschlechtseintrags beantragt worden war, sowie auf einen noch früheren aus dem Jahre 1956, der demnach der erste Fall einer gerichtlich sanktionierten Geschlechtsumstellung eines transsexuellen Menschen gewesen wäre (Augstein 1982: 240). Der Fall von 1956 wurde allerdings vor dem betreffenden Gericht als echtes Zwittertum verhandelt und nur auf dieser Grundlage wurde die Berichtigung des Geschlechtseintrags gestattet (LG Hamburg, StAZ 1958). Dagegen habe ich in der medizinischen Literatur einen Hinweis gefunden, dass eine Änderung des Geschlechtseintrags von männlich zu weiblich gerichtlich genehmigt wurde, ohne dass eine Intersex-Diagnose vorlag. Die Genehmigung wurde vermutlich Anfang oder spätestens Mitte der 1950er Jahre erteilt. Zur Begründung reichten offenbar allein psychiatrische Gutachten aus, da die betreffende Person ärztlicherseits als phänotypisch eindeutiger Mann mit allerdings sehr kleinen Hoden beschrieben wurde. Eine Laparotomie hatte auch keine Hinweise auf weibliche innere Genitalorgane erbracht. Die antragsstellende Person hatte sich bis zu dem Zeitpunkt der Gerichtsentscheidung keiner Genitaloperation unterzogen. Der über den Fall berichtende Psychiater K. Walter vom Heidelberger Universitätsklinikum, wo die Person mit dem »Wunsch nach operativer Geschlechtsumwandlung« vorstellig geworden war, diagnostizierte einige Jahre *nach* der amtlichen Änderung ein Klinefelter-Syndrom. Den positiven Geschlechtschromatinkörperchenbefund wertete er als Hinweis auf chromosomal weibliches Geschlecht. Diese Befunde, die den Fall aus der Sicht der Medizin von einem transvestitischem zu einem intersexuellen machten, hatten aber der Gerichtsentscheidung, soweit ersichtlich, nicht zugrundegelegen (Diskussionsbeitrag von Walter, abgedruckt im Anhang an Lange-Cosack 1958: 36; Walter/Bräutigam 1958).

dass durch die medizinischen Eingriffe kein »natürlicher, mit den inneren Geschlechtsanlagen funktionsmäßig verbundener Zustand« geschaffen worden sei. Eine Neovagina sei zudem kein »dauerhaftes« Organ, weil sie wieder entfernt und die Sexualhormonzufuhr unterbrochen werden könne (OLG Frankfurt, NJW 1966: 408). Allerdings begaben sich die Richter damit auf Glatteis, weil mit diesen Kriterien ebenso die Resultate in vielen Fällen medizinischer Eingriffe bei Hermaphroditen hätten abqualifiziert werden können. Tendenziell nivellierte ihre Ablehnung der Genitalplastik Unterschiede zwischen Transvestiten und Intersexuellen. Die Richter verblieben damit in der Logik der Argumentation der antragsstellenden Personen, die ja für ihren Fall im Grunde eine Gleichbehandlung mit Hermaphroditen forderten.

Allerdings gaben sie sich in der weiteren Argumentation Mühe, doch noch griffige Unterschiede zwischen Transvestiten und Hermaphroditen herauszuarbeiten. Zu diesem Zweck beleuchteten sie statt der Behandlungsresultate den jeweiligen Grund für die Eingriffe genauer. Dabei stellten die Richter das Kriterium auf, dass nur der »natürliche körperliche Befund« als tieferer Grund für eine Berichtigung des Geschlechtsstatus akzeptabel sei. In den vorliegenden Fällen sei jedoch der körperliche Phänotyp »künstlich«, durch »Einwirkungen von außen« modifiziert worden. Dass sich auch Hermaphroditen genitalplastischen und hormonellen Behandlungen unterzogen, wollte das Oberlandesgericht Frankfurt nicht als Einwand gelten lassen, denn die künstlich herbeigeführte äußere Erscheinung stehe bei Transvestiten mit den »Geschlechtsanlagen und –merkmalen« *vor* den medizinischen Eingriffen »in keinem Zusammenhang« (ebd.: 407). Die Eingriffe hätten daher anders als bei Intersexuellen, bei denen es um die Beseitigung einer Missbildung gehe, keinen »Anlass« und keine »Notwendigkeit« – kurzum, sie seien »grundlos« (ebd.: 408). Dass die Genitalplastik eine »psychische Krankheit«, wie sie die Identifizierung mit dem anderen als dem Geburtsgeschlecht darstelle, abwende, wollte das Gericht nicht als Parallele zur »Notwendigkeit« der Eingriffe bei Hermaphroditen gelten lassen, die unter ihrer Missbildung litten. Auch besitze bei Hermaphroditen das Streben nach einer Veränderung ihres Geschlechtsstatus und -körpers eine natürliche Grundlage in ihren mehr oder minder doppelgeschlechtlichen »inneren Geschlechtsanlagen«, während dieser Drang bei Transvestiten »völlig losgelöst« und »sogar entgegengesetzt« zu den geschlechtlich eindeutigen Anlagen sei (ebd.). Das Oberlandesgericht Frankfurt beurteilte daher den Transvestitismus als eine »krankhafte« Erscheinung, die »auf einer menschlichen Gewohnheit, nicht aber auf einer Geschlechtsanlage beruhe« (ebd.: 409). Außerdem sei die Psyche zusätzlich durch die eingenommenen Hormone »willkürlich« in weiblicher Richtung beeinflusst worden (ebd.: 408). Im Bericht über den Berliner Fall wurde ganz ähnlich, wenn auch weniger ausführlich, argumentiert; hier allerdings galt die »seelische Haltung« des Transvestiten durchaus als biologisch veranlagt, eine Anlage, die aber »Krankheitswert« besitze (KG, FamRZ 1965: 140).

Indem in beiden Fällen der Transvestitismus als ein vom natürlichen (bzw. gesunden) Geschlechtskörper losgelöster psychischer Befund betrachtet wurde, der keine Geschlechtsberichtigung begründen könne, fand Strassmanns Maxime von 1931 Anwendung, derzufolge zwar auf die Psyche bei der Änderung der Geschlechtseintragung Rücksicht genommen werden sollte, jedoch nur dann, wenn auch der körperliche Befund dieses rechtfertige. Gegenüber Strassmanns Leitsatz war nunmehr allerdings das Kriterium der körperlichen Geschlechtsmerkmale dahingehend eingeengt worden, dass nur natürliche, anlagebedingte Befunde Berücksichtigung finden sollten. Dieses Zusatzkriterium war offenbar notwendig geworden, um den florierenden chirurgischen und hormonellen Möglichkeiten der Veränderung des Geschlechtskörpers beizukommen. Im Kern wurde der Status dieser Veränderung verhandelt: Für die Qualifizierung »natürlich bedingt« musste die Veränderung auf ein Kontinuum der psychosexuellen Entwicklung bezogen werden, das bis in die pränatale Phase und zur Befruchtung als ihrer primären Ursache zurückreichen sollte. Nur diese Fundierung in den Anlagen schien aus Sicht der beiden Oberlandesgerichte noch den Möglichkeiten der Chirurgie und damit »der freien nicht naturbezogenen Bestimmung durch den Einzelnen, ob er Mann oder Frau sein will«, Einhalt gebieten zu können (OLG Frankfurt, NJW 1966: 408).

Diese prekäre Grenzziehung nutzten jedoch jene Mediziner als Bresche, die sich für die Anliegen von Transsexuellen zunehmend auch öffentlich engagierten. Zu diesen gehörte Hammerstein von der Freien Universität Berlin. Hammerstein hatte ja bereits im Falle von P. S. Mitte der 1950er Jahre dafür plädiert, nicht gegen das Geschlechtszugehörigkeitsgefühl der »Transvestitin« den in den Nachkriegswirren erlangten männlichen Geschlechtseintrag zu revidieren. Zwei Jahre nach den beiden Urteilen von 1965 erschien ein von ihm und seinem Kollegen Josef Nevinny-Stickel (geb. 1924) verfasster Artikel in der *Neuen Juristischen Wochenschrift*, in welchem argumentiert wurde, dass die Oberlandesgerichte »die medizinischen Grundlagen auf diesem Gebiet nicht gebührend berücksichtigt« hätten (Nevinny-Stickel/Hammerstein 1967: 664). Die beiden Gynäkologen erinnerten daran, dass das Recht die Geschlechtsbestimmung an die Medizin delegiert habe und daher medizinische Gutachten von den Gerichten nicht nach eigenem Gutdünken interpretiert werden dürften (ebd.: 666). Zur Frage der Geschlechtsbestimmung im Falle von Transsexualität habe es in der Medizin »in den letzten Jahren so viele neue Erkenntnisse« gegeben, »daß der gesamte Problemkreis neu überdacht werden muß und ältere Auffassungen und Gerichtsentscheidungen hierzu als irrelevant anzusehen sind.« (Ebd.: 664) Grundsätzlich müsse anerkannt werden, dass jeder Mensch Merkmale beider Geschlechter besitze, es daher nur graduelle Geschlechtsunterschiede gebe. Dieses graduelle Geschlechterkonzept sei die Grundlage »neuer medizinischer Erkenntnisse«, nach denen Transsexualität bei eindeutig männlichem Keimdrüsen- und Chromosomengeschlecht häufig mit einer »Reihe wechselnd stark ausgeprägter weiblicher körperlicher Stigmata« einhergehe und vice versa.

Transsexualität sei daher als dem breiten Spektrum der Intersexualität zugehörig aufzufassen. Wenn also bei Hermaphroditen angenommen werden könne, dass die psychosexuelle Entwicklung anlagebedingt sei, dann müsse auch bei Transsexuellen eine »angeborene irreversible seelische Veranlagung« vorliegen.[26] Allerdings sei dies noch nicht entschieden, denn die groß angelegten, in Baltimore am Johns Hopkins Hospital durchgeführten Studien an Hermaphroditen hätten gezeigt, dass das Geschlechtsempfinden nicht von biologischen Faktoren, »sondern mehr davon abhängt, wie die Geschlechtszuordnung bei der Geburt und in welchem Geschlecht die Aufzucht erfolgt ist.« (Ebd.: 664)

Schließlich griffen Hammerstein und Nevinny-Stickel die von den Gerichten mühsam elaborierte Natur/Kunst-Unterscheidung hinsichtlich der Genitalplastiken bei Hermaphroditismus und bei Transsexualität an: Eine gut angelegte Neovagina sei durchaus ein »dauerhaftes, körpereigenes Gebilde«, das selbst von Fachgynäkologen mit einer natürlichen Vagina verwechselt werden könne und »voll kohabitationsfähig« sei. Ebenso würden Hormonbehandlungen zu »dauerhaften Veränderungen« des Geschlechtskörpers führen (ebd.: 665). Als Resultat ihrer Ausführungen hielten sie fest, »daß es in Anbetracht der Vielschichtigkeit der menschlichen Geschlechtlichkeit *kein sicheres Kriterium* für das ›wahre‹ Geschlecht gibt. […] Mit dem ›natürlichen körperlichen Befund‹ zu argumentieren, muß also im Lichte unserer heutigen Erkenntnisse mehr als bedenklich stimmen.« (Ebd.: 664) Um »Konfliktsituationen zwischen der Öffentlichkeit und dem Transsexuellen« sowie strafrechtliche Folgen von sexuellen Handlungen, die bei rechtlicher Nichtanerkennung des Geschlechtszugehörigkeitsempfindens als Homosexualität beurteilt würden, zu vermeiden, sei eine »dauerhafte Harmonisierung von Körper und Seele« durch Genitalplastiken und Hormonbehandlungen »oft der einzig mögliche Ausweg«, der sodann auch durch die Änderung des standesamtlichen Geschlechtseintrags anerkannt werden müsse (ebd.: 665f.). Während sich die beiden Mediziner mit ihrem Artikel für die rechtliche Sanktion des Geschlechtswechsels bei Transsexualität einsetzten, ebneten diese Bemühungen im Zusammenhang mit ihren Ausführungen zur Erziehungsabhängigkeit der Psychosexualität und der Irrelevanz des Keimdrüsengeschlechts zugleich den Weg zur juristischen Billigung der medizinisch-psychologischen Behandlungsstrategie bei intersexuellen Kleinkindern, wo diese nicht ohnehin schon erreicht war. Für dieses Behandlungskonzept war es essentiell, dass sich die Gerichte im Falle eines Antrags auf Geschlechtsumschreibung bei einem intersexuellen Kind dem medizinischen Gutachten auch dann anschlossen, wenn darin auf der Grundlage entwicklungspsychologischer Theorien für eine Geschlechtszuordnung entgegen dem Keimdrüsen- oder Chromosomengeschlecht und stattdessen gemäß

26 Bei Betrachtung der medizinischen Literatur wird deutlich, dass weder die Einordnung der Transsexualität als Intersexualität noch die Annahme einer pränatalen Ätiologie derselben in der medizinischen Literatur unumstritten war (zur dezidierten Ablehnung solcher Sichtweisen vgl. Overzier 1955b: 167f.; Schultz 1961: 533; später auch Schwinger 1975: 1088).

des – ggf. chirurgisch und/oder hormonell zu korrigierenden – körperlichen Erscheinungsbilds argumentiert wurde.

Während dem Behandlungsvorgehen bei Hermaphroditismus in den Folgejahren keinerlei juristische Hürden in den Weg gelegt wurden, war der Weg zur rechtlichen Sanktion des Geschlechtswechsels bei Transsexualität noch lang. 1969 und 1970 ergingen erneut Urteile der Oberlandesgerichte von Frankfurt und Berlin zu einem weiteren Antrag auf Berichtigung des Geschlechtseintrags. Beide Gerichte beschieden, dass über die Determinanten der psychosexuellen Fehlentwicklung bei Transsexualität wissenschaftlich »noch keine hinreichende Klarheit« bestehe (KG, FamRZ 1971: 168). Auch diesmal handelte es sich um einen Fall einer bei Geburt zweifelsfrei als männlich klassifizierten Person, die sich im Erwachsenenalter feminisierenden Genitaloperationen und einer Hormonbehandlung unterzogen hatte. Zwar folgten beide Gerichte dem zentralen Argument von Hammerstein, dass auch für die medizinische Geschlechtsbestimmung von Transsexuellen sehr wohl »neben den körperlichen Merkmalen [...] die psychischen Faktoren« zu berücksichtigen seien. Ausdrücklich distanzierte sich das Kammergericht (Oberlandesgericht Berlin) von seiner in früheren Fällen vertretenen Auffassung, dass die »inneren Geschlechtsorgane« – gemeint waren damit vermutlich in erster Linie die Keimdrüsen – zentrales Kriterium für Entscheidungen über die Berichtigung des Geschlechtseintrags sein müssten (ebd.: 168f.). Damit suchte das Gericht den Anschluss an den Stand der medizinischen Erkenntnis zu gewinnen: »Bei dem Begriff des Geschlechts handelt es sich um einen dem Gesetz vorgegebenen Begriff, dessen Interpretation entsprechend den außerjuristischen wissenschaftlichen Erkenntnissen Wandlungen unterworfen ist. Den fortschreitenden wissenschaftlichen, insbesondere medizinischen Erkenntnissen muß die Rechtsprechung Rechnung tragen.« (Ebd.: 169) Jedoch wollten beide Oberlandesgerichte den Vorrang der Psyche gegenüber den Keimdrüsen nur unter bestimmten Bedingungen gelten lassen, die wiederum den schon in den Urteilen von 1965 problematisierten Status der Geschlechtsveränderung betrafen: Anders als 1965 lehnten es diesmal die Frankfurter Richter nicht kategorisch ab, dass bei Transsexuellen bereits bei Geburt eine biologische Anlage für das Geschlechtsempfinden bestehen könnte – nur habe leider bislang kein sicherer wissenschaftlicher Nachweis darüber erbracht werden können, weshalb man sich gezwungen sehe, den Antrag zurückzuweisen (ebd.).

Das Berliner Kammergericht hielt dagegen, dass die Nachweislast nicht der antragsstellenden Person aufgebürdet werden dürfe, da retrospektiv die zum Zeitpunkt der Geburt bestehenden Anlagen grundsätzlich nicht mit Sicherheit wissenschaftlich beurteilt werden könnten. Vielmehr könne es nur darum gehen, medizinisch feststellen zu lassen, dass die Geschlechtsänderung nicht »willkürlich« herbeigeführt worden sei. Im verhandelten Fall habe aber bereits die »natürliche, d.h. von außen unbeeinflusste körperliche Entwicklung zu Zweifeln« an der Geschlechtszugehörigkeit Anlass gegeben. Das Gutachten belege, dass unabhängig von und vor den medizinischen Eingriffen bereits »weibliche Stigmata zutage getreten oder doch latent vorhanden« gewesen seien. Allerdings ließen sich natürlich bei jedem Menschen mehr oder minder ausgeprägte heterologe Geschlechtsmerkmale auffinden, womit allen Personen, die sich einer Geschlechtsumwandlungsoperation unterziehen wollten, die Voraussetzung für ein Geschlechtsberichtigungsverfahren hätte bescheinigt werden können. Das Kammergericht nivellierte damit die noch 1965 als selbstverständlich vorausgesetzte Grenze zwischen somatischer geschlechtlicher Eindeutigkeit und Uneindeutigkeit. Letztlich zollte es dem von Hammerstein und Nevinny-Stickel vertretenen graduellen, Psyche und Körper (nahezu) gleich wertendem Geschlechtsmodell juristische Anerkennung. Zudem schloss es sich auch im Punkte der Irreversibilität der durch medizinische Eingriffe herbeigeführten Geschlechtsveränderung der Argumentation von Hammerstein an (ebd.). Während das Frankfurter Oberlandesgericht die Geschlechtsveränderung eindeutig pränatal determiniert sehen wollte, hielt es das Kammergericht für eine ausreichende Annäherung an diese Forderung, dass eine postnatale Veränderung vorliege, die durch eine Genitalplastik und Hormonbehandlung fixiert worden war. Dieses Kriterium der technischen Fixierung der postnatalen Transition unterlief die ältere Distinktion zwischen natürlicher und künstlicher körperlicher Veränderung als Unterscheidungskriterium von Inter- und Transsexualität. Das Ergebnis der Verhandlung in Berlin war, dass das Kammergericht dem Antrag in eingeschränkter Form stattgeben wollte: Zwar könne nicht einer »Berichtigung einer von Anfang an unrichtigen Eintragung« im Geburtenbuch zugestimmt werden, dagegen sei es zu gestatten, dass dort eine nachträgliche Geschlechtsänderung vermerkt werde. Das Kammergericht sah sich jedoch an einer entsprechenden Urteilsverkündung durch das schlichtweg abweisende Urteil des Oberlandesgerichts Frankfurt gehindert.

Deswegen befasste sich 1971 der Bundesgerichtshof (BGH) mit dem Fall. Dieser gab zwar dem Kammergericht insofern Recht, als ein wissenschaftlicher Nachweis, dass die Transsexualität bereits »zum Zeitpunkt der Geburt« bestanden habe, nicht verlangt werden könne. Der BGH meinte aber, dass das Geschlecht eines Menschen, das bei Geburt eindeutig war, nicht spontanen postnatalen Wandlungen unterliegen könne. Ein rein nachgeburtlicher Wandel der Geschlechtszugehörigkeit könne rechtlicherseits auch dann nicht anerkannt werden, wenn die Medizin die Möglichkeit einer solchen spontanen Transition mit neuen Erkenntnissen stützen könne. Denn dies laufe den allgemeinen »Grunderfahrungen« bzw. den selbstverständlichen Voraussetzungen »des gesamten sozialen Lebens« sowie der »Rechtsordnung« zuwider, die forderten, dass die Geschlechtszugehörigkeit eindeutig erkennbar und »unwandelbar« sein müsse. Der Antrag als solcher müsse daher abgelehnt werden. Um dennoch den Anliegen transsexueller Menschen entgegenzukommen, ohne das Prinzip der eindeutigen und unwandelbaren Geschlechtsklassifikation als Rechtsgrundlage aufzugeben, sei ein Gesetz erforderlich, das Ausnahmegenehmigungen sowie die umfassenden Rechtsfolgen einer personenstandsrechtlichen Anerkennung der Geschlechtsumwandlung regle. Somit forderte der Bundesgerichtshof eine Sonderregelung, um eine Revision der bestehenden rechtlichen Grundlagen zu vermeiden. Das zu schaffende Gesetz, so der Bundesgerichtshof, müsse vor allem das Problem der »Fixierung eines Zeitpunktes für den Eintritt der Umwandlung« klären, besonders im Hinblick auf die »Ehefähigkeit, welche auf einen jeweils gegengeschlechtlichen Partner bezogen ist«, sowie hinsichtlich der »Straftatbestände des § 175 StGB« (BGH, NJW 1972: 332f.). Das Motiv, ein solches Gesetz zur Anerkennung der Geschlechtsumwandlung von jedem Verdacht einer rechtlichen Sanktionierung homosexueller Handlungen vorbeugend frei zu halten, wurde vom BGH sehr offen zum Ausdruck gebracht. Als ein wichtiger Schritt zur Lösung für dieses Problem erschienen mit einemmal die zuvor so kritisch betrachteten Genitaloperationen (ebd.: 333). Diese garantierten einerseits eine »Zerstörung« von – nach § 175 – potentiellen »Tatwerkzeugen«, wie es Hirschauer pointiert formuliert hat, sowie andererseits die Irreversibilität der Geschlechtsänderung (Hirschauer 1993a: 305). Dass die erste Reform des § 175 von 1969 die Strafbarkeit auf sexuelle Handlungen in einem Abhängigkeitsverhältnis, mit Minderjährigen sowie auf homosexuelle Prostitution eingeschränkt hatte und die zweite Reform von 1973 schließlich die Prostitution straffrei ließ, tangierte offenbar die Begründungsstrategie der Notwendigkeit chirurgischer Geschlechtsumwandlungen nicht. Wie Hirschauer gezeigt hat, wurden weitere Äquivalente für die bei Geburt fixierte Geschlechtsklassifikation auf dem Weg zu einem Transsexuellengesetz ausgehandelt: So wurde die Vorlage zweier gerichtlich anerkannter medizinischer Gutachten verlangt, die retrospektiv und prognostisch die Dauerhaftigkeit des Geschlechtszugehörigkeitsempfindens sowie dessen innere Notwendigkeit festzustellen hatten – letzteres wurde durch die psychiatrische Kategorie des Zwangs bezeichnet, die im juristischen Kontext als Gegenbegriff zur Willkür fungierte (ebd.: 300ff.). Die Forderung nach einem Sondergesetz wurde 1978 durch das Bundesverfassungsgericht im Zuge der Aufhebung des Urteils des Bundesgerichtshofs von 1971 unterstützt, indem durch den erneut zu verhandelnden Antrag die bereits aufgenommenen politischen Beratungen über ein entsprechendes Bundesgesetz forciert wurden (ebd.: 297f.). 1980 wurde schließlich das *Gesetz über die Änderung der Vornamen und die Feststellung der Geschlechtszugehörigkeit in besonderen Fällen (Transsexuellengesetz – TSG)* erlassen, das zum 1. Januar 1981 in Kraft trat (TSG, BGBl. I 1980).

Die gesetzliche Sonderbehandlung Transsexueller machte die durch das Kammergericht 1970 entworfene Lösung zunichte, wonach über die Diagnose heterologer Geschlechtsmerkmale verhältnismäßig unkompliziert eine angestrebte Berichtigung des Geschlechtseintrags hätte gestattet werden können. Dadurch wäre die Abgrenzung zwischen Trans- und Intersexualität letztlich gegenstandslos geworden. Stattdessen blieb nun die prekäre Grenzziehung zwischen Inter- und Transsexualität, d.h. zwischen einer natürlichen und einer künstlichen Geschlechtsveränderung, virulent. Die Qualifizierung natürlich musste allerdings entgegen dem Ideal, dass das Natürliche sich ohne oder zumindest unabhängig von Manipulationen manifestiere, durch aufwendige diagnostische Techniken, die z.T. auch chirurgische Eingriffe (etwa einer Probeausschneidung aus den Keimdrüsen) erforderten, verifiziert werden: durch mikroskopische Untersuchungen von gonadalem Gewebe, Hormontests, Chromosomengeschlechtsbestimmung, psychologische Tests u.a.m. Welche Diagnosetechniken in welcher Weise zur Anwendung kamen, wie ihre Ergebnisse interpretiert, synthetisiert, bewertet und dargestellt wurden und wie schließlich die Gerichte mit den Gutachten umgingen, ließ viel Spielraum. Andererseits waren die Resultate medizinischer Eingriffe in den Geschlechtskörper, denen auch immer mehr Hermaphroditen unterzogen wurden, kaum von den Manifestationen einer von der Medizin unberührten Entwicklung zu unterscheiden. Analoges galt für die Entwicklung der Geschlechtsidentität bei Trans- und Intersexualität, für die angesichts des Einflusses, der der Erziehung zugestanden wurde, keine trennscharfe Unterscheidung möglich war. Und schließlich stellte sich die Frage, durchaus auch aus konservativer politischer Sicht, was gewonnen war bzw. welche Desintegrationsgefahren drohten, wenn Personen entgegen ihrem Geschlechtsempfinden nur aufgrund ihrer körperlichen Geschlechtsmerkmale gezwungen werden sollten, den bei Geburt zugewiesenen Geschlechtsstatus beizubehalten. Auf welcher Basis, so problematisierten im Grunde MedizinerInnen wie Hammerstein an der Rechtsprechung, sollte man den Körper über die Psyche stellen?

Politik der Ausnahme

Die prekäre Grenzziehung zwischen Inter- und Transsexualität bewirkt bis heute, dass Gerichte bei Anträgen auf Berichtigung des Geschlechtseintrags die medizinischen Gutachten skeptisch hinterfragen (z.B. OLG Naumburg, FGPrax 2001). Für die Menschen, die eine Änderung ihres Geschlechtsstatus erreichen wollen, bedeutet die rigide juristische Handhabung, dass sie sich aufwendigen diagnostischen Untersuchungen unterziehen müssen, durch die festgestellt werden soll, ob Intersexualität oder Transsexualität besteht (Windgassen et al. 1997; Becker et al. 1997). Viele inter-, aber auch transgeschlechtliche Menschen erleben diese Untersuchungen als Schikane (Woitschig 1997). Wem ist also durch diese rechtliche Situation gedient? Der Blick zurück in die Geschichte ist auch hier wiederum aufschlussreich: Der gemeinsame Hintergrund der gerichtlichen Verhandlungen über die Grenzziehung zwischen Inter- und Transsexualität war, dass sie das Verhältnis der besonderen »Belange der Betroffenen« und der »Belange der Allgemeinheit« berührten (um hier eine Formulierung des Bundesgerichtshofs zu verwenden). Deshalb verwiesen letztlich die Gerichte die Transsexuellenfrage an den Gesetzgeber bzw. das Parlament (BGH, NJW 1972: 333). An den Schnittstellen zwischen Medizin und Recht sowie innerhalb des juristischen Feldes begegneten sich dabei unterschiedliche politische Strategien hinsichtlich der Definition und des Status von Ausnahmen in ihrer Beziehung zu allgemein gültigen Regeln. Auch die Regeln, die allgemein gültig sein sollten, wurden im Zuge solcher Verhandlungen über Ausnahmen profiliert. Das lässt sich besonders anhand der Darlegungen der Gerichte über ihre allgemeineren Motive, an denen sie ihrer Entscheidungsfindung orientierten, zeigen.

So lehnte in dem bereits oben vorgestellten Urteil von 1965 das Oberlandesgericht Frankfurt den Antrag auf Berichtigung des Geschlechtseintrags mit folgenden grundsätzlichen Ausführungen ab:

»Die wirtschaftliche und gesellschaftliche Entwicklung nimmt auf die biologischen Anlagen Rücksicht. Bei der Bestimmung des Geschlechts kann daher die natürliche Gegebenheit nicht außer acht gelassen werden. Die Einstellung des Einzelnen zu seinem Geschlecht muß sich ihr unterordnen und kann nur anerkannt werden, wenn sie an sie anknüpft. Wollte man unabhängig davon die persönliche Einstellung allein für bestimmend halten, so könnte unsere Sitten- und unsere Rechtsordnung vom Einzelnen beeinflusst werden, so lange die Unterscheidung der Menschen in solche weiblichen und männlichen Geschlechts unser Dasein in vieler Hinsicht beherrscht und aus der Vorstellung und dem Verhalten der Menschen zueinander überhaupt nicht wegzudenken ist. Man denke zum Beispiel an die Familie als Zelle unserer Gesellschafts- und Sozialordnung und an die Strafbestimmungen, die die Qualifizierung des Täters als Mann oder als Frau voraussetzen. Da die medizinische Wissenschaft und die Technik der Operation heute in der Lage zu sein scheinen, das äußere Erscheinungsbild der Menschen zu verändern, würde die Anerkennung der freien nicht naturbezogenen Bestimmung durch den Einzelnen, ob er Mann oder Frau sein will, dazu führen, es diesem zu überlassen, die bestehenden menschlichen Ordnungen beliebig und auch grundlos zu beeinflussen. Das könnte zur Anerkennung einer Willkür und des Mißbrauchs der Wissenschaft zu naturwidrigen, gesellschaftszerstörenden Zwecken führen.« (OLG Frankfurt, NJW 1966: 408)

Das Oberlandesgericht Frankfurt brachte hier also zum Ausdruck, dass die sozioökonomische Ordnung gegen Störungen nur wirksam verteidigt werden könne, wenn sie auf biologischen Gegebenheiten gegründet sei. Demgegenüber könne die besondere Situation einer Person, die eine Änderung ihres Geschlechtsstatus anstrebe, ihre »seelischen Nöte« und »Schwierigkeiten« im »gesellschaftlichen und beruflichen Leben« keine Berücksichtigung finden: »Er [die weiterhin vom Gericht als Mann behandelte antragsstellende Person] hätte sich vor der Operation Klarheit über die weittragenden Folgen seines freiwilligen Entschlusses verschaffen müssen.« (Ebd.: 409) Im Grunde ging es hier um den Spielraum bzw. eher schon um die Bedingungen der Freiheit des Einzelnen: Nur unter der Voraussetzung, dass sich das Individuum der bestehenden sozialen Ordnung mit ihren Prämissen unterordnet, kann es sich frei entfalten, d.h., es muss die gesellschaftliche Forderung nach einer eindeutigen geschlechtlichen Klassifizierbarkeit aller Menschen als männlich *oder* weiblich sowie die Unterstellung einer natürlich-schicksalhaften Geschlechtlichkeit akzeptieren.

Diese politische Begründung einer geschlechtsnormativ zugeschnittenen Freiheit[27] fand auch in der Argumentation des Kammergerichts im oben beschriebenen Urteil von 1970 einen Niederschlag: »Das Sittengesetz schränkt das Recht auf freie Entfaltung der Persönlichkeit in dieser Hinsicht [...] insoweit ein, als es dem Menschen nicht gestattet, sein angeborenes Geschlecht willkürlich zu ändern.« (KG, FamRZ 1971: 168) Der Begriff des Sittengesetzes bezeichnet dabei nicht etwa ein schriftlich fixiertes Gesetz, sondern ist ein juristischer Ausdruck für moralische Werte und Normen, die bei der Interpretation rechtlicher Regelungen zu berücksichtigen sind.[28] In den Nachkriegsjahrzehnten wurden vor allem kirchliche Moralvorstellungen als maßstabgebend angesehen. Die juristische Argumentation, die Bedingungen für die Freiheit des Individuums, seinen Geschlechtsstatus zu ändern, setzte, wurde also explizit mit gesellschaftlichen Konventionen begründet. Ein solcher Rekurs auf das Sittengesetz war auch das Herzstück der Argumentationen von Justiz und Bundesregierung, die während der 1950er und 1960er Jahre für die Beibehaltung des § 175 sorgten (Stümke 1989: Kap. 5). Zwar war mit der ersten Reform des § 175 im Jahre 1969 der Weg zu einer Liberalisierung der strafrechtlichen Verfolgung männlicher Homosexualität eingeschlagen worden, doch waren Regierungsverantwortliche und Gerichte durchaus nicht so schnell bereit, ihre Vorstellungen einer moralisch akzeptablen Sexualität und Geschlechterordnung zurückzustellen, geschweige denn zu ändern. Im Kontext der Homosexuellenemanzipation und allgemein der sexuellen Revolution rang das christlich-konservative Lager um Autorität im Hinblick auf die sexuelle Lebensführung und die Ordnung der Geschlechter (Herzog 2005: Kap. 4). So lässt sich verstehen, weshalb die Transsexuellenfrage für konservative RichterInnen eine Möglichkeit bedeutete, allgemein auf die Verbindlichkeit des Sittengesetzes zu pochen.

In dieser ausgreifenden Weise argumentierte auch der Bundesgerichtshof, als er 1971 das Urteil des Berliner Kammergerichts aufhob. In seiner Begründung behauptete der BGH eine prinzipielle Unwandelbarkeit der binären Geschlechtsklassifikation – nicht nur im individuellen Lebensverlauf, sondern auch hinsichtlich gesellschaftlicher und nicht zuletzt rechtlicher Ordnungsvorstellungen:

---

27 Ein kritisches Verständnis der ermöglichenden und zugleich einschränkenden Bedingungen der Freiheit hat Foucault vorgelegt, das von Thomas Lemke eingehend und interessant diskutiert wird (Lemke 1997: Kap. 3.2.2.). Für den hier angesprochenen Zusammenhang ist Foucaults Analyse von Belang, dass Machtbeziehungen, solange sie nicht in Gewaltbeziehungen umschlagen, die Freiheit der AkteurInnen voraussetzen: »Hierunter [unter ›freien‹ AkteurInnen] wollen wir individuelle und kollektive Subjekte verstehen, vor denen ein Feld von Möglichkeiten liegt, in dem mehrere ›Führungen‹, mehrere Reaktionen und verschiedene Verhaltensweisen statthaben können. Dort wo die Determinierungen gesättigt sind, existiert kein Machtverhältnis [...].« (Foucault 1987: 255) Gleichzeitig betont Foucault die gesellschaftliche Bedingtheit dieses Handlungsspielraums der Subjekte.

28 Ich danke Konstanze Plett für diesen und andere hilfreiche Hinweise zu rechtlichen Fragen bei der Ausarbeitung dieses Kapitels.

»Bei der Einordnung der Menschen in die Kategorien der Geschlechtlichkeit sind bislang gewisse Grunderfahrungen als selbstverständliche Gegebenheiten angenommen worden: Außer der Erkenntnis, daß jeder Mensch als geschlechtliches Wesen in die alternative Kategorie ›männlich‹ – ›weiblich‹ einzuordnen ist, ist dies die Erfahrung, daß das Geschlecht eines Menschen auf Grund körperlicher Geschlechtsmerkmale bestimmbar und auch zu bestimmen und ihm angeboren, unwandelbar ist. Gelegentlich auftretende Schwierigkeiten bei der Geschlechtseinordnung von Zwittern können nicht als Durchbrechung dieser Grundsätze verstanden werden. [...] Vielmehr durchzieht das Prinzip der eindeutigen und unwandelbaren Einordnung des Menschen in die alternative Kategorie ›männlich‹ – ›weiblich‹ als selbstverständliche Voraussetzung nicht nur das gesamte soziale Leben, sondern auch die gesamte Rechtsordnung.« (BGH, NJW 1972: 332)

Die Behauptung des Gerichts, die Dichotomie und Unwandelbarkeit der Geschlechtsklassifikation sei eine spontane anthropologische und gesellschaftskonstituierende Grunderfahrung, die daher unantastbar sei, veranlasste einen Rechtsanwalt, der für die Sache der Transsexuellen stritt, zu der Replik: »Diese Erfahrung ist vielleicht antiquiert, um nicht zu sagen archaisch und zuweilen nicht frei von religiös bestimmten Vorstellungen.« (Kommentar Eberle in BGH, NJW 1972: 331) Mit solchen Wertekritiken war allerdings dem Konservatismus der Gerichte nicht beizukommen. Zwar bemühte sich der BGH trotz seines Festhaltens am Prinzip der dichotomen Eindeutigkeit und Unwandelbarkeit der Geschlechtszugehörigkeit, dem Anliegen transsexueller Menschen entgegenzukommen. Doch war dies nicht ein Zugeständnis im Grundsatz angesichts anhaltender Kritiken am konservativen Rekurs auf Sittengesetze und anthropologische Grunderfahrungen. Meines Erachtens hatte die Gestattung von Ausnahmen eine grundlegendere Funktionalität:

Die Ausnahmeregelung, unter bestimmten limitierten Bedingungen Änderungen des bei Geburt eingetragenen Geschlechts für eine streng begrenzte Gruppe von Menschen zuzulassen, war, wie gezeigt, zunächst für Hermaphroditen geschaffen worden. Dafür gab ein Amtsrat 1958 folgende Begründung:

»Zweck des PStG ist, klare und vor allem richtige Aufzeichnungen über den Personenstand in öffentlichen Registern zu führen. Die Weiterführung eines überwiegend männlich veranlagten Menschen als Frau würde diesem Zweck nicht gerecht werden. Gerade die öffentliche Ordnung verlangt eine Berichtigung des Geschlechts des Antragsstellers und eine Anpassung an die tatsächlichen Verhältnisse.« (LG Hamburg, StAZ 1958: 129)

Das Argument lautete also, *im Interesse der Allgemeinheit* Ausnahmen zu gestatten, weil die so ermöglichte soziale Integration der Betroffenen dazu diene, gravierenderen Störungen der öffentlichen Ordnung bzw. der Geschlechter- und sexuellen Ordnung – also etwa gleichgeschlechtlicher »Unzucht« oder auch der »Erregung öffentlichen Ärgernisses« durch Transvestitismus – vorzubeugen.

Diese Auffassung war den Motiven der MedizinerInnen ähnlich, aufgrund derer sie sich für die primäre Berücksichtigung der Psychosexualität in Fragen der Geschlechtszuweisung von Hermaphroditen einsetzten, wie im vorherigen Kapitel gezeigt. Allerdings tendierten Teile der Medizin viel früher als das Recht dazu, die Ausnahmen auszuweiten, nämlich insbesondere auch auf Transvestiten bzw. Transsexuelle, was zunächst auf die Abwehr vor allem der höherinstanzlichen Gerichte stieß. Erst in den 1970er Jahren fand die auf Transsexuelle ausgeweitete medizinische Inklusionsstrategie einen Widerhall bei JuristInnen, wie sich an dem Plädoyer des Kammergerichts für die Belange Transsexueller ablesen lässt: »Die Rechtsordnung darf diese psychosexuellen Gegebenheiten nicht unberücksichtigt lassen, weil sie in gleichem, wenn nicht sogar in stärkerem Maße als die körperlichen Geschlechtsmerkmale die Fähigkeit des Menschen zur Einordnung in die sozialen Funktionen der Geschlechter bestimmen und weil Gegenstand der auf das Geschlecht abstellenden Rechtsnormen eben diese sozialen Funktionen sind.« (KG, FamRZ 1971: 169) Auch für das Kammergericht war also das zentrale Motiv für Ausnahmeregelungen, die soziale Einordnung zu befördern, um auf diese Weise potentiellen Störungen der Geschlechter- und sexuellen Ordnung vorzubeugen. Diese Argumentation ebnete schließlich den Weg zum *Transsexuellengesetz*. Anknüpfend an meine Analysen in den vorherigen Kapiteln ist daran interessant, dass nicht nur in der Medizin, sondern auch in einem liberalen juristischen System der Spannungsbogen zwischen Ausnahme und Regel eine selbsterneuernde Funktion hat: Das juristische System nihiliert Regelwidriges nicht einfach oder begegnet ihm mit einer pragmatischen Laissez-faire-Haltung; vielmehr wird das Verhältnis des Abweichenden zur Regel genau spezifiziert. Das gibt Gelegenheit, die Regel zu profilieren, sie fortzuschreiben oder ggf. leicht zu modifizieren, ohne dass Grundsätze aufgegeben werden müssen. Der Spannungsbogen von Ausnahme und Regel, der für eine gewisse sozial integrativ wirkende Flexibilität liberaler Rechtsordnungen sorgt, ist daher offenbar konstitutiv für die juristische Absicherung der Zweigeschlechterordnung.

6.5 »Das Gesetz lässt ein Tertium nicht zu«: Zusammenspiel von Medizin und Recht in der BRD

Die Bezüge zwischen dem bundesdeutschen juristischen und dem medizinischen Diskurs zum Hermaphroditismus bzw. zum inter- und transsexuellen Geschlechtswechsel erschöpfen sich allerdings nicht in der Parallelität zwischen Medizin und Recht in Bezug auf das Verhältnis von Ausnahme und Regel. Vielmehr ist für den juristischen Diskurs festzuhalten, dass er sich auf medizinische Definitionen und Beurteilungen stützt, sich also in eine strukturelle Abhängigkeit von der Medizin begibt. Dadurch kann die Medizin als eine Art Impulsgeberin für juristische Modifikationen wirken – im Zusammenspiel oder auch im Konflikt mit den Menschen, um deren Belange es geht. Dennoch ist die Abhängigkeit des Rechts von der Medizin auch begrenzt, denn sehr wohl behalten sich Gerichte vor, medizinisches Wissen und Expertisen anzuerkennen oder auch nicht. Davon zeugt die Zurückweisung von Gutachten oder die Nichtberücksichtigung von nicht ins politische Konzept passenden wissenschaftlichen Erkenntnissen.

Umgekehrt gehen in den medizinischen Diskurs rechtliche Vorgaben ein, auch wenn diese in der Medizin nur wenig thematisiert werden. Zu diesen Vorgaben gehört einerseits die für Gutachten bzw. die standesamtliche Registrierung geforderte Zuordnung zum männlichen oder weiblichen Geschlechter, welche MedizinerInnen – auch in uneindeutigen Fällen – durchführen sollen. Andererseits bremsen die Gerichte die unablässige Weiterentwicklung medizinisch-psychologischen Wissens über Geschlecht aus, indem sie etwa einen bestimmten Wissensstand als *state of art* ausgeben. Das hat wiederum stabilisierende Effekte für den medizinischen Diskurs. So setzte die bundesdeutsche Rechtsprechung insbesondere der in den 1950er und noch in den 1960er Jahren in der Medizin vorherrschenden Orientierung der ärztlichen Vorgehensweise am ›subjektiven Geschlecht‹ Grenzen, passte sich aber Ende der 1960er und im Verlaufe der 1970er Jahre durchaus den neuen Behandlungsplänen für Inter- und Transsexuelle an. Die Voraussetzung der binären Geschlechtsklassifikation wurde und wird dabei von der Mehrzahl der MedizinerInnen implizit und explizit geteilt. Die in Kapitel I.3 dargestellte Kritik an der rechtlich-administrativen Fixierung des Geschlechtsbinarismus, die besonders um 1900 angesichts der Abschaffung des Zwitterparagraphen von prominenten Medizinern geäußert und von wenigen Stimmen in der Nachkriegszeit weiter geführt wurde, verschwand nach und nach aus dem medizinischen Diskurs – parallel zur Herstellung eines juristischen Konsenses über die Unzulässigkeit einer dritten Geschlechtskategorie. Die binäre Geschlechtszuordnung bei Geburt erscheint seither als ein Sachzwang, der auch in der gegenwärtigen Diskussion über die Vorgehensweise im Falle intersexueller Neugeborener von Seiten der Medizin nicht in Frage gestellt und kritisiert wird.

Diese strukturellen Verschränkungen zwischen Recht und Medizin lassen sich als eine Art Arbeitsteilung begreifen, in der beide Bereiche aufeinander angewiesen sind und sich wechselseitig Bedingungen setzen: Denn wo das Recht seine Zuständigkeitsgrenzen zieht, indem es die Geschlechtsbestimmung – unter gewissen Rahmen- und Kontrollbedingungen – der Medizin überlässt, baut es auf der Zuarbeit der Medizin auf, der das Recht allerdings die Vorgabe macht, dass die Klassifizierung in einem binären Schema zu erfolgen habe. Das Recht wird auf diese Weise davon entlastet, die Zuordnungskriterien zu definieren, während die Medizin zum verlängerten Arm des Rechts wird, insofern sie die geforderte binäre Geschlechtsklassifizierung konkret vornehmen und begründen muss. Auf diese Weise erscheint die binäre Geschlechtseinteilung nicht einfach als ein normatives, juridisches Konstrukt, sondern als eine wissenschaftliche Tatsache. Andererseits wird auch das Recht von medizinischer Seite manipuliert, denn wie zu sehen war, nutzten ÄrztInnen ihre rechtlich vorgezeichnete Rolle, um die Rechtsprechung und womöglich die Gesetzeslage zur Anpassung an ihre Vorstellungen (etwa bezüglich Geschlechtsbeurteilungskriterien oder Behandlungsplänen für Inter- und Transsexualität) zu bewegen. Gleichzeitig profitiert die Medizin von der rechtlichen Forderung nach einer binären, eindeutigen Geschlechtsklassifikation, insofern die Grundannahme der geschlechtlichen Bipolarität stabilisiert wird, die für die moderne Medizin eine epistemologisch höchst funktionale Kategorie ist und ihr zudem Gelegenheit gibt, ihre praktische Expertise nicht nur auf den engeren Bereich gesundheitlicher Angelegenheiten, sondern auch auf einen weiteren Kreis sozialer Fragen auszuweiten. Indessen kann die Medizin unter Verweis auf die rechtliche Vorgabe einer strengen zweigeschlechtlichen Klassifikation den Anschein von Neutralität in soziopolitischen Fragen wahren. In diesem strukturellen Zusammenspiel von Medizin und Recht fungieren Intersexualität und Transsexualität als Grenzobjekte, welche die unterschiedlichen Dispositive des medizinischen und des juridischen Feldes produktiv miteinander verknüpfen.

Konstanze Plett hat die wechselseitige Legitimierung von Recht und Medizin in Bezug auf das Ineinandergreifen der medizinischen Praxis der Genitalnormierung und der personenstandsrechtlich-standesamtlichen Vorschriften folgendermaßen auf den Punkt gebracht: »Die Angehörigen der medizinischen Profession glauben sich mit ihren Behandlungsmethoden im Recht, weil das Recht von ihnen eine Antwort erwartet – und das Recht bleibt, wie es ist, weil seitens der Medizin die erwartete eindeutige Antwort gegeben wird […].« (Plett 2003a: 30) Pletts Zuspitzung zielt darauf, die gegenwärtige Abschottung gegen die Anliegen von Intersex-Aktivist_Innen zu kritisieren, die daraus resultiert, dass sich der juristische und der medizinische Diskurs wechselseitig in konservativer Absicht aufeinander berufen: Dieses Lavieren unterschlage die jeweiligen Gestaltungsspielräume der Medizin und des Rechts, deren Möglichkeiten an den historischen Veränderungen ermessen werden könnten, die medizinische Geschlechtsdefinitionen und -zuweisungskriterien einerseits sowie Gesetze und Rechtsnormen andererseits durchlaufen haben. Die von Plett in Hinsicht auf ihre politische Kritik stark gemachte These der wechselseitigen Stabilisierung der rechtlichen und medizinischen Zweigeschlechternorm nimmt nun allerdings nur die eine Seite der strukturellen Verschränkung von Recht und Medizin in den Blick.

Die in diesem Kapitel rekonstruierte Geschichte der juristisch-medizinischen Auseinandersetzungen bezüglich der Berechtigungskriterien zur Korrektur des Geschlechtseintrags macht deutlich, dass die Verschränkung auch als funktionaler Rahmen für allmähliche Modifikationen der Geschlechtsklassifizierungspraktiken dient. Im Zusammenspiel von Recht und Medizin greifen dabei Stabilisierung und Transformation unauflöslich ineinander: Die rechtlich-medizinischen Rahmenbedingungen eröffnen innerhalb des zweigeschlechtlichen Klassifikationssystems einen Spielraum für Veränderungen, doch diese Modifikationen, die liberalere Handhabungen für den Geschlechtswechsel mit sich gebracht haben, affirmieren im neuen Gewande den Geschlechtsbinarismus.

Gender by design? Resümee

Derzeit scheint Bewegung in die Medizin zu kommen: Die Behandlungsstrategie der geschlechtlichen Normierung wird überprüft und intersexuelle Menschen werden als Diskussionspartner_Innen ernst genommen. Parallel hat in den Gender und Queer Studies eine Auseinandersetzung mit der Herkunft des *gender*-Konzepts eingesetzt. Ein abschließendes Fazit meiner Untersuchung zu ziehen, fällt mir daher nicht leicht: Immer wieder ergeben sich neue Aspekte, unter denen die Genealogie des *gender*-Konzepts und der medizinisch-psychologische Diskurs über Intersexualität betrachtet werden können. Hinzu kommt, dass mich die Fragen nicht in Ruhe lassen, die ich durch die Problemstellung meiner Studie ausgeschlossen habe bzw. aufgrund der notwendigen Limitationen einer Forschungsarbeit habe ausschließen müssen. Eine der gewichtigen offenen Fragen ist m.E. die, wie es intersexuellen Menschen unter der Herrschaft der Nationalsozialisten ergangen ist. Das wirft zugleich ein scharfes Licht auf die allgemeinere Frage, wie sich zu verschiedenen Zeiten Diskurs und ärztlicher Umgang mit konkreten Fällen von Hermaphroditismus zueinander verhielten; eine Frage also, die sich nur mit einem ganz anderen Quellenmaterial hätte angehen lassen können. Eine weitere interessante Frage drängt sich im Hinblick auf die Genealogie des *gender*-Konzepts des Feminismus auf. Denn natürlich lassen sich tiefergehend, als es mir möglich war, die verschiedenen diskursiven, sozialen und politischen Konstellationen untersuchen, welche neben der Intersexualitätsforschung die Konzeptualisierung des *gender*-Konzepts beeinflusst haben. Aber auch dies ist eine Fragestellung, die mit meinem Ansatz nicht beantwortet werden kann. Ich hoffe, dass andere Forschungsarbeiten die offenen Fragen beantworten werden.

Diese Bemerkungen zu den Begrenzungen meiner Studie vorausgeschickt, möchte ich hier ein Fazit formulieren und einen Ausblick vorlegen. Ich fasse dafür zunächst die wichtigsten Linien und Thesen der historischen Untersuchungsteile zusammen (1), um auf dieser Grundlage auf die neuesten Entwicklungen des medizinisch-psychologischen Feldes einzugehen und sie zu kommentieren (2). Abschließend resümiere ich, welche kritischen Folgerungen sich aus der Geschichte des *gender*-Konzepts für seine heutige Verwendung in den Gender und Queer Studies ableiten lassen.

1. Trans-/Formationen der medizinischen Problematisierung uneindeutigen Geschlechts und die Genealogie von *sex* und *gender*

Unter der Perspektive des Foucault'schen Problematisierungs-Konzepts lassen sich als langfristige Strukturen des medizinischen Hermaphroditismus-Diskurses eine epistemologische und eine sozialregulative Problematisierungsweise uneindeutigen Geschlechts ausmachen, deren Spannungsverhältnis fortwährenden Trans-/Formationen Raum gab und gibt. Die wichtigsten Trans-/Formationslinien möchte ich nun nochmals zusammenfassend darstellen.

In der Frühen Neuzeit kam es zu einer ersten Differenzierung der beiden Problematisierungsweisen, indem Hermaphroditen, wie Monstrositäten allgemein, als äußerst rare und ungewöhnliche Phänomene dargestellt wurden, die sowohl die Ordnung der Natur als auch die juridisch-sittliche Ordnung, die natürlichen ebenso wie die sozialen Grenzen der Geschlechter verletzten. Im Zuge der Naturalisierung des Hermaphroditismus ab dem 16. Jahrhundert wurde seine Entstehung dem – allerdings manchmal kapriziösen – Wirken der Natur selbst zugeschrieben. Damit wuchs das Erkenntnisinteresse an Hermaphroditen. Vor allem wurden sie als Wissensobjekte interessant, an denen Geschlechtermodelle dargelegt werden konnten. Zwei Modelle standen sich gegenüber (die allerdings in vielen Schriften auch vermengt wurden): Während die hippokratisch-galenische Auffassung von einer substantiellen Doppelgeschlechtlichkeit des Hermaphroditen, positioniert in der Mitte eines Kontinuums zwischen männlichem und weiblichen Geschlecht, ausging, unterstellte die aristotelische Sichtweise einen klaren Geschlechtsdimorphismus, so dass es höchstens eine oberflächliche, lokale Vermischung von Geschlechtszeichen geben konnte. Auf der anderen Seite setzte in der Frühen Neuzeit eine Medikalisierung ein, die sich vor allem darin ausdrückte, dass Mediziner warnten, Hermaphroditen seien für strafwürdige Transgressionen ihres Geschlechtsstatus besonders prädestiniert. Demgegenüber verlangten sie, dass die Geschlechtszuweisung von Ärzten vorgenommen werden müsse. Im deutschen Sprachraum hielten ein paar Hebammenordnungen diesen Anspruch in der Tat fest, doch ansonsten gab es diesbezüglich keine eindeutigen rechtlichen Regelungen. Vielmehr existierte ein kirchenrechtlicher Leitsatz, der bis ins 19. Jahrhundert fortgeschrieben wurde, demzufolge Hermaphroditen selbst ihren Geschlechtsstatus als Mann oder Frau wählen können sollten.

»Hat es jemals Zwitter gegeben?« Solche Fundamentalfragen stellten Ärzte im Kontext der Neuformierung der medizinischen Erkenntnisweise in der Aufklärungszeit. Sie fühlten sich einem kritischen Wahrheitsbegriff verpflichtet, mit dem sie sich vom (angeblichen) Wunder- und Aberglauben früherer Ärztegenerationen wie auch der Bader, Barbiere und Hebammen abzugrenzen trachteten. Hermaphroditen, so hieß es nun, seien bloß wahre Männer oder Frauen, deren Geschlecht durch eine unvollkommene Vermischung der Geschlechtszeichen verborgen werde. Diese Neudefinition des Hermaphroditismus brach mit der

Vorstellung eines Geschlechterkontinuums der hippokratisch-galenischen Überlieferung, indes das Modell des Geschlechtsdimorphismus zum strikten Naturgesetz erklärt wurde. Wenn Mediziner, was eher selten geschah, zur Frage der Entstehung des Hermaphroditismus Stellung nahmen, dann betonten sie, ob sie nun Vertreter einer Theorie der Akzidenz, Präformation oder Epigenese waren, gleichfalls den Geschlechtsdimorphismus. Ihre Erklärungen des Hermaphroditismus suchten sie mit diesem Naturgesetz in Einklang zu bringen. Medizinische Bemühungen zur Etablierung eines dimorphen Geschlechtermodells hatten vor dem Hintergrund der *querelles des femmes* der Aufklärungszeit eine besondere politische Brisanz, da sie die Strategie eines Großteils der politischen Aufklärer stützten, die soziale und rechtliche Ungleichheit der Frauen als Folge naturgegebener Wesensdifferenzen der Geschlechter zu rechtfertigen.

Im Zuge der Neudefinition des Hermaphroditismus behaupteten die Mediziner die prinzipielle Möglichkeit einer exakten wissenschaftlichen Geschlechtsdiagnose und einer entsprechend korrekten Zuweisung zum männlichen oder weiblichen Geschlechtsstatus. Nunmehr wurde die Existenz oder der Mangel von Hoden zum primären wissenschaftlichen Kriterium der Geschlechtszuordnung erklärt, während für die praktische Geschlechtszuordnung *lebender* Hermaphroditen Hilfskriterien aufgelistet wurden. Als eins der wichtigsten Hilfskriterien galten neben der Menstruation die sogenannten charakterlichen und sexuellen Neigungen von Hermaphroditen, da sie als spontane Zeichen des wahren Geschlechts betrachtet wurden. Diese Bezugnahme auf die natürlichen Neigungen der Hermaphroditen fand sich häufig in ein und derselben Abhandlung relativ unvermittelt neben der Skandalisierung der Tribadie, d.h. sexueller Beziehungen zwischen Frauen, bei denen penetrierende Sexualpraktiken im Spiel sein sollten. Die Tribadie wurde als monströses Begehren, das die sittlich-juridischen Grenzen verletzte, angesehen und ging mit dem Verdacht einher, dass die betroffenen Frauen monströse Genitalien, namentlich eine vergrößerte Klitoris, hätten. Dieser lose Zusammenhang zwischen Hermaphroditismus und Tribadie war bereits in der medizinischen Literatur des 16. Jahrhunderts angelegt worden und wurde nun im 18. Jahrhundert fortgeführt.

So sehr sich die Mediziner um eindeutige Kriterien für die Diagnose des wahren Geschlechts bemühten, sie mussten allenthalben einräumen, dass sie bei lebenden Hermaphroditen, insbesondere bei Kindern, zu keinem sicheren Urteil gelangen konnten. Trotzdem forderten akademische Ärzte eine medizinische Überwachung des Geschlechtsstatus sowie der Ehetauglichkeit von Hermaphroditen. Gegenüber Hebammen und Chirurgen stellten sie sich als die alleinzuständigen Experten dar: Denn jene würden leicht eine falsche Geschlechtszuweisung vornehmen, was zur Folge haben könne, dass sich ein verkannter Scheinzwitter mit einer Person gleichen Geschlechts verheirate. Das ziehe nicht nur gravierende individuelle Probleme nach sich, sondern bedrohe auch die Geschlechter- und sexuelle Ordnung und unterlaufe den – im 18. Jahrhundert bereits unter bevölkerungspolitischen Gesichtspunkten thematisierten – Ehezweck der Fortpflanzung.

Der sich in solchen Darlegungen äußernde standes- und biopolitische Anspruch der Ärzte erfuhr allerdings auch im 18. Jahrhundert keine gesetzliche Festschreibung. Zudem hatten die Mediziner offenbar nur äußerst selten die Möglichkeit, tatsächlich mit ihren Gutachten für eine praktisch wirksame Geschlechtszuweisung von Zwittern zu sorgen.

Im 18. Jahrhundert standen die sozialregulative und die epistemologische Problematisierungsweise, manchmal in der gleichen Abhandlung, beziehungslos nebeneinander: Während sich die praxisbezogene Problematisierung uneindeutigen Geschlechts im Rahmen des standes- und biopolitischen Engagements der akademischen Medizin der Aufklärungszeit entfaltete, speiste sich das wissenschaftliche Interesse am Hermaphroditismus im 17. und insbesondere ab dem 18. Jahrhundert daraus, diesen als Studienobjekt für anatomische und physiologische Fragestellungen heranzuziehen, womit er vom Status des Außergewöhnlichen in den der Abweichung wechselte.

Im Zuge der Durchsetzung epigenetischer Theorien und der Etablierung des biologischen Entwicklungsgedankens im frühen 19. Jahrhundert ordneten Mediziner den Hermaphroditismus (in erster Linie) als Hemmungsbildung ein. Damit galt er als ein auf einer frühen Stufe stehengebliebener, embryonaler Entwicklungszustand der Genitalien, aus dem sich im Normalfall der Unterschied des männlichen und des weiblichen Geschlechts differenzieren sollte. Das ging mit einer Wiederbelebung des Modells eines Geschlechterkontinuums einher, worin nun allerdings der Hermaphrodit die niedrigste Entwicklungsstufe bzw. das Stadium der Indifferenz und nicht etwa eine substantielle Doppelgeschlechtlichkeit repräsentierte. Demgegenüber wurde die polarisierte Geschlechterdifferenz als höchste Stufe des biologischen Lebens, die dem gesunden Gattungserhalt am zweckdienlichsten sei, dargestellt. Mit dem Konzept der Geschlechtsdifferenzierung fassten somit die Mediziner die alte Vorstellung des Geschlechterkontinuums als hierarchisches Stufenmodell neu und spannten sie in den Rahmen der Zweigeschlechtlichkeit des Menschen ein.

In diesem Zusammenhang erkoren die Ärzte nun die Keimdrüsen zum Zentralorgan und Inbegriff der Geschlechterdifferenz, da diese sowohl für die entwicklungsphysiologische Funktion der Geschlechtsdifferenzierung als auch für die Fortpflanzungsfunktion verantwortlich sein sollten. Doch bereits in der zweiten Hälfte des 19. Jahrhunderts wurde u.a. anhand von Fällen von Hermaphroditismus die herausragende Rolle der Keimdrüsen wieder relativiert: Die diskongruente Ausbildung der Geschlechtsmerkmale wurde nunmehr auf eine direkte und nicht erst über die Keimdrüsen vermittelte Determinierung zurückgeführt. Ab etwa 1900 zersetzten die Hormonforschung und die Genetik, deren Erkenntnisse zu einer Relativierung der Geschlechtsunterschiede beitrugen, die vormalige Bedeutung der Keimdrüsen noch weiter. Die Keimdrüsen wurden schließlich nur noch aus Gründen der Konvention als Klassifikationskriterium des Geschlechts beibehalten.

Auch aus Sicht der ärztlichen Praxis im Umgang mit Hermaphroditen wurde das Keimdrüsengeschlechtskriterium problematisiert, da die Keimdrüsen häufig am Lebenden nicht zu diagnostizieren waren. Als wichtiges Hilfskriterium einer Wahrscheinlichkeitsdiagnose galten neben Menstruation und Samenflüssigkeit, Habitus, Behaarung etc. weiterhin die Neigungen bzw. der Geschlechtstrieb. Doch wurden diese im Laufe des 19. Jahrhunderts und in Verknüpfung mit der Medikalisierung gleichgeschlechtlicher sexueller Beziehungen ihrerseits zum Problem gemacht. Nun gaben Ärzte zu Bedenken, dass die Neigungen durch die Erziehung oder auch lasterhafte Gewohnheiten verbildet sein könnten. Daneben setzte auch eine Biologisierung der Neigungen ein. Dies lief zum Ende des Jahrhunderts, gestützt auf die neuen vererbungstheoretischen Annahmen über die direkte Determination aller Geschlechtsmerkmale bei der Befruchtung, auf die Annahme hinaus, dass die Psychosexualität ein im Prinzip vom Somageschlecht autonomer Geschlechtscharakter sei.

Indessen vergrößerte sich in der Wahrnehmung der Ärzte, die mit Hermaphroditen konkret zu tun hatten, die Kluft zwischen wissenschaftlichen Diskussionen und der praktischen Konfrontation mit den Eigenvorstellungen ihrer Klientel bezüglich ihres Geschlechtsstatus oder etwaiger Genitalplastiken. Um 1900 ergingen die ersten offenen Empfehlungen von Ärzten, sich in der Praxis am Geschlechtsempfinden und nicht an der anatomischen Wahrheit zu orientieren. Zur Begründung gaben sie an, dass der »Seelenfrieden« der Betroffenen gewahrt werden müsse und eine erzwungene Geschlechtsumstellung schlimmere Folgen für das soziale Umfeld hätten als ein *erreur de sexe*. Die Problematisierung der Kluft zwischen Theorie und Praxis verstärkte die Aufmerksamkeit für die Frage, welche Faktoren für die Psychosexualität von Hermaphroditen wie auch für die psychosexuelle Entwicklung allgemein verantwortlich sein könnten, doch zeichnete sich hierzu vorerst keine Lösung ab. Vielmehr blieb die Spaltung zwischen Wissenschaft und Praxis bis weit ins 20. Jahrhunderts hinein virulent. Sie sollte erst im Zusammenhang mit der Einführung und Durchsetzung des *gender*-Konzepts überwunden werden.

Um die Geschichte des *gender*-Konzepts vor dem Hintergrund des virulenten Theorie-Praxis-Problems zu rekonstruieren, habe ich die medizinische Fachliteratur zu Intersexualität aus dem Zeitraum 1945 bis 1980 einer genaueren Untersuchung unterzogen. Dazu wurden einerseits Veröffentlichungen des pädiatrisch-psychiatrischen Teams des Baltimorer Johns Hopkins Hospitals, das mit einem neuartigen Behandlungs- und Forschungsprogramm hervortrat, sowie andererseits von AutorInnen des deutschen Sprachraums, insbesondere von MedizinerInnen der DDR und BRD, ausgewertet.

Ein erster Befund ist, dass sich die Publikationen zum Hermaphroditismus aus der DDR und der BRD inhaltlich kaum unterschieden. Vielmehr bezogen sie sich relativ eng aufeinander. Das ist auch nicht weiter erstaunlich, da ein Austausch ost- und westdeutscher MedizinerInnen in Fachgesellschaften und bei wissenschaftlichen Veranstaltungen bis zum Mauerbau 1961, z.T. auch darüber hinaus, stattfinden konnte. Nach 1961 ließ allerdings das Interesse der bundesdeutschen AutorInnen an den Veröffentlichungen aus der DDR nach, während es umgekehrt aufrechterhalten wurde. Ob in West- oder Ostdeutschland – die am Hermaphroditismus-Diskurs mit Veröffentlichungen beteiligten MedizinerInnen, waren hauptsächlich an Universitätskliniken beschäftigt. Häufig besaßen sie in ihrem Fach eine große Reputation, die manche bereits vor und während des Nationalsozialismus erworben hatten. Die fachliche Herkunft der AutorInnen war breit gestreut; allerdings stieg die Pädiatrie (wenn man die in der zweiten Hälfte des 20. Jahrhunderts etablierten Spezialisierungen der pädiatrischen Endokrinologie, Kinderchirurgie sowie Kinder- und Jugendgynäkologie hinzurechnet) im Zusammenhang mit der verstärkten Aufmerksamkeit für das intersexuelle Kleinkind im Verlauf der 1960er Jahre zur Leitdisziplin des Diskurses auf. Zeitgleich zeichnete sich eine Spezialisierung einer Anzahl von Krankenhäusern ab, so etwa der Universitäten Hamburg, München und der Ostberliner Charité.

Die Mehrzahl der deutschen medizinischen Publikationen der 1950er Jahre gab der schon seit der Jahrhundertwende und auch während des Nationalsozialismus geläufigen Empfehlung Ausdruck, dass sich die ärztlichen Maßnahmen nach dem Geschlechtszugehörigkeitsgefühl der Hermaphroditen richten müssten. Wenn die Intersexualität im Kindesalter entdeckt wurde, was im Zuge der Durchsetzung der Klinikgeburten in der Nachkriegszeit immer häufiger der Fall war, so sollten nach Meinung der meisten MedizinerInnen keine entscheidenden genitalplastischen Eingriffe vorgenommen werden. Die Begründung lautete, dass man bei Hermaphroditen nicht wissen könne, wie sich ihr Geschlechtsempfinden mit der Pubertät entwickle und ob womöglich eine Geschlechtsumstellung nötig werde. Diesem Behandlungsaufschub fühlte sich die Mehrzahl der Ärzte verpflichtet, obwohl die chirurgischen und hormonellen Techniken bereits recht gut beherrscht und frühzeitige Genitaloperationen aus behandlungstechnischem Blickwinkel als effektiver erachtet wurden. Auch der Aspekt der Vorbeugung einer psychischen Belastung wurde ins Auge gefasst, zumal Ärzte auch besorgten Eltern Stand halten mussten, die ihre Kinder frühzeitig operiert sehen wollten. Dennoch wog das Argument stärker, dass eine sichere Vorhersage und gezielte Steuerung der psychosexuellen Entwicklung von Hermaphroditen nicht möglich sei. Somit konnte die Geschlechtszuweisung intersexueller Neugeborener im Grunde nur provisorisch erfolgen, wenngleich natürlich versucht wurde, eine optimale Entscheidung zu treffen. Über die Kriterien dafür gingen die Meinungen auseinander: Manche meinten, das Erscheinungsbild der Genitalien solle ausschlaggebend sein, andere wollten die Art der Keimdrüsen zum Hauptkriterium machen. Mehrere Ärzte stellten sich auf den Standpunkt, es sei am besten, im Zweifelsfall die Kinder als Jungen aufwachsen zu lassen.

Die am ›subjektiven Geschlecht‹ orientierte Vorgehensweise stellte in erster Linie eine pragmatische Lösung angesichts der auch in den Nachkriegsjahrzehnten florierenden Diskussionen über die wissenschaftlichen Geschlechtskodifikationen dar, denn unstrittige Geschlechtsdefinitionen und -kriterien,

Entstehungs- und Entwicklungstheorien existierten nicht: Die Diskussionen über die mögliche Uneindeutigkeit einzelner und potentielle Diskrepanzen zwischen verschiedenen Geschlechtsfaktoren, die mit der Einführung der Geschlechtschromosomenbestimmungsmethoden in den 1950er Jahren neue Nahrung erhielten, machten deutlich, dass weder die Keimdrüsen noch die Chromosomen als eindeutige Geschlechtsdiagnosekriterien gelten konnten. Eine quantitativ-graduelle ebenso wie eine ganzheitlich-dimorphe Geschlechtsdefinition, die einige MedizinerInnen der Nachkriegszeit vertraten, verschärfte nur die Problematik einer objektiven Geschlechtsklassifikation. Das änderte sich auch nicht mit der humangenetischen Wende um 1960. Diese brachte eine Abkehr von Goldschmidts Intersexualitätslehre zugunsten eines linear-hierarchischen Genkonzepts mit sich. Damit wurde auch die ätiologisch-pathogenetische Einheit der zygotischen Intersexualität, die neben dem Hermaphroditismus Homosexualität und geringfügige Abweichungen von der körperlichen Norm umfasst hatte, durch das spezifischer auf körperliche Abweichungen gemünzte pathophysiologische Konzept der Geschlechtsdifferenzierungsstörungen ersetzt.

Von der wissenschaftlichen Bemühung um die Kodifikation des biologischen Geschlechts war also keine Lösung für die praktischen Probleme der ärztlichen Betreuung intersexueller Menschen zu erwarten. Daher erschienen manchen MedizinerInnen angesichts der gängigen Orientierung am Geschlechtsempfinden Kriterien zur objektiven Beurteilung der Psychosexualität von Hermaphroditen und eine systematische empirische Forschung zur psychosexuellen Entwicklung dringlich. Von Psychiatern wurde allerdings problematisiert, dass es dazu an Techniken und Methoden fehle, insbesondere an einem Untersuchungsdesign, mit dem die einzelnen Einflussfaktoren der psychosexuellen Entwicklung isoliert untersucht werden könnten. Auch wurde kritisch diskutiert, ob aus psychologischen Forschungsergebnissen, die an Hermaphroditen gewonnen wurden, allgemeingültige Theorien zur psychosexuellen Entwicklung abgeleitet werden könnten. In Ermangelung einer empirisch fundierten und allgemein anerkannten Theorie wurde indes (in Kontinuität zu den Diskussionen der Jahrhundertwende) angenommen, dass es eine biologische Prädisposition der psychosexuellen Entwicklung geben müsse. Aber auch der Erziehung wurde ein überformender Einfluss zugestanden. Häufig wurde zwischen dem tief in der Persönlichkeit verwurzelten, anlagebedingten Geschlechtsempfinden (wobei der Sexualtrieb zumeist nicht scharf vom Geschlechtsempfinden abgegrenzt wurde) und geschlechtstypischen Verhalten als sozial beeinflussbarer Dimension unterschieden. Dafür etablierten sich gegen Ende der 1950er Jahre allmählich die Begriffe Geschlechtsidentifikation und Geschlechtsrolle.

In dieser Weise gedieh also in den 1950er Jahren die wissenschaftliche Diskussion zur Psychosexualität von Hermaphroditen in der BRD und DDR, ohne dass eine Lösung für das Theorie-Praxis-Problem in Aussicht gestanden hätte. Das änderte sich mit der Einführung eines neuartigen Behandlungs- und Forschungsprogramms am Baltimorer Johns Hopkins Hospital in den 1950er Jahren, für das chirurgische Genitalkorrekturen im Kleinkindalter zentral waren. Diese Behandlung sollte durch die Anpassung des Erscheinungsbilds der Genitalien dafür sorgen, dass die Eltern ihr Kind zweifelsfrei gemäß der zugewiesenen Geschlechtsrolle erziehen konnten. Das sollte eine präventive Normalisierung der psychosexuellen Entwicklung gewährleisten. Gestützt wurde dieser Behandlungsplan durch eine von Konrad Lorenz' ethologischem Prägungskonzept abgeleitete Theorie, derzufolge die Psychosexualität in den ersten beiden Lebensjahren sozial, d.h. vor allem durch die Erziehung und das durch diese vermittelte Körperbild, geprägt werde und mit Abschluss dieser kritischen Phase fixiert sei. Mit der Theorie der frühkindlichen sozialen Prägung wurde nahe gelegt, dass die psychosexuelle Entwicklung eines Kindes willkürlich beeinflussbar sei. Das neue Behandlungsvorgehen erschien daher als eine planmäßige Steuerung der Entwicklung. Dass dieses Ziel tatsächlich erreicht würde, behaupteten eine Reihe von behandlungsbegleitenden Studien, die ihrerseits – in einer Art Zirkelschluss – zu belegen schienen, dass die Prägungstheorie zutreffend sei. Die Studien waren so konzipiert, dass sie dem doppelten Zweck der Behandlungsevaluation und der Grundlagenforschung zur psychosexuellen Entwicklung dienen konnten.

Als Schlüsselkategorie dieser Grundlagenforschung führte der Psychologe John Money den Begriff *gender* ein, um in terminologischer Abgrenzung gegen *sex* und die verbreitete Annahme, wonach das biologische Geschlecht die psychosexuelle Entwicklung bestimme, auf die soziale Prägung der Geschlechtsrolle (*gender role*) hinzuweisen. Zwar wurde seinerzeit im medizinischen Hermaphroditismus-Diskurs von verschiedenen AutorInnen betont, dass der Einfluss der Erziehung hoch anzusetzen sei. Doch nach der Baltimorer *gender*-Entwicklungstheorie überformten die sozialen Einflüsse nicht nur die biologischen Anlagen, sondern sie waren in einer bestimmten Phase notwendig, um die psychosexuelle Entwicklung in die Wege zu leiten. Ihre Resultate sollten einer natürlichen Determination gleichkommen. Die alte Hierarchie von Natur und sozialer Umwelt, biologischem Geschlecht und anerzogener Geschlechtsrolle wurde somit zugunsten des Sozialen bzw. von *gender* verschoben. Dabei darf aber nicht vergessen werden, dass das Baltimorer Team unter sozialen Einflüssen keine strukturellen oder etwa diskursiven, sondern lediglich solche Faktoren verstand, die wie die Geschlechtszuordnung, die Erziehung und das Körperbild individuell manipulierbar erschienen. Mit der Betonung der individuellen sozialen Formbarkeit der menschlichen Psyche knüpfte das *gender*-Konzept an die seinerzeit in den USA einflussreichen Strömungen der (Neo-)Psychoanalyse und des Behaviorismus sowie an den Diskurs um die kosmetische Chirurgie an, der von dem Postulat ausging, eine körperliche Normanpassung könne die psychosoziale Integration erleichtern und psychischen Störungen vorbeugen.

Das Baltimorer *gender*- und Behandlungskonzept sollte sich schließlich im deutschen Sprachraum etablieren, allerdings, abgesehen von ein paar frühen Adaptionen, auf breiter Linie erst nach weit über einem Jahrzehnt der Ignoranz oder sogar offenen Ablehnung. Gegen die Baltimorer Thesen zur psychosexuellen Entwicklung wendeten Ärzte ein, dass Forschungsergebnisse, die an Intersexuellen gewonnen worden waren, auf gesunde Menschen nicht übertragbar seien: Nur bei Intersexuellen könne die Geschlechtsrolle willkürlich anerzogen werden, da ihre Psychosexualität, wie Manfred Bleuler im Rahmen seines Konzepts der Endokrinologischen Psychiatrie behauptet hatte, aufgrund der besonderen endokrinen Bedingungen nicht männlich resp. weiblich, sondern indifferent angelegt sei. Das mache sie anpassungsfähiger als gesunde Menschen. Andererseits wurden der Baltimorer Leitlinie, Geschlechtsneuzuweisungen auf die ersten beiden Lebensjahre zu beschränken, Fälle gegenübergestellt, bei denen auch jenseits dieser Altersgrenze Geschlechtsumstellungen erfolgreich durchgeführt worden waren. Dies unterhöhlte die Behauptung, die Psychosexualität sei mit dem zweiten Lebensjahr fixiert. Letzten Endes beharrten die KritikerInnen darauf, dass die Psychosexualität in ihrem Kern sehr wohl biologisch determiniert sei und von der Erziehung nicht völlig überformt werden könne.

Dazu, dass sich die Baltimorer Konzepte in der zweiten Hälfte der 1960er Jahre schließlich doch durchsetzen konnten, trug ausgerechnet das Konstrukt bei, dass Intersexuelle aufgrund ihrer psychosexuellen Indifferenz für soziale Einflüsse besonders empfänglich seien. Denn dies konnte auch *für* den Versuch einer gezielten Steuerung der psychosexuellen Entwicklung gemäß dem Baltimorer Behandlungsplan sprechen. Solche Behandlungserprobungen, zu denen es besonders auch im Zusammenhang mit der Einführung der Cortisontherapie beim AGS kam, schufen ihrerseits eine Erfahrungsbasis, die gegen die Behauptung einer genuinen psychosexuellen Indifferenz von Hermaphroditen sprachen. Eine wichtige Grundlage dafür, dass die Theorie der sozialen Prägung der Psychosexualität schließlich doch Akzeptanz finden konnte, war, dass Money und seine KollegInnen sich ihrerseits der – von der US-amerikanischen tierexperimentellen Verhaltensbiologie ab 1960 prominent platzierten – These einer pränatalen hormonalen Prädisposition annäherten. Allerdings führten sie eine gewichtige Verschiebung ein: Indem sie Robert Stollers Differenzierung zwischen *gender role* und *gender identity* übernahmen, machten sie pränatale hormonelle Einflüsse für die Ausprägung der Geschlechtsrolle geltend, doch für das basale Geschlechtszugehörigkeitsempfinden sollte weiterhin die frühkindliche soziale Prägung ausschlaggebend sein. Diese neue Interaktionstheorie, ausgearbeitet in einer Reihe psychoendokrinologischer Studien, die Ende der 1960er Jahre erschienen, besänftigte die Kritik.

Die Wende wurde jedoch vor allem dadurch herbeigeführt, dass mit dem Baltimorer Behandlungs- und Forschungsprogramm ein Dispositiv geschaffen wurde, das Intersexualität systematisch als »Experiment der Natur« erschloss. Die Basis dafür war, dass die Behandlungserprobung und -evaluation mit der Grundlagenforschung zur Psychosexualität effektiv verknüpft wurde. Das quasiexperimentelle Untersuchungsdesign, das dabei etabliert wurde, baute auf den chirurgisch-hormonellen Eingriffen im Kleinkindalter auf. Denn diese Eingriffe boten – zusammen mit dem institutionellen Setting einer auf Intersexualität spezialisierten Klinik – eine wichtige Voraussetzung für die Kontrolle potentieller Einflussfaktoren. Die Baltimorer Forschungsgruppe behandelte die chirurgisch-hormonellen Eingriffe an intersexuellen Kleinkindern als eine Art Ersatz für eine experimentelle Manipulation: Die Eingriffe kämen einer systematischen Isolation und kontrollierten Variation von potentiell entwicklungsbeeinflussenden Faktoren gleich, weshalb ihre Effekte nach Art eines Experiments analysiert werden könnten.

Das so geschaffene experimentelle Dispositiv erzeugte eine zugleich wissenschaftliche und klinische Evidenz, durch welche die theoretische Annahme der sozialen Kontingenz von Geschlecht in eine empirische Tatsache verwandelt und das Modell der geschlechtlichen Normierung als therapeutisches Erfolgsmodell etabliert wurde. Demgegenüber zählten nur noch solche Einwände, die sich ebenfalls auf experimentelle Forschungsergebnisse berufen konnten. Das führte dazu, dass sich das Dispositiv zusehends gegenüber seinen ErfinderInnen verselbständigte: Es strukturierte in den 1970er Jahren sowohl Forschungen, die als Gegenthese zur Baltimorer *gender*-Theorie angelegt waren, wie auch Replikationsstudien, die an anderen Standorten durchgeführt wurden. Die *nature/nurture*-Debatte der Sexualforschung wurde auf der Basis dieser Experimentalisierung der Grundlagenforschung perpetuiert, allerdings auf einer historisch neuen Grundlage: Die seit langer Zeit beklagte Theorie-Praxis-Diskrepanz wurde überwunden und die epistemologische und sozialregulative Problematisierungsweise effektiv zusammengeführt, indem der wissenschaftliche Erkenntnisgewinn über die psychosexuelle Entwicklung und das klinische Anliegen der Behandlungsoptimierung integriert wurden. Im Schnittpunkt der beiden Problematisierungsweisen kam das *gender*-Konzept als ein begriffliches *boundary object* (Star/ Griesemer 1999) bzw. *boundary concept* (Löwy 1993) zum Tragen, das eine Reflexion und Adjustierung zwischen den so heterogenen Feldern des klinischen und des wissenschaftlichen medizinischen Hermaphroditismus-Diskurses ermöglichte.

In den Brennpunkt der medizinischen Problematisierung uneindeutigen Geschlechts rückte in der zweiten Hälfte des 20. Jahrhunderts zunehmend die Psychosexualität und schließlich die *gender role* bzw. (nach der Ausdifferenzierung des Konzepts Ende der 1960er Jahre) die *gender identity*, wobei sie als sozial geformte und gezielt manipulierbare psychische Entitäten erschienen. Der Hermaphroditismus-Diskurs (zumindest in den Bereichen, in denen es nicht nur um Erörterungen zum biologischen Geschlecht ging) spitzte sich darauf zu, die Bedingungen der Entwicklung einer eindeutigen Geschlechtsidentität zu kennen und herstellen bzw. kontrollieren zu können. Eine eindeutige und stabile affektive Bindung an den männlichen resp. weiblichen Geschlechtsstatus erschien als Garant sozialer Integration in die zweigeschlechtliche gesellschaftliche Ordnung. Damit setzte sich eine Auffassung an die Stelle biologischer Begründungen der zweigeschlechtlichen Klassifikation, welche die psychische und soziale Funktionalität einer eindeutigen Geschlechtszuordnung betonte. Die Auffassung, dass die Geschlechtsidentität einer sozialen Prägung unterliege, die aktiv steuerbar sei, mochte dabei seit Ende der 1960er Jahre auch davon profitiert haben, dass Feministinnen die Vorstellung eines naturgegebenen Schicksals des Menschen im Hinblick auf die psychischen und sozialen Geschlechterdifferenzen in Frage stellten. Andererseits war das feministische Anliegen der Emanzipation von einengenden Geschlechter- und Sexualnormen doch den stereotypen Vorstellungen, die der medizinisch-psychologische Hermaphroditismus-Diskurs reproduzierte, entgegengesetzt.

Da war die Nähe zum rechtlich-administrativen Feld schon größer, zumindest nachdem auch die letzten in der Nachkriegszeit erhobenen Forderungen von Medizinern nach Einführung einer dritten Geschlechtskategorie unbeantwortet verklungen waren: Die Medizin erfüllte (und erfüllt bis heute) die juristische Vorgabe, wonach eine eindeutige Zuweisung von Intersexuellen zum männlichen oder weiblichen Geschlecht zu erfolgen habe. Sie untermauerte damit auch ihren Anspruch, eine Expertise in Fragen des sozialen Status von Menschen zu besitzen und die Geschlechtsklassifikation wissenschaftlich kontrollieren zu können. Aus rechtlicher Sicht bestätigte die Medizin die zweigeschlechtliche Klassifizierbarkeit als eine wissenschaftliche Tatsache. Hinsichtlich der Geschlechtszuweisung lässt sich daher von einer Arbeitsteilung zwischen Recht und Medizin sprechen, insofern die rechtlich-administrativen Regelungen und die medizinische Expertise einander ergänzen und bedürfen. Sie stabilisieren sich in dieser Arbeitsteilung, jedoch nicht einseitig durch ein starres Festhalten am Status quo, sondern durchaus durch eine vorsichtige Anpassung an neue Entwicklungen. Denn ihre strukturelle Verschränkung bildet auch den Rahmen für inhaltliche Friktionen, die schließlich zu Veränderungen führen können, wie dies bezüglich des Anliegens Transsexueller nach Umschreibung des registrierten Geschlechts der Fall war. Auf dem Weg zum Transsexuellengesetz von 1980 wurde über Abgrenzungen zwischen Intersexualität und Transsexualität, natürlichem und künstlichem Geschlecht sowie über die Hierarchie von Körper und Psyche verhandelt. Das führte allerdings zu unscharfen und widersprüchlichen Kriterien. Deshalb konnte die gesetzliche Sonderbehandlung Transsexueller schließlich als Möglichkeit erscheinen, das Problem auszulagern, um so eine generelle Revision der personenstandsgesetzlichen Grundlagen zu umgehen. Trotz des Beharrens der Gerichte darauf, dass eine eindeutige Klassifizierbarkeit der Menschen in zwei Geschlechter zu den selbstverständlichen Voraussetzungen des sozialen Zusammenlebens und der Gesellschaftsordnung gehöre, gewährte schließlich auch das Recht gewisse eng umrissene Ausnahmen bzw. Sonderwege, um die Integration inter- und transsexueller Menschen in die Zweigeschlechterordnung sicherzustellen. Wie bereits den MedizinerInnen erschien nun auch den JuristInnen der beste Garant für diese Integration zu sein, dass der Geschlechtsstatus der Geschlechtsidentität der betroffenen Menschen entspreche, da dies deren soziale Selbsteinbindung in die Geschlechterordnung befördere.

2. Neueste medizinische Diskussionen: Kontinuität oder Bruch?

Wie zu Beginn des Buches zu sehen war, knüpfen viele deutsche Fachpublikationen über Intersexualität auch noch um das Jahr 2000 bruchlos an das Baltimorer *gender*-Konzept und Behandlungsprogramm an. Auch aktuell finden sich einige pädiatrische und gynäkologische Veröffentlichungen, in denen die chirurgisch-hormonelle Normanpassung intersexueller Genitalien im Säuglings- und Kleinkindalter empfohlen wird.[1] Gilt das auch für das Gros der Publikationen der letzten drei Jahre? Hier kann es nicht geleistet werden, die neuesten Diskussionen in ihrer gesamten Bandbreite angemessen darzustellen und auf Problematiken und Potentiale abzuklopfen. Doch möchte ich – anknüpfend an Kapitel II.5 – den dramatischen Fortgang der Geschichte des John/Joan-Falls schildern und die Auseinandersetzung der medizinisch-psychologischen Fachöffentlichkeit damit beleuchten. Daran lassen sich kritische Tendenzen der derzeitigen Debatte aufzeigen.

Misserfolg des John/Joan-Experiments

1980 wurde in Großbritannien eine Fernsehproduktion der BBC ausgestrahlt, die ursprünglich darauf angelegt war, ganz im Sinne Moneys den Zwillingsfall als Beleg der *nurture*-These vorzuführen. Doch bei seinen Recherchen erfuhr das BBC-Team, dass Joan – mittlerweile im Teenageralter – große psychische Probleme habe und eine ambivalente Geschlechtsidentität zeige (Colapinto 2000: 182-186). Als Money mit diesen Rechercheergebnissen konfrontiert wurde, brach er die Zusammenarbeit mit der BBC ab.[2] Milton Diamond, von der BBC ebenfalls um einen Kommentar gefragt, sparte nicht mit Kritik an Moneys *gender*-Theorie und Behandlungsempfehlungen. 1982 veröffentlichte er zu den Recherchen der BBC einen kritischen Beitrag in *Archives of Sexual Behavior* und damit in derselben Zeitschrift, in der Money 1975 über den bis dahin angeblich erfolgreichen Verlauf des Zwillingsfalls berichtet hatte. Die durch die BBC ans Licht gebrachten Schwierigkeiten Joans wertete Diamond in diesem Artikel als Scheitern des Baltimorer Behandlungsplans. Daraus leitete er ab, dass die Unhaltbarkeit der Theorie der sozialen Prägung der Geschlechtsidentität erwiesen sei. Zum Zwillingsfall schrieb er: »As for the twin, it is scientifically regrettable that so much of a theoretical and philosophical superstructure has been built on

1 Manche dieser Veröffentlichungen gehen garnicht auf die kritische Diskussion ein (Bettendorf/Grulich-Henn 2007: 287; Hiort 2007: 578-582; Roll et al. 2006; Eckoldt 2008: 96). Andere streifen die Diskussion, sehen aber in einem frühzeitigen Behandlungsvorgehen – bei verbesserter Operationstechnik – mehr Vorteile als Nachteile (Westenfelder 2004; Meyer-Bahlburg 2008: 42; Wünsch/Wessel 2008).

2 Money erklärte rückblickend, er habe der BBC ein Interview verweigert, weil die Journalisten die Privatsphäre von Joans Familie verletzt hätten (Money 2002: 74).

the supposed results of a single, uncontrolled and unconfirmed case.« (Diamond 1982: 184f.). Man sollte meinen, dass Diamonds Beitrag seinerzeit eine Kontroverse hätte auslösen müssen. Doch die Fachöffentlichkeit schwieg sich aus. Vielleicht wartete sie auf genauere Mitteilungen oder eine Stellungnahme Moneys, die jedoch ausblieben. Indessen verfasste Money 1985 einen Artikel für die *Archives of Sexual Behavior*, in welchem er sich (erneut) gegen eine sozialdeterministische Lesart seiner *gender*-Entwicklungstheorie verwahrte. Zugleich brandmarkte er die Einfalt »biologischer Eiferer«, die intersexuelle Neugeborene anhand biologischer Merkmale einem Geschlecht zuweisen würden, statt sich nach der äußeren Anatomie der Genitalien zu richten (Money 1985b). Erst in einer Veröffentlichung von 1991 – und nur am Rande anderer Ausführungen – äußerte sich Money öffentlich zum Zwillingsfall:

»On the international academic scene, doctrinal rivalry regarding the origins of gender identity led to an alliance with an unscrupulous media (Diamond 1982) that prematurely terminated a unique longitudinal study of identical twins (Money 1975). A BBC crew of television sleuths, incited by the prospect of airing a doctrinal dispute, traced the whereabouts of the twins and their family and unethically invaded their privacy for programming purposes.« (Money 1991: 10)[3]

Money schien mit dieser Bemerkung nahe legen zu wollen, der Zwillingsfall hätte ohne das Dazwischentreten des BBC-Teams und Diamonds doch noch einen erfolgreichen Ausgang nehmen können.

1994 gelang es Diamond, den Zwilling direkt zu interviewen. Inzwischen lebte dieser seit mehr als einem Jahrzehnt als Mann, war verheiratet und hatte die Kinder seiner Frau adoptiert. Diamond veröffentlichte 1997 zusammen mit dem Psychiater Keith Sigmundson, dem Leiter der psychiatrischen Ambulanz, in der Joan/John im Jugendalter betreut worden war, einen Bericht über die – Moneys Prognosen von 1975 zuwiderlaufende – Entwicklung des Falls. Diamond sah sich in seiner Kritik an Moneys *gender*- und Behandlungskonzept nun erst recht bestätigt. Er und Sigmundson sprachen sich aufgrund der Erfahrungen im Zwillingsfall generell für ein möglichst nicht-invasives Behandlungsvorgehen für Kinder mit uneindeutigen Genitalien aus: Bei intersexuellen Neugeborenen sollte eine klare Geschlechtszuweisung entsprechend der anzunehmenden pränatalen hormonellen Prädisposition der Psychosexualität erfolgen, jedoch kein rein kosmetisch begründeter chirurgischer Eingriff. Solche Operationen seien bis in ein Alter zurückzustellen, in welchem die Betroffenen selbst darüber entscheiden können (Diamond/Sigmundson 1997a & b). Damit schlossen sich die Mediziner weitgehend den Forderungen der *Intersex Society of North America* an.

Fast zeitgleich mit Diamonds und Sigmundsons Bericht veröffentlichte der Journalist John Colapinto eine Reportage mit dem Titel *The true story of*

3 Vgl. auch Money 2002: 71-76.

John/Joan in der populären Zeitschrift *The Rolling Stone* (Colapinto 1997). Die Reportage, die auf Interviews mit dem betroffenen Zwilling und seiner Familie basierte, verschärfte den Vorwurf, Money habe die Situation eines abhängigen Kindes und seiner überforderten Eltern zum Zwecke des Belegs einer wissenschaftlichen Doktrin missbraucht. Im Jahr 2000 folgte dann ein ausführliches Buch Colapintos, mit dessen Publikation der Zwilling mit seinem richtigen Namen David Reimer an die Öffentlichkeit trat. Sowohl für Diamond und Sigmundson als auch für Colapinto bewies die Geschichte Reimers, dass die Geschlechtsidentität eben doch primär biologisch prädisponiert sei (das verdeutlichte auch der Titel von Colapintos Buch *As Nature made him*; Colapinto 2000). Wie zuvor von Money ist der Zwillingsfall damit wiederum in ein reduktives Interpretationsraster eingespannt worden: Anstelle des Erfolgs ist es nun das Scheitern des Behandlungsplans, das als Beleg einer bestimmten Theorie der psychosexuellen Entwicklung gelesen wird. In diesem Raster bewegen sich die meisten der seither erschienenen Medienberichte, wobei der John/Joan-Fall als finaler Beweis der *nature*-Position gilt.[4]

Experiments of nurture and nature

Wie hat die medizinisch-psychologische Fachöffentlichkeit auf die Enthüllungen zum Zwillingsfall reagiert? In den Kommentaren von MedizinerInnen zum John/ Joan-Fall offenbart sich ein gesteigertes Interesse an neuen empirischen Untersuchungen zu Fällen uneindeutigen Geschlechts. Weiterhin gelten solche Fälle als aufschlussreiche Studienobjekte für Forschungen zur psychosexuellen Entwicklung, wie einem sexualmedizinischen Handbuch von 2001 zu entnehmen ist: Während diese, und insbesondere der John/Joan-Fall, bislang als »gelungene Belege für die Dominanz der Erziehung« interpretiert worden seien, zeige ihre erneute und nähere Betrachtung, »dass dies keinesfalls so eindeutig festgestellt werden kann und die Befundlage vielmehr *gegen* eine beliebige Formung der Geschlechtsidentität durch Erziehung spricht.« (Bosinski 2001a: 77) Allerdings dürften auch die »formenden Einflüsse soziokultureller, sozialisatorischer und psychogenetischer Faktoren« nicht außer Acht gelassen werden (ebd.: 79). Obgleich der Autor mit letzterer Aussage die *nature*-These etwas begrenzt, ist seine Neigung unverkennbar, die Theorie der frühkindlichen sozialen Prägung der Geschlechtsidentität in die Schranken zu verweisen. Deutlicher noch lässt sich die Rückwendung zur Biologie an einer Pressemitteilung des Johns Hopkins Hospitals aus dem Jahr 2000 ablesen. Darin wird über eine von der Psychiatrischen Abteilung durchgeführte Studie zur psychosexuellen Entwicklung genetisch

4 Siehe z.B. die Dokumentation *The Boy who was Turned into a Girl*, BBC 2, erstmals ausgestrahlt am 07.12.2000. Der Zwillingsfall musste auch bereits als Beleg der *nature*-Position in dumpfen Pamphleten gegen das angebliche Umerziehungsexperiment durch Gender Mainstreaming-Programme herhalten (z.B. Zastrow 2006; Pfister 2006).

männlicher Kinder, die zwar mit Hoden, jedoch ohne Penis bzw. mit Mikropenis auf die Welt gekommen waren, informiert. Das Studienergebnis verkündet die Pressestelle wie folgt: »Hopkins Research Shows Nature, Not Nurture, Determines Gender. […] These studies suggest that male gender identity is directly related to normal male patterns of male hormone exposure in utero.« (JHM 2000)[5]

Angesichts des Scheiterns des John/Joan-Experiments, dessen mediale Aufbereitung auch der Behandlungskritik von Intersex-Initiativen erhöhte Aufmerksamkeit eingebracht hat, trauen sich in den letzten Jahren nur noch sehr wenige MedizinerInnen und PsychologInnen, Moneys Entwicklungstheorie und Behandlungsmodell offen zu verteidigen. Zu diesen wenigen gehört ein kanadisches Forschungsteam, das dem Zwillingsfall einen anderen Fall von unfallbedingtem Penisverlust im Säuglingsalter gegenübergestellt hat. Wie der Zwilling, wurde auch dieses Kind dem weiblichen Geschlecht zugewiesen. Die kanadischen ForscherInnen berichteten über die inzwischen erwachsene Person, dass sie erfolgreich eine weibliche Geschlechtsidentität etabliert habe, obwohl in der Kindheit männliche Verhaltensweisen dominiert hätten und eine bisexuelle Orientierung bestehe. Da sich die Ausgangssituation in den beiden Fälle ähnelte, erlaubte dies nach Ansicht der Forschungsgruppe, gezielt die Umstände der Geschlechtszuweisung und des Erziehungsverlaufs hinsichtlich ihrer Auswirkungen auf die psychosexuelle Entwicklung vergleichen zu können: Tatsächlich biete sich hier ein ideales »experiment of nurture«. Die AutorInnen interessierten sich insbesondere für den Umstand, dass die Geschlechtsneuzuweisung inklusive der chirurgischen Genitalanpassung in ihrem Fall ein dreiviertel Jahr früher als im Zwillingsfall vorgenommen worden war. Das habe der Mutter geholfen, ihr Kind eindeutig als Mädchen zu sehen und zu erziehen. Die Forschungsgruppe zog aus dem behaupteten ›Erfolg‹ ihres Falls den Schluss, dass die Dramatik des Zwillingsfalls auf eine zu späte und damit unzureichende Behandlung zurückzuführen sei. Daher sei das Baltimorer Behandlungs- und *gender*-Konzept keineswegs hinfällig, sondern müsse erneut ernsthaft geprüft werden (Bradley et al. 1998).[6]

Dergestalt gehen also die Meinungen über die adäquate Interpretation des Scheiterns des John/Joan-Falls in der Fachöffentlichkeit auseinander. Indessen kommunizieren auch die neuesten Studien miteinander über das experimentelle Dispositiv der Forschungen zur Psychosexualität: Fälle von unfallbedingtem Penisverlust ebenso wie von Inter- oder Transsexualität wurden und werden als »experiments of nature vs. nurture« begriffen und für die Grundlagenforschung herangezogen (Green 1976: 18; Bosinski 2000). Dass David Reimer im Frühjahr

5 Verantwortlich für die Studie war der Kinderpsychiater und Urologe William Reiner. In seiner wissenschaftlichen Publikation über die Studie konfrontierte Reiner explizit Moneys Darstellung und Interpretation des Zwillingsfalls mit den neuen Forschungsergebnissen (Reiner 1999). In der Psychiatrischen Abteilung des Johns Hopkins Hospitals hatte sich bereits Mitte der 1970er Jahre mit dem Antritt eines neuen Direktors der Wind gegen Money gedreht.

6 Vgl. auch Meyer-Bahlburg 1998; American Academy of Pediatrics 2000.

2004 seinem Leben ein Ende setzte, hat bisher in der medizinisch-psychologischen Fachöffentlichkeit nicht dazu geführt, diese Instrumentalisierung grundsätzlich zu hinterfragen.

Die *nature/nurture*-Frage durchzieht vielmehr auch solche medizinisch-psychologischen Forschungen, die untersuchen, wie sich die bisherige Behandlungsstrategie auf die Lebensqualität der betroffenen Menschen ausgewirkt hat. Ziel dieser Forschungen ist, das Modell der geschlechtlichen Normierung intersexueller Kinder zu überprüfen. Solche Forschungsprojekte sind mittlerweile in mehreren westlichen Ländern ins Leben gerufen worden (z.B. Schober 1999a). Mit dem Anliegen der Behandlungsevaluation befassen sich auch in Deutschland seit ein paar Jahren Forschungsgruppen verschiedener Universitätskliniken, die sich im *Netzwerk DSD/Intersexualität*, das vom Bundesministerium für Bildung und Forschung gefördert wird, zusammengeschlossen haben.[7] Insbesondere die *Forschergruppe Intersexualität* des Instituts für Sexualwissenschaften der Universitätsklinik Hamburg-Eppendorf (UKE), die intersexuelle Menschen über ihre Behandlungszufriedenheit und Lebensqualität befragt hat, weist nach, dass ein Teil der befragten Betroffenen negative Erfahrungen gemacht hat (Richter-Appelt 2007; Brinkmann et al. 2007).[8] Der empirische Nachweis, dass bei einem nicht geringen Teil der Betroffenen die Behandlungsstrategie der geschlechtlichen Normierung nicht die gewünschten Resultate erbracht hat, ist von großer Bedeutung, weil nun die Fachöffentlichkeit die Kritik daran nicht länger ignorieren kann.

Allerdings knüpfen die Evaluationsprojekte an die bisherige medizinisch-psychologische Forschungspraxis auch unkritisch an, indem sie deren Grundprobleme wiederholen. So werden intergeschlechtliche Menschen, die an den Evaluationsstudien teilnehmen, wiederum als Objekte der Grundlagenforschung zur Geschlechts- und psychosexuellen Entwicklung instrumentalisiert. Das wird an den von der *Deutschen Forschungsgemeinschaft* von 2002 bis 2005 unterstützten Studien der an den Unikliniken Hamburg und Lübeck angesiedelten *Interdisziplinären klinischen Forschergruppe »Vom Gen zur Geschlechtsidentität«* deutlich.[9] In einer Veröffentlichung des Lübecker Projekts heißt es: »Die

7 Das *Netzwerk DSD/Intersexualität* präsentiert sich im Internet unter http://www.netzwerk-is.uk-sh.de/is/index.php?id=170, Stand 19.11.2009.

8 Hierzu ist anzumerken, dass einige der behandlungskritischen intergeschlechtlichen Menschen an der Studie nicht teilgenommen haben, weil diese in einem medizinischen Rahmen stattfand, zudem pathologisierende Bezeichnungen verwendet und medizinische Daten erhoben wurden (AG 1-0-1 intersex & Hamburger Forschungsgruppe Intersexualität 2005). Somit kann vermutet werden, dass die Ergebnisse der Untersuchung deutlich negativer ausgefallen wären, wenn sie außerhalb und unabhängig von medizinischen Institutionen, z.B. von einem sozialwissenschaftlichen Institut, durchgeführt worden wäre.

9 Die Website der *Interdisziplinären klinischen Forschergruppe »Vom Gen zur Geschlechtsidentität«* ist zu finden unter http://www.forschergruppe-is.uk-sh.de/deu/index.html, Stand 19.11.2009.

Untersuchung geschlechtstypischen Verhaltens bei Kindern mit DSD bietet die Möglichkeit, zu überprüfen, ob auch beim Menschen von einer Beeinflussung des Verhaltens durch prä- oder postnatale Androgeneinwirkungen ausgegangen werden kann.« (Jürgensen et al. 2008: 226) Offenbar wird weiterhin von der altbekannten Vorstellung ausgegangen, dass aufgrund der Inkongruenz der biologischen Geschlechtsfaktoren bei Intersexualität diese einzeln in ihrer spezifischen Wirkung für die Entwicklung der Psychosexualität analysiert werden könnten.

Auf diese Weise wird in den aktuellen Intersexstudien (und so auch den Hamburger und Lübecker Untersuchungen) regelmäßig die Frage der Behandlungsoptimierung an die Grundlagenforschung zur psychosexuellen Entwicklung gekoppelt. Da es nach wie vor als »[e]ines der Hauptziele der medizinischen Behandlung Intersexueller« gilt, »dass sie eine stabile Geschlechtsidentität entwickeln«, erscheint es notwendig, die entscheidenden Einflussfaktoren zu kennen und ggf. manipulieren zu können, die für eine »normale« männliche oder weibliche Psychosexualität sorgen sollen (Richter-Appelt et al. 2005: 241). Das betrifft insbesondere die Entscheidungskriterien, welchem Geschlecht ein intersexuelles Neugeborenes zugewiesen werden soll: »Thus, the key issues in the gender-assignment debate are the mechanisms involved in the development of gender identity.« (Meyer-Bahlburg 1999: 3455) Mit solchen Äußerungen wird die Behandlungsfrage wiederum von der Suche nach objektiven Kriterien abhängig gemacht, welche die Richtung der psychosexuellen Entwicklung vorhersagbar machen sollen (siehe auch Meyer-Bahlburg 2008: 38; Cohen-Kettenis/ Pfäfflin 2003: Kap. 5). Dergestalt werden die Behandlungsevaluation und die Sorge um die psychosexuelle Entwicklung miteinander verbunden, ohne einmal grundsätzlich zu prüfen, ob die sogenannte normale, eindeutige Geschlechtsidentität tatsächlich eine angemessene Kategorie darstellt, um die Erfahrungen und ggf. Probleme intergeschlechtlicher Menschen zu erfassen.

Obwohl die Kritik von Intersex-Initiativen und ihren Unterstützer_Innen grundsätzliche ethische und menschenrechtliche Probleme deutlich macht, kreist die aktuelle Debatte in der Medizin mit Vorliebe um die Frage der Geschlechtsidentitätsentwicklung. Die frühzeitigen medizinischen Eingriffe werden in vielen der neuesten Veröffentlichungen nach wie vor nicht tiefergehend in ihrer Bedeutung für die Lebensqualität oder gar als Verletzung des Rechts auf körperliche Integrität und Selbstbestimmung diskutiert.[10] Immerhin rät neuerdings die *Deutsche Gesellschaft für Kinderheilkunde und Jugendmedizin* (DGKJ) zur Zurückhaltung bei Genitalplastiken im Kindesalter, sofern diese rein kosmetischen Zwecken dienen. Der Rat gilt allerdings nicht für das so häufig vorkomende AGS (AWMF-Leitlinien 2007, 027/022).[11]

---

10 Eine wohltuende Ausnahme ist ein Positionspapier der AG Ethik des *Netzwerks DSD/Intersexualität* (AG Ethik Netzwerk Intersexualität 2008).

11 Darin setzen sich die problematischen Ergebnisse zweier Konsensus-Konferenzen von 2002 und 2006 zu Intersexualität fort (Consensus Statement on Management of

Nie werden jedoch die Kompetenzen der Medizin und Psychologie im Umgang mit Intersexualität und ihre Zuständigkeit für eine ernsthafte Überprüfung der bisherigen Behandlungspraxis hinterfragt. MedizinerInnen und PsychologInnen nehmen intergeschlechtliche Menschen weiterhin vor allem als Forschungsobjekte wahr und nicht etwa als Expert_Innen in eigener Sache, die selbst darüber entscheiden können, welches ihre Probleme sind und wie diese angegangen werden sollten.[12]

3. Folgerungen aus der Genealogie des *gender*-Konzepts

Der John/Joan-Fall war und ist nicht nur für die mit Intersexualität befasste Medizin und psychologische Sexualforschung ein zentrales Experiment. Auch manche Feministinnen führten in den 1970er Jahren den Zwillingsfall als Musterbeispiel der Wirkmächtigkeit geschlechtsspezifischer Sozialisation an: »An diesem Beispiel sehen wir«, schrieb Ursula Scheu 1977, »wie gering die Rolle der Biologie ist.« (Scheu 1977: 8) Alice Schwarzer sah in dem Zwillingsfall einen Beleg dafür, dass die Geschlechterdifferenz nicht natürlich gegeben ist, sondern durch »Geschlechtsrollendrill« geformt wird (Schwarzer 1975: 189ff.). Moneys Studien gehörten, so Schwarzer, zu »den wenigen Ausnahmen« im Feld der Psychologie und Psychoanalyse, »die nicht manipulieren, sondern dem aufklärenden Auftrag der Forschung gerecht werden […].« (Ebd.: 189) Offenbar stufte sie die chirurgisch-hormonellen Eingriffe im Kleinkindalter zum Zwecke der Normanpassung des geschlechtlichen Erscheinungsbilds, auf deren Grundlage Money seine Untersuchungen zur psychosexuellen Entwicklung durchführte, nicht als Manipulationen ein. Wissenschaftliche Studien, welche dem feministischen Kampf gegen die Naturbegründung der Geschlechterhierarchie dienen konnten, waren rar gesät. Wahrscheinlich wurde deswegen nicht weiter hinterfragt, wie Moneys Forschung und Theorie zustande gekommen waren. Aus heutiger Sicht ruft dieser blinde Fleck Empörung hervor. Allerdings unterscheidet sich das Anliegen der feministischen Forschung damals wie heute von den Maßstäben der Baltimorer Forschungsgruppe und der darauf basierenden medizinischen Intersex-Behandlung: Während diese die Anpassung an die Geschlechter- und Sexualnormen zur Richtschnur machen, hinterfragt der Feminismus gerade solche Normen.

Inzwischen haben sich viele feministische, queer- und transgender-bewegte Akteur_Innen mit der Behandlungskritik der Intersex-Bewegung solidarisiert.

Intersex Disorders 2006; Consensus Statement on 21-Hydroxylase Deficiency 2002). Eine Kritik der Verlautbarungen findet sich in Silva 2007: 180ff.

12 Hier wäre z.B. denkbar, eine betroffenenkontrollierte Forschung durchzuführen, wie dies für andere Fragestellungen des Sozial- und Gesundheitsbereichs bereits produktiv geschehen ist; vgl. etwa Russo/Fink 2003.

Auch haben einige Autor_Innen den John/Joan-Fall als Lehrstück geschlechts- und sexualitätsnormierender Praktiken der Medizin und Psychologie gegen den Strich gelesen.[13] Bis heute ist jedoch noch nicht ausreichend untersucht worden, was die Entstehung und Etablierung des *gender*-Konzepts im Setting der chirurgisch-hormonellen Behandlung intersexueller Kinder für das Verständnis dieser zentralen analytischen Kategorie der Gender und Queer Studies bedeutet.

Bernice Hausman hat dazu bisher die eingehendste Analyse vorgelegt. Sie arbeitet in ihrer historischen Rekonstruktion materielle Technologien als konstitutive Bedingungen der Entstehung des *gender*-Konzepts heraus. Gleichzeitig weist sie darauf hin, dass der Körper den medizinischen Diskursen und Techniken »reale Grenzen« setze (Hausman 1995: 70 & 200). Besonders intersexuelle Körper würden die zweigeschlechtliche Codierung unterlaufen: »[I]ntersexuality subverts the paradigm of normative sex – that is, it disrupts the primary appropriation of the body's signs by the terminological code of binary sex.« (Ebd.: 190) Daraus leitet sie als kritische Schlussfolgerung für das *gender*-Konzept ab, dass dieses aufgrund der Ausblendung des Körpers nur die »ideologischen« Aspekte des binären Geschlechtersystems erfasse: Angestoßen vor allem durch die These Judith Butlers, dass *sex* nur ein Effekt von *gender* sei, habe sich in der Geschlechterforschung der Blick auf sprachlich-ideologische Prozesse folgenschwer verengt. Demgegenüber plädiert Hausman dafür, *gender* ein kritisches Konzept von *sex* an die Seite zu stellen, um die analytische Aufmerksamkeit auf »the body's construction as a ›sex‹« zu lenken (ebd.).

Problematisch an Hausmans Thesen ist in meinen Augen, dass sie geschlechtliche Uneindeutigkeit per se mit einem subversiven Potential identifiziert, welches die Medizin mittels der binären Geschlechtsnormierung auszuschalten versuche. Dieser nicht nur bei Hausman, sondern in den Gender und Queer Studies vielfach vorzufindende Ansatz läuft auf eine einförmige Medikalisierungsthese hinaus: Demnach reagiert die Medizin mit Abwehr und gewaltsamer Unsichtbarmachung auf geschlechtliche Ambivalenz, um die Ideologie eines naturgegebenen dichotomen Geschlechtsunterschieds aufrechtzuerhalten. Die Medizin fungiert folglich als rigider *gatekeeper* der Zweigeschlechterordnung. Der Ansatz führt allerdings zu einer theoretischen Asymmetrie: Während Männlichkeit und Weiblichkeit als gesellschaftliche Konstrukte entlarvt werden, wird Intersexualität als ein den sozialen Praktiken vorgängiges natürliches Phänomen dargestellt und essentialisiert. Eine symmetrische Herangehensweise erfordert hingegen, nicht nur die Kategorien männlich/weiblich, sondern auch geschlechtlich eindeutig/uneindeutig als relationale, gesellschaftliche Konstruktionen zu untersuchen. Auf dieser Basis lassen sich auch die mit ›weichen‹ Differenzen, insbesondere Kontinuummodellen, und mit inkludierenden Praktiken einhergehenden Geschlechtskonstruktionen der Medizin kritisch

13 Vgl. z.B. Hausman 2000; Butler 2001; Dietze 2003; Morland 2005; Plümecke 2005a.

analysieren. Zudem überschätzt die These einer rigiden Medikalisierung von Geschlecht die gesellschaftliche Gestaltungsmächtigkeit der Medizin. Natürlich trägt die Medizin in großem Maße zur Aufrechterhaltung der Geschlechterordnung bei und wirkt normierend und normalisierend auf die Körper und die Erfahrungen von Geschlecht und Sexualität ein. Doch wird ihre Gestaltungsmächtigkeit durch die komplexen Verhältnisse zum Recht beschränkt oder auch durch das Erstarken von Patientenbewegungen bzw. Selbsthilfe-Initiativen. Gleichzeitig unterschätzt die uniforme Medikalisierungsthese die Fähigkeit der Medizin, sich durch flexible Konzepte und Lösungen als *die* Expertin für Geschlechterfragen zu profilieren. Letzteres hängt damit zusammen, dass zumindest die moderne Medizin ein stark ausdifferenziertes und heterogenes Feld darstellt, weshalb uniforme Behandlungspraktiken und über einen längeren Zeitraum stabile Kodifikationen von Geschlecht nicht die Regel, sondern eher eine erklärungsbedürftige Besonderheit sind. Daher ist für eine Analyse der Wirkmächtigkeit der modernen Medizin entscheidend, das Ineinandergreifen von vereinheitlichenden und divergierenden, von stabilisierenden und transformierenden Praktiken und Prozessen in den Blick zu nehmen und die Bedingungen dieses Zusammenspiels zu untersuchen. Auf diese Weise lässt sich ein Verständnis für die trans-/formative Rolle der Medizin hinsichtlich der Kategorien Geschlecht und Sexualität gewinnen.

Andererseits ist Hausman zuzustimmen, dass ein Problem des *gender*-Konzepts – nicht nur seiner Handhabung in der Intersexualitätsforschung, sondern auch in einer Reihe von Ansätzen der Gender und Queer Studies – ist, physische Bedingungen und Wirkungen der Herstellung von Geschlecht auszublenden.[14] Mit der Analyse der materiellen Dimension der Herstellung physischer Differenzen verbindet sich die Herausforderung, den Körper in seiner spezifischen Materialität und Heterogenität und zugleich als historisch-gesellschaftlich konstituierten zu begreifen. Ein solches Verständnis ist für eine kritische Untersuchung des medizinischen Umgangs mit Intersexualität, durch den der Körper auf das heterosexualisierte Symbolsystem der Genitalien reduziert wird, unerlässlich. Die medizinisch-psychologische Problematisierung uneindeutigen Geschlechts hat keinen Blick für die Potentiale des Körpers, des Begehrens, der *embodied subjects*, andere Wege jenseits der genormten Pfade zu beschreiten. Um das medizinische Vorgehen gegen den Strich lesen zu können, bedarf es hingegen eines Sinns für die vielfältigen Möglichkeiten, die quer zur Zweigeschlechterordnung liegen. Ein kritisches Körperverständnis ist auch notwendig, um nicht der Illusion anheim zu fallen, dass die klinische und wissenschaftliche Praxis so spur- und reibungslos funktioniert, wie es MedizinerInnen den Eltern, den Betroffenen und nicht zuletzt sich selbst glauben machen wollen. Solange die chirurgisch-hormonellen Eingriffe hauptsächlich hinsichtlich der intendierten kosmetischen Effekte thematisiert

14 Wie ich in Kapitel II.1.4 auseinandergesetzt habe, führt allerdings Hausmans Überbetonung der Technik dazu, die Rolle diskursiver und nicht-diskursiver Praktiken und Kontexte unterzubewerten.

werden, werden systematisch Schmerzen und Sensibilitätsverlust oder die Möglichkeit der Traumatisierung durch Untersuchungs- und Behandlungssituationen unterschätzt. Gegenüber solchen Reduktionen ein komplexes Körperverständnis zu entwerfen, ist für die kritische Analyse der Intersex-Medizin eine wichtige Herausforderung; sie ist es auch insgesamt für die Gender und Queer Studies.

Vor dem Hintergrund einer in dieser Hinsicht geschärften analytischen Aufmerksamkeit bringt die kritische Genealogie des *gender*-Konzepts neben den diskursiven die materiellen Praktiken und Bedingungen seiner Entstehung und Durchsetzung zum Vorschein. Wie gezeigt, waren es vor allem das Setting einer auf Intersexualität spezialisierten Klinik, die Untersuchungstechniken und die chirurgisch-hormonellen Eingriffe, deren Zusammenspiel im Rahmen eines experimentellen Dispositivs es ermöglichte, dass die These der sozialen Kontingenz der Geschlechterdifferenz zu einer empirischen Tatsache werden konnte. Wenn trotz dieser narbenreichen Geschichte *gender* als analytisches Konzept der Geschlechterforschung beibehalten werden soll, dann reicht es nicht aus, die Kategorie Geschlecht als kulturelle Bedeutungszuschreibung, als institutionalisiertes soziales Arrangement und als Subjektivierungsform zu dechiffrieren. Vielmehr ist *gender* zuallererst als historisch konstituiertes Dispositiv materiell wirksamer Klassifikationspraktiken zu verstehen und zu analysieren, das die Existenz/en ordnet und organisiert. Erst wenn die vergeschlechtlichenden materiellen Teilungs- bzw. Klassifizierungspraktiken in die Analyse einbezogen werden, lässt sich begreifen, welche Rolle der Umgang der Medizin mit Intersexualität für die gesellschaftliche Formierung der Kategorie Geschlecht spielt. Auch für andere Bereiche der medizinischen, biologischen oder psychologischen Beschäftigung mit Geschlecht ist diese analytische Aufmerksamkeit wichtig, um das Funktionieren von Wissenschaft als Praxis – und nicht nur als Theoriensystem – zu verstehen (z.B. Kraus 2001). Es ist nicht zuletzt eine interdisziplinäre Herausforderung, Fragen der Gender und Queer Studies wie die nach der Co-Konstruktion geschlechtlicher, sexueller und anderer sozialer Differenzen oder nach der Gleichzeitigkeit von Stabilität und Flexibilität der Geschlechtergrenzen mit einem komplexeren Verständnis der Natur- und Biowissenschaften zu verbinden, das Wissenschaft als kontextgebundene, heterogene und materielle Praxis statt als in sich geschlossenes, monolithisches Theoriegebäude begreift. Hier besteht noch großer Forschungsbedarf, vor allem in wissenschaftshistorischer Hinsicht.

Die Genealogie des *gender*-Konzepts warnt auch vor einem reduktionistischen Verständnis der sozialen Kontingenz von Geschlecht, das der Baltimorer Theorie der sozialen Prägung der Psychosexualität folgt. Mit dieser Theorie und dem Behandlungsprogramm bei Intersexualität ist *gender* in der besonderen Bedeutung einer psychischen Entität objektiviert worden, die als willkürlich formbar bzw. sozialtechnologisch steuerbar gilt: als *gender by design*.[15] Daher teilen

15 Der_die Künstler_in Del LaGrace Volcano hat mit dem Ausdruck *intersex by design* auf Geschlechtertechnologien verwiesen, die das binäre Schema unterlaufen

Darstellungen, die Geschlecht als Spiel begreifen und soziale Kontingenz mit ›freier Verfügbarkeit‹ oder ›individuellen Gestaltungsoptionen‹ gleichsetzen, mit dem medizinisch-psychologischen Hermaphroditismus-Diskurs den Machbarkeitsglauben bzw. die Fiktion einer absoluten Gestaltungsmacht von *gender*.

Das Verständnis des Sozialen, wie es im medizinisch-psychologischen Hermphroditismus-Diskurs zugrundegelegt wird, ist auf die Erziehung, das Körperbild und die Steuerbarkeit der psychosexuellen Entwicklung fokussiert. Es ignoriert die vielgestaltigen körperlichen Disziplinierungspraktiken, durch die Geschlechternormen ausgebildet werden, sowie die strukturellen Wirkungen von Geschlechterdiskursen und der institutionalisierten Zweigeschlechterordnung, die das individuelle Handeln beeinflussen. Demgegenüber ist es für einen komplexen Begriff der gesellschaftliche Verfasstheit von Geschlecht unerlässlich, die Macht-Wissensgefüge in Form von hegemonialen Diskursen, Praktiken und Institutionen zu reflektieren, welche die sozialen Strukturen reproduzieren, in denen die Geschlechterdifferenz existenzbestimmend wird. *Gender* ist in diesem Sinne zu verstehen als ein umfassendes gesellschaftliches Arrangement bzw. Dispositiv, in dem sich geschlechtliche Klassifizierungspraktiken, hegemoniales Geschlechterwissen, Geschlechter- und Sexualitätsnormen, sozio-ökonomische Institutionen, politische und rechtliche Regelungen sowie alltägliche, interaktive vergeschlechtlichende Praktiken machtvoll verschränken, um die Geschlechterordnung hervorzubringen und aufrecht zu erhalten. Andererseits zeigt aber der historische Einschnitt des *gender*-Konzepts auch an, dass die Geschlechterdifferenz keine unwandelbare Gegebenheit ist, sondern sich mit den Verschiebungen in den Macht-Wissensverhältnissen trans-/formiert, so dass sehr wohl politische Gestaltung möglich und notwendig ist.

---

und (im Unterschied zu medizinischen Eingriffen an Nicht-Einwilligungsfähigen) selbstbestimmt in Anspruch genommen werden (Volcano 2005). Mit der Abwandlung des Ausdrucks in *gender by design* ziele ich auf die im Setting der Intersexualitätsbehandlung entstandene Vision einer sozialtechnologischen Herstellbarkeit der Geschlechterdifferenz. Die Strategie des *intersex by design* beruht einerseits auf dieser Vision und subvertiert sie andererseits, indem sie deren Maßstab, die Zweigeschlechternorm, unterläuft.

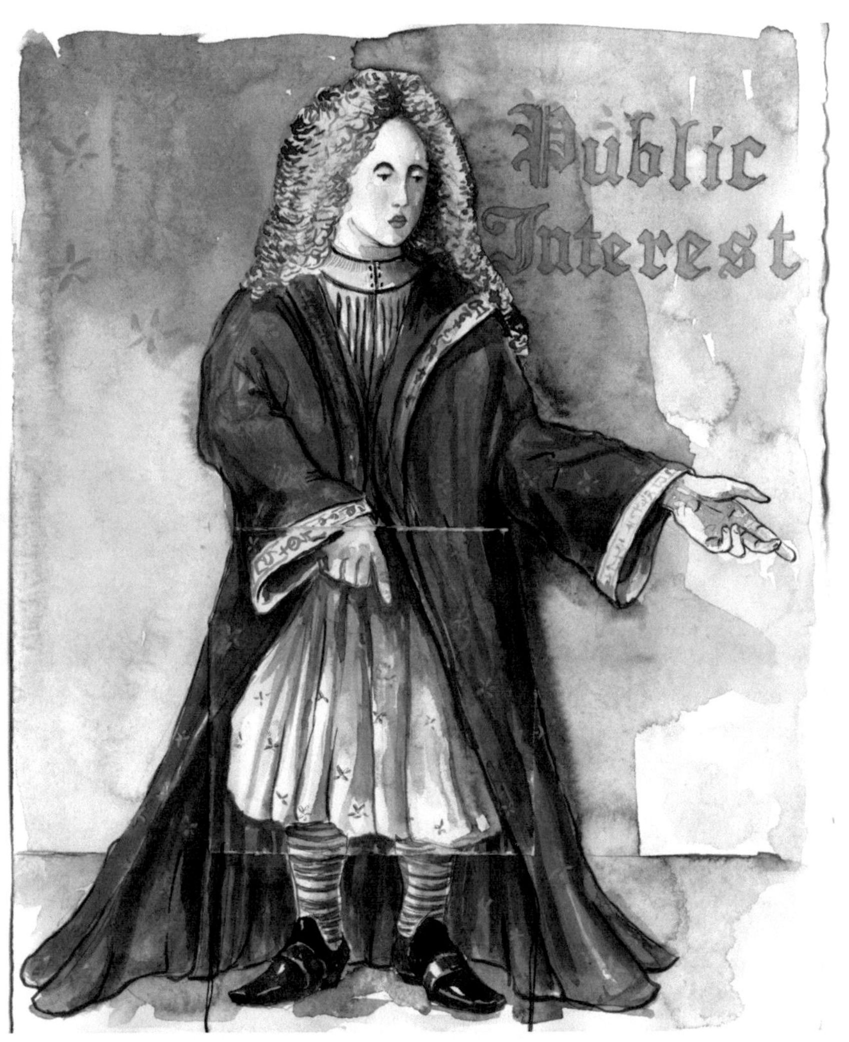
Public
Interest

Public Interest

VON INS A KROMMINGA

»*Public Interest* basiert auf einer Darstellung eines Hermaphroditen aus dem 17. Jahrhundert. Die ursprüngliche Zeichnung wurde möglicherweise für private Vorführungen gebraucht.[1] Der versteckte Schatz wurde mit Papier abgedeckt. Die Freude beim Aufdecken des geheimen Geschlechts des Hermaphroditen wurde sicherlich als aufregend und unartig, wenn nicht als schmutzig empfunden. Die Macht der Betrachter_Innen, die Enthüllung der privaten Bereiche des Herms[2] und den Zeitpunkt hierfür zu bestimmen, wird nicht hinterfragt. Vielmehr sind aufgrund der »Monstrosität« des nicht normgerechten Körpers seine Genitalien jederzeit zur Betrachtung freigegeben, zum Grabschen, zum allgemeinen Vergnügen und zur Befriedigung der Neugier – legitimiert im Namen des öffentlichen Interesses.

Mein Herm verweigert diesen einfachen Zugang – und überlässt die Betrachter_Innen in einer *loose-loose situation*: Entweder sie entscheiden sich, nicht zu schauen, dann bleibt der Spaß aus – oder der Rock wird gehoben und sie entlarven sich als Voyeur_Innen.«

I.K.

Die künstlerischen Arbeiten Ins A Krommingas gehen von seinen_ihren Erfahrungen als intergeschlechtlicher Mensch und Intersex-Aktivist_In aus. Monstren, Freaks, Mutanten ... und vor allem Herms bevölkern die Zeichnungen, Aquarelle und Installationen. Krommingas Arbeiten spiegeln die Verwerfungen, mittels derer die Gesellschaft bestimmt, welche Geschlechter und Sexualitäten sie akzeptiert und sozial anerkennt, in die Gesellschaft zurück. Viele der Zeichnungen und Aquarelle setzen sich mit historischen wie auch aktuellen Abbildungen und Konzepten der Intersex-Medizin auseinander und verqueeren diese.

Kromminga hat in New Orleans den Master of Fine Arts erworben. Seit 2003 lebt und arbeitet sie_er in Berlin. 2005 war Kromminga Co-Kurator_In der NGBK-Ausstellung *1-0-1[one 'o one] intersex. Das Zwei-Geschlechter-System als Menschenrechtsverletzung*. Ihre_seine Arbeiten waren u.a. zu sehen in der Gallery of Modern Art in Glasgow, Schottland; Centro Galego de Arte Contemporánea, Santiago de Compostela, Spanien; Cobra Museum, Amsterdam, Niederlande; Max Mueller Bhavan, New Delhi, Indien.

---

1 Dabei handelt es sich um Duplessis' Monstren, abgebildet in Daston, Lorraine/Park, Katharine: *Wunder und die Ordnung der Natur*, Berlin 2002: 232, Abb. 34.1.

2 *Herm* (Kurzform von Hermaphrodit) ist eine umgangssprachliche Selbstbezeichnung intergeschlechtlicher Menschen.

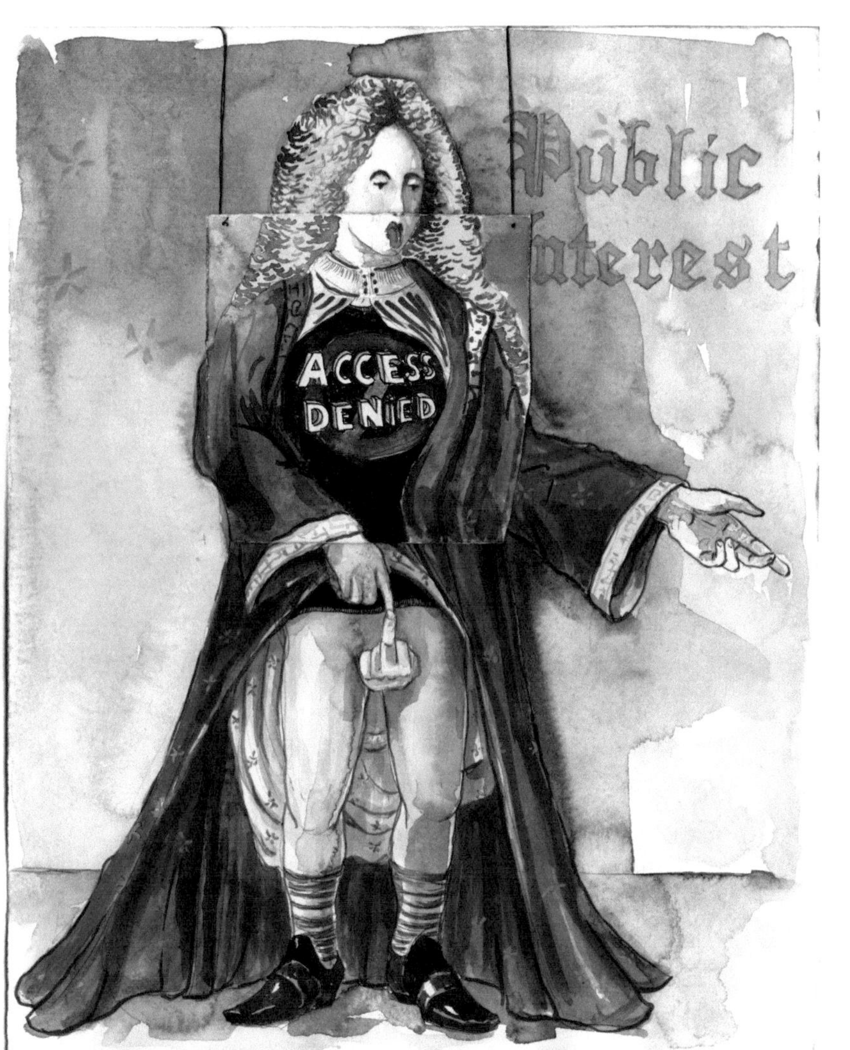
Public
nterest
ACCESS
DENIED

Literatur

1-0-1 intersex 2005a: *1-0-1 [one 'o one] intersex. Das Zwei-Geschlechter-System als Menschenrechtsverletzung*, hrsg. von AG 1-0-1 intersex/Neue Gesellschaft für Bildende Kunst e.V., Red.: Ulrike Klöppel, Ins A Kromminga, Nanna Lüth, Rett Rossi, Karen Scheper de Aguirre, Berlin.

1-0-1 intersex 2005b: AG 1-0-1 intersex: *1-0-1 [one 'o one] intersex. Das Zwei-Geschlechter-System als Menschenrechtsverletzung. Dokumentation*, hrsg. von der Neuen Gesellschaft für Bildende Kunst e.V., Berlin.

Ackerknecht 1985: Ackerknecht, Erwin H.: *Kurze Geschichte der Psychiatrie*, Stuttgart [1967], 3., verb. Aufl.

Ackermann 1788: Ackermann, Jakob Fidelis: *Über die körperliche Verschiedenheit des Mannes vom Weibe außer den Geschlechtstheilen*, übers. nebst e. Vorr. u. einigen Bemerkungen von Joseph Wenzel, Koblenz.

Adler 1910/1994: Adler, Alfred: »Die psychische Behandlung der Trigeminusneuralgie«. In: *Praxis und Theorie der Individualpsychologie. Vorträge zur Einführung in die Psychotherapie für Ärzte, Psychologen und Lehrer*, neu hrsg. von Wolfgang Metzger, Frankfurt a.M. [1910], Ausg. nach der 4. Aufl. von 1930: 91-111.

AG 1-0-1 intersex & Hamburger Forschungsgruppe Intersexualität 2005: AG 1-0-1 intersex/Hamburger Forschungsgruppe Intersexualität: *1-0-1_intersex @ hamburger_forschungsgruppe_intersexualitaet. Interview von Jannik Franzen, Ulrike Klöppel und Tino Plümecke mit Lisa Huschka, Hertha Richter-Appelt und Karsten Schützmann*, http://www.101intersex.de/archiv/doks/interview_hh_forschungsgruppe_intersex_&_1-0-1intersex.pdf von 2005.

AG Ethik Netzwerk Intersexualität 2008: Arbeitsgruppe Ethik im Netzwerk Intersexualität ›Besonderheiten der Geschlechtsentwicklung‹: »Ethische Grundsätze und Empfehlungen bei DSD. Therapeutischer Umgang mit Besonderheiten der Geschlechtsentwicklung/Intersexualität bei Kindern und Jugendlichen«. In: *Monatsschrift für Kinderheilkunde* 156/3: 241-245.

Agamben 2002: Agamben, Giorgio: *Homo sacer. Die souveräne Macht und das nackte Leben*, Frankfurt a.M.

AGGPG 1997: Arbeitsgruppe gegen Gewalt in der Pädiatrie und Gynäkologie: *AGGPG-Info. Vernichtung intersexueller Menschen in Deutschland.* Faltblatt.

AGGPG 2001: Arbeitsgemeinschaft gegen Gewalt in der Pädiatrie und Gynäkologie: »Selbstdarstellung der AGGPG«. In: *Oldenburger Stachel* 208: 12 [http://www.stachel.de/00.01/1AGGPG.html].

Ajootian 1990: Ajootian, Aileen: »Hermaphroditos«. In: *Lexicon Iconographicum Mythologiae Classicae* 5, Zürich [u.a.]: 268-285.

Alexander 1997: Alexander, Tamara: *Der medizinische Umgang mit intersexuellen Kindern: Eine Analogie zum sexuellen Kindesmißbrauch.* In: Michel Reiter (Hg.):

Hermaphroditen im 20. Jahrhundert. Zwischen Elimination und Widerstand. Broschüre, Bremen.

Allgemeine Deutsche Biographie 1879: Blösch: »Haller«. In: *Allgemeine Deutsche Biographie*, auf Veranlassung ... Seiner Majestät des Königs von Bayern Maximilian II. hrsg. durch die Historische Commission bei der Königl. Akademie der Wissenschaften, Leipzig: 420-427.

Allgemeine Encyclopädie der Wissenschaften und Künste 1818-1889: *Allgemeine Enzyklopädie der Wissenschaften und Künste, in alphabetischer Folge* 1-167, hrsg. von Johann Samuel Ersch et al., Leipzig.

Allgemeines Lexicon der Künste und Wissenschaften 1767: Jablonski, Johann Theodor: *Johann Theodor Jablonskies, ... Allgemeines Lexicon der Künste und Wissenschaften: oder deutliche Beschreibung des Reiches der Natur, der Himmel und himmlischen Körper, der Luft, der Erde ...* 1-2, verbessert u. stark verm. von Johann Joachim Schwaben, Königsberg [u.a.] [1721], 3. Aufl.

ALR 1794/1862-1864: *Allgemeines Landrecht für die Preußischen Staaten. Unter Andeutung der obsoleten oder aufgehobenen Vorschriften und Einschaltung der jüngeren noch geltenden Bestimmungen* 1-2 (Bd. 1-4), hrsg. mit Komm. in Anm. von C. F. Koch, Berlin [1794], 3. & 4. verm. Aufl.

American Academy of Pediatrics 1996: American Academy of Pediatrics: »Timing of Elective Surgery on the Genitalia of Male Children With Particular Reference to the Risks, Benefits, and Psychological Effects of Surgery and Anesthesia«. In: *Pediatrics* 97/4: 590-594.

American Academy of Pediatrics 2000: American Academy of Pediatrics – Committee on Genetics: »Evaluation of the newborn with developmental anomalies of the external genitalia«. In: *Pediatrics* 106/1: 138-142.

Ammon 1842: Ammon, Friedrich August von: *Die angeborenen Chirurgischen Krankheiten des Menschen*, Berlin.

Anonym nach Wrisberg 1796: o. A.: »Nachricht von einem Knaben mit sehr verunstalteten Geburtstheilen, welche ihm das Ansehen eines Hermaphroditen gaben [Referat über Heinrich August Wrisbergs ›Commentatio de singulari genitalium deformitate in puero hermaphroditum mentiente, cum quibusdam observationibus de hermaphroditis‹ von 1796]«. In: *Magazin für das Neueste aus der Physik und Naturgeschichte* 10/4: 149-155.

Appel/Reinwein 1955: Appel, Walter/Reinwein, Helmuth: »Erkennung und Behandlung des Pseudohermaphroditismus femininus«. In: *Deutsche Medizinische Wochenschrift* 80/26: 989-992.

Appelt 1988: Appelt, Hertha: »Ergebnisse psychoendokrinologischer Forschung in der Gynäkologie: Überblick und praktische Relevanz«. In: Hertha Appelt/Bernhard Strauß (Hg.): *Psychoendokrinologische Gynäkologie: Ergebnisse und Perspektiven*, Stuttgart: 37-65.

Aresin 1985: Aresin, Lykke: »Sexuelle Deviationen«. In: Lykke Aresin/Erwin Günther (Hg.): *Sexualmedizin. Ein Leitfaden für Medizinstudenten*, Berlin [1983], 2., unveränd. Aufl.: 110-131.

Armitage 2001: Armitage, Leia Kaitlyn: »Truth, Falsity, and Schemas of Presentation: A Textual Analysis of Harold Garfinkel's Story of Agnes«. In: *Electronic Journal of Human Sexuality* 4, ohne Seitenang. http://www.ejhs.org/volume4/agnesabs.htm.

Arnaud de Ronsil 1768: Arnaud de Ronsil, George: *Dissertation sur les Hermaphrodites: Memoires de chirurgie, avec quelques remarques historiques sur l'Etat de la Médicine et de la Chirurgie en France et en Angleterre* 1, London [u.a.].

Arnaud de Ronsil 1777: Arnaud de Ronsil, George: *Herrn Georg Arnaud ... Anatomisch-Chirurgische Abhandlung über die Hermaphroditen*, übers. aus dem Franz., z.T. gekürzt, Straßburg [1768].

Ash 1995: Ash, Mitchell G.: »Verordnete Umbrüche, Konstruierte Kontinuitäten: Zur Entnazifizierung von Wissenschaftlern und Wissenschaften nach 1945«. In: *Zeitschrift für Geschichtswissenschaft* 43/10: 903-923.

Augstein 1982: Augstein, Maria Sabine: »Entscheidungen zur Transsexualität und Intersexualität bis zum 31.12.1980«. In: *Das Standesamt* 35/9: 240-241.

Augustinus 1911-1916: Augustinus, Aurelius: *Des heiligen Kirchenvaters Aurelius Augustinus zweiundzwanzig Bücher über den Gottesstaat*, des heiligen Kirchenvaters Aurelius Augustinus zweiundzwanzig Bücher über den Gottesstaat, Kempten [u.a.] [lat. Erstveröff. 413-426].

AWMF-Leitlinien 2002, 006/105: Deutsche Gesellschaft für Kinderchirurgie: *Leitlinien der Deutschen Gesellschaft für Kinderchirurgie: Intersexualität – Störungen der sexuellen Differenzierung*. AWMF online: AWMF-Leitlinien-Register Nr. 006/105, http://www.uni-duesseldorf.de/WWW/AWMF/ll/006-105.htm von 09.2002.

AWMF-Leitlinien 2003, 043/029: Deutsche Gesellschaft für Urologie: *Leitlinien der Deutschen Gesellschaft für Urologie: Störungen der sexuellen Differenzierung*. AWMF online: AWMF-Leitlinien-Register Nr. 043/029, http://www.uni-duessel dorf.de/AWMF/ll/043-029.htm von 02.01.2003.

AWMF-Leitlinien 2007, 027/022: Gesellschaft für Kinderheilkunde und Jugendmedizin: *Leitlinien der Gesellschaft für Kinderheilkunde und Jugendmedizin: Störungen der Geschlechtsentwicklung*. AWMF online: AWMF-Leitlinien-Register Nr. 027/022, http://www.uni-duesseldorf.de/WWW/AWMF/ll/027-022.htm von 2007.

Balke 1992: Balke, Friedrich: »Beschleuniger, Aufhalter, Normalisierer. Drei Figuren der politischen Theorie Carl Schmitts«. In: Friedrich Balke et al. (Hg.): *Zeit des Ereignisses – Ende der Geschichte?*, München: 209-232.

Balke 1998: Balke, Friedrich: *Gilles Deleuze*, Frankfurt a.M. [u.a.].

Balke/Wagner 1997: Balke, Friedrich/Wagner, Benno: »Einleitung. Historische Vergleiche – Umrisse eines Forschungsprogramms«. In: Friedrich Balke/Benno Wagner (Hg.): *Vom Nutzen und Nachteil historischer Vergleiche. Der Fall Bonn – Weimar*, Frankfurt a.M. [u.a.]: 7-33.

Barr 1954: Barr, Murray L.: »An interim note on the application of the skin biopsy test of chromosomal sex to hermaphrodites«. In: *Surgery, gynecology and obstetrics* 99/2: 184-186.

Barr 1961: Barr, Murray L.: »Das Geschlechtschromatin«. In: Claus Overzier (Hg.): *Die Intersexualität*, Stuttgart: 50-73.

Basaglia et al. 1979: Basaglia, Franco et al.: »Gesundheit, Krankheit und Gesellschaft. Die Mehrdeutigkeit des Gesundheitskonzepts in der industrialisierten Gesellschaft«. In: Heinrich Keupp (Hg.): *Normalität und Abweichung: Fortsetzung einer notwendigen Kontroverse*, München [u.a.]: 317-335.

Bayer 1909: Bayer, Heinrich: »Über wahres und scheinbares Zwittertum. Kritische Erörterungen im Anschlusse an F.L. v. Neugebauers ›Hermaphroditismus beim Menschen‹«. In: *Beiträge zur Geburtshilfe und Gynäkologie* 13: 180-197.

Bayerische DA zum PStG 1958: *Dienstanweisung für die Standesbeamten und ihre Aufsichtsbehörden mit Anmerkungen, Verweisungen auf die Bestimmungen des Personenstandsgesetzes und mit dem Wortlaut der bayerischen Bestimmungen. Ausgabe Bayern*, München.

Becker-Schmidt 2001: Becker-Schmidt, Regina: »Relationalität zwischen den Geschlechtern, Konnexionen im Geschlechterverhältnis«. In: Martina Althoff et al. (Hg.): *Feministische Methodologien und Methoden. Traditionen, Konzepte, Erörterungen*, Opladen [1998]: 210-217.

Becker-Schmidt/Knapp 1995: Becker-Schmidt, Regina/Knapp, Gudrun-Axeli: »Einleitung«. In: Regina Becker-Schmidt/Gudrun-Axeli Knapp (Hg.): *Das Geschlechterverhältnis als Gegenstand der Sozialwissenschaften*, Frankfurt a.M. [u.a.]: 7-18.

Becker et al. 1997: Becker, Sophinette et al.: »Standards der Behandlung und Begutachtung von Transsexuellen der Deutschen Gesellschaft für Sexualforschung, der Akademie für Sexualmedizin und der Gesellschaft für Sexualwissenschaft«. In: *Sexuologie* 2: 130-138.

Berg 2005: Berg, Ulrike: *Die Problematik der »eugenischen Indikation« als Rechtfertigungsgrund i. S. v. § 218 a II StGB n. F., insbesondere im Vergleich mit den entsprechenden Regelungen in Tschechien und Ungarn.* Dissertation, Rechtswissenschaft, Justus-Liebig-Universität Gießen.

Bergmann 1992: Bergmann, Anna A.: *Die verhütete Sexualität. Die Anfänge der modernen Geburtenkontrolle*, Hamburg.

Berliner Gesellschaft für Geburtshilfe und Gynäkologie 1937: Stoeckel, Walther et al.: »Diskussion über den Vortrag von Helmut Kraatz, Sitzung der Berliner Gesellschaft für Geburtshilfe und Gynäkologie, 17.12.1937«. In: *Zeitschrift für Geburtshülfe und Gynäkologie* 117/1: 171-174.

Berliner medizinische Gesellschaft 1898: Bruck, Alfred et al.: »Ein Hermaphrodit: Falldemonstration und Diskussion, Sitzung der Berliner medizinischen Gesellschaft, 02.02.1898«. In: *Berliner klinische Wochenschrift* 35/8: 177-180.

Berner 1933: Berner, Ole: »Hermaphroditismus und Geschlechtsumwandlung«. In: Max Hirsch (Hg.): *Handbuch der inneren Sekretion. Eine umfassende Darstellung der Anatomie, Physiologie und Pathologie der endokrinen Drüsen* 2/2, Leipzig: 1143-1290.

Berner 1938: Berner, Ole: *Hermaphroditismus und sexuelle Umstimmung. Zur Lehre vom Zwittertum*, hrsg. von W. Berblinger, Leipzig.

Berriot-Salvadore 1994: Berriot-Salvadore, Évelyne: »Der medizinische und andere wissenschaftliche Diskurse«. In: Georges Duby/Michelle Perrot (Hg.): *Geschichte der Frauen* 3, Frankfurt a.M. [u.a.]: 367-407.

Berthold 1845: Berthold, Arnold Adolf: »Über die seitliche Zwitterbildung (Hermaphroditismus lateralis) beim Menschen beobachtet«. In: *Abhandlungen der Königlichen Gesellschaft der Wissenschaften zu Göttingen von den Jahren 1842-1844* 2: 97-114.

Bettendorf 1995a: Bettendorf, Gerhard: »Bettendorf, Gerhard«. In: Gerhard Bettendorf (Hg.): *Zur Geschichte der Endokrinologie und Reproduktionsmedizin*, Berlin [u.a.]: 37-48.

Bettendorf 1995b: Bettendorf, Gerhard: »Jores, Arthur«. In: Gerhard Bettendorf (Hg.): *Zur Geschichte der Endokrinologie und Reproduktionsmedizin*, Berlin [u.a.]: 268-269.

Bettendorf/Grulich-Henn 2007: Bettendorf, Markus/Grulich-Henn, Jürgen: »Endokrinologie und Diabetologie«. In: Ertan Mayatepek (Hg.): *Pädiatrie*, München [u.a.]: 243-299.

Bettinger 1995: Bettinger, Elfie: »Crime in Drag. Kleidertausch und Rechtsbruch im England der frühen Neuzeit am Beispiel von Mary Frith alias Moll Cutpurse«. In: Elfie Bettinger/Julia Funk (Hg.): *Maskeraden. Geschlechterdifferenz in der literarischen Inszenierung*, Berlin: 61-81.

Bettinger 1997: Bettinger, Elfi: »›Man-Maid, Begone!‹ Geschlechterkampf und Kleiderordnung im England der frühen Neuzeit«. In: *metis* 6/12: 13-25.

BGB 1906: *Bürgerliches Gesetzbuch nebst Einführungsgesetz*, hrsg. von Heinrich Rosenthal, gemeinverständlich erläutert unter besonderer Berücksichtigung der Rechtsverhältnisse des täglichen Lebens mit einem auszugsweisen Abdrucke der Ausführungsgesetze für Preußen, Bayern, Sachsen, Württemberg, Baden und des Handelsgesetzbuches, Graudenz, 7., neu bearb. u. verm. Aufl.

BGH, NJW 1972: Bundesgerichtshof: »Beschluß vom 21.09.1971 – IV ZB 61/70«. In: *Neue juristische Wochenschrift* 25/8: 330-333.

Biedermann 1986: Biedermann, Hans: »Das Androgyn-Symbol in der Alchemie«. In: Ursula Prinz (Hg.): *Androgyn. Sehnsucht nach Vollkommenheit*, Berlin: 57-74.

Bierbaum 1854: Bierbaum, Joseph: »Das Rechtsverhältniss der missgebildeten Neugeborenen«. In: *Zeitschrift für die Staatsarzneikunde* 67, 34/1: 160-181.

Bierich 1956: Bierich, Jürgen R.: »Das adrenogenitale Syndrom. Seine Klinik und seine Pathogenese«. In: *Monatsschrift für Kinderheilkunde* 104/3: 170-177.

Bierich 1958: Bierich, Jürgen R.: »Das adrenogenitale Syndrom im Kindesalter«. In: *Ergebnisse der Inneren Medizin und Kinderheilkunde* N. F. 9: 510-586.

Bierich 1961: Bierich, Jürgen R.: »Adrenogenitales Syndrom«. In: Claus Overzier (Hg.): *Die Intersexualität*, Stuttgart: 353-393.

Bierich 1975: Bierich, Jürgen R.: »Pathologie des endokrinen Organs«. In: Gerhard Joppich (Hg.): *Lehrbuch der Kinderheilkunde*, Stuttgart: 353-393.

Bierich 1995: Bierich, Jürgen Robert: »Bierich, Jürgen Robert«. In: Gerhard Bettendorf (Hg.): *Zur Geschichte der Endokrinologie und Reproduktionsmedizin*, Berlin [u.a.]: 52-54.

Bierich [Wallis] 1971: Bierich, Jürgen R./Wallis], [Hedwig: »Intersexualität«. In: Hans Opitz/Franz Schmid (Hg.): *Handbuch der Kinderheilkunde* 1/1, Berlin [u.a.]: 487-509.

Bilden 1980: Bilden, Helga: »Geschlechtsspezifische Sozialisation«. In: Ulrich Hurrelmann/Dietrich Ulich (Hg.): *Handbuch der Sozialisationsforschung*, Weinheim [u.a.]: 777-812.

Bischoff 1824: Bischoff, Christian Heinrich Ernst: »Zur Lehre vom Unvermögen zur Geschlechts-Verrichtung durch Missbildung der Zeugungs-Organe«. In: *Zeitschrift für Staatsarzneikunde* 8, 4/4: 275-279.

Bischoff 1844: Bischoff, Theodor L. W.: *Beweis der von der Begattung unabhängigen, periodischen Reifung und Loslösung der Eier der Säugethiere und des Menschen als der ersten Bedingung ihrer Fortpflanzung*, Gießen.

Blackless et al. 2000: Blackless, Melanie et al.: »How sexually dimorphic are we? Review and synthesis«. In: *American Journal of Human Biology* 12/2: 151-166.

Blasius 1987: Blasius, Dirk: *Ehescheidung in Deutschland 1794-1945. Scheidung und Scheidungsrecht in historischer Perspektive*, Göttingen.

Bleuler 1954: Bleuler, Manfred: *Endokrinologische Psychiatrie*, Stuttgart.

Bleuler/Wiedemann 1956: Bleuler, Manfred/Wiedemann, Hans-Rudolf: »Chromosomengeschlecht und Psychosexualität«. In: *Archiv für Psychiatrie und Zeitschrift für Neurologie* 195: 14-19.

Bloch 1909: Bloch, Iwan: *Das Sexualleben unserer Zeit in seinen Beziehungen zur modernen Kultur*, Berlin [1906], 7.-9., um einen Anhang verm. Stereotyp-Aufl.

Blumenbach 1780: Blumenbach, Johann Friedrich: »über den Bildungstrieb (Nisus formativus) und seinen Einfluß auf die Generation und Reproduction«. In: *Göttingisches Magazin der Wissenschaften und Litteratur* 1/5: 247-266.

Blumenbach 1791: Blumenbach, Johann Friedrich: *über den Bildungstrieb*, Göttingen, neue u. verm. Aufl.

Blunck 1997: Blunck, Werner: »Erkrankungen der endokrinen Drüsen«. In: Gustav-Adolf von Harnack/Berthold Koletzko (Hg.): *Kinderheilkunde*, Berlin, 10., vollst. überarb. Aufl.: 193-228.

Böcker 1857: Böcker, Friedrich Wilhelm: *Lehrbuch der gerichtlichen Medicin mit Berücksichtigung der gesammten Deutschen, und Rheinischen Gesetzgebung als Leitfaden zu seinen Vorlesungen und zum Gebrauche für Aerzte und Juristen*, Iserlohn, 2., sehr verm. u. verb. Aufl.

Bödeker 1998: Bödeker, Heike: »Intersexualität (Hermaphroditismus) – eine Fingerübung in Compliance? ›Dazwischen‹, ›beides‹ oder ›weder noch‹?« In: *Beiträge zur feministischen Theorie und Praxis* 21/49-50: 99-107.

Böhme 1989: Böhme, Gernot: »Der offene Leib. Interpretationen der Mikrokosmos-Makrokosmos-Beziehung bei Paracelsus«. In: Dietmar Kamper/Christoph Wulf

(Hg.): *Transfigurationen des Körpers. Spuren der Gewalt in der Geschichte*, Berlin: 44-58.

Bolkenius 1982: Bolkenius, Manfred: »Operationszeitpunkt und Verfahren«. In: *Monatsschrift für Kinderheilkunde* 130/6: 440-444.

Boruttau 1916: Boruttau, Heinrich: *Fortpflanzung und Geschlechtsunterschiede des Menschen. Eine Einführung in die Sexualbiologie*. Aus Natur und Geisteswelt. Sammlung wissenschaftlich-gemeinverständlicher Darstellungen 540, Leipzig [u.a.].

Bosinski 2000: Bosinski, Hartmut A. G.: »Determinanten der Geschlechtsidentität. Neue Befunde zu einem alten Streit«. In: *Sexuologie* 7/2-3: 96-140.

Bosinski 2001a: Bosinski, Hartmut A. G.: »Anthropologische Grundlegung: Individualgeschichte«. In: Klaus M. Beier et al. (Hg.): *Sexualmedizin. Grundlagen und Praxis*, München [u.a.]: 41-98.

Bosinski 2001b: Bosinski, Hartmut A. G.: »Geschlechtsidentitätsstörungen«. In: Klaus M. Beier et al. (Hg.): *Sexualmedizin. Grundlagen und Praxis*, München [u.a.]: 286-335.

Bosselmann 1936/37: Bosselmann, Hans: »Nebenniere und Zwitterbildung«. In: *Beiträge zur pathologischen Anatomie und zur allgemeinen Pathologie* 98: 65-79.

Bradley et al. 1998: Bradley, Susan J. et al.: »Experiment of Nurture: Ablatio Penis at 2 Months, Sex Reassignment at 7 Months, and a Psychosexual Follow-up in Young Adulthood«. In: *Pediatrics* 102/1: e9.

Braidotti 1994: Braidotti, Rosi: *Nomadic subjects. Embodiment and sexual difference in contemporary feminist theory*, New York.

Brandesky 1967: Brandesky, Gernot: »Zur Problematik des Pseudohermaphroditismus«. In: *Wiener medizinische Wochenschrift* 117/25-26: 631-635.

Bräutigam 1964: Bräutigam, Walter: »Körperliche, seelische und soziale Einflüsse auf die Geschlechtszugehörigkeit des Menschen«. In: *Der Internist* 5/4: 171-182.

Bräutigam 1979: Bräutigam, Walter: *Sexualmedizin im Grundriß. Eine Einführung in Klinik, Theorie und Therapie der sexuellen Konflikte und Störungen*, Stuttgart, 2., überarb. Aufl.

Breitner 1951: Breitner, Burghard: *Das Problem der Bisexualität*, Wien.

Brinkmann et al. 2007: Brinkmann, Lisa et al.: »Behandlungserfahrungen und Behandlungszufriedenheit von Personen mit verschiedenen Formen der Intersexualität – Ergebnisse des Hamburger Forschungsprojekts«. In: *Gynäkologische Endokrinologie* 5/4: 235-242.

Brockhaus 1952-1958: *Der große Brockhaus* 1-12, Wiesbaden, 16., völlig neu bearb. Aufl.

Bröer 2002: Bröer, Ralf: »›Autogene Organübungen‹ zur Entspannung. Vor 70 Jahren erschien der Bestseller ›Das Autogene Training‹ des Berliner Nervenarztes Johannes Heinrich Schultz«. In: *Medica aktuell. Ärzte Zeitung Online*, ohne Seitenang. http://www.aerztezeitung.de/docs/2002/11/23/4m1601.asp?cat=/medizin/stress.

Bröer 2004: Bröer, Ralf: »Genitalhypoplasie und Medizin. Über die soziale Konstruktion einer Krankheit«. In: *Zeitschrift für Sexualforschung* 17/3: 213-238.

Brunner/Steger 2006: Brunner, Jürgen/Steger, Florian: »Johannes Heinrich Schultz (1884-1970), Begründer des Autogenen Trainings. Ein biographischer Rekonstruktionsversuch im Spannungsfeld von Wissenschaft und Politik«. In: *Bios* 19/1: 16-25.

Bublitz 2000: Bublitz, Hannelore: »Zur Konstitution von ›Kultur‹ und Geschlecht um 1900«. In: Hannelore Bublitz et al. (Hg.): *Der Gesellschaftskörper. Zur Neuordnung von Kultur und Geschlecht um 1900*, Frankfurt a.M. [u.a.]: 19-96.

Bublitz et al. 1999: Bublitz, Hannelore et al.: »Diskursanalyse – (k)eine Methode? Eine Einleitung«. In: Hannelore Bublitz et al. (Hg.): *Das Wuchern der Diskurse: Perspektiven der Diskursanalyse Foucaults*, Frankfurt a.M. [u.a.]: 10-21.

Buchholz 1986: Buchholz, Stephan: »Liebesglück und Liebesleid in Sachsen«. In: *Rechtshistorisches Journal* 5: 119-137.

Bucura 1913: Bucura, Constantin J.: *Geschlechtsunterschiede beim Menschen. Eine klinisch-physiologische Studie*, Wien [u.a.].

Budde 2000: Budde, Gunilla-Friederike: »Der Körper der ›sozialistischen Frauenpersönlichkeit‹. Weiblichkeits-Vorstellungen in der SBZ und frühen DDR«. In: *Geschichte und Gesellschaft* 26/4: 602-628.

Buhl 2001: Buhl, Christoph: *Von der Eugenik zur Euthanasie. Eine Spurensuche in Leipzig*. Diplomarbeit, Sozialwesen, Hochschule für Technik, Wirtschaft u. Kultur Leipzig.

Bührmann 1998: Bührmann, Andrea: »Die Normalisierung der Geschlechter in Geschlechterdispositiven«. In: Hannelore Bublitz (Hg.): *Das Geschlecht der Moderne: Genealogie und Archäologie der Geschlechterdifferenz*, Frankfurt a.M. [u.a.]: 71-94.

Bührmann/Schneider 2008: Bührmann, Andrea; Schneider, Werner: »Mehr als nur diskursive Praxis? Konzeptionelle Grundlagen und methodische Aspekte der Dispositivanalyse«. In: *Historical Social Research* 33/1: 108-141.

Bullough 2003: Bullough, Vern L.: »The Contributions of John Money: A Personal View«. In: *Journal of Sex Research* 40/3: 230-236.

Burckhard 1912: Burckhard, Georg: *Die deutschen Hebammenordnungen von ihren ersten Anfängen bis auf die Neuzeit* 1, Leipzig.

Burdach 1814: Burdach, Carl Friedrich: *Anatomische Untersuchungen bezogen auf die Naturwissenschaft und Heilkunst* 1, Leipzig.

Burghart 1763: Burghart, Gottfried Heinrich: *Gründliche Nachricht an seinen Freund *** von einem neuerlich gesehenen Hermaphroditen, wobey zugleich etwas von der Medicinischen Mode erwähnet wird*, Breslau [u.a.].

Burren/Rieder 2000: Burren, Susanne/Rieder, Katrin: *Organismus und Geschlecht in der genetischen Forschung. Eine wissenssoziologische Studie*. Lizensiatsarbeit, Soziologie, Universität Bern.

Burshatin 1996: Burshatin, Israel: »Elena alias Eleno: Genders, sexualities, and ›race‹ in the mirror of natural history in sixteenth-century Spain«. In: Petra Sabrina Ramet (Hg.): *Gender reversals and gender cultures: Anthropological and historical perspectives*, London [u.a.]: 105-122.

Busch 1839-1844: Busch, Dietrich Wilhelm Heinrich: *Das Geschlechtsleben des Weibes in physiologischer, pathologischer und therapeutischer Hinsicht* 1-5, Leipzig.

Bussche 1989: Bussche, Hendrik van den: »›Zusammenbruch‹ und Nachkriegszeit«. In: Hendrik van den Bussche (Hg.): *Medizinische Wissenschaft im ›Dritten Reich‹. Kontinuität, Anpassung und Opposition in der Hamburger Medizinischen Fakultät*, Berlin [u.a.]: 419-446.

Butler 1991: Butler, Judith: *Das Unbehagen der Geschlechter*, Frankfurt a.M. [1990].

Butler 1994: Butler, Judith: »Phantasmatische Identifizierung und die Annahme des Geschlechts«. In: Institut für Sozialforschung Frankfurt (Hg.): *Geschlechterverhältnisse und Politik*, Red. Katharina Pühl, Frankfurt a.M.: 101-138.

Butler 1997: Butler, Judith: *Körper von Gewicht. Die diskursiven Grenzen des Geschlechts*, Frankfurt a.M. [1993].

Butler 2001: Butler, Judith: »Jemandem gerecht werden. Geschlechtsangleichung und Allegorien der Transsexualität«. In: *Das Argument* 242, 43/5: 671-684.

Büttner 1936: Büttner, Adalbert: »Verfahren und Nachbehandlung bei der Unfruchtbarmachung des Mannes unter besonderer Berücksichtigung der Doppelbildung der Samenleiter«. In: *Bruns' Beiträge zur klinischen Chirurgie* 164/1: 49-60.

Büttner 1950: Büttner, Adalbert: »Hypospadie oder Hermaphroditismus«. In: *Der Chirurg* 21/4: 196-200.

Büttner/Titze 1948: Büttner, Adalbert/Titze, Gotthard: »Zur Anzeigenstellung operativer Eingriffe beim Hermaphroditismus«. In: *Archiv für klinische Chirurgie* 261/3-4: 378-402.

BVerfG, FamRZ 2009: 2. Kammer des 1. Senats des Bundesverfassungsgerichts: »Beschluss vom 05.12.2008 – I BvR 576/07«. In: *Zeitschrift für das gesamte Familienrecht* 56/4: 294-296.

Cadden 1993: Cadden, Joan: *Meanings of Sex Difference in the Middle Ages. Medicine, Science, and Culture*, Cambridge.

Campbell/Stanley 1963/1966: Campbell, Donald Thomas/Stanley, Julian C.: *Experimental and quasi-experimental designs for research*, Boston [u.a.], Nachdr. aus ›Handbook of Research on Teaching‹ 1963.

Canning 1994: Canning, Kathleen: »Feminist History after the Linguistic Turn: Historicing Discourse and Experience«. In: *Signs* 19/2: 368-404.

Carolina 1562: *Des aller durchleuchtigsten, groszmechtigsten, unüberwindlichsten Keyser Karls des Fünfften, und des Heyligen Römischen Reichs peinlich Gerichtsordnung, auff den Reichßtägen zu Augspurg und Regenspurg, in jaren dreissig und zwey und dreissig gehalten, auffgericht und beschlossen*, Frankfurt a.M.

Casper 1853: Casper, Johann Ludwig: »Kommentar zum Beitrag von: Gross, ›Fall von Hermaphroditismus mit Castration. Zur Beleuchtung einer neuen medicinisch-forensischen Frage‹ (Vierteljahresschrift für gerichtliche und öffentliche Medicin, Bd. 3., 1853)«. In: *Vierteljahrsschrift für gerichtliche und öffentliche Medicin* 3: 274-275.

Casper 1858: Casper, Johann Ludwig: *Biologischer Theil*: *Practisches Handbuch der gerichtlichen Medizin* 1, Berlin, 2. Aufl.

Castel 1994: Castel, Robert: »›Problematization‹ as a Mode of Reading History«. In: Jan Goldstein (Hg.): *Foucault and the Writing of History*, Oxford [u.a.]: 237-304.

Castel et al. 1982: Castel, Françoise et al.: *Psychiatrisierung des Alltags: Produktion und Vermarktung der Psychowaren in den USA*, Frankfurt a.M.

Catel 1956: Catel, Werner: »Über das angeborene Fehlen weiblicher Keimdrüsen«. In: *Die Medizinische* 44: 1557-1559.

Catel 1961: Catel, Werner: »Differentialdiagnose des Symptoms: Minderwuchs«. In: Werner Catel (Hg.): *Differentialdiagnose von Krankheitssymptomen bei Kindern und Jugendlichen* 1, Stuttgart [1944], 3., völlig neubearb. u. erw. Aufl.: 5-185.

Céard 1971: Céard, Jean: »Introduction«. In: Jean Céard (Hg.): *Des Monstres et Prodiges*, Genève: 9-46.

Céard 1980: Céard, Jean: »Tératologie et Tératomancie au XVIe siècle«. In: *Monstres et prodiges au temps de la Renaissance. Colloques 1979-1980*, Dir. de la publ. Marie-Thérèse Jones-Davies; Université de Paris-Sorbonne, Institut de Recherches sur les Civilisations de l'Occident Moderne, Centre de Recherches sur la Renaissance, Paris: 5-16.

Chase 1993: Chase, Cheryl: »Letters from Reader: Re: ›The Five Sexes‹«. In: *The Sciences* 33/4: 3.

Chase 1998: Chase, Cheryl: »Surgical Progress Is Not the Answer to Intersexuality«. In: *Journal of Clinical Ethics* 9/4: 385-392.

Chirurgisches Lexicon 1773: Sue, Jean Joseph: *Chirurgisches Lexicon, welches alle sowohl theoretische als practische Kenntniß der Wundarzeneiwissenschaft ... enthält* 1-2, aus dem Franz. übers. u. mit Anmerkungen u. Zusätzen verm. von Johann Georg Krünitz, Berlin [u.a.].

Clark 1985: Clark, Sandra: »Hic Mulier, Haec Vir, and the Controversy over Masculine Women«. In: *Studies in Philology* 82/2: 157-183.

Clarke 1998: Clarke, Adele E.: *Disciplining Reproduction. Modernity, American Life Sciences, and ›the Problems of Sex‹*, Berkeley [u.a.].

Clarke et al. 2003: Clarke, Adele E. et al.: »Biomedicalization: Technoscientific Transformations of Health, Illness, and U.S. Biomedicine«. In: *American Sociological Review* 68: 161-194.

Cocks 2001: Cocks, Geoffrey: »The Devil and the Details: Psychoanalysis in the Third Reich«. In: *Psychoanalytic Review* 88/2: 225-244.

Codex Maximilianeus Civilis 1756: Maximilian, Joseph: *Codex Maximilianeus Bavaricus, Civilis ...*

Cohen-Kettenis/Pfäfflin 2003: Cohen-Kettenis, Peggy T./Pfäfflin, Friedmann: *Transgenderism and Intersexuality in Childhood and Adolescence. Making Choices*, Thousand Oaks [u.a.].

Colapinto 1997: Colapinto, John: »The true story of John/Joan«. In: *The Rolling Stone*: 54-97 [www.infocirc.org/rollston.htm].

Colapinto 2000: Colapinto, John: *Der Junge der als Mädchen aufwuchs*, München.

Colebrook 2000a: Colebrook, Claire: »Introduction«. In: Ian Buchanan/Claire Colebrook (Hg.): *Deleuze and Feminist Theory*, Edingburgh: 1-17.

Colebrook 2000b: Colebrook, Claire: »Is Sexual Difference a Problem?« In: Ian Buchanan/Claire Colebrook (Hg.): *Deleuze and Feminist Theory*, Edingburgh: 110-127.

Conrad 1941: Conrad, Klaus: *Der Konstitutionstypus als genetisches Problem: Versuch einer genetischen Konstitutionslehre*, Berlin.

Conrad 1996: Conrad, Anne: »Weibliche Lehrorden und katholische höhere Mädchenschulen im 17. Jahrhundert«. In: Elke Kleinau/Claudia Opitz (Hg.): *Geschichte der Mädchen- und Frauenbildung* 1, Frankfurt a.M. [u.a.]: 252-262.

Consensus Statement on 21-Hydroxylase Deficiency 2002: Clayton, Peter E. et al.: »Consensus Statement on 21-Hydroxylase Deficiency from The Lawson Wilkins Pediatric Endocrine Society and The European Society for Paediatric Endocrinology«. In: *Journal of Clinical Endocrinology and Metabolism* 87/9: 4048-4053.

Consensus Statement on Management of Intersex Disorders 2006: Lee, Peter A. et al.: »Consensus Statement on Management of Intersex Disorders«. In: *Pediatrics* 118/2: e488-500, http://www.pediatrics.org/cgi/content/full/118/2/e488.

Creighton et al. 2001: Creighton, Sarah M. et al.: »Objective cosmetic and anatomical outcomes at adolescence of feminising surgery for ambiguous genitalia done in childhood«. In: *Lancet* 358: 124-125.

Creighton/Minto 2001: Creighton, Sarah M./Minto, Catherine L.: »Managing intersex. Most vaginal surgery in childhood should be deferred«. In: *British Medical Journal* 323: 1264-1265.

Crell 1780: Crell, L. von: »[Rezension zur Übersetzung von George Arnauds Anatomisch-Chirurgischer Abhandlung über die Hermaphroditen]«. In: *Allgemeine Deutsche Bibliothek* Anh. zu den 25-36. Bänden, 5: 2938-2940.

Crone-Münzebrock/Leibecke 1960: Crone-Münzebrock, A./Leibecke, L.: »Über kongenitale Intersexe und ihre Diagnose und Therapiemöglichkeiten (2 Teile)«. In: *Die Medizinische Welt* 16-17: 852-856; 924-930.

Czapnik 1942: Czapnik, Carl R.: »Über die Erbbedingtheit der Intersexualität«. In: *Archiv für Rassen- und Gesellschaftsbiologie, einschließlich Rassen- und Gesellschafts-Hygiene* 36/3: 163-221.

Czarnowski 1991: Czarnowski, Gabriele: *Das kontrollierte Paar. Ehe- und Sexualpolitik im Nationalsozialismus*, Weinheim.

Czarnowski 2001: Czarnowski, Gabriele: »›Die restlose Beherrschung der Materie‹. Beziehungen zwischen Zwangssterilisation und gynäkologischer Sterilitätsforschung im Nationalsozialismus«. In: *Zeitschrift für Sexualforschung* 14: 226-246.

D'Emilio 1989: D'Emilio, John: »The Homosexual Menace. The Politics of Sexuality in Cold War America«. In: Kathy Peiss/Christina Simmons (Hg.): *Passion and Power: Sexuality in History*, Philadelphia: 226-240.

Daniel 1784: Daniel, Christian Friedrich: *Entwurf einer Bibliothek der Staats-Arzneikunde oder der gerichtlichen Arzneikunde und medicinischen Polizey von ihrem Anfange bis auf das Jahr 1784*, Halle.

Dannhauer 1973: Dannhauer, Heinz: *Geschlecht und Persönlichkeit. Eine Untersuchung zur psychischen Geschlechtsdifferenzierung in der Ontogenese*, Berlin.

Dapunt/Gleispach 1968: Dapunt, Otto/Gleispach, Helmut: »Hirsutismus«. In: *Münchner medizinische Wochenschrift* 110/47: 2752-2765.

Daston/Park 1985: Daston, Lorraine J./Park, Katharine: »Hermaphrodites in Renaissance France«. In: *Critical Matrix* 1/5: 1-19.

Daston/Park 1995: Daston, Lorraine/Park, Katharine: »The Hermaphrodite and the Orders of Nature. Sexual Ambiguity in Early Modern France«. In: *Gay and Lesbian Quarterly* 1: 419-438.

Dausien 1999: Dausien, Bettina: »›Geschlechtsspezifische Sozialisation‹. Konstruktiv(istisch)e Ideen zu Karriere und Kritik eines Konzepts«. In: Bettina Dausien et al. (Hg.): *Erkenntnisprojekt Geschlecht. Feministische Perspektiven verwandeln Wissenschaft*, Opladen: 216-246.

David 2004: David, Heinz: *›... es soll das Haus die Charité heißen ...‹. Kontinuitäten, Brüche und Abbrüche sowie Neuanfänge in der 300jährigen Geschichte der Medizinischen Fakultät (Charité) der Berliner Universität* 2, Hamburg.

Davidson/Smith 1961: Davidson, William M./Smith, Robertson D.: »Das Kerngeschlecht der Leukozyten«. In: Claus Overzier (Hg.): *Die Intersexualität*, Stuttgart: 74-89.

DB PStG, GBl. I DDR 1957: »Erste Durchführungsbestimmung zum Gesetz über das Personenstandswesen. (Personenstandsgesetz). Vom 07.01.1957«. In: *Gesetzblatt der Deutschen Demokratischen Republik* 1/9: 77-80.

Dean 1994: Dean, Mitchell: *Critical and effective histories: Foucault's methods and historical sociology*, London [u.a.].

Dehue 2005: Dehue, Trudy: »History of the Control Group«. In: Brian S. Everitt/David C. Howell (Hg.): *Encyclopedia of Statistics in Behavioral Science* 2, Chichester: 829-836.

Dekker/van de Pol 1989: Dekker, Rudolf/van de Pol, Lotte: *Frauen in Männerkleidern. Weibliche Transvestiten und ihre Geschichte*, Berlin.

Deleuze 1979: Deleuze, Gilles: »Nachwort: Der Aufstieg des Sozialen«. In: Jacques Donzelot (Hg.): *Die Ordnung der Familie*, Frankfurt a.M.: 246-252.

Deleuze 1991a: Deleuze, Gilles: *Nietzsche und die Philosophie*, Hamburg.

Deleuze 1991b: Deleuze, Gilles: »Was ist ein Dispositiv?« In: Francois Ewald/Bernhard Waldenfels (Hg.): *Spiele der Wahrheit. Michel Foucaults Denken*, Frankfurt a.M.: 153-162.

Deleuze 1992: Deleuze, Gilles: *Foucault*, Frankfurt a.M. [1986].

Deleuze/Guattari 1992: Deleuze, Gilles/Guattari, Félix: *Tausend Plateaus: Kapitalismus und Schizophrenie* 2, Berlin.

Deleuze/Guattari 1996: Deleuze, Gilles/Guattari, Félix: *Was ist Philosophie?*, Frankfurt a.M.

Delius 1755: Delius, Heinrich Friederich: »Nachricht von einem besondern Zwitter«. In: *Fränkische Sammlungen von Anmerkungen aus der Naturlehre, Arzneygelahrtheit, Ökonomie und denen damit verwandten Wissenschaften* 1/2: 150-151.

Delius 1765: Delius, Heinrich Friederich: »Nachricht von dem besondern Hermaphroditen Drouart«. In: *Fränkische Sammlungen von Anmerkungen aus der Naturlehre,*

Arzneygelahrtheit, Ökonomie und den damit verwandten Wissenschaften 7/41: 398-405.

Der Gynäkologe 1995: »Intersexualität – Transsexualität«. In: *Der Gynäkologe* 28: 3-4.

Deutsche Encyclopädie 1778-1807: *Deutsche Encyclopädie oder Allgemeines Real-Wörterbuch aller Künste und Wissenschaften* 1-24, von einer Gesellschaft Gelehrten; Red. Heinrich Martin Gottfried Köster (ab Bd. 18: Johann Friedrich Roos); [hrsg. von Ludwig Julius Friedrich Hoepfner ...], Frankfurt a.M.

Deutsche Gesellschaft für Endokrinologie 1955: Prader, Andrea et al.: »Vortragsdiskussion, Symposium der Deutschen Gesellschaft für Endokrinologie, 04.-05.03.1955, in Bonn«. In: Henryk Nowakowski (Hg.): *Probleme der fetalen Endokrinologie. Drittes Symposion der Deutschen Gesellschaft für Endokrinologie*, Berlin [u.a.]: 106-111.

Deutsche Gesellschaft für Endokrinologie 1957: Jores, Arthur et al.: »Diskussion des Vortrags von Herta Lange-Cosack, Symposium der Deutschen Gesellschaft für Endokrinologie, 07.-09.03.1957, in Freiburg«. In: Henryk Nowakowski (Hg.): *Hormone und Psyche. Die Endokrinologie des alternden Menschen*, Berlin [u.a.]: 34-37.

Deutsche Gesellschaft für gerichtliche Medizin 1912: Puppe, Georg et al.: »Diskussion über den Vortrag von Fritz Strassmann, Tagung der Deutschen Gesellschaft für gerichtliche Medizin, 23.-26.11.1911, Karlsruhe«. In: *Vierteljahresschrift für gerichtliche Medizin und öffentliches Sanitätswesen* 43 (F. 3)/Suppl. 2: 68-76.

Deutsche Gesellschaft für Gynäkologie 1962: »Sektionsdiskussion, Versammlung der Deutschen Gesellschaft für Gynäkologie, 09.-13.10.1962, Hamburg«. In: *Archiv für Gynäkologie* 198: 432.

Deutsche Gesellschaft für Kinderheilkunde 1956: Kosenow, Wilhelm et al.: »Diskussion über den Vortrag von Jürgen R. Bierich, 55. Versammlung der Deutschen Gesellschaft für Kinderheilkunde, 1956, Freiburg«. In: *Monatsschrift für Kinderheilkunde* 104/3: 177-179.

Deutsche Gesellschaft für Kinderheilkunde 1971: Teller, Walter M. et al.: »Diskussion über den Vortrag von Herbert F. Stolecke und Rudolf Arthur Pfeiffer, 68. außerordentliche Versammlung der Deutschen Gesellschaft für Kinderheilkunde, 14.-16. September 1970, in Wiesbaden«. In: *Monatsschrift für Kinderheilkunde* 119/7: 365-366.

Deutscher Bundestag 29.10.1996: Deutscher Bundestag: *Genitalanpassungen in der Bundesrepublik Deutschland. Antwort der Bundesregierung auf die kleine Anfrage der Abgeordneten Christina Schenk und der Gruppe der PDS.* Drucksache 13/5757.

Deutscher Bundestag 16.03.2001: Deutscher Bundestag: *Intersexualität im Spannungsfeld zwischen tatsächlicher Existenz und rechtlicher Unmöglichkeit. Antwort der Bundesregierung auf die Kleine Anfrage der Abgeordneten Christina Schenk und der Fraktion der PDS.* Drucksache 14/5425.

Deutscher Bundestag 14.02.2007: Deutscher Bundestag: *Rechtliche Situation Intersexueller in Deutschland. Antwort der Bundesregierung auf die Kleine Anfrage der*

Abgeordneten Dr. Barbara Höll, Karin Binder, Katja Kipping, weiterer Abgeordneter und der Fraktion DIE LINKE. Drucksache 16/4322.

Deutscher Bundestag 22.03.2007: Deutscher Bundestag: *Situation Intersexueller in Deutschland. Antwort der Bundesregierung auf die Kleine Anfrage der Abgeordneten Dr. Barbara Höll, Karin Binder, Katja Kipping, weiterer Abgeordneter und der Fraktion DIE LINKE.* Drucksache 16/4786.

Diamond 1965: Diamond, Milton: »A Critical Evaluation of the Ontogeny of Human Sexual Behavior«. In: *Quarterly Review of Biology* 40/2: 147-175.

Diamond 1982: Diamond, Milton: »Sexual Identity, Monozygotic Twins Reared in Discordant Sex Roles and a BBC-Follow-Up«. In: *Archives of Sexual Behavior* 11/2: 181-186.

Diamond/Sigmundson 1997a: Diamond, Milton/Sigmundson, Keith H.: »Sex Reassignment at Birth: A Long Term Review and Clinical Implications«. In: *Archives of Pediatric and Adolescent Medicine* 150: 298-304.

Diamond/Sigmundson 1997b: Diamond, Milton/Sigmundson, Keith H.: »Management of Intersexuality: Guidelines for dealing with individuals with ambigous genitalia«. In: *Archives of Pediatric and Adolescent Medicine* 151: 1046-1050.

Dieke 1956: Dieke, Wilhelm: »Die antiken Hermaphroditen. Eine paramedizinische Studie«. In: *Zentralblatt für Gynäkologie* 78/23: 889-927.

Dienstordnung für Hebammen 1943: Reichsministerium des Innern: »Deutsches Reich. Dienstordnung für Hebammen (HebDo). Vom 16. Februar 1943«. In: *Reichs-Gesundheitsblatt* 10: 138-144.

Dieterich et al. 1969: Dieterich, Ferdinand et al.: »Zur Diagnostik und Therapie des Hermaphroditismus«. In: *Zeitschrift für Urologie und Nephrologie* 62/12: 921-926.

Dieterich/Nitschke 1972: Dieterich, Ferdinand/Nitschke, Udo: »Intersexualität«. In: Gerhard Wilhelm Heise/Emil Hienzsch (Hg.): *Gynäkologisch-urologische Operationen* 9, Leipzig: 137-180.

Dietze 2003: Dietze, Gabriele: »Allegorien der Heterosexualität. Intersexualität und Zweigeschlechtlichkeit – eine Herausforderung an die Kategorie Gender?« In: *Die Philosophin* 14/28: 9-35.

Dietze 2006: Dietze, Gabriele: »Schnittpunkte. Gender Studies und Hermaphroditismus«. In: Gabriele Dietze/Sabine Hark (Hg.): *Gender kontrovers. Genealogien und Grenzen einer Kategorie*, Königstein/Taunus: 46-68.

Dionis 1710: Dionis, Pierre: *A course of chirurgical operations, demonstrated in the Royal Garden at Paris*, übers. nach der Pariser Edition, London.

Dittmann 1989: Dittmann, Ralf W.: *Pränatal wirksame Hormone und Verhaltensmerkmale von Patientinnen mit den beiden klassischen Varianten des 21-Hydroxylase-Defektes. Ein Beitrag zur Psychoendokrinologie des Adrenogenitalen Syndroms*, Frankfurt a.M. [u.a.].

Dittmann 1993: Dittmann, Ralf W.: »Psychoendokrinologische Aspekte und Ergebnisse bei chromosomalen und hormonalen Störungen«. In: Fritz Poustka/Ulrike Lehmkuhl (Hg.): *Gefährdung der kindlichen Entwicklung*, München: 121-135.

Dittmann et al. 1990a: Dittmann, Ralf W. et al.: »Congenital adrenal hyperplasia. I: Gender-related behavior and attitudes in female patients and sisters«. In: *Psychoneuroendocrinology* 15/5-6: 401-420.

Dittmann et al. 1990b: Dittmann, Ralf W. et al.: »Congenital adrenal hyperplasia. II: Gender-behavior and attitudes in female salt-wasting and simple-virilizing patients«. In: *Psychoneuroendocrinology* 15/5-6: 421-434.

Dohrn 1884: Dohrn, Rudolf: »Ein verheiratheter Zwitter«. In: *Archiv für Gynäkologie* 22/2: 225-228.

Dölling 1993: Dölling, Irene: »Gespaltenes Bewußtsein. Frauen- und Männerbilder in der DDR«. In: Gisela Helwig/Hildegard Maria Nickel (Hg.): *Frauen in Deutschland: 1945-1992*, Berlin: 23-52.

Dölling 1999: Dölling, Irene: »›Geschlecht‹ – eine analytische Kategorie mit Perspektive in den Sozialwissenschaften?« In: *Potsdamer Studien zur Frauen- und Geschlechterforschung* 3/1: 17-26.

Dörner 1972: Dörner, Günter: *Sexualhormonabhängige Gehirndifferenzierung und Sexualität*, Jena.

Dörner 1977: Dörner, Günter: »Sex-hormone-dependent brain differentiation and reproduction«. In: John Money/Herman Musaph (Hg.): *Handbook of Sexology*, Amsterdam [u.a.]: 227-243.

Dörner et al. 1972: Dörner, Günter et al.: »Auslösung eines positiven Östrogenfeedback-Effekt bei homosexuellen Männern«. In: *Endokrinologie* 60/3: 297-301.

Dornhof 1998: Dornhof, Dorothea: »Inszenierte Perversionen. Geschlechterverhältnisse zwischen Pathologie und Normalität um die Jahrhundertwende«. In: Antje Hornscheidt et al. (Hg.): *Kritische Differenzen – geteilte Perspektiven. Zum Verhältnis von Feminismus und Postmoderne*, Opladen [u.a.]: 253-277.

Dost 1956: Dost, Friedrich Hartmut: »Differentialdiagnose und Therapie des adrenogenitalen Syndroms beim Neugeborenen und jungen Säugling«. In: *Ärztliche Forschung* 10/10: I/459-466.

Dost 1957: Dost, Friedrich Hartmut: »Grundsätze beim ärztlichen Entscheid über die rechtliche Geschlechtszuordnung neugeborener Intersexe«. In: *Münchner medizinische Wochenschrift* 99/29: 1051-1055.

Dost 1964: Dost, Friedrich Hartmut: »Differentialdiagnose des Symptoms: Intersexuelles äußeres Genitale«. In: Werner Catel (Hg.): *Differentialdiagnose von Krankheitssymptomen bei Kindern und Jugendlichen* 3, Stuttgart [1944], 3., völlig neubearb. u. erw. Aufl.: 147-157.

Dreger 1998a: Dreger, Alice Domurat: *Hermaphrodites and the Medical Invention of Sex*, Cambridge [u.a.].

Dreger 1998b: Dreger, Alice Domurat: »›Ambigous sex‹ – or ambivalent medicine?« In: *Hastings Center Report* 28/3: 24-35.

Dreger 1998c: Dreger, Alice Domurat: »A History of Intersexuality: From the Age of Gonads to the Age of Consent«. In: *Journal of Clinical Ethics* 9/4: 345-355.

Dreher 1990: Dreher, Bernd: »König Henri III. und seine mignons. Ein Männerbund am französischen Hof im letzten Drittel des 16. Jahrhunderts«. In: Gisela Völger/Karin von Welck (Hg.): *Männerbande – Männerbünde. Zur Rolle des Mannes im Kulturvergleich* 2, Köln: 23-32.

DSM-IV TR 2003: American Psychiatric Association: *Diagnostisches und statistisches Manual Psychischer Störungen – Textrevision*, dt. Bearb. u. Einf. von Henning Saß et al., Göttingen [u.a.].

Duden 1991: Duden, Barbara: *Geschichte unter der Haut. Ein Eisenacher Arzt und seine Patientinnen um 1730*, Stuttgart.

Duden 1993: Duden, Barbara: »Die Frau ohne Unterleib. Zu Judith Butlers Entkörperung«. In: Nathalie Amstutz/Martina Kuoni (Hg.): *Theorie – Geschlecht – Fiktion*, Basel [u.a.]: 153-166.

Duncker 2003: Duncker, Arne: *Gleichheit und Ungleichheit in der Ehe: Persönliche Stellung von Frau und Mann im Recht der ehelichen Lebensgemeinschaft 1700-1914*, Köln [u.a.].

Eckart 1998: Eckart, Wolfgang U.: *Geschichte der Medizin*, Berlin [u.a.], 3., überarb. Aufl.

Eckert 2009: Eckert, Lena: »›Diagnosticism‹: Three Cases of Medical Anthropological Research into Intersexuality«. In: Morgan Holmes (Hg.): *Critical Intersex*, Aldershot: 41-71.

Eckoldt 2008: Eckoldt, Felicitas: »Die Chirurgie des intersexuellen Genitales beim Kind«. In: Rainer Finke/Sven-Olaf Höhne (Hg.): *Intersexualität bei Kindern*, Bremen: 96-101.

Eder 2008: Eder, Franz X.: »›Auf die ›gesunde Sinnlichkeit‹ der Nationalsozialisten folgte der Einfluss der Amerikaner‹: Sexualität und Medien vom Nationalsozialismus bis zur Sexuellen Revolution«. In: *zeitenblicke* 7/3, http://www.zeitenblicke.de/2008/3/eder/index_html.

Ehrhardt 1969: Ehrhardt, Anke A.: *Zur Wirkung fötaler Hormone auf Intelligenz und geschlechtsspezifisches Verhalten*. Dissertation, Psychologie, Universität Düsseldorf.

Ehrhardt 1971: Ehrhardt, Anke A.: »Der Einfluß von fötalen Hormonen auf Intelligenz und geschlechtsspezifisches Verhalten«. In: Erna Duhm (Hg.): *Praxis der klinischen Psychologie* 2, Göttingen: 94-121.

Ehrhardt et al. 1968a: Ehrhardt, Anke A. et al.: »Fetal Androgens and Female Gender Identity in the Early-Treated Adrenogenital Syndrome«. In: *Johns Hopkins Medical Journal* 122/3: 160-167.

Ehrhardt et al. 1968b: Ehrhardt, Anke A. et al.: »Influence of Androgen and Some Aspects of Sexually Dimorphic Behavior in Women with the Late-Treated Adrenogenital Syndrome«. In: *Johns Hopkins Medical Journal* 123/3: 115-122.

Eicher 1995: Eicher, Wolf: »Operative Therapie bei intersexuellem, weiblichen Genitale und bei Transsexualismus«. In: *Der Gynäkologe* 28: 40-47.

Ellis 1945: Ellis, Albert: »The sexual psychology of human hermaphrodites«. In: *Psychosomatic Medicine* 7/1: 108-125.

Elvers 1874: Elvers, V.: »Ein männliches Mädchen«. In: *Vierteljahrsschrift für gerichtliche Medicin und öffentliches Sanitätswesen* N. F. 21: 77-79.

Emig 1938: Emig, Kurt: *Personenstandsgesetz mit der Ersten Ausführungsverordnung, der amtlichen Begründung sowie dem Namensrecht und anderen einschlägigen Vorschriften*, München [u.a.], 2. Aufl.

Encyclopädie der Diätetik 1842: Hofmann, Julius Albert: *Encyclopädie der Diätetik oder allgemeines Gesundheits-Lexicon. Ein vollständiges Real-Wörterbuch des geistigen und körperlichen Verhaltens im gesunden und kranken Zustande für Jedermann, jedes Alters, Geschlecht, Temperament, jeden Stand und alle Verhältnisse des Lebens*, beendet von Jonathan Braun, Leipzig.

Encyklopädie der gesamten Medicin 1841-1842: *Encyklopädie der gesamten Medicin* 1-6, hrsg. von Carl Christian Schmidt im Verein mit mehreren Ärzten, Leipzig.

Encyclopädie der medicinischen Wissenschaften 1831: *Encyclopädie der medicinischen Wissenschaften* 1-13, hrsg. von Friedrich Ludwig Meissner in Verbindung mit mehreren deutschen Ärzten; nach dem ›Dictionnaire de Médecine‹ frei bearb. u. mit den nöthigen Zusätzen versehen, Leipzig.

Encyclopädisches Wörterbuch der medicinischen Wissenschaften 1828-1849: *Encyclopädisches Wörterbuch der medicinischen Wissenschaften* 1-37, hrsg. von den Professoren der medicinischen Fakultät zu Berlin: D. W. H. Busch, C. F. von Gräfe, C. W. Hufeland, H. F. Link, K. A. Rudolphi, E. C. J. von Siebold, Berlin.

Encyclopädisches Wörterbuch der Staatsarzneikunde 1872-1878: Kraus, L. Gottlieb/ Pichler, W.: *Encyclopädisches Wörterbuch der Staatsarzneikunde* 1-4, Erlangen.

Encyclopédie 1751-1772: *Encyclopédie, Ou Dictionnaire Raisonné Des Sciences, Des Arts Et Des Métiers* 1-17, par une Société De Gens De Lettres. Mis en ordre et publié par M. Diderot ... et quant à la Partie Mathématique, par M. D'Alembert ... Paris.

Encyclopédie, Suppl. 1776-1777: *Encyclopédie, Ou Dictionnaire Raisonné Des Sciences, Des Arts Et Des Métiers. Nouveau dictionnaire, pour servir de supplément aux dictionnaires des sciences, des arts et des métiers* 1-5, par une Société De Gens De Lettres. Mis en ordre et publié par M. Diderot ...; et quant à la Partie Mathématique, par M. D'Alembert ... Paris [u.a.].

Encyklopädie der Staatsarzneikunde 1838-1840: *Ausführliche Encyklopädie der gesammten Staatsarzneikunde: für Gesetzgeber, Rechtsgelehrte, Policeibeamte, Militairärzte, gerichtliche Aerzte, Wundärzte, Apotheker und Veterinärärzte* 1-2, im Verein mit mehreren Doctoren der Rechtsgelahrtheit, der Philosophie, der Medicin u. Chirurgie, mit praktischen Civil-, Militair- u. Gerichtsärzten u. Chemikern bearb. u. hrsg. von Georg Friedrich Most, Leipzig.

Engel 1997: Engel, Antke: »Ene mene meck und du bist weg. Über die gewaltsame Herstellung der Zweigeschlechtlichkeit«. In: *Hamburger Frauenzeitung* 53: 26-28.

Engel 2002: Engel, Antke: *Wider die Eindeutigkeit. Sexualität und Geschlecht im Fokus queerer Politik der Repräsentation*, Frankfurt a.M. [u.a.].

Engelmann 1933: Engelmann, Fritz: »Die konträre Sexualempfindung, ihre Beziehungen zur Intersexualität und ihre Beeinflussungsmöglichkeit durch die Hormone der Nebenniere«. In: *Archiv für Frauenkunde und Konstitutionsforschung* 19/2-3: 160-167.

Entwurf PStRG 2006: Deutscher Bundestag: *Entwurf eines Gesetzes zur Reform des Personenstandsrechts (Personenstandsrechtsreformgesetz – PStRG).* Drucksache 16/1831. [http://www.standesbeamte.de/pdf/16.06.06.pdf].

Enzyklopädie Medizingeschichte 2005: *Enzyklopädie Medizingeschichte*, hrsg. von Werner E. Gerabek et al., Berlin [u.a.].

Epstein 1990: Epstein, Julia: »Either/Or – Neither/Both: Sexual Ambiguity and the Ideology of Gender«. In: *Genders* 7: 99-142.

Erichsen/Weiße 1900: Erichsen, A. von: *Die Führung des Standesregisters. Praktische Anleitung für Standesbeamte*, erläutert von Otto Weiße, Berlin, 8. vollst. neubearb. Aufl.

Ernst 1997: Ernst, Anna-Sabine: *›Die beste Prophylaxe ist der Sozialismus‹. Ärzte und medizinische Hochschullehrer in der SBZ/DDR 1945-1961*, Münster [u.a.].

Eros 1823: *Eros oder Wörterbuch über die Physiologie und über die Natur- und Cultur-Geschichte des Menschen in Hinsicht auf seine Sexualität* 1-2, Berlin.

Ewald 1991: Ewald, Francois: »Eine Macht ohne Draußen«. In: Francois Ewald/ Bernhard Waldenfels (Hg.): *Spiele der Wahrheit. Michel Foucaults Denken*, Frankfurt a.M. [1989]: 163-170.

Ewald 1993: Ewald, Francois: *Der Vorsorgestaat*, Frankfurt a.M. [1986].

Fahner 1795: Fahner, Johann Christoph: *Johann Christoph Fahner´s vollständiges System der gerichtlichen Arzneikunde. Ein Handbuch für Richter und gerichtliche Aerzte* 1, Stendal.

Fahner 1800: Fahner, Johann Christoph: *Johann Christoph Fahner´s vollständiges System der gerichtlichen Arzneikunde. Ein Handbuch für Richter und gerichtliche Aerzte* 3, Stendal.

Fanconi 2001: Fanconi, Andreas: »Zum Hinschied von Prof. Dr. Andrea Prader«. In: *Paediatrica* 12/4: 50-52.

Fansa/Reiter 2001: Fansa, Samira/Reiter, Michel: »Junge oder Mädchen? Zeig mir dein Geschlecht«. In: *Jungle World* 14.

Faselius 1770: Faselius, Johann Friedrich: *Gerichtliche Arzeneygelahrtheit, worinnen die vornehmsten Materien des bürgerlichen criminal- und geistlichen Rechts, nach denen neuesten und besten medicinischen Grundsätzen erläutert und erkläret werden*, übers. von Christian Gottfried Langen; hrsg. von Christian Rickmann, Leipzig [u.a.], 2., verb. Ausg.

Fausto-Sterling 1992: Fausto-Sterling, Anne: *Myths of gender: Biological theories about women and men*, New York [1985], 2., durchgesehene Aufl.

Fausto-Sterling 1993: Fausto-Sterling, Anne: »The five sexes. Why male and female are not enough«. In: *The Sciences* 33/2: 20-24.

Fausto-Sterling 2000a: Fausto-Sterling, Anne: *Sexing the Body. Gender Politics and the Construction of Sexuality*, New York.

Fausto-Sterling 2000b: Fausto-Sterling, Anne: »The Five Sexes, Revisited. The emerging recognition that people come in bewildering sexual varieties is testing medical values and social norms«. In: *The Sciences* 40/4: 18-23.

Feiler 1820: Feiler, Johann: *Über angeborne Mißbildungen im Allgemeinen und Hermaphroditen insbesondere. Ein Beitrag zur Physiologie, pathologischen Anatomie, und gerichtlichen Arzneiwissenschaft*, Landshut.

Feld 1999a: Feld, Natascha: *Vom ›wahren‹ zum ›konstruierbaren‹ Geschlecht: Eine Geschichte der Modernisierung. Der Hermaphrodit und die Aufbauplastik: Eine Geschichte der Verstümmelung*. Diplomarbeit, Behindertenpädagogik, Universität Bremen.

Feld 1999b: Feld, Natascha: »Über Intersexualität. Die Medizin als Erfüllungsgehilfe des Geschlechterdualismus«. In: *Alaska* 224: 30-34.

Fend 2003: Fend, Mechthild: *Grenzen der Männlichkeit: Der Androgyn in der französischen Kunst und Kunsttheorie 1750-1830*, Berlin.

Ferrein 1788: Ferrein, Antoine: »An inquiry into the real Sex of those called Hermaphrodites«. In: *Cases, medical, chirurgical, and anatomical, with observations*, übers. von Loftus Wood, London [1767]: 112-129.

Few 2007: Few, Martha: »›That Monster of Nature‹: Gender, Sexuality, and the Medicalization of a ›Hermaphrodite‹ in Late Colonial Guatemala«. In: *Ethnohistory* 54/1: 159-176.

Fietze 1996: Fietze, Katharina: »Frauenbildung in der ›Querelle des Femmes‹«. In: Elke Kleinau/Claudia Opitz (Hg.): *Geschichte der Mädchen- und Frauenbildung* 1, Frankfurt a.M. [u.a.]: 237-251.

Findlay 1993: Findlay, Deborah Ann: »The good, the normal and the healthy: The social construction of medical knowledge about women«. In: *Canadian Journal of Sociology* 18/2: 115-135.

Findlay 1995: Findlay, Deborah Ann: »Discovering Sex. Medical Science, Feminism and Intersexuality«. In: *CRSA/RCSA* 32/1: 25-52.

Finesinger et al. 1942: Finesinger, Jacob E. et al.: »Clinical, psychiatric and psychoanalytic study of a case of male pseudohermaphroditism«. In: *American Journal of Obstetrics and Gynecology* 44: 310-317.

Fischer-Homberger 1979: Fischer-Homberger, Esther: *Krankheit Frau und andere Arbeiten zur Medizingeschichte der Frau*, Bern [u.a.].

Fischer-Homberger 1983: Fischer-Homberger, Esther: *Medizin vor Gericht: Gerichtsmedizin von der Renaissance bis zur Aufklärung*, Bern [u.a.].

Fleischmann 1833: Fleischmann, Friedrich Ludwig: *Bildungshemmungen der Menschen und Thiere*, Nürnberg.

Flügge 2003: Flügge, Sybilla: »›Reformation oder erneuerte Ordnung die Gesundheit betreffend‹. Die Bedeutung des Policeyrechts für die Entwicklung des Medizinalwesens zu Beginn der Frühen Neuzeit«. In: Bettina Wahrig/Werner Sohn (Hg.): *Zwischen Aufklärung, Policey und Verwaltung. Zur Genese des Medizinalwesens 1750-1850*, Wiesbaden: 17-37.

Flynn 2004: Flynn, Thomas R.: »Foucault as Philosopher of the Historical Event«. In: Marc Rölli (Hg.): *Ereignis auf Französisch. Von Bergson bis Deleuze*, München: 209-234.

Foerster 1863: Foerster, August: *Handbuch der speciellen pathologischen Anatomie* 2, Leipzig [1854], 2. Aufl.

Fontes da Costa 2004: Fontes da Costa, Palmira: »›Mediating Sexual Difference‹: the Medical Understanding of Human Hermaphrodites in Eighteenth-century England«. In: Willem de Blécourt/Cornelie Usborne (Hg.): *Cultural Approaches to the History of Medicine: Mediating Medicine in Early Modern and Modern Europe*, Basingstoke [u.a.]: 127-147.

Ford 1961: Ford, Charles Edmund: »Die Zytogenese der Intersexualität beim Menschen«. In: Claus Overzier (Hg.): *Die Intersexualität*, Stuttgart: 90-121.

Foucault 1977/2003: Foucault, Michel: »Die Geburt der Sozialmedizin. (Vortrag)«. In: Daniel Defert/François Ewald (Hg.): *Schriften in vier Bänden. Dits et Ecrits* 3, Frankfurt a.M. [1977]: 272-298.

Foucault 1978/2003: Foucault, Michel: »Die Einbindung des Krankenhauses in die moderne Technologie. (Vortrag)«. In: Daniel Defert/François Ewald (Hg.): *Schriften in vier Bänden. Dits et Ecrits* 3, Frankfurt a.M. [1978]: 644-660.

Foucault 1978a: Foucault, Michel: »Wahrheit und Macht (Interview von Alessandro Fontana und Pasquale Pasquino)«. In: *Dispositive der Macht: über Sexualität, Wissen und Wahrheit*, Berlin: 21-54.

Foucault 1978b: Foucault, Michel: »Ein Spiel um die Psychoanalyse. Gespräch mit Angehörigen des Departement de Psychoanalyse der Universität Paris/Vincennes«. In: *Dispositive der Macht: über Sexualität, Wissen und Wahrheit*, Berlin: 118-175.

Foucault 1980/2005: Foucault, Michel: »Diskussion vom 20. Mai 1978«. In: Daniel Defert/François Ewald (Hg.): *Schriften in vier Bänden. Dits et Ecrits* 4, Frankfurt a.M. [1980]: 25-43.

Foucault 1984/2005a: Foucault, Michel: »Strukturalismus und Poststrukturalismus«. In: Daniel Defert/François Ewald (Hg.): *Schriften in vier Bänden. Dits et Ecrits* 4, Frankfurt a.M. [1984]: 521-555.

Foucault 1984/2005b: Foucault, Michel: »Polemik, Politik und Problematisierung«. In: Daniel Defert/François Ewald (Hg.): *Schriften in vier Bänden. Dits et Ecrits* 4, Frankfurt a.M. [1984]: 724-734.

Foucault 1984/2005c: Foucault, Michel: »Zur Genealogie der Ethik: Ein Überblick über die laufende Arbeit«. In: Daniel Defert/François Ewald (Hg.): *Schriften in vier Bänden. Dits et Ecrits* 4, Frankfurt a.M. [1984]: 747-776.

Foucault 1984/2005d: Foucault, Michel: »Was heißt Strafen?« In: Daniel Defert/François Ewald (Hg.): *Schriften in vier Bänden. Dits et Ecrits* 4, Frankfurt a.M. [1984]: 782-795.

Foucault 1984/2005e: Foucault, Michel: »Die Sorge um die Wahrheit«. In: Daniel Defert/François Ewald (Hg.): *Schriften in vier Bänden. Dits et Ecrits* 4, Frankfurt a.M. [1984]: 823-836.

Foucault 1986: Foucault, Michel: *Die Sorge um sich*: *Sexualität und Wahrheit* 3, Frankfurt a.M.

Foucault 1987: Foucault, Michel: »Das Subjekt und die Macht«. In: Hubert L. Dreyfus/Paul Rabinow (Hg.): *Michel Foucault: Jenseits von Strukturalismus und Hermeneutik*, Frankfurt a.M.: 243-261.

Foucault 1989a: Foucault, Michel: *Der Gebrauch der Lüste: Sexualität und Wahrheit* 2, Frankfurt a.M.

Foucault 1989b: Foucault, Michel: *Überwachen und Strafen. Die Geburt des Gefängnisses*, Frankfurt a.M.

Foucault 1990: Foucault, Michel: »Was ist Aufklärung?« In: Eva Erdmann et al. (Hg.): *Ethos der Moderne. Foucaults Kritik der Aufklärung*, Frankfurt a.M. [u.a.]: 35-54.

Foucault 1991a: Foucault, Michel: *Der Wille zum Wissen: Sexualität und Wahrheit* 1, Frankfurt a.M.

Foucault 1991b: Foucault, Michel: *Die Geburt der Klinik. Eine Archäologie des ärztlichen Blicks*, Frankfurt a.M.

Foucault 1992: Foucault, Michel: *Was ist Kritik?*, Berlin.

Foucault 1993a: Foucault, Michel: »Nietzsche, die Genealogie, die Historie«. In: Walter Seitter (Hg.): *Von der Subversion des Wissens*, Frankfurt a.M.: 69-90.

Foucault 1993b: Foucault, Michel: »Leben machen und sterben lassen. Die Geburt des Rassismus«. In: *Bio-Macht*. DISS-Texte 25, Duisburger Institut für Sprach- u. Sozialforschung (DISS), Duisburg, 2. Aufl., korr. Übers. der dt. Erst-Übers. von 1992: 27-50.

Foucault 1994a: Foucault, Michel: *Archäologie des Wissens*, Frankfurt a.M.

Foucault 1994b: Foucault, Michel: *Die Ordnung der Dinge. Eine Archäologie der Humanwissenschaften*, Frankfurt a.M.

Foucault 1996: Foucault, Michel: *Diskurs und Wahrheit. Die Problematisierung der Parrhesia*, hrsg. von Joseph Pearson, Berlin.

Foucault 1998: Foucault, Michel: »Das wahre Geschlecht«. In: Wolfgang Schäffner/Joseph Vogl (Hg.): *Über Hermaphrodismus. Der Fall Barbin*, Frankfurt a.M., nach der frz. Fassung von 1980: 7-18.

Foucault 2000: Foucault, Michel: »Die ›Gouvernementalität‹«. In: Ulrich Bröckling et al. (Hg.): *Gouvernementalität der Gegenwart. Studien zur Ökonomisierung der Gegenwart*, Frankfurt a.M.: 41-67.

Foucault 2001: Foucault, Michel: »Michel Foucault: Eine autobiographische Skizze«. In: Pravu Mazumdar (Hg.): *Foucault*, München: 498-504.

Foucault 2003: Foucault, Michel: *Die Anormalen. Vorlesungen am Collège de France (1974-1975)*, Frankfurt a.M. [Vorlesungen von 1974-1975, frz. Erstveröff. 1999].

Fox Keller 1998: Fox Keller, Evelyn: *Das Leben neu denken. Metaphern der Biologie im 20. Jahrhundert*, München.

Fraenckel 1914: Fraenckel, Paul: »Die Beurteilung von Zwittern im Lichte neuerer biologischer Ergebnisse«. In: *Vierteljahresschrift für gerichtliche Medizin und öffentliches Sanitätswesen* F. 3, 47: 343-355.

Frasch 1987: Frasch, Gisela: *Die Frage Hausgeburt/Klinikentbindung vor ihrem historischen und ihrem aktuellen Hintergrund.* Dissertation, Medizin, Freie Universität Berlin.

Frauenzimmer-Lexicon 1715/1980: Amaranthes [Gottlieb Siegmund Corvinus]: *Nutzbares, galantes und curioses Frauenzimmer-Lexicon*, hrsg. u. mit einem Nachw. versehen von Manfred Lemmer, Leipzig, Neudr. der Ausg. 1715.

Freisen 1893: Freisen, Joseph: *Geschichte des Canonischen Eherechts bis zum Verfall der Glossenliteratur*, Paderborn, 2. Aufl.

Freud 1905/1972: Freud, Sigmund: »Drei Abhandlungen zur Sexualtheorie«. In: Alexander Mitscherlich et al. (Hg.): *Studienausgabe* 5, Frankfurt a.M. [1905], 2., korr. Aufl.: 47-145.

Frevert 1995: Frevert, Ute: *›Mann und Weib, und Weib und Mann‹: Geschlechter-Differenzen in der Moderne*, München.

Frevert 2000: Frevert, Ute: »Die Zukunft der Geschlechterordnung. Diagnosen und Erwartungen an der Jahrhundertwende«. In: Ute Frevert (Hg.): *Das neue Jahrhundert: Europäische Zeitdiagnosen und Zukunftsentwürfe um 1900*, Göttingen: 146-184.

Frewer/Säfken 2005: Frewer, Andreas/Säfken, Christian: »Identität, Intersexualität, Transsexualität: Medizinhistorische und ethisch-rechtliche Aspekte der Geschlechtsumwandlung«. In: Frank Stahnisch/Florian Steger (Hg.): *Medizin, Geschichte und Geschlecht. Körperhistorische Rekonstruktionen von Identitäten und Differenzen*, Stuttgart: 137-156.

Friedli 1987: Friedli, Lynne: »›Passing women‹: a study of gender boundaries in the eighteenth century«. In: George S. Rousseau/Roy Porter (Hg.): *Sexual Underworlds of the Enlightenment*, Manchester: 234-260.

Frietsch 2005: Frietsch, Ute: »Quecksilber. Der Hermaphrodit im Erlösungsprojekt der Alchemie«. In: Neue Gesellschaft für Bildende Kunst e.V. (Hg.): *1-0-1 [one 'o one] intersex. Das Zwei-Geschlechter-System als Menschenrechtsverletzung*. Ausstellungskatalog, Berlin: 146-149.

Fröhling 2003: Fröhling, Ulla: *Leben zwischen den Geschlechtern: Intersexualität – Erfahrungen in einem Tabubereich*, Berlin.

Fronmüller 1834: Fronmüller, Georg Tobias Christoph: »Beschreibung eines als Mädchen erzogenen männlichen Zwitters«. In: *Zeitschrift für Staatsarzneikunde* 27, 14: 205-209.

Froriep 1833: Froriep, Robert: »Beschreibung eines Zwitters nebst Abbildung der Geschlechtstheile desselben«. In: *Wochenschrift für die gesammte Heilkunde* 1/3: 61-70.

Gall 1825/1835: Gall, Franz Joseph: *On the Functions of the Brain and of Each of Its Parts* ... 3, teilw. übers. von Winslow Lewis, Boston [1825].

Garrels 2000: Garrels, Lutz: »Wandeln an den Grenzen des Geschlechts. Über das Werk Franz von Neugebauers«. In: Martin Dannecker/Reimut Reiche (Hg.): *Sexualität und Gesellschaft. Festschrift für Volkmar Sigusch*, Frankfurt a.M. [u.a.]: 185-198.

Geissler 1937: Geissler, Josef: »Zur Kenntnis des Pseudohermaphroditismus masculinus internus«. In: *Beiträge zur pathologischen Anatomie und zur allgemeinen Pathologie* 100: 305-328.

Gelbke 1961: Gelbke, Heinz: »Plastische Operationen«. In: Claus Overzier (Hg.): *Die Intersexualität*, Stuttgart: 476-496.

Genschel 1996: Genschel, Corinna: »Fear of a Queer Planet. Dimensionen lesbisch-schwuler Gesellschaftskritik«. In: *Das Argument* 216, 38/4: 525-537.

Genschel 1998: Genschel, Corinna: »Von medizinischen Objekten zu politischen Subjekten«. In: Ursuala Ferdinand et al. (Hg.): *Verqueere Wissenschaft? Zum Verhältnis von Sexualwissenschaft und Sexualreformbewegung in Geschichte und Gegenwart*, Münster [u.a.]: 309-320.

Genschel et al. 2001: Genschel, Corinna et al.: »Anschlüsse«. In: Annamarie Jagose (Hg.): *Queer Theory. Eine Einführung*, hrsg. von Corinna Genschel, Caren Lay, Nancy Wagenknecht, Volker Woltersdorff, Berlin: 167-194.

Gesellschaft für Sexualwissenschaft und Konstitutionsforschung 1924: Kronfeld, Arthur et al.: »Diskussion über den Vortrag von Theodor Brugsch, Sitzung der Gesellschaft für Sexualwissenschaft und Konstitutionsforschung, 16.11.1924, Berlin«. In: *Archiv für Frauenkunde und Konstitutionsforschung* 10/1-2: 102-104.

Gilbert 2002: Gilbert, Ruth: *Early modern hermaphrodites: sex and other stories*, Basingstoke [u.a.].

Gildemeister/Wetterer 1992: Gildemeister, Regine/Wetterer, Angelika: »Wie Geschlechter gemacht werden. Die soziale Konstruktion der Zweigeschlechtlichkeit und ihre Reifizierung in der Frauenforschung«. In: Gudrun-Axeli Knapp/Angelika Wetterer (Hg.): *Traditionen – Brüche. Entwicklungen feministischer Theorie*, Freiburg: 201-254.

Glatzl 1970: Glatzl, Josef: »Intersexformen bei Kindern und ihre sozialpädiatrische Problematik«. In: *Wiener medizinische Wochenschrift* 120/23: 413-417.

Göckenjan 1985: Göckenjan, Gerd: *Kurieren und Staat machen. Gesundheit und Medizin in der bürgerlichen Welt*, Frankfurt a.M.

Goldschmidt 1915: Goldschmidt, Richard: »Vorläufige Mitteilung über weitere Versuche zur Vererbung und Bestimmung des Geschlechts«. In: *Biologisches Centralblatt* 35/12: 565-570.

Goldschmidt 1916: Goldschmidt, Richard: »Die biologischen Grundlagen der konträren Sexualität und des Hermaphroditismus beim Menschen«. In: *Archiv für Rassen- und Gesellschaftsbiologie, einschließlich Rassen- und Gesellschafts-Hygiene* 12/1: 1-14.

Goldschmidt 1920: Goldschmidt, Richard: *Mechanismus und Physiologie der Geschlechtsbestimmung*, Berlin.

Goldschmidt 1931: Goldschmidt, Richard: *Die sexuellen Zwischenstufen*, Berlin.

Grau 1999: Grau, Günter: »Return of the Past: The Policy of the SED and the Laws Against Homosexuality in Eastern Germany Between 1946 and 1968«. In: *Journal of Homosexuality* 37/4: 1-21.

Green 1976: Green, Richard: »Sexual Identity: Research Strategies«. In: Eli A. Rubinstein et al. (Hg.): *New Directions in Sex Research*, New York [u.a.]: 15-30.

Greenblatt 1955: Greenblatt, Robert Benjamin: »Sex reversal in pseudohermaphroditism«. In: *American Journal of Obstetrics and Gynecology* 70/6: 1165-1180.

Greenblatt 1988: Greenblatt, Stephen: *Shakespearean Negotiations. The Circulation of Social Energy in Renaissance England*, Berkeley [u.a.].

Griesebner 1999: Griesebner, Andrea: »Geschlecht als mehrfach relationale Kategorie. Methodologische Anmerkungen aus der Perspektive der Frühen Neuzeit«. In: Veronika Aegerter et al. (Hg.): *Geschlecht hat Methode. Ansätze und Perspektiven in der Frauen- und Geschlechtergeschichte. Beiträge der 9. Schweizerischen Historikerinnentagung 1998*, Zürich: 129-138.

Grimms Deutsches Wörterbuch 1897: *Deutsches Wörterbuch von Jakob Grimm und Wilhelm Grimm* 4, bearb. von Rudolf Hildebrand u. Hermann Wunderlich, Leipzig.

Grimms Deutsches Wörterbuch 1954: *Deutsches Wörterbuch von Jakob Grimm und Wilhelm Grimm* 16, bearb. von Gustav Rosenhagen, Leipzig.

Grob 1957: Grob, Max: *Lehrbuch der Kinderchirurgie*, Stuttgart.

Gross/Meeker 1955: Gross, Robert E./Meeker, Irving A.: »Abnormalities of Sexual Development«. In: *Pediatrics* 16/3: 303-324.

Grosz 1994a: Grosz, Elizabeth: *Volatile bodies. Toward a corporeal feminism*, Bloomington [u.a.].

Grosz 1994b: Grosz, Elizabeth: »A Thousand Tiny Sexes: Feminism and Rhizomatics«. In: Constantin v. Boundas/Dorothea Olkowski (Hg.): *Gilles Deleuze and the Theater of Philosophy*, New York [u.a.]: 187-210.

Grundbegriffe der Soziologie 2006: *Grundbegriffe der Soziologie*, hrsg. von Bernhard Schäfers/Johannes Kopp, unter Mitarb. von Bianca Lehmann, Wiesbaden, 9., überarb. u. akt. Aufl.

Guggisberg 1934: Guggisberg, Hans: »Über Bedeutung und Behandlung des zweifelhaften Geschlechts«. In: *Schweizerische Medizinische Wochenschrift* 64/9: 181-186.

Guggisberg 1947: Guggisberg, Hans: »Konstitutions- und Wachstumsstörungen«. In: Hans Guggisberg (Hg.): *Lehrbuch der Gynäkologie*, Basel [1946], 2. Aufl.: 87-101.

Guggisberg/Neuweiler 1952: Guggisberg, Hans/Neuweiler, Walter: »Konstitutionsstörungen und Wachstumsstörungen«. In: Ludwig Seitz/Alfred Isidor Amreich (Hg.): *Biologie und Pathologie des Weibes. Ein Handbuch der Frauenheilkunde und Geburtshilfe* 2, 2, Berlin [u.a.], 2., völlig neubearb. Aufl.: 208-314.

Guhde 2002: Guhde, Helen: »Körper – Gefühl. Leben in einer intersexuellen Realität«. In: polymorph (Hg.): *(K)ein Geschlecht oder viele? Transgender in politischer Perspektive*, Berlin: 45-52.

Günther 1930: Günther, Hans: »Beitrag zur Nosologie des Zwittertums und der Anomalien des Genito-Interrenal-Systems«. In: *Virchows Archiv für pathologische Anatomie und Physiologie und für klinische Medizin* 274: 543-559.

Günther 1985: Günther, Erwin: »Probleme der Intersexualität«. In: Lykke Aresin/Erwin Günther (Hg.): *Sexualmedizin. Ein Leitfaden für Medizinstudenten*, Berlin [1983], 2., unveränd. Aufl.: 100-109.

Haberda 1927: Haberda, Albin: *Eduard Ritter von Hofmanns Lehrbuch der gerichtlichen Medicin mit gleichmäßiger Berücksichtigung der deutschen und österreichischen Gesetzgebung*, vollst. umgearb. von Albin Haberda, Berlin [u.a.], 11. Aufl.

Haberkorn 1948: Haberkorn, R.: »Operative Beeinflussung des Hermaphroditismus zum Ziele der Geschlechtsdifferenzierung«. In: *Der Chirurg* 19/7: 313-314.

Hacker 1997: Hacker, Hanna: »Zonen des Verbotenen. Die lesbische Codierung von Kriminalität und Feminismus um 1900«. In: Barbara Hey et al. (Hg.): *que(e)rdenken. Weibliche, männliche Homosexualität und Wissenschaft*, Innsbruck [u.a.]: 40-57.

Haeberle 2007: Haeberle, Erwin J.: *Archive for Sexology. Chronologie der Sexualforschung*, http://www2.hu-berlin.de/sexology/GESUND/ARCHIV/DEUTSCH/CHRON.HTM von 2007.

Haeckel 1913: Haeckel, Ernst: »Gonorchismus und Hermaphrodismus. Ein Beitrag zur Lehre von den Geschlechts-Umwandlungen (Metaptosen)«. In: *Jahrbuch für sexuelle Zwischenstufen mit besonderer Berücksichtigung der Homosexualität* 13/3: 259-287.

Hage/Haumann 1995: Hage, Joris J./Haumann, G.: »Maskulinisierende Techniken bei intersexuellem männlichem Genitale und bei Frau-zu-Mann-Transsexualismus«. In: *Der Gynäkologe* 28: 48-53.

Hagemann-White 1984: Hagemann-White, Carol: *Sozialisation: weiblich – männlich?*, Opladen.

Hagemann-White 2001: Hagemann-White, Carol: »Wir werden nicht zweigeschlechtlich geboren ...« In: Sabine Hark (Hg.): *Dis/Kontinuitäten: Feministische Theorie*, Opladen [1988]: 24-34.

Hagner 1993: Hagner, Michael: »Die elektrische Erregbarkeit des Gehirns. Zur Konjunktur eines Experiments«. In: Hans-Jörg Rheinberger/Michael Hagner (Hg.): *Die Experimentalisierung des Lebens: Experimentalsysteme in den biologischen Wissenschaften 1850/1950*, Berlin: 97-115.

Hagner 1995: Hagner, Michael: »Vom Naturalienkabinett zur Embryologie. Wandlungen des Monströsen und die Ordnung des Lebens«. In: Michael Hagner (Hg.): *Der falsche Körper: Beiträge zu einer Geschichte der Monstrositäten*, Göttingen: 73-107.

Hagner 1997: Hagner, Michael: *Homo cerebralis. Der Wandel vom Seelenorgan zum Gehirn*, Berlin.

Hagner et al. 1994: Hagner, Michael et al.: »Objekte, Differenzen, Konjunkturen«. In: Michael Hagner et al. (Hg.): *Objekte – Differenzen – Konjunkturen. Experimentalsysteme im historischen Kontext*, Berlin: 7-22.

Hakemeyer/Keding 1986: Hakemeyer, Uta/Keding, Günther: »Zum Aufbau der Hebammenschulen in Deutschland im 18. und frühen 19. Jahrhundert«. In: Lutwin Beck (Hg.): *Zur Geschichte der Gynäkologie und Geburtshilfe. Aus Anlaß des 100jährigen Bestehens der Deutschen Gesellschaft für Gynäkologie und Geburtshilfe*, Berlin [u.a.]: 63-88.

Halban 1903: Halban, Josef: »Die Entstehung der Geschlechtscharaktere. Eine Studie über den formativen Einfluss der Keimdrüse«. In: *Archiv für Gynäkologie* 70/2: 205-308.

Halban 1927: Halban, Josef: »Zur Frage der Geschlechtscharaktere«. In: *Archiv für Gynäkologie* 130/3: 415-438.

Haller 1751/52: Haller, Albrecht von: »De Hermaphroditis, et an dentur?« In: *Commentariorum societatis R. scienciarum Goettingensis* 1: 1-26.

Haller 1782: Haller, Albrecht von: *Albrechts von Haller Vorlesungen über die gerichtliche Arzneiwissenschaft* 1, aus einer nachgelassenen lat. Handschrift übers. [u. kommentiert von Friedrich August Weber], Bern.

Haller [in Erscheinung]: Haller, Lea: »Stress, Cortison und Homöostase. Künstliche Nebennierenrindenhormone und physiologisches Gleichgewicht, 1936-1950«. In: *NTM* 18/2.

Hamblen et al. 1951: Hamblen, E. C. et al.: »Male pseudohermaphroditism: Some endocrinological and psychosexual aspects«. In: *American Journal of Obstetrics and Gynecology* 61/1: 1-19.

Hamburger 1961: Hamburger, Christian: »Über künstliche ›Geschlechtsumwandlung‹«. In: Hans Giese (Hg.): *Mensch, Geschlecht, Gesellschaft. Das Geschlechtsleben unserer Zeit gemeinverständlich dargestellt*, Baden-Baden, 2. Aufl.: 883-890.

Hammerstein 1958: Hammerstein, Jürgen: »Hormonuntersuchungen zur Frage endokriner Entstehungsursachen beim Pseudohermaphroditismus masculinus«. In: *Archiv für Gynäkologie* 190/3: 285-302.

Hammerstein 1959: Hammerstein, Jürgen: »Die Varianten des Hermpahroditismus. Pathogenetische und endokrinologische Aspekte im Hinblick auf die Diagnostik und Hormontherapie«. In: *Zeitschrift für Geburtshilfe und Gynäkologie* 152/1: 24-44.

Hampson 1955: Hampson, Joan G.: »Hermaphroditic genital appearance, rearing and eroticism in hyperadrenocorticism«. In: *Bulletin of the Johns Hopkins Hospital* 96/6: 265-273.

Hampson/Hampson 1961: Hampson, John L./Hampson, Joan G.: »The ontogenesis of sexual behaviour in man«. In: Wiliam Caldwell Young (Hg.): *Sex and Internal Secretions* 2, Baltimore, 3. Aufl.: 1401-1432.

Handwörterbuch der gesammten Chirurgie und Augenheilkunde 1836-1840: *Handwörterbuch der gesammten Chirurgie und Augenheilkunde* 1-6, hrsg. von W. Walther et al., Leipzig.

Handwörterbuch der Physiologie 1842-1853: *Handwörterbuch der Physiologie mit Rücksicht auf physiologische Pathologie* 1-4, in Verbindung mit mehreren Gelehrten hrsg. von Rudolph Wagner, Braunschweig.

Handwörterbuch der Sexualwissenschaft 1926/2001: *Handwörterbuch der Sexualwissenschaft: Enzyklopädie der natur- und kulturwissenschaftlichen Sexualkunde des Menschen*, hrsg. von Max Marcuse, mit einer Einleitung von Robert Jütte, Berlin [u.a.], Nachdr. der 2. Aufl. 1926.

Hanke/Seier 2000: Hanke, Christine/Seier, Andrea: »Zweifelhafte Einheiten und verstreute Ereignisse: Zum diskursanalytischen Verfahren«. In: Hannelore Bublitz et al. (Hg.): *Der Gesellschaftskörper. Zur Neuordnung von Kultur und Geschlecht um 1900*, Frankfurt a.M. [u.a.]: 97-111.

Hansen 1959: Hansen, Gerhard: *Gerichtliche Medizin*, Leipzig, 2. Nachdr. der Aufl. 1954.

Haraway 1995: Haraway, Donna J.: »Situiertes Wissen. Die Wissenschaftsfrage im Feminismus und das Privileg einer partialen Perspektive«. In: *Die Neuerfindung der Natur. Primaten, Cyborgs und Frauen*, hrsg. und eingeleitet von Carmen Hammer, Frankfurt a.M. [u.a.] [1988]: 73-97.

Haraway 1997: Haraway, Donna J.: *Second_Millenium. FemaleMan@_Meets_Onco MouseTM. Feminism and Technoscience*, New York [u.a.].

Harding 1990: Harding, Sandra: *Feministische Wissenschaftstheorie: zum Verhältnis von Wissenschaft und sozialem Geschlecht*, Hamburg [1986].

Harding 1997: Harding, Jennifer: »Bodies at risk. Sex, surveillance and hormone replacement therapy«. In: Alan Petersen/Robin Bunton (Hg.): *Foucault, health and medicine*, London [u.a.]: 134-150.

Hark 1993: Hark, Sabine: »Queer Interventionen«. In: Kritik der Kategorie ›Geschlecht‹. *Feministische Studien* 2: 103-109.

Hark 2001: Hark, Sabine: »Symbolisch-diskursive Ordnungen: Geschlecht und Repräsentation«. In: Sabine Hark (Hg.): *Dis/Kontinuitäten: Feministische Theorie*, Opladen: 155-161.

Hark 2005: Hark, Sabine: »Queer Studies«. In: Christina von Braun/Inge Stephan (Hg.): *Gender@Wissen. Ein Handbuch der Gender-Theorien*, Köln [u.a.]: 285-303.

Harrington 2002: Harrington, Anne: *Die Suche nach Ganzheit. Die Geschichte biologisch-psychologischer Ganzheitslehren: Vom Kaiserreich bis zur New-Age-Bewegung*, Reinbek bei Hamburg.

Hartmann 1940: Hartmann, Max: »Das Wesen und die stofflichen Grundlagen der Sexualität«. In: *Bremer Beiträge zur Naturwissenschaft* 6/4: 81-118.

Hartmann 1943: Hartmann, Max: *Die Sexualität: das Wesen und die Grundgesetzlichkeiten des Geschlechts und der Geschlechtsbestimmung im Tier- und Pflanzenreich*, Jena.

Hartmann 1957: Hartmann, Gottfried: »Fehlbildungen der weiblichen Geschlechtsorgane, des kaudalen Harnapparates und der Kloake. Zwitterbildungen«. In: Ludwig Seitz/Alfred Isidor Amreich (Hg.): *Biologie und Pathologie des Weibes. Ein Handbuch der Frauenheilkunde und Geburtshilfe* Erg.-Bd. 1, Berlin [u.a.], 2., völlig neubearb. Aufl.: 267-240.

Hartung 1999: Hartung, Axel: *Der Normierungsdiskurs in der Medizin. Eine qualitative Textanalyse des medizinischen Diskurses über Intersexualität.* Diplomarbeit, Behindertenpädagogik, Universität Bremen.

Hasche-Klünder et al. 1958: Hasche-Klünder, Rütger et al.: »Klinischer Beitrag zum Zwitterproblem«. In: *Zeitschrift für Urologie* 51/5: 270-291.

Hausen 1976: Hausen, Karin: »Die Polarisierung der Geschlechtscharaktere«. In: Werner Conze (Hg.): *Sozialgeschichte der Familie in der Neuzeit Europas: neue Forschungen*, Stuttgart: 363-393.

Hauser 1961: Hauser, Georges André: »Testikuläre Feminisierung«. In: Claus Overzier (Hg.): *Die Intersexualität*, Stuttgart: 261-282.

Hauser/Schmid-Tannwald 1977: Hauser, Georges André/Schmid-Tannwald, Ingolf: »Im Zweifelsfall: weiblich. Vorgehen bei unklarem äußeren Genitale des Neugeborenen«. In: *Sexualmedizin* 6/8: 653-661.

Hausman 1992: Hausman, Bernice L.: »Demanding Subjectivity: Transsexualism, Medicine, and the Technologies of Gender«. In: *Journal of the History of Sexuality* 3/2: 270-302.

Hausman 1995: Hausman, Bernice L.: *Changing sex. Transsexualism, technology, and the idea of gender in the 20th Century*, Durham [u.a.].

Hausman 2000: Hausman, Bernice L.: »Do Boys Have to Be Boys? Gender, Narrativity, and the John/Joan Case«. In: *NWSA Journal* 12/3: 114-138 [http://muse.jhu.edu/journals/nwsa_journal/v012/12.3hausman.pdf].

Hebammenlehrbuch 1943: *Hebammenlehrbuch*, hrsg. im Auftrag des Reichministeriums des Innern durch das Reichsgesundheitsamt, Osterwieck am Harz [u.a.].

Hebammenlehrbuch 1947: *Hebammenlehrbuch*, hrsg. von Robert Schröder, Leipzig.

Hecker 1972: Hecker, Waldemar Chr.: »Operative Korrektur bei Differenzierungsstörungen des Sinus urogenitalis mit Clitorishypertrophie (Pseudohermaphroditismus femininus externus)«. In: *Der Chirurg* 43/2: 90-92.

Hecker 1982: Hecker, Waldemar Chr.: »Möglichkeiten der operativen Korrektur des intersexuellen Genitales«. In: Theodor von Hellbrügge (Hg.): *Die Entwicklung der kindlichen Sexualität*, München [u.a.]: 78-86.

Hecker 1985: Hecker, Waldemar Chr.: *Operative Korrekturen des intersexuellen und des fehlgebildeten weiblichen Genitales*, Berlin [u.a.].

Hecker/Buchner 1872: Hecker, C.: *Lehrbuch der gerichtlichen Medicin für Ärzte und Juristen*, nach dem Tode des Verf. hrsg. u. nach eigenen u. fremden Erfahrungen bearb. von Ernst Buchner, München.

Hegar 1878: Hegar, Alfred: »Die Castration der Frauen«. In: *Sammlung klinischer Vorträge in Verbindung mit deutschen Klinikern* 136-138: 925-1068.

Hegar 1903: Hegar, Alfred: »Korrelation der Keimdrüsen und Geschlechtsbestimmung«. In: Beiträge zur Geburtshilfe und Gynäkologie 7/2: 201-221.

Hegarty/Chase 2000: Hegarty, Peter/Chase, Cheryl: »Intersex Activism, Feminism, and Psychology: Opening a Dialogue on Theory, Research, and Clinical Practice«. In: *Feminism and Psychology* 10/1: 117-132.

Hegener 1992: Hegener, Wolfgang: *Das Mannequin. Vom sexuellen Subjekt zum geschlechtslosen Selbst*, Tübingen.

Heinz/Hoyme 1972: Heinz, Marlene/Hoyme, Siegfried: *Gynäkologie des Kindes- und Jugendalter*, Leipzig.

Heister 1743: Heister, Lorenz: *A general system of surgery in three parts. Containing the doctrine and management I. Of wounds, fractures, ... II. Of the several opera-*

tions ... III. Of the several bandages ... 2, übers. aus dem Lat., London [dt. Erstveröff. 1719].

Heite/Plümecke 2006: Heite, Catrin/Plümecke, Tino: »Kritik der Kritik oder der Dativ ist dem Genitiv sein Tod«. In: *Widersprüche* 26, 100/2: 103-109.

Heldmann 1998: Heldmann, Anja: »Jenseits von Mann und Frau. Intersexualität als Negation der Zweigeschlechtlichkeit«. In: Brigitta Hauser-Schäublin/Birgitt Röttger-Rössler (Hg.): *Differenz und Geschlecht: neue Ansätze in der ethnologischen Forschung*, Berlin: 54-77.

Helwig 1993: Helwig, Gisela: »Einleitung«. In: Gisela Helwig/Hildegard Maria Nickel (Hg.): *Frauen in Deutschland: 1945-1992*, Berlin: 9-21.

Henke 1814: Henke, Adolph Christian Heinrich: *Ueber die Entwicklungen und Entwicklungs-Krankheiten des menschlichen Organismus*, Nürnberg.

Henke 1829: Henke, Adolph Christian Heinrich: *Lehrbuch der gerichtlichen Medicin. Zum Behuf akademischer Vorlesungen und zum Gebrauch für gerichtliche Ärzte und Rechtsgelehrte*, Berlin [1812], 6., neu durchgesehene u. verm. Aufl.

Heppner 1871: Heppner, C. L.: »Über den wahren Hermaphroditismus beim Menschen«. In: *Archiv für Anatomie, Physiologie und wissenschaftliche Medicin* 6: 679-717.

Herrn 2005a: Herrn, Rainer: *Schnittmuster des Geschlechts. Transvestitismus und Transsexualität in der frühen Sexualwissenschaft*, Gießen.

Herrn 2005b: Herrn, Rainer: »Das Geschlecht ruht nicht im Körper, sondern in der Seele. Magnus Hirschfelds Strategien bei Hermaphroditengutachten«. In: Neue Gesellschaft für Bildende Kunst e.V. (Hg.): *1-0-1 [one 'o one] intersex. Das Zwei-Geschlechter-System als Menschenrechtsverletzung.* Ausstellungskatalog, Berlin: 55-71.

Herzog 2005: Herzog, Dagmar: *Die Politisierung der Lust. Sexualität in der deutschen Geschichte des zwanzigsten Jahrhunderts*, München.

Hess 1997: Hess, Volker: »Die Normierung der Eigenwärme. Fiebermessen als kulturelle Praktik«. In: Volker Hess (Hg.): *Normierung der Gesundheit. Messende Verfahren der Medizin als kulturelle Praktik um 1900*, Husum: 169-188.

Hess 1999: Hess, Volker: »Messen und Zählen. Die Herstellung des normalen Menschen als Maß der Gesundheit«. In: *Berichte zur Wissenschaftsgeschichte* 22: 266-280.

Hester 2003: Hester, David J.: »Rhetoric of the Medical Management of Intersexed Children. New insights into ›Disease‹, ›Curing‹, ›Illness‹ and ›Healing‹«. In: *Genders* 38: [o. P.], http://www.genders.org/g38/g38_hester.html.

Heuermann 1755: Heuermann, Georg: *Physiologie* 4, Kopenhagen [u.a.].

Hiersche 1977: Hiersche, Hans Dieter: »Gynäkologische Fehl- und Mißbildungen. Intersexualität«. In: Alfons Huber/Hans Dieter Hiersche (Hg.): *Praxis der Gynäkologie im Kindes- und Jugendalter*, Stuttgart: 50-73.

Hill 1937: Hill, Austin Bradford: »Principles of Medical Statistics«. In: *The Lancet* 229/5914-5930: 41-43; 99-101; 219-221; 281-284; 337-340; 402-405; 459-461; 527-529; 583-586; 646-648; 706-708; 771-773; 825-827; 1001-1003.

Hinman 1951: Hinman, Frank: »Sexual trends in female pseudohermaphrodism«. In: *Journal of Clinical Endocrinology* 11/5: 477-486.

Hinschius 1890: Hinschius, Paul: *Das Reichsgesetz über die Beurkundung des Personenstandes und die Eheschließung vom 6. Februar 1875. Mit Kommentar und Anmerkungen sowie sämmtlichen für das Reich und die einzelnen Bundesstaaten ergangenen Ausführungsbestimmungen*, Berlin.

Hintzsche 1947: Hintzsche, Erich: »Die Konstitution der Frau«. In: Hans Guggisberg (Hg.): *Lehrbuch der Gynäkologie*, Basel [1946], 2. Aufl.: 76-86.

Hiort 2007: Hiort, Olaf: »Krankheiten der Keimdrüsen: Störungen der Pubertät«. In: Michael J. Lentze et al. (Hg.): *Pädiatrie: Grundlagen und Praxis*, Berlin [u.a.], 3., vollst. überarb. u. erw. Aufl.: 573-593.

Hiort et al. 2001/02: Hiort, Olaf et al.: »Diagnostik und Betreuungsansätze bei Intersexualität«. In: *Pädiatrische Praxis* 60/4: 617-628.

Hiort et al. 2003a: Hiort, Olaf et al.: »Puberty in Disorders of Somatosexual Differentiation«. In: *Journal of Pediatric Endocrinology and Metabolism* 16/Suppl. 2: 297-306.

Hiort et al. 2003b: Hiort, Olaf et al.: »Krankheiten der Keimdrüse: Störungen der Pubertät«. In: Michael J. Lentze/K. Heyne (Hg.): *Pädiatrie: Grundlagen und Praxis*, Berlin [u.a.], 2., überarb. u. erw. Aufl.: 549-569.

Hirschauer 1993a: Hirschauer, Stefan: *Die soziale Konstruktion der Transsexualität. Über die Medizin und den Geschlechtswechsel*, Frankfurt a.M.

Hirschauer 1993b: Hirschauer, Stefan: »Dekonstruktion und Rekonstruktion. Plädoyer für die Erforschung des Bekannten«. In: Kritik der Kategorie ›Geschlecht‹. *Feministische Studien* 2: 55-67.

Hirschauer 1996: Hirschauer, Stefan: »Wie sind Frauen, wie sind Männer? Zweigeschlechtlichkeit als Wissenssystem«. In: Christiane Eifert et al. (Hg.): *Was sind Frauen? Was sind Männer? Geschlechterkonstruktionen im historischen Wandel*, Frankfurt a.M.: 240-256.

Hirschfeld 1906: Hirschfeld, Magnus: »Drei Fälle von irrtümlicher Geschlechtsbestimmung.« In: *Medizinische Reform* 51: 614-617.

Hirschfeld 1907: Hirschfeld, Magnus: »Nachwort«. In: [o. A.] *N. O. Body. Aus eines Mannes Mädchenjahren*, Berlin: 213-218.

Hirschfeld 1910: Hirschfeld, Magnus: »Die Zwischenstufen-›Theorie‹«. In: *Sexualprobleme* 6/2: 116-136.

Hirschfeld 1913: Hirschfeld, Magnus: *Geschlechts-Übergänge. Mischungen männlicher und weiblicher Geschlechtscharaktere. (Sexuelle Zwischenstufen)*, Leipzig [1905], 2. Aufl.

Hirschfeld 1923: Hirschfeld, Magnus: »Die intersexuelle Konstitution«. In: *Jahrbuch für sexuelle Zwischenstufen mit besonderer Berücksichtigung der Homosexualität* 23: 3-27.

Hoepffner/Sandig 1971: Hoepffner, Wolfgang/Sandig, Klaus-Rainer: »Totale Vermännlichung bei einem Mädchen mit adrenogenitalem Syndrom«. In: *Kinderärztliche Praxis* 39/8: 356-361.

Hoffmann 2000: Hoffmann, Stephanie: »›Darüber spricht man nicht?‹ Die öffentliche Diskussion über die Sexualmoral in den 50er Jahren im Spiegel der Frauenzeitschrift ›Constanze‹«. In: Johanna Meyer-Lenz (Hg.): *Die Ordnung des Paares ist unbehaglich. Irritationen am und im Geschlechterdiskurs nach 1945*, Münster [u.a.]: 57-83.

Hofmann 1881: Hofmann, Eduard: *Lehrbuch der gerichtlichen Medicin. Mit gleichmäßiger Berücksichtigung der deutschen und österreichischen Gesetzgebung*, Wien [u.a.] [1878], 2., verm. u. verb. Aufl.

Höhler/Wahrig 2006: Höhler, Sabine/Wahrig, Bettina: »Geschlechterforschung ist Wissenschaftsforschung – Wissenschaftsforschung ist Geschlechterforschung«. In: *NTM* 14/4: 201-211.

Holmes 1995: Holmes, Morgan: *Queer Cut Bodies: Intersexuality and Homophobia in Medical Practice*, http://www.usc.edu/libraries/archives/queerfrontiers/queer/papers/holmes.long.html von 1995.

Holmes 2009: Holmes, Morgan: »Introduction: Straddling Past, Present and Future«. In: Morgan Holmes (Hg.): *Critical Intersex*, Aldershot: 1-12.

Home 1802: Home, Everard: »Über Zwitter«. In: Theodor Georg August Roose (Hg.): *Beiträge zur öffentlichen und gerichtlichen Arzneikunde* 2, Frankfurt: 203-236.

Honegger 1989a: Honegger, Claudia: »Frauen und medizinische Deutungsmacht im 19. Jahrhundert«. In: Alfons Labisch/Reinhard Spree (Hg.): *Medizinische Deutungsmacht im sozialen Wandel des 19. und frühen 20. Jahrhunderts*, Bonn: 181-194.

Honegger 1989b: Honegger, Claudia: »›Weiblichkeit als Kulturform‹. Zur Codierung der Geschlechter in der Moderne«. In: Max Haller (Hg.): *Kultur und Gesellschaft. Verhandlungen des 24. Deutschen Soziologentags, des 11. Österreichischen Soziologentags und des 8. Kongresses der Schweizerischen Gesellschaft für Soziologie in Zürich 1988*, Frankfurt a.M. [u.a.]: 142-155.

Honegger 1996: Honegger, Claudia: *Die Ordnung der Geschlechter: die Wissenschaften vom Menschen und das Weib; 1750-1850*, München [1990].

Howe 1998: Howe, Edmund G.: »Intersexuality: What Should Careproviders Do Now«. In: *Journal of Clinical Ethics* 9/4: 337-344.

Hübners Naturlexicon 1776: *Johann Hübners curiöses und reales Natur-, Kunst-, Berg-, Gewerck- und Handlungs-Lexicon* ... ehemals hrsg. von M. Georg Heinrich Zinken, jetzt aber auf's neue verbessert u. umgearb., Leipzig, 2. Aufl.

Huerkamp 1989: Huerkamp, Claudia: »Ärzte und Patienten. Zum strukturellen Wandel der Arzt-Patient-Beziehung vom ausgehenden 18. bis zum frühen 20. Jahrhundert«. In: Alfons Labisch/Reinhard Spree (Hg.): *Medizinische Deutungsmacht im sozialen Wandel des 19. und frühen 20. Jahrhunderts*, Bonn: 57-73.

Hufeland 1801: Hufeland, Christoph Wilhelm: »Beschreibung und Abbildung eines zu Berlin beobachteten weiblichen Hermaphroditen«. In: *Journal der practischen Arzneykunde und Wundarzneykunst* 12: 170-172.

Hull 1997: Hull, Isabel V.: *Sexuality, State, and Civil Society in Germany, 1700-1815*, Ithaca [u.a.].

Humboldt 1795/1968: Humboldt, Wilhelm von: »Plan einer vergleichenden Anthropologie«. In: Königliche Preussische Akademie der Wissenschaften (Hg.): *Wilhelm von Humboldts Gesammelte Schriften* 1, 1, Berlin [1795], Nachdr. der 1. Aufl. 1903: 377-410.

ICD-10 1993: Weltgesundheitsorganisation: *Internationale Klassifikation psychischer Störungen. ICD-10, Kapitel V (F). Klinisch-diagnostische Leitlinien*, übers. u. hrsg. von Horst Dilling, W. Nombour, M. H. Schmidt, Bern [u.a.], 2., korr. u. bearb. Aufl.

Igel 1995: Igel, Hans: »Igel, Hans«. In: Gerhard Bettendorf (Hg.): *Zur Geschichte der Endokrinologie und Reproduktionsmedizin*, Berlin [u.a.]: 249-254.

Illchmann-Christ 1959: Illchmann-Christ, Adolf: »Eine Studie zum Klinefelter-Syndrom unter besonderer Berücksichtigung seiner Psychopathologie«. In: Beiträge zum Problem der Intersexualität. *Beiträge zur Sexualforschung* 18: 21-69.

Imperato-McGinley et al. 1974: Imperato-McGinley, Julianne et al.: »Steroid 5-alpha-Reductase Deficiency in Man: An Inherited Form of Male Pseudohermaphroditism«. In: *Science* N. S. 186/4170: 1213-1215.

Imperato-McGinley et al. 1976: Imperato-McGinley, Julianne et al.: »Gender Identity and Hermaphroditism«. In: *Science* 191/4229: 872.

Imperato-McGinley et al. 1979a: Imperato-McGinley, Julianne et al.: »Androgenes and the evolution of male-gender identity among male pseudohermaphrodites with 5-alpha-reductase deficiency«. In: *New England Journal of Medicine* 300/22: 1233-1237.

Imperato-McGinley et al. 1979b: Imperato-McGinley, Julianne et al.: »Male Pseudohermaphroditism Secondary to 17 Beta-Hydroxysteroid Dehydrogenase Deficiency: Gender Role Change with Puberty«. In: *Journal of Clinical Endocrinology and Metabolism* 49/3: 391-395.

Jahn 1998a: Jahn, Ilse: »Naturphilosophie und Empirie in der Frühaufklärung (17.Jh.)«. In: Ilse Jahn (Hg.): *Geschichte der Biologie: Theorien, Methoden, Institutionen, Kurzbiographien*, Jena [u.a.], 3., neubearb. u. erw. Aufl.: 196-230.

Jahn 1998b: Jahn, Ilse: »Biologische Fragestellungen in der Epoche der Aufklärung (18.Jh.)«. In: Ilse Jahn (Hg.): *Geschichte der Biologie: Theorien, Methoden, Institutionen, Kurzbiographien*, Jena [u.a.], 3., neubearb. u. erw. Aufl.: 231-273.

Jahn 1998c: Jahn, Ilse: »›Biologie‹ als allgemeine Lebenslehre«. In: Ilse Jahn (Hg.): *Geschichte der Biologie: Theorien, Methoden, Institutionen, Kurzbiographien*, Jena [u.a.], 3., neubearb. u. erw. Aufl.: 274-301.

Janssen 2009: Janssen, Joke: »Theoretisch intersexuell – Wie intersexuelle Menschen zwischen den Zeilen bleiben«. In: AG Queer Studies (Hg.): *Verqueerte Verhältnisse. Intersektionale, ökonomiekritische und strategische Interventionen*, Hamburg: 165-184.

Jaspers 1946: Jaspers, Karl: *Allgemeine Psychopathologie*, Berlin [u.a.] [1913], 4., völlig neubearb. Aufl.

Jenisch 1998: Jenisch, Susanne: »›Die berüchtigte Materie von der weiblichen Geschlechts-Curatel‹. Die Abschaffung der ›Geschlechtsvormundschaft‹ in der aufklärerischen Diskussion«. In: Ulrike Weckel et al. (Hg.): *Ordnung, Politik und Geselligkeit der Geschlechter im 18. Jahrhundert*, Göttingen: 285-301.

JHM 2000: Johns Hopkins Medicine, Office of Communications and Public Affairs: *Hopkins Research Shows Nature, Not Nurture, Determines Gender*. Pressemitteilung, http://www.hopkinsmedicine.org/press/2000/MAY/000512.htm vom 12.05.2000.

Jones/Stallybrass 1991: Jones, Ann Rosalind/Stallybrass, Peter: »Fetishizing Gender. Constructing the Hermaphrodite in Renaissance Europe«. In: Julia Epstein/Kristina Straub (Hg.): *Body Guards. The Cultural Politics of Gender Ambiguity*, New York [u.a.]: 80-111.

Joppich 1992: Joppich, Ingolf: »Erkrankungen und Fehlbildungen der Genitalorgane«. In: Franz J. Schulte/Jürgen Spranger (Hg.): *Lehrbuch der Kinderheilkunde: Erkrankungen im Kindes- und Jugendalter*, Stuttgart [u.a.], 27., neubearb. Aufl.: 690-694.

Joppich 2008: Joppich, Ingolf: »In memoriam Prof. Dr. med. Waldemar Hecker«. In: *European Journal of Pediatric Surgery* 18/4: 287-288.

Jordanova 1989: Jordanova, Ludmilla: *Sexual Visions. Images of gender in science and medicine between the eigteenth and twentieth centuries*, New York [u.a.].

Jores 1939: Jores, Arthur: *Klinische Endokrinologie. Ein Lehrbuch für Ärzte und Studierende*, Berlin.

Jores 1949: Jores, Arthur: *Klinische Endokrinologie. Ein Lehrbuch für Ärzte und Studierende*, Berlin [u.a.], 4., umgearb. u. erg. Aufl.

Jores 1955a: Jores, Arthur: »Die Nebennieren und ihre Krankheiten«. In: Gustav von Bergmann et al. (Hg.): *Handbuch der Inneren Medizin* 7, 1, Berlin [u.a.], 4. Aufl.: 149-298.

Jores 1955b: Jores, Arthur: »Die Keimdrüsen und ihre Krankheiten«. In: Gustav von Bergmann et al. (Hg.): *Handbuch der Inneren Medizin* 7, 1, Berlin [u.a.], 4. Aufl.: 299-456.

Jores/Nowakowski 1964: Jores, Arthur/Nowakowski, Henryk: *Praktische Endokrinologie und Hormontherapie nichtendokriner Erkrankungen*, Stuttgart [1960], 2., erw. u. überarb. Aufl.

Jörg 1814: Jörg, Johann Christian Gottfried: *Taschenbuch für gerichtliche Aerzte und Geburtshelfer bey gesetzmäßigen Untersuchungen des Weibes*, Leipzig.

Jörgensen et al. 1972: Jörgensen, Gerhard et al.: *Intersexualität und Sport. Eine Fibel für Ärzte, Sportärzte, Sportpädagogen und Sportfunktionäre*, Stuttgart.

Jürgen 2008: Jürgen, Alex: »Erfahrungsbericht eines Betroffenen«. In: Rainer Finke/ Sven-Olaf Höhne (Hg.): *Intersexualität bei Kindern*, Bremen: 152-155.

Jürgensen et al. 2008: Jürgensen, Martina et al.: »Kinder und Jugendliche mit Störungen der Geschlechtsentwicklung. Psychosexuelle und -soziale Entwicklung und Herausforderungen bei der Versorgung«. In: *Monatsschrift für Kinderheilkunde* 156/3: 226-233.

Jütte 1996: Jütte, Robert: »Vom Hospital zum Krankenhaus: 16.-19. Jahrhundert«. In: Alfons Labisch/Reinhard Spree (Hg.): *›Einem jeden Kranken in einem Hospitale* *sein eigenes Bett‹: Zur Sozialgeschichte des Allgemeinen Krankenhauses in Deutschland im 19. Jahrhundert*, Frankfurt a.M. [u.a.]: 31-50.

Kaffanke 1997: Kaffanke, Eva: »Schwester-Diagnosen. Eine kritische Reflexion der psychiatrischen Kategorien ›Borderline-Persönlichkeitsstörung‹ (BPS) und ›Multiple-Persönlichkeitsstörung‹ (MPS)«. In: Wildwasser Bielefeld e.V. (Hg.): *Der aufgestörte Blick. Multiple Persönlichkeiten, Frauenbewegung und Gewalt*, Bielefeld: 212-236.

Kappes 1988: Kappes, Michael H.: *Zu Verhaltens- und Persönlichkeitsmerkmalen von Patientinnen mit Störungen der körperlich-sexuellen Entwicklung*. Dissertation, Psychologie, Universität Hamburg.

Kästner 1752: Kästner, Abraham Gotthelf: »Rezension: Commentarii societatis Regiae scientiarum Goettingensis, T. 1, 1751«. In: *Hamburgisches Magazin* 10/1: 19-41.

Katz 1998: Katz, Jonathan Ned: »Die Erfindung der Heterosexualität«. In: Manfred Herzer (Hg.): *100 Jahre Schwulenbewegung. Dokumentation einer Vortragsreihe in der Akademie der Künste*, Berlin: 129-143.

Kaufman 2000: Kaufman, Eleanor: »Towards a Feminist Philosophy of Mind«. In: Ian Buchanan/Claire Colebrook (Hg.): *Deleuze and Feminist Theory*, Edingburgh: 128-143.

Keller 1952: Keller, R.: »Das Problem der Geschlechtsdifferenzierung und der Hermaphroditismus«. In: *Ciba-Zeitschrift* 5/57: 1894-1901.

Kermauner 1909: Kermauner, Fritz: »Die Missbildungen der weiblichen Geschlechtsorgane«. In: Ernst Schwalbe (Hg.): *Die Morphologie der Missbildungen des Menschen und der Tiere. Ein Hand- und Lehrbuch für Morphologen, Physiologen, Praktische Ärzte und Studierende* 3, Jena: 253-338.

Kermauner 1924: Kermauner, Fritz: »Fehlbildungen der weiblichen Geschlechtsorgane, des Harnapparats und der Kloake. Fragliches Geschlecht«. In: Josef Halban/Ludwig Seitz (Hg.): *Biologie und Pathologie des Weibes. Ein Handbuch der Frauenheilkunde und Geburtshilfe* 3, Berlin [u.a.]: 281-620.

Kessler 1990: Kessler, Suzanne J.: »The medical construction of gender: Case management of intersexed infants«. In: *Signs* 16/1: 3-26.

Kessler 2000: Kessler, Suzanne J.: *Lessons from the Intersexed*, New Brunswick/New Jersey [u.a.] [1998], 2. Aufl.

Keupp 1979: Keupp, Heinrich: *Normalität und Abweichung: Fortsetzung einer notwendigen Kontroverse*, München [u.a.].

Keyserlingk 1952: Keyserlingk, Hugo von: »Psychiatrisches zum Hermaphroditismus«. In: *Psychiatrie, Neurologie und medizinische Psychologie* 4/1: 80-86.

KG, FamRZ 1958: Kammergericht: »Beschluß vom 7.11.1957 – 1 W 1840/57«. In: *Zeitschrift für das gesamte Familienrecht* 5/1: 60-61.

KG, FamRZ 1965: Kammergericht: »Beschluß vom 11.01.1965 – 1 W 2139/64«. In: *Zeitschrift für das gesamte Familienrecht* 12: 139-140.

KG, FamRZ 1971: Kammergericht: »Beschluß vom 08.09.1970 – 1 W 3047/69«. In: *Zeitschrift für das gesamte Familienrecht* 18/3-4: 166-170.

KG, JW 1931: Kammergericht: »Beschluß vom 09.11.1928 – 1 a X 682/28«. In: *Juristische Wochenschrift* 60/21: 1495-1496.

Kipnis/Diamond 1998: Kipnis, Kenneth/Diamond, Milton: »Pediatric Ethics and the Surgical Assignment of Sex«. In: *Journal of Clinical Ethics* 9/4: 398-410.

Kirchner et al. 1984: Kirchner, Margitta et al.: »Probleme bei der Diagnostik und Betreuung von Kindern mit Intersexualität durch morphologisch abnorme Gonaden«. In: Volker Hesse (Hg.): *Intersexualität im Kindesalter. Arbeitstagung der AG Pädiatrische Endokrinologie der Gesellschaft für Pädiatrie und der Gesellschaft für Endokrinologie und Stoffwechselkrankheiten der DDR in Zusammenarbeit mit der AG Klinische Genetik der Gesellschaft für Pädiatrie und der AG Gynäkologische Endokrinologie der Gesellschaft für Gynäkologie und Geburtshilfe der DDR*. Wissenschaftliche Beiträge der Friedrich-Schiller-Universität Jena, Jena: 155-168.

Klapproth 1923: Klapproth, Wilhelm: »Nebennieren und Scheinzwitter«. In: *Verhandlungen der Deutschen Pathologischen Gesellschaft* 19: 270-276.

Klebs 1873: Klebs, Edwin: *Geschlechtsorgane: Handbuch der Pathologischen Anatomie* 1, 2, Berlin.

Klee 2001: Klee, Ernst: *Deutsche Medizin im Dritten Reich: Karrieren vor und nach 1945*, Frankfurt a.M.

Klee 2005: Klee, Ernst: *Das Personenlexikon zum Dritten Reich. Wer war was vor und nach 1945*, Frankfurt a.M., akt. Ausg.

Klöppel 1996: Klöppel, Ulrike: *Sex-Test: Die Diskurse über Hermaphroditismus vom 16. bis zum 19. Jahrhundert. Ein Beitrag zur Historisierung der Geschlechterdifferenz*. Diplomarbeit, Psychologie, Freie Universität Berlin.

Klöppel 2002a: Klöppel, Ulrike: »XX0XY ungelöst. Störungsszenarien in der Dramaturgie der zweigeschlechtlichen Ordnung«. In: polymorph (Hg.): *(K)ein Geschlecht oder viele? Transgender in politischer Perspektive*, Berlin: 153-180.

Klöppel 2002b: Klöppel, Ulrike: »›Störfall‹ Hermaphroditismus und Trans-Formationen der Kategorie ›Geschlecht‹. Überlegungen zur Analyse der medizinischen Diskussionen über Hermaphroditismus um 1900 mit Deleuze, Guattari und Foucault«. In: *Potsdamer Studien zur Frauen- und Geschlechterforschung* 6: 137-150.

Klöppel 2005: Klöppel, Ulrike: »›Strenge Objektivität und extremste Subjektivität konkurrieren‹. Hermaphroditismusbehandlung in der Nachkriegszeit und die Durchsetzung von gender by design«. In: Neue Gesellschaft für Bildende Kunst e.V. (Hg.): *1-0-1 [one 'o one] intersex. Das Zwei-Geschlechter-System als Menschenrechtsverletzung*. Ausstellungskatalog, Berlin: 168-185.

Klöppel 2006a: Klöppel, Ulrike: »Die Formierung von gender am »Naturexperiment" Intersexualität in der zweiten Hälfte des 20. Jahrhunderts«. In: *NTM* 14/4: 231-240.

Klöppel 2006b: Klöppel, Ulrike: »Prinzipismus Zweigeschlechtlichkeit. Zum Menschen- und Gesellschaftsbild in der medizinisch-psychologischen Umgangsweise mit Intersexualität«. In: *Quer – denken, lesen, schreiben* 12: 12-22.

Klöppel 2007: Klöppel, Ulrike: »Problematische Körper? Überlegungen zur Historiographie von Problematisierungsweisen im Anschluss an Foucault«. In: Torsten

Junge/Imke Schmincke (Hg.): *Marginalisierte Körper. Beiträge zur Soziologie und Geschichte des anderen Körpers*, Münster: 45-59.

Klöppel 2008: Klöppel, Ulrike: »Die experimentelle Formierung von gender zwischen Erziehung und Biologie: Der John/Joan-Fall«. In: Nicolas Pethes/Silke Schicktanz (Hg.): *Sexualität als Experiment. Identität, Lust und Reproduktion zwischen Science und Fiction*, Frankfurt a.M. [u.a.]: 71-89.

Klöppel 2009: Klöppel, Ulrike: »Who has the Right to Change Gender Status? Drawing Boundaries between Inter- and Transsexuality«. In: Morgan Holmes (Hg.): *Critical Intersex*, Aldershot: 171-187.

Klöppel [in Erscheinung]: Klöppel, Ulrike: »Foucaults Konzept der Problematisierungsweise und die Analyse diskursiver Transformationen«. In: Achim Landwehr (Hg.): *Diskursiver Wandel*, Wiesbaden

Klose 1814: Klose, Wolf Friedrich Wilhelm: *System der Gerichtlichen Physik*, Breslau.

Knapp 2005: Knapp, Gudrun-Axeli: »›Intersectionality‹ – ein neues Paradigma feministischer Theorie? Zur transatlantischen Reise von ›Race, Class, Gender‹«. In: *Feministische Studien* 23/1: 68-81.

Knopp 1873: Knopp, Nicolaus: *Vollständiges katholisches Eherecht: Mit besonderer Rücksicht auf die practische Seelsorge*, Regensburg, 4. verm. u. verb. Aufl.

Knorr 1974: Knorr, Dietrich: »Intersexualität im Kindesalter«. In: *Medizinische Klinik* 69/44: 1779-1790.

Knorr 2001: Knorr, Dietrich: »Zum Tode von Prof. Dr. Dr. h.c. Andrea Prader«. In: *Monatsschrift für Kinderheilkunde* 149/8: 839.

Knorr et al. 1994: Knorr, Dietrich et al.: »Das kongenitale adrenogenitale Syndrom«. In: *Der Internist* 35: 219-225.

Koch 1994: Koch, Thomas: *Zwangssterilisation im Dritten Reich. Das Beispiel der Universitätsklinik Göttingen*, Frankfurt a.M.

Koch 2003: Koch, Hans-Theodor: »Anatomie als universitäres Lehrfach. Das Beispiel Wittenberg«. In: Jürgen Helm/Karin Stukenbrock (Hg.): *Anatomie. Sektionen einer medizinischen Wissenschaft im 18. Jahrhundert*, Stuttgart: 163-188.

Koelbing 1983: Koelbing, Huldrych M.: »Die Medizinische Fakultät seit 1933«. In: Rektorat der Universität Zürich (Hg.): *Die Universität Zürich 1933-1983. Festschrift zur 150-Jahr-Feier der Universität Zürich*, Gesamtred. Peter Stadler, Zürich: 339-443.

Kohl 2001: Kohl, Franz: »Cortison, die Wunderdroge gegen Rheuma«. In: *Pharmazeutische Zeitung* 146/10: 750-754.

Kokula 1981: Kokula, Ilse: »[I. Teil]«. In: Ilse Kokula (Hg.): *Weibliche Homosexualität um 1900 in zeitgenössischen Dokumenten*, München: 9-81.

Kolisko 1922: Kolisko, Alexander: »Die Zwitterbildungen«. In: *Beiträge zur gerichtlichen Medizin* 4: 1-46.

König 1960a: König, Paul August: »Genetische, endokrinologische und psychosexuelle Probleme bei testikulärer Feminisierung«. In: *Geburtshilfe und Frauenheilkunde* 20/2: 166-180.

König 1960b: König, Paul August: »Zur Geschlechtsbestimmung und standesamtlichen Eintragung von Neugeborenen mit zweifelhaftem Geschlecht«. In: *Deutsche Hebammen-Zeitschrift* 12/1: 7-9.

König 1966: König, Paul August: »Sexual- und Sozialpsychologie bei Pseudohermaphroditismus masculinus und testikulärer Feminisierung«. In: *Geburtshilfe und Frauenheilkunde* 26/7: 1070-1078.

Kornfeld 1884: Kornfeld, Hermann: *Handbuch der gerichtlichen Medicin. In Beziehung zu der Gesetzgebung Deutschlands und des Auslandes*, Stuttgart.

Kovács 1942: Kovács, Zoltán: »Über Pseudohermaphroditismus«. In: *Bruns' Beiträge zur klinischen Chirurgie* 173: 424-438.

Koyama 2006: Koyama, Emi: *From ›Intersex‹ to ›DSD‹: Toward a Queer Disability Politics of gender*, http://intersexinitiative.org/articles/intersextodsd.html von 2006.

Koyama/Weasel 2003: Koyama, Emi, Weasel, Lisa: »Von der sozialen Konstruktion zu sozialer Gerechtigkeit. Wie wir unsere Lehre zu Intersex verändern«. In: *Die Philosophin* 14/28: 79-89.

Kraatz 1938: Kraatz, Helmut: »Zur Indikationsstellung für die künstliche Scheidenbildung«. In: *Zentralblatt für Gynäkologie* 62/17: 934-936.

Kraatz 1956: Kraatz, Helmut: »Harnröhrenbildung bei einem Hermaphroditen mit totaler Hypospadie«. In: *Zentralblatt für Gynäkologie* 78/6: 201-203.

Kraatz 1977: Kraatz, Helmut: *Zwischen Klinik und Hörsaal. Autobiographie*, Berlin.

Krafft-Ebing 1912: Krafft-Ebing, Richard von: *Psychopathia sexualis. Mit besonderer Berücksichtigung der conträren Sexualempfindung. Eine medizinisch-gerichtliche Studie für Ärzte und Juristen*, hrsg. von Alfred Fuchs, Stuttgart, 14., verm. Aufl.

Krais 1993: Krais, Beate: »Geschlechterverhältnis und symbolische Gewalt«. In: Gunter Gebauer/Christoph Wulf (Hg.): *Praxis und Ästhetik: neue Perspektiven im Denken Pierre Bourdieus*, Frankfurt a.M.: 208-250.

Krämer 2005a: Krämer, Fabian: »›Under so viel wunderbarlichen und seltsamen Sachen ist mir nichts wunderbarlichers unnd seltsamers fürkommen.‹ Vom ›Auftauchen‹ des Hermaphroditen in der Frühen Neuzeit«. In: Neue Gesellschaft für Bildende Kunst e.V. (Hg.): *1-0-1 [one 'o one] intersex. Das Zwei-Geschlechter-System als Menschenrechtsverletzung*, Berlin, Ausstellungskatalog: 150-157.

Krämer 2005b: Krämer, Fabian: *An dentur hermaphroditi: Vom Auftauchen und Verschwinden des Hermaphroditen in der Frühen Neuzeit*. Magisterarbeit, Neuere/Neueste Geschichte, Humboldt-Universität Berlin.

Krämer 2007: Krämer, Fabian: »Die Individualisierung des Hermaphroditen in Medizin und Naturgeschichte des 17. Jahrhunderts«. In: *Berichte zur Wissenschaftsgeschichte* 30: 49-65.

Kraus 1972: Kraus, Alfred: »Zum Verhältnis von Geschlechtsrolle und Geschlechtsleib«. In: *Der Nervenarzt* 43/2: 78-88.

Kraus 2001: Kraus, Cynthia: »On the Paradox of the ›Sex Question‹ in Feminism and in Science«. In: Mary Wyer et al. (Hg.): *Women, Science, and Technology: A Reader in Feminist Science Studies*, New York [u.a.]: 254-273.

Kretschmer 1959: Kretschmer, Wolfgang: »Neurose und Konstitution«. In: Viktor E. Frankl et al. (Hg.): *Handbuch der Neurosenlehre und Psychotherapie* 2, München [u.a.]: 44-63.

Krob et al. 1994: Krob, Gabriele et al.: »True hermaphroditism: geographical distribution, clinical findings, chromosomes and gonadal histology«. In: *European Journal of Pediatrics* 153: 2-10.

Krob et al. 1996: Krob, Gabriele et al.: »Hermaphroditismus verus. Klinik, Diagnose und Therapie«. In: *Monatsschrift für Kinderheilkunde* 144: 362-368.

Kromminga 2005a: Kromminga, Ins A: »Die Borniertheit der Toleranz. Die extraterrestrischen Strahlen meiner Jugend – (Scotty, where ARE you?!)«. In: Neue Gesellschaft für Bildende Kunst e.V. (Hg.): *1-0-1 [one 'o one] intersex. Das Zwei-Geschlechter-System als Menschenrechtsverletzung.* Ausstellungskatalog, Berlin: 27-31.

Kromminga 2005b: Kromminga, Ins A: »Fragwürdige Identitäten – Spiel der Geschlechter? Intersex-Aktivismus, Transgender und die Koalitionsfrage«. In: Neue Gesellschaft für Bildende Kunst e.V. (Hg.): *1-0-1 [one 'o one] intersex. Das Zwei-Geschlechter-System als Menschenrechtsverletzung*, Berlin: 113-115.

Kromminga 2005c: Kromminga, Ins A: »ZWiTtER«. In: Neue Gesellschaft für Bildende Kunst e.V. (Hg.): *1-0-1 [one 'o one] intersex. Das Zwei-Geschlechter-System als Menschenrechtsverletzung*, Berlin: 142-145.

Kröner 1997: Kröner, Hans-Peter: »Von der Eugenik zum genetischen Screening: Zur Geschichte der Humangenetik in Deutschland«. In: Franz Petermann et al. (Hg.): *Perspektiven der Humangenetik. Medizinische, psychologische und ethische Aspekte*, Paderborn [u.a.]: 23-47.

Kröner 2000: Kröner, Hans-Peter: »Das Kaiser-Wilhelm-Institut für Anthropologie, menschliche Erblehre und Eugenik und die Humangenetik in der Bundesrepublik Deutschland«. In: Doris Kaufmann (Hg.): *Geschichte der Kaiser-Wilhelm-Gesellschaft im Nationalsozialismus. Bestandsaufnahme und Perspektiven der Forschung* 2, Göttingen: 653-666.

Kronfeld 1926: Kronfeld, Arthur: »Allgemeine Übersicht über die psychophysischen Funktionen und Funktionsanomalien der Sexualität beim Menschen«. In: A. Bethe et al. (Hg.): *Handbuch der normalen und pathologischen Physiologie* 14, Berlin: 775-801.

Krückmann 1937: Krückmann, Irmgard: »Intersexualität bei beiderseitigen tubulären Hodenadenomen«. In: *Virchows Archiv für pathologische Anatomie und Physiologie und für klinische Medizin* 298: 619-635.

Krüger-Fürhoff 2005: Krüger-Fürhoff, Irmela Marei: »Körper«. In: Christina von Braun/Inge Stephan (Hg.): *Gender@Wissen. Ein Handbuch der Gender-Theorien*, Köln [u.a.]: 66-80.

Kruse 1997: Kruse, Klaus: »Endokrine Störungen«. In: Helmut Bartels (Hg.): *Pädiatrische Diagnostik und Therapie*, München [u.a.], 29., überarb. Aufl.: 561-614.

Kühn et al. 1974: Kühn, H. et al.: »Die Entwicklung der psychischen Geschlechtsidentität durch psychosoziale Einflüsse. Konsequenzen für die frühzeitige Geschlechtszuweisung bei Kindern mit zwittrigem Genitale«. In: *Deutsche Medizinische Wochenschrift* 99/43: 2183-2186.

Kühnel 1961: Kühnel, E.: »Beitrag zum Zwitter-Problem«. In: *Zentralblatt für Chirurgie* 86/43: 2219-2228.

Kühnel 1963: Kühnel, E.: »Das Adrenogenitale Syndrom, die häufigste weibliche Pseudozwitterform«. In: *Medizinische Monatsschrift* 17/12: 724-728.

Kuhnle et al. 1993: Kuhnle, Ursula et al.: »Partnership and sexuality in adult female patients with congenital adrenal hyperplasia. First results of a cross-sectional quality-of-life evaluation«. In: *Journal of Steroid Biochemistry and Molecular Biology* 45/1-3: 123-126.

Kuhnle et al. 1995: Kuhnle, Ursula et al.: »The quality of life in adult female patients with congenital adrenal hyperplasia: a comprehensive study of the impact of genital malformation and chronic disease on female patients life«. In: *European Journal of Pediatrics* 154/9: 708-716.

Kuhnle et al. 1997: Kuhnle, Ursula et al.: »Sexuelle und psychosoziale Entwicklung von Frauen mit adrenogenitalem Syndrom«. In: *Monatsschrift für Kinderheilkunde* 145: 815-821.

Kuhnle/Bullinger 1997: Kuhnle, Ursula/Bullinger, Monika: »Outcome of congenital adrenal hyperplasia«. In: *Pediatric Surgery International* 12: 511-515.

Kurella 1896: Kurella, Hans: »Einleitung«. In: *Die Zwitterbildungen. Gynäkomastie, Feminismus, Hermaphrodismus*, hrsg. von Hans Kurella in Gemeinschaft mit Havelock Ellis, Enrico Ferri, Cesare Lombroso, Leipzig: 9-20.

Labouvie 2001: Labouvie, Eva: »Frauenberuf ohne Vorbildung? Hebammen in den Städten und auf dem Land«. In: Christine Loytved (Hg.): *Von der Wehemutter zur Hebamme: Die Gründung von Hebammenschulen mit Blick auf ihren politischen Stellenwert und praktischen Nutzen*, Osnabrück: 19-34.

Lammers 1956: Lammers, Hans Jörn: *Über die Intersexualität beim Menschen. Unter Berücksichtigung der psychischen und hormonalen Besonderheiten.* Sammlung von Abhandlungen aus dem Gebiete der Frauenheilkunde und Geburtshilfe N. F. 17, Halle.

Lammers 1957: Lammers, Hans Jörn: »Zur Nomenklatur der menschlichen Intersexualität«. In: *Zentralblatt für Gynäkologie* 79/38: 1485-1494.

Lammers 1959: Lammers, Hans Jörn: »Neue Perspektiven in der Intersexualitätsforschung«. In: Beiträge zum Problem der Intersexualität. *Beiträge zur Sexualforschung* 18: 1-20.

Landau 1903: Landau, Theodor: »Über Hermaphroditismus. Nebst einigen Bemerkungen über die Erkenntniss und die rechtliche Stellung dieser Individuen«. In: *Berliner klinische Wochenschrift* 40/15: 339-343.

Landau 1904: Landau, Theodor: »Mann oder Weib? Bemerkungen zu dem Aufsatz von Neugebauer's in d. Bl. 1904 Nr. 2«. In: *Zentralblatt für Gynäkologie* 28/7: 203-204.

Lang 1939: Lang, Theo: »Über die erbliche Bedingtheit der Homosexualität und die grundsätzliche Bedeutung der Intersexualitätsforschung für die menschliche Genetik«. In: *Allgemeine Zeitschrift für Psychiatrie und ihre Grenzgebiete* 112: 237-254.

Lange-Cosack 1958: Lange-Cosack, Herta: »Psychologische Befunde bei der Pubertas praecox und beim adrenogenitalen Syndrom bei kongenitaler Nebennierenrinden-hyperplasie«. In: Henryk Nowakowski (Hg.): *Hormone und Psyche. Die Endokrinologie des alternden Menschen*, Berlin [u.a.]: 24-37.

Laplanche/Pontalis 1991: Laplanche, Jean/Pontalis, J.-B.: *Das Vokabular der Psychoanalyse*, Frankfurt a.M.

Laqueur 1992: Laqueur, Thomas: *Auf den Leib geschrieben. Die Inszenierung der Geschlechter von der Antike bis Freud*, Frankfurt a.M. [u.a.].

Laqueur 2003: Laqueur, Thomas: »Sex in the Flesh«. In: *Isis* 94/2: 300-306.

Latour 1995: Latour, Bruno: *Wir sind nie modern gewesen: Versuch einer symmetrischen Anthropologie*, Berlin [1991].

Latour 1996: Latour, Bruno: *Der Berliner Schlüssel: Erkundungen eines Liebhabers der Wissenschaften*, Berlin.

Lauggas 2007: Lauggas, Meike: *›Mädchen‹ und wissenschaftliche Tatsachen. Geschlechter- und wissenschaftshistorische Annäherungen an Kinder- und Jugendgynäkologie*. Dissertation, Geschichte, Universität Wien.

Lauretis 1987: Lauretis, Teresa de: *Technologies of Gender. Essays on Theory, Film, and Fiction*, Bloomington [u.a.].

Lehr 1972: Lehr, Ursula: »Das Problem der Sozialisation geschlechtsspezifischer Verhaltensweisen«. In: Philipp Lersch/Kurt P. Gottschaldt (Hg.): *Handbuch der Psychologie* 7, 2, Göttingen: 886-954.

Leibniz 1702/1966: Leibniz, Gottfried Wilhelm: »Betrachtungen über die Lehre von einem einzigen allumfassenden Geiste«. In: Ernst Cassirer (Hg.): *Hauptschriften zur Grundlegung der Philosophie* 2, Hamburg [1702]: 48.

Lemke 1997: Lemke, Thomas: *Eine Kritik der politischen Vernunft. Foucaults Analyse der Gouvernementalität*, Berlin.

Lenz 1912: Lenz, Fritz: *Über die krankhaften Erbanlagen des Mannes und die Bestimmung des Geschlechts beim Menschen. Untersuchungen über somatische und idioplasmatische Korrelation zwischen Geschlecht und pathologischer Anlage mit besonderer Berücksichtigung der Hämophilie*, Jena.

Lenz 1960: Lenz, Widukind: »Genetisch bedingte Störungen der embryonalen Geschlechtsdifferenzierung«. In: *Deutsche Medizinische Wochenschrift* 85/7: 268-274.

Lenz/Pfeiffer 1963: Lenz, Widukind/Pfeiffer, Rudolf Arthur: »Genotyp, Chromatinbefund und Chromosomen bei Intersexen«. In: *Archiv für Gynäkologie* 198: 335-344.

Lenz/Pfeiffer 1966: Lenz, Widukind/Pfeiffer, Rudolf Arthur: »Die Genetik der Geschlechtsdifferenzierung beim Menschen«. In: *Münchner medizinische Wochenschrift* 108/35: 1726-1731.

Lexikon der Syndrome und Fehlbildungen 1999: Witkowski, Regine et al.: *Lexikon der Syndrome und Fehlbildungen: Ursachen, Genetik und Risiken*, Berlin [u.a.], 6. Aufl.

Leyhausen 1955: Leyhausen, Paul: »Über die Wahl des Sexualpartners bei Tieren«. In: Sexualität und Sinnlichkeit. Beiträge zum Problem der Prägung. *Beiträge zur Sexualforschung* 6: 47-56.

LG Frankenthal, FamRZ 1976: Landgericht Frankenthal/Pfalz: »Beschluß vom 20.11.1975 – 1 T 212/74«. In: *Zeitschrift für das gesamte Familienrecht* 23/4: 214-217.

LG Hamburg, StAZ 1958: Landgericht Hamburg: »Beschluß vom 10.02.1956 – 1 T 28/54«. In: *Zeitschrift für das Standesamtswesen, Ehe und Kindschaftsrecht, Staatsangehörigkeitsrecht* 11/5: 128-129.

LG Köln, NRW-E 2008: Landgericht Köln: *Grundurteil vom 06.02.2008 – 25 O 179/07*. NRW-Entscheidungen, Rechtsdatenbank Nordrhein-Westfalen Online.

LG Trier, Annalen für Rechtspflege 1847: Landesgericht Trier: »Kann eine Ehe wegen Impotentia absoluta für nichtig erklärt werden? Verneint durch Urtheil des königlichen Landgerichts zu Trier (1. Civil-Kammer) vom 15. Mai 1850 in Sachen Metzdorf c. Braun«. In: *Annalen für Rechtspflege und Gesetzgebung in den preußischen Rheinprovinzen* 6: 370-374 [http://dlib-zs.mpier.mpg.de/mj/kleioc/0010/exec/bigpage/%222085193%5f06%2b1847%5f0374%22].

Lhotsky 1955: Lhotsky, Jaromir: »Der Begriff ›Prägung‹ in der vergleichend-analytischen Psychologie«. In: Sexualität und Sinnlichkeit. Beiträge zum Problem der Prägung. *Beiträge zur Sexualforschung* 6: 57-67.

Lindemann 1993a: Lindemann, Gesa: *Das Paradoxe Geschlecht. Transsexualität im Spannungsfeld von Körper, Leib und Gefühl*, Frankfurt a.M.

Lindemann 1993b: Lindemann, Gesa: »Wider die Verdrängung des Leibes aus der Geschlechtskonstruktion«. In: Kritik der Kategorie ›Geschlecht‹. *Feministische Studien* 2: 44-54.

Lindemann 1995: Lindemann, Mary: »Die Jungfer Heinrich. Transvestitin, Bigamistin, Lesbierin, Diebin, Mörderin«. In: Otto Ulbricht (Hg.): *Von Huren und Rabenmüttern: Weibliche Kriminalität in der frühen Neuzeit*, Köln [u.a.]: 259-277.

Lindvall/Wahlgren 1936: Lindvall, Sven/Wahlgren, F.: »Ein Fall von Hermaphroditismus verus, Gynandromorphismus«. In: *Virchows Archiv für pathologische Anatomie und Physiologie und für klinische Medizin* 297: 1-15.

Lindvall/Wahlgren 1940: Lindvall, Sven/Wahlgren, F.: »Beitrag zur Diskussion über die Genese der sexuellen Zwischenstufen beim Menschen«. In: *Acta pathologica et microbiologica scandinavica* 17: 60-99.

Link 1999: Link, Jürgen: *Versuch über den Normalismus: Wie Normalität produziert wird*, Opladen [u.a.] [1997], 2., akt. u. erw. Aufl.

Lloyd et al. 2005: Lloyd, Jillian et al.: »Female genital appearance: ›normality‹ unfolds«. In: *Bjog* 112/5: 643-646.

Loetz 1993: Loetz, Francisca: *Vom Kranken zum Patienten. ›Medikalisierung‹ und medizinische Vergesellschaftung am Beispiel Badens 1750-1850*, Stuttgart.

Long 1999: Long, Kathleen Perry: »Sexual Dissonance: Early Modern Scientific Accounts of Hermaphrodites«. In: Peter G. Platt (Hg.): *Wonders, Marvels, and Monsters in Early Modern Culture*, Newark [u.a.]: 145-158.

Lorenz 1935/1966: Lorenz, Konrad: »Der Kumpan in der Umwelt des Vogels«. In: *Über tierisches und menschliches Verhalten. Aus dem Werdegang der Verhaltenslehre. Gesammelte Abhandlungen* 1, München [1935]: 115-282.

Lorenz/Boudry 1999: Lorenz, Renate/Boudry, Pauline: »I cook for sex«. In: Pauline Boudry et al. (Hg.): *Reproduktionskonten fälschen. Heterosexualität, Arbeit & Zuhause*, Berlin: 6-35.

Lorey 1993: Lorey, Isabell: »Der Körper als Text und das aktuelle Selbst. Butler und Foucault«. In: Kritik der Kategorie ›Geschlecht‹. *Feministische Studien* 2: 10-23.

Löwy 1993: Löwy, Ilana: »Unscharfe Begriffe und föderative Experimentalstrategien. Die immunologische Konstruktion des Selbst«. In: Hans-Jörg Rheinberger/Michael Hagner (Hg.): *Die Experimentalisierung des Lebens: Experimentalsysteme in den biologischen Wissenschaften 1850/1950*, Berlin: 188-206.

Ludwig 1986: Ludwig, Hans: »Die Entwicklung der deutschsprachigen Zeitschriften im Fach Gynäkologie und Geburtshilfe«. In: Lutwin Beck (Hg.): *Zur Geschichte der Gynäkologie und Geburtshilfe. Aus Anlaß des 100jährigen Bestehens der Deutschen Gesellschaft für Gynäkologie und Geburtshilfe*, Berlin [u.a.]: 357-364.

Lüers/Schultz 1957: Lüers, Thea/Schultz, Johannes Heinrich: »Chromosomales Geschlecht und Sexualpsyche«. In: *Ärztliche Wochenschrift* 12/12: 249-254.

Lupton 1997: Lupton, Deborah: »Foucault and the medicalisation critique«. In: Alan Petersen/Robin Bunton (Hg.): *Foucault, health and medicine*, London [u.a.]: 94-110.

Lycosthenes 1557: Lycosthenes [Conrad Wolffhart], Conrad: *Wunderwerck oder Gottes unergründliches Vorbilden ...* Basel.

Maccoby/Jacklin 1975: Maccoby, Eleanor Emmons/Jacklin, Carol Nagy: *The Psychology of Sex Differences*, Stanford/California [u.a.].

Maienschein 1984: Maienschein, Jane: »What Determines Sex? A Study of Converging Approaches, 1880-1916«. In: *Isis* 75/278: 457-480.

Maihofer 1995: Maihofer, Andrea: *Geschlecht als Existenzweise. Macht, Moral, Recht und Geschlechterdifferenz*, Frankfurt a.M.

Major 2003: Major, Sabine: *Zur Geschichte der außerklinischen Geburtshilfe in der DDR*. Dissertation, Medizin, Charité – Universiätsmedizin Berlin.

Mak 2005: Mak, Geertje: »›So we must go behind even what the microscope can reveal.‹ The Hermaphrodite's ›Self‹ in Medical Discourse at the Start of the Twentieth Century«. In: *Gay and Lesbian Quarterly* 11/1: 65-94.

Mallach 1996: *Geschichte der Gerichtlichen Medizin im deutschsprachigen Raum*, hrsg. von Hans Joachim Mallach, Lübeck.

Marcuse 1908: Marcuse, Max: »Besprechung von: Hermaphroditismus beim Menschen«. In: *Sexualprobleme* 10: 635-641.

Marks 1992: Marks, Harry M.: »Cortisone, 1949: A Year in the Political Life of a Drug«. In: *Bulletin of the History of Medicine* 66/3: 419-439.

Martens 1803: Martens, Franz Heinrich: *Beschreibung und Abbildung einer sonderbaren Misstaltung der männlichen Geschlechtstheile von Maria Dorothea Derrier aus Berlin, nebst den Meinungen von Stark, Hufeland, Mursinna und Monorchis über diese Person*, Leipzig.

Martin 2004: Martin, Aryn: »Can't Any Body Count? Counting as an Epistemic Theme in the History of Human Chromosomes«. In: *Social Studies of Science* 34/6: 923-948.

Martius 1949: Martius, Heinrich: *Lehrbuch der Gynäkologie*, Stuttgart [1946], 2. verb. Aufl.

Martius 1960: Martius, Heinrich: *Lehrbuch der Gynäkologie*, unter Mitw. von Käthe Droysen als Zeichnerin, Stuttgart [1946], 6. verb. Aufl.

Marx 1941: Marx, H.: »Innere Sekretion«. In: Gustav von Bergmann/R. Staehelin (Hg.): *Handbuch der Inneren Medizin* 6, 1, Berlin, 3. Aufl.: 1-476.

Mathes 1924: Mathes, Paul: »Die Konstitutionstypen des Weibes, insbesondere der intersexuelle Typus«. In: Josef Halban/Ludwig Seitz (Hg.): *Biologie und Pathologie des Weibes. Ein Handbuch der Frauenheilkunde und Geburtshilfe* 3, Berlin [u.a.]: 1-112.

Mattes 1985: Mattes, Peter: »Psychologie im westlichen Nachkriegsdeutschland. Fachliche Kontinuität und gesellschaftliche Restauration«. In: Mitchell G. Ash/Ulfried Geuter (Hg.): *Geschichte der deutschen Psychologie im 20. Jahrhundert. Ein Überblick*, Opladen: 201-224.

Mattheis/Förster 1980: Mattheis, Margret/Förster, Christoph 1980: »Zur psychosexuellen Entwicklung von Mädchen mit dem adrenogentialen Syndrom«. In: *Zeitschrift für Kinder- und Jugendpsychiatrie* 8/1: 5-17.

Mayer 1835: Mayer, August Franz Joseph Carl: »Beschreibung des Körperbaues und insbesondere der Genitalien des Hermaphroditen Durrgé«. In: *Wochenschrift für die gesammte Heilkunde* 50: 801-813.

Mayer 1940: Mayer, August: »Körperliche und seelische Folgen der Schwangerschaftsunterbrechung«. In: *Zentralblatt für Gynäkologie* 64/9: 354-365.

Mayer 1956: Mayer, August: »Sexualpsychologische Bedenken gegen die operative Korrektur von genitalen Bildungsstörungen«. In: *Zentralblatt für Gynäkologie* 78/48: 1889-1892.

Mayer 1996: Mayer, Christine: »Die Anfänge einer institutionalisierten Mädchenerziehung an der Wende vom 18. zum 19. Jahrhundert«. In: Elke Kleinau/Claudia Opitz (Hg.): *Geschichte der Mädchen- und Frauenbildung* 1, Frankfurt a.M. [u.a.]: 373-392.

Mayer/Müller 1994: Mayer, Karl Ulrich/Müller, Walter: »Individualisierung und Standardisierung im Strukturwandel der Moderne. Lebensverläufe im Wohlfahrtsstaat«. In: Ulrich Beck/Elisabeth Beck-Gernsheim (Hg.): *Riskante Freiheiten. Invidualisierung in modernen Gesellschaften*, Frankfurt a.M.: 265-295.

McGuire 1991: McGuire, James: »La représentation du corps hermaphrodite dans les planches de l'Encyclopédie«. In: *Recherches sur Diderot et sur l'Encyclopédie* 11: 109-129.

Mead 1949/1985: Mead, Margaret: *Mann und Weib. Das Verhältnis der Geschlechter in einer sich wandelnden Welt*, Reinbek bei Hamburg [1949].

Meckel 1812: Meckel, Johann Friedrich: »Über die Zwitterbildungen«. In: *Archiv für die Physiologie* 11/3: 263-340.

Meckel 1816: Meckel, Johann Friedrich: *Handbuch der pathologischen Anatomie* 2/1, Leipzig.

Meckel 1821: Meckel, Albrecht: *Lehrbuch der gerichtlichen Medicin*, Halle.

Mehlmann 1998a: Mehlmann, Sabine: »Das vergeschlechtlichte Individuum. Thesen zur historischen Genese des Konzeptes männlicher Geschlechtsidentität«. In: Hannelore Bublitz (Hg.): *Das Geschlecht der Moderne: Genealogie und Archäologie der Geschlechterdifferenz*, Frankfurt a.M. [u.a.]: 95-118.

Mehlmann 1998b: Mehlmann, Sabine: »Sexualität und Geschlechtlichkeit. Vom Geschlechtscharakter zur Geschlechtsidentität«. In: Ursuala Ferdinand et al. (Hg.): *Verqueere Wissenschaft? Zum Verhältnis von Sexualwissenschaft und Sexualreformbewegung in Geschichte und Gegenwart*, Münster [u.a.]: 35-50.

Mehlmann 2000: Mehlmann, Sabine: »Das doppelte Geschlecht. Die konstitutionelle Bisexualität und die Konstruktion der Geschlechtergrenze«. In: *Feministische Studien* 1: 36-51.

Mehlmann 2006: Mehlmann, Sabine: *Unzuverlässige Körper: zur Diskursgeschichte des Konzepts geschlechtlicher Identität*, Königstein/Taunus.

Meissner 1826: Meissner, Friedrich Ludwig: *Was hat das neunzehnte Jahrhundert für die Erkenntniss und Heilung der Kinderkrankheiten gethan? Zeitraum 1801 bis 1825: Forschungen des Neunzehnten Jahrhunderts im Gebiete der Geburtshülfe, Frauenzimmer- und Kinderkrankheiten* 3, Leipzig.

Meissner 1833: Meissner, Friedrich Ludwig: *Was hat das Neunzehnte Jahrhundert für die Erkenntniss und Heilung der Kinderkrankheiten gethan? Zeitraum 1826 bis 1833: Forschungen des Neunzehnten Jahrhunderts im Gebiete der Geburtshülfe, Frauenzimmer- und Kinderkrankheiten* 6, Leipzig.

Meixner 1905: Meixner, Karl: »Zur Frage des Hermaphroditismus verus«. In: *Zeitschrift für Heilkunde* 26 (N. F. 6)/7: 318-350.

Meixner 1914: Meixner, Karl: »Die Geschlechtstimmung bei Zwittern«. In: *Beiträge zur gerichtlichen Medizin* 2: 27-66.

Mende 1822: Mende, Ludwig Julius Caspar: *Ausführliches Handbuch der gerichtlichen Medizin für Gesetzgeber, Rechtsgelehrte, Ärzte und Wundärzte* 3, Leipzig.

Mende 1826: Mende, Ludwig Julius Caspar: *Ausführliches Handbuch der gerichtlichen Medizin für Gesetzgeber, Rechtsgelehrte, Ärzte und Wundärzte* 4, Leipzig.

Menge-Bibel 1984: *Die Heilige Schrift des Alten und Neuen Testaments*, übers. von Hermann Menge, Stuttgart, unveränd. Nachdr. der 11. Aufl. 1949.

Menge 1910: Menge, Karl: »Bildungsfehler der weiblichen Genitalien«. In: Johann Veit (Hg.): *Handbuch der Gynäkologie* 4, 2, Wiesbaden, 2., völlig umgearb. Aufl.: 909-1076.

Menke 1897: Menke, Walther: »Über Hermaphroditismus«. In: *Verhandlungen der Berliner medicinischen Gesellschaft aus dem Gesellschaftsjahre 1897* 28: 169-175.

Merz 1979: Merz, Ferdinand: *Geschlechterunterschiede und ihre Entwicklung. Ergebnisse und Theorien der Psychologie: Lehrbuch der Differentiellen Psychologie* 3, Göttingen [u.a.].

Métraux 1985: Métraux, Alexandre: »Der Methodenstreit und die Amerikanisierung der Psychologie in der Bundesrepublik 1950-1970«. In: Mitchell G. Ash/Ulfried Geuter (Hg.): *Geschichte der deutschen Psychologie im 20. Jahrhundert. Ein Überblick*, Opladen: 225-251.

Metzger 1787: Metzger, Johann Daniel: *Handbuch der Staatsarzeneykunde, enthaltende die medicinische Policey und gerichtliche Arzneywissenschaft. Nach den neuestens Bereicherungen beider Wissenschaften entworfen*, Züllichau.

Metzger 1799: Metzger, Johann Daniel: *Kurzgefaßtes System der gerichtlichen Arzneywissenschaft*, Wien, 2., verb. Ausg.

Metzger 1803: Metzger, Johann Daniel: *Gerichtlich-medicinische Abhandlungen. Ein Supplement zu seinem kurzgefaßten System der gerichtlichen Arzneiwissenschaft*, Königsberg.

Meyer-Bahlburg 1992: Meyer-Bahlburg, Heino F. L.: »Möglichkeiten und Grenzen psychoendokrinologischer Erklärungsansätze für die menschliche Geschlechtertypik«. In: Karl-Friedrich Wessel/Hartmut A. G. Bosinski (Hg.): *Interdisziplinäre Aspekte der Geschlechterverhältnisse in einer sich wandelnden Zeit*, Bielefeld: 103-120.

Meyer-Bahlburg 1998: Meyer-Bahlburg, Heino F. L.: »Gender assignment in intersexuality«. In: *Journal of Psychology and Human Sexuality* 10/2: 1-21.

Meyer-Bahlburg 1999: Meyer-Bahlburg, Heino F. L.: »Gender Assignment and Reassignment in 46,XY Pseudohermaphroditism and Related Conditions«. In: *Journal of Clinical Endocrinology and Metabolism* 84/10: 3455-3458.

Meyer-Bahlburg 2008: Meyer-Bahlburg, Heino F. L.: »Geschlechtsidentität und Genitalien«. In: Rainer Finke/Sven-Olaf Höhne (Hg.): *Intersexualität bei Kindern*, Bremen: 38-43.

Meyer-Bahlburg et al. 1996: Meyer-Bahlburg, Heino F. L. et al.: »Gender Change from Female to Male in Classical Congenital Adrenal Hyperplasia«. In: *Hormones and Behavior* 30: 319-332.

Meyer-Lenz 2000: Meyer-Lenz, Johanna: *Die Ordnung des Paares ist unbehaglich. Irritationen am und im Geschlechterdiskurs nach 1945*, Münster [u.a.].

Meyer 1857: Meyer, Georg Hermann von: »Ein Fall von Hermaphroditismus lateralis«. In: *Archiv für pathologische Anatomie und Physiologie und für klinische Medicin* 11: 420-427.

Meyer 1906: *Die Hebammengesetze in Preussen. Gesetze, Verordnungen und Entscheidungen für den praktischen Gebrauch*, zusammengest. von Georg Meyer, Halle.

Meyer 1963: Meyer, Adolf-Ernst: *Zur Endokrinologie und Psychologie intersexueller Frauen. Psychosomatische Beiträge zum nicht-symptomatischen Hirsutismus*. Beiträge zur Sexualforschung 27, Stuttgart.

Meyerowitz 2002: Meyerowitz, Joanne: »Rewriting Postwar Women's History, 1945-1960«. In: Nancy A. Hewitt (Hg.): *A companion to American women's history*, Oxford [u.a.]: 382-396.

Michel 1955: Michel, Ernst: »Sozialpsychologische Bemerkungen zur Frage der Prägung«. In: Sexualität und Sinnlichkeit. Beiträge zum Problem der Prägung. *Beiträge zur Sexualforschung* 6: 28-36.

Mikulicz-Radecki 1959: Mikulicz-Radecki, Felix von: »Die Varianten des Hermpahroditismus. Terminologie und Klinik«. In: *Zeitschrift für Geburtshilfe und Gynäkologie* 152/1: 1-33.

Mikulicz-Radecki/Hammerstein 1957: Mikulicz-Radecki, Felix von/Hammerstein, Jürgen: »Eine Frau als ›Ehemann‹«. In: *Münchner medizinische Wochenschrift* 99/31: 1141-1143.

Mikulicz-Radecki/Hammerstein 1958: Mikulicz-Radecki, Felix von/Hammerstein, Jürgen: »Abweichungen vom normalen Geschlecht«. In: *Münchener medizinische Wochenschrift* 100/12-13: 464-467, 506-512.

Mildenberger 2005: Mildenberger, Florian: »Diskursive Deckungsgleichheit. Hermaphroditismus und Homosexualität im medizinischen Diskurs (1850-1960)«. In: Frank Stahnisch/Florian Steger (Hg.): *Medizin, Geschichte und Geschlecht. Körperhistorische Rekonstruktionen von Identitäten und Differenzen*, Stuttgart: 259-283.

Mildenberger 2006: Mildenberger, Florian: »Günter Dörner – Metamorphosen eines Wissenschaftlers«. In: Wolfram Setz (Hg.): *Homosexualität in der DDR. Materialien und Meinungen*, Hamburg: 237-272.

Miller/Rose 1994: Miller, Peter/Rose, Nikolas: »Das ökonomische Leben regieren«. In: Richard Schwarz (Hg.): *Zur Genealogie der Regulation. Anschlüsse an Michel Foucault*, Mainz: 54-108.

Möbius 1903: Möbius, Paul Julius: *Geschlecht und Entartung*. Beiträge zur Lehre von den Geschlechts-Unterschieden 2, Halle.

Möhle 1997: Möhle, Sylvia: *Ehekonflikte und sozialer Wandel. Göttingen 1740-1840*, Frankfurt a.M. [u.a.].

Money 1952: Money, John: *Hermaphroditism: An Inquiry into the Nature of a Human Paradox*. Doctoral Dissertation, Psychology, Harvard University Cambridge/Massachusetts.

Money 1955: Money, John: »Hermaphroditism, gender and precocity in hyperadrenocorticism: Psychologic findings«. In: *Bulletin of the Johns Hopkins Hospital* 96/6: 253-264.

Money 1957: Money, John: *The Psychologic Study of Man*, Springfield/Illinois.

Money 1961a: Money, John: »Sex Hormones and Other Variables in Human Eroticism«. In: Wiliam Caldwell Young (Hg.): *Sex and Internal Secretions* 2, Baltimore, 3. Aufl.: 1383-1400.

Money 1961b: Money, John: »Hermaphroditism«. In: Albert Ellis/Albert Abarbanel (Hg.): *The Encyclopedia of Sexual Behavior* 1, New York: 472-484.

Money 1963: Money, John: »Developmental differentiation of femininity and masculinity compared«. In: Seymour M. Farber/Roger H. L. Wilson (Hg.): *The Potential of Woman. Symposium ›Man and Civilization‹* 3, New York [u.a.]: 51-65.

Money 1974: Money, John: »Psychologic Consideration of Sex Assignment in Intersexuality«. In: *Clinics in Plastic Surgery* 1/2: 215-222.

Money 1975: Money, John: »Ablatio Penis: Normal Male Infant Sex-Reassigned as a Girl«. In: *Archives of Sexual Behavior* 4/1: 65-71.

Money 1976: Money, John: »Gender Identity and Hermaphroditism«. In: *Science* 191/4229: 872.

Money 1985a: Money, John: »Gender: History, Theory and Usage of the Term in Sexology and Its Relationship to Nature/Nurture«. In: *Journal of Sex and Marital Therapy* 11/2: 71-79.

Money 1985b: Money, John: »The Conceptual Neutering of Gender and the Criminalization of Sex«. In: *Archives of Sexual Behavior* 14/3: 279-290.

Money 1986: Money, John: »Longitudinal Studies in Clinical Psychoendocrinology: Methodology«. In: *Developmental and Behavioral Pediatrics* 7/1: 31-34.

Money 1991: Money, John: *Biographies of gender and hermaphroditism in paired comparisons: Clinical supplement of the handbook of sexology*, Amsterdam.

Money 1994: Money, John: »Zur Geschichte des Konzepts Gender Identity Disorder«. In: *Zeitschrift für Sexualforschung* 7/1: 20-34.

Money 1995: Money, John: *Gendermaps: Social Constructionism, Feminism, and Sexosophical History*, New York.

Money 2002: Money, John: *A First Person History of Pediatric Psychoendocrinology*, New York.

Money et al. 1955a: Money, John et al.: »Hermaphroditism: Recommendations concerning assignment of sex, change of sex, and psychologic management«. In: *Bulletin of the Johns Hopkins Hospital* 97/4: 284-300.

Money et al. 1955b: Money, John et al.: »An examination of some basic sexual concepts: The evidence of human hermaphroditism«. In: *Bulletin of the Johns Hopkins Hospital* 97/4: 301-319.

Money et al. 1956: Money, John et al.: »Sexual incongruities and psychopathology: The evidence of human hermaphroditism«. In: *Bulletin of the Johns Hopkins Hospital* 98/1: 43-57.

Money et al. 1957: Money, John et al.: »Imprinting and the establishment of gender role«. In: *Archives of Neurology and Psychiatry* 77: 333-336.

Money et al. 1968: Money, John et al.: »Fetal Feminization Induced by Androgen Insensitivity in the Testicular Feminizing Syndrome: Effect on Marriage and Maternalism«. In: *Johns Hopkins Medical Journal* 123/3, S. 105-114.

Money/Ehrhardt 1975: Money, John/Ehrhardt, Anke A.: *›Männlich – Weiblich‹. Die Entstehung der Geschlechterunterschiede*, Hamburg [1972].

Money/Hampson 1955: Money, John/Hampson, Joan G.: »Idiopathic Sexual Precocity in the Male: Management; Report of a Case«. In: *Psychosomatic Medicine* 17/1: 1-15.

Money/Lamacz 1987: Money, John/Lamacz, Margaret: »Genital examination and exposure experienced as nosocomial sexual abuse in childhood«. In: *Journal of Nervous and Mental Disease* 175/12: 713-721.

Monorchis 1801: Monorchis, F. F.: *Von dem neuangekommnen Hermaphroditen in der Charité zu Berlin im Jahre 1801 und von Zwittern überhaupt*, Berlin.

Moore et al. 1953: Moore, Keith L. et al.: »The detection of chromosomal sex in hermaphrodites from a skin biopsy«. In: *Surgery, gynecology and obstetrics* 96: 641-648.

Moreau de la Sarthe 1805: Moreau de la Sarthe, Jacques Louis: *Jakob L. Moreau's Naturgeschichte des Weibes für Ärzte und gebildete Leser und Leserinnen aus allen Klassen* 1, übers. mit Anmerkungen von D. Rink, Altenburg [1803].

Morland 2005: Morland, Iain: *Narrating Intersex: On the Ethical Critique of the Medical Management of Intersexuality, 1985-2005*. PhD Dissertation, Philosophy, University of London.

Moscoso 1995: Moscoso, Javier: »Vollkommene Monstren und unheilvolle Gestalten. Zur Naturalisierung der Monstrosität im 18. Jahrhundert«. In: Michael Hagner (Hg.): *Der falsche Körper: Beiträge zu einer Geschichte der Monstrositäten*, Göttingen: 56-72.

Moscoso 1998: Moscoso, Javier: »Monsters as Evidence: The Uses of the Abnormal Body During the Early Eighteenth Century«. In: *Journal of the History of Biology* 31: 355-382.

Moscucci 1991: Moscucci, Ornella: »Hermaphroditism and Sex Difference: The Construction of Gender in Victorian England«. In: Marina Benjamin (Hg.): *Science and Sensibility. Gender and Scientific Enquiry, 1780-1945*, Oxford [u.a.]: 174-199.

Moszkowicz 1929a: Moszkowicz, Ludwig: »Intersexualitätslehre und Hermaphroditismus und ihre Bedeutung für die Klinik«. In: *Klinische Wochenschrift* 8/8: 337-342.

Moszkowicz 1929b: Moszkowicz, Ludwig: »Über Operationen an Hermaphroditen«. In: *Medizinische Klinik* 25/13: 517-519.

Moszkowicz 1932: Moszkowicz, Ludwig: »Prostatahypertrophie und Intersexualität«. In: *Virchows Archiv für pathologische Anatomie und Physiologie und für klinische Medizin* 284: 438-465.

Moszkowicz 1934: Moszkowicz, Ludwig: »Soll man die Hypospadie operieren?« In: *Der Chirurg* 6/11: 401-402.

Moszkowicz 1936a: Moszkowicz, Ludwig: »Hermaphroditismus und andere geschlechtliche Zwischenstufen beim Menschen«. In: *Ergebnisse der allgemeinen Pathologie und pathologischen Anatomie des Menschen und der Tiere* 31: 236-444.

Moszkowicz 1936b: Moszkowicz, Ludwig: »Die Entstehung des Hermaphroditismus«. In: *Wiener klinische Wochenschrift* 49/18: 545-551.

Mueller 1953: Mueller, Berthold: *Gerichtliche Medizin*, Berlin [u.a.].

Mueller/Walcher 1944: Mueller, Berthold/Walcher, Kurt: *Gerichtliche und soziale Medizin*, München [u.a.], 3. Aufl.

Mugdan 1899/1979: Mugdan, Benno: *Die gesamten Materialien zum Bürgerlichen Gesetzbuch für das Deutsche Reich* 1, Aalen, Nachdr. der Aufl. 1899.

Mühlendahl 1991: Mühlendahl, Karl Ernst von: »Intersexuelles Genitale beim Neugeborenen«. In: Udo Steiniger/Karl Ernst von Mühlendahl (Hg.): *Pädiatrische Notfälle*, Jena: 21-24.

Müller-Sievers 1993: Müller-Sievers, Helmut: *Epigenesis. Naturphilosophie im Sprachdenken Wilhelm von Humboldts*, Paderborn [u.a.].

Müller-Sievers 1997: Müller-Sievers, Helmut: »Über Zeugungskraft. Biologische, philosophische und sprachliche Generativität um 1800«. In: Hans-Jörg Rheinberger et al. (Hg.): *Räume des Wissens: Repräsentation, Codierung, Spur*, Berlin: 145-164.

Müller 1796: Müller, Johann Valentin M.: *Entwurf der gerichtlichen Arzneywissenschaft nach juristischen und medicinischen Grundsätzen für Geistliche, Rechtsgelehrte und Ärzte* 1, Frankfurt a.M.

Müller 1830: Müller, Johannes Peter: *Bildungsgeschichte der Genitalien aus anatomischen Untersuchungen an Embryonen des Menschen und der Thiere, nebst einem Anhang über die chirurgische Behandlung der Hypospadia*, Düsseldorf.

Müller 1947: Müller, Carl: »Die Entwicklungsstörungen der Geschlechtsorgane«. In: Hans Guggisberg (Hg.): *Lehrbuch der Gynäkologie*, Basel [1946], 2. Aufl.: 54-75.

Müller 1993: Müller, Klaus: »Johann Ludwig Casper«. In: Rüdiger Lautmann (Hg.): *Homosexualität: Handbuch der Theorie- und Forschungsgeschichte*, Frankfurt a.M. [u.a.]: 29-31.

Müller 2006: Müller, Elisabeth: *›Ein Zwitter ist nicht per se krank‹. Intersexuelle wehren sich gegen ›Behandlungen‹ durch Ärzte. Interview mit Elisabeth Müller auf Deutschlandradio Kultur vom 20.03.2006*, http://www.dradio.de/dkultur/sendungen/thema/481110/ von 2006.

Müller et al. 1982: Müller, Martha A. et al.: »Psychosexuelles Verhalten von Frauen mit adrenogenitalem Syndrom«. In: *Helvetica Paediatrica Acta* 37/6: 571-580.

Müller/Förster 1982: Müller, Martha A./Förster, Christoph: »Sexualität bei Patientinnen mit adrenogenitalem Syndrom nach der Adoleszenz«. In: Milupa AG/Wissenschaftliche Abteilung (Hg.): *1. Europäisches Symposium für Kinder- und Jugendgynäkologie, München 19.-21.3.1981* 1, Friedrichsdorf/Ts.: 185-189.

Müller, K. 1998: Müller, Klaus: »Die historische Konstruktion des Homosexuellen und die Codierung der Geschlechterdifferenz«. In: Hannelore Bublitz (Hg.): *Das Geschlecht der Moderne: Genealogie und Archäologie der Geschlechterdifferenz*, Frankfurt a.M. [u.a.]: 143-160.

Müller, N. 1998: Müller, Norbert: *Zur Geschichte des Instituts für Humangenetik der Christian-Albrechts-Universität zu Kiel: eine Darstellung bis zum Jahre 1973*. Dissertation, Christian-Albrechts-Universität Kiel.

Mursinna 1801: Mursinna, Christian Ludwig: »Von einer besondern Naturbegebenheit«. In: *Journal für die Chirurgie, Arzneykunde und Geburtshülfe* 1/3: 555-559.

Naef 1999: Naef, Andreas Paul: »Pioniere und Epigonen. Anfänge der Herzchirurgie in der Schweiz«. In: *Schweizerische Ärztezeitung* 80/15: 781-783.

Nagel 1897: Nagel, Willibald: »Entwicklung und Entwicklungsfehler der weiblichen Genitalien«. In: Johann Veit (Hg.): *Handbuch der Gynäkologie* 1, Wiesbaden: 519-628.

Nagel 1899: Nagel, Willibald: »Zur Frage des Hermaphroditismus verus«. In: *Archiv für Gynäkologie* 58/1: 83-94.

Napp 1995: Napp, Johann-Heinrich: »Napp, Johann-Heinrich«. In: Gerhard Bettendorf (Hg.): *Zur Geschichte der Endokrinologie und Reproduktionsmedizin*, Berlin [u.a.]: 400-402.

Naujoks 1934: Naujoks, Hans: »Über echte Zwitterbildung beim Menschen und ihre therapeutische Beeinflussung«. In: *Zeitschrift für Geburtshilfe und Gynäkologie* 109/2: 135-161.

Nederman/True 1996: Nederman, Cary J./True, Jacqui: »The Third Sex: The Idea of the Hermaphrodite in Twelfth-Century Europe«. In: *Journal of the History of Sexuality* 6/4: 497-517.

Nettleton 1997: Nettleton, Sarah: »Governing the risky self. How to become healthy, wealthy and wise«. In: Alan Petersen/Robin Bunton (Hg.): *Foucault, health and medicine*, London [u.a.]: 207-222.

Neugebauer 1896: Neugebauer, Franz Ludwig von: »Ein junges Mädchen von männlichem Geschlechte. Verhängnisvolle Folgen einer irrtümlichen Geschlechtsbestimmung«. In: *Internationale Photographische Monatsschrift für Medizin und Naturwissenschaften* 3/9: 259-267.

Neugebauer 1899: Neugebauer, Franz Ludwig von: »50 Missehen wegen Homosexualität der Gatten und einige Ehescheidungen wegen ›Erreur de sexe‹. Bericht aus der Kasuistik«. In: *Centralblatt für Gynäkologie* 23/18: 502-512.

Neugebauer 1905: Neugebauer, Franz Ludwig von: »Welchen Wert hat die Kenntnis des Hermaphroditismus für den praktischen Arzt?« In: *Sammlung klinischer Vorträge* N. F./393: 317-345.

Neugebauer 1908: Neugebauer, Franz Ludwig von: *Der Hermaphroditismus beim Menschen*, Leipzig.

Neumann 1995: Neumann, Friedmund: »Endokrinologie der Geschlechtsentwicklung«. In: *Der Gynäkologe* 28: 12-16.

Nevinny-Stickel/Hammerstein 1967: Nevinny-Stickel, Josef/Hammerstein, Jürgen: »Medizinisch-juristische Aspekte der menschlichen Transsexualität«. In: *Neue juristische Wochenschrift* 20/15: 663-666.

Nieden 2005: Nieden, Susanne zur: *Erbbiologische Forschungen zur Homosexualität an der Deutschen Forschungsanstalt für Psychiatrie während der Jahre des Nationalsozialismus. Zur Geschichte von Theo Lang*. Vorabdrucke aus dem Forschungsprogramm ›Geschichte der Kaiser-Wilhelm-Gesellschaft im Nationalsozialismus‹, Ergebnisse 25, Berlin.

Niemann 1827: Niemann, D. Johann Friedrich: *Taschenbuch der gerichtlichen Arzneiwissenschaft für Ärzte und Wundärzte, Medicinal- und Sanitätsbeamte*: *Taschenbuch der Staats-Arzneiwissenschaft für Ärzte und Wundärzte* 1, Leipzig.

Nitschke 1974: Nitschke, Udo: »Intersexualität«. In: Peter G. Hesse/Günter Tembrock (Hg.): *Sexuologie. Geschlecht, Mensch, Gesellschaft* 1, Leipzig: 325-357.

Noel 1874: Noel, R. R.: *Die materielle Grundlage des Seelenlebens*, vom Verfasser besorgte dt. Ausg.; durchgesehen und bevorwortet von Bernhard von Cotta, Leipzig [1873].

Nolte 2003: Nolte, Karen: *Gelebte Hysterie: Erfahrung, Eigensinn und psychiatrische Diskurse im Anstaltsalltag um 1900*, Frankfurt a.M. [u.a.].

Nöth 1931: Nöth, Alois: *Die Hebammenordnungen des 18. Jahrhunderts*, Bottrop.

Oakley 1972: Oakley, Ann: *Sex, Gender and Society*, New York [u.a.].

Oesterlen 1882a: Oesterlen, Otto: »Die Unfähigkeit zur Fortpflanzung«. In: Josef Maschka (Hg.): *Handbuch der gerichtlichen Medizin* 3, Tübingen: 1-52.

Oesterlen 1882b: Oesterlen, Otto: »Zwitterbildungen«. In: Josef Maschka (Hg.): *Handbuch der gerichtlichen Medizin* 3, Tübingen: 53-84.

Oldenburg 1996: Oldenburg, Volker: *Der Mensch und das Monströse. Zu Vorstellungsbildern in Anthropologie und Medizin in Darwins Umfeld*, Essen.

OLG Frankfurt, NJW 1966: Oberlandesgericht Frankfurt: »Beschluß vom 08.12.1965 – 6 W 56/65«. In: *Neue juristische Wochenschrift* 19/9: 407-409.

OLG Naumburg, FGPrax 2001: Oberlandesgericht Naumburg: »Beschluss vom 14.12.2000 – WX 12/00«. In: *Praxis der Freiwilligen Gerichtsbarkeit* 7/6: 239.

Onomatologia medica completa 1755-1756: *Onomatologia medica completa oder Medicinisches Lexicon, das alle Benennungen und Kunstwörter, welche der Zergliederungs- und Wundarzneywissenschaft eigen sind, deutlich und vollständig erkläret ...* 1-2, zu allgemeinem Gebrauch von einer Gesellschaft erfahrener Aerzte hrsg. u. mit einer Vorrede begleitet von Albrecht von Haller, Ulm [u.a.].

Onomatologia medica completa 1758-1777: *Onomatologia medica completa seu onomatologia historiae naturalis oder vollständiges Lexikon ... der Naturgeschichte [Ab Bd. 2: Onomatologia Historiae Naturalis Completa oder vollständiges Lexicon ... der Naturgeschichte]* 1-7, von einer Gesellschaft naturforschender Ärzte nach den richtigsten Urkunden zusammengetragen, Ulm [u.a.].

Opitz 1993: Opitz, Claudia: »Frauenalltag im Spätmittelalter«. In: Georges Duby/Michelle Perrot (Hg.): *Geschichte der Frauen* 2, Frankfurt a.M. [u.a.]: 283-339.

Opitz 2005: Opitz, Claudia: *Um-Ordnungen der Geschlechter. Einführung in die Geschlechtergeschichte*, Tübingen.

Oppelt 2003: Oppelt, Patricia G.: »Testikuläre Feminisierung: Diskussion zur operativen und medikamentösen Behandlung«. In: *Korasion* 18/4: 14.

Orland/Rössler 1995: Orland, Barbara/Rössler, Mechthild: »Women in Science – Gender and Science. Ansätze feministischer Naturwissenschaftskritik im Überblick«. In: Barbara Orland/Elvira Scheich (Hg.): *Das Geschlecht der Natur. Feministische Beiträge zur Geschichte und Theorie der Naturwissenschaften*, Frankfurt a.M.: 13-63.

Orthner 1955: Orthner, Hans: »Anatomie und Physiologie der Sexualstörungen«. In: Hans Giese (Hg.): *Die Sexualität des Menschen: Handbuch der medizinischen Sexualforschung*, Stuttgart: 307-373.

Osborne 1993: Osborne, Thomas: »On liberalism, neo-liberalism and the ›liberal profession‹ of medicine«. In: *Economy and Society* 22/3: 345-356.

Osiander 1795: Osiander, Friedrich Benjamin: *Denkwürdigkeiten für die Heilkunde und Geburtshülfe aus den Tagebüchern der königlichen practischen Anstalten zur Erlernung dieser Wissenschaften in Göttingen* 2, 1, Göttingen.

Osiander 1799: Osiander, Friedrich Benjamin: *Neue Denkwürdigkeiten für Ärzte und Geburtshelfer* 1, 2, Göttingen.

Ott 1998: Ott, Cornelia: *Die Spur der Lüste. Sexualität, Geschlecht und Macht*, Opladen.

Otto 1992: Otto, Stephan: *Das Wissen des Ähnlichen: Michel Foucault und die Renaissance*, Frankfurt a.M. [u.a.].

Ottow 1936: Ottow, Benno Richard: »Zur erbbiologischen und erbgesundheitsgerichtlichen Wertung eines Falles von Defectus vaginae congenitus«. In: *Der Erbarzt. Beilage zum Deutschen Ärzteblatt* 3/4: 56-58.

Oudshoorn 1991: Oudshoorn, Nelly: *The making of the hormonal body. A contextual history of the study of sex hormones 1923-1940*. Dissertation, Universität Amsterdam.

Oudshoorn 1993: Oudshoorn, Nelly: »Labortests und die gemeinsame Klassifikation von Sexualität und Geschlecht«. In: Hans-Jörg Rheinberger/Michael Hagner (Hg.): *Die Experimentalisierung des Lebens: Experimentalsysteme in den biologischen Wissenschaften 1850/1950*, Berlin: 150-161.

Oudshoorn 2002: Oudshoorn, Nelly: »Jenseits des natürlichen Körpers. Die Macht bestehender Strukturen bei der Herstellung der ›hormonalen‹ Frau«. In: Barbara Duden/Dorothee Noers (Hg.): *Auf den Spuren des Körpers in einer technogenen Welt*, Opladen: 259-278.

Overzier 1955a: Overzier, Claus: »Die Intersexualität«. In: Hans Giese (Hg.): *Die Sexualität des Menschen: Handbuch der medizinischen Sexualforschung*, Stuttgart: 506-538.

Overzier 1955b: Overzier, Claus: »Beitrag zur Kenntnis des männlichen Transvestismus«. In: *Zeitschrift für Psychotherapie und medizinische Psychologie* 5: 152-168.

Overzier 1955c: Overzier, Claus: »Hermaphroditismus verus«. In: *Acta Endocrinologica* 20: 63-80.

Overzier 1959: Overzier, Claus: »Erkrankungen der männlichen Keimdrüsen und die Intersexualität«. In: Hans Erhard Bock et al. (Hg.): *Klinik der Gegenwart: Handbuch der praktischen Medizin* 9, München [u.a.]: 97-124.

Overzier 1961a: Overzier, Claus: »Vorwort«. In: Claus Overzier (Hg.): *Die Intersexualität*, Stuttgart: [o. P.].

Overzier 1961b: Overzier, Claus: »Klinischer Untersuchungsgang«. In: Claus Overzier (Hg.): *Die Intersexualität*, Stuttgart: 181-187.

Overzier 1961c: Overzier, Claus: »Hermaphroditismus verus«. In: Claus Overzier (Hg.): *Die Intersexualität*, Stuttgart: 188-240.

Overzier 1961d: Overzier, Claus: »Pseudohermaphroditismus«. In: Claus Overzier (Hg.): *Die Intersexualität*, Stuttgart: 241-260.

Overzier 1961e: Overzier, Claus: »Sogenanntes echtes Klinefelter-Syndrom«. In: Claus Overzier (Hg.): *Die Intersexualität*, Stuttgart: 283-303.

Overzier 1961f: Overzier, Claus: »Schlußwort«. In: Claus Overzier (Hg.): *Die Intersexualität*, Stuttgart: 536-538.

Overzier 1963: Overzier, Claus: »Echter Hermaphroditismus und Pseudohermaphroditismus«. In: *Archiv für Gynäkologie* 198: 345-376.

Overzier 1969: Overzier, Claus: »Die Intersexualität«. In: Otto Käser et al. (Hg.): *Gynäkologie und Geburtshilfe* 1, Stuttgart: 93-133.

Overzier 1970: Overzier, Claus: »1. Ergänzung zu Erkrankungen der männlichen Keimdrüsen und die Intersexualität«. In: Hans Erhard Bock et al. (Hg.): *Klinik der Gegenwart: Handbuch der praktischen Medizin* 9, München [u.a.]: E 124a-E 124h.

Pagliassotti 1993: Pagliassotti, Druann: »On the Discursive Construction of Sex and Gender«. In: *Communication Research* 20/3: 472-493.

Painter 1924: Painter, Theophilus S.: »The Sex Chromosome of Man«. In: *American Naturalist* 58/659: 506-524.

Palfyn 1708: Palfyn, Jean: *Description anatomique des Parties de la Femme, qui servent à la generation; avec un Traité des Monstres, de leur Causes, de leur Nature, et de leur differences* ... Leiden.

Palm 2005: Palm, Kerstin: »Biologie der Befreiung? Von der natürlichen Vielfalt der Geschlechter«. In: Neue Gesellschaft für Bildende Kunst e.V. (Hg.): *1-0-1 [one 'o one] intersex. Das Zwei-Geschlechter-System als Menschenrechtsverletzung*. Ausstellungskatalog, Berlin: 82-86.

Paré 1573/1971: Paré, Ambroise: *De monstres et prodiges*, kommentiert, eingeleitet u. hrsg. von Jean Céard, Genève [1573].

Park 1997: Park, Katharine: »The Rediscovery of the Clitoris. French Medicine and the Tribade, 1570-1620«. In: David Hillman/Carla Mazzio (Hg.): *The Body in Parts. Fantasies of Corporeality in Early Modern Europe*, New York [u.a.]: 171-193.

Park/Daston 1981: Park, Katharine/Daston, Lorraine J.: »Unnatural Conceptions. The Study of Monsters in Sixteenth and Seventeenth-Century France and England«. In: *Past and Present* 92: 20-54.

Park/Nye 1991: Park, Katharine/Nye, Robert: »Destiny is Anatomy«. In: *New Republic* 204: 53-57.

Parnitzke 1952: Parnitzke, Karl Herbert: »Zur psychologischen Problematik eines Scheinzwitters nach operativer Geschlechtskorrektur«. In: *Archiv für Psychiatrie und Zeitschrift für Neurologie* 187/5: 441-458.

Parsons 1741: Parsons, James: *A Mechanical and Critical Enquiry into the Nature of Hermaphrodites*, London.

Pasero 1994: Pasero, Ursula: »Geschlechterforschung revisited: konstruktivistische und systemtheoretische Perspektiven«. In: Theresa Wobbe/Gesa Lindemann (Hg.): *Denkachsen. Zur theoretischen und institutionellen Rede vom Geschlecht*, Frankfurt a.M.: 264-296.

Patton 1997: Patton, Paul: »The World Seen From Within: Deleuze and the Philosophy of Events«. In: *Theory and Event* 1/1: [o. P.], http://muse.jhu.edu/journals/theory_&_event/v001/1.1patton.html.

Paul 1996: Paul, Norbert: »›Zum Zwecke der Verpflegung dürftiger Kranker, Erziehung geschickter Ärzte und Beförderung und Erweiterung der Heilwissenschaft‹: Arztinitiativen bei der Gestaltung des Krankenhauses in der Zeit des Aufgeklärten Absolutismus«. In: Alfons Labisch/Reinhard Spree (Hg.): *›Einem jeden Kranken in einem Hospitale sein eigenes Bett‹: Zur Sozialgeschichte des Allgemeinen Krankenhauses in Deutschland im 19. Jahrhundert*, Frankfurt a.M. [u.a.]: 92-122.

Peiper 1971: Peiper, Albrecht: »Geschichte der Kinderheilkunde, Physiologie und Pathologie der Entwicklung«. In: Hans Opitz/Franz Schmid (Hg.): *Handbuch der Kinderheilkunde* 1, 1, Berlin [u.a.]: 1-30.

Pelz 1968: Pelz, Lothar: »Rechtliche Probleme bei Trägern von Chromosomenaberrationen und Patienten mit intersexuellen Fehlbildungen«. In: *Das deutsche Gesundheitswesen* 23/49: 2335-2337.

Pelz 1975: Pelz, Lothar: »Probleme bei Kindern mit intersexuellen Organbildungsfehlern«. In: *Zentralblatt für Chirurgie* 100/8: 495-502.

Pelz et al. 1968: Pelz, Lothar et al.: »Monogonadischer Hermaphroditismus im Kindesalter«. In: *Münchner medizinische Wochenschrift* 110/47: 2765-2774.

Pence 1996: Pence, Katherine: »Labours of consumption: gendered consumers in postwar East and West German reconstruction«. In: Lynn Abrams/Elizabeth Harvey (Hg.): *Gender relations in German history. Power, agency and experience from the sixteenth to the twentieth century*, London: 211-238.

Peter/Vesely 1966: Peter, Rudolf/Vesely, Karel: *Kindergynäkologie*, Leipzig.

Petersen 2003: Petersen, L.: »Geschwisterpaar mit hereditärem Androgeninsensitivitätssyndrom«. In: *Korasion* 18/4: 21.

Petersen/Zankel 2008: Petersen, Hans-Christian/Zankel, Sönke: »›Ein exzellenter Kinderarzt, wenn man von den Euthanasie-Dingen einmal absieht‹ – Werner Catel und die Vergangenheitspolitik der Universität Kiel«. In: Berit Lahm et al. (Hg.): *505 Kindereuthanasieverbrechen in Leipzig – Verantwortung und Rezeption*, Leipzig: 165-219.

Pfister 1999: Pfister, Manfred: »The Phoenix Riddle. Kleine Spurensuche nach Androgynen in der englischen Renaissance«. In: Ulla Bock/Dorothee Altermann (Hg.): *Androgynie. Vielfalt der Möglichkeiten*, Stuttgart [u.a.]: 210-225.

Pfister 2006: Pfister, René: »Der neue Mensch«. In: *Spiegel Online* http://www.spiegel.de/spiegel/0,1518,457053,00.html.

Philipp 1953: Philipp, Ernst: »Einige Zwitterbildungen beim Menschen«. In: *Deutsche Medizinische Wochenschrift* 78/45: 1530-1534.

Philipp 1958: Philipp, Ernst: »Versuch einer einheitlichen Betrachtung des Zwittertums«. In: *Deutsche Medizinische Wochenschrift* 83/4: 129-134.

Philipp 1959: Philipp, Ernst: »Das Zwittertum«. In: *Wiener medizinische Wochenschrift* 109/3: 53-58.

Philipp 1960: Philipp, Ernst: »Die Fehlbildungen der weiblichen Keimdrüse«. In: *Medizinische Klinik* 55/19: 825-834.

Philipp et al. 1955: Philipp, Ernst et al.: »Der männliche Scheinzwitter mit totaler Verweiblichung«. In: *Deutsche Medizinische Wochenschrift* 80/47: 1721-1723.

Philipp/Staemmler 1959: Philipp, Ernst/Staemmler, Hans-Joachim: »Geschwister und Zwillinge als männliche Scheinzwitter mit intersexuellem äusseren Genitale«. In: *Acta obstetricia et gynecologica Scandinavica* 38: 645-662.

Philosophisches Lexicon 1775: Walch, Johann Georg: *Johann Georg Walchs philosophisches Lexicon: worinnen die in allen Theilen der Philosophie vorkommende Materien und Kunstwörter erkläret, aus der Historie erläutert ... werden* 1-2, mit vielen neuen Zusätzen u. Artikeln verm. u. bis auf gegenwärtige Zeiten fortgesetzet ... von Justus Christian Hennings, Leipzig [1726], 4. Aufl.

Pich 1938: Pich, Gertraude: »Ein Beitrag zur Kenntnis des glandulären Hermaphroditismus (Intersexualität mit gynandromorphem Einschlag)«. In: *Beiträge zur pathologischen Anatomie und Physiologie* 100: 460-505.

Pietsch 1749: Pietsch, Johann Gottfried: »D. Pietschens Gedanken von den Zwittern«. In: *Hamburgisches Magazin* 4/1: 538-554.

Pirner/Borelli 1953: Pirner, Friedrich/Borelli, Siegfried: »Beitrag zum Hermaphroditismus verus«. In: *Archiv für Dermatologie und Syphilis* 196/4: 329-355.

Plett 2002: Plett, Konstanze: »Intersexualität aus rechtlicher Perspektive«. In: polymorph (Hg.): *(K)ein Geschlecht oder viele? Transgender in politischer Perspektive*, Berlin: 31-42.

Plett 2003a: Plett, Konstanze: »Intersexuelle – gefangen zwischen Recht und Medizin«. In: Frauke Koher/Katharina Pühl (Hg.): *Gewalt und Geschlecht. Konstruktionen, Positionen, Praxen*, Opladen: 21-41.

Plett 2003b: Plett, Konstanze: »Intersexualität als Prüfstein: Zur rechtlichen Konstruktion des zweigeschlechtlichen Körpers«. In: Kathrin Heinz/Barbara Thiessen (Hg.): *Feministische Forschung – Nachhaltige Einsprüche*, Opladen: 323-336.

Ploucquet 1779: Ploucquet, Wilhelm Gottfried: *Über die physische Erfordernisse der Erbfähigkeit der Kinder*, Tübingen.

Plümecke 2005a: Plümecke, Tino: »›das berühmteste experiment der sexualwissenschaft‹ setzte seinem leben ein ende_. Zum Tod von David Reimer«. In: *Arranca!* 31: 55-56.

Plümecke 2005b: Plümecke, Tino: *Intersexualität – Paradigma kritischer Geschlechterforschung*. Diplomarbeit, Soziologie, Freie Universität Berlin.

Pockrandt/Brunkow 1956: Pockrandt, Heinz/Brunkow, Heinz: »Zwitter und Scheinzwitter beim Menschen«. In: *Zentralblatt für Gynäkologie* 78/23: 927-942.

Pohlandt et al. 1974: Pohlandt, Frank et al.: »Penisagenesie. Weibliche Geschlechtszuweisung unter psychotherapeutischer Betreuung der Eltern«. In: *Deutsche Medizinische Wochenschrift* 99/43: 2166-2172.

polymorph 2002: *(K)ein Geschlecht oder viele? Transgender in politischer Perspektive*, hrsg. von der AG polymorph [Jannik Franzen, Ulrike Klöppel, Bettina Schmidt, Valeria Schulte-Fischedick, Michael Walther, Britta Madeleine Woitschig], Berlin.

Polzer/Priesel 1937: Polzer, A./Priesel, Anton: »Weibliches Zwittertum bei Geschwistern. Zugleich ein Beitrag zur Frage der Prostata bei weiblichen Intersexen«. In: *Frankfurter Zeitschrift für Pathologie* 51: 257-284.

Pozsár/Heinz 2000: Pozsár, Christine/Heinz, G.: »Sexuelle Deviationen«. In: Mathias Berger et al. (Hg.): *Therapie-Handbuch* L 6, München [u.a.], 16. Akt.: 1-4.

Prader 1950: Prader, Andrea: »IV. Pseudohermaphroditismus femininus mit kongenitaler Nebennierenrinden-Insuffizienz. Günstige Wirkung von Cortison, Desoxycorticosteronacetat und Kochsalz«. In: *Helvetica Paediatrica Acta* 5/5: 426-433.

Prader 1953: Prader, Andrea: »Die Cortisondauerbehandlung des kongenitalen adrenogenitalen Syndroms«. In: *Helvetica Paediatrica Acta* 8/5: 386-423.

Prader 1957: Prader, Andrea: »Intersexualität im engeren Sinn; Gonadendysgenesie; Adrenogenitales Syndrom«. In: Alexis Labhart (Hg.): *Klinik der inneren Sekretion*, Berlin [u.a.]: 360-402; 646-667; 668-680.

Prader 1963: Prader, Andrea: »Pathologie des Wachstums und der endokrinen Drüsen«. In: Guido Fanconi/Arvid Wallgren (Hg.): *Lehrbuch der Pädiatrie*, Basel [u.a.], 7., neubearb. Aufl.: 291-360.

Prader 1971: Prader, Andrea: »Störungen der Geschlechtsdifferenzierung (Intersexualität)«. In: Alexis Labhart (Hg.): *Klinik der inneren Sekretion*, Berlin [u.a.], 2., neubearb. Aufl.: 730-762.

Prader 1990: Prader, Andrea: »Intersexualität«. In: Klaus-Ditmar Bachmann et al. (Hg.): *Pädiatrie in Praxis und Klinik in vier Bänden* 3, Stuttgart [u.a.], 2., neubearb. Aufl.: 414-422.

Preves 2002: Preves, Sharon E.: »Sexing the Intersexed: An Analysis of Sociocultural Responses to Intersexuality«. In: *Signs* 27/2: 523-556.

Priesel 1931: Priesel, Anton: »Die Mißbildungen der männlichen Geschlechtsorgane«. In: Friedrich Henke/Otto Lubarsch (Hg.): *Handbuch der speziellen pathologischen Anatomie und Histologie* 6/3, Berlin: 1-182.

Priesel 1940: Priesel, Anton: »Zweifelhafte Geschlechtszugehörigkeit«. In: Ferdinand von Neureiter et al. (Hg.): *Handwörterbuch der gerichtlichen Medizin und naturwissenschaftlichen Kriminalistik*, Berlin: 961-969.

Prill 1986: Prill, Hans-Joachim: »Die Entwicklung der psychosomatischen Geburtshilfe und Gynäkologie«. In: Lutwin Beck (Hg.): *Zur Geschichte der Gynäkologie und Geburtshilfe. Aus Anlaß des 100jährigen Bestehens der Deutschen Gesellschaft für Gynäkologie und Geburtshilfe*, Berlin [u.a.]: 345-355.

Probyn 1995: Probyn, Elspeth: »Queer Belongings. Eine Politik des Aufbruchs«. In: Marie-Luise Angerer (Hg.): *The body of gender: Körper/Geschlechter/Identitäten*, Wien: 53-68.

Prokop 1960: Prokop, Otto: *Lehrbuch der gerichtlichen Medizin*, Berlin.

Prokop 1975: Prokop, Otto: »Das zweifelhafte Geschlecht«. In: Otto Prokop/Werner Göhler (Hg.): *Forensische Medizin*, Berlin, 3., überarb. u. erw. Aufl. des Lehrbuchs der gerichtlichen Medizin: 501-503.

Prokop/Dürwald 1975: Prokop, Otto/Dürwald, Wolfgang: »Sexualfragen«. In: Otto Prokop/Werner Göhler (Hg.): *Forensische Medizin*, Berlin, Volk u. Gesundheit: 285-300.

PStG, BGBl. I 1957: »Personenstandsgesetz in der Fassung vom 8.8.1957«. In: *Bundesgesetzblatt* 1/44: 1125-1138.

PStG, GBl. I DDR 1956: »Gesetz über das Personenstandswesen vom 16.11.1956. (Personenstandsgesetz)«. In: *Gesetzblatt der Deutschen Demokratischen Republik* 1/105: 1283.

PStG, RGBl. 1875: »Gesetz über die Beurkundung des Personenstandes und die Eheschließung vom 6. Februar 1875«. In: *Reichsgesetzblatt* 4: 23-40.

PStG, RGBl. I 1937: »Personenstandsgesetz vom 3.11.1937«. In: *Reichsgesetzblatt* 1/119: 1146-1152.

Psyche 1950/51: »Diskussion über Fallbericht von Medard Boss«. In: *Psyche* 4/4, 7-8, 11: 230-233, 394-400, 448-477, 626-640.

Pühl 2000: Pühl, Katharina: *Intersexualität und feministische Perspektiven auf ›Geschlecht‹. Einige Fragen und Überlegungen.* In: Michel Reiter (Hg.): *It all makes perfect sense. Ein Beitrag über Geschlecht, Zwitter und Terror.* Broschüre.

quaestio 2000: *Queering Demokratie. Sexuelle Politiken*, hrsg. von quaestio [Nico J. Beger, Sabine Hark, Antke Engel, Corinna Genschel, Eva Schäfer], Berlin.

Raehs 1990: Raehs, Andrea: *Zur Ikonographie des Hermaphroditen: Begriff und Problem von Hermaphroditismus und Androgynie in der Kunst*, Frankfurt a.M. [u.a.].

Ranke 1999: Ranke, Michael B.: »Innere Sekretion«. In: Karl-Heinz Niessen (Hg.): *Pädiatrie*, Stuttgart [u.a.], 5. überarb. u. erw. Aufl.: 235-260.

Rathke 1825: Rathke, Heinrich: *Beobachtungen und Betrachtungen über die Entwicklung der Geschlechtswerkzeuge bei den Wirbelthieren*, Halle.

Ratmoko 2007: Ratmoko, Christina: *›Geschlecht aus dem Labor‹: Die Anfänge der industriellen Herstellung von weiblichen und männlichen Hormonen (1914-1939).* Dissertation, Geschichte, Universität Zürich.

Rausch 2006: Rausch, Peter: »Seinerzeit, in den 70ern«. In: Wolfram Setz (Hg.): *Homosexualität in der DDR. Materialien und Meinungen*, Hamburg: 153-159.

Rechenberger 1995: Rechenberger, Ilse: »Psychosoziale Aspekte bei Intersexualität und Transsexualismus«. In: *Der Gynäkologe* 28: 54-58.

Reiner 1999: Reiner, William George: »Assignment of sex in neonates with ambiguous genitalia«. In: *Current Opinion in Pediatrics* 11: 363-365.

Reis 1926: Reis, Max: »Zwitterbildung beim Menschen«. In: A. Bethe et al. (Hg.): *Handbuch der normalen und pathologischen Physiologie* 14, Berlin: 872-880.

Reis 2005: Reis, Elizabeth: »Impossible Hermaphrodites: Intersex in America, 1620-1960«. In: *Journal of American History* 92/2: 411-441.

Reiss 1955: Reiss, Max: »Die Entwicklung der Psycho-Endokrinologie«. In: *Berliner Gesundheitsblatt* 6/20: 517-522.

Reiter 1997: Reiter, Birgit Michel: »›It´s easier to make a hole than to build a pole.‹ Genitale Korrekturen an intersexuellen Menschen«. In: *Koryphäe* 21: 47-51.

Reiter 2000a: Reiter, Michel: »Theoretische Differenz, symbolische Nähe«. In: *Gigi* 6: 20-23.

Reiter 2000b: Reiter, Michel: *Editorial.* In: Michel Reiter (Hg.): *It all makes perfect sense. Ein Beitrag über Geschlecht, Zwitter und Terror.* Broschüre.

Reiter 2001: Reiter, Michel: »Im Obstgarten der Geschlechter. Tertium datur:? Eine peinliche Befragung der Geschlechterwissenschaften«. In: *Gigi* 14: 28-31.

Reiter 2005: Reiter, Michel: »»Ein normales Leben ermöglichen‹«. In: Neue Gesellschaft für Bildende Kunst e.V. (Hg.): *1-0-1 [one 'o one] intersex. Das Zwei-Geschlechter-System als Menschenrechtsverletzung*. Ausstellungskatalog, Berlin: 136-141.

Reiter/Klauda 2001: Reiter, Michel/Klauda, Georg: »The Making of Monsters«. In: *Jungle World* 14.

Reuter/Ringert 2001: Reuter, M./Ringert, Rolf-Hermann: »Das Kind mit intersexuellem Genitale«. In: Alfred Sigel (Hg.): *Kinderurologie*, Berlin [u.a.], 2., vollst. überarb. Aufl.: 388-403.

Rheinberger 2000: Rheinberger, Hans-Jörg: »Experiment: Präzision und Bastelei«. In: Christoph Meinel (Hg.): *Instrument – Experiment: Historische Studien*, Berlin [u.a.]: 52-60.

Rheinberger et al. 1997: Rheinberger, Hans-Jörg et al.: »Räume des Wissens: Repräsentation, Codierung, Spur«. In: Hans-Jörg Rheinberger et al. (Hg.): *Räume des Wissens: Repräsentation, Codierung, Spur*, Berlin: 6-21.

Rheinberger/Hagner 1993: Rheinberger, Hans-Jörg/Hagner, Michael: »Experimentalsysteme«. In: Hans-Jörg Rheinberger/Michael Hagner (Hg.): *Die Experimentalisierung des Lebens: Experimentalsysteme in den biologischen Wissenschaften 1850/1950*, Berlin: 7-27.

Richter-Appelt 2004: Richter-Appelt, Hertha: »Diagnostik und Betreuungsansätze bei Intersexualität«. In: *Zeitschrift für Sexualforschung* 17/3: 239-257.

Richter-Appelt 2007: Richter-Appelt, Hertha: »Intersexualität. Störungen der Geschlechtsentwicklung«. In: *Bundesgesundheitsblatt – Gesundheitsforschung – Gesundheitsschutz* 50/1: 52-61.

Richter-Appelt et al. 2005: Richter-Appelt, Hertha/Discher, Christine, Gedrose, Benjamin: »Gender identity and recalled gender related play behavior in individuals with different forms of intersexuality«. In: *Antropologischer Anzeiger* 63/3: 241-256.

Ringert 1993: Ringert, Rolf-Hermann: »Operative Korrekturen und Eingriffe. Unterkapitel des Kapitels: Das Kind mit intersexuellem Genitale«. In: Alfred Sigel (Hg.): *Kinderurologie*, Berlin [u.a.], 2., vollst. überarb. Aufl.: 395-404.

Ritter 1845: Ritter, Bernhard: »Über die wichtigsten körperlichen und geistigen Bedingungen zur Erfüllung der Pflichten des Ehestandes und die nachtheiligen Wirkungen ihres mangelhaften oder mangelnden Bestehens auf die menschliche Gesellschaft«. In: *Zeitschrift für die Staatsarzneikunde* 49, 25/1: 1-114.

Roche-Lexikon Medizin 2003: *Roche-Lexikon Medizin*, hrsg. von Hoffmann-La Roche AG/Urban u. Fischer, bearb. von der Lexikonredaktion des Urban u. Fischer Verlags, München [u.a.], 5., neu bearb. u. erw. Aufl.

Rogal 1942: Rogal, Otto: »Referat: Schmidt, Albin: Die operative Behandlung des Hermaphroditismus, Z. Urol. 35: 152-169, 1941«. In: *Deutsche Zeitschrift für die gesamte Gerichtliche Medizin: Referatenteil* 35/5-6: 501-502.

Rohleder 1921: Rohleder, Hermann: *Die Zeugung bei Hermaphroditen, Kryptorchen, Mikrorchen und Kastraten*: *Monographien über die Zeugung beim Menschen* 5, Leipzig.

Rokitansky 1846: Rokitansky, Carl: *Handbuch der allgemeinen pathologischen Anatomie: Handbuch der pathologischen Anatomie* 1, Wien.

Roll et al. 2006: Roll, Maria F. et al.: »Feminising Genitoplasty: One-Stage Genital Reconstruction in Congenital Adrenal Hyperplasia – 30 Years' Experience«. In: *European Journal of Pediatric Surgery* 16/5: 329-333.

Rölli 2004: Rölli, Marc: »Begriffe für das Ereignis: Aktualität und Virtualität. Oder wie der radikale Empirist Gilles Deleuze Heidegger verabschiedet«. In: Marc Rölli (Hg.): *Ereignis auf Französisch. Von Bergson bis Deleuze*, München: 337-361.

Rösch 1837: Rösch, Carl: »Späte Entdeckung des wahren Geschlechts eines Individuums«. In: *Annalen der Staatsarzneikunde* 2/1: 617-620.

Rose 1994: Rose, Nikolas: »Medicine, history and the present«. In: Colin Jones/Roy Porter (Hg.): *Reassessing Foucault: Power, medicine, and the body*, London [u.a.]: 48-72.

Rose 1998: Rose, Nikolas: *Inventing our selves. Psychology, power, and personhood*, Cambridge.

Rosenkranz/Zimprich 1968: Rosenkranz, Alfred/Zimprich, Hans: »Das adrenogenitale Syndrom (AGS) beim Neugeborenen und jungen Säugling. Zur Kenntnis des AGS mit Totalvirilisierung des äußeren Genitales beim Mädchen (Typ V nach Prader)«. In: *Wiener medizinische Wochenschrift* 118/27-29: 627-633.

Rosenwald et al. 1958: Rosenwald, Alan K. et al.: »Psychologic studies before and after clitoridectomy in female pseudohermaphroditism caused by congenital virilizing adrenal hyperplasia«. In: *Pediatrics* 21/5: 832-839.

Rössle/Wallart 1930: Rössle, Robert/Wallart, Jules: »Der angeborene Mangel der Eierstöcke und seine grundsätzliche Bedeutung für die Theorie der Geschlechtsbestimmung«. In: *Beiträge zur pathologischen Anatomie und zur allgemeinen Pathologie* 84/2: 401-452.

Rothärmel 2006: Rothärmel, Sonja: »Rechtsfragen der medizinischen Intervention bei Intersexualität«. In: *Medizinrecht* 5: 274-284.

Rubin et al. 1981: Rubin, Robert T. et al.: »Postnatal Gonadal Steroid Effects on Human Behavior«. In: *Science* 211/4488: 1318-1324.

Rudolphi 1828: Rudolphi, Karl Asmund: »Beschreibung einer seltenen menschlichen Zwitterbildung nebst vorangeschickten allgemeinen Bemerkungen über Zwitter-Thiere«. In. *Abhandlungen der Akademie der Wissenschaften zu Berlin aus dem Jahre 1825, Phys.*, Berlin: 45-69.

Runte 1996: Runte, Annette: *Biographische Operationen. Diskurse der Transsexualität*, München.

Russo/Fink 2003: Russo, Jasna/Fink, Thomas: *Stellung nehmen. Obdachlosigkeit und Psychiatrie aus den Perspektiven der Betroffenen*. Broschüre, hrsg. vom Deutschen Paritätischen Wohlfahrtsverband Berlin, Berlin.

s_he 2003: s_he: »Performing the Gap. Queere Gestalten und geschlechtliche Aneignung«. In: *Arranca!* 28: 22-25.

Salén 1900: Salén, Ernst: »Ein Fall von Hermaphroditismus verus unilateralis beim Menschen«. In: *Verhandlungen der Deutschen Pathologischen Gesellschaft* 2: 241.

Sampson 1756: Sampson, Heinrich: »Wahrnehmung von einem recht sonderbaren Zwitter«. In: *Der Römisch-Kaiserlichen Akademie der Naturforscher auserlesene medizinisch-chirurgisch-anatomisch-chymisch- und botanische Abhandlungen* 3: 267-269.

Sandig et al. 1977: Sandig, Klaus-Rainer et al.: »Intersexuelle Organbildungsfehler im Kindesalter. I. Definition, Klassifikation, Problematik und Diagnostik«. In: *Kinderärztliche Praxis* 45/12: 529-534.

Sandig et al. 1978a: Sandig, Klaus-Rainer et al.: »Intersexuelle Organbildungsfehler im Kindesalter. II. Häufigkeit und Klinik, einschließlich Differentialdiagnose«. In: *Kinderärztliche Praxis* 46/1: 27-36.

Sandig et al. 1978b: Sandig, Klaus-Rainer et al.: »Intersexuelle Organbildungsfehler im Kindesalter. III. Personenstandsrechtliche Geschlechtszuordnung und Prinzipien der medizinischen Behandlung«. In: *Kinderärztliche Praxis* 46/5: 258-265.

Sarasin 2001: Sarasin, Philipp: *Reizbare Maschinen. Eine Geschichte des Körpers 1765-1914*, Frankfurt a.M.

Satzinger 2004: Satzinger, Helga: *Rasse, Gene und Geschlecht. Zur Konstituierung zentraler biologischer Begriffe bei Richard Goldschmidt und Fritz Lenz, 1916-1936*. Vorabdrucke aus dem Forschungsprogramm ›Geschichte der Kaiser-Wilhelm-Gesellschaft im Nationalsozialismus‹ 15, Berlin.

Sauerteig 1998: Sauerteig, Lutz: »Vergleich: Ein Königsweg auch für die Medizingeschichte? Methodologische Fragen komparativen Forschens«. In: Norbert Paul/Thomas Schlich (Hg.): *Medizingeschichte: Aufgaben, Probleme, Perspektiven*, Frankfurt a.M. [u.a.]: 266-291.

Saviard 1740: Saviard, Barthélemy: *Observations in surgery: being a collection of one hundred and twenty eight different cases*, übers. von J. Sparrow, London [1702].

Sax 2002: Sax, L.: »How common is intersex? A response to Anne Fausto-Sterling«. In: *Journal of Sex Research* 39/3: 174-178.

Schackwitz 1940: Schackwitz, Alex: »Zweifelhafte Fortpflanzungsfähigkeit beim Manne und beim Weibe«. In: Ferdinand von Neureiter et al. (Hg.): *Handwörterbuch der gerichtlichen Medizin und naturwissenschaftlichen Kriminalistik*, Berlin: 954-961.

Schäffler 1801: Schäffler: »Beschreibung eines Mannes, dessen fehlerhafte Geschlechtstheile sein Geschlecht lange zweifelhaft machten«. In: *Journal der practischen Arzneykunde und Wundarzneykunst* 13/1: 114-124.

Schäffner 1995: Schäffner, Wolfgang: »Transformationen. Schreber und die Geschlechterpolitik um 1900«. In: Elfie Bettinger/Julia Funk (Hg.): *Maskeraden. Geschlechterdifferenz in der literarischen Inszenierung*, Berlin: 273-291.

Schäffner/Vogl 1998: Schäffner, Wolfgang/Vogl, Joseph: »Nachwort«. In: Michel Foucault (Hg.): *Über Hermaphrodismus. Der Fall Barbin*, Frankfurt a.M.: 215-246.

Schallgruber 1823: Schallgruber, Joseph: *Abhandlungen im Fache der Gerichtsarzneykunde*, Grätz.

Schatz-Kammer Medicinisch- und Natürlicher Dinge 1729: Woyt, Johann Jacob W.: *Gazophylacium medico-physicum oder Schatz-Kammer Medicinisch- und Natürlicher Dinge ...* Leipzig [1709], 6. Aufl.

Schatz-Kammer Medicinisch- und Natürlicher Dinge 1751: Woyt, Johann Jacob/ Hebenstreit, Johann Ernst: *Johann Jacob Woyts Gazophylacium medico-physicum oder Schatz-Kammer medicinisch- und natürlicher Dinge*, Leipzig, 13. Aufl., aufs neue mit Fleiß übersehen, verb. und verm..

Schedel 1500: Schedel, Hartmann: *Liber chronicarum. Das buch Der Croniken unnd geschichten*, aus dem Lat. übers. von Georg Alt; mit Beiträgen von Hieronymus Münzer, Augsburg, Nachdr. der Aufl. 1493.

Schelsky 1955: Schelsky, Helmut: »Die sozialen Formen der sexuellen Beziehungen«. In: Hans Giese (Hg.): *Die Sexualität des Menschen: Handbuch der medizinischen Sexualforschung*, Stuttgart: 241-278.

Schenck von Grafenberg 1610: Schenck von Grafenberg, Johann-Georg: *Wunder-Buch. Von Menschlichen unerhörten Wunder- und Mißgebuhrten, so wider den gemeinen Lauff der Natur erschröcklich, fremdd, unnd seltsam gebildet ...* Frankfurt.

Scheu 1977: Scheu, Ursula: *Wir werden nicht als Mädchen geboren – wir werden dazu gemacht. Zur frühkindlichen Erziehung in unserer Gesellschaft*, Frankfurt a.M.

Schiebinger 1993: Schiebinger, Londa: *Schöne Geister: Frauen in den Anfängen der modernen Gesellschaft*, Stuttgart, 2. Aufl.

Schiebinger 2003: Schiebinger, Londa: »Skelettestreit«. In: *Isis* 94/2: 307-313.

Schiefelbein 1992: Schiefelbein, Dieter: »Wiederbeginn der juristischen Verfolgung homosexueller Männer in der Bundesrepublik. Die Homosexuellen-Prozesse in Frankfurt 1950/51«. In: *Zeitschrift für Sexualforschung* 5/1: 59-73.

Schlich 1998: Schlich, Thomas: »Medizingeschichte: Aufgaben, Probleme, Perspektiven«. In: Norbert Paul/Thomas Schlich (Hg.): *Medizingeschichte: Aufgaben, Probleme, Perspektiven*, Frankfurt a.M. [u.a.]: 107-129.

Schlünder 2007: Schlünder, Martina: *Reproduktionen. Experimentalisierungen der Geburtshilfe zwischen 1900 und 1930. Eine Dichte Beschreibung*. Dissertation, Medizin, Charité – Universiätsmedizin Berlin.

Schmerl 1978: Schmerl, Christiane: *Sozialisation und Persönlichkeit: zentrale Beispiele zur Soziogenese menschlichen Verhaltens*, Stuttgart.

Schmersahl 1998: Schmersahl, Katrin: *Medizin und Geschlecht. Zur Konstruktion der Kategorie Geschlecht im medizinischen Diskurs des 19. Jahrhunderts*, Opladen.

Schmid 1961: Schmid, Max Alexander: »Plastische Korrektur des äußeren Genitale bei einem männlichen Scheinzwitter«. In: *Langenbeck's Archiv für Klinische Chirurgie* 298: 977-981.

Schmidgen 1997: Schmidgen, Henning: *Das Unbewußte der Maschinen. Konzeptionen des Psychischen bei Guattari, Deleuze und Lacan*, München.

Schmidt 1924: Schmidt, Helmut: »Der suprarenal-genitale Syndrom (Kraus). Über Zusammenhänge zwischen Nebennieren und Geschlechtsentwicklung«. In: *Virchows Archiv für pathologische Anatomie und Physiologie und für klinische Medizin* 251: 8-42.

Schmidt 1970: Schmidt, Hans-Dieter: *Allgemeine Entwicklungspsychologie*, Berlin.

Schmuhl 1992: Schmuhl, Hans-Walter: *Rassenhygiene, Nationalsozialismus, Euthanasie: von der Verhütung zur Vernichtung ›lebensunwerten Lebens‹; 1890-1945*, Göttingen, 2., durchgesehene Aufl.

Schmuhl 2000: Schmuhl, Hans-Walter: *Hirnforschung und Krankenmord. Das Kaiser-Wilhelm-Institut für Hirnforschung 1937-1945*. Vorabdrucke aus dem Forschungsprogramm ›Geschichte der Kaiser-Wilhelm-Gesellschaft im Nationalsozialismus‹, Ergebnisse 1, Berlin.

Schneck 1994: Schneck, Peter: »Wider den ›Biologischen Hochverrat‹: Frauenheilkunde und Rassenhygiene im Nationalsozialismus«. In: Christoph Meinel/Peter Voswinckel (Hg.): *Medizin, Naturwissenschaft, Technik und Nationalsozialismus. Kontinuitäten und Diskontinuitäten*, Stuttgart: 120-128.

Schober 1998: Schober, Justine M.: »Feminizing Genitoplasty for Intersex«. In: M. D. Stringer et al. (Hg.): *Pediatric Surgery and Urology: Long Term Outcomes*, London: 549-558.

Schober 1999a: Schober, Justine M.: »Quality-of-life studies in patients with ambigous genitalia«. In: *World Journal of Urology* 17: 249-252.

Schober 1999b: Schober, Justine M.: »Long-term outcomes and changing attitudes to intersexuality«. In: *BJU International* 83/Suppl. 3: 39-50.

Schönberg 1990: Schönberg, D.: »Erkrankungen endokriner Drüsen«. In: Dieter Palitzsch (Hg.): *Pädiatrie: Kinderheilkunde für Studenten und Ärzte*, Stuttgart, 3., vollst. neubearb. Aufl.: 138-162.

Schröter/Ullrich 2005: Schröter, Ursula/Ullrich, Renate: *Patriarchat im Sozialismus? Nachträgliche Entdeckungen in Forschungsergebnissen aus der DDR*, Berlin.

Schultz 1961: Schultz, Johann Heinrich: »Intersexualität und Transvestismus«. In: Claus Overzier (Hg.): *Die Intersexualität*, Stuttgart: 516-535.

Schürmayer 1874: Schürmayer, Ignaz Heinrich: *Lehrbuch der Gerichtlichen Medicin. Mit vorzüglicher Berücksichtigung des deutschen Strafgesetzbuches. Für Ärzte und Juristen*, Erlangen, 4., verb. u. verm. Aufl.

Schüßler/Bode 1992: Schüßler, Marina/Bode, Kathrin: *Geprüfte Mädchen – ganze Frauen: Zur Normierung der Mädchen in der Kindergynäkologie*, Zürich.

Schwarz 1997: Schwarz, Hans Peter: »Erkrankungen der Keimdrüsen«. In: Dietrich Reinhardt (Hg.): *Therapie der Krankheiten im Kindes- und Jugendalter*, Berlin [u.a.], 6., vollst. überarb. u. akt. Aufl.: 193-202.

Schwarzer 1975: Schwarzer, Alice: *Der ›kleine Unterschied‹ und seine großen Folgen. Frauen über sich; Beginn einer Befreiung*, Frankfurt a.M., 5. Aufl.

Schweickhard 1803: Schweickhard, Christian Ludwig: »Geschichte eines lange Zeit für einen Hermaphroditen gehaltenen wahren Mannes«. In: *Journal der practischen Arzneykunde und Wundarzneykunst* 17/1: 9-52.

Schweikert 1995: Schweikert, Hans Udo: »Intersexualität: Gonadendysgenesien und Testikuläre Feminisierung«. In: *Der Gynäkologe* 28: 17-26.

Schwinger 1975: Schwinger, Eberhard: »Zweifelhaftes Geschlecht«. In: Berthold Mueller (Hg.): *Gerichtliche Medizin* 2, Berlin [u.a.], 2., neubearb. u. erw. Aufl.: 1085-1089.

Scultet 1756: Scultet, Johann: »Wahrnehmung von einem Zwitter oder Hermaphroditen«. In: *Der Römisch-Kaiserlichen Akademie der Naturforscher auserlesene medizinisch-chirurgisch-anatomisch-chymisch- und botanische Abhandlungen* 2: 339-341.

Seitz 1953: Seitz, Ludwig: »Allgemeine Betrachtung des Fortpflanzungsproblems«. In: Ludwig Seitz/Alfred Isidor Amreich (Hg.): *Biologie und Pathologie des Weibes. Ein Handbuch der Frauenheilkunde und Geburtshilfe* 1, 1, Berlin [u.a.], 2., völlig neubearb. Aufl.: 1-62.

seMbessakwini 2005: seMbessakwini, Eli: »Born Queer: dear doctors«. In: Neue Gesellschaft für Bildende Kunst e.V. (Hg.): *1-0-1 [one 'o one] intersex. Das Zwei-Geschlechter-System als Menschenrechtsverletzung.* Ausstellungskatalog, Berlin: 40-43.

Serfling 1956: Serfling, Hans-Joachim: *Die Hypospadie und ihre Behandlung*, Leipzig.

Severinghaus 1942: Severinghaus, Aura E.: »Sex Chromosomes in a Human Intersex«. In: *American Journal of Anatomy* 70/1: 73-93.

Shapiro 1987: Shapiro, Susan C.: »Amazons, Hermaphrodites and Plain Monsters: The ›Masculine‹ Woman in English Satire and Social Criticism from 1580-1640«. In: *Atlantis* 13/1: 66-76.

Sigusch 1998: Sigusch, Volkmar: »Die neosexuelle Revolution. Über gesellschaftliche Transformationen der Sexualität in den letzten Jahrzehnten«. In: *Psyche* 52/12: 1192-1234.

Sigusch 1999: Sigusch, Volkmar: »Ein urnisches Sexualsubjekt. Teil I: Karl Heinrich Ulrichs als erster Schwuler der Weltgeschichte«. In: *Zeitschrift für Sexualforschung* 12: 108-132.

Silberman 1988: Silberman, Lauren: »Mythographic Transformations of Ovid´s Hermaphrodite«. In: *Sixteenth Century Journal* 19: 643-652.

Silva 2007: Silva, Adrian de: »Physische Integrität und Selbstbestimmung: Kritik medizinischer Leitlinien zur Intersexualität«. In: *Zeitschrift für Sexualforschung* 20/2: 176-185.

Simon 1903: Simon, Walter: »Hermaphroditismus verus«. In: *Virchows Archiv für pathologische Anatomie und Physiologie und für klinische Medicin* 172: 1-29.

Simon 1993: Simon, Hermann: »N. O. Body. Aus eines Mannes Mädchenjahren«. In: *Aus eines Mannes Mädchenjahren*, hrsg. von Hermann Simon; mit einer Vorbemerkung und einem abschliessenden Beitr. Vorw. von Rudolf Presber, Berlin, Reprint der Erstausg. Berlin 1907: 241-251.

Sinnecker 1994: Sinnecker, Gernot H. G.: »Praktisches Vorgehen bei Intersexualität«. In: *Monatsschrift für Kinderheilkunde* 142: 623-642.

Sinnecker 1999: Sinnecker, Gernot H. G.: »Störungen der Keimdrüsen und der sexuellen Entwicklung«. In: Klaus Kruse (Hg.): *Pädiatrische Endokrinologie*, Stuttgart [u.a.], 2., neubearb. Aufl.: 167-226.

Sinnecker 2002: Sinnecker, Gernot H. G.: »Intersexualität«. In: Alfred S. Wolf/Judith Esser Mittag (Hg.): *Kinder- und Jugendgynäkologie. Atlas und Leitfaden für die Praxis*, Stuttgart [u.a.], 2., akt. u. erw. Aufl.: 171-195.

Sippell 2000: Sippell, Wolfgang G.: »Adrenogenitales Syndrom (AGS)«. In: Mathias Berger et al. (Hg.): *Therapie-Handbuch* K 9, München [u.a.], 16. Akt.: 1-3.

Sippell/Knorr 1991: Sippell, Wolfgang G./Knorr, Dietrich: »Erkrankungen der endokrinen Drüsen«. In: Klaus Betke et al. (Hg.): *Lehrbuch der Kinderheilkunde*, Stuttgart [u.a.], 6., neubearb. u. erw. Aufl.: 649-699.

Soemmering/Bischoff 1842: Soemmering, Samuel Thomas von: *Entwickelungsgeschichte der Säugethiere und des Menschen: Vom Baue des menschlichen Körpers* 7, besorgt von Theodor L. W. Bischoff, Jakob Henle u.a., Leipzig neue umgearb. u. vervollst. Orig.-Ausg.

Sohn 2003: Sohn, Werner: »Von der Policey zur Verwaltung: Transformationen des Wissens und Veränderungen der Bevölkerungspolitik um 1800«. In: Bettina Wahrig/Werner Sohn (Hg.): *Zwischen Aufklärung, Policey und Verwaltung. Zur Genese des Medizinalwesens 1750-1850*, Wiesbaden: 71-89.

Sommer 1998: Sommer, Kai: *Die Strafbarkeit der Homosexualität von der Kaiserzeit bis zum Nationalsozialismus: eine Analyse der Straftatbestände im Strafgesetzbuch und in den Reformentwürfen (1871-1945)*, Frankfurt a.M. [u.a.].

Sonnet 1994: Sonnet, Martine: »Mädchenerziehung«. In: Georges Duby/Michelle Perrot (Hg.): *Geschichte der Frauen* 3, Frankfurt a.M. [u.a.]: 119-150.

Sonntag 1989: Sonntag, Michael: »Die Zerlegung des Mikrokosmos. Der Körper in der Anatomie des 16. Jahrhunderts«. In: Dietmar Kamper/Christoph Wulf (Hg.): *Transfigurationen des Körpers. Spuren der Gewalt in der Geschichte*, Berlin: 59-96.

Spehlmann 1924: Spehlmann, Felix: »Über Nebennierenrinde und Geschlechtsbildung«. In: *Archiv für Frauenkunde und Konstitutionsforschung* 10/3: 137-155.

Spörri 2000: Spörri, Myriam: *Die Diagnose des Geschlechts. Hermaphroditismus im sexualwissenschaftlichen Diskurs zwischen 1886 und 1920.* Lizensiatsarbeit, Geschichte, Universität Zürich.

Spörri 2003: Spörri, Myriam: »N.O. Body, Magnus Hirschfeld und die Diagnose des Geschlechts: Hermaphroditismus um 1900«. In: *L'Homme* 14/2: 244-261.

Stahnisch 2005: Stahnisch, Frank: »Über die neuronale Natur des Weiblichen. Szientismus und Geschlechterdifferenz in der anatomischen Hirnforschung (1760-1850)«. In: Frank Stahnisch/Florian Steger (Hg.): *Medizin, Geschichte und Geschlecht. Körperhistorische Rekonstruktionen von Identitäten und Differenzen*, Stuttgart: 197-224.

Stange 1959: Stange, Hans-Herbert: »Das angeborene Zwittertum beim Menschen«. In: *Der Landarzt* 35/22: 789-796.

Star/Griesemer 1999: Star, Susan Leigh/Griesemer, James R.: »Institutional Ecology, ›Translations‹, and Boundary Objects. Amateurs and Professionals in Berkeley's Museum of Vertebrate Zoology, 1907-39«. In: Mario Biagioli (Hg.): *The Science Studies Reader*, New York [u.a.] [1988]: 505-524.

Stark 1799: Stark, Johann Christian: »Sonderbare Natur-Begebenheit: wirkliche Erscheinung weiblich-männlicher Theile, und doch kein Hermaphrodit, wodurch eine andere Weibsperson befruchtet wurde«. In: *Neues Archiv für die Geburtshülfe, Frauenzimmer- und Kinderkrankheiten* 1/3: 351-354.

Stark 1801: Stark, Johann Christian: »Kurze Beschreibung eines sogenannten Hermaphroditen oder Zwitters, welcher aber mehr zum männlichen, als weiblichen Geschlechte zu rechnen ist, nebst einer Vorerinnerung«. In: *Neues Archiv für die Geburtshülfe, Frauenzimmer- und Kinderkrankheiten* 2/3: 538-556.

Steenstrup 1846: Steenstrup, Johannes Japetus Smith: *Untersuchungen über das Vorkommen des Hermaphroditismus in der Natur. Ein naturhistorischer Versuch*, Greifswald.

Steidele 1999: Steidele, Angela: »Von keuschen Weibern und lüsternen Tribaden. Der Diskurs über sexuelle Handlungen zwischen Frauen im 18. und 19. Jahrhundert«. In: *Forum Homosexualität und Literatur* 35: 5-34.

Steidele 2004: Steidele, Angela: *In Männerkleidern: Das verwegene Leben der Catharina Margaretha Linck alias Anastasius Lagrantinus Rosenstengel, hingerichtet 1721; Biografie und Dokumentation*, Köln [u.a.].

Steinhausen et al. 1978: Steinhausen, Hans-Christoph et al.: »Die Beziehung von fötalen Geschlechtshormonen und kognitiver Entwicklung: Studien an Patienten mit adrenogenitalem Syndrom und Turner-Syndrom«. In: *Medizinische Psychologie* 4: 153-163.

Stigler 1934: Stigler, Robert: »Die rassenphysiologische Bedeutung der sexuellen Applanation«. In: *Zeitschrift für Rassenphysiologie* 7/1-2: 67-88.

Stoeckel 1928: Stoeckel, Walther: *Lehrbuch der Gynäkologie*, Leipzig [1924], 2., völlig neubearb. Aufl.

Stoeckel 1940a: Stoeckel, Walther: *Lehrbuch der Gynäkologie*, Leipzig [1924], 7., neubearb. Aufl.

Stoeckel 1940b: Stoeckel, Walther: »Hermaphroditismus feminus externus«. In: *Zentralblatt für Gynäkologie* 64/16: 666-667.

Stoeckel 1956: Stoeckel, Walther: *Lehrbuch der Gynäkologie*, Leipzig [1924], 13. Aufl.

Stoff 2002: Stoff, Heiko: »Der Orgasmus der Wohlgeborenen: Die sexuelle Revolution, Eugenik, das gute Leben und das biologische Versuchslabor«. In: Jürgen Martschukat (Hg.): *Geschichte schreiben mit Foucault*, Frankfurt a.M. [u.a.]: 170-192.

Stoff 2004: Stoff, Heiko: *Ewige Jugend. Konzepte der Verjüngung vom späten 19. Jahrhundert bis ins Dritte Reich*, Köln.

Stolberg 1998: Stolberg, Michael: »Heilkundige: Professionalisierung und Medikalisierung«. In: Norbert Paul/Thomas Schlich (Hg.): *Medizingeschichte: Aufgaben, Probleme, Perspektiven*, Frankfurt a.M. [u.a.]: 69-86.

Stolberg 2003: Stolberg, Michael: »A Woman Down to Her Bones. The Anatomy of Sexual Difference in the Sixteenth and Early Seventeenth Centuries«. In: *Isis* 94/2: 274-299.

Stolecke 1970: Stolecke, Herbert F.: »Kongenitale Nebennierenrindenhyperplasie mit maximaler Virilisierung (penile urethra). Kasuistik der Weltliteratur und ein eigener Beitrag«. In: *Zeitschrift für Kinderheilkunde* 107/4: 343-365.

Stolecke 1995: Stolecke, Herbert F.: »Störungen der sexuellen Differenzierung«. In: Karl-Heinrich Wulf et al. (Hg.): *Klinik der Frauenheilkunde und Geburtshilfe* 1/1, München [u.a.], 3. Aufl.: 163-184.

Stolecke 1997: Stolecke, Herbert F.: »Kongenitale Nebennierenrindenhyperplasie mit C21- und C11-Hydroxylase-Mangel und Gestörte Geschlechtsdifferenzierung«. In: Herbert F. Stolecke (Hg.): *Endokrinologie des Kindes- und Jugendalters*, Berlin [u.a.], 3., vollst. überarb. Aufl.: 491-512; 525-537.

Stolecke/Pfeiffer 1971: Stolecke, Herbert F./Pfeiffer, Rudolf Arthur: »Formen der Intersexualität bei X0/XY-Mosaizismus«. In: *Monatsschrift für Kinderheilkunde* 119/7: 363-365.

Stolecke/Zimmermann 1973: Stolecke, Herbert F./Zimmermann, E.: »Congenitale Nebennierenrindenhyperplasie (AGS). Verläufe nach diagnostischen und therapeutischen Versäumnissen«. In: *Monatsschrift für Kinderheilkunde* 121/7: 409-410.

Stoller 1964: Stoller, Robert J.: »A contribution to the study of gender identity«. In: *International Journal of Psychoanalysis* 45/2-3: 220-226.

Stoller 1965: Stoller, Robert J.: »Passing and the Continuum of Gender Identity«. In: Judd Marmor (Hg.): *Sexual Inversion. The Multiple Roots of Homosexuality*, New York [u.a.], 2. Aufl.: 190-210.

Stoller 1968a: Stoller, Robert J.: *Sex and gender. On the Development of Masculinity and Femininity*, London.

Stoller 1968b: Stoller, Robert J.: »A further contribution to the study of gender identity«. In: *International Journal of Psycho-Analysis* 49: 364-368.

Stoller 1985: Stoller, Robert J.: *Presentations of Gender*, New Haven [u.a.].

Stoller et al. 1962: Stoller, Robert J. et al.: »Psychiatric management of intersexed patients«. In: *California Medicine* 96/1: 30-34.

Strassmann 1895: Strassmann, Fritz: *Lehrbuch der gerichtlichen Medicin*, Stuttgart.

Strassmann 1912: Strassmann, Fritz: »Hermaphroditismus de lege ferenda«. In: *Vierteljahresschrift für gerichtliche Medizin und öffentliches Sanitätswesen* 43 (F. 3)/ Suppl. 2: 58-68.

Strassmann 1931: Strassmann, Georg: *F. Strassmanns Lehrbuch der gerichtlichen Medizin*, Unter Mitwirkung von Fritz Strassmann, Stuttgart, 2., vollst. umgearb. Aufl.

Stümke 1989: Stümke, Hans-Georg: *Homosexuelle in Deutschland: Eine politische Geschichte*, München.

Stutte 1958: Stutte, Hermann: *Grenzen der Sozialpädagogik. Ergebnisse einer Untersuchung praktisch unerziehbarer Fürsorgezöglinge*, in Zusammenarbeit mit Horst Pfeiffer, Marburg [u.a.].

Stutte 1966: Stutte, Hermann: »Die rechtliche Problematik der Chromosomopathien und Intersexe«. In: *Acta paedopsychiatrica* 33: 241-244.

Stutte/Leuner 1961: Stutte, Hermann/Leuner, Hanscarl: »Grenzprobleme der Neurosen des Kindes- und Jugendalters aus kinderpsychiatrischer Sicht«. In: Viktor E. Frankl et al. (Hg.): *Handbuch der Neurosenlehre und Psychotherapie*, München [u.a.]: 102-116.

Sykora 2005: Sykora, Katharina: »Umkleidekabinen des Geschlechts. Fotografierter Hermaphroditismus bei Magnus Hirschfeld«. In: Neue Gesellschaft für Bildende Kunst e.V. (Hg.): *1-0-1 [one 'o one] intersex. Das Zwei-Geschlechter-System als Menschenrechtsverletzung*. Ausstellungskatalog, Berlin: 44-54.

Symposium Adrenal Function in infants and children 1954: Richmond, Julius B. et al.: »Diskussion der Vorträge von John Money und Joan Hampson, Symposium ›Adrenal Function in infants and children‹, Department of Pediatrics, the State University of New York, Upstate Medical Center, Syracuse, New York, 3.-4.11.1954«. In: Lytt Irvine Gardner (Hg.): *Adrenal Function in infants and children. A symposium*, New York [u.a.]: 129-136.

Teschner/Zumbusch-Weyerstahl 2007: Teschner, Adrienne/Zumbusch-Weyerstahl, Susanne von: »Sexuelle Differenzierung und Störungen«. In: Manfred Stauber/Thomas Weyerstahl (Hg.): *Duale Reihe Gynäkologie und Geburtshilfe*, Stuttgart, 3., akt. Aufl.: 28-47.

Thieme 1957: Thieme, Waltraute: »Die Geschlechtsbestimmung beim Pseudohermaphroditismus im Kindesalter unter besonderer Berücksichtigung der Geschlechtsbestimmung bei neugeborenen Pseudohermaphroditen«. In: *Kinderärztliche Praxis* 25/9: 424-434.

Thieme 1965: Thieme, Waltraute: »Erkrankungen des endokrinen Systems«. In: Josef Dieckhoff (Hg.): *Pädiatrie und ihre Grenzgebiete* 1, Leipzig: 295-327.

Thieme/Brüning 1959: Thieme, Waltraute/Brüning, Ernst J.: »Hermaphroditismus verus bei einem zweieinhalbjährigen Kinde«. In: *Endokrinologie* 38/3-4: 174-184.

Thinius 2006: Thinius, Bert: »Erfahrungen schwuler Männer in der DDR und in Deutschland Ost«. In: Wolfram Setz (Hg.): *Homosexualität in der DDR. Materialien und Meinungen*, Hamburg: 9-88.

Thomae 1959: Thomae, Hans: »Entwicklung und Prägung«. In: Philip Lersch/Kurt Gottschaldt (Hg.): *Entwicklungspsychologie*. Handbuch der Psychologie 3, Göttingen: 240-311.

Thomas 2005: Thomas, Barbara Jane: »Intersex Interventionen«. In: Neue Gesellschaft für Bildende Kunst e.V. (Hg.): *1-0-1 [one 'o one] intersex. Das Zwei-Geschlechter-System als Menschenrechtsverletzung*. Ausstellungskatalog, Berlin: 20-26.

Thomasset 1993: Thomasset, Claude: »Von der Natur der Frau«. In: Georges Duby/Michelle Perrot (Hg.): *Geschichte der Frauen* 2, Frankfurt a.M. [u.a.]: 55-83.

Tiedemann 1813: Tiedemann, Friedrich: *Anatomie der kopflosen Missgeburten*, Landshut.

Tissot 1777: Tissot, Samuel André: *Die Onanie, oder Abhandlung über die Krankheiten, die von der Selbstbefleckung herrühren*, nach der betr. verm. 6. Orig.-Ausg. aus dem Franz. neu übers. von Johann Christian Kerstens, Hamburg [1760].

Tolksdorf et al. 1955: Tolksdorf, Marlis et al.: »Über Geschlechtsbestimmung aus dem Blutbilde und deren Anwendung beim Hermaphroditismus«. In: *Ärztliche Wochenschrift* 10/45: 1029-1034.

Tolmein 1999: Tolmein, Oliver: »Menschenrechte und Geschlechtszuweisung. Intersexualität und medizinische Interventionen in der BRD«. In: *Jahrbuch des Komitees für Grundrechte und Demokratie*: 311-321.

Tolmein 2005: Tolmein, Oliver: »Recht und Geschlecht. Ein Plädoyer für die Anerkennung von Hermaphroditen«. In: Neue Gesellschaft für Bildende Kunst e.V. (Hg.):

1-0-1 [one 'o one] intersex. Das Zwei-Geschlechter-System als Menschenrechtsverletzung. Ausstellungskatalog, Berlin: 128-135.

Topp 2008: Topp, Sascha: »Facetten der Vergegenwärtigung der nationalsozialistischen ›Euthanasie‹ in der DDR«. In: Berit Lahm et al. (Hg.): *505 Kindereuthanasieverbrechen in Leipzig – Verantwortung und Rezeption*, Leipzig: 229-266.

Toppe 1998: Toppe, Sabine: »›Polizey‹ und Mutterschaft: aufklärerischer Diskurs und weibliche Lebensrealität in der zweiten Hälfte des 18. Jahrhunderts«. In: Ulrike Weckel et al. (Hg.): *Ordnung, Politik und Geselligkeit der Geschlechter im 18. Jahrhundert*, Göttingen: 303-322.

Tourtual 1856: Tourtual, Caspar Theobald: »Ein als Weib verehelichter Androgynus im kirchlichen Forum«. In: *Vierteljahrsschrift für gerichtliche und öffentliche Medicin* 10: 18-40.

Traub 1998: Traub, Valeria: »Epochen der Erotik«. In: Heide Wunder/Gisela Engel (Hg.): *Geschlechterperspektiven: Forschungen zur frühen Neuzeit*, Königstein/Taunus: 105-115.

Treusch-Dieter 1990: Treusch-Dieter, Gerburg: *Von der sexuellen Rebellion zur Gen- und Reproduktionstechnologie*, Tübingen.

Tscherne 1987: Tscherne, Gerhard: »Gynäkologische Fehl- und Mißbildungen, Intersexualität«. In: Alfons Huber/Hans Dieter Hiersche (Hg.): *Praxis der Gynäkologie im Kindes- und Jugendalter*, Stuttgart [u.a.] [1977], 2., neubearb. u. erw. Aufl.: 50-76.

TSG, BGBl. I 1980: »Gesetz über die Änderung der Vornamen und die Feststellung der Geschlechtszugehörigkeit in besonderen Fällen (Transsexuellengesetz – TSG)«. In: *Bundesgesetzblatt* 1: 1654.

Unger 1905: Unger, J. Ernst: »Beiträge zur Lehre vom Hermaphroditismus«. In: *Berliner klinische Wochenschrift* 42/17: 499-502.

Universität Zürich 1958/59: *Jahresbericht 1958/59*, hrsg. von der Universität Zürich, Zürich.

University of Pennsylvania/Johns Hopkins University 1955: György, Paul et al.: »Inter-University Round Table Conference by the Medical Faculties of the University-of-Pennsylvania and Johns-Hopkins-University:Psychological Aspects of the Sexual Orientation of the Child with Particular Reference to the Problem of Intersexuality«. In: *Journal of Pediatrics* 47/6: 771-790.

Urla/Terry 1995: Urla, Jacqueline/Terry, Jennifer: »Introduction: Mapping Embodied Deviance«. In: Jennifer Terry/Jacqueline Urla (Hg.): *Deviant bodies: critical perspectives on difference in science and popular culture*, Bloomington [u.a.]: 1-18.

Uschmann 1955: Uschmann, Georg: *Caspar Friedrich Wolff. Ein Pionier der modernen Embryologie*, Leipzig [u.a.].

Ussel 1979: Ussel, Jos van: *›Intimität‹*, Gießen.

Vacherie 1750: Vacherie: *An account of the famous hermaphrodite, or, Parisian boy-girl, aged sixteen, named Michael-Anne Drouart, at this time (November, 1750) upon show in Carnaby-Street, London*, London.

Verschuer 1932: Verschuer, Otmar Frhr. von: »Allgemeine Erbpathologie des Menschen«. In: *Ergebnisse der allgemeinen Pathologie und pathologischen Anatomie des Menschen und der Tiere* 26: 1-58.

Verschuer 1936: Verschuer, Otmar Frhr. von: »Pseudohermaphroditismus«. In: *Der Erbarzt. Beilage zum Deutschen Ärzteblatt* 3/12: 192.

Verschuer 1953: Verschuer, Otmar Frhr. von: »Humangenetik«. In: Ludwig Seitz/ Alfred Isidor Amreich (Hg.): *Biologie und Pathologie des Weibes. Ein Handbuch der Frauenheilkunde und Geburtshilfe* 1/1, Berlin [u.a.], 2., völlig neubearb. Aufl.: 715-818.

Verschuer 1956: Verschuer, Otmar Frhr. von: »Die genetischen Grundlagen der Sexualkonstitution des Menschen«. In: *Zeitschrift für menschliche Vererbungs- und Konstitutionslehre* 33/4: 316-329.

Veyne 2003: Veyne, Paul: »Michel Foucaults Denken«. In: Axel Honneth/Martin Saar (Hg.): *Michel Foucault: Zwischenbilanz einer Rezeption. Frankfurter Foucault-Konferenz 2001*, Frankfurt a.M.: 27-51.

Veyne/Raulff 1987: Veyne, Paul/Raulff, Ulrich: »Wörterbuch der Unterschiede: Über das Geschichtemachen. Ein Gespräch mit Paul Veyne«. In: Ulrich Raulff (Hg.): *Vom Umschreiben der Geschichte: Neue historische Perspektiven*, Berlin: 133-146.

Vienne 2009: Vienne, Florence: »Vom Samentier zur Samenzelle: Die Neudeutung der Zeugung im 19. Jahrhundert«. In: *Berichte zur Wissenschaftsgeschichte* 32/3: 215-229.

Virchow 1848/1856: Virchow, Rudolf: »Der puerperale Zustand. Das Weib und die Zelle«. In: *Gesammelte Abhandlungen zur wissenschaftlichen Medicin*, Frankfurt a.M. [1848]: 735-779.

Virchow 1852: Virchow, Rudolf: »Weiblicher Hermaphrodismus«. In: *Verhandlungen der physicalisch-medicinischen Gesellschaft in Würzburg* 3: 359-364.

Virchow 1865: Virchow, Rudolf: *Ueber die Erziehung des Weibes für seinen Beruf. Eine Vorlesung gehalten im Hörsaale des grauen Klosters zu Berlin am 20. Februar 1865; zum Besten des Vereins für Familien- und Volks-Erziehung*, Berlin.

Voigtel 1805: Voigtel, Friedrich Gotthelf: *Handbuch der pathologischen Anatomie* 3, Halle.

Volcano 2005: Volcano, Del LaGrace: »Ich bin eine Intentional Mutation«. In: Neue Gesellschaft für Bildende Kunst e.V. (Hg.): *1-0-1 [one 'o one] intersex. Das Zwei-Geschlechter-System als Menschenrechtsverletzung*. Ausstellungskatalog, Berlin: 66-99.

Wacke 1989: Wacke, Andreas: »Vom Hermaphroditen zum Transsexuellen. Zur Stellung von Zwittern in der Rechtsgeschichte«. In: Heinz Eyrich et al. (Hg.): *Festschrift für Kurt Rebmann zum 65. Geburtstag*, München: 861-903.

Wagner 1927: Wagner, Georg August: »Über Hermaphroditismus verus. Beitrag zur Frage der Bedeutung der Keimdrüsen für die Bestimmung des Geschlechtes«. In: *Zentralblatt für Gynäkologie* 51/21: 1304-1312.

Wahrig 2003: Wahrig, Bettina: »›Alle Aerzte sollten also zu redlichen Männern gemacht werden.‹ Der Zeitschriftendiskurs zur medicinischen Policey 1770-1810«.

In: Bettina Wahrig/Werner Sohn (Hg.): *Zwischen Aufklärung, Policey und Verwaltung. Zur Genese des Medizinalwesens 1750-1850*, Wiesbaden: 39-69.

Wald 1858: Wald, Hermann: *Gerichtliche Medicin. Ein Handbuch für Gerichtsärzte und Juristen* 2, Leipzig.

Walgenbach et al. 2007: Dietze, Gabriele et al.: »Einleitung«. In: Katharina Walgenbach et al. (Hg.): *Gender als interdependente Kategorie. Neue Perspektiven auf Intersektionalität, Diversität und Heterogenität*, Opladen [u.a.]: 7-22.

Wallis 1960a: Wallis, Hedwig: »Psychopathologische Studien bei endokrin gestörten Kindern und Jugendlichen. I. Mitteilung: Ovarialdysgenesie und adrenogenitales Syndrom«. In: *Zeitschrift für Kinderheilkunde* 83/4: 420-453.

Wallis 1960b: Wallis, Hedwig: »Psychopathologische Studien bei endokrin gestörten Kindern und Jugendlichen. II. Mitteilung: Pseudohermaphroditismus masculinus externus«. In: *Zeitschrift für Kinderheilkunde* 83/6: 629-657.

Wallis 1961: Wallis, Hedwig: »Psychopathologische Gesichtspunkte bei der Behandlung von Intersexen«. In: *Monatsschrift für Kinderheilkunde* 109/3: 156-157.

Wallis 1967: Wallis, Hedwig: »Katamnestische Erhebungen bei Hermaphroditen«. In: *Jahrbuch für Jugendpsychiatrie und ihre Grenzgebiete* 5: 104-111.

Wallis 1974: Wallis, Hedwig: »Management of psychological problems in children with ambiguous genitalia«. In: *Helvetica Paediatrica Acta* /Suppl. 34: 111-118.

Wallis/Dittmann 1982: Wallis, Hedwig/Dittmann, Ralf W.: »Intersexualität, Diagnose und Therapie: Psychologische Aspekte«. In: *Monatsschrift für Kinderheilkunde* 6: 445-449.

Walter/Bräutigam 1958: Walter, K./Bräutigam, Walter: »Transvestitismus bei Klinefelter-Syndrom. Kasuistischer Beitrag zur Problematik von Geschlechtsrolle und genetischem Geschlecht«. In: *Schweizerische Medizinische Wochenschrift* 88/15: 357-362.

Walther 1808: Walther, Philipp Franz von: *Physiologie des Menschen mit durchgängiger Rücksicht auf die comparative Physiologie der Thiere* 2, Landshut.

Wasmuth 2002: Wasmuth, Johannes: »Strafrechtliche Verfolgung Homosexueller in BRD und DDR«. In: Burkhard Jellonnek/Rüdiger Lautmann (Hg.): *Nationalsozialistischer Terror gegen Homosexuelle. Verdrängt und ungesühnt*, Paderborn [u.a.]: 173-186.

Weibel 1944: Weibel, Wilhelm: *Lehrbuch der Frauenheilkunde*, Berlin [u.a.], 7., unveränd. Aufl.

Weil 1923: Weil, Arthur: »Geschlechtsbestimmung und Intersexualität«. In: *Jahrbuch für sexuelle Zwischenstufen mit besonderer Berücksichtigung der Homosexualität* 23: 28-37.

Weimann/Prokop 1963: Weimann, Waldemar/Prokop, Otto: *Bildatlas der Gerichtlichen Medizin*, Berlin.

Weingart et al. 1988: Weingart, Peter et al.: *Rasse, Blut und Gene: Geschichte der Eugenik und Rassenhygiene in Deutschland*, Frankfurt a.M.

Weinstein 1906: Weinstein, Arthur: »Über eine seltene Mißbildung am Urogenitalapparat«. In: *Virchows Archiv für pathologische Anatomie und Physiologie und für klinische Medizin* 185/3: 363-380.

Weisemann 1997: Weisemann, Karin: »Das Forschungsprojekt ›Humangenetik‹ in der DDR«. In: Karin Weisemann et al. (Hg.): *Wissenschaft und Politik. Genetik und Humangenetik in der DDR (1949-1989): Dokumentation zum Arbeitssymposium in Münster, 15.-18.03.1995*, Münster: 27-39.

Weiß 1890: Weiß, Julius: »Krankheiten und Ehe«. In: Robby August Koßmann/Julius Weiß (Hg.): *Mann und Weib. Ihre Beziehungen zueinander und zum Kulturleben der Gegenwart* 2, Stuttgart [u.a.]: 299-338.

Weiss 2004: Weiss, Sheila Faith: *Humangenetik und Politik als wechselseitige Ressourcen das Kaiser-Wilhelm-Institut für Anthropologie, menschliche Erblehre und Eugenik im »Dritten Reich«: Forschungsprogramm »Geschichte der Kaiser-Wilhelm-Gesellschaft im Nationalsozialismus« 17*, Berlin.

Westenfelder 2001: Westenfelder, Martin: »Urologische Spaltfehlbildungen«. In: Alfred Sigel/Rolf Hermann Ringert (Hg.): *Kinderurologie*, Berlin [u.a.], 2., vollst. überarb. Aufl.: 408-433.

Westenfelder 2004: Westenfelder, Martin: »Zum aktuellen Stand der Intersextherapie«. In: *Urologe A* 43/4: 379-393.

Wetterer 2002: Wetterer, Angelika: *Arbeitsteilung und Geschlechterkonstruktion: ›Gender at Work‹ in theoretischer und historischer Perspektive*, Konstanz.

Wettley 1959: Wettley, Annemarie: *Von der ›Psychopathia sexualis‹ zur Sexualwissenschaft*, Stuttgart.

Wiedemann 1965: Wiedemann, Hans-Rudolf: »Kongenitales weibliches Adrenogenitalsyndrom mit völliger Vermännlichung des äußeren Genitale und Pseudotestikeln«. In: *Monatsschrift für Kinderheilkunde* 113/6: 434-437.

Wiedemann et al. 1955: Wiedemann, Hans-Rudolf et al.: »Unsere bisherigen Ergebnisse mit der Geschlechtsbestimmung aus dem Blutausstrich bei krankhaften Zuständen. Hermaphroditismus und ›Ovarialagenesie‹«. In: *Die Medizinische* 50: 1734-1736.

Wildberg 1812: Wildberg, Christian Friedrich Ludwig: *Handbuch der gerichtlichen Arzeneywissenschaft zur Grundlage bey akademischen Vorlesungen und zum Gebrauche für ausübende gerichtliche Ärzte*, Berlin.

Wilhelm 1909: Wilhelm, Eugen: *Die rechtliche Stellung der (körperlichen) Zwitter de lege lata und de lege ferenda.* Juristisch-psychiatrische Grenzfragen 8/1, Halle.

Wilhelm 1914: Wilhelm, Eugen: »I. Geschlechtsbestimmung der (körperlichen) Zwitter. II. Zwitter und Standesregister«. In: *Vierteljahresschrift für gerichtliche Medizin und öffentliches Sanitätswesen* F. 3, 48: 260-280.

Wilkins 1950a: Wilkins, Lawson: *The Diagnosis and Treatment of Endocrine Disorders in Childhood and Adolescence*, Springfield/Illinois.

Wilkins 1950b: Wilkins, Lawson: »Nebennierenrinden-Erkrankungen beim Kinde«. In: *Schweizerische Medizinische Wochenschrift* 80/29: 766-770.

Wilkins 1952: Wilkins, Lawson: »The diagnosis of the adrenogenital syndrome and its treatment with cortisone«. In: *Journal of Pediatrics* 41/6: 860-874.

Wilkins et al. 1950a: Wilkins, Lawson et al.: »The suppression of androgen secretion by cortisone in a case of congenital adrenal hyperplasia«. In: *Bulletin of the Johns Hopkins Hospital* 86/4: 249-252.

Wilkins et al. 1950b: Wilkins, Lawson et al.: »Die Wirkung von Cortison auf die Ausscheidung der 17-Ketosteroide und anderer Steroide bei Patienten mit kongenitaler Nebennierenhyperplasie«. In: *Helvetica Paediatrica Acta* 5/5: 418-425.

Wilkins et al. 1954: Wilkins, Lawson et al.: »The Present Status of the Treatment of Virilizing Adrenal Hyperplasia with Cortisone: Experience of 31/2 years«. In: A. Hottinger/F. Hauser (Hg.): *Moderne Probleme der Pädiatrie* 1, (Sonderausg. Bibliotheca Paediatrica, 58), Basel [u.a.]: 329-345.

Wilkins et al. 1955: Wilkins, Lawson et al.: »Hermaphroditism: Classification, Diagnosis, Selection of Sex and Treatment«. In: *Pediatrics* 16/3: 287-302.

Wilson/Reiner 1998: Wilson, Bruce E./Reiner, William George: »Management of Intersex: A shifting paradigm«. In: *Journal of Clinical Ethics* 9/4: 360-369.

Windgassen 2000: Windgassen, Klaus: »Transsexualität«. In: Mathias Berger et al. (Hg.): *Therapie-Handbuch* L 7, München [u.a.], 16. Aktualisierung: 1-4.

Windgassen et al. 1997: Windgassen, Klaus et al.: »Änderung der Geschlechtsidentität bei Pseudohermaphroditismus masculinus. Zur Differentialdiagnose von Transsexualität und Intersexualität«. In: *Der Nervenarzt* 68/11: 917-919.

Wirth et al. 2003: HU Wissenschaftsgeschichte: *Das Institut für Rechtsmedizin der Humboldt-Universität zu Berlin 1833-2003*, Frankfurt a.M. [u.a.], 2., neubearb. Aufl.

Witkowski/Ullrich 1979: Witkowski, Regine/Ullrich, E.: »Hypogonadismus und Intersexualität – genetische Ursachen und zytogenetische Diagnostik«. In: *Zeitschrift für die gesamte innere Medizin und ihre Grenzgebiete* 34/20: 601-605.

Wittkower 1984: Wittkower, Rudolf: *Allegorie und der Wandel der Symbole in Antike und Renaissance*, Köln.

Woitschig 1997: Woitschig, Britta Madeleine: »Mit Kanonen auf Spatzen. Über die feinen Unterschiede zwischen Transsexualität und Intersexualität«. In: *LinX* 14: 8-10.

Wolf 1935: Wolf, Charles: »Ein Fall von Hermaphroditismus verus (lateralis). Nach Entfernung der weiblichen Organe deutliche Vermännlichung des Gesamthabitus«. In: *Endokrinologie* 15/4: 225-232.

Wolff 1924: Wolff, Kurt: »Über den Ursprung der Intersexualität beim Menschen«. In: *Archiv für Frauenkunde und Konstitutionsforschung* 10/2: 156-184.

Wolff 1972: Wolff, Hanns Peter: »Internistische Indikationen«. In: Wilhelm; Mitglieder des Wissenschaftlichen Beirats der Bundesärztekammer Ahrens (Hg.): *Medizinische Indikationen zum therapeutischen Schwangerschaftsabbruch*, Köln: 25-56.

Wörterbuch der Sexuologie und ihrer Grenzgebiete 1964: Dietz, Karl/Hesse, Peter G.: *Wörterbuch der Sexuologie und ihrer Grenzgebiete*, Rudolstadt.

Wörterbuch für die genetische Familienberatung 1974: Witkowski, Regine/Prokop, Otto: *Genetik erblicher Syndrome und Missbildungen. Wörterbuch für die genetische Familienberatung*, Berlin.

Wunder 1996: Wunder, Heide: »Wie wird man ein Mann? Befunde am Beginn der Neuzeit (15.-17. Jahrhundert)«. In: Christiane Eifert et al. (Hg.): *Was sind Frauen? Was sind Männer? Geschlechterkonstruktionen im historischen Wandel*, Frankfurt a.M.: 122-149.

Wunder 1998: Wunder, Heide: »Normen und Institutionen der Geschlechterordnung am Beginn der Frühen Neuzeit«. In: Heide Wunder/Gisela Engel (Hg.): *Geschlechterperspektiven: Forschungen zur frühen Neuzeit*, Königstein/Taunus: 57-78.

Wunderlich 1986: Wunderlich, Peter: »Zur Geschichte der Pädiatrie«. In: Peter Grossmann/Wolfgang Plenert (Hg.): *Pädiatrie* 3, Leipzig

Wünsch/Wessel 2008: Wünsch, Lutz/Wessel, Lucas: »Chirurgische Strategien bei Störungen der Geschlechtsentwicklung«. In: *Monatsschrift für Kinderheilkunde* 156/3: 234-240.

XY-Frauen 2000: XY-Frauen: *[o. T.]*. Faltblatt.

XY-Frauen 2002: Hassel, Sarah Luzia: *Wie gestaltet sich die Situation von Intersexuellen heute? Welche Forderungen ergeben sich hieraus für die Politik? Zusammenfassung der Antworten der XY-Frauen*. In: Bündnis 90/Die Grünen Bundestagsfraktion (Hg.): *Jenseits der zwei Geschlechter. Zur Situation intersexueller Menschen.* Broschüre, Berlin.

XY-Frauen 2003: XY-Frauen: *Wie alles begann ... Die Entstehungsgeschichte der Selbsthilfegruppe XY-Frauen*, http://www.xy-frauen.de/gruppentreffen.htm von 2003.

Young 1961: Young, William Caldwell: »The Hormones and Mating Behavior«. In: Wiliam Caldwell Young (Hg.): *Sex and Internal Secretions* 2, Baltimore, 3. Aufl.: 1173-1239.

Zabel 1965: Zabel, Rosi: »Weiblich erscheinende Individuen mit dem männlichen Chromosomensatz 46/XY«. In: *Dermatologische Wochenschrift* 151/30: 897-898.

Zabel/Witkowski 1966: Zabel, Rosi: *Chromosomenstudien bei Intersexualität*. Abhandlungen über die Pathophysiologie der Regulationen 10, unter Mitarb. von Regine Witkowski, Jena.

Zander 1993: Zander, Jörg: »... den Körper so zu verändern, daß er dem Geist entspricht. Marion Cremer aus Rostock war der erste transsexuelle Mann, der in der DDR operativ zu einer Frau wurde«. In: *Norddeutsche Neueste Nachrichten*: 3.

Zander/Henning 1961: Zander, Josef/Henning, Hans-Dieter: »Hormone und Intersexualität«. In: Claus Overzier (Hg.): *Die Intersexualität*, Stuttgart: 122-180.

Zastrow 2006: Zastrow, Volker: »›Gender Mainstreaming‹: Der kleine Unterschied«. In: *Frankfurter Allgemeine Zeitung* 208: 8.

Zedlersches Lexikon 1732-1750: *Grosses vollständiges Universal-Lexicon Aller Wissenschafften und Künste, Welche bißhero durch menschlichen Verstand und Witz erfunden und verbessert worden ...* 1-64, nebst einer Vorrede von der Einrichtung dieses mühsamen u. grossen Wercks Joh. Pet. von Ludewig ... [hrsg. von Johann Heinrich Zedler], Leipzig [u.a.].

Zemon Davis 1994: Zemon Davis, Natalie: »Frauen, Politik und Macht«. In: Georges Duby/Michelle Perrot (Hg.): *Geschichte der Frauen* 3, Frankfurt a.M. [u.a.]: 189-206.

Züblin 1953: Züblin, Walter: »Zur Psychiatrie des adrenogenitalen Syndroms bei kongenitaler Nebennierenrindenhyperplasie«. In: *Helvetica Paediatrica Acta* 8/2: 117-135.

Züblin 1969: Züblin, Walter: *Chromosomale Aberrationen der Psyche*, Basel [u.a.].

Zuppinger 1969: Zuppinger, Klaus: »Die Bedeutung der Chromatingeschlechtsbestimmung«. In: *Therapeutische Umschau* 26/11: 653-660.

Zürcher 2004: Zürcher, Urs: *Monster oder Laune der Natur: Medizin und die Lehre von den Missbildungen 1780-1914*, Frankfurt a.M.

Abbildungsnachweis

1 Neugebauer 1908: 706

2 Prader 1957: 651

3 Holzschnitt aus der Schedel'schen Weltchronik, Blatt XII, Quelle: Wikimedia Commons (http://commons.wikimedia.org/wiki/Schedelsche_Weltchronik)

4 Paré 1573/1971: 25

5 Encyclopédie, Suppl. 1777, Pl. I

6 Erichsen/Weiße 1900: 88

7 Neugebauer 1908: 698

8 Jores/Nowakowski 1964: 185

9 Moszkowicz 1929a: 340

10 Verschuer 1956: 319f.

11 Overzier 1961b: 182

12 Money/Ehrhardt 1975: 15

13 Ellis 1945: 112

14 Hampson 1955: 268

15 Bolkenius 1982: 444

16 *Public Interest* von Ins A Kromminga;

17 mit freundlicher Genehmigung der_des Künstler_in_s

Glossar medizinischer Fachbegriffe

Die nachfolgenden Definitionen und Erklärungen sind zum größten Teil aus dem Roche-Lexikon Medizin *(4. Aufl., 1998) übernommen und z.T. gekürzt. Das medizinische Verständnis von Intersexualität als Störung sowie der pathologisierende Sprachduktus werden hier ungeschönt wiedergegeben.*

5-Alpha-Reduktase-Mangel: Form des *Pseudoherm. masculinus, erbliche Störung der Umwandlung von *Testosteron in die Wirkform Dihydrotestosteron. Perineale Hypospadie, Mikrophallus, klaffendes *labienartiges Scrotum bzw. blind endende Vagina, meist Leistenhoden. Während d. Pubertät kommt es unter normal einsetzender Testosteronbiosynthese zu einer *Virilisierung m. deutlichem Größenwachstum des Penis u. zum Herabsteigen d. Hoden.

Adrenogenitales Syndrom (AGS): Form des *Pseudoherm. femininus, erbliche Störung d. Cortisolbiosynthese d. *Nebennierenrinde, in deren Folge es über eine vermehrte hypothalamo-*hypophysäre Stimulation zu einer gesteigerten *Steroidproduktion u. zu einer abnormen Vergrößerung d. Nebennierenrinde kommt. Führt bei XX-chromosomalen Individuen zu einer mehr oder minder ausgeprägten *Virilisierung.

Agenesie: fehlende Anlage (u. Entwicklung) eines Körperteils.

Agonadismus: völliger Funktionsausfall, i. e. S. Fehlen d. *Keimdrüsen.

Amenorrhö: Ausbleiben der Regelblutung.

Anamnese: Erhebung früherer Krankheiten als Vorgeschichte einer aktuellen Krankheit, ergänzt durch Angaben familiärer Erkrankungen.

Androgene: männl. Geschlechts- bzw. Sexualhormone. Zur Entfaltung ihrer Wirkung bedarf es in den Zielorganen Androgenrezeptoren.

Androgenresistenz (*Androgen Insensitivity Syndrome*: AIS): erbliche Funktionsstörung des Androgenrezeptors m. fehlender o. abgeschwächter Wirkung von Androgenen in den Zielzellen. Verursacht Störung d. männl. Geschlechtsdifferenzierung.

Ätiologie: Lehre von den Ursachen der Krankheiten, i. w. S. die Krankheitsursachen selbst.

Barr Chromatinkörper (*barr body*): Geschlechtschromatinkörperchen, der im Zellkern nahe d. Membran gelegene größte *Chromatinkörper, nachweisbar u.a. in Mund-, Nasen, Vaginalschleimhaut, Haarwurzelzellen. Er entspricht einem inaktivierten X-Chromosom u. ist nachweisbar bei weibl. determinierten Zellen.

Biopsie: Entnahme u. Untersuchung einer Gewebeprobe aus einem lebenden Organismus.

Chromatin: spezifisch anfärbbares Material des Zellkerns; i. e. S. das genetische Material.

Cortisol: Hydrocortison bzw. 17-Alpha-Hydroxycorticosteron, Hauptvertreter d. Glucocorticoide, ein Steroidhormon, wird in d. *Nebennierenrinde synthetisiert.

Degeneration: formale (strukturelle) u. funktionelle Abweichungen von d. Norm i. S. d. Funktionsminderung (auch: Entartung).

endogen: im Körper entstehend, aus innerer Ursache, anlagebedingt (Ggt.: *exogen).

endokrin: in den Blutkreislauf Stoffe (i. e. S. Hormone) absondernd.

Endokrinum: funktionelle Einheit der Hormonproduktion u. -regulation.

exogen: durch äußere Ursachen entstanden, von außen in d. Körper eingeführt (Ggt.: *endogen).

Feminisierung: Verweiblichung, das Auftreten sekundärer weibl. Geschlechtsmerkmale beim männl. Individuum.

Fertilität: Fruchtbarkeit, geschlechtliche Vermehrungsfähigkeit.

Follikel: *Ovarialfollikel.

Funktion/funktionell: in der Medizin der einem Organ, einer anatomischen Struktur zugeordnete Geschehensablauf, auch als Beitrag zur Leistung eines übergeordneten Systems.

Generatio: 1) Zeugung, Fortpflanzung; 2) Generation.

Genese: Entstehung, Entwicklung.

Genetik: Erb-, Vererbungslehre, Wissenschaft von den Übertragungsmechanismen erblicher Merkmale sowie von deren Bedeutung für Gesundheit u. Krankheit.

Genetisch: die Entstehung o. Entwicklung betreffend; entwicklungsgeschichtlich, erblich bedingt.

Genotyp: das gesamte, bei sexueller Fortpflanzung anteilig von beiden Elternteilen stammende Erbgut eines Organismus, prägt den *Phänotyp eines Individuums.

Geschlechtschromatinkörperchen: *Barr Chromatinkörper.

Geschlechtschromosomen: Heterosomen, die die *Sexualdifferenzierung des Menschen bestimmenden Chromosomen X u. Y.

Geschlechtsdetermination: Festlegung d. *Geschlechtsentwicklung bei d. Vereinigung des Erbguts von Ei- u. Samenzelle. Es handelt sich dabei um ein komplexes Zusammenspiel mehrerer Gene, die auf den Autosomen u. Geschlechtschromosomen gelegen sind.

Geschlechtsdifferenzierung: Sexualdifferenzierung, die bereits durch die Vereinigung von Ei- u. Samenzelle festgelegte Entwicklung d. *Keimdrüsen, die unter Beteiligung d. Geschlechtshormone pränatal zur Ausbildung d. männl. o. weibl. Geschlechtsorgane sowie zur Prägung d. sekundären (u. tertiären) Geschlechtsmerkmale nach d. Geburt führt.

Geschlechtsdrüsen: *Keimdrüsen.

Gonaden: *Keimdrüsen.

Gonadendysgenesie: Fehlentwicklung der *Keimdrüsen.

Gonadotropin: nicht geschlechtsspezifische Proteohormone, die in Zellen des *Hypophysenvorderlappens gebildet werden, das Wachstum d. männl. u. weibl. *Keimdrüsen fördern sowie *endokrine Funktionen anregen u. steuern.

Gonodukt: Geschlechtsgänge des Embryos.

Gynandromorphismus: Aufbau eines Individuums aus Geweben verschiedenen chromosomalen Geschlechts mit entsprechender Mischung von weibl. u. männl. Geschlechtsmerkmalen.

Gynäkomastie: Vergrößerung der Brustdrüse des Mannes.

Hermaphroditismus verus: echter Hermaphroditismus, Geschlechtsdifferenzierungsstörung, bei der sowohl Hoden als auch Eierstöcke vorliegen, entweder zu einem Organ (*Ovotestis; *Testovar) vereinigt oder getrennt an unterschiedlichen Orten.

Heterosomen: *Geschlechtschromosom.

Hirsutismus: vermehrte Behaarung vom männlichen Typ bei der Frau.

Histologie: Wissenschaft u. Lehre vom Feinbau (u. Funktion) des Körpergewebes.

Hyperplasie: Größenzunahme eines Organs, Gewebes durch Vermehrung d. spezif. Parenchymzellen.

Hypertrophie: Größenzunahme eines Organs o. eines Gewebes nur durch Zellvergrößerung bei normal bleibender Zellzahl u. -struktur.

Hypophyse: Hirnanhangsdrüse am Boden des Zwischenhirns. Produziert u. speichert Hormone.

Hypoplasie: Unterentwicklung.

Hypospadie: angeborene Fehlmündung d. Harnröhre an d. Unterseite des männl. Gliedes bzw. im vorderen Scheideneingangsgewölbe bei gleichzeitiger Nichtausbildung d. Harnröhrenlichtung jenseits d. Fehlmündung.

Impotentia generandi: Zeugungsunfähigkeit.

Indikation: (Heil-)Anzeige, Grund oder Umstand, eine bestimmte (ärztliche) Maßnahme durchzuführen.

Infantilismus: 1) psychischer I.: Bestehenbleiben kindlicher Denk- u. Verhaltensweisen im Erwachsenenalter; 2) physischer I.: dem Kindesalter entsprechender Zustand einzelner Organe o. des Gesamtorganismus im Missverhältnis zum Lebensalter; 3) sexueller I.: psychischer I. m. Entwicklungshemmung des Geschlechtstriebs.

Infertilität: Unvermögen, eine Frucht bis zur Lebensfähigkeit auszutragen.

Insuffizienz: ungenügende Funktion bzw. Leistung eines Organ(system)s.

Introitusplastik: Scheideneingangsplastik

Karyotyp: der für ein bestimmtes Individuum, eine Gruppe o. eine Art charakteristische *Phänotyp des Chromosomensatzes.

Keimdrüsen: Geschlechtsdrüsen, Gonaden, nämlich Eierstock, Hoden o. *Ovotestis.

Klinefelter-Syndrom: *Testikuläre Dys- o. *Agenesie, *Karyotypen 47 XXY sowie XXXY, XXXXY, XXYY, XY/XXY; meist *Androgendefizit, bei gleichzeitigem Anstieg der *testikulären *Östrogensekretion. Bei eindeutig männl. Phänotyp kommt es meist zu einer spärlichen Körper- u. Gesichtsbehaarung, geringe Muskelausbildung u. weibl. Fettverteilung; häufig *postpubertale *Gynäkomastie.

Klinisches Bild: Charakteristika (Symptome, Verlauf etc.) einer Krankheit.

Klitorisamputation: vollständige chirurgische Entfernung der Klitoris.

Kohabitation: Beischlaf, Coitus.

Labien: Schamlippen.

Nebennierenrinde: bildet Nebennierenrindenhormone aus, darunter *Androgene.

Nosologie: systematische Beschreibung u. Lehre von den Krankheiten; Teilgebiet der *Pathologie.

Ontogenese: Verlauf der typischen Entwicklung eines Organismus vom befruchteten Ei bis zum Abschluss von Wachstum u. Differenzierung.

Östrogene: Follikelhormone, bei weibl. Individuen v. a. im Graaf-Follikel u. Corpus luteum, während d. Schwangerschaft auch in d. Plazenta gebildete Geschlechtshormone (bei männl. Individuen in geringen Mengen in Hoden u. Nebennierenrinde).

Ovarialfollikel: Eibläschen, die Einheit aus Eizelle u. den sie umgebenden Hilfszellen im *Ovarium.

Ovarium: Eierstock.

Ovotestis: Keimdrüse aus *testikulärem u. *ovariellem Gewebe beim *Hermaphroditismus verus; i. e. S. eine gemischte *Keimdrüse, bei der das ovarielle Gewebe überwiegt im Unterschied zum *Testovar.

Pädiatrie: Kinderheilkunde.

Pathogenese: Entstehung u. Entwicklung eines krankhaften Geschehens.

Pathologie: Erforschung u. Lehre von den abnormen u. krankhaften Vorgängen u. Zuständen im Körper u. deren Ursachen, Entstehungsweise u. Verlaufsform.

Phänotyp: die genetisch kontrollierte Eigenschaft (»Phän«) o. das gesamte Erscheinungsbild eines Individuums zu einem bestimmten Zeitpunkt seiner Entwicklung als Ergebnis d. kombinierten Wirkung von *Genotyp u. Umwelt.

Phylogenese: Die Entwicklung neuer Stämme aus erdgeschichtlich älteren.

Physiologie: i.e.S. Wissenschaft von den normalen Lebensvorgängen.

physiologisch: normaler, nicht-*pathologischer Lebensvorgang, natürlich.

Pathophysiologie: Lehre von den krankhaft gestörten Lebensvorgängen u. deren Entstehung.

Polygenie: Beteiligung mehrerer Gene an der Ausbildung eines Merkmals.

postpuberal: nach der Pubertät.

Prolapsus: »Vorfall« eines Gewebes o. Organs aus seiner natürl. Lage durch eine *physiol. o. *path. Öffnung.

Pseudohermaphroditismus: männl. (masculinus) o. weibl. (femininus) Form d. Intersexualität m. XX- o. XY-chromosomalem Geschlecht u. dazu passenden *Keimdrüsen, aber davon abweichenden o. intersexuellen Geschlechtsorganen u. sekundären Geschlechtsmerkmalen.

Psychopathologie: Wissenschaft von den krankhaften seelischen Vorgängen u. den Geisteskrankheiten.

Scrotum: Hodensack.

Sektion: Leicheneröffnung zur Feststellung d. Todesursache.

Sexualdifferenzierung: *Geschlechtsdifferenzierung.

Sinus urogenitalis: Kloakenteil des Embryos, der den Wolff- bzw. Müller-Gang aufnimmt. Aus ihm geht bei männl. Individuen die Harnröhre, bei weibl. Individuen der Scheidenvorhof hervor.

Sonde: medizinisches Instrument, stabförmig oder halbröhrenförmig, zur Einführung in Körperhohlräume.

Sterilität: Unfruchtbarkeit.

Symptom: Krankheitszeichen.

symptomatisch: 1) für eine bestimmte Krankheit kennzeichnend; 2) als *Symptom – nicht als eigenständiges Krankheitsgeschehen – auftretend.

Syndrom: ein Muster multipler Anomalien, die ursächlich miteinander verbunden sind; i. w. S. ein sich stets m. etwa den gleichen Krankheitszeichen manifestierendes Krankheitsbild.

Testikel: Testis, Hoden.

Testikuläre Feminisierung: komplette bzw. vollkommene *Androgenresistenz, Form des *Pseudohermaphroditismus masculinus; es besteht ein komplett weibl. *Phänotyp bei männl. *Karyotyp.

Testis: *Testikel.

Testosteron: ein wichtiges *Androgen.

Testovar: Keimdrüse aus *testikulärem u. *ovariellem Gewebe beim *Hermaphroditismus verus; wird auch speziell verwendet, um eine gemischte Keimdrüse zu bezeichnen, bei der das testikuläre Gewebe überwiegt im Unterschied zum *Ovotestis.

Tumor: allgemein jede umschriebene Schwellung (Geschwulst) von Körpergeweben; i. e. S. bös- oder gutartige Neubildungen von Körpergeweben, die durch Fehlregulationen des Zellwachstums entstehen.

Turner-Syndrom: Individuen mit *Karyotyp 45 X0, 46 XX/45 X0-Mosaik o. einem strukturell abnormen X-Chromosom m. o. ohne Mosaik, weibl. Phänotyp, Unterentwicklung des inneren u. äußeren Genitales, meist Streakgonaden, Minderausbildung bis Fehlen der sekundären Geschlechtsmerkmale, keine Regelblutung; ferner Kleinwuchs, gedrungene Gestalt.

Virilisierung: Vermännlichung eines weibl. Individuums (Auftreten von männl. sekundären Geschlechtsmerkmalen) als Effekt androgener Hormone.

Übersetzungen französischer Zitate

Alle Übersetzungen U.K.

S. 139: »Monster sind Dinge, die außerhalb des gewöhnlichen Laufs der Natur erscheinen (und die sehr häufig Zeichen eines kommenden Unglücks sind) wie etwa ein Kind, das mit einem einzigen Arm geboren wird, ein anderes, das zwei Köpfe hat oder andere Glieder, außerhalb des Gewöhnlichen.«

S. 149: »Ich nenne Monstren diejenigen Hermaphroditen, bei denen weder das eine noch das andere Genitale vollkommen ist aufgrund ihrer Kleinheit oder die eines der beiden außerhalb seiner natürlichen Position besitzen.«

S. 150: »Der Grund, warum Frauen sich in Männer verwandeln können, ist, dass Frauen soviel innerhalb des Körpers verstecken, wie Männer nach außen enthüllen, nur haben Frauen nicht soviel Hitze noch die Fähigkeit, nach außen zu drücken, was infolge der Kälte ihres Temperaments im Inneren wie angebunden festgehalten wird. Darum, wenn mit der Zeit die Feuchtigkeit der Kindheit, die die Hitze hindert, ihre volle Aufgabe zu erfüllen, zum größten Teil ausgedünstet sein wird, die Hitze wieder robuster, schärfer und aktiver geworden ist, so ist es kein unglaubliches Vorkommnis, wenn in einem solchen Fall, hauptsächlich unterstützt durch einige gewaltsame Bewegungen, herausgetrieben werden kann, was innen versteckt war. Während solche Metamorphosen aus den angeführten Gründen und Beispielen in der Natur vorkommen, finden wir doch niemals eine wahre Geschichte, dass jemals ein Mann eine Frau geworden sei, weil die Natur immer zum Perfektesten tendiert und nicht im Gegenteil bewirkt, dass das, was vollkommen ist, unvollkommen wird.«

S. 150: »Die Ursache dafür ist, dass die Frau proportional ebensoviel Samen wie der Mann beibringt, und deshalb macht die formende Eigenschaft, die immer das ihr Ähnliche zu machen trachtet, nämlich aus männlicher Materie einen Mann und aus weiblicher eine Frau, dass in dem selben Körper manchmal zwei Geschlechter gefunden werden, Hermaphroditen genannt [...].«

S. 151: »Sachverständige Mediziner und Chirurgen können erkennen, ob die Hermaphroditen eher geeignet sind, das eine oder das andere Geschlecht, oder beide, oder überhaupt keins einzunehmen und zu gebrauchen. Und solches erkennt man an den genitalen Partien; nämlich ob das feminine Geschlecht in seinen Dimensionen geeignet ist, um das männliche Glied zu empfangen, und ob dadurch die Menstruation fließt; Gleiches [gilt] für das Gesicht, und ob die Haare delikat sind oder grob; ob die Stimme männlich oder hell ist; ob die Brüste denen der Männer oder denen der Frauen ähneln; ebenso ob die ganze äußere Erscheinung des Körpers robust oder effeminiert ist, ob sie mutig oder furchtsam sind und andere den Männern oder Frauen ähnliche Handlungen [zeigen]. Und, was die genitalen Partien betrifft, die zum Mann gehören, muss man untersuchen und sehen, [...] ob das männliche Glied in Größe und Länge gut proportioniert ist, und ob es sich aufstellt, und ob daraus Samen austritt, der laut dem Bekenntnis des Hermaphroditen entsteht, wenn er mit einer Frau beisammen ist [...]. Und wenn das Geschlecht des Hermaphroditen mehr vom Mann als von der Frau hat, muss er ein Mann genannt werden; und ebenso wird es bei der Frau sein. Und wenn der Hermaphrodit gleich viel von dem einen wie von dem anderen hat, soll er männlich-weiblicher Hermaphrodit genannt werden [...].«

S. 155: »Männlich-weibliche Hermaphroditen sind die, die beide Geschlechter/Geschlechtsteile gut ausgebildet haben und sich ihrer helfen und bedienen können für die Fortpflanzung: Und diese zwingen die alten und modernen Gesetze zu wählen, welches Geschlecht sie gebrauchen wollen, unter Verbot bei Todesstrafe sich nur dessen zu bedienen, welches sie gewählt haben wegen der Unannehmlichkeiten, die daraus entstehen können. Denn manche haben sie [die Geschlechtsteile] in einer Weise missbraucht, dass sie im gegenseitigen und wechselseitigen Gebrauch es unanständig mit dem einen wie auch dem anderen Geschlecht, mal mit dem männlichen, mal mit dem weiblichen, treiben.«

S. 165: »Wenn die Natur sich manchmal in der Produktion von Menschen irrt, geht sie doch niemals so weit, Metamorphosen, Konfusionen der Wesen, und perfekte Verbindungen der beiden Geschlechter zu fabrizieren. [...]. Die Natur bringt niemals endgültig ihre wahrhaftigen Zeichen noch ihre wahrhaftigen Siegel durcheinander; letztendlich zeigt sie den Charakter, der das Geschlecht unterscheidet; und wenn sie ihn manchmal in der Kindheit verschleiert, wird sie ihn unzweifelhaft im Pubertätsalter enthüllen.«

S. 166: »Die berühmte Marguerite Malaure hätte ohne Saviard als unzweifelhafter Hermaphrodit durchgehen können. Sie kam 1693 nach Paris in Männerkleidern [...]; sie glaubte selbst, ein Hermaphrodit zu sein; sie sagte, dass sie die natürlichen Organe der beiden Geschlechter besitze, und dass sie im Stande sei, sich der einen wie der anderen zu bedienen. Sie zeigte sich in öffentlichen Versammlungen und besonders in solchen von Medizinern und Chirurgen, und sie ließ sich von jenen, die neugierig darauf waren, gegen eine kleine Gratifikation untersuchen. Unter diesen Neugierigen, die sie examiniert hatten, gab es ohne Zweifel mehrere, die sich in Ermangelung geeigneten Lichts zur guten Beurteilung ihres Zustands von der vorherrschenden und von ihr [Malaure] eingegebenen Meinung beeinflussen ließen, sie als einen Hermaphrodit zu betrachten. Es gab sogar berühmte Mediziner und Chirurgen, die großartig versicherten, dass sie wirklich das sei, was sie glaubte zu sein; und durch ihre

Gutachten belegten sie, dass man eine bedeutende Reputation in Medizin und Chirurgie erworben haben kann, ohne eine große Grundlage an soliden Kenntnissen und wahrer Fähigkeit zu besitzen. Schließlich fand sich Herr Saviard beinahe als der einzige Mann der Kunst, der skeptisch war; er beugte sich den dringenden Bitten seiner Kollegen, dieses Wunder in Augenschein zu nehmen und in ihrer Gegenwart zu untersuchen. Kaum hatte er es gesehen, da erklärte er ihnen bereits, dass dieser Junge einen Gebärmuttervorfall habe; als Konsequenz reduzierte er dieses Anhängsel und heilte sie vollkommen. So fand sich dieses unerklärliche Rätsel von Hermaphroditismus bei diesem Subjekt klarer als der Tag enthüllt. Marguerite Malaure, erholt von ihrer Krankheit, präsentierte dem König ihr Gesuch [...], um die Erlaubnis zu erhalten, wieder Frauenkleider zu tragen [...]. Schließen wir also, dass der Hermaphroditismus nichts als eine Schimäre ist, und dass die Beispiele, die von verheirateten Hermaphroditen berichtet werden, die einer vom anderen Kinder hatten, jeder als Mann und als Frau, kindische Fabeln sind, geschöpft aus dem Herzen der Unkenntnis und aus der Liebe zum Wunderbaren, von der sich zu lösen so mühsam ist.«

S. 173: »Es erscheint daher nicht unmöglich, dass das Wesentliche des einen und des anderen Geschlechts sich in ein und derselben Person vereinigen. Aber es erscheint beinahe unvermeidlich, dass eines der beiden Geschlechter unvollkommen ist.«

GenderCodes – Transkriptionen zwischen Wissen und Geschlecht

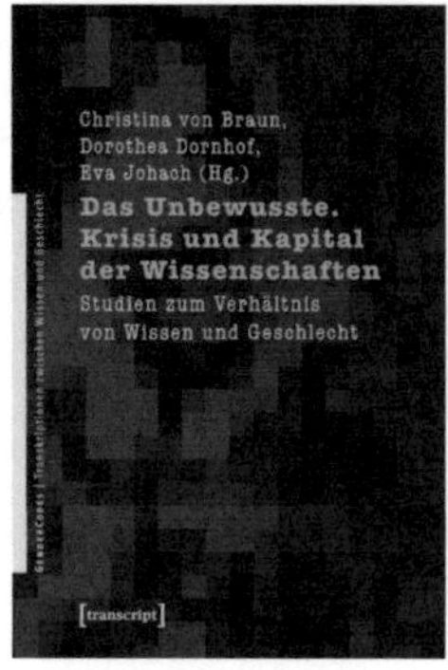

CHRISTINA VON BRAUN,
DOROTHEA DORNHOF,
EVA JOHACH (HG.)
Das Unbewusste.
Krisis und Kapital der Wissenschaften
Studien zum Verhältnis von Wissen und Geschlecht

2009, 448 Seiten, kart., zahlr. Abb., 35,80 €,
ISBN 978-3-8376-1145-8

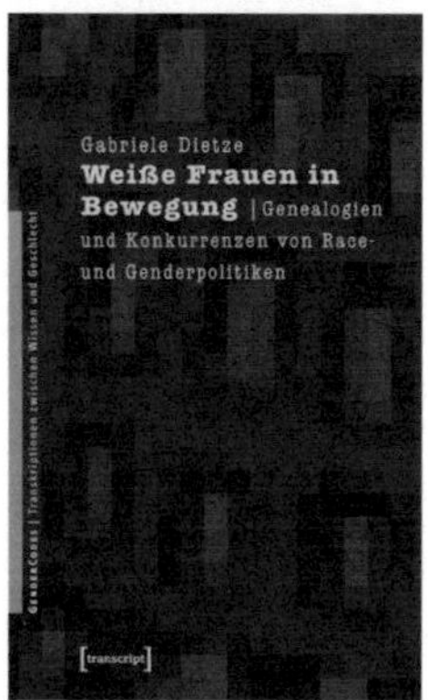

GABRIELE DIETZE
Weiße Frauen in Bewegung
Genealogien und Konkurrenzen von Race- und Genderpolitiken

März 2010, ca. 450 Seiten, kart., ca. 31,80 €,
ISBN 978-3-89942-517-8

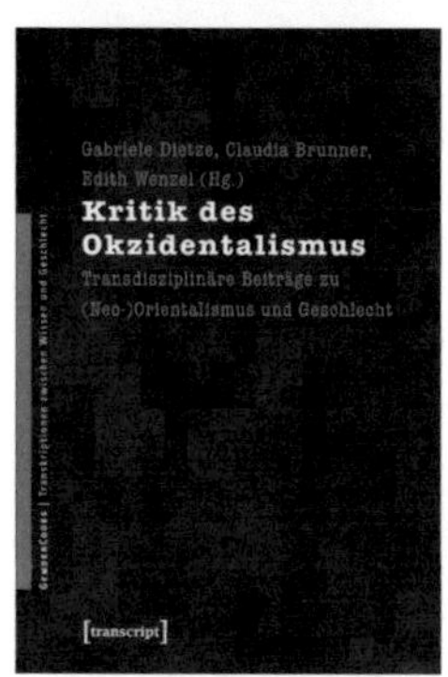

GABRIELE DIETZE, CLAUDIA BRUNNER,
EDITH WENZEL (HG.)
Kritik des Okzidentalismus
Transdisziplinäre Beiträge zu (Neo-)Orientalismus und Geschlecht

2009, 318 Seiten, kart., 29,80 €,
ISBN 978-3-8376-1124-3

Leseproben, weitere Informationen und Bestellmöglichkeiten finden Sie unter www.transcript-verlag.de

GenderCodes – Transkriptionen zwischen Wissen und Geschlecht

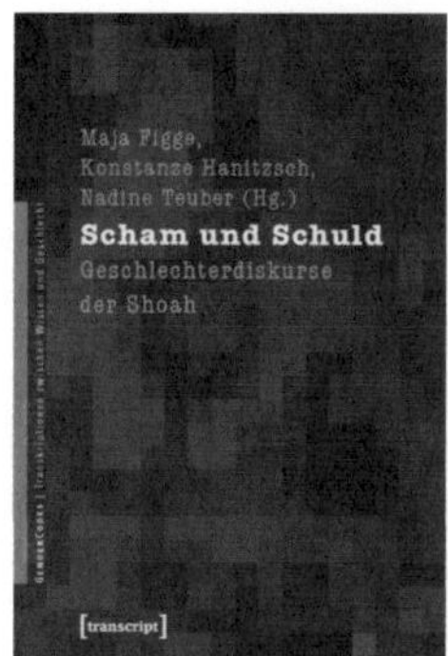

Maja Figge, Konstanze Hanitzsch,
Nadine Teuber (Hg.)
Scham und Schuld
Geschlechterdiskurse der Shoah

August 2010, ca. 320 Seiten, kart.,
zahlr. Abb., ca. 29,80 €,
ISBN 978-3-8376-1245-5

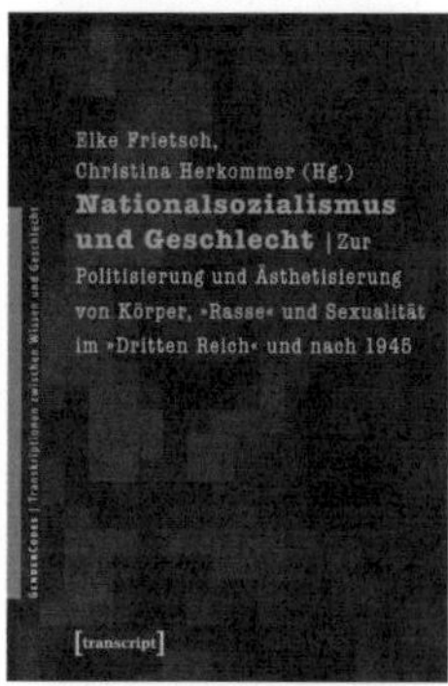

Elke Frietsch, Christina Herkommer (Hg.)
Nationalsozialismus und Geschlecht
Zur Politisierung und Ästhetisierung
von Körper, »Rasse« und Sexualität
im »Dritten Reich« und nach 1945

2009, 456 Seiten, kart., zahlr. Abb., 35,80 €,
ISBN 978-3-89942-854-4

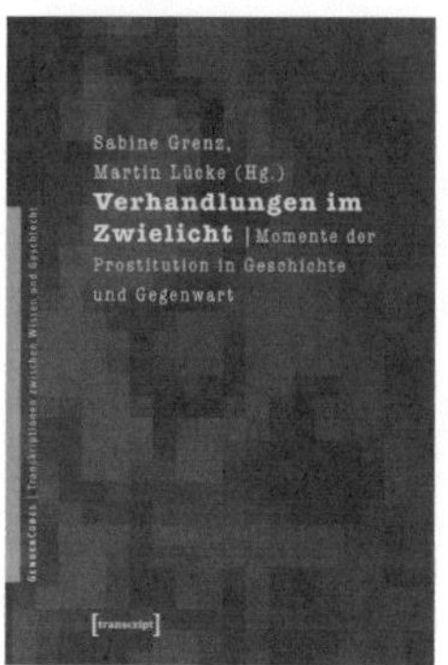

Sabine Grenz, Martin Lücke (Hg.)
Verhandlungen im Zwielicht
Momente der Prostitution in Geschichte
und Gegenwart

2006, 350 Seiten, kart., 29,80 €,
ISBN 978-3-89942-549-9

Leseproben, weitere Informationen und Bestellmöglichkeiten finden Sie unter www.transcript-verlag.de

GenderCodes – Transkriptionen zwischen Wissen und Geschlecht